Tscherne Unfallchirurgie

Hüfte und Oberschenkel

Weitere Bände in dieser Reihe
http://www.springer.com/series/3429

Norbert P. Haas • Christian Krettek
Herausgeber

Tscherne Unfallchirurgie

Hüfte und Oberschenkel

Zeichnungen von Reinhold Henkel

Springer

Herausgeber
Prof. Dr. Norbert P. Haas
Universitätsmedizin Berlin
Charité Campus Virchow-Klinikum (CVK)
Centrum für Muskuloskeletale Chirurgie
Klinik für Unfall- und Wiederherstellung
Augustenburgerplatz 1
13353 Berlin
Deutschland
norbert.haas@charite.de

Prof. Dr. Christian Krettek
Medizinische Hochschule Hannover
Klinik für Unfallchirurgie
Carl-Neuberg-Str. 1
30625 Hannover
Deutschland
krettek@compuserve.com

ISBN 978-3-540-63288-7 e-ISBN 978-3-540-68741-2
DOI 10.1007/978-3-540-68741-2
Springer Heidelberg Dordrecht London New York

Die Deutsche Nationalbibliothek verzeichnet diese Publikation in der Deutschen Nationalbibliografie; detaillierte bibliografische Daten sind im Internet über http://dnb.d-nb.de abrufbar.

Einbandentwurf: deblik, Berlin

Zeichnungen: Reinhold Henkel, Heidelberg

Gedruckt auf säurefreiem Papier

Springer ist Teil der Fachverlagsgruppe Springer Science+Business Media (www.springer.com)

Vorwort

Die Chirurgie im Bereich des Oberschenkels ist komplex und auch für erfahrene Chirurginnen und Chirurgen anspruchsvoll. Nicht zuletzt aufgrund der direkten anatomischen Nachbarschaft zu den zwei größten Gelenken des Körpers und ihrer herausragenden biomechanischen Bedeutung hat die operative Therapie an Knochen und Weichgewebe dieser Region ihre spezifischen Anforderungen und Tücken, aber auch ihren Reiz.

Eine dauernde Belastung durch den gehenden und stehenden Körper erfordert an der unteren Extremität einen wesentlich kräftigeren statischen und dynamischen Apparat als an der oberen Extremität. Entsprechend ist das Femur der größte und stabilste Knochen des menschlichen Körpers; seine Kraftachse entspricht jedoch durch den besonderen anatomischen Aufbau der unteren Extremität nicht der anatomischen Achse. Hierdurch ist es neben den üblichen axialen Kräften in hohem Maße auch Biege- und Torsionsmomenten ausgesetzt, die zur Ausbildung einer komplexen, jeweils selektiv stabilisierenden Muskulatur geführt haben. Eine ausgewogene Koordination der beteiligten Muskeln sowie die reibungslose Gelenksfunktion an Hüfte und Knie sind entsprechend essentiell für eine physiologische Bewegung des Menschen insgesamt. Diese äußeren Faktoren haben auch entscheidenden Einfluss auf die Ausprägung der einzigartigen „inneren Architektur“ mit ihrem belastungsadaptiertem Trabekelsystem vor allem im proximalen Anteil des Femur. Genaue Kenntnis des Verlaufs sowie der histologischen Eigenschaften spielen eine große Rolle hinsichtlich der Verletzungsmuster in den einzelnen Regionen und müssen bei jedem therapeutischen Vorgehen berücksichtigt werden.

Hinzu kommt, dass die Verletzungen und Pathologien im Bereich von Hüfte und Femur in der täglichen unfallchirurgisch-orthopädischen Arbeit einen zunehmenden Stellenwert einnehmen. Die Inzidenz für Femurfrakturen liegt beispielweise in der Gesamtbevölkerung im Durchschnitt bei etwa 1 zu 10.000 pro Jahr, wobei Patienten unter 25 Jahren sowie in der Altersgruppe über 65 Jahren mit der dreifachen Rate deutlich überrepräsentiert sind. Im jüngeren Bevölkerungsanteil sind hier vor allem Hochrasanztraumata, mit über 60 % im Rahmen von Verkehrsunfällen, als Ursache führend. So sind gemäß Deutschem Traumaregister zum Beispiel in über 40 % der erfassten polytraumatisierten Patienten neben stumpfen Verletzungen von Kopf und Rumpf auch schwere Extremitätenverletzungen nachweisbar.

Der zweite Altersgipfel wird hingegen zunehmend durch den raschen demographischen Wandel beeinflusst. In allen westlichen Nationen wird hier in Zukunft im Rahmen der Alterstraumatologie auch die Inzidenz der Pathologien von Femur und Hüfte erheblich zunehmen. Bestätigte die Europäische Union z. B. für das Jahr 2000 noch rund 414.000 proximale Femurfrakturen in der Altersgruppe über 60 Jahre, so wird diese Anzahl im Jahr 2050 bereits die Millionengrenze erreichen. Zieht man alleine die direkten Kosten pro Osteosynthese bzw. für eine endoprothetische Versorgung in Betracht, erschließen sich eindrucksvoll die weitreichenden sozioökonomischen Konsequenzen. Die Kosten allein der in Deutschland versorgten proximalen Femurfrakturen belaufen sich derzeit jährlich auf etwa 2,5 Mrd. €. Die parallel steigende Inzidenz von Arthrose und Osteoporose wird zusätzlich zu erheblichen Belastungen in den Gesundheitssystemen führen und bereits in den nächsten Jahren neue Wege in Diagnostik und Therapie aus Kostengründen notwendig machen und damit auch die orthopädisch-unfallchirurgische Tätigkeit entscheidend beeinflussen.

Bei der Konzeption des vorliegenden Bandes wurde neben einer vollständigen Darstellung der degenerativen Krankheitsbilder an Hüfte und Femur ebenso sorgfältig Wert auf eine umfassende Abbildung des gesamten Spektrums der Traumatologie einschließlich der kindlichen Verletzungen sowie der besonderen Herausforderungen bei Infekt, Tumor und Amputation gelegt. Gerade bei den letztgenannten Feldern ist in der Regel das gesamte weitere Berufs- und Sozialleben der betroffenen Patienten entscheidend von der Qualität der chirurgischen Versorgung abhängig. Auch die Versorgung verletzter Kinder bedeutet hohe Verantwortung und verpflichtet, gerade weil sie häufig nicht regelhaft durchgeführt wird, zu größtmöglicher Sorgfalt und evidenzbasiertem Handeln.

Der vorliegende Band soll eine praxistaugliche Zusammenstellung bieten und umfasst sowohl Standardsituationen wie der korrekten arthroplastischen Versorgung über komplexe rekonstruktive Chirurgie bis hin zum konsequenten Komplikationsmanagement. Dabei konnten aktuelle Entwicklungen und Therapieverfahren wie beispielsweise die Anwendung rekombinanter molekularer Faktoren wie Wachstumsfaktoren etwa in der Therapie von Pseudarthrosen berücksichtigt werden. Auch die kontinuierliche Weiterentwicklung bei Werkstoffen und Implantatdesign ist mit dargestellt. Das Ziel war es, alle „State-of-the-art"-Versorgungen von Hüfte und Femur in diesem Band abzuhandeln.

Gerade bei der inhaltlichen Fülle dieses Bandes wurde besonderer Wert auf eine klare Struktur und eine im Vergleich ungewöhnlich umfassende Bebilderung gelegt, um ein schnelles und präzises Erfassen der wesentlichen Inhalte zu ermöglichen. Unser Dank gilt daher allen beitragenden Autoren, die mit großer Sorgfalt, Einsatz und Erfahrung diesen Band ermöglicht haben. Herrn Reinhold Henkel ist für seinen großen Einsatz bei der Erstellung der Abbildungen ebenso zu danken wie Frau Martha Berg und Dr. Markus Appel für die Koordination der Arbeiten sowie den zahlreichen engagierten Mitarbeitern des Verlages bei der Umsetzung unseres Konzeptes.

Das vorliegende Manual wird hoffentlich der besonderen Bedeutung der Hüft- und Femurchirurgie innerhalb unseres großen Fachgebiets gerecht werden und im Arbeitsalltag eine wertvolle Hilfe und Anregung sein bei der Behandlung der uns anvertrauten Patienten.

Berlin, im Frühjahr 2011

Norbert P. Haas
Christian Krettek

Inhalt

Autorenverzeichnis

Priv.-Doz. Dr. Hermann Anetzberger Hanauerstr. 65, 80993 München, Deutschland
E-Mail: dr.anetzberger@orthospezial.de

Prof. Dr. Hans Georg Dietz Kinderchirurgische Klinik im Dr. von Haunerschen Kinderspital, Klinikum München der Universität, Lindwurmstr. 4, 80337 München, Deutschland
E-Mail: hgdietz@med.uni-muenchen.de

Prof. Dr. Karsten E. Dreinhöfer Centrum für Sportwissenschaften und Sportmedizin (CSSB), Centrum für Muskuloskeletale Chirurgie (CMSC), Charité Universitätsmedizin Berlin und Medical Park Berlin Humboldtmühle An der Mühle 2-9, 13507 Berlin, Deutschland
E-Mail: karsten.dreinhoefer@charite.de

Priv.-Doz. Dr. Thomas Gösling Unfallchirurgische Klinik, Medizinische Hochschule Hannover MHH, Carl-Neuberg-Str. 1, 30625 Hannover, Deutschland
E-Mail: Goesling.thomas@mh-hannover.de

Prof. Dr. med. Stefan Hankemeier Sana Klinikum Hameln-Pyrmont Träger, Klinik für Orthopädie und Unfallchirurgie, Saint-Maur-Platz 1, 31785 Hameln
E-Mail: hankemeier@kreiskrankenhaus-hameln.de

Dr. med. Eric Hesse, PhD, Department of Medicine, Harvard Medical School, Harvard School of Dental Medicine, Harvard University, Boston, MA 02115, USA
E-Mail: eric_hesse@hsdm.harvard.edu

Prof. Frank Hildebrand Unfallchirurgische Klinik, Medizinische Hochschule Hannover MHH, Carl-Neuberg-Str. 1, 30625 Hannover, Deutschland
E-Mail: hildebrand.frank@mh-hannover.de

Prof. Dr. med. Reinhard Hoffmann Abt. für Unfallchirurgie und orthopädische Chirurgie, Friedberger Landstr. 430, 60389 Frankfurt/Main, Deutschland
E-Mail: aerztlicher.direktor@bgu-frankfurt.de

Prof. Dr. Christoph Josten Klinik für Unfall-, Wiederherstellungs- und Plastische Chirurgie, Universität Leipzig 20, 04103 Leipzig, Deutschland
E-Mail: christoph.josten@medizin.uni-leipzig.de

Priv.-Doz. Dr. M. Kääb Sporthopaedicum Straubing und Regensburg, Schwerpunkt Schulterchirurgie, Bahnhofplatz 8, 94315 Straubing, Deutschland

Dr. Klaus Kundel Unfall- und Orthopädische Chirurgie, Kliniken an der Paar, Krankenhausstr. 11, 86551 Aichach, Deutschland
E-Mail: k.kundel@klipa.de

Dr. Ingo Melcher Centrum für Muskuloskeletale Chirurgie, Charité – Universitätsmedizin Berlin, Augustenburger Platz 1, 13353 Berlin, Deutschland
E-Mail: ingo.melcher@charite.de

Prof. Dr. Thomas Mittlmeier Abt. für Unfall- und Wiederherstellungschirurgie, Chirurgische Klinik und Poliklinik, Universität Rostock, Schillingallee 35, 18055 Rostock, Deutschland
E-Mail: thomas.mittlmeier@med.uni-rostock.de

Prof. Dr. Magdalena Müller-Gerbl Institut für Anatomie, Universität Basel, Pestalozzistr. 20, 4056 Basel, Schweiz
E-Mail: m.mueller-gerbl@unibas.ch

Dr. med. Johann Pichl Abt. für Unfallchirurgie und orthopädische Chirurgie, Friedberger Landstr. 430, 60389 Frankfurt/Main, Deutschland
E-Mail: johann.pichl@bgu-frankfurt.de

Fr. Dr. med. Ricarda Peine Chirurgische Klinik 1, Starkenburgring 66, 63019 Offenbach, Deutschland
E-Mail: ricarda.peine@klinikum-offenbach.de

Prof. Dr. Michael J. Raschke Klinik für Unfall-, Hand- und Wiederherstellungschirurgie, Universitätsklinikum, Waldeyerstr. 1, 48149 Münster, Deutschland
E-Mail: michael.raschke@uni-muenster.de

Dr. med. Christoph Reimertz Abt. für Unfallchirurgie und orthopädische Chirurgie, BGU, Friedberger Landstr. 430, 60389 Frankfurt/Main, Deutschland
E-Mail: christoph.reimertz@bgu-frankfurt.de

Dr. Rudolf Reindl MD, FRCSC McGill University Health Centre, 1650 Cedar Avenue, H3G 1A4 Montreal, Quebec, Canada
E-Mail: rudy.reindl@gmail.com

Prof. Dr. K.-A. Riel Praxis für Unfall-, Sport- & Orthopädische Chirurgie, Adolf-Kolping-Str. 30, 64521 Groß Gerau, Deutschland
E-Mail: rielka@t-online.de

Priv.-Doz. Dr. Klaus-Dieter Schaser Centrum für Muskuloskeletale Chirurgie, Charité – Universitätsmedizin Berlin, Augustenburger Platz 1, 13353 Berlin, Deutschland
E-Mail: klaus-dieter.schaser@charite.de

Prof. Dr. Joseph Schatzker CM, MD, Bsc(med.), FRCS(C) Sunnybrook Health Science Centre, University of Toronto, 2075 Bayview Avenue ON, M4N 3M5 Toronto, Canada

Prof. Dr. Peter Schmittenbecher Klinikum Karlsruhe gGmbH, Kinderchirurgische Klinik, Moltkestr. 90, 76133 Karlsruhe, Deutschland
E-Mail: peter.schmittenbecher@klinikum-karlsruhe.de

Prof. Dr. Michael Schütz Trauma Institute of Health and Biomedical Innovation (IHBI), Princess Alexandra Hospital, Queensland University of Technology, Brisbane, Australien
E-Mail: m.schuetz@qut.edu.au

Dr. Susanne Schwarzkopf Klinik und Poliklinik für Physikalische Medizin und Rehabilitation, Klinikum der Universität München, Machioninistr. 15, 81377 München, Deutschland

Dr. med. Michael Skutek Privatdozent, Im Pelikanviertel, Pelikanplatz 13, 30177 Hannover, Deutschland

Dr. Richard Stange Klinik für Unfall-, Hand- und Wiederherstellungschirurgie, Universitätsklinikum, Waldeyerstr. 1, 48149 Münster, Deutschland
E-Mail: richard.stange@uni-muenster.de

Univ.-Prof. Dr. Ulrich Stöckle Abt. UWCH BG-Unfallklinik Tübingen Schnarrenbergstr. 95, 72076 Tübingen, Deutschland
E-Mail: ustoeckle@bgu-tuebingen.de

Funktionelle Anatomie der Hüfte und des Oberschenkels

1

M. Müller-Gerbl und H. Anetzberger

Inhalt

Die Hüfte vermittelt den Übergang vom Rumpf zum freien Bein. Ihre Weichteile lagern sich dem Hüftgelenk und der Außenseite des Beckenringes an. Das Hüftgelenk bildet den Mittelpunkt dieser Region, um den sich die Weichteile und Durchtrittsöffnungen der Gefäße und Nerven anordnen. Da das Hüftgelenk allseitig von stark ausgebildeter Muskulatur und von einzelnen derben Sehnenplatten umgeben ist, ist es im Gegensatz zu anderen Extremitätengelenken einer direkten Inspektion und Palpation nicht zugänglich. Am Lebenden ist seine genaue Lage nur mit Hilfe der Bewegungen des Oberschenkels zu ermitteln.

1.1 Funktionelle Morphologie des Hüftgelenks

Das Hüftgelenk stellt nur auf den ersten Blick ein ideales Kugelgelenk dar, das drei Freiheitsgrade aufweist und einen größeren Bewegungsraum besitzt als das Schultergelenk. Die knorpeligen Oberflächen beider Gelenkkörper stellen nicht immer Ausschnitte aus exakten Kugelgelenken dar. Die **Facies lunata** (Abb. 1.1) umfasst etwa 30 % einer entsprechenden Hohlkugel und hat beim Erwachsenen eine Ausdehnung von ca. 16 cm^2. Die Ebene des Umfanges des Azetabulums – der knöchernen Pfanne, die im Mittel einen Durchmesser von etwa 47 mm und eine Tiefe von 2 mm besitzt, – ist in einem Winkel von etwa 41° gegen die Transversalebene geneigt. Die beiden Hörner, in die die Facies lunata gegen die Incisura acetabuli ausläuft, sind unterschiedlich ausgebildet. Während das ventrale Horn auf das Ossis pubis ausläuft, ragt das dorsale Horn bis zu einem halben Zentimeter in die Inzisur vor, wo auch das Lig. transversum acetabuli inseriert. Nach zentral umschließt die innere und

N. P. Haas, C. Krettek (Hrsg.), *Tscherne Unfallchirurgie*,
DOI 10.1007/978-3-540-68741-2_1, © Springer-Verlag Berlin Heidelberg 2012

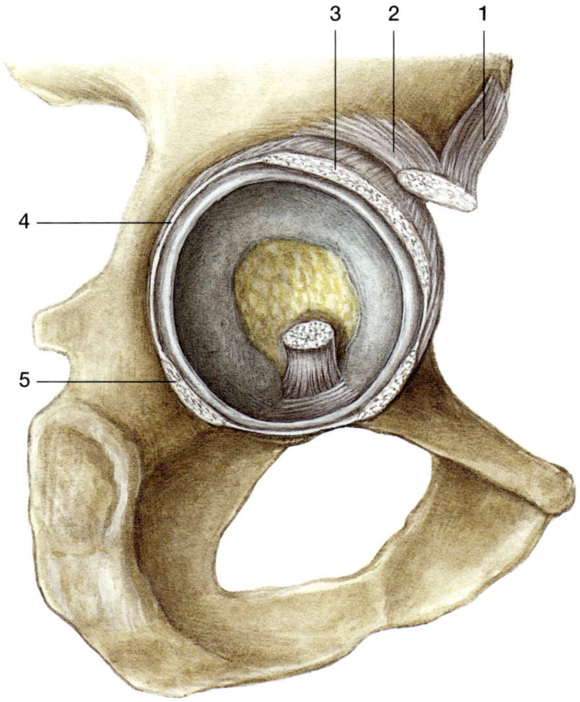

Abb. 1.1 Os coxae; Ansicht von lateral nach Durchtrennung der Gelenkkapsel und Exartikulation des Femurkopfes. *1* M. rectus femoris, Caput rectum, *2* M. rectus femoris, Caput reflexum, *3* Lig. iliofemorale, *4* Capsula articularis, *5* Lig. ischiofemorale, *6* Lig. pubofemorale

sehr unregelmäßige Kontur der Facies lunata die Fossa acetabuli. An ihrem Außenrand setzt sich die Facies lunata in das faserknorpelige Labrum acetabulare fort, das aus einem ringförmig angeordneten Bündel kollagener Fasern besteht, das den Limbus tangential begleitet, sich aber bis auf eine kleine kraniodorsale Zone von der Knorpelbedeckung der Facies lunata durch einen scharfen Spalt absetzt (Putz und Schrank 1998). Es trägt an seiner Innenfläche eine dünne Knorpelschicht und ist fest mit dem Lig. transversum acetabuli verbunden, das die Incisura acetabuli überbrückt und den Außenrand des Azetabulums fortsetzt. Der Raum unter dem Band ist mit lockerem Bindegewebe ausgefüllt und enthält einen Ast der A. obturatoria, der das Lig. capitis femoris versorgt. Aufgrund der natürlich vorhandenen Inkongruenz der Gelenkflächen wird das Azetabulum unter Belastung aufgespreizt und das Lig. transversum acetabuli gerät unter Spannung und wirkt damit einer Verringerung der Gelenkinkongruenz entgegen, die außer einer günstigeren Spannungsverteilung unter unterschiedlich hohen Lasten eine optimale Durchwalkung des Gelenkknorpels aufgrund des dabei auftretenden intermittierenden Druckes gewährleistet. Offensichtlich ist das Lig. transversum acetabuli damit in der Lage, einer flächenhaften Querdehnung des Gelenkknorpels bei erhöhten Gelenkdrücken entgegenzuwirken (Löhe et al. 1994, 1996). Die Funktion von sensorischen Rezeptoren, die in der oberflächlichen Schicht des Labrums kürzlich identifiziert wurden, ist noch unklar, aber es ist vorstellbar, dass sie zusammen mit anderen Propriozeptoren an der neuromuskulären Steuerung des Hüftgelenks beteiligt sind.

Bei Fehlbelastung des Hüftgelenks, bei der das Pfannendach offenbar stärker belastet ist als die vorderen und die hinteren Anteile der Facies lunata und evtl. bereits Abnutzungserscheinungen zeigt, ist das Labrum acetabulare in diesem Bereich häufig ausgedehnt und deformiert. In diesen Fällen ist meist kein freier Rand mehr zu sehen, seine Außenfläche verschmilzt mit der hier über den Gelenkkopf gespannten Gelenkkapsel (Putz und Schrank 1998).

Die Fossa acetabuli (Abb. 1.1) ist von einem dicken, aus Baufett aufgebauten Fettkörper erfüllt, intraartikulär extrasynovial liegend, der unterhalb des Lig. transversum acetabuli durch die Incisura acetabuli hindurch mit dem periartikulären Bindegewebe in Verbindung steht. Dieser Fettkörper, der auch im Hungerzustand seine Größe beibehält, ist von vielen elastischen Fasern durchsetzt und reichlich mit Schmerzendigungen ausgestattet. Der mit Synovia bedeckte Fettkörper kann sich von der Fossa durch die Incisura acetabuli unterhalb des Lig. transversum acetabuli in die Regio obturatoria verschieben, wobei er während der Flexion ins Gelenk hineingesaugt und während der forcierten Extension hinausgedrückt wird, wodurch der Abstand zwischen den sich bewegenden Gelenkkörpern ausreichend schmal gehalten wird, um eine effiziente Gelenkschmierung zu gewährleisten (MacConnaill 1951).

Von der dem Gelenk zugewandten Oberfläche des Fettkörpers geht das Lig. capitis femoris aus, das altersabhängig sehr unterschiedlich ausgebildet ist. Durch den Fettkörper hindurch verläuft ein Ast des Ramus acetabularis und versorgt, von der A. obturatoria kommend, beim Kind die Kopfepiphyse. Nach Epiphysenschluss scheint die Bedeutung dieser arteriellen Versorgung abzunehmen. Bei sehr vielen alten Menschen ist überhaupt kein Band mehr vorhanden. Seine Funktion ist nach wie vor umstritten, einiges deutet jedoch darauf hin, dass dieses Band mit seinen

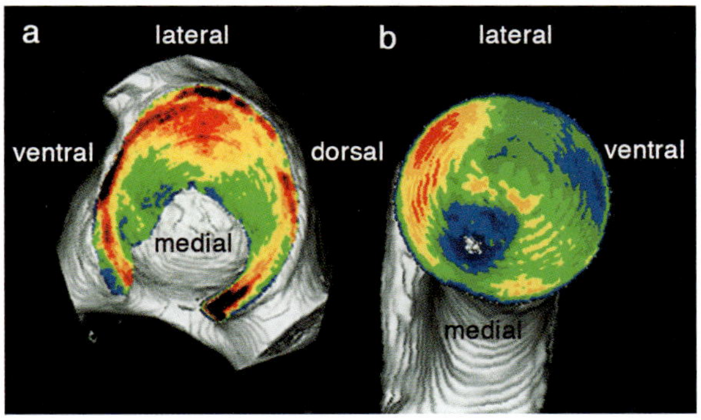

Abb. 1.2 Flächenhafte Darstellung der subchondralen Mineralisierungsmuster mittels CT-Osteoabsorptiometrie (CT-OAM) in der Facies lunata (**a**), am Caput femoris (**b**). Die höchste Dichtestufe ist schwarz, in absteigender Reihenfolge kommen rot, gelb, grün, die geringsten Dichtestufen sind in blau dargestellt

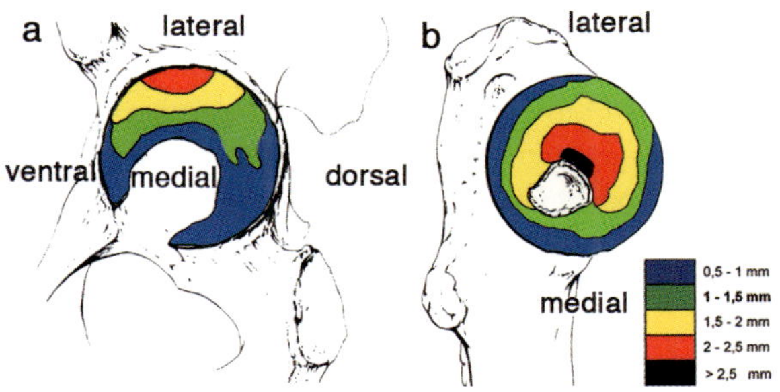

Abb. 1.3 Flächenhafte Darstellung der Knorpeldicke im Hüftgelenk (**a**) in der Facies lunata (Ansicht von lateral), (**b**) am Caput femoris (Ansicht von medial und schräg von oben)

vielen propriozeptiven Rezeptoren gewissermaßen ein Sinnesorgan der Tiefensensibilität innerhalb des Hüftgelenks sein könnte.

Die Verteilung der subchondralen Mineralisierung (Abb. 1.2a) in der Facies lunata zeigt regelmäßig ein Druckmaximum im anterosuperioren Quadranten des Pfannendachs und kleinere Nebenmaxima im Vorder- und Hinterhorn (Eisenhart-Rothe et al. 1997; Müller-Gerbl 1998; Müller-Gerbl et al. 1993; Oberländer 1973). Davon deutlich abgesetzt findet sich eine hohe Mineralisierung des Limbus acetabuli, die überwiegend bizentrisch verteilt ist.

Die subartikuläre Abstützung der Facies lunata (Oberländer 1973), die gerade für die operative Behandlung von Hüftgelenkerkrankungen bedeutsam ist, erfolgt über drei kortikale Pfeiler, die aus den drei Teilen des Os coxae hervorgehen. Die subartikuläre Spongiosa ist gleichmäßig angeordnet und erlaubt eine senkrechte Abstützung auf die innere Kortikalis des Os coxae.

Die Dicke des Gelenkknorpels (Abb. 1.3a) zeigt in der Facies lunata eine charakteristische Verteilung. Ihr Maximum bis zu einer Dicke von 3 mm liegt randnah vor dem Zenit, also knapp medial des Pfannendacherkers (Adam et al. 1998; Kurrat und Oberländer 1977; Müller-Gerbl et al. 1987).

Das **Caput femoris** stellt demgegenüber eine Kugelfläche von etwa 60 % dar und ist nur im Bereich der Fovea capitis femoris unterbrochen, in der das Lig. capitis femoris inseriert. Auch hier finden sich typische Verteilungsmuster der Knorpeldicke (Adam et al. 1998; Müller-Gerbl et al. 1987): ihr Maximum (bis zu 2,9 mm) liegt knapp kranial und lateral der Fovea capitis femoris (Abb. 1.3b). Die Mineralisierungsverteilung des Caput femoris (Abb. 1.2b) ist durch eine regelmäßig auftretende bizentrische Verteilung der Druckmaxima im anterosuperioren und posterosuperioren Quadranten charakterisiert.

Die subartikuläre Abstützung erfolgt durch eng gestellte, senkrecht zur Oberfläche verlaufende Trabekel, die radiär ausgerichtet in ein etwas dichteres Zentrum des Kopfes übergehen.

Da die beiden Gelenkskörper beträchtliche Flächenunterschiede aufweisen, kann die Facies lunata immer nur mit einem Teil des Caput femoris in Kontakt sein. Fast immer sind physiologischerweise geringe Inkongruenzen vorhanden, da das Aztabulum vom Caput femoris im Sinne einer größeren Tiefe vom idealen Halbkreis abweicht. Daraus ergibt sich eine bizentrische Druckübertragung über periphere Abstützpfeiler (Bullough et al. 1968; Eisenhart-Rothe et al. 1996, 1999a, b; Müller-Gerbl et al. 1987, 1993). Mit zunehmender Anpresskraft nimmt diese physiologische Inkongruenz durch eine Verformung des Gelenkknorpels und des subchondralen Knochens im Sinne einer geometrischen Anpassung ab (Eisenhart-Rothe et al. 1996, 1997, 1999a, b).

Der Femurkopf geht unterhalb der Knochen-Knorpel-Grenze – ihr entspricht beim Jugendlichen die Lage der Epiphysenfuge – in den Halsabschnitt des Femur über. Das Collum femoris ist vom Corpus femoris vorn durch die Linea intertrochanterica abgegrenzt, hinten durch die Crista trochanterica. Der am Lebenden gut tastbare Trochanter major, der proximal und dorsal vom Collum femoris überhängt, senkt sich medial zur Fossa trochanterica ein. Der Trochanter minor, an dem der M. iliopsoas ansetzt, wölbt sich nach medial vor.

Im Gegensatz zur gängigen Meinung, dass der Trochanter major in erster Linie als Hebel für die Zugkraft der Abduktoren im Hüftgelenk anzusehen ist, muss davon ausgegangen werden, dass es sich dabei um eine nach proximal und distal verspannte Druckkonstruktion handelt, da sich die Resultierende, die im Trochanter major zu wirken kommt, in ihrer Richtung und Größe nicht nur aus den Zugkomponenten der Abduktoren des Hüftgelenkes, sondern auch aus denen des Tractus iliotibialis gemeinsam mit Anteilen des Vastus intermedius ergibt (Heimkes et al. 1993).

Das Collum femoris bildet mit der Schaftachse den stumpfen Kollodiaphysenwinkel (CCD-Winkel), der beim Neugeborenen etwa 150°, beim Kleinkind noch durchschnittlich 140° beträgt und sich vom 3. Lebensjahr ab auf ungefähr 125° verkleinert. Neben dem CCD-Winkel ist der Anteversionswinkel (AT-Winkel) von Bedeutung. Er beträgt beim Erwachsenen im Mittel etwa 20°, unterliegt aber größeren individuellen Schwankungen.

Am Schenkelhals, der insbesondere in der Standbeinphase (s. unten) auf Biegung beansprucht wird, lassen sich zumindest zwei Spongiosasysteme erkennen, wobei das eine aus der medialen Halskortikalis steil in den oberen Abschnitt des Femurkopfes (Druckaufnahme) aufsteigt, während das andere bogenförmig aus der lateralen Schaftkortikalis in den unteren Kopfbereich verläuft (Zugbündel), wobei es die Spongiosabälkchen des ersten Systems rechtwinklig kreuzt. Das von den beiden Bälkchensystemen spitzbogenartig umschlossene, rarifizierte Spongiosaareal erscheint im Röntgenbild als weniger schattendichtes Ward-Dreieck.

Die fibröse **Gelenkkapsel** des Hüftgelenks ist im Hüftgelenk besonders kräftig entwickelt, ist aber regional unterschiedlich dick ausgebildet. Sie entspringt an der äußeren Befestigungslinie des Labrum acetabulare sowie am Außenrand des Lig. transversum acetabuli und inseriert am Femur vorne an der Linea intertrochanterica und hinten proximal der Crista intertrochanterica zwischen lateralem und mittleren Drittel des Collum femoris. Die fibröse Gelenkkapsel dehnt sich damit ventral weiter nach distal aus als dorsal, wodurch die Epiphysenfuge intrakapsulär zu liegen kommt. Eine schlaffe Aussackung reicht bis zur Fossa trochanterica. Die Membrana synovialis der Gelenkkapsel überzieht die Außenflächen des Labrum acetabulare, setzt sich auf das Lig. transversum acetabuli fort und umhüllt auch das Lig. capitis femoris.

Die im Hüftgelenk besonders dicken **Kapselbänder** (Abb. 1.4a-c) stellen Verstärkungszüge der Membrana fibrosa dar, die der synovialen Membran eng anliegt. Das kräftigste Band ist das ventral liegende Lig. iliofemorale, das in zwei Zügen von der Eminentia iliopubica zum Femur in Richtung der Linea intertrochanterica zieht. Der stärkste Faserzug des menschlichen Körpers, die Pars medialis, zieht spiralig zur Innenseite des Femurs, während die Pars lateralis fächerartig die Fossa trochanterica erreicht. Das Lig. ischiofemorale zieht vom gelenknahen Anteil des Os ischii zum Vorderrand der Basis des Trochanter major. Zu dessen Hinterrand zieht das Lig. pubofemorale, das vom Ramus superior ossis pubis entspringt und auf der Unterseite der Gelenkkapsel verläuft. Alle drei Bänder strahlen in die ebenfalls sehr feste Zona orbicularis ein. Allerdings ist diese Ringbandstruktur, entgegen der Meinung vieler Lehrbücher, nicht rund um das Collum femoris zu verfolgen. Den Gelenkbändern kommt die Aufgabe zu, Dislokationen in bestimmte Richtungen zu begrenzen. Aufgrund ihres Verlaufs hemmen alle Bänder die Extension, während die Flexion erst in der Endphase gehemmt wird. Während die Pars lateralis die Adduktion und Außenrotation begrenzt, setzt die Pars medialis, mit einer Reißfestigkeit von 3500 N das stärkste Band des menschlichen Körpers, der Innenrotation und Abduktion Widerstand entgegen. Durch dieses Band wird vor allem beim Gehen in der Abstoßphase vom Standbein die Extension begrenzt und damit die ipsilaterale Beckenhälfte zurückgehalten. Der je nach Ganggeschwindigkeit nicht unbeträchtliche Schwung des darüber liegenden Körperanteils führt zur Vorwärtsbewegung der kontralateralen Beckenseite und damit zur Beckenrotation, die wiederum durch die Verwringung des Rumpfes, insbesondere der unteren Wirbelsäule, kompensiert wird. Daraus resultieren hohe dynamische Zugspannungen auf das Lig. iliofemorale, die als adäquater Reiz für dessen quantitative Anpassung anzusehen sind. Beide Anteile des Lig. iliofemorale werden gemeinsam für die Aufrechterhaltung des „amuskulären Standes“, d. h. des energiesparenden lockeren Stehens auf einem Bein benützt. Das am schwächsten ausgebildete Lig. pubofemorale wird bei der Abduktion gespannt, während sich das Lig. ischiofemorale vor allem an der Begrenzung der Innenrotation beteiligt.

Die Vorderseite der Gelenkkapsel (Abb. 1.5a) wird von einem Ast des N. femoralis innerviert, der

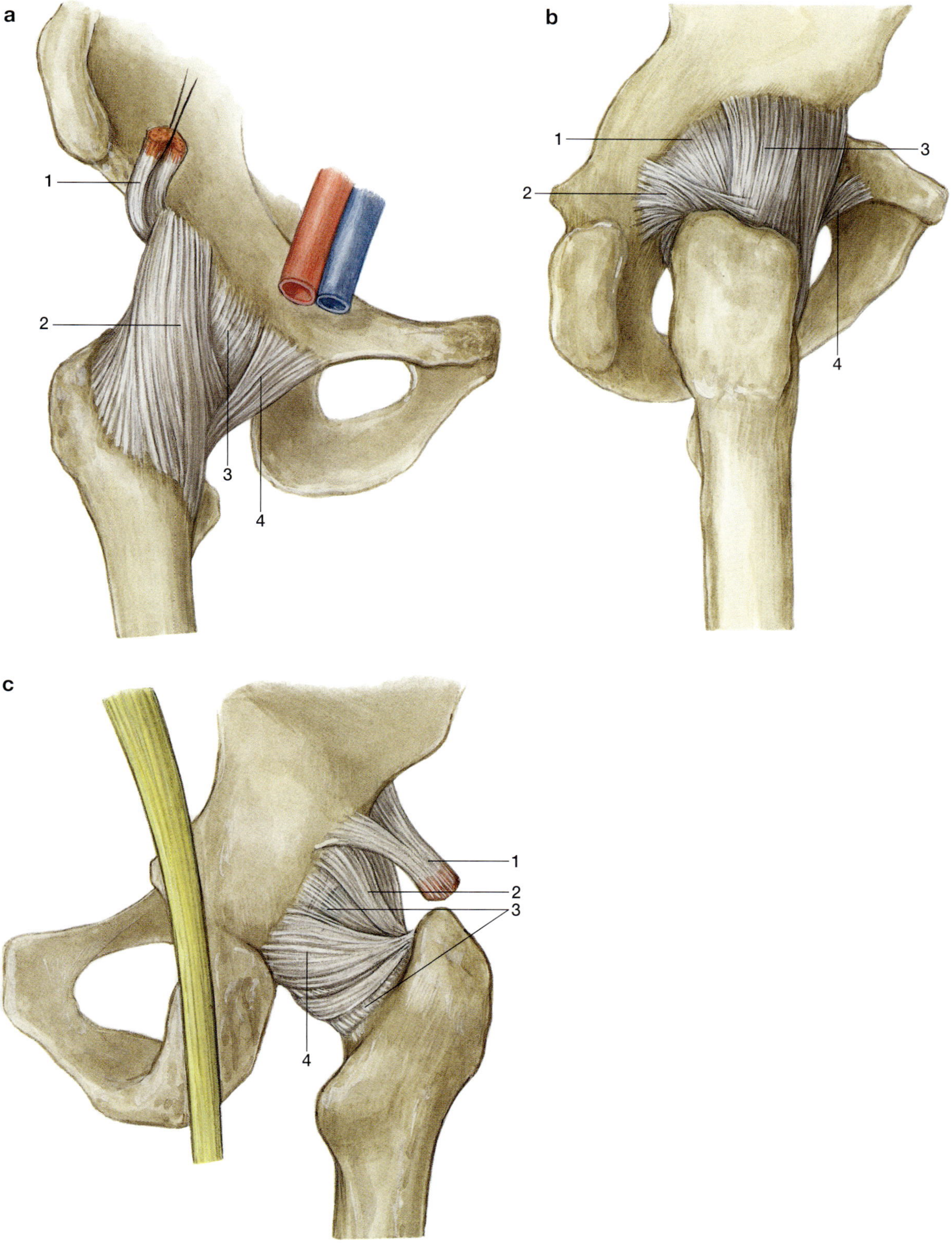

Abb. 1.4 **a** Bänder des Hüftgelenks in der Ansicht von ventral: *1* M. rectus femoris, Tendo, *2* Lig. iliofemorale mit Pars descendens und Pars transversa, *3* Capsula articularis, *4* Lig. pubofemorale. **b** Bänder des Hüftgelenks in der Ansicht von lateral: *1* Capsula articularis, *2* Lig. ischiofemorale, *3* Lig. iliofemorale mit Pars transversa, *4* Lig. pubofemorale. **c** Bänder des Hüftgelenks in der Ansicht von dorsal: *1* M. rectus femoris, Tendo, *2* Lig. iliofemorale mit Pars transversa, *3* Capsula articularis, *4* Lig. ischiofemorale

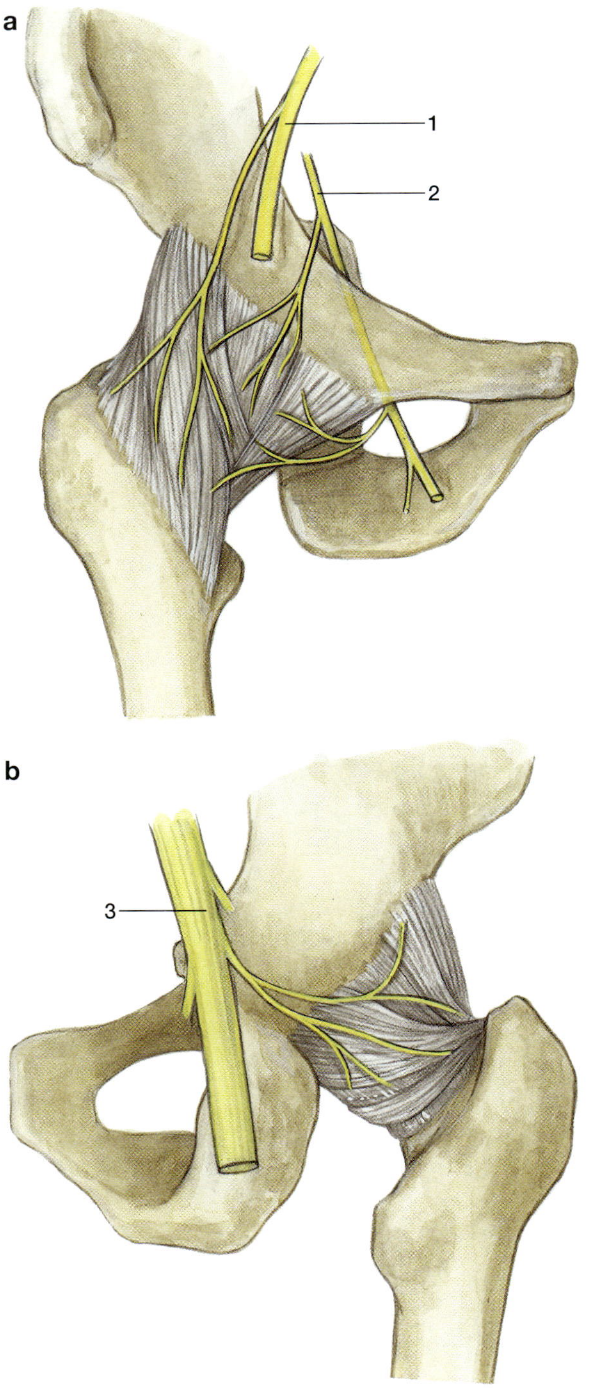

Abb. 1.5 Kapselinnervation des Hüftgelenks (nach von Lanz und Wachsmuth). **a** Ventralansicht, **b** Dorsalansicht. *1* N. femoralis, *2* N. obturatorius, *3* N. ischiadicus

mediale Teil der Gelenkkapsel erhält zwei Äste aus dem N. obturatorius. Die Innervation der Dorsalseite (Abb. 1.5b) erfolgt durch einen direkten Ast aus dem N. ischiadicus, der im Bereich der Incisura ischiadica abgeht, dem Knochen und der Gelenkkapsel eng anliegt und nach lateral zieht (Lanz und Wachsmuth 1972).

Der Femurkopf wird hauptsächlich über einen extrakapsulären, nicht immer geschlossenen **Arterienkranz** (Abb. 1.6a, b) aus den Rr. ascendentes der Aa. circumflexae femoris lateralis et medialis versorgt (Lanz und Wachsmuth 1972; Ogden und Moss 1985). Von diesem Kranz steigen mehrere Äste subsynovial entlang des Femurhalses auf, bilden nahe der Knochen-Knorpel-Grenze einen zweiten, subkapital gelegenen Arterienring, bevor Äste in den Femurkopf eindringen. Hauptgefäß für die arterielle Versorgung des Femurkopfes ist die A. circumflexa femoris medialis bzw. ihr Ramus profundus, dessen Unterbrechungen zur teilweisen bzw. vollständigen Nekrose des Hüftkopfes führen. Der R. profundus (Gautier et al. 2000) gelangt nach Abgang der Rami ascendens und acetabulares zwischen M. iliopsoas und M. pectineus nach dorsal und verläuft dort proximal des Trochanter minor dicht der Schenkelhalsbasis anliegend und entlang dem distalen Rand des M. obturatorius externus nach lateral. Dorsal des von einem Fettgewebsmantel umhüllten Gefäßes liegt der M. quadratus femoris. Unmittelbar kranial des M. quadratus femoris zweigt ein konstanter und gut sichtbarer Ramus-trochantericus-Ast auf den Trochanter ab. Er dient als Landmarke zum Auffinden des R. profundus, der auf dieser Höhe die Sehne des M. obturatorius externus dorsal überkreuzt, um danach ventral der Ansatzsehnen des M. triceps coxae weiter nach kranial zu verlaufen. Die Perforation der Hüftgelenkskapsel findet auf Höhe des sehnigen Ansatzes des M. piriformis statt (Gautier et al. 2000). Die mehrheitlich vier Endäste verlaufen dorsokranial am Schenkelhals in der Pars reflecta der Kapsel. Diese Endäste treten dicht vor der Knorpelgrenze des Kopfes in den Knochen ein. Aus anatomischer Sicht soll nach R. Ganz eine chirurgische Hüftluxation zu keiner Femurkopfnekrose führen, solange der Ramus profundus in seinem Verlauf zwischen dem Trochanter minor und seinem Eintritt in die Gelenkkapsel in der Nähe der Sehne des M. piriformis nicht beeinträchtigt wird (Gautier et al. 2000).

Außerdem soll der Kopf über das Lig. capitis femoris durch einen Ast des Ramus acetabularis der A. obturatoria versorgt werden, was bei Kindern bedeutsam sein dürfte, beim Erwachsenen aber sicherlich eine untergeordnete Rolle spielt.

Ein arterieller Anastomosenring, der aus Ästen der A. obturatoria, Aa. glutaeae superior et inferior und

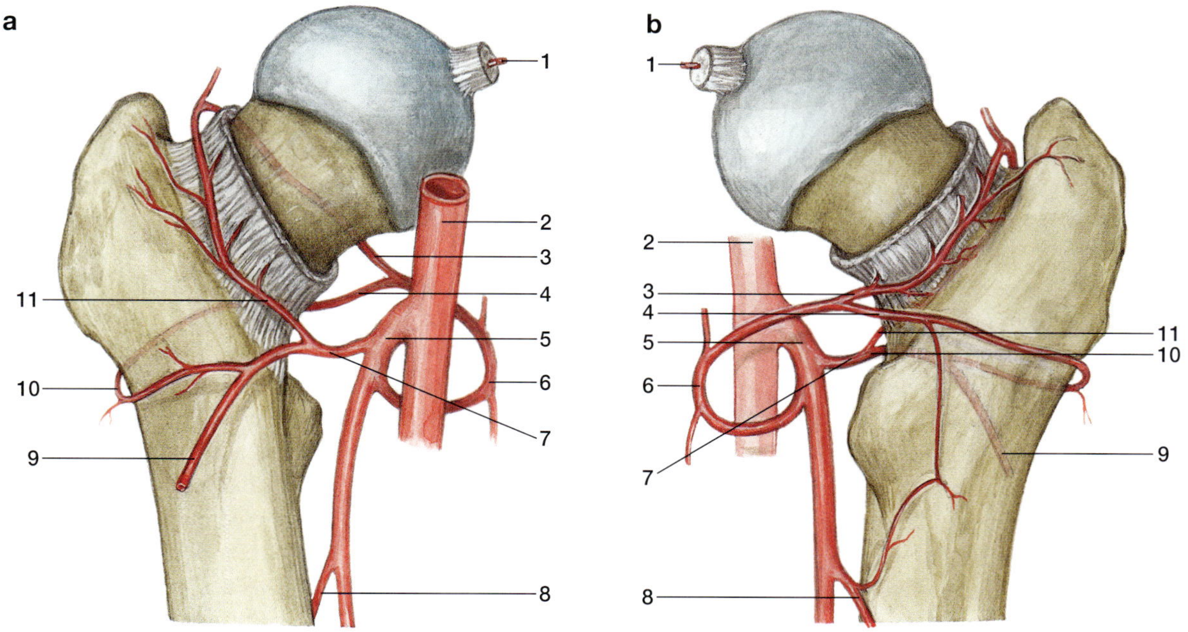

Abb. 1.6 Gefäßversorgung des Femurkopfes und proximalen Femurs: (**a**) in der Ansicht von ventral, (**b**) in der Ansicht von dorsal. *1* A. capitis femoris, *2* A. femoralis, *3* Ramus ascendens (um den Schenkelhals) der A. circumflexa femoris medialis, *4* Ramus profundus der A.circumflexa femoris medialis, *5* A. profunda femoris, *6* A. circumflexa femoris medialis, *7* A. circumflexa femoris lateralis, *8* Aa. P erforantes, *9* R. descendens der A. circumflexa femoris lateralis, *10* R. transversus der A. circumflexa femoris lateralis, *11* R. ascendens der A. circumflexa femoris lateralis

der A. pudenda interna gespeist wird, erstreckt sich entlang des proximalen Gelenkkapselansatzes um das Azetabulum herum. Seine Äste, die über Kapseläste auch mit Ästen der A. circumflexae femoris anastomosieren, dringen am Rande des Azetabulums in das Os coxae ein. Die A. obturatoria schickt des Weiteren einen R. acetabularis, der in seltenen Fällen auch von der A. circumflexa femoralis medialis entspringen kann, durch die Incisura acetabuli in die Fossa acetabuli zur Versorgung der knöchernen Pfanne. So werden der vordere Teil des Azetabulums und die Fossa acetabuli von der A. obturatoria, das Pfannendach von der A. glutaea inferior und der Sitzbeinanteil des Azetabulums von der A. glutaea inferior und zumeist auch von der A. pudenda interna versorgt.

1.2 Mechanik des Hüftgelenks

Eine einfache Abschätzung der Belastung des Hüftgelenks in verschiedenen Positionen ist mittels des Hebelgesetzes möglich. Die statische Belastung des Hüftgelenks entsteht durch die vektorielle Summe aus dem Körpergewicht und den kompensatorisch wirkenden Muskelkräften, vor allen den Abduktoren, die in einem bestimmten Abstand vom Drehpunkt des Hüftgelenks angreifen.

Daraus ergibt sich, dass im Stand auf beiden Beinen jedes Hüftgelenk etwa in der Größenordnung der Hälfte des Gewichts des darüber liegenden Körperabschnittes belastet wird. Sobald man sich auf das Standbein stellt, wie dies bei jedem Schritt der Fall ist, vergrößert sich die Belastung. In Abhängigkeit vom Schenkelhalswinkel und dem Körpergewicht ergibt sich eine resultierende Druckkraft, die normalerweise etwa 16° gegen die Vertikale geneigt ist (Bergmann et al. 1993; Pauwels 1965, 1973), und damit eine statische Belastung, die etwa dem Dreifachen des Körpergewichts entspricht. Interessanterweise bleibt der Winkel der Resultierenden relativ zur Femurlängsachse in der Frontalebene in engen Grenzen für alle Gehgeschwindigkeiten bzw. Schrittlängen konstant, während der Winkel relativ zur Knieachse in der Transversalebene bei steigenden Geschwindigkeiten im Sinne einer Orientierung nach ventral zunimmt (Bergmann et al. 1993). Unter dynamischen Bedingungen kann sich die Belastung bis zum 10fachen des Körpergewichts erhöhen (Paul 1967).

Eine Verlagerung des Körperschwerpunkts in Richtung eines Hüftgelenks führt über eine Verkürzung des

Lasthebels zu einer geringeren Lagerkraft im Hüftgelenk, wodurch lastabhängige Schmerzen durch ein Hinken zur erkrankten Seite hin verringert werden können.

Einen wesentlichen Einfluss auf die Belastung des Hüftgelenks besitzt auch der Schenkelhalswinkel (Pauwels 1973). Je kleiner der Schenkelhalswinkel, desto höher tritt der Trochanter major, was zu einer Verlängerung des Muskelhebels führt und letztlich in einer geringeren Belastung des Hüftgelenks resultiert. Gleichzeitig aber kommt es zu einer verstärkten Biegebeanspruchung im Bereich des Schenkelhalses, die dieser nicht gut toleriert. Umgekehrt nimmt zwar bei einer Vergrößerung des Schenkelhalswinkels dessen Biegebeanspruchung ab, die Belastung des Hüftgelenks nimmt jedoch aufgrund des Tiefertretens des Trochanter majors, der zu einer Verkürzung des Muskelhebels führt, beträchtlich zu. Damit besteht eine direkte Beziehung zwischen der Einstellung der Resultierenden und der damit verbundenen Gelenksbelastung einerseits und dem Schenkelhalswinkel und der Biegebeanspruchung des Schenkelhalses andererseits. Diese sich gegenseitige Beeinflussung kann damit als sich selbst optimierendes System angesehen werden, wobei im Zuge der Evolution die Leistungsfähigkeit der Gewebe (Materialverteilung) und die Belastung im Hüftgelenk und im Schenkelhals genau aufeinander abgestimmt sind.

Da meist nicht die gesamte Gelenkfläche gleichmäßig für die Aufnahme dieser Kräfte zur Verfügung steht, kann selbst bei zentrischem Einfall der Resultierenden die Flächenpressung nicht direkt aus der Größe der Resultierenden und der Größe der zur Verfügung stehenden Gelenkflächen berechnet werden. Dazu kommt, dass das Hüftgelenk eine physiologische Inkongruenz aufweist, die sich lastabhängig verändert. Bezüglich der Höhe und Verteilung der Gelenkspaltweite (Maß der vorhandenen Inkongruenz) bestehen beträchtliche interindividuelle Unterschiede. Zwar weisen alle Gelenke eine Zunahme der Gelenkspaltweite vom Pfannenrand in Richtung der zentralen Anteile der Facies lunata hin, was für eine relativ tiefe Pfanne spricht (konkave Inkongruenz). Bezüglich der ventrodorsalen Verteilung der Gelenkspaltweite können dagegen zwei Gruppen unterschieden werden: Gelenke mit einer messbaren Gelenkspaltweite im Pfannendach, die z. T. bis zum Zweifachen des Körpergewichts aufrechterhalten wird (200 % Körpergewicht, max. 0,15 mm Gelenkspaltweite), und solche Gelenke, bei denen es schon bei geringer Last zu einer Kontaktflächenbeteiligung des Pfannenrandes kommt (25 % Last, ±0,01 mm Gelenkspaltweite). Analysen der Flächenpressung zeigen entsprechend des vorhandenen Inkongruenzgrades sowohl Gelenke mit einem bizentrischen ventrodorsalen Kontaktflächenmuster sowie Gelenke mit einem monozentrischen, im Pfannendach gelegenen Druckmaximum (Eisenhart-Rothe et al. 1996, 1997, 1999a, b). Überraschenderweise führen Veränderungen der Stellung des Femurs während des Gehens zu keinen wesentlichen Änderungen der Verteilung von Gelenkspaltweite und Flächenpressung, die während verschiedener Phasen des Gangzyklus relativ konstant bleiben (Duda et al. 1998; Eisenhart-Rothe et al. 1997). Bedingt durch die physiologische (konkave) Inkongruenz des Hüftgelenks kommt es jedoch bei hoher Belastung zu einer Ausdehnung der drucküberträgenden Flächen nach zentral, die bei geringer Last eher randständig lokalisiert sind. Das Verhältnis von Höhe der aufgebrachten Last und Höhe des Druckmaximums zeigt, dass trotz großer Schwankungen der Resultierenden relativ unveränderte Druckmaxima vorliegen, was vermutlich auf eine Zunahme der Kontaktflächengröße zurückzuführen ist.

Für die Flächenpressung ist der Einfall der Resultierenden, die in der Frontalebene relativ konstant 16° gegen die Vertikale geneigt ist, in Bezug zum Pfannendach von großer Bedeutung, weil dadurch die Ausnützbarkeit des Gelenkknorpels zur Druckübertragung bestimmt wird. Einige Autoren konnten klar beweisen, dass der medial der Resultierenden liegende, zur Druckübertragung ausnützbare Flächenanteil maximal etwa 2,4-mal so groß sein kann wie der lateral davon liegende Flächenanteil (Brinckmann et al. 1980; Kummer 1979). Je weiter der Durchstoßpunkt der Resultierenden zum Pfannendach rückt (z. B. bei Coxa valga, oder Hüftdysplasie), desto geringer ist die gesamte zur Druckübertragung ausnützbare Tragfläche im Hüftgelenk, was sich auch in der exzentrischen Verteilung der subchondralen Knochendichte widerspiegelt.

1.3 Topographie der Hüftregion

Da das Hüftgelenk von einem dicken Muskelmantel umgeben ist, ist es einer direkten Inspektion und Palpation nicht zugänglich. Zur Orientierung bedarf es der Hilfe von gelenknahen Skelettpunkten und daraus abgeleitet von sie verbindenden Hilfslinien, die wenigsten indirekt einen Rückschluss auf seine Lage erlauben. Unter anderem verwendet man die Roser-Nelaton-Linie, die eine Verbindung der Spina iliaca anterior superior zum Tuber ischiadicum darstellt. Die Spitze des Trochanter major liegt auf dieser Linie und zeigt die Lage des Femurkopfes an, weil eine Horizontale durch die Trochanterspitze durch das Zentrum des Femurkopfes zieht. Dorsal wird das Hüftgelenk von der Gesäßmuskulatur, die am Trochanter major und in der Fossa trochanterica inseriert, bedeckt und ventral vom M. iliopsoas überlagert. Die tiefsten Muskelfasern, die einen direkten Kontakt mit der Gelenkkapsel haben, strahlen in die Kapsel ein, wirken also als Kapselspanner.

Größere Nerven und Gefäße stehen nicht in direktem Kontakt mit dem Hüftgelenk. Die in seiner Nähe vorbeiziehenden Vasa femoralia und der N. femoralis sind gegenüber dem Gelenk durch den M. iliopsoas abgepolstert, können aber bei Verletzungen des Gelenkes, z. B. einer Luxation, in Mitleidenschaft gezogen werden. Die dorsal vom Gelenk verlaufenden Nn. ischiadicus und cutaneus femoris posterior sind durch die kleinen Rollmuskeln, die medial verlaufenden Vasa obturatoria und der N. obturatorius durch den M. pectineus vom Gelenk getrennt.

Ventral (Abb. 1.7a–e) ist das Hüftgelenk lateral vom vor dem Femurhals absteigenden M. rectus femoris, medial davon vom Mm. iliopsoas und pectineus bedeckt, zwischen denen sich die Fossa iliopectinea befindet, die von der Fascia cribrosa und dem Hiatus saphenus bedeckt wird. Knapp unterhalb der Mitte des Lig. inguinale wird das Hüftgelenk muskulär nur vom M. iliopsoas bedeckt, der hier eine Bursa musculi iliopoas (Bursa iliopectinea) besitzt. Meist ist diese in Form eines flachen Spaltraumes dort, wo der Muskel über den Rand des Azcetabulums und den Femurkopf umgeleitet wird, zwischen der flachen Sehne und der Gelenkkapsel ausgebildet. Nicht zu selten besteht eine breite Kommunikation mit der Gelenkhöhle, die sich so weit öffnen kann, dass eine eigentliche Hinterwand der Bursa nicht mehr existiert. In der Fossa iliopectinea verlaufen die Vasa femoralia (etwa in der Mitte der Leistenbeuge die A. femoralis, medial davon die V. femoralis), von denen hier die A. und V. femoris profunda abgehen bzw. einmünden. Der N. femoralis liegt innerhalb der Iliopsoasloge unmittelbar lateral der A. femoralis.

Der Zugang von vorne (Zugang nach Smith-Peterson) ist unterhalb der Spina iliaca anterior superior möglich. Nach Darstellung der Spina iliaca anterior superior kann kaudal davon die Delle zwischen dem lateral gelegenen M. tensor fascia latae und dem medial liegenden M. sartorius palpiert werden. Nach Spaltung der Faszie durch einen Längsschnitt wird der N. femoralis lateralis sichtbar und kann angeschlungen werden. Nach Ablösen des M. sartorius und des M. tensor fasciae latae vom Beckenkamm und deren Mobilisierung nach distal kann der Ansatz des M. rectus femoris dargestellt werden, der mit einer geraden (direkten) Sehne von der Spina iliaca anterior inferior und mit einer gleichfalls starken quer verlaufenden Sehne vom lateralen Abschnitt des oberen Randes des Azetabulums entspringt und über die Gelenkkapsel hinwegzieht. Beide Ursprünge werden präpariert, abgelöst und nach medial mobilisiert.

Auf dem Weg dorthin kann man subkutan auf die A. und V. circumflexa ilium superficialis und unter der Fascia lata auf den N. cutaneus femoris lateralis stoßen. In der Tiefe verlaufen die Äste der A. circumflexa lateralis und deren Begleitvenen.

Lateral (Abb. 1.8a–d) liegt der Trochanter major, der vom Tractus iliotibialis bedeckt wird, dicht unter der Haut. In den Tractus iliotibialis, eine Verstärkung der Fascia lata, die die Biegebeanspruchung des Femurs maßgeblich herabsetzt, strahlen von dorsokranial Fasern des M. glutaeus maximus und von ventrokranial Fasern des M. tensor fasciae latae ein. Diese derbe Faszienplatte bedeckt den M. glutaeus medius und den unter ihm liegenden M. glutaeus minimus, die beide am Trochanter major inserieren. Nach Faszienspaltung kann man das Hüftgelenk entweder zwischen dem M. glutaeus medius und dem M. tensor fasciae latae oder durch den M. glutaeus medius hindurch erreichen. Als einzige Leitungsbahnen stößt man auf diesem Wege nur auf den R. profundus der A. glutaea superior mit Begleitvenen und den N. glutaeus superior, die zwischen dem M. gluteaus medius und minimus relativ weit oben bis zum M. tensor fasciae latae nach vorne ziehen.

Dorsal (Abb. 1.9a–e) wird das Hüftgelenk von zwei Muskelschichten bedeckt: oberflächlich durch den M. glutaeus maximus, in der Tiefe kranial vom M. piriformis, daran nach unten anschließend vom M. triceps coxae (Mm. gemelli und M. obturatorius internus) und etwas weiter unten vom M. quadratus femoris und M. obturatorius externus, der sich um den

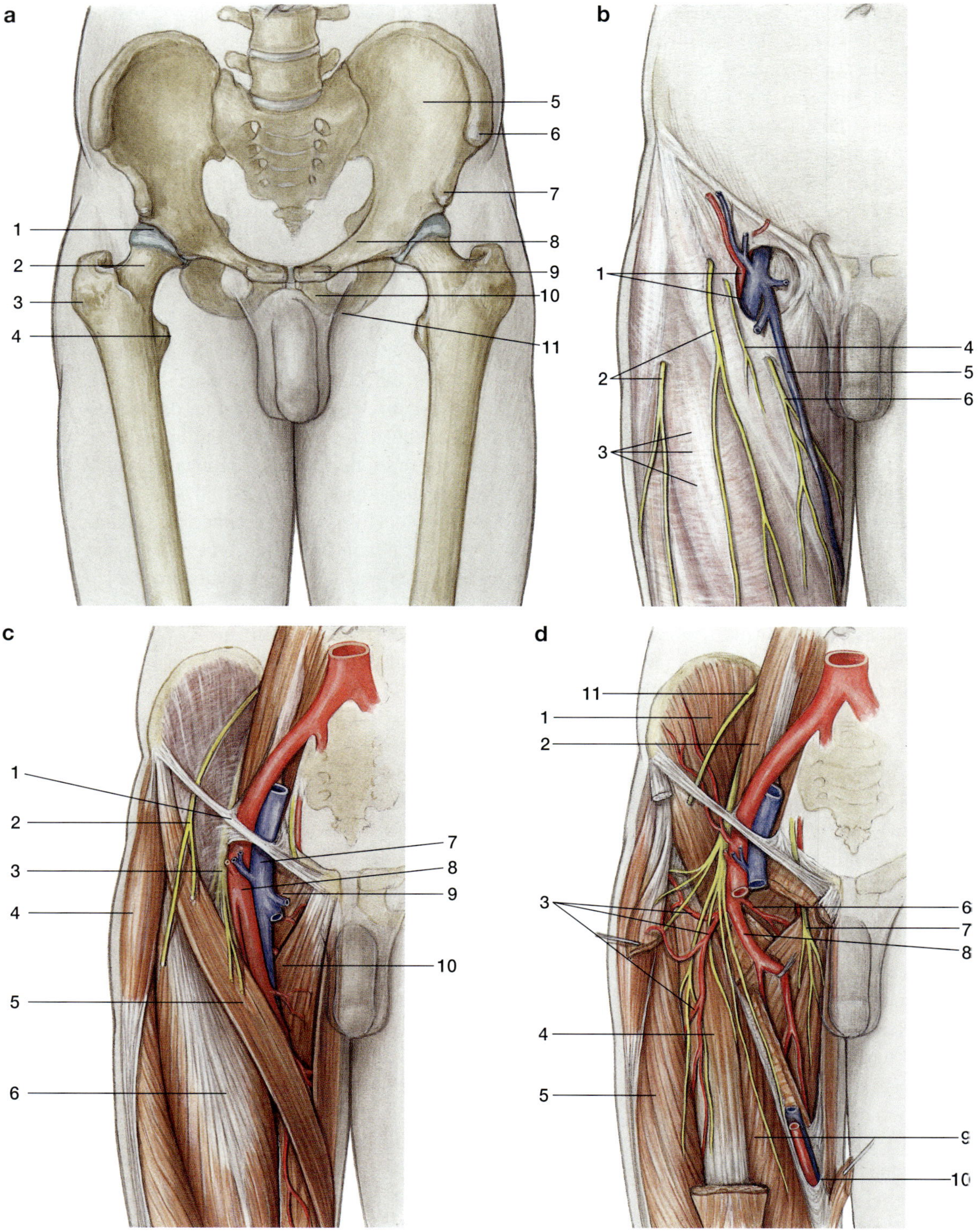

Abb. 1.7 **a** Männliches Becken in der Ansicht von ventral (Skelettumrisse projiziert, tastbare Knochenpunkte). *1* Caput femoris, *2* Collum femoris, *3* Trochanter major, *4* Trochanter minor, *5* Ala ossis ilii, *6* Spina iliaca anterior superior, *7* Spina iliaca anterior inferior, *8* Ramus superior ossis pubis, *9* Tuberculum pubicum, *10* Ramus inferior ossis pubis, *11* Tuber ischiadicum. **b** Hüft- und Leistenregion, epifasziale Schicht: *1* A. und V. femoralis, *2* N. cutaneus femoris lateralis, *3* Fascia lata, *4* R. femoralis (N. genitofemoralis), *5* V. saphena magna, *6* Rr. cutanei anteriores (N. femoralis). **c** Hüft- und Leistenregion, nach Abtragung der Fascia lata: *1* Lig. inguinale, *2* N. cutaneus femoris lateralis, *3* N. femoralis, *4* M. tensor fasciae latae, *5* M. sartorius, *6* M. rectus femoris, *7* V. femoralis, *8* A. femoralis, *9* M. pectineus, *10* M. adductor longus. **d** Hüft- und Leistenregion (nach Abtragung der Fascia lata und teilweiser Entfernung des M. sartorius und des M. rectus femoris): *1* M. iliacus, *2* M. psoas, *3* A. circumflexa femoris lateralis mit R. ascendens und Aa. Perforantes, *4* M. vastus

e

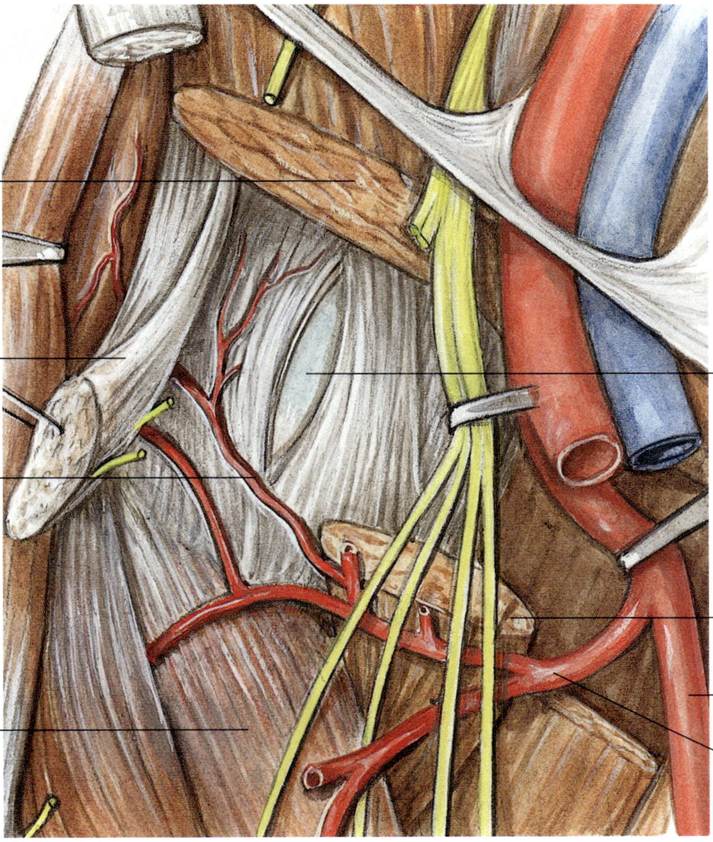

Abb. 1.7 (Fortsetzung) intermedius, *5* M. vastus lateralis, *6* A. circumflexa femoris medialis, *7* N. obturatorius, *8* A. profunda femoris, *9* M. vastus medialis, *10* Hiatus tendineus (adductorium). **e** Ausschnittsvergrößerung aus **d** (M. iliopsoas wurde zusätzlich durchtrennt und teilweise entfernt): *1* Schnittrand des M. iliopsoas, *2* M. rectus femoris, *3* M. vastus intermedius, *4* Caput femoris, *5* A. profunda femoris, *6* Ramus ascendens der A.circumflexa femoris lateralis, *7* A. circumflexa femoris lateralis

Femurhals herumschlingt. Medial vom Hüftgelenk findet man zum Durchtritt von Leitungsbahnen vom Becken in die Glutealregion das Foramen ischiadicum majus, das durch den M. piriformis in ein Foramen supra- und infrapiriforme unterteilt wird. Durch das Foramen suprapiriforme (etwa unter dem mediokranialen Drittelpunkt der Verbindungslinie zwischen Trochanterspitze und Spina iliaca posterior superior) zieht die A. glutaea superior, die gleich nach ihrem Austritt einen kräftigen Ast (R. superficialis) zum oberen Drittel des M. glutaeus maximus abgibt und mit dem R. ascendens der A. circumflexa femoris lateralis anastomosiert. Zur Unterbindung wird sie am Übergang des inneren in das mittlere Drittel der Linie Trochanter major – Spina iliaca posterior superior aufgesucht. Der R. profundus der A. glutaea superior zieht mit Begleitvenen und dem N. glutaeus superior zwischen dem M. gluteaus medius und minimus nach vorne bis zum M. tensor fasciae latae. Durch das darunter liegende Foramen infrapiriforme (unter dem Halbierungspunkt der Verbindungslinie zwischen der Spina iliaca posterior superior und dem Tuber ischiadicum) ziehen am weitesten kaudal und medial die Vasa pudenda interna und der N. pudendus, die unmittelbar dem Knochen anliegend um die Spina ischiadica herum in das Foramen ischiadicum minus gelangen und auf diesem Wege die Fossa ischiorectalis erreichen. Kranial davon dringen die Vasa glutaea inferiora, die Nn. cutaneus femoris posterior, ischiadicus und glutaeus inferior in das Spatium subgluteale ein. Am weitesten lateral verlassen der N. ischiadicus und der N. cutaenus femoris posterior diese Öffnung. Der N. ischiadicus läuft im subglutealen Bindegewebe nach distal, nur durch die dünne Schicht der Außenrotatoren vom Hüftgelenk getrennt. Er liegt dabei am medialen Drittelpunkt der Verbindungslinie zwischen der Außenfläche des Tro-

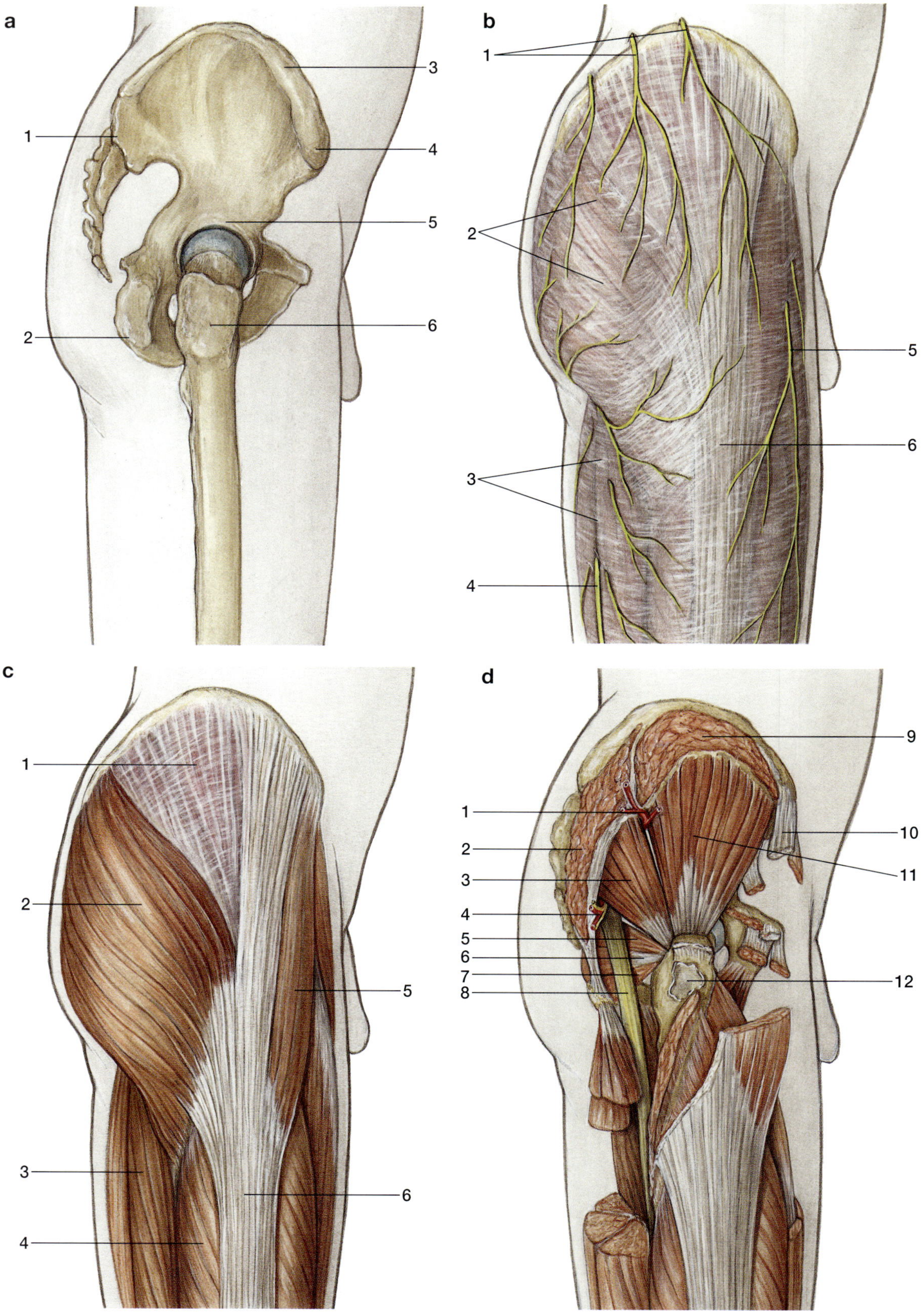
a
1
2
3
4
5
6
b
1
2
3
4
5
6
c
1
2
3
4
5
6
d
1
2
3
4
5
6
7
8
9
10
11
12

chanter major mit dem Tuber ischiadicum, wo er sich auch unterhalb des Sulcus glutaeus aufsuchen lässt.

Der Zugang von dorsal (Zugang nach Kocher-Langenbeck) kann entweder am Oberrand des M. glutaeus maximus oder durch seine Spaltung parallel zum Faserverlauf erfolgen. Im darunter liegenden subglutealen Bindegewebe werden der N. ischiadicus und der N. cutaneus femoris posterior am besten nach medial verlagert. Nach Abtragung des femoralen Ansatzes der kleinen Außenrotatoren (Mm. gemelli, M. obturatorius internus und M. quadratus femoris) ist der Weg zum Hüftgelenk von dorsal frei. Beachtet werden sollte der Verlauf des R. profundus der A. circumflexa femoris medialis, der zunächst noch unter dem M. quadratus femoris liegt. Unmittelbar kranial dieses Muskels, nach Abzweigung des nach lateral verlaufenden R. trochantericus überkreuzt der R. profundus die Sehne des M. obturatorius externus nach dorsal, um danach ventral der Ansatzsehnen des M. triceps coxae weiter nach kranial zu verlaufen. Die Perforation der Hüftgelenkskapsel findet dann auf Höhe des sehnigen Ansatzes des M. piriformis statt.

1.4 Oberschenkelregion

Ventral wird die Grenze des Oberschenkels zur darüber liegenden Hüftregion durch das Lig. inguinale gebildet, das als Verstärkung der Externusaponeurose von der Spina iliaca anterior superior zum Tuberculum pubicum zieht. Dorsal findet die Abgrenzung durch die Glutealfalte statt. Distal endet die Oberschenkelregion etwa eine Handbreit oberhalb der Patella. Entsprechend kann topographisch eine vordere und hintere Oberschenkelregion unterschieden werden. Die knöcherne Grundlage dieser Region bildet das Corpus femoris. Ähnlich wie die Oberarmregion stellt die Oberschenkelregion ein ausgesprochenes Durchgangsgebiet für Muskeln, Gefäße und Nerven dar.

Der röhrenförmige Schenkelschaft besteht aus kompaktem Knochengewebe, ist nach vorn leicht konvex gekrümmt und besitzt an seiner Hinterfläche eine Längsleiste, die Linea aspera, die sich in ein Labium laterale und Labium mediale aufteilt. Neben ihrer Funktion als Muskelursprungs- und -ansatzfläche, erhöht sie die Tragfähigkeit des Femurschaftes, da sie seinen Querschnittsdurchmesser an der Stelle verbreitert, an der die höchsten durch Biegung bedingten Spannungen auftreten. Eine weitere Reduktion der Biegespannung im Femurschaft erfolgt durch den Einbau des Tractus iliotibialis, in den von dorsokranial Fasern des M. glutaeus maximus und von ventrokranial der M. tensor fasciae latae einstrahlen. Durch Muskelkontraktion wird dieses lateral des Schafts verlaufende Fasziensystem unter Spannung gesetzt, womit es der Biegung des Femurschafts nach medial durch das darüber lastende Körpergewicht entgegenwirkt und damit ein effizientes Zuggurtungssystem des Corpus femoris darstellt. In einem Finite-Element-Modell, das alle Muskeln am Oberschenkel berücksichtigt, konnten Duda et al. (1998) darüber hinaus zeigen, dass der Femur einer kombinierten Biege- und Torsionsbeanspruchung unterliegt. Die Druck- und Dehnungsverteilung innerhalb des Femurs ist dabei in entscheidendem Maße von der jeweiligen Muskelaktion abhängig. Die niedrigsten Werte liegen dann vor, wenn alle Muskeln aktiv sind. Fallen Einzelmuskeln aus, so kommt es zu einem deutlichen Anstieg der auftretenden Spitzenwerte.

Auf oder neben der Linea aspera liegen ein oder mehrere Foramina nutricia, die von distal nach proximal in die Kortikalis eindringen.

Um den Femurschaft herum gruppieren sich die Muskeln, wobei die Strecker, die die Beuger an Muskelmasse übertreffen, auf der Vorderseite liegen, das Femur vollständig umschließen und am Knochen auf der Hinterfläche nur die schmale Leiste der Linea aspera freilassen. Lateral werden die Extensoren und Flexoren durch das Septum femoris intermusculare

Abb. 1.8 **a** Hüftregion in der Ansicht von lateral (Skelettumrisse projiziert, O = tastbare Knochenpunkte): *1* Spina iliaca posterior superior, *2* Tuber ischiadicum, *3* Crista iliaca, *4* Spina iliaca anterior superior, *5* Limbus acetabuli, *6* Trochanter major. **b** Hüftregion in der Ansicht von lateral, epifasziale Schicht. *1* Rr. clunium superiors, *2* Fascia glutea, *3* Fascia lata, *4* N. cutaneus femoris posterior, *5* N. cutaneus femoris lateralis, *6* Tractus iliotibialis. **c** Hüftregion in der Ansicht von lateral nach Abtragung der Fascia lata et glutealis: *1* M. gluteus medius, Fascia, *2* M. gluteus maximus, *3* M. biceps femoris, caput longum, *4* M. vastus lateralis, *5* M. tensor fasciae latae, *6* Tractus iliotibialis. **d** Tiefe Schicht der Hüftregion in der Ansicht von lateral nach teilweiser Abtragung des M. glutaeus maximus et medius: *1* A. glutea superior, R. superficialis, *2* Schnittrand des M. gluteus maximus, *3* M. piriformis, *4* A. glutealis inferior, *5* M. gemellus superius, *6* M. obturator internus, *7* M. gemellus inferior, *8* N. ischiadicus, *9* Schnittrand des M. gluteus medius, *10* M. sartorius, Tendo, *11* M. gluteus minimus, *12* Bursa trochanterica

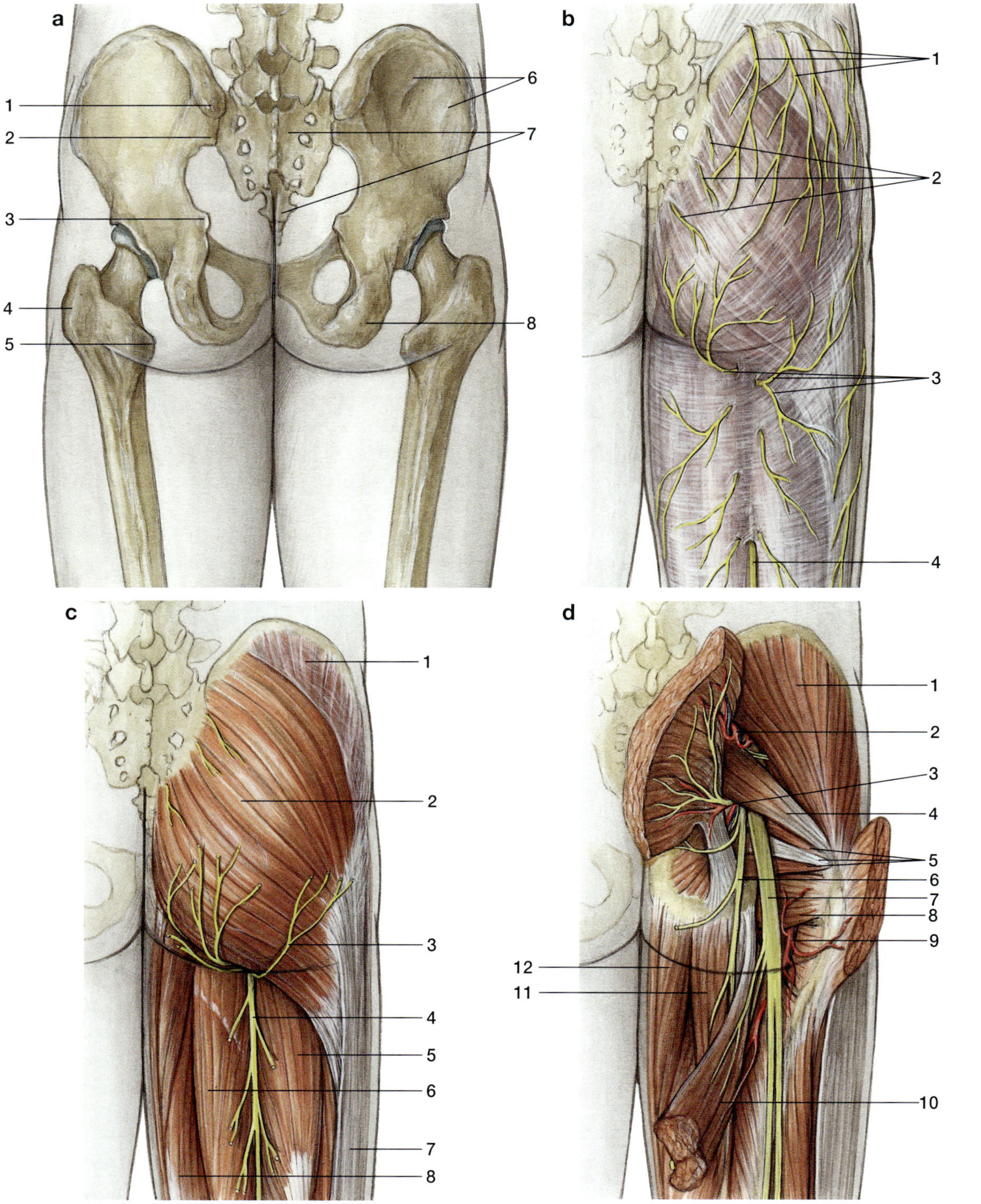

Abb. 1.9 **a** Männliches Becken in der Ansicht von dorsal (Skelettumrisse projiziert, ○ = tastbare Knochenpunkte): *1* Spina iliaca posterior superior, *2* Spina iliaca posterior inferior, *3* Spina ischiadica, *4* Trochanter major, *5* Trochanter minor, *6* Ala ossis ilii, *7* Os sacrum mit Os coccyges, *8* Tuber ischiadicum. **b** Hüft- und Gesäßregion, epifasziale Schicht: *1* Rr. clunium superiores, *2* Rr. clunium medii, *3* Rr. clunium inferiores (N. cutaneus femoris posterior), *4* N. cutaneus femoris posterior. c Hüft- und Gesäßregion, nach teilweiser Abtragung der Fascia glutealis et lata: 1 M. gluteus medius, Fascia, 2 M. gluteus maximus, 3 Rr. clunium inferiores (N. cutaneus femoris posterior), 4 N. cutaneus femoris posterior, 5 M. biceps femoris, caput longum, 6 M. semitendinosus, 7 Tractus iliotibialis, 8 M. semimembranosus. d Hüft- und Gesäßregion, nach

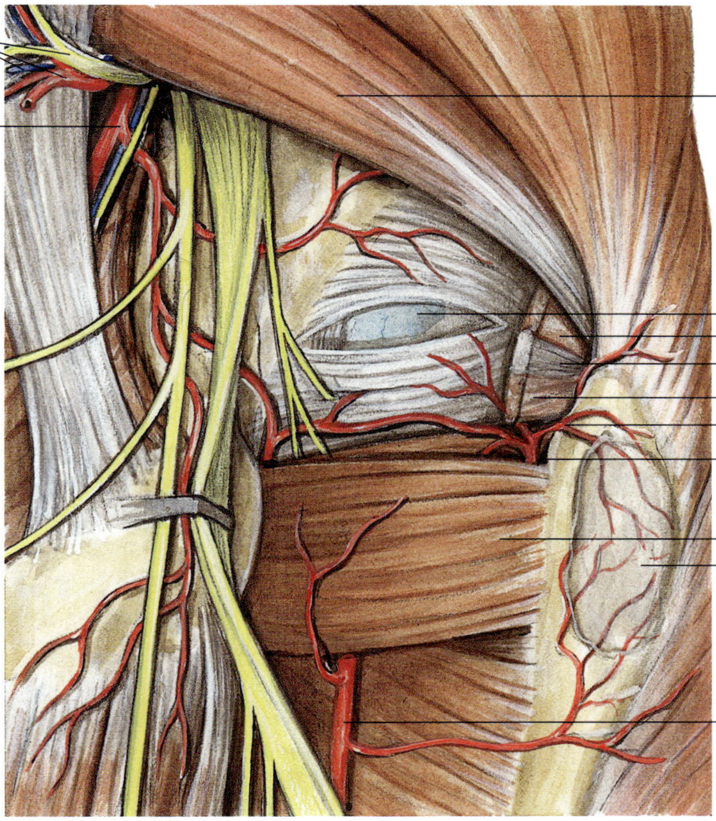

Abb. 1.9 (Fortsetzung) Durchtrennung des M. gluteus maximus und des M. biceps femoris: *1* M. gluteus medius, *2* A. glutea superior, R. superficialis, *3* A. glutea und N. gluteus inferior, *4* M. piriformis, *5* M. obturator internus; Mm. gemelli inferior und superius, *6* N. cutaneus femoris posterior, *7* N. ischiadicus, *8* M. quadratus femoris, *9* A. perforans, *10* M. biceps femoris, Caput longum, *11* M. semitendinosus, *12* M. adductor magnus. **e** Ausschnittsvergrößerung aus **d** (Mm. gemelli und M. obturatorius internus wurden durchtrennt, M. piriformis wurde nach kranial verlagert): *1* M. piriformis, *2* Caput femoris, *3* M. gemellus superior, *4* M. obturatorius internus, *5* M. gemellus inferior, *6* R. trochantericus der A. circumflexa femoris medialis, *7* R. profundus der A. circumflexa femoris medialis und seine Endäste, *8* M. quadratus femoris, *9* Trochanter major, *10* A. perforans I, *11* Vasa und N. gluteus inferior, *12* Vasa pudenda interna und N. pudendus

laterale getrennt, auf der Medialseite schiebt sich die Adduktorengruppe zwischen Strecker und Beuger. Die kräftige Fascia lata umhüllt die gesamte Muskulatur des Oberschenkels. Von ihr gehen Bindegewebssepten (Septum intermusculare laterale und mediale) aus, die zur Linea aspera ziehen. Die beiden Septen trennen eine ventrale mächtige Loge der Strecker von einer dorsalen Loge. Die für den aufrechten Gang und Stand erforderliche starke Extensorengruppe (M. quadriceps) umgreift schalenförmig den Oberschenkelknochen. Sie ist stärker als alle anderen Oberschenkelmuskeln zusammen. Der M. sartorius liegt ebenso wie der M. gracilis in einer eigenen, von der Fascia lata gebildeten Hülle. In der dorsalen Loge liegen zwei Muskelgruppen: medial die Adduktoren, zwischen Beuger und Strecker eingelagert, und die Flexoren. Beide Gruppen sind voneinander nur durch lockeres Bindegewebe getrennt, das mit dem Stratum subgluteale zusammenhängt und sich bis in die Kniekehle fortsetzt.

Topographisch lassen sich damit eine vordere und hintere Oberschenkelregion unterscheiden.

1.5 Regio femoris anterior

Die distal des Leistenbandes liegende Oberschenkelregion, die medial vom M. gracilis und lateral vom M. tensor fasciae latae und vom Tractus iliotibialis begrenzt wird, wird durch den schräg von laterokranial nach mediokaudal verlaufenden M. sartorius in eine laterale Region, die wenig Nerven und Blutgefäße enthält, und eine medial gelegene Region unterteilt, die – z. T. von ihm verdeckt – die wichtigen Blutgefäße und Nerven enthält. Die A. femoralis zieht etwas steiler als der M. sartorius nach medial und distal, um durch den Hiatus adductorius (Adduktorenschlitz) nach dorsal in die Kniekehle zu gelangen. Zwischen Lig. inguinale und Oberrand des M. sartorius liegt die Arterie nur unter der Haut und der Fascia lata und ist gut zugänglich. Etwas medial von der Mitte des Leistenbandes fühlt man den Puls der A. femoralis und kann sie hier bei Blutungen gegen die Eminentia iliopectinea abdrücken. Im mittleren Drittel des Oberschenkels wird sie vom M. sartorius verdeckt, im distalen Drittel der Region verläuft sie im Canalis adductorius, verdeckt vom M. sartorius und der Membrana vastoadductoria. Die A. femoralis erreicht zusammen mit der V. femoralis, die in eine gemeinsame Scheide eingeschlossen sind, die Regio subinguinalis, in der die Arterie lateral der V. femoralis liegt, die in der Lacuna vasorum durch Bindegewebe fest verankert ist und deren Wand damit angespannt ist, so dass Rückstauungen des Blutes vermieden werden, da ihre Lichtung in jeder Stellung des Beins im Hüftgelenk offen bleibt. Medial von ihr ordnen sich die Nodi lymphatici profundi in einer Kette hintereinander an. Der Rosenmüllersche Lymphknoten liegt im Canalis femoralis. Im weiteren Verlauf kommt die A. femoralis im Adduktorenkanal vor der Vene und in der Fossa poplitea etwas medial von ihr zu liegen. Unmittelbar nach Verlassen der Lacuna vasorum entlässt die A. femoralis die kleinen Aa. epigastrica superficialis, circumflexa ilium superficialis und pudenda externa. 3–6 cm distal vom Leistenband geht die A. profunda femoris, das Hauptgefäß des Oberschenkels, aus der A. femoralis ab. Sie entspringt meistens unter Bildung eines spitzen Winkels von deren dorsolateraler Wand, verläuft zuerst fast parallel zur A. femoralis auf deren lateraler Seite und senkt sich dann in die Spalte zwischen Adduktoren und Extensoren. Ein Abbinden der A. femoralis erfolgt oberhalb der Abgangsstelle der A. profunda femoris, da eine Ligatur distal davon wegen ungenügend erweiterungsfähiger Anastomosen die Blutzufuhr des Beines gefährdet.

Der N. femoralis (L1–L4) kommt lateral der Gefäße durch die Lacuna musculorum und liegt, bereits in Äste aufgeteilt und von der Fascia iliopsoica bedeckt, auf dem M. iliopsoas. Die Mehrzahl der sensiblen Äste (Rr. cutanei anteriores) durchbohrt die Fascia lata und versorgt die Haut der Vorderseite und teilweise der medialen Seite des Oberschenkels. Der längste sensible Ast, der N. saphenus (sensible Innvervation der Unterschenkelinnenseite, der medialen Knöchelgegend und des medialen Fußrandes) verläuft mit den Vasa femoralia im Canalis adductorius und durchbohrt an der unteren Grenze der Region die Membrana vastoadductoria, nachdem er eine Anastomose mit dem Hautast des N. obturatorius gebildet hat.

Medial der Vasa femoralia, unter dem M. pectineus gelegen, führt der Canalis obturatorius die Vasa obturatoria und den N. obturatorius in die Tiefe der Adduktorenmuskeln.

1.6 Regio femoris posterior

Die Oberschenkelrückseite wird von den Beugern des Kniegelenks eingenommen. Sämtliche Flexoren mit Ausnahme des Caput breve m. bicipitis femoris entspringen am Tuber ischiadicum.

Die Regio femoris posterior wird von den Endästen der A. profunda femoris (Aa. perforantes) versorgt. Die A. perforans I dringt am Unterrand des M. pectineus, die A. perforans II am unteren Rand des M. adductor brevis und die A. perforans III am Unterrand des M. adductor longus in die Tiefe. Alle drei Arterien durchbohren den M. adductor magnus und gelangen so auf die Rückseite des Oberschenkels. Sie stehen untereinander, mit der A. glutea inferior und den Aa. articulares genus in Verbindung. Allerdings genügt diese Anastomosenkette nach Unterbindung der A. femoralis distal des Abgangs der A. profunda femoris nicht zur Sicherstellung eines wirksamen Kollateralkreislaufs.

Am unteren Rand des M. glutaeus maximus, am Übergang des inneren in das mittlere Drittel der Verbindungslinie Trochanter major – Tuber ischiadicum tritt der N. ischiadicus (L4–S3) in die Regio femoris posterior. In seinem ganzen Verlauf liegt er auf der Rückfläche des M. adductor magnus. Direkt unterhalb des Tuber ischiadicum befindet er sich lateral vom Caput longum m. bicipitis, weiter distal im Zwischenraum zwischen den Mm. biceps und semitendinosus. Am Übergang der Regio glutaea in die Regio femoris posterior liegt er am oberflächlichsten und ist operativ leicht erreichbar, da er hier nur durch die Faszie und wenig Bindegewebe von der Haut getrennt ist. Die Höhe seiner Aufspaltung in seine beiden Endäste, den N. tibialis und den N. fibularis, ist sehr variabel: sie kann schon sehr hoch im Bereich der Regio glutaea erfolgen oder aber, wie meistens der Fall, kurz vor Erreichen der Fossa poplitea.

Der sensible N. cutaneus femoris posterior (S1–3), der die Haut der Oberschenkelrückseite versorgt, zieht zwischen der Fascia lata und den ischiokruralen Muskeln ungefähr in der Mitte der Region zur Kniekehle.

Literatur

Adam C, Eckstein F, Milz S, Putz R (1998) The distribution of cartilage thickness within the joints of the lower lim of elderly individuals. J Anat 193:203–214

Bergmann G, Graichen F, Rohlmann A (1993) Hip joint loading during walking and running measured in two patients. J Biomech 26:969–990

Brinckmann P, Frobin W, Hierholzer E (1980) Belastete Gelenkfläche und Beanspruchung des Hüftgelenks. Z Orthop 118:107–115

Bullough PG, Goodfellow JW, Greenwald AS, O'Connor JJ (1968) Incongruent surfaces in the human hip joint. Nature 217:1290

Duda GN, Heller M, Albinger J, Schulz O, Schneider E, Claes L (1998) Influence of muscle forces on femoral strain distribution. J Biomech 31:841–846

Eisenhart-Rothe R von, Eckstein F, Landgraf J, Löhe F, Müller-Gerbl M, Putz R (1996) Verteilung von anatomischer Gelenkspaltweite und Flächenpressung im menschlichen Hüftgelenk – eine quantitative Analyse. Osteologie 5:55–64

Eisenhart-Rothe R von, Eckstein F, Müller-Gerbl M, Landgraf J, Rock C, Putz R (1997) Direct comparison of contact areas, contact stress and subchondral mineralization in human hip joint specimens. Anat Embryol 195:279–288

Eisenhart-Rothe R von, Adam C, Steinlechner M, Müller-Gerbl M, Eckstein F (1999a) Quantitative determination of joint incongruity and pressure distribution during simulated gait and cartilage thickness in the human hip joint. J Orthop Res 17:532–539

Eisenhart-Rothe R von, Witte H, Steinlechner M, Müller-Gerbl M, Putz R, Eckstein F (1999b) Quantitative determination of pressure distribution in the hip joint during the gait circle. Unfallchirurg 102:625–631

Gautier E, Ganz K, Krügel N, Gill T, Ganz R (2000) Anatomy of the medial femoral circumflex artery and ist surgical implications. J Bone JT Surg B 5:679–683

Heimkes B, Posel P, Plitz W, Jansson V (1993) Forces acting on the juvenile hip joint in the one-legged stance. J Pediatr Orthop 13:431–436

Kummer B (1979) Die Tragfläche des Hüftgelenkes. Z Orthop 117:693–696

Kurrat HJ, Oberländer W (1977) The thickness of the cartilage in the hip joint. J Anat 126:145–155

Lanz T von, Wachsmuth W (1972) Praktische Anatomie, Bd I/4: Bein und Statik. Springer, Berlin

Löhe F, Eckstein F, Putz R (1994) Die Beanspruchung des Ligamentum transversum acetabuli unter physiologischer Belastung des Hüftgelenks. Unfallchirurg 97:445–449

Löhe F, Eckstein F, Sauer T, Putz R (1996) Structure, strain and function of the transverse acetabular ligament. Acta Anat 157:315–323

MacConnaill MA (1951) The movements of bones and joints. IV. The mechanical structure of articulating cartilage. J Bone Joint Surg (Br) 33:251–257

Müller-Gerbl M, Schulter E, Putz R (1987) The thickness of the calcified layer of articular cartilage: a function of the load supported? J Anat 154:103–111

Müller-Gerbl M, Putz R, Kenn R, Kierse R (1993) People in different age groups show different hip-joint morphology. Clin Biomech 8:66–72

Müller-Gerbl M (1998) The subchondral bone plate. Adv Anat Embryol Cell Biol 141:1–134

Oberländer W (1973) Die Beanspruchung des menschlichen Hüftgelenks. V.Die Verteilung der Knochendichte im Acetabulum. Z Anat Entw Gesch 140:367–384

Ogden JA, Moss HL (1985) Pathologische Anatomie der congenitalen Hüftgelenkserkrankungen. Orthopäde 14:2–31

Paul JP (1967) Forces transmitted by joints in the human body. Proc Instn Mech Engrs 181:8–15

Pauwels F (1973) Atlas zur Biomechanik der gesunden und kranken Hüfte. Springer, Berlin

Pauwels F (1965) Gesammelte Abhandlungen zur Biomechanik des Bewegungsapparates. Springer, Berlin

Putz R, Schrank C (1998) Anatomie des labrokapsulären Komplexes. Orthopäde 27:675–680

2 Sport- und Weichteilverletzungen

K.-A. Riel

Inhalt

K.-A. Riel (✉)
Praxis für Unfall-, Sport- & Orthopädische Chirurgie, Adolf-Kolping-Str. 30, 64521 Groß Gerau, Deutschland
E-Mail: rielka@t-online.de

2.1 Einleitung

Fünf Prozent aller Sportverletzungen und Sportschäden betreffen den Becken- und Hüftbereich (Almeida et al. 1999; Anderson et al. 2001). Wegen der diffusen Symptomatik und der vielfältig möglichen betroffenen Strukturen sind sie oftmals schwierig zu diagnostizieren, wie etwa bei der „Sports Hip Triad", bei der ein Labrumriss und Risse des Adduktormuskels und des Rektusmuskels vorliegen (Feeley et al. 2008; O'Kane 1999; Tab. 2.1). Sportbedingte Weichteilverletzungen im Erwachsenenalter sind vornehmlich Kontusionen, Zerrungen und Risse der Muskulatur. Chronische Sportschäden sind die Fußballerleiste, Sportlerhernie („sportsman's hernia"), Bursitiden und Nervenkompressionssyndrome (Meyers et al. 2000). Das Schnappen der Hüfte ist ein bekanntes Krankheitsbild bei Tänzern und Leichtathleten (Riel und Bernett 1993). Am Knochen verursachen Osteitis pubis und Stressfrakturen Beschwerden (Adkins und Figler 2000; Lynch und Renstrom 1999). Bei Kindern und Heranwachsenden sind Abrisse und Überlastungssyndrome der Apophysen typisch. Bei jugendlichen Sportlern mit Hüftschmerzen bzw. in das Knie fortgeleitete Schmerzen muss an die Epiphysiolysis capitis femoris gedacht werden (Renstrom und Peterson 1980).

2.2 Muskelverletzungen

Die Einteilung unterscheidet die direkte Muskelverletzung, die Kontusion, und den indirekt durch exzessive Zerrung verursachten Muskelriss. Muskelrisse des Erwachsenen sind am muskulotendinösen Übergang lokalisiert (Safran et al. 1988). Sie werden in drei Grade eingeteilt:

N. P. Haas, C. Krettek (Hrsg.), *Tscherne Unfallchirurgie*,
DOI 10.1007/978-3-540-68741-2_2, © Springer-Verlag Berlin Heidelberg 2012

Tab. 2.1 Überblick zu Sportverletzungen

Akute Verletzung	Überlastungssyndrom	Differentialdiagnose
Muskelzerrung, -riss	Bursitis	Wurzelkompression L1–L3
Muskelkontusion	Schnappende Hüfte	Kompartmentsyndrom
Apophysenabriss	Pubalgie und Osteitis pubis	Urologische/gynäkologische Erkrankungen
Hüftluxation und Hüftsubluxation	Stressfraktur	Epiphysiolysis capitis femoris
Labrumriss	Piriformissyndrom, Hamstring-Syndrom	Arthritis, Sakroiliitis
	Myositis ossificans	Osteomyelitis
		Neoplasmen

Tab. 2.2 Empfehlungen zur Rehabilitation von Muskelverletzungen

	Ziel	Behandlung	Dauer
Phase I	Schmerzbekämpfung Blutstillung Entzündungshemmung	Immobilisation nicht nötig Antiphlogistika Hämatomaspiration Kälte und Kompression Entlastung mit Gehstützen	48–72 Stunden
Phase II	Beseitigung des Bewegungsverlustes	Passive Bewegungsübungen Wärme, Elektrotherapie Dehnen Antiphlogistika	1. Woche
Phase III	Verbesserung der Kraft Zunahme der Flexibilität Erhöhung der Ausdauer	Isometrisches Krafttraining Fahrradergometer	2. bis 3. Woche
Phase IV	Verbesserung der Kraft Verbesserung der Koordination	Isotonisches und isokinetisches Krafttraining	4. bis 5. Woche
Phase V	Wiederaufnahme des Sports	Sportartspezifisches Training	ab 6. Woche

- **Grad I** ist die Zerrung oder der Riss von wenigen Muskelfasern, von Laien meist als Muskelfaserriss bezeichnet. Die Muskelfaszie bleibt intakt. Eine Muskellücke ist nicht tastbar. Die Funktion ist kaum beeinträchtigt.
- **Grad II** stellt einen inkompletten Muskelriss dar. Auch die Faszie ist eingerissen. Eine Lücke lässt sich tasten. Die Funktion ist deutlich gestört.
- **Grad III** ist der komplette Muskelriss mit komplett aufgehobener Funktion.

Die Diagnostik beginnt mit einer ausführlichen Anamnese, gefolgt von einer klinischen Untersuchung mit Inspektion und Palpation sowie einer Kontraktionsprüfung ohne und gegen Widerstand. Die Ultraschalluntersuchung wird nötigenfalls von der Kernspintomographie ergänzt. Diese bildet exakt und detailliert die Muskelverletzung ab. Darüber hinaus zeigt die Kernspintomographie, ob ein intramuskuläres oder bei gleichzeitigem Riss der Faszie ein intermuskuläres Hämatom besteht. Sie zeigt Knochenkontusionen („bone bruise“) und verborgene Frakturen.

Die Erstbehandlung zielt darauf ab, Schmerz, Blutung und Schwellung gering zu halten (Beiner und Jokl 2001; Clanton und Coupe 1998; Järvinen et al. 2005; Middleton und Smith 2007).

Empfehlung Therapie

- Unmittelbar: Kälte, Kompression, Hochlagerung,
- Aspiration des Hämatoms zur Vermeidung der Kompressionsischämie (Abb. 2.1),
- Ultrakurze Immobilisation im Tape und Entlastung mit Gehhilfen (Abb. 2.2),
- Antiphlogistika zum Abschwellen, Paracetamol zur Schmerzlinderung,
- Dehnung (Stretching) und Mobilisation im schmerzarmen Bereich,
- Druckmessung bei Verdacht auf Kompartiment.

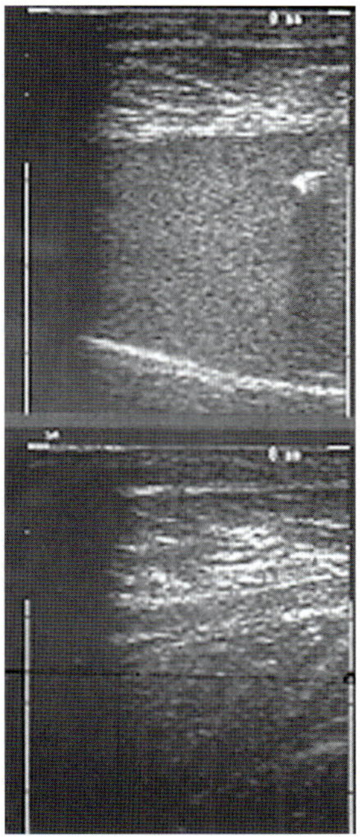

Abb. 2.1 *Oben:* Ultraschalldarstellung der Gesäßmuskulatur mit massivem Hämatom. Eine Straußkanüle (heller schattenwerfender Fleck) liegt im Hämatom. *Unten:* Das Hämatom ist vollständig aspiriert, was rasch Schmerzlinderung erbringt und einem Kompartiment vorbeugt

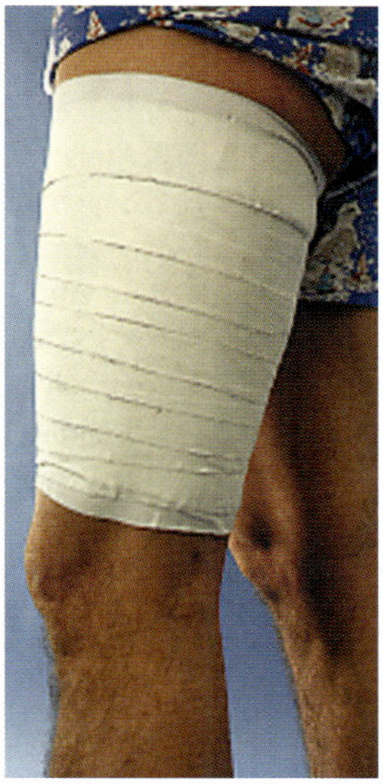

Abb. 2.2 Linker Oberschenkel. Nach Muskelkontusion ist ein zirkulärer Tapeverband angelegt

Nicht angewendet werden sollen:

- Wärme und Massage wegen Nachblutung und Myositis ossificans,
- lange Immobilisation wegen Reruptur, Muskelatrophie, Gelenksteife, Myositis ossificans,
- Injektion mit Kortison wegen Heilverzögerung und Reruptur.

Nach Naht des gerissenen Muskels ist eine Wiederherstellung der Kraft von 81 % möglich, wohingegen nach funktioneller Therapie nur 35 % und nach Immobilisation nur 18 % der Kraft wiederhergestellt werden (Beiner und Jokl 2001; Tab. 2.2). Neue Trends zur Verbesserung der Muskelheilung weisen auf die Verwendung von Wachstumshormonen hin (Anderson et al. 2001; Holt et al. 1995) und untersuchen Gen- und Stammzelltherapie (Huard et al. 2002; Järvinen et al. 2005).

Die meisten Muskelverletzungen heilen konservativ. Eine Indikation zur Operation besteht bei großem intraartikulärem Hämatom, wenn die Aspiration nicht gelingt, bei komplettem Muskelriss (Grad III) und bei inkompletten Rissen von Muskeln, die keine Agonisten haben. Wenn im weiteren Verlauf Verwachsungen die Muskelfunktion behindern, ist die operative Lösung angezeigt.

► **Wichtig:** Ist die Naht eines Muskels angezeigt, sollten folgende Prinzipien berücksichtigt werden:

- radikales Entfernen des Hämatoms und nekrotischer Muskelanteile,
- lockere Naht der Faszie, nicht Naht einzelner Muskelfaszikel,
- Belassen von Muskellücken, statt erzwungener Adaptation der Faszie,
- separate Versorgung der Muskelkompartimente, beginnend mit der tiefen Muskelschicht,
- postoperativ Kompressionsverband und Teilbelastung.

Sportfähigkeit besteht und das sportspezifische Training kann wieder aufgenommen werden, wenn der ursprünglich verletzte Muskel

- schmerzfrei bei normalen Belastungen ist und
- wie der kontralaterale Muskel gedehnt werden kann.

2.2.1 Muskelkontusionen

Bei Muskelkontusionen handelt es sich um typische Sportverletzungen des Beckens und des hüftnahen Oberschenkels. Das Ausmaß und die Tiefe der Verletzung werden bestimmt vom Zustand des Muskels beim direkten Trauma. War der Muskel kontrahiert, finden sich mehr oberflächliche, war er entspannt, finden sich tiefere zum Knochen hin gelegene Verletzungen. Massive Einblutungen sind sehr schmerzhaft und können ein Kompartiment verursachen. Eine typische, glücklicherweise seltene Komplikation stellt die Myositis ossificans traumatica dar (Beiner und Jokl 2001; Cross et al. 2004; Garrett et al. 1987; Ogilvie-Harris und Fotnasier 1980). Meist sind Muskelkontusionen harmlose Sportverletzungen, die, symptomatisch behandelt, rasch zu Schmerzfreiheit und Sportfähigkeit führen. Röntgenbilder sind zum Ausschluss einer knöchernen Verletzung bei entsprechender Symptomatik notwendig. Mit der Ultraschalluntersuchung lassen sich intramuskuläre Hämatome sehr gut darstellen (Cross et al. 2004; De Paulis et al. 1998; Kneeland 1999).

2.2.2 Muskelzerrungen und Muskelrisse

Muskelzerrungen und -risse ereignen sich bei einer kräftigen Kontraktion mit gleichzeitiger passiver Dehnung, also bei einer exzentrischen Kontraktion (Garrett et al. 1987). Besonders verletzungsanfällig sind Muskeln, die zwei Gelenke überspannen (Afra et al. 1999). Häufig verletzte Muskeln im Hüftbereich sind: die Bauchmuskulatur an ihrem Ansatz am Beckenkamm und am Ligamentum inguinale bzw. an der Rektusscheide, die Kontusion der Glutealmuskulatur sowohl an ihrem Ursprung am Ilium („hip pointers"), als auch an ihrem Ansatz am Femur, die Adduktoren an ihrem Ursprung am Os pubis, die ischiocrurale Muskelgruppe und der Iliopsoas an seinem Ansatz am Trochanter minor.

2.2.2.1 Bauchmuskulatur

Die Aponeurose des M. obliquus externus abdominis erleidet Zerrungen und Risse, wenn der flektierte Rumpf passiv mit hoher Gewalt zur Gegenseite gedreht wird. Dies ist ein Verletzungsmechanismus, der z. B. beim Eishockey vorkommt, wenn der Spieler gegen die Bande prallt. Es finden sich Abrisse der Bauchmuskulatur entlang der vorderen und inneren Crista iliaca. Schmerzen beim Drehen des Rumpfes zur Gegenseite, beim Strecken des Rumpfes sowie manchmal eine tastbare Muskellücke am Beckenkamm sind typische Zeichen. Ein Riss des M. obliquus externus am Schambein- oder Ilioinguinalbandansatz hinterlässt eine verborgene Hernie, die Sportlerhernie (Fon und Spence 2000).

2.2.2.2 Musculus quadriceps femoris

Der vierköpfige Schenkelmuskel entspringt mit seinem langen Kopf (Rectus femoris) an der Spina iliaca anterior inferior, die drei kurzen Köpfe, die Vasti, entspringen am Femur. Alle vier Köpfe sind Kniestrecker. Der Rectus femoris ist zudem ein starker Hüftbeuger. Vom vierköpfigen Schenkelmuskel ist allein der Rectus femoris zweigelenkig, so dass es nicht überrascht, dass dieser Muskelkopf am häufigsten Verletzungen erleidet (Cross et al. 2004; Straw et al. 2003; Teitz et al. 1997; Temple et al. 1998). Verletzungen treten bei Fußballern durch kraftvolle Streckung des Knie- und Beugung des Hüftgelenks beim Ballschuss oder durch Pressschlag auf. Die konservative Therapie führt zur Ausheilung mit Wiederherstellung der Sportfähigkeit (Gambradt et al. 2009).

2.2.2.3 Ischiokurale Muskelgruppe, Hamstring-Muskulatur

Dieser Begriff umfasst die Muskeln

- M. semimembranosus
- M. semitendinosus und
- M. biceps femoris (zieht über den N. ischiadicus)

Sie sind als zweigelenkige Muskeln Hüftstrecker und Kniebeuger. Ihr breiter und kräftiger muskulotendinöser Ursprung, ohne kurzen Kopf des Bizeps, am Tuber ischiadicum ist exzentrischen Belastungen ausgesetzt (Miller et al. 2007).

Meist kommt es nur zu kleineren Teilrissen, die konservativ behandelt werden können (Beiner und Jokl 2001; Barnes und Hinds 1972; Clanton und Coupe 1998; Croisier et al. 2002; Verral et al. 2003). In 9 % finden sich kernspintomographisch komplette Muskelabrisse. Die optimale Behandlung – Naht oder funktionelle Behandlung – des proximalen Abrisses der ischiocruralen Muskeln ist Gegenstand fortwährender Diskussion (Anderson et al. 2001; Clancy und Foltz 1976; Miller und Webb 2008; Wood et al. 2008). Selbst bei Teilrissen wird die operative Readaptierung empfohlen, wenn konservative Behandlungen erfolglos bleiben (Lempainen et al. 2006).

Naht des proximalen Risses der ischiocruralen Muskelgruppe (Carmichael et al. 2009; Sarimo et al. 2008)

Allgemeinnarkose, Bauchlage, Bein frei beweglich im Knie und leicht gebeugte Hüfte, quere Hautinzision in der Glutealfalte oder 10 cm lange Längsinzision vom Tuber ischiadicum über den Muskeldefekt, quere Inzision der Glutealfaszie und Freilegen des Unterrandes des

Gluteus maximus, Anheben des Gluteus maximus mit einem Langenbeckhaken – Vorsicht Druckläsion: 6 cm proximal Verlauf von A. und N. gluteus inferior – Längsinzision der ischiocruralen Faszie zur Darstellung des Defekts, Hämatombeseitigung und Identifizierung des N. ischiadicus ca. 1 cm lateral des Tuber ischiadicum, Debridement des Tuber ischiadicum, Setzen von Nahtankern: einen etwas lateral für den Semimembranosus und etwas medial einen zweiten für Semitendinosus/Bizeps, Readaptation in Mason-Allen-Technik, im Falle einer notwendigen Kniebeugung zur Readaptierung Anlage einer Knieschiene in entsprechender Kniebeugung. Postoperativ: Vermeiden der Hüftbeugung, Gehen an Gehstützen bis zur Vollbelastung in 6 Wochen, passive Bewegung von Hüfte und Knie schon nach 2 Wochen.

2.2.2.4 Iliopsoas

Wenn z. B. der Fußballer gegen den Ball schlägt und in seiner durchziehenden Bewegung durch einen Pressschlag abrupt gestoppt wird, erfährt der M. iliopsoas bei kräftiger Kontraktion eine passive Dehnung: Zerrung oder Riss des muskulotendinösen Übergangs am Trochanter minor sind die Folge. Der Sportler gibt Schmerzen bei Beugung gegen Widerstand und bei passiver Innenrotation oder Abduktion des Hüftgelenks an.

2.2.2.5 Adduktoren

Die Leistenzerrung ist eine typische Verletzung des älteren Sportlers. Betroffen sind der zweigelenkige M. gracilis und der M. adductor longus (Renstrom und Peterson 1980). Wiederholte Mikrotraumen am Ursprung der Adduktoren verursachen die Fußballerleiste, die schmerzhafte Ursprungstendinitis der Adduktoren (s. auch Osteitis pubis). Komplette Risse können konservativ mit guten funktionellen Ergebnissen behandelt werden (Schlegel et al. 2009).

2.2.3 Myositis ossificans traumatica

Die Myositis ossificans traumatica ist im Becken- und Hüftgelenkbereich eine Komplikation der Ursprungs- oder ansatznahen Muskelkontusion.

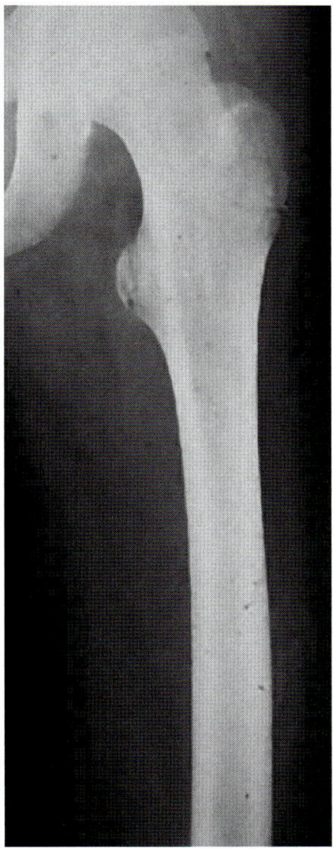

Abb. 2.3 Röntgenbild des linken Oberschenkels in Aufsicht. Der M. vastus lateralis weist eine breite Myositis ossificans auf

Die Verdachtsdiagnose wird gestellt, wenn
- die Kontusionsschmerzen anhaltend sind,
- der Rückgang der Schwellung verzögert und
- die Muskelfunktion länger als 3 Wochen gestört bleibt.

Es ist zunächst eine Verdachtsdiagnose, weil röntgenologische Ossifikationen erst Wochen nach der Verletzung auftreten. Die Verkalkung beginnt peripher. Pathogenetisch handelt es sich um eine Metaplasie von Muskelbindegewebszellen. Es können typische Osteoblasten auftreten. Histologisch liegt im Randbereich reifer trabekulärer Knochen und zentral unreifes Gewebe. Der neu gebildete Knochen zeigt sich im Röntgenbild stängelförmig oder breitbasig (Abb. 2.3) mit dem Periost in Verbindung, oder er liegt als heterotope Neubildung frei im Muskel wie z. B. beim Reitknochen („rider's bone"), der Myositis ossificans des M. sartorius, die durch Reiben und Kontusion am Sattel entsteht (Abb. 2.4). In manchen Fällen wird die heterotope Knochenneubildung im Verlauf vollständig resorbiert. Vollständige Wiederherstellung der Muskelfunktion ist auch bei Bestehen bleibender Ossifikation möglich.

2.2.3.1 Diagnostik

Typisch ist die tastbare, schmerzhafte Verhärtung in der Muskulatur mit progressivem Funktionsverlust.

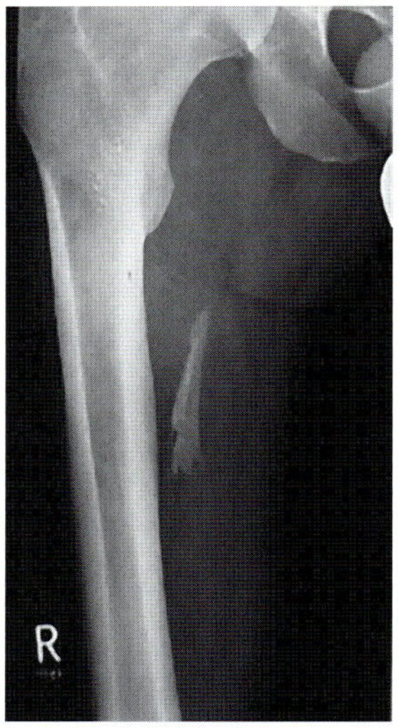

Abb. 2.4 Röntgenbild des rechten Oberschenkels in Aufsicht. Es zeigt sich ein Reitknochen

Innerhalb von 3 Wochen nach dem Trauma kann die Osteoblastenaktivität mit dem Knochenszintigramm festgestellt werden. Die alkalische Phosphatase ist erhöht. Das Röntgenbild zeigt später eine heterotope Knochenneubildung, die bis zum 6. Monat nach dem Trauma größer werden kann und dann langsam resorbiert wird. Peripher erscheint die Ossifikation deutlich mineralisiert und zentral aufgehellt. Die heterotope Knochenneubildung kann Schwierigkeiten in der Differenzierung von gutartigen Weichgewebstumoren wie

- Lipom mit Inseln reifen Knochens,
- Chondrome mit stippchenförmigem Kalk und
- Hämangiome mit kleinen verkalkten Phlebolithen,
- Pyomyositis, diffuse Verkalkung mit Abszessaufhellungen

sowie in der Differenzierung zu malignen Tumoren machen, wie

- Synovialsarkom mit peripherer Verkalkung,
- Liposarkom mit Inseln reifen Knochens und,
- Weichteilosteosarkom mit großen Kalkanteilen.

Eine Myositis ossificans ohne Traumaanamnese wird in der englischsprachigen Literatur „pseudomalignant myositis ossificans" genannt. Im Zweifel sollte eine Biopsie zum Ausschluss eines Tumors entnommen werden (Frassica und Thompson 1996; Ogilvie-Harris und Fotnasier 1980). Weitere Formen sind die Myositis ossificans progressiva (Ätiologie unbekannt) und die neuropathische Myositis ossificans nach Verletzungen des Zentralnervensystems oder peripherer Nerven.

2.2.3.2 Therapie

Schonung und Gehstützen bis die Entzündungsschmerzen nachlassen sind erforderlich (Anato 1998).

Die operative Entfernung der heterotopen Knochenneubildung ist nur bei fortbestehenden Schmerzen und Funktionsstörungen angezeigt. Es muss abgewartet werden bis die Ossifikation „reif" ist, d. h. bis der aktive Verknöcherungsprozess abgeschlossen ist. Dies dauert etwa 12–18 Monate und ist erkennbar an

- negativem Knochenszintigramm,
- normaler alkalischer Phosphatase im Serum,
- unveränderter Ossifikation in Röntgenkontrollen.

Anderenfalls droht ein Rezidiv oder gar Verschlimmerung (Almeida et al. 1999; Anderson et al. 2001).

Fazit: Muskelkontusion, Muskelriss und Myositis ossificans traumatica

- Immobilisierung ist nicht erforderlich.
- Rasche Wiederaufnahme von Bewegung und Sport fördert die Muskelregeneration.
- Nichtsteroidale Antiphlogistika haben in der unmittelbaren Verletzungsphase schmerzlindernden Effekt, der Effekt auf Heilung und Regeneration ist unbestimmt.
- Große Muskelhämatome sollten punktiert oder operativ entfernt werden.
- Chirurgische Naht verkleinert die Muskelnarbe, was die Muskelfunktion verbessert.
- Chirurgische Entfernung der heterotopen Ossifikationen (Myositis ossificans traumatica) darf erst bei stabilen Verhältnissen im Röntgenverlauf (12–18 Monate nach Trauma) erfolgen.
- Myositis ossificans ohne Traumaanamnese kann durch einen Tumor verursacht sein.
- Die Anwendung von Wachstumshormonen, anabolen Medikamenten, Antifibrosefaktoren, Gen- und Stammzelltherapie werden erprobt.

2.3 Apophysenverletzungen

2.3.1 Allgemeines

Während beim Erwachsenen der Locus minoris resistentiae des Muskels der muskulotendinöse Übergang ist, ist dies beim Kind und Heranwachsenden die epiphysenähnliche Insertion der Sehne in den Knochen, die Apophyse.

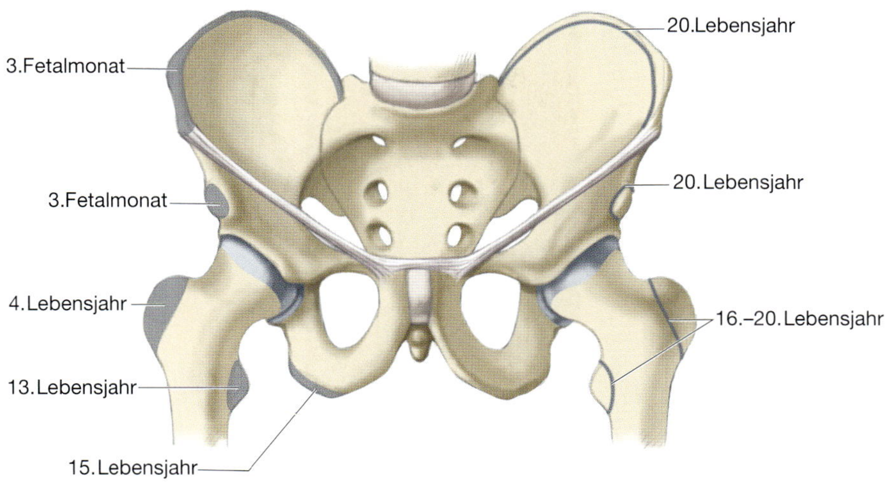

Abb. 2.5 Schematische Darstellung der Apophysen des Beckens. *Links* sind Lebensjahr des Erscheinens und *rechts* des Verschmelzens des Apophysenkerns angegeben

Am Becken führen im Alter von 14 bis 17 Lebensjahren (Abb. 2.5)

- wiederholte Überbeanspruchungen zu Apophysitis,
- plötzliche konzentrische oder exzentrische Kontraktionen von Muskelgruppen zu Ausrissen („avulsion fracture", Salter-Harris-I-Fraktur).

Der Ausriss ereignet sich im kartilaginären Teil der Apophyse (Rogge und Romano 1956). Die Verletzungen der Apophyse des Sitzbeins, des Beckenkamms und des Darmbeinstachels treten beim Sprint, beim Hürdenlauf, bei Sprungdisziplinen und im Fußball auf (Metzmaker und Pappas 1985; Waters und Millis 1988).

2.3.1.1 Spina iliaca anterior superior

Im Sprint und beim Springen kann es bei gestreckter Hüfte und gebeugtem Knie zur Überdehnung des M. sartorius mit Abriss seines Ursprungs kommen. Aktive Beugung oder Abspreizen der Hüfte ist schmerzhaft. Das Röntgenbild zeigt die wenig dislozierte Apophyse. Eine deutliche Dislokation wird durch die Fascia lata und den lateralen Teil des Leistenbandes verhindert.

2.3.1.2 Spina iliaca anterior inferior

Die Verletzung der Apophyse des M. rectus femoris ist selten, weil weniger Belastung auf sie wirkt und weil sie sich früher schließt. Typischer Verletzungsmodus ist der Fußschlag gegen den blockierten Ball. Das Röntgenbild zeigt die dislozierte Apophyse (Abb. 2.6). Eine stärkere Dislokation der Apophyse des Caput rectum wird durch den nicht gerissenen Sehnenursprung des Caput reflexum an der Rinne über dem Azetabulum verhindert.

2.3.1.3 Tuber ischii

Diese Apophyse erscheint im 15. und schließt sich erst im 25. Lebensjahr. Sie ist also lange Zeit Verletzungen und Überlastungen ausgesetzt. Ausrisse, durch Kontraktionen der Mm. semitendinosus, semimembranosus, biceps femoris und adductor verursacht, kommen bei Hürdenläufern vor (Schlonsky und Olix 1972). Überlastungsreaktionen finden sich bei Tänzern und Eiskunstläufern durch Training von Sprüngen und Landungen. Typisch für Riss und Überlastung ist der lokale Schmerz am Sitzbein. Das Röntgenbild zeigt die dislozierte Apophyse. Das intakte Lig. sacrotuberale schützt vor stärkerer Dislokation. Überschießende Kallusbildung bei konservativer Therapie kann zur Irritation des N. ischiadicus oder zu Sitzproblemen führen. Deshalb wird die operative Refixierung empfohlen.

2.3.1.4 Crista iliaca

Der Ossifikationskern der Darmbeinapophyse erscheint lateral und entwickelt sich nach medial zur Spina iliaca posterior. Dagegen verläuft die Fusion von medial nach lateral, was die Differenzierung von Ausrissen und Fragmentierungen erschwert. Normalerweise schließt sich diese Apophyse mit dem 21. bis 25. Lebensjahr. Apophysitiden konnten bei Läufern diagnostiziert werden (Clancy und Foltz 1976). Maximale Bauchmuskelkontraktion und ein gleichzeitiger Schlag gegen die Bauchdecke können Ursache für den Ausriss dieser Apophyse sein. Die stärkere Dislokation des Apophysenausrisses wird durch die am Beckenkamm entspringenden Mm. gluteus medius, tensor fasciae latae et iliacus verhindert.

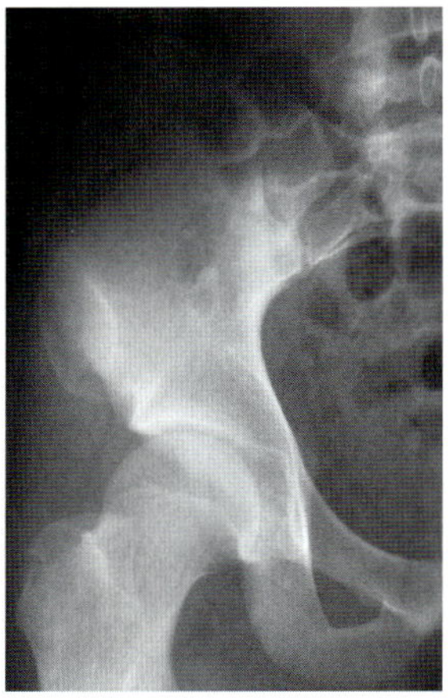

Abb. 2.6 Röntgenbild des rechten Hüftgelenks. Es zeigt sich ein Apophysenausriss des M. rectus femoris

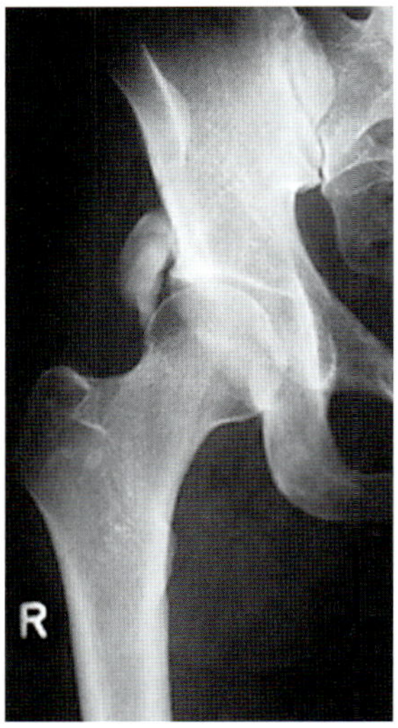

Abb. 2.7 Röntgenbild des rechten Hüftgelenks. Der alte deutlich dislozierte Apophysenausriss zeigte sich als Zufallsbefund nach Hüftgelenkkontusion

2.3.1.5 Trochanter minor

Abrupte Gegendrehung des Rumpfes bei fixiert außenrotiertem Femur kann zum Abriss der femoralen Apophyse des M. iliopsoas führen. Akute Schmerzen in der vorderen Leistenbeuge sollten beim jugendlichen Sportler an diese Verletzung denken lassen (Wilson et al. 1997). Hüftbeugung gegen Widerstand ist schmerzhaft.

2.3.2 Diagnostik

Röntgenbilder bestätigen die Diagnose eines Apophysenausrisses. Manchmal sind Schrägaufnahmen anzufertigen, z. B. bei Verletzungen der Darmbeinapophyse. Ausnahmsweise kann Röntgen der Gegenseite erforderlich sein, um die Skelettreife und den normalen Apophysenstatus zu erfassen. Nach einer alten Apophysenverletzung kann eine massive Kallusbildung einen malignen Tumor vortäuschen, z. B. ein Ewing-Sarkom. Knochenszintigraphie und Kernspintomographie zeigen Überlastungsreaktionen der Apophyse durch Mehranreicherung bzw. Ödem an (Kneeland 1999).

2.3.3 Therapie und Rehabilitation

Die Apophysenausrisse werden beginnend mit

- entspannter Lagerung des verletzten Muskels,
- Kälteanwendungen und Schmerzmittel sowie
- Entlastung an Gehstützen

behandelt, um eine symptomatische Nonunion zu vermeiden. Danach wird zu geführten aktiven Bewegungsübungen im schmerzfreien Bereich übergegangen. Wenn 75 % der Beweglichkeit erreicht sind, erfolgen Kraft- und Dehnübungen. Fibröse oder knöcherne Ausheilung erfolgt innerhalb von 6 Wochen.

▶ Häufigste Komplikation nach konservativer Therapie sind exostosenartige Knochenbildungen an der Fraktur, die aber nur sehr selten zu mechanischen Störungen führen (Abb. 2.7).

Indikationen zur Operation sind

- schmerzhafte Nonunions und
- der komplette Abriss des M. rectus femoris mit Caput rectum und reflexum, der zu einer erheblichen Dislokation der Apophyse führt. Diese kann dann ein Hindernis für die Hüftbeugung sein. Operative Möglichkeiten sind die Osteosynthese oder die spätere sekundäre Exzision der Apophyse;
- der Ausriss der Apophyse des Sitzbeins mit einer Dislokation von mehr als 3 cm mit einem größeren Knochenfragment, so dass dadurch die Kraftentfaltung gemindert wird oder Schmerzen durch Kompression des N. ischiadicus auftreten (Carmody und Prietto 1995);
- jeder wesentlich dislozierte Apophysenausriss des Hochleistungssportlers, weil der verkürzte Muskel seine Maximalkraft nicht mehr erreicht.

Fazit zum Apophysenausriss

- Apophysenausrisse sind Salter-Harris-I-Frakturen.
- Das Röntgenbild sichert die Diagnose.

- Unter konservativen Maßnahmen erfolgt Ausheilung innerhalb von 6 Wochen oft als asymptomatische Nonunion.
- Indikation zur Osteosynthese besteht bei Dislokationen von mehr als 3 cm.
- Indikation zur sekundären Osteosynthese oder Exzision stellt die symptomatische Nonunion dar.

2.4 Bursitiden

2.4.1 Allgemeines

Die im Beckenbereich am häufigsten symptomatischen Schleimbeutel sind die Bursa ischiadica, iliopectinea und trochanterica. Entweder kommt es zur Entzündung durch exzessive Reibung, wobei überlastungsbedingte und anatomische Faktoren oder ein direktes Trauma (Schlag, Stoß) eine Rolle spielen. Chronische Bursitiden können ein hör- und tastbares, reproduzierbares Schnappphänomen oder Reiben bei Bewegungen verursachen.

2.4.1.1 Bursitis ischiadica

Ursache ist meist ein direktes Trauma gegen das Sitzbein. Folgen sind die Einblutung und Entzündung der Bursa. Das Hauptproblem liegt in der Differentialdiagnose: Hamstring-Syndrom (Puranen und Ovara 1988), Apophysitis, Osteomyelitis und Neoplasmen, wie z. B. das Weichteilsarkom, kommen in Frage.

2.4.1.2 Bursitis iliopectinea

Diese Schleimbeutelentzündung bereitet den Sportlern Schmerzen im vorderen Hüftgelenkbereich. Selbst Gehen und geringe Bewegungen sind behindert. Zur Schmerzlinderung wird das Hüftgelenk leicht gebeugt und außenrotiert gehalten. Dehnung der Iliopsoassehne durch Überstrecken des Hüftgelenkes und Hüftbeugung gegen Widerstand rufen Schmerzen hervor. In chronischen Fällen stören den Sportler meist Schnappphänomene.

2.4.1.3 Bursitis trochanterica

Betroffen sind Skilangläufer. Das Schmerzsyndrom ist als „ski runner hip" bekannt. Der Schmerzpunkt liegt direkt hinter dem Trochanter major. Schmerzen werden durch Außenrotation und Adduktion des Hüftgelenkes verstärkt. Neben einem Scheuermechanismus durch den Tractus iliotibialis kommen als Ursache in Frage: ein breites Becken (Frauen), Beinlängendifferenz und deutliche Pronationsstellung des Fußes, was ebenfalls zur Beinlängendifferenz führt. Zu beachten ist, dass zahlreichen Bursen unmittelbar am Trochanter und zwischen den Glutealsehnen Schmerzen und Schnappen verursachen können (Woodley et al. 2008)

2.4.1.4 Trochanterschmerzsyndrom

Das „greater trochanteric pain syndrome" (GTPS) beschreibt anhaltende Schmerzen an der Hüftaußenseite. Ursachen sind myofasziale Schmerzen, Coxarthrose, Nervenwurzelreizungen, Scheuern des Tractus iliotibialis (Williams und Cohen 2009), und Risse des Ansatzes von M. gluteus medius und minimus, die vergleichbar den Rissen der Rotatorenmanschette im Alter zunehmen (Shindle et al. 2007).

2.4.2 Diagnostik

Mit der Ultraschalldiagnostik lassen sich verdickte und mit Flüssigkeit gefüllte Bursen darstellen. Die Kernspintomographie lokalisiert exakt und zeigt die Größe der Bursa, stellt Enthesiopathien und Risse der Gluteusmuskeln dar und hilft, andere Erkrankungen auszuschließen.

2.4.3 Therapie und Rehabilitation

Vermeiden der schmerzhaften Bewegung, Modifizieren der Sportbelastung, Schonung und Antiphlogistika sind im akuten Stadium meist ausreichend. Lokale Injektionen mit Cortison können versucht werden. Eigene und Erfahrungen anderer Anwender zeigen, dass mit der extrakorporalen Stoßwellentherapie (EKSW) Symptomfreiheit bei Bursitis trochanterica erreicht werden kann (Furia et al. 2009). Bei schmerzhaftem Schnappen oder chronischen Schmerzen ist die operative Entfernung, offen oder endoskopisch, des erkrankten Schleimbeutels angezeigt (Shindle et al. 2007). Die Rehabilitation ist funktionell und richtet sich nach der Wundheilung. Für sehr hartnäckige Fälle ist eine Reduktionsosteotomie des Trochanters beschrieben (Govaert et al. 2003). Risse des Ansatzes von M. gluteus medius und minimus werden endoskopisch genäht.

Tab. 2.3 Schnappende Hüfte

Lokalisation	Ätiologie	Therapie
Lateral (außen)	Tractus iliotibialis über Trochanter major	Endoskopisches Release Ovale Exzision des Tractus Z-Plastik, Tenodese
	Bursitis trochanterica	Endoskopische Resektion
	M. gluteus maximus über Trochanter major	Dehnen und Kräftigen
Medial (innen)	Ligamentum iliofemorale über Femurkopf	Dehnen, Koordination
	Iliopsoas über Trochanter minor	Endoskopische Tenotomie Offene Z-Plastik, offene Tenotomie
	Iliopsoas über Eminentia iliopectinea	Endoskopische Tenotomie
	Bursitis iliopectinea	Endoskopische Exzision
Intraartikulär	Unterdruck-Sog-Phänomen	Vermeiden des Schnappens Dehnen und Verbessern der Koordination
	Freie Gelenkkörper	Arthroskopie
	Labrumrisse	Naht und Debridement
	Subluxation des Femurkopfes	Hintere Kapselraffplastik
		Ostosynthese am Azetabulum

Fazit zu Bursitiden des Beckens

- Neben Schmerzen verursachen Bursitiden Schnappphänomene.
- Diagnostikum der Wahl ist die Ultraschalluntersuchung.
- Schonung und Vermeidung von Bewegungen, die schmerzhaft sind, führen meist zur Beschwerdefreiheit.
- In therapieresistenten Fällen sollte der Schleimbeutel offen oder endoskopisch entfernt werden.
- Differentialdiagnosen sind Coxa saltans durch den Tractus iliotibialis und Risse des Ansatzes von M. gluteus medius und minimus.

2.5 Schnappende Hüfte

2.5.1 Allgemeines

Das Schnappen der Hüfte (Coxa saltans) wird entweder lateral (am häufigsten), medial oder intraartikulär empfunden (Anderson et al. 2001; Brignall et al. 1993; Teitz et al. 1997). Häufig betroffen sind Balletttänzer. Manchmal handelt es sich einfach um ein physiologisches Unterdruck-Sog-Phänomen, das bei Extrembewegungen oder Subluxationen des Hüftgelenks auftritt (Tab. 2.3). Subluxationen und Instabilitäten der Hüfte werden bei Footballern, Basketballern, Fußballern, Turnern und Joggern gesehen. In weniger als einem Drittel ist das Schnappen mit Schmerzen verbunden.

Die Ursachen für das laterale Hüftschnappen sind das Springen des Hinterrandes vom Tractus iliotibialis oder des Vorderrandes des M. gluteus maximus über den Trochanter major mit oder ohne begleitende Bursitis trochanterica.

Die Ursachen für das mediale Hüftschnappen sind das Springen der Sehne des Iliopsoas über die Eminentia iliopectinea oder über den Trochanter minor oder die vergrößerte Bursa iliopectinea. Hinzu kommen Schnappphänomene durch Springen des Ligamentum iliofemorale über den Femurkopf. Auch posttraumatische fibröse Narbenbänder in der Hüftmuskulatur können Schnappen verursachen.

Die Ursachen für das intraartikuläre Hüftschnappen sind freie Gelenkkörper nach Trauma (Knorpelflakes) oder Chondromatose, Labrumrisse, Exostosen und die atraumatische Hüftgelenkinstabilität oder die posttraumatische Hüftsubluxation (Anderson et al. 2001; Bellabarba et al. 1998).

2.5.2 Diagnostik

Wird die schnappende Hüfte durch Springen des Tractus iliotibialis verursacht, dann lässt sich bei gestrecktem Knie und adduzierter Hüfte, was den Tractus spannt und wobei der Tractus posterior des Trochan-

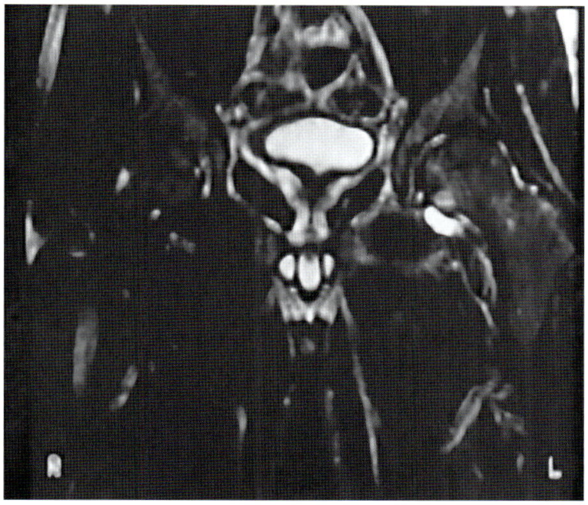

Abb. 2.8 Kernspintomogramm des linken Hüftgelenks. Die Knochenkontusion und der intraartikuläre Erguss sind nach schwerer Kontusion gut erkennbar. Die Therapie besteht aus Entlastung für Tage

ter major liegt, durch Hüftbeugung das Schnappen auslösen.

Empfehlung Diagnostik

Mit der Iliopsoas-Bursographie kann das Schnappen der Iliopsoassehne unter Bildwandlerkontrolle demonstriert werden (Allen und Cope 1995; Schaberg et al. 1984). Die Hüftbeugung gegen Widerstand verursacht Schmerzen bei der Iliopsoastendinosis bzw. der Bursitis iliopectinea. Der Barlow-Test (Ausrenktest, Druck und Adduktion auf den im Hüftgelenk rechtwinklig gebeugten Oberschenkel) und Ortolani-Test (Einrenktest; Außenrotation und maximale Abduktion des in der Hüfte rechtwinklig gebeugten, leicht abduzierten und innenrotierten Oberschenkels) sowie Röntgenbilder des Hüftgelenks unter Zug am Bein demonstrieren die Instabilität bzw. Subluxation als Ursache des Schnappphänomens (Bellabarba et al. 1998). Kernspintomographisch spricht die Triade aus Hämarthros, posteriore Azetabulumfraktur und Riss des Lig. iliofemorale für eine symptomatische Subluxation. Auch intraartikuläre Ursachen oder Labrumrisse lassen sich am besten kernspintomographisch (Abb. 2.8) darstellen.

2.5.3 Therapie

Dem Sportler muss zunächst die Ursache des Schnappens erklärt werden. Wenn er es schafft, das Schnappen für längere Zeit völlig zu vermeiden, ist das Krankheitsbild sehr oft von selbst beseitigt. In seltenen Fällen wird das Schnappen chronisch und schmerzhaft. Hieraus ergeben sich Operationsindikationen.

Empfehlung Therapie

Schnappen durch Springen des Tractus iliotibialis über den Trochanter major wird beseitigt durch

- endoskopische Techniken (Shindle et al. 2007). Endoskopisches Release des schnappenden Iliotibialbandes erfolgt entlang der posterolateralen Trochanterregion beginnend am Ursprung des M. vastus lateralis hin zur Trochanterspitze. Unter endoskopischer Sicht und gleichzeitiger Palpation werden die angespannten Tractusfasern reseziert, wobei ein ellipsoides Ausschneiden resultiert. Ein Bildwandler kann hilfreich sein;
- Z-Plastik des Tractus iliotibialis (13),
- Längsspalten des Tractus iliotibialis,
- Entfernung des Schleimbeutels, offen oder endoskopisch,
- Fixierung des Tractus iliotibialis oder
- ellipsoides Ausschneiden des Tractus und mit Entfernung der Bursa (Schlegel et al. 2009). Das ellipsoide Ausschneiden kann in Lokalanästhesie erfolgen (Abb. 2.9). Während des Eingriffs macht der Patient die Hüftgelenkbewegung, die Schmerzen und Schnappen auslöst, so dass überprüfbar der entsprechende Tractusbezirk reseziert wird. Postoperativ darf belastet werden. Sport kann üblicherweise nach 6–8 Wochen wieder ausgeübt werden. Eine Kraftminderung resultiert nicht (Wilson et al. 1997).

Das **therapieresistente Springen der Iliopsoassehne** wird durch

- eine Verlängerungsplastik behoben (Allen und Cope 1995) oder
- eleganter durch endoskopische Tenotomie beseitigt (Anderson und Keene 2008; Dobbs et al. 2002; Gruen et al. 2002).

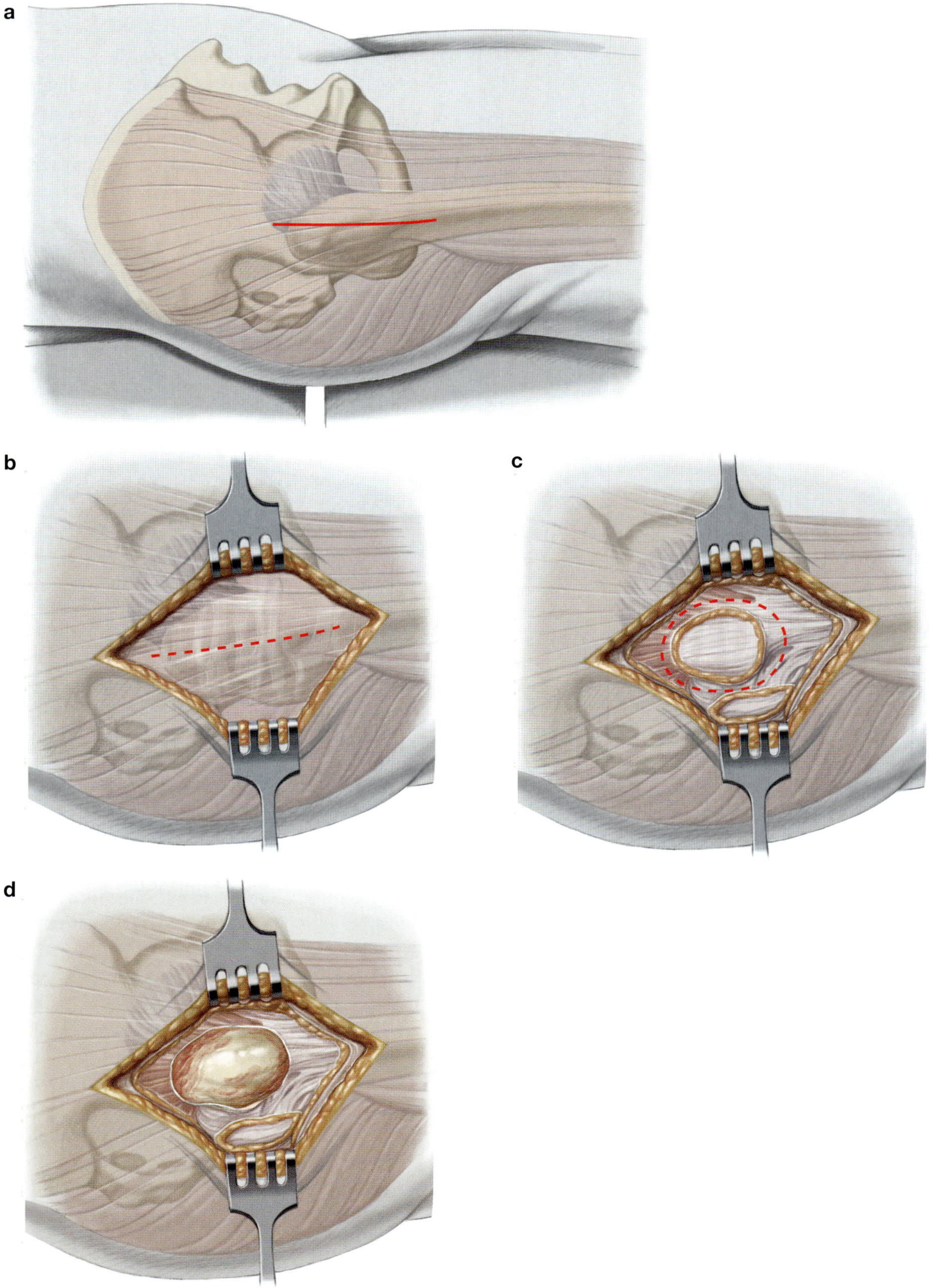

Abb. 2.9 Release des Tractus iliotibialis und Exzision der Bursa trochanterica bei schmerzhafter schnappender Hüfte: **a** Typische laterale Inzision der Haut. **b** Darstellen und Überprüfen des Schnappens unter passiver Bewegung. Längsspalten des Tractus. **c** Entfernen der Bursa. **d** Ovale Exzision des Tractus, bis bei passiver Bewegung kein Schnappen mehr auslösbar ist

Treten Schmerzen bei Subluxation oder Instabilitäten des Hüftgelenkes auf, wird die Azetabulum-Labrum-Stabilisierung und Kapselraffplastik über einen hinteren Hüftgelenkzugang empfohlen (Bellabarba et al. 1998). Posttraumatische fibröse Narbenbänder werden gespalten (Brignall und Stainsby 1991).

Fazit zur schnappenden Hüfte (Coxa saltans)
- Das Schnappen erfolgt lateral, medial oder intraartikulär.
- Der chronisch schmerzhafte Verlauf stellt eine Indikation zur Operation dar.

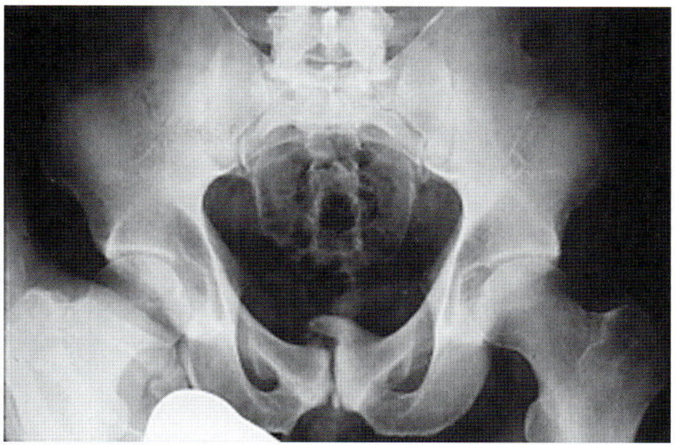

Abb. 2.10 Röntgenbild des Beckens in Aufsicht. Es besteht eine ausgeprägte Osteitis pubis

2.6 Pubalgie und Osteitis pubis

2.6.1 Allgemeines

Schmerzen im Schambein-Symphysen-Bereich treten bei Langstreckenläufern, Gewichthebern, Fechtern und Fußballern auf (Harris und Murray 1974; Koch und Jackson 1981; Martens et al. 1987; Rosenthal et al. 1982; Wiley 1983). Die Sportler berichten über ziehende Schmerzen, die unter Belastung langsam zunehmen und teils in die Leiste, in die Innenseite des Oberschenkels oder in die Abdomenmuskulatur ausstrahlen. Wegen der reichen Innervation der Symphysen-, Schambeinast- und Leistengegend ist es oft schwierig, den Schmerzpunkt eindeutig zu lokalisieren. Pubalgie und Osteitis pubis werden als Sammelbegriffe für verschiedene traumatische und überlastungsbedingte Sportschäden verwendet (Gilmore 1998).

Pubalgie und Osteitis pubis umfassen
- weiche Leiste, beginnende Leistenhernie,
- Riss oder Ansatztendinitis des M. obliquus internus abdominis,
- Riss der Aponeurose des M. obliquus externus abdominis,
- Ursprungstendinitis der Hüftadduktoren (Schambein-Adduktoren-Syndrom, Fußballerleiste),
- Grazilissyndrom,
- Dehiszenz oder Teilriss zwischen Lig. inguinale und Lig. lacunare oder Lig. reflexum,
- Stressfraktur des Os pubis,
- Chondronekrose der Symphyse,
- aseptische Osteonekrose, Osteonecrosis pubica posttraumatica,
- Entrapment des N. ilioinguinalis.

Entsprechend vielfältig sind die Theorien zur Ätiologie: Ursprungstendinose mit knöcherner Reaktion, avaskuläre Nekrose, Osteochondritis dissecans, Stressfraktur, Verletzungsfolge.

2.6.2 Diagnostik

Die Sportler berichten über eine Schmerzprovokation beim Kicken, Rennen, Skaten (Eishockey), Rumpfdrehen, bei Sit-ups und beim Niesen. Typisch ist der Palpationsschmerz an der Symphyse und/oder am Os pubis. Passive Abduktion und aktive Adduktion des Beines gegen Widerstand lösen Schmerzen im Symphysen- und Schambeinbereich aus. Palpation des Leistenringes erfasst die weiche Leiste oder eine Leistenhernie, auch Lücken und Hernien der Bauchmuskulatur und Bauchaponeurosen können getastet werden. Eine Untersuchung der Hoden nach Vergrößerung, Druckdolenz und Tumor ist erforderlich. Darüber hinaus muss an urologische und gynäkologische Erkrankungen gedacht werden. Bei Osteitis pubis zeigt die Knochenszintigraphie eine Mehranreicherung. Röntgenologische Zeichen sind erst spät sichtbar: symmetrische osteolytische, zystoide und auch sklerotische Veränderungen der Pars symphysica des Os pubis mit unregelmäßiger Begrenzung sowie Erweiterung der Symphyse und Verknöcherungen (Abb. 2.10). Die Instabilität der Symphyse wird röntgenologisch an einer Vertikalverschiebung der Schambeinäste von mehr als 2 mm im Einbeinstand dargestellt

(Williams et al. 2000). Differentialdiagnosen zur Osteitis pubis mit röntgenologischen Veränderungen sind Hyperparathyreoidismus, Myelomatose, Sarkoidose, Hämochromatose, rheumatische Erkrankung, Osteomyelitis und Tumor. Die Kernspintomographie zeigt Adduktorenrisse, Stressfrakturen, Knochenödem und Enthesiopathien.

2.6.3 Therapie und Rehabilitation

Die Behandlung beginnt mit Schonung und Sportpause und wird unterstützt durch die Gabe von Antiphlogistika. Ansatztendinosen können gut beherrscht werden mit der Injektion eines Gemisches aus Lokalanästhetikum mit Cortison, das direkt an den Schmerzpunkt infiltriert wird (Holt et al. 1995; Nepple und Matava 2009). Die Instabilität der Symphyse soll Ursache für Therapieresistenz gegen konservative Maßnahmen sein. Empfohlen wird die Arthrodese mit Kompressionsplatte und Spongiosaplastik (Williams et al. 2000) oder auch das alleinige Debridement der Symphyse, nach dem aber Beckeninstabilitäten beobachtet werden (Moore et al. 1998).

Empfehlung Therapie

Die Tenotomie mit Denervierung der Muskelursprünge der Mm. rectus abdominis, adductor longus und gracilis stellt bei der chronischen Fußballerleiste die Operation der Wahl dar (Adkins und Figler 2000; Meyers et al. 2000). Bringt eine Infiltration mit einem Lokalanästhetikum am Schmerzpunkt für Stunden Schmerzfreiheit, kann dem Sportler eine hohe Erfolgsrate durch die Tenotomie und Denervierung in Aussicht gestellt werden. Das zeigen eigene und Langzeiterfahrungen anderer (Meyers et al. 2000) bei mehr als 100 Eingriffen (Abb. 2.11a, b).

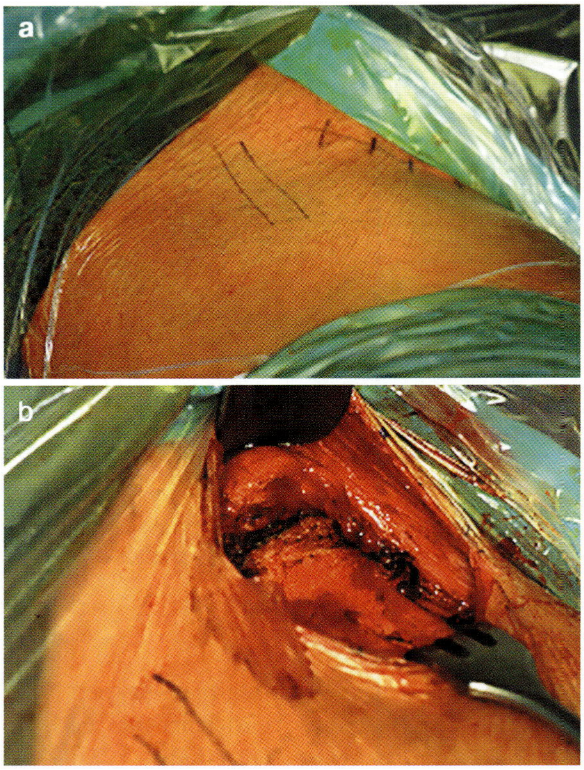

Abb. 2.11 Schematische Darstellung des Grazilissyndroms. Der M. gracilis entspringt am unteren Rand der Symphyse. Entzündung der Symphyse oder Mikrotraumen am Muskelursprung verursachen Schmerzen. **a** Tenotomie und Denervierung bei therapieresistenter Fußballerleiste: In Rückenlage und abgespreiztem Bein der betroffenen Seite ist die A. femoralis markiert und die Schnittführung in der Beuge aufgezeichnet. **b** Dargestellt werden das Tuberculum pubicum, die vordere Facies symphysealis und der Ramus inferior ossis pubis sowie die Ursprünge der Mm. rectus abdominis, adductor longus und gracilis. Der Funiculus spermaticus wird mit einem Langenbeck-Haken nach medial weggehalten. Mit dem Elektrokauter werden die ventralen Muskelursprünge bis auf den Knochen eingekerbt, dadurch tenotomiert und das Periost denerviert

Der Eingriff zum Release und zur Denervierung der Fußballerleiste wird ambulant durchgeführt: Allgemeinnarkose, Rückenlage, Steinschnittlage des rechten Beines mit abduziertem und gebeugtem Oberschenkel und gebeugtem Knie, bogenförmige Hautinzision beginnend zwei Querfinger kranial des zu tastenden Schambeintuberkels und weiterer Verlauf etwas lateral vom Vorderrand des unteren Schambeinastes in Richtung Sitzbeinhöcker, Spaltung der Subkutis, Darstellen des Funiculus spermaticus und der Ursprünge von M. pectineus, M. adductor longus, M. gracilis, M. adductor magnus. Periostale Inzision am Schambein und nach dorsal zum Sitzbein. Beginnend von ventral nach dorsal Inzision des Periost über dem Schambein und dem Sitzbein, mit dem Rasparatorium Abschieben der ventralen Adduktoren, bis der mediale Anteil des oberen Schambeinastes und der untere Schambeinast 1–2 cm frei liegen, Denervierung mit dem Rasparatorium und dem Elektrokauter des Schambeinknochen, Spülung, subkutane und kutane Naht. Das Bein darf voll belastet, im Hüftgelenk gebeugt und gestreckt werden, nur Rotation und Abduktion sollten für 3–4 Tage vermieden werden. Danach aktives Dehnen, Muskelkräftigung und Übungen zur Koordination.

Fazit zur Pubalgie und Osteitis pubis

- Unter beiden Begriffen werden eine Vielzahl von Schmerzzuständen im Symphysen- Schambeinast- und Leistenbereich zusammengefasst.
- Betroffen sind Fußballer, Skater, Hürdenläufer, Sprinter.
- Häufigste Ursachen sind Adduktorentendinitis, Stressfraktur, Beckeninstabilitäten mit Reizung der Symphyse.
- Die klinische Untersuchung und die Bildgebung mit Ultraschall, Röntgen, Knochenszintigramm und Kernspintomogramm führen zur Diagnose.
- Sportpause, funktionelles Kräftigen der Bauch- und Hüftmuskulatur, Injektion von Lokalanästhetikum mit Cortison an den Schmerzpunkten sind erste Therapiemaßnahmen.
- In therapieresistenten Fällen wird zur operativen Therapie geraten: Debridement der osteoarthrotischen Symphyse, Symphysenresektion, Symphysenfusion, Adduktorentenotomie und Release.

2.7 Stressfrakturen

2.7.1 Allgemeines

Erstbeschreiber ist Wachsmuth (1937), der die schleichende Fraktur bei drei Rekruten diagnostizierte. Ein Missverhältnis von Belastung und Belastbarkeit des Knochens ist Ursache der Stressfrakturen. Sie entwickeln sich im gesunden Knochen, während sich dieser in Form und Funktion den hohen Stresskräften anzupassen versucht: Die Rate des Knochenabbaues übersteigt die Rate des Anbaus. Periostaler Kallus und Knochenneubildung an der Stelle der Mikrofrakturen sind Zeichen der Reparation (Lombardo und Benson 1982; Riel und Bernett 1991). Verstärkende Faktoren sind Hormonveränderungen (Amenorrhö, Oligomenorrhö) und Muskelermüdung, so dass vermehrt Kräfte auf den ungeschützten Knochen wirken, oder aber die hohen Muskelkräfte im Sport selbst, die den Knochen zyklisch belasten (Hajek und Noble 1982; Riel und Bernett 1991).

2.7.1.1 Stressfrakturen des Beckens

Betroffen ist vornehmlich der Ramus ossis pubis (Abb. 2.12a, b). Erste Beobachtungen von Stressfrakturen des Beckens bei Sportlern machten Ovara und Hulko (1988). Stressfrakturen des Beckens treten bei Langstreckenläufern und Joggern auf. Ursachen sind:

- verkürzte Adduktorenmuskulatur,
- Beinlängendifferenz (Stressfraktur am kürzeren Bein),
- Innenrotationslaufstil,
- zu schneller Laufschritt, um Geschwindigkeit zu erreichen oder einem größeren Laufpartner folgen zu können,
- bei Frauen, sportbedingte hormonelle Störungen (Dys- oder Amenorrhö).

2.7.1.2 Stressfrakturen des Schenkelhalses

Als Sportverletzung treten sie bei Läufern auf (Devas 1965; Fullerton und Snowdy 1988). Stressfrakturen des Schenkelhalses werden eingeteilt in den Tensionstyp, der für Patienten mit Osteoporose typisch ist, und den Kompressionstyp, der bei Sportlern auftritt und eine geringe Tendenz zur Dislokation hat (Devas 1965; Shin und Gillingham 1997; Skinner und Cook 1982).

2.7.2 Diagnostik

Führendes Symptom ist der Schmerz, der bei der Aktivität bis ins Unerträgliche zunimmt und in Ruhe rasch nachlässt.

▶ Das Röntgenbild zeigt erst spät die Stressfraktur. Die Szintigraphie und die Kernspintomographie bilden die Stressreaktion des Knochens schon sehr früh ab (Boden und Osbahr 2000; Miller et al. 2007; Shin et al. 1996). Zur Differentialdiagnose gehört die transitorische (transiente) Osteoporose, die sehr häufig am Schenkelhals auftritt. Permanente Schmerzen und eine diffuse Mehranreicherung im Knochenszintigramm sind typisch (Abb. 2.13).

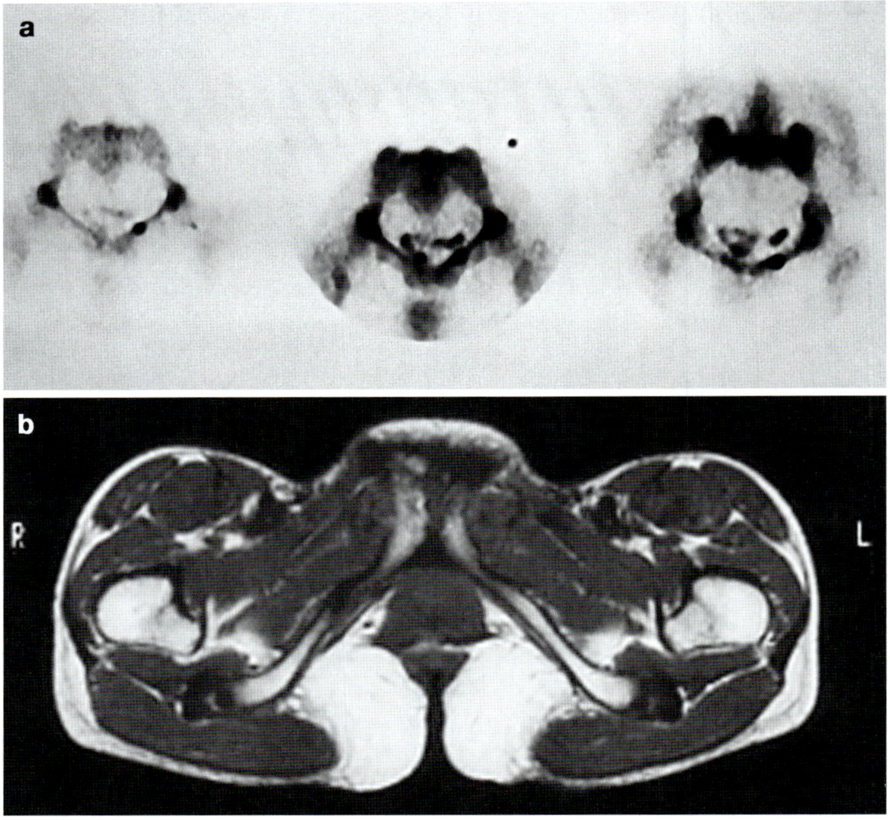

Abb. 2.12 **a** Knochenszintigramm des Beckens: Der rechte Ramus ossis pubis zeigt eine typische Anreicherung bei Stressfraktur. **b** Kernspintomogramm des Beckens: Es liegt eine Stressfraktur Typ IV vor

2.7.3 Therapie und Rehabilitation

Sportpause und Reduzierung der Sportbelastung sowie langsames Aufbautraining unter strikter Vermeidung des Schmerzes führen innerhalb von 6 Wochen gewöhnlich zur Ausheilung (Tab. 2.4). Bei weiblichen Athleten muss der Hormonstatus geprüft werden. Sportler, insbesondere Ausdauersportler, halten sich aber nur selten an diesen Rat und setzen sich zu früh der Sportbelastung aus.

- Dem Sportler muss eindringlich klar gemacht werden: „Mache nichts, was schmerzt, so lange, bis es nicht mehr schmerzt. Wenn Schmerzen auftreten, ist die Stressreaktion erneut aktiviert und es dauert wieder Wochen bis die Stressfraktur verheilt."

Nicht dislozierte Stressfrakturen vom Kompressionstyp des Schenkelhalses werden konservativ durch Entlastung behandelt und röntgenologisch kontrolliert. Stressfrakturen vom Tensionstyp erfordern eine Schraubenstabilisierung, um die drohende Dislokation zu vermeiden (Egol et al. 1998). Dislozierte Stressfrakturen werden reponiert und osteosynthetisiert (Fullerton und Snowdy 1988).

2.8 Nervenkompressionssyndrome

2.8.1 Allgemeines

Äußerer Druck auf Nerven kann innerhalb von Minuten die intraneurale Durchblutung sowie den axonalen Transport und damit die Nervenfunktion stören. Das entstehende Ödem erhöht den intrafaszikulären Druck. Obwohl in verschiedenen Studien eine Abhängigkeit des Nervenschadens von der Stärke und Dauer der Kompression gezeigt werden konnte, sind kritische Werte nicht bekannt, die zu bleibenden Nervenschäden führen (Rempel et al. 1999). Die oberen Lumbalnerven (L1–3) ziehen nach anterior und können bei entsprechender Wurzelirritation oder -kompression Hüft-, Leisten- und Oberschenkelschmerzen verursachen.

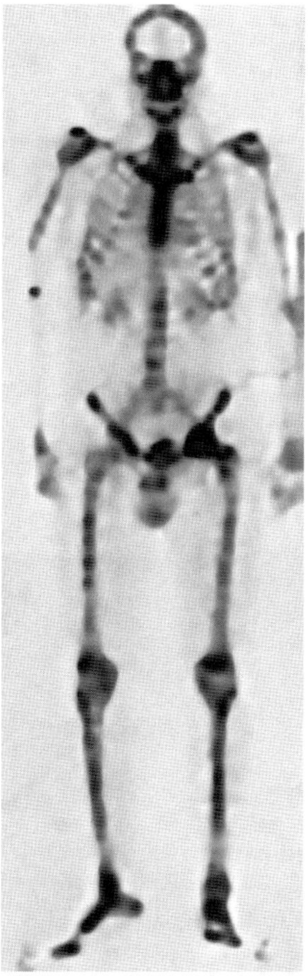

Abb. 2.13 Knochenszintigramm bei linksseitigen Hüftschmerzen. Es zeigt sich das typische Bild einer transitorischen (transienten) Osteoporose

2.8.2 Piriformis-Syndrom („deep gluteal syndrome")

Der N. ischiadicus verläuft unter dem M. piriformis und auf den Mm. gemelli nach distal. Seine Äste, der N. gluteus, N. femoralis cutaneus posterior und N. pudendus können durch Trauma, Hämatome, Myositis ossificans, anatomische Muskelvariationen (M. piriformis bipartitus), fibröse Bänder (Fishman et al. 2002; Vandertp und Bosma 1991) und Muskelspasmen des M. piriformis komprimiert werden (Beauchesne und Schutzer 1997).

2.8.2.1 Diagnostik

Typisch ist der Schmerz im Gesäß, der durch Hüftaußenrotation gegen Widerstand verstärkt wird (Pace-Nagle-Zeichen). Auch die forcierte Innenrotation des Oberschenkels ist schmerzhaft (Freiberg-Zeichen). Es besteht eine Ischialgie ohne pathologischen Kernspinbefund im Lendenwirbelbereich.

2.8.2.2 Therapie

Die Behandlung ist symptomatisch. Wirkungsvoll sind Dehnübungen der Piriformismuskulatur durch Innenrotation, Adduktion und Flexion im Hüftgelenk. Die operative Dekompression wird über einen Glutaeus-maximus-Splitting-Zugang durchgeführt (Beauchesne und Schutzer 1997).

2.8.3 Hamstring-Syndrom

Dieses Syndrom wurde 1988 als neues Schmerzsyndrom im Gesäßbereich bei Sportlern (Puranen und Ovara 1988), insbesondere Sprintern, beschrieben. Irritiert wird der N. ischiadicus durch einen Narbenstrang des M. biceps femoris an seinem Sitzbeinursprung (Abb. 2.14). Manchmal ist dieser Narbenstrang tastbar gespannt wie eine Violinsaite. Diesem Nervenkompressionssyndrom gehen meist Zerrungen der ischiocruralen Muskelursprünge am Sitzbein voraus (Carmody und Prietto 1995). Ursachen können auch alte Apophysenausrisse (Barnes und Hinds 1972) oder Myositiden am Tuber ischiadicum sein (Abb. 2.15)

2.8.3.1 Diagnostik

Schmerzen am Tuber ossis ischii, ausstrahlend in den posterioren Oberschenkel, und Schmerzen, die im Sitzen und beim Dehnen der ischiocruralen Muskulatur zunehmen, sind typisch (Puranen und Ovara 1988). Nervenleitgeschwindigkeiten und Elektromyogramme sind selten pathologisch.

2.8.3.2 Therapie und Rehabilitation

Bleiben konservative Maßnahmen wie Physiotherapie (Elektrotherapie, Ultraschall, Stretching, Muskelrelaxation), orale Antiphlogistika, Kortikosteroide und Lokalanästhetika erfolglos, ist die operative Dekompression indiziert. Als Zugang dient eine Querinzision oder eine gerade Inzision am unteren Rand des M. gluteus maximus (Abb. 2.16). Die Rehabilitation ist funktionell. Der Sportler darf die betroffene Seite voll belasten, Bewegungen sind im schmerzfreien Bereich erlaubt, Physiotherapie ist selten notwendig. 52 von 59 Patienten waren nach der Dekompression völlig beschwerdefrei bei einem Nachuntersuchungszeitraum von 2 bis 8 Jahren (Puranen und Ovara 1988).

Tab. 2.4 Stressfrakturen: Diagnostik und Therapie. (Boden und Osbahr 2000)

	Röntgen	Knochenszintigramm	Kernspintomogramm	Behandlung
I	Normal	Leichte Anreicherung einer Kortikalis	Positives STIR-Bild	Sportpause für 3 Wochen
II	Normal	Erhöhte Anreicherung einer Kortikalis	Positives STIR-Bild und positive T2-Wichtung	Sportpause für 6 Wochen
III	Fissur Periostreaktion	Anreicherung 50 % der Knochenbreite	Keine Fraktur, aber positive T1-und T2-Wichtung	Sportpause für 12 bis 16 Wochen
IV	Fraktur Periostreaktion	Deutliche Anreicherung beider Kortikales	Frakturlinie, positive T1-und T2- Wichtung	Sportpause 16 Wochen, OP-Indikation prüfen

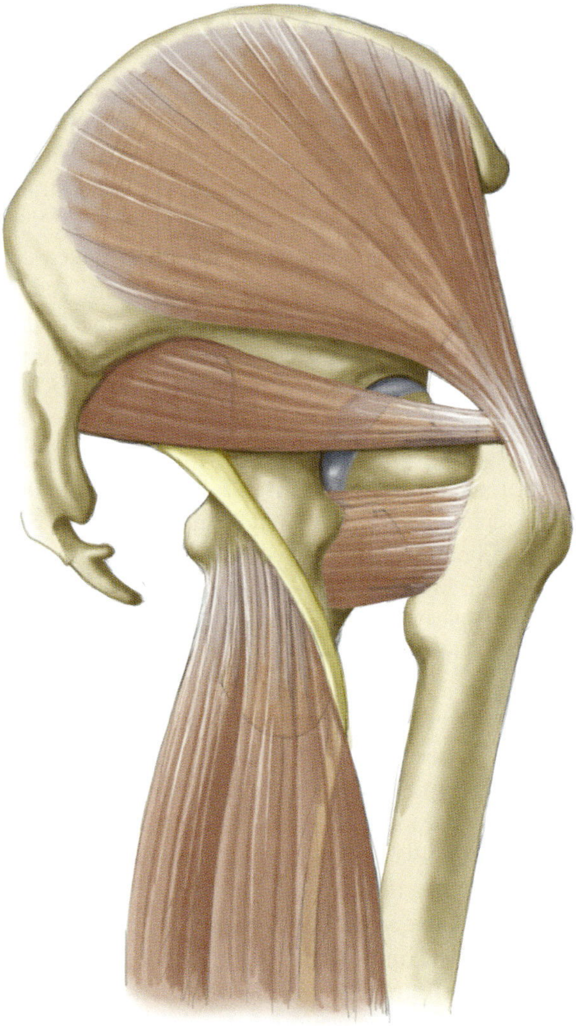

Abb. 2.14 Schematische Darstellung des Verlaufes des N ischiadicus. Durch einen narbig veränderten Ursprung des M. biceps femoris am Tuber ischiadicum kann der Nerv irritiert werden und extreme Schmerzen verursachen

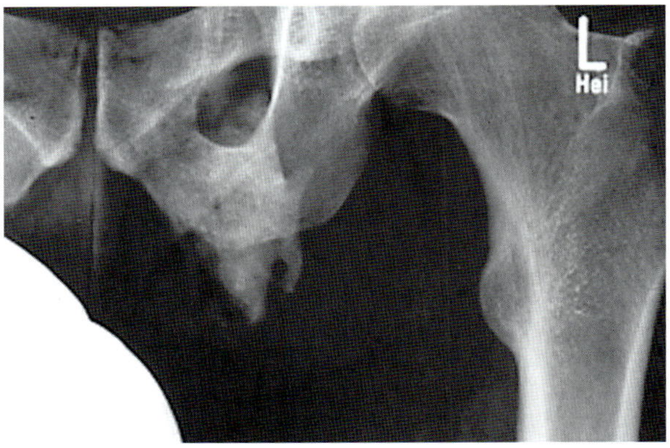

Abb. 2.15 Ausschnitt einer Beckenübersicht. Am Tuber ischiadicum zeigt sich eine massive Verkalkung nach Apophysenausriss

2.8.4 Meralgia paraesthetica

Die Kompression des N. cutaneus femoris lateralis ist möglich durch direktes Trauma an der Spina iliaca anterior superior, wo der Nerv oder mehrere seiner Äste durch einen fibrösen Tunnel nach distal ziehen (Grossmann et al. 2001).

2.8.4.1 Diagnostik

Ein positives Tinel-Zeichen und Taubheit der Haut am anterolateralen Oberschenkel führen zur Diagnose.

2.8.4.2 Therapie

Wenn die symptomatische Therapie mit Ultraschall und Antiphlogistika nicht erfolgreich ist, kann eine Injektion mit Cortison versucht werden, die an die Stelle des Tinel-Zeichens gegeben wird. In hartnäckigen Fällen ist die operative Dekompression angezeigt, die sehr gute Resultate erbringt.

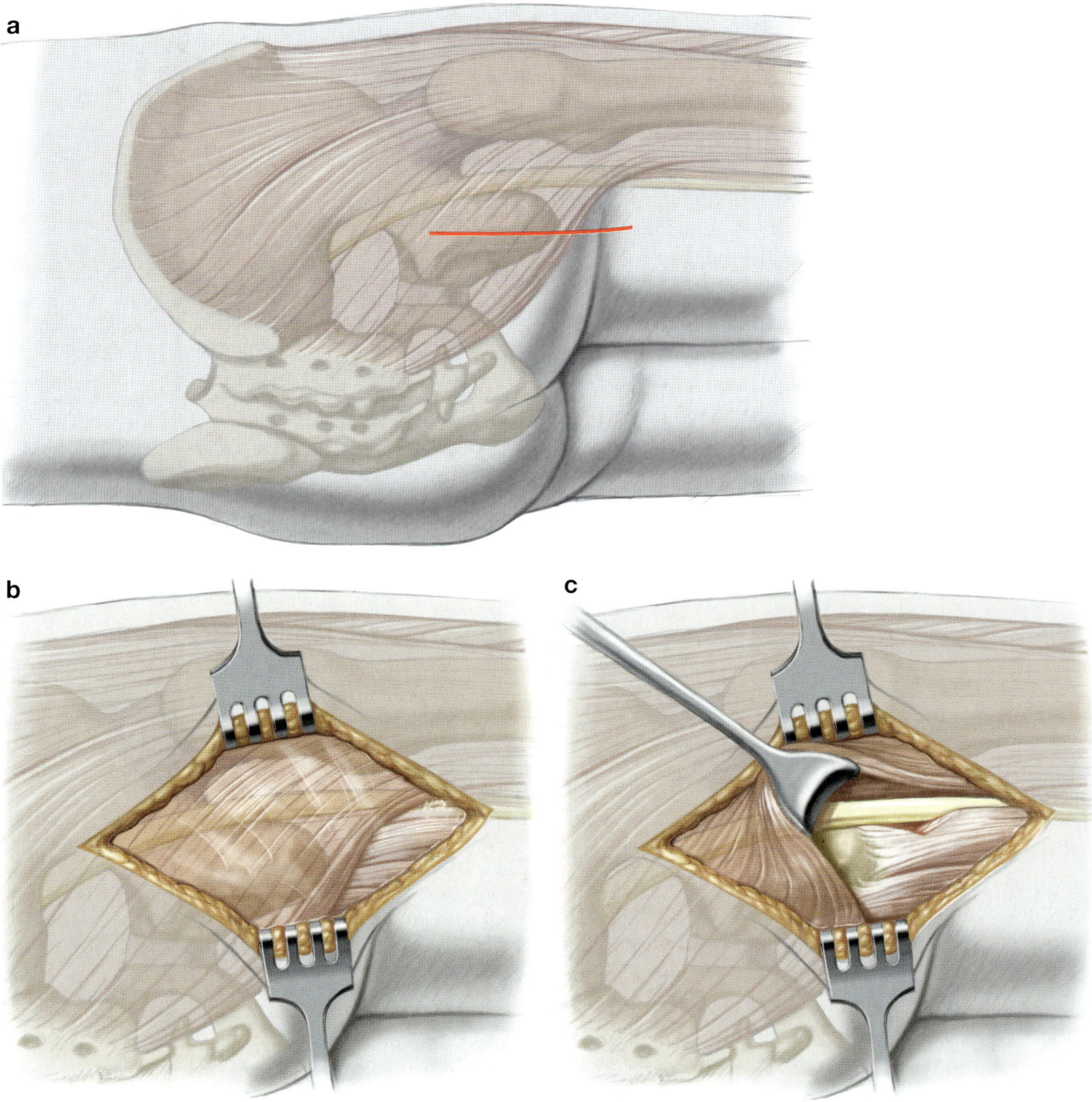

Abb. 2.16 Schematische Darstellung der Dekompression des N. ischiadicus beim Hamstring-Syndrom. **a** In Seitenlage wird eine Kocher-Inzision oder eine gerade Inzision am Unterrand des M. gluteus maximus angelegt. **b** Am Unterrand des M. gluteus maximus wird der N. ischiadicus aufgesucht. **c** Der M. gluteus wird nach proximal gehalten, der N. ischiadicus wird in seiner Beziehung zum M. piriformis und zum Ursprung des M. biceps femoris dargestellt. Der N. ischiadicus wird von allen möglichen Verwachsungen befreit, komprimierende Narbenstränge werden reseziert

2.8.5 Weitere Nervenkompressionssyndrome

Der N. pudendus kann bei Radfahrern zwischen Symphyse und Sattel komprimiert werden, was Schmerzen, Missempfindungen und Sensibilitätsstörungen perineal, skrotal (labial) und inguinal verursachen kann. Absenken der Steilstellungen des Sattels, Auswechseln des Sattels oder eine gepolsterte Radlerhose vermindern die Nervenkompression. Die Hypertrophie des M. obturator bei Eisschnellläufern kann den N. obturatorius komprimieren. Sensibilitätsausfall an der Innenseite des distalen Oberschenkels und Schmerzen an der Knieinnenseite (Howship-Romberg-Phänomen) können die Folge sein (Adkins und Figler 2000; Anderson et al. 2001).

Fazit zum Nervenkompressionssyndrom

- Symptome sind Schmerz, Sensibilitätsausfall, Stechen, dumpfe Missempfindung.
- Diagnostisch hilfreich ist die Nervenblockade mit Lokalanästhetikum, elektrodiagnostische Tests sind oft unauffällig.
- Initiale Therapie besteht aus Antiphlogistika, Kompressionsvermeidung, Stretching.
- Weitere Therapiemöglichkeiten sind wiederholte lokale Kortisoninjektionen und neurotrope Pharmaka wie trizyklische Antidepressiva, Antiepileptika, Kalziumkanalblocker.
- Chirurgische Dekompression ist bei konservativ nicht zu beseitigenden Schmerzen angezeigt.

2.9 Zusammenfassung

Sport- und Weichteilverletzungen des Becken- und Hüftbereichs sind vielfältig und manchmal schwierig zu diagnostizieren, weil Leitsymptome fehlen. Eine wichtige Rolle in der Diagnostik spielt die Bildgebung, beginnend mit der Ultraschall- und Röntgenuntersuchung und weiterführend mit der Knochenszintigraphie. In den meisten Fällen ist zur Diagnosefindung die Kernspintomographie erforderlich. Neuere Sportverletzungen der Hüfte sind die Kombinationsverletzungen mit Labrum- und Muskelrissen („sports hip triad"), Hüftinstabilitäten und Risse der Glutealmuskelansätze, die durch Kernspintomographie und Arthroskopie emergierten. Manche Diagnose wie Pubalgie, Osteitis pubis oder Fußballerleiste ist Sammelbegriff für sehr unterschiedliche Krankheitsbilder. Die Mehrzahl der Sport- und Weichteilverletzungen des Becken- und Hüftbereichs ist harmlos und kann konservativ behandelt werden. Abrisse großer Muskelgruppen wie die der proximalen ischiocruralen Muskulatur (Hamstrings), das schmerzhafte Hüftschnappen, die chronische Adduktorenzerrung des Fußballers, das therapieresistente Schmerzsyndrom des Trochanter major und Nervenkompressionssyndrome stellen Operationsindikationen dar. Viele der offen durchgeführten Eingriffe und werden schon heute sowie künftig mehr und mehr arthroskopisch bzw. endoskopisch vorgenommen werden.

Literatur

Adkins SB, Figler RA (2000) Hip pain in athletes. Am Fam Phys 61:2109–2118

Afra R, Boardman DL, Kabo JM, Eckardt JJ (1999) Avulsion fracture of the lesser trochanter as a result of a primary malignant tumor of bone. J Bone Joint Surg 81A:1299–1300

Allen WC, Cope R (1995) Coxa saltans: the snapping hip revisited. J Am Acad Orthop Surg 3:303–308

Almeida SA, Williams KM, Shaffer RA, Brodine SK (1999) Epidemiology patterns of musculoskeletal injuries and physical training. Med Sci Sports Exerc 31:1176–1182

Anato NA (1998) Myositis of the hip in a professional soccer player. A case report. Am J Sports Med 16:82–83

Anderson SA, Keene JS (2008) Results of arthroscopic iliopsoas tendon release in competitive and recreational athletes. Am J Sports Med 36:2363–2371

Anderson K, Strickland SM, Warren R (2001) Hip and groin injuries in athletes. Current concepts. Am J Sports Med 29:521–533

Barnes ST, Hinds RB (1972) Pseudotumor of the ischium. A late manifestation of avulsion of the ischial epiphysis. J Bone Joint Surg 54A:645–647

Beauchesne RP, Schutzer SF (1997) Myositis ossificans of the piriformis muscle: an unusual cause of piriformis syndrome. J Bone Joint Surg 79A:906–910

Beiner JM, Jokl P (2001) Muscle contusion injuries: Current treatment options. J Am Acad Orthop Surg 9:227–237

Bellabarba C, Sheinkop MB, Kuo KN (1998) Idiopathic hip instability. An unrecognized cause of coxa saltans in the adult. Clin Orthop 355:261–269

Boden BP, Osbahr DC (2000) High-risk stressfractures: evaluation and treatment. J Am Acad Orthop Surg 8:344–353

Brignall CG, Stainsby GD (1991) The snapping hip. Treatment by z-plasty. J Bone Joint Surg 73B:253–254

Brignall CG, Brown RM, Stainsby GD (1993) Fibrosis of the gluteus maximus as a cause of snapping hip. J Bone Joint Surg 75A:909–910

Carmichael J, Packham I, Trikha SP, Wood DG (2009) Avulsion of the proximal hamstring origin. Surgical technique. J Bone Joint Surg 91-A:249–256

Carmody C, Prietto C (1995) Entrapment of the sciatic nerve as a late sequela of injury to the hamstring muscles. J Bone Joint Surg 77A:1100–1102

Clancy WG, Foltz AS (1976) Iliac apophysitis and stress fractures in adolescent runners. Am J Sports Med 4:214–222

Clanton TH, Coupe KJ (1998) Hamstring strain in athletes: Diagnosis and treatment. JAAOS 4:231–248

Croisier JL, Forthomme B, Namurois MH, Vanderthomen M, Crielaard JM (2002) Hamstring muscle strain recurrence and strength performance disorders. Am J Sports Med 30:199–203

Cross MT, Gibbs N, Houang MT, Cameron M (2004) Acute quadriceps muscle strain. Magnetic resonance imaging features and prognosis. Am J Sports Med 32:710–719

De Paulis F, Cacchio A, Michelini O, Damiani A, Saggini R (1998) Sports injuries in the pelvis and hip: diagnostic imaging. Eur J Radiol Suppl 1:49–59
Devas MB (1965) Stress fractures of the femoral neck. J Bone Joint Surg 47B:728–737
Dobbs MB, Gordon JE, Luhmann SJ, Szymanski DA, Schoenecker PL (2002) Surgical correction of the snapping iliopsoas tendon in adolescents. J Bone Joint Surg 84A:420–424
Egol KA, Koval KJ, Kummer F, Frankel VH (1998) Stress fractures of the femoral neck. Clin Orthop 348:72–78
Feeley BT, Powell JW, Muller MS, Barnes RP, Warren RF, Kelly BT (2008) Hip injuries and labral tears in the national football league. Am J Sports Med 36:2187–2195
Fishman L, Dombi G, Michaelsen C (2002) Piriformis syndrome: Diagnosis treatment and outcome. A 10-year study. Arch Phys Med Rehabil 83:295–301
Fon LJ, Spence RA (2000) Sportman's hernia. Br J Surg 87:545–452
Frassica FJ, Thompson RC (1996) Evaluation, diagnosis, and classification of benign doft-tissue tumors. An Instructional Course Lecture. J Bone Joint Surg 78A:126–140
Fullerton LR, Snowdy HA (1988) Femoral neck stress fractures. Am J Sports Med 16:365–372
Furia JP, Rompe JD, Mafulli N (2009) Am J Sports Med 37:1806–1813
Gambradt SC, Brophy RH, Barnes R, Warren RF, Byrd JWT, Kelly BT (2009) Nonoperative treatment for proximal avulsion of the rectus femoris in professional American football. Am J Sports Med 37:1370–1374
Garrett WE, Safran MR, Seaber AV, Glisson RR, Ribbeck BM (1987) Biomechanical comparison of stimulated and nonstimulated muscle pulled to failure. Am J Sports Med 15:448–453
Gilmore J (1998) Groin pain in the soccer athlete: fact, fiction, and treatment. Clin Sports Med 17:787–793
Govaert LH, Vis Van Der HN, Marti RK, Albers GHR (2003) Trochanteric reduction osteotomy as a treatment for refractory trochanteric bursitis. J Bone Joint Surg 85-B:199–203
Grossmann MG, Ducey SA, Nadler SS, Levy AS (2001) Meralgia paresthetica: diagnosis and treatment. J Am Acad Orthop Surg 9:336–344
Gruen GS, Scioscia TN, Lowenstein JE (2002) The surgical treatment of internal snapping hip. Am J Sports Med 30:607–613
Hajek MR, Noble HB (1982) Stress fractures of the femoral neck in runners. Am J Sports Med 10:112–116
Harris NH, Murray RO (1974) Lesions of the symphysis in athletes. Br Med J 4:211–216
Holt MA, Keene JS, Graf BK, Helwig DC (1995) Treatment of osteitis pubis in athletes. Results of corticoid injections. Am J Sports Med 23:601–606
Huard J, Li Y, Fu FH (2002) Muscle injuries and repair: current trends in research. Current Concepts Review. J Bone Joint Surg A84:822–832
Järvinen TAH, Järvinen TLN, Kääriäinen M, Kalimo H, Järvinen M (2005) Muscle injuries. Am J Sports Med 33:745–764
Kneeland JB (1999) Mr imaging of sports injuries of the hip. Magn Reson 7:105S–115S
Koch R, Jackson D (1981) Pubic symphysitis in runners. Am J Sports Med 9:62–68
Lempainen L, Sarimo J, Heikkilä J, Ovara S (2006) Surgical treatment of partial tears of the proximal origin of the hamstring muscles. Br J Sports Med 40:688–691
Lombardo SJ, Benson DW (1982) Stress fractures of the femur in runners. Am J Sports Med 10:219–224
Lynch SA, Renstrom PA (1999) Groin injuries in sport: treatment strategies. Sports Med 28:137–144
Martens MA, Hansen L, Mulier JC (1987) Adductor tendinitis and Musculus rectus abdominis tendopathy. Am J Sports Med 15:353–358
Metzmaker JN, Pappas AM (1985) Avulsion fractures of the pelvis. Am J Sports Med 13:349–357
Meyers WC, Foley DP, Garrett WE, Lohnes JH, Mandlebaum BR (2000) Management of severe lower abdominal or inguinal pain in high-performance athletes. Am J Sports Med 28:2–8
Middleton SWF, Smith JE (2007) Muscle injuries. Trauma 9:5–11
Miller SL, Webb GR (2008) The proximal origin of the hamstrings and surrounding anatomy encountered during repair. Surgical technique. J Bone Joint Surg 90-A(Suppl 2):108–116
Miller SL, Gill J, Webb GR (2007) The proximal origin of the hamstrings and surrounding anatomy encountered during repair. A cadaveric study. J Bone Joint Surg 89-A:44–48
Moore RS, Stover MD, Matta JM (1998) Late posterior instability of the pelvis after resection of the symphysis pubis for treatment of osteitis pubis. A report of two cases. J Bone Joint Surg 80A:1043–1048
Nepple JJ, Matava MJ (2009) Soft tissue injections in the athlete. Sports Health 1:396–404
Ogilvie-Harris DJ, Fotnasier VL (1980) Pseudomalignant myositis ossificans: heterotopic new-bone formation without a history of trauma. J Bone Joint Surg 62A:1274–1283
O'Kane JW (1999) Anterior hip pain. Am Fam Phys 15:1687–1696
Ovara S, Hulko A (1988) Delayed unions and nonunions of stress fractures in athletes. Am J Sports Med 16:378–382
Puranen J, Ovara S (1988) The hamstring syndrome. Am J Sports Med 16:517–521
Rempel D, Dahlin L, Lundborg G (1999) Pathology of nerve compression syndromes: response of peripheral nerves to loading. Current Concept Review. J Bone Joint Surg 81-A:1600–1610
Renstrom P, Peterson L (1980) Groin injuries in athletes. Br J Sports Med 14:30–36
Riel K-A, Bernett P (1991) Ermüdungsbrüche im Sport. Eigene Erfahrungen und Literaturüberblick. Z Orthop 129:471–476
Riel K-A, Bernett P (1993) Tanz – typische Verletzungen und Überlastungssyndrome. Dtsch Z Sportmed 44:284–290
Rogge EA, Romano RL (1956) Avulsion of the ischial apophysis. J Bone Joint Surg 38A:442–451
Rosenthal RE, Spickard WA, Markham RD, Rhamy RK (1982) Osteomyelitis of the symphysis pubis. J Bone Joint Surg 64A:123–130
Sarimo J, Lempainen L, Mattila K, Ovara S (2008) Complete proximal hamstring avulsions. A series of 41 patients with operative treatment. Am J Sports Med 36:1110–1115
Safran MR, Garrett WE, Seaber AV, Glisson RR, Ribbeck BM (1988) The role of warm-up in muscular injury and prevention. Am J Sports Med 16:123–127

Schaberg JE, Harper MC, Allen WC (1984) The snapping hip syndrome. Am J Sports Med 12:361–365
Schlegel TF, Bushnell BD, Godfrey J, Boublik M (2009) Success of nonoperative management of adductor longus tendon ruptures in nation football league athletes. Am J Sports Med 37:1394–1399
Schlonsky J, Olix ML (1972) Functional disability following avulsion fracture of the ischial epiphysis. J Bone Joint Surg 54A:641–644
Shin AY, Gillingham BL (1997) Fatigue fractures of the femoralneck in athletes. J Am Acad Orthop Surg 5:293–302
Shin AY, Morin WD, Gorman JD, Jones BS, Lapinsky AS (1996) The superiority of magnetic resonance imaging in differentiating the cause of hip pain in endurance athletes. Am J Sports Med 24:168–177
Shindle MK, Voos JE, Heyworth BE, Mintz DN, Moya LE, Buly RL, Kelly BT (2007) Hip arthrocopy in the athletic patient: current techniques and spectrum of disease. J Bone Joint Surg 89(Suppl 3):29–43
Skinner HB, Cook SD (1982) Fatigue failure stress of the femoral neck. Am J Sports Med 10:245–251
Straw R, Colclough K, Geutjens G (2003) Surgical repair of a chronic rupture of the rectus femoris muscle at the proximal musculotendinous junction in a soccer player. Br J Sports Med 37:182–184
Teitz CC, Garrett WE, Miniaci A, Lee MH, Mann RA (1997) Tendon problems in athletic individuals. An instructional course lecture. J Bone Joint Surg 79A:138–152
Temple HAT, Kuklo TR, Sweet DE, Gibbons CLMH, Murphey M (1998) Rectus femoris muscle tear appearing as a pseudotumor. Am J Sports Med 26:544–548
Vandertp WP, Bosma NJ (1991) The piriformis syndrome. J Bone Joint Surg 73-A:1095–1096
Verral GM, Slavotinek JP, Barnes PG, Fon GT (2003) Diagnostic and prognostic value of clinical findings in 83 athletes with posterior thigh injury. Am J Sports Med 31:969–973
Wachsmuth W (1937) Ätiologie der schleichenden Frakturen. Chirurg 16
Waters PM, Millis MB (1988) Hip and pelvic injuries in the young athlete. Clin Sports Med 7:513–522
Wiley JJ (1983) Traumatic osteitis pubis: The gracilis syndrome. Am J Sports Med 11:360–365
Williams BS, Cohen SP (2009) Greater trochanteric pain syndrome: A review of anatomy, Diagnosis and treatment. Anesth Analg 108:1662–1670
Williams PR, Thomas DP, Downes EM (2000) Osteitis pubis and instability of the pubic symphysis. When nonoperative measures fail. Am J Sports Med 28:350–355
Wilson SC, Healey JH, Huvos AG, Panicek DM (1997) Thigh pain in a 22-year-old man. Clin Orthop 337:302–312
Wood DG, Packham I, Trikha SP, Linklater J (2008) Avulsion of the proximal hamstring origin. J Bone Joint Surg 90-A:2365–2374
Woodley SJ, Mercer SR, Nicholson HD (2008) Morphology of the bursae associated with the greater trochanter of the femur. J Bone Joint Surg 90-A:284–294

Hüftgelenk

3

U. Stöckle

Inhalt

3.1 Arthrose

Die primäre Arthrose, Arthrosis deformans, ist die weltweit häufigste Gelenkerkrankung. Zwei Drittel der Bevölkerung über 60 Jahre ist davon betroffen – mit steigender Tendenz. Zunehmend tritt sie jedoch auch bei jüngeren Patienten auf. Aufgrund eines Missverhältnisses von Knorpelresistenz und mechanischer Beanspruchung kommt es zu einem fortschreitenden Knorpelverlust mit den klinischen Symptomen von Schmerz, Belastungs- und Bewegungseinschränkung.

Der normale hyaline Knorpel besteht zu 60–80 % aus Wasser, zu 10–20 % aus Kollagen II, zu 5–7 % aus Aggrecan (Proteoglycan) sowie zu <5 % aus anderen Bestandteilen. Histologisch zeigt sich nur ein hochdifferenzierter Zelltyp ohne interzelluläre Kontakte. Es bestehen keine Blutversorgung, keine lymphatische Drainage und keine Nervenstrukturen. Die Ernährung erfolgt über die Synovialflüssigkeit.

Die Entstehung der primären Arthrose ist hinsichtlich der Pathogenese nicht definitiv geklärt und am ehesten multifaktoriell bedingt. Häufig ist die Manifestation polyartikulär (Hüfte, Knie, HWS, Interphalangealgelenke). Zu unterscheiden ist die sekundäre Arthrose als Folge einer prädisponierenden Deformität, als Traumafolge oder bedingt durch systemische Erkrankungen.

3.1.1 Diagnostik

Die Anamnese ergibt zumeist eine Belastungsschmerzhaftigkeit, in fortgeschrittenen Stadien auch Ruheschmerz, auf die Leistengegend projiziert. Zusätzlich ist eine Bewegungseinschränkung v. a. für die Rotation und die Beugung zu erfragen. Grundlage der weiteren

U. Stöckle (✉)
Abt. UWCH
BG-Unfallklinik Tübingen
Schnarrenbergstr. 95, 72076 Tübingen, Deutschland
E-Mail: ustoeckle@bgu-tuebingen.de

N. P. Haas, C. Krettek (Hrsg.), *Tscherne Unfallchirurgie*,
DOI 10.1007/978-3-540-68741-2_3,

Tab. 3.1 Klassifikation der Arthrose nach Outerbridge (arthroskopische Kriterien)

Grad 0	Normalbefund, Knorpel intakt, glatte weiße Oberfläche, gute Konsistenz
Grad I	Erweichung der Oberfläche, glatt erhaltene Oberfläche, keine Fibrillation
Grad II	Aufgefaserte Oberfläche mit Einrissen, deutliche Fibrillation
Grad III	Tiefe Fissuren, Knorpelulkus bzw. -krater, subchondraler Knochen jedoch nicht erreicht
Grad IV	Vollschichtiger Knorpelverlust bis auf den Knochen

Tab. 3.2 Radiologische Arthrosestadien nach Kellgren

Stadium I	Geringe subchondrale Sklerosierung
	Keine Gelenkspaltverschmälerung, keine Osteophyten
Stadium II	Geringe Gelenkspaltverschmälerung
	Angedeutete Unregelmäßigkeiten der Gelenkfläche
	Beginnende Osteophytenbildung
Stadium III	Ausgeprägte Osteophytenbildung
	Deutliche Unregelmäßigkeit des Gelenkspalts
	Geringe Gelenkspaltverschmälerung, Sklerosierung
Stadium IV	Deformierung, Nekrose der Gelenkpartner
	Ausgeprägte Gelenkspaltverschmälerung, Destruktion

Diagnostik sind dann die klinische Untersuchung und die radiologische Bildgebung.

Bei der klinischen Untersuchung wird am liegenden Patienten zuerst die gesunde Gegenseite untersucht und die Bewegungsausmaße für Flexion/Extension sowie für Innenrotation/Außenrotation in Streckstellung und in rechtwinkliger Beugung entsprechend der Neutral-Null-Methode erfasst. Dann wird das betroffene Hüftgelenk in gleicher Weise untersucht und insbesondere auf Bewegungseinschränkungen, bereits bestehende Beugekontrakturen und Schmerzhaftigkeiten geachtet. Typisch ist bei zunehmender Beugung ein Ausweichen in die Abduktion (sog. Drehmann-Zeichen). Gerade in Frühstadien ist auf den Impingement-Test zu achten, bei dem Schmerzen bei zunehmender Beugung und Innenrotation als positiv zu werten sind für ein anterolaterales zervikoazetabuläres Impingement und manchmal auch Subluxationen ausgelöst werden können. Entsprechend gibt die Untersuchung der Rotation in Überstreckung des Hüftgelenks Hinweise auf ein mehr posteriores Impingement.

Die Basis der bildgebenden Diagnostik ist die Röntgen-Beckenübersichtsaufnahme. Im Seitenvergleich kann hier die Gelenkkonfiguration beurteilt werden. Das proximale Femur wird hinsichtlich möglicher Varus- oder Valgusfehlstellungen untersucht. Beim Hüftkopf wird neben der Form auf mögliche Konturunregelmäßigkeiten und Zysten geachtet und der Kopf-Hals-Übergang hinsichtlich bereits knöcherner Impingement-Zeichen beurteilt. Bei der Hüftpfanne werden die Inklination der Pfanne, das Ausmaß der Ante- bzw. Retroversion, die Tiefe und insbesondere das Ausmaß der Hüftkopfüberdachung erfasst, um eine mögliche Dysplasie zu erkennen.

Typische radiologische Zeichen der Arthrose sind die subchondrale Sklerosierung, Gelenkspaltverschmälerung, Osteophytenbildung sowie Deformierung bzw. Nekrose der Gelenkpartner. Je nach Ausprägung werden dann die Stadien I bis IV nach Kellgren unterschieden.

Zumeist ist das Röntgen-Beckenübersichtsbild ausreichend, um eine Arthrose feststellen und das Stadium beurteilen zu können. Zusätzlich kann eine axiale Aufnahme des Hüftgelenks sinnvoll sein, um exzentrische Gelenkspaltverschmälerungen besser einschätzen zu können und den anterioren und posterioren Hüftkopf/-hals-Übergang beurteilen zu können.

Spezielle Röntgenaufnahmen wie die Faux-Profil-Aufnahmen erlauben eine genauere Einschätzung der Hüftkopfüberdachung und haben ihren Platz vornehmlich in der Planung von Korrekturosteotomien.

Die Computertomographie ist zur Beurteilung eines arthrotischen Hüftgelenks selten erforderlich. Sie kann jedoch sinnvoll sein zur Größenbeurteilung von Zysten und zur genaueren Darstellung der Pfannenausrichtung und der Knochensubstanz bei Dysplasien.

Die Kernspintomographie ist ebenfalls selten erforderlich zur Beurteilung einer Arthrose. Sie wird eingesetzt zur Beurteilung des Ausmaßes einer Hüftkopfnekrose und mit intraartikulärem Kontrastmittel zur Darstellung möglicher Labrumläsionen und bei Impingement-Symptomatik.

3.1.2 Klassifikation

Zur Klassifikation der Arthrose nach Outerbridge (arthroskopische Kriterien) siehe Tab. 3.1.

Die histologischen Veränderungen der Arthrose können in 4 Stadien eingeteilt werden (Tab. 3.2). Im Initialstadium zeigen sich fokale Brutinseln von

Chondrozyten mit deutlicher Schwellung. Im frühen Stadium treten zusätzlich umschriebene Chondrozytennekrosen auf sowie eine Aufrauhung der Oberfläche und histochemisch ein Proteoglykanverlust. Das intermediäre Stadium ist gekennzeichnet durch tangentiale Rissbildungen, vertikal fortschreitenden Proteoglykanverlust sowie Duplikatur der Tidemark mit Gefäßeinsprossung und Deckplattenverbreiterung. Im späten Stadium zeigen sich ein Knorpelverlust, Deckplatteneinbrüche, Markfibrose, Pseudozysten sowie sekundär ischämische Knochennekrosen und Osteophyten.

3.1.3 Indikation

3.1.3.1 Primäre Koxarthrose

Bei den frühen Stadien mit auch nur leichter bis mäßiger Schmerzsymptomatik erfolgt die konservative Therapie mit physiotherapeutischem Übungsprogramm zu Erhalt und Verbesserung von Beweglichkeit und Muskelbild. Übermäßige Belastung wie z. B. Joggen sollten vermieden werden. Schwimmen und Radfahren sind zu bevorzugen. Gelegentliche Einnahme von analgetisch/antiphlogistischer Medikation. Da die Genese nicht eindeutig geklärt ist, ist auch keine kausale Therapie möglich.

In den späteren Stadien mit Gelenkspaltverschmälerung, Sklerosierung und Osteophytenbildung besteht in Abhängigkeit von der Beschwerdesymptomatik die Indikation zum Gelenkersatz. Spätestens bei zunehmender Einschränkung der bisherigen Aktivität und/oder regelmäßiger Analgetika-Einnahme sollte die Indikation mit dem Patienten besprochen werden.

3.1.3.2 Sekundäre Koxarthrose

Bei vorbestehenden Fehlstellungen bzw. Dysplasien besteht in den frühen Stadien bei jungen, aktiven Patienten die Indikation zur Korrekturosteotomie, um so das Fortschreiten der Arthrose zumindest zu verlangsamen.

Bei bereits fortgeschrittenen Arthrosezeichen kommt wiederum der Gelenkersatz in Betracht.

Zunehmend häufiger wird das zervikoazetabuläre Impingement als Vorstufe der Coxarthrose beobachtet. Bei dem vornehmlich femoral bedingten CAM-Impingement kann die Konturierung des Hüftkopf-Hals-Übergangs im Sinne einer Off-set-Verbesserung zunehmend arthroskopisch erfolgen. Bei ausgedehnteren Befunden und vor allem bei dem pfannenseitig bedingten Pincer-Impingement ist die offene Vorgehensweise über die von R. Ganz beschriebene chirurgische Hüftluxation angebracht.

Bei posttraumatischen Coxarthrosen kann bei Fehlstellungen im proximalen Femur eine entsprechende Korrekturosteotomie, zumeist eine valgisierende Umstellung, erforderlich sein. Nach Azetabulumfrakturen ist im Falle einer posttraumatischen Arthrose zumeist nur die Implantation einer Hüft-TEP möglich.

3.1.4 Therapie

3.1.4.1 Verfahrenswahl und OP-Planung

Periazetabuläre Umstellungsosteotomie. Bei Hüftdysplasieformen mit steiler Hüftpfanne und ungenügender Hüftkopfüberdachung wird über die Umstellung der Hüftpfanne mit vornehmlicher Lateralisierung eine Verbesserung der Artikulation erreicht. Die Indikation zur periazetabulären Umstellung mit Osteotomie von Os ilium, Os pubis und Os ischium besteht bei entsprechender Dysplasie beim ausgewachsenen Knochen mit möglichst geringen Arthrosezeichen, also am besten zwischen dem 20. und 40. Lebensjahr. Danach sind zumeist die bereits bestehenden arthrotischen Veränderungen zu ausgeprägt, um diesen doch recht aufwändigen Eingriff zu rechtfertigen. Zur Planung sind neben der Röntgen-Beckenübersichtsaufnahme ein Röntgenbild der betroffenen Hüfte in maximaler Abduktion und die Faux-Profil-Aufnahmen notwendig. Auf den Faux-Profil-Aufnahmen kann das Ausmaß der knöchernen Überdachung beurteilt werden. Mit dem Bild in maximaler Abduktion kann in etwa die zu erreichende Verbesserung der Überdachung dargestellt werden. Eine Computertomographie kann hilfreich sein, um die knöcherne Situation der Pfanne exakt darzustellen. Sie kann auch als Basis für digitale Planungsmodule und navigierte Operationsverfahren verwendet werden.

Intertrochantäre valgisierende Osteotomie. Sie ist bei ausgeprägter Coxa vara, anlagebedingt oder posttraumatisch, indiziert. Zur präoperativen Planung ist neben einer tiefen, auf die Symphyse zentrierten Beckenübersichtaufnahme eine axiale Aufnahme des Hüftgelenks notwendig, um zusätzliche Fehlstellungen i. S. einer Extensions- oder Flexionsdeformität feststellen oder ausschließen zu können. Eine Ganzbeinaufnahme im Stehen sollte ebenfalls vorliegen, um die gesamte Beinachse in die Planung mit einbeziehen zu können.

Intertrochantäre varisierende Osteotomie. Lange Zeit war die Methode das klassische Korrekturverfahren bei Coxa valga. Ähnlich dem Vorgehen bei der valgisierenden Korrekturosteotomie sollte neben der tiefen Beckenübersichtsaufnahme und dem axialen Bild eine Ganzbeinaufnahme im Stehen zur Planung vorliegen. Die Osteotomie und der Korrekturwinkel sowie die Implantatlage werden anhand der Röntgenbilder oder digital geplant.

Die Indikation wird aufgrund der vermehrt beschriebenen Impingement-Symptomatik nach Varisierung zunehmend weniger gestellt.

Gelenkersatz. Bei fortgeschrittenen Arthroseformen kommt zumeist nur der Gelenkersatz in Betracht. Aktueller Standard bei adäquater Knochenqualität ist die zementfreie Implantation einer Hüft-TEP. Bei Patienten mit guter Knochenstruktur ohne wesentliche Dysplasie oder Hüftkopfnekrose kann dies auch als Oberflächenersatz erfolgen, bei dem die femorale Seite nur mit einer Kappenprothese ersetzt wird und so die proximale Femursubstanz erhalten bleibt. Bei älteren Patienten mit erheblicher Osteoporose wird die zementierte Implantation bevorzugt.

In Abhängigkeit der Begleiterkrankungen sollte die Eigenblutspende von zwei Erythrozytenkonzentraten bis spätestens 2 Wochen präoperativ erfolgen. Die Planung des geeigneten Prothesenmodells wird entweder mit den entsprechenden Schablonen analog oder zunehmend auch digital durchgeführt.

Hüftarthroskopie. Die Hüftarthroskopie ist insgesamt ein recht junges Verfahren, das jedoch zunehmend mehr Verbreitung findet. Ideale Indikationen sind freie Gelenkkörper, Labrumläsionen und das zervikoazetabuläre CAM-Impingement.

Chirurgische Hüftluxation. Die Technik der chirurgischen Hüftluxation wurde zur Therapie des zervikoazetabulären Impingements entwickelt. Durch den offenen Zugang können sowohl CAM- als auch Pincer-Impingement gut behandelt werden. Zur Indikationsstellung können bei eindeutiger Klinik eine Röntgen-Beckenübersichtsaufnahme und eine axiale Hüfte mit guter Darstellung des anterioren und posterioren Hüftkopf-Hals-Überganges ausreichend sein. Bei Verdacht auf Labrumläsion sollte ein MRT erfolgen, das jedoch nur mit intraartikulärer Kontrastmittelgabe (Gadolinium) aussagekräftig ist.

Präoperativ sollte bei den jungen Patienten aufgrund der Größe des Eingriffs eine Eigenblutspende von zwei Erythrozytenkonzentraten erfolgen.

3.1.4.2 Lagerung, Zugang und OP-Technik

Periazetabuläre Umstellungsosteotomie (Abb. 3.1). Die Operation erfolgt in normaler Rückenlage auf einem röntgendurchlässigen OP-Tisch. Auf der zu operierenden Seite wird das Bein frei abgedeckt, um intraoperativ eine freie Beweglichkeit zu ermöglichen. Die Schnittführung verläuft bogenförmig, an der Crista iliaca beginnend, mit der Spina iliaca anterior superior als Scheitelpunkt dann nach distal und lateral führend. Nach Durchtrennung von Haut und Subkutis wird zunächst auf die Beckenschaufelinnenseite präpariert, bis der Beginn des Schambeins erreichbar ist. Daraufhin wird zwischen dem M. sartorius und dem M. tensor fasciae latae eingegangen, es folgen Ligatur des Ramus superficialis der A. circumflexa femoris und Präparation in die Tiefe, bis das Os ischium tastbar ist. Nach Verifikation der exakten Höhe im Bildwandler, erfolgt schließlich das Ausführen der Sitzbeinosteotomie mit dem Meißel, wobei darauf zu achten ist, dass die Osteotomie komplett ausgeführt wird. Als nächstes schließt sich die Anlage der Schambeinosteotomie an, ebenfalls mit dem Meißel. Schließlich wird, unter dem Schutz eines runden Hohmann-Hakens von dorsal, das Os ilium mit der oszillierenden Säge supraazetabulär osteotomiert, wobei die Schnittführung zwischen Spina iliaca anterior superior und inferior beginnt. Oberhalb des Gelenks sollte soviel Knochensubstanz erhalten bleiben, dass von der Spina iliaca anterior inferior eine Schanz-Schraube eingebracht werden kann zur Manipulation des Gelenkfragments. Nach Komplettierung der Osteotomie mit dem Meißel wird das Gelenkfragment über die supraazetabuläre Schanz-Schraube in die der präoperativen Planung entsprechende Korrekturposition gebracht, wobei darauf zu achten ist, keine zusätzliche Ante- oder Retroversion einzubringen. Nach temporärer Fixation mit langen 2,5-mm-Kirschner-Drähten erfolgt dann die radiologische Kontrolle der Korrektur, am besten mittels einer Beckenübersichtsaufnahme, alternativ auch mit dem Bildwandler. Die definitive Stabilisierung wird dann mit langen (ca. 100–120 mm) Großfragment-Kortikalisschrauben durchgeführt, die von der Crista iliaca aus eingebracht werden. Alternativ können auch die Kirschner-Drähte belassen werden. Zusätzlich kann ein Spongiosablock in den Osteotomiespalt eingebolzt werden.

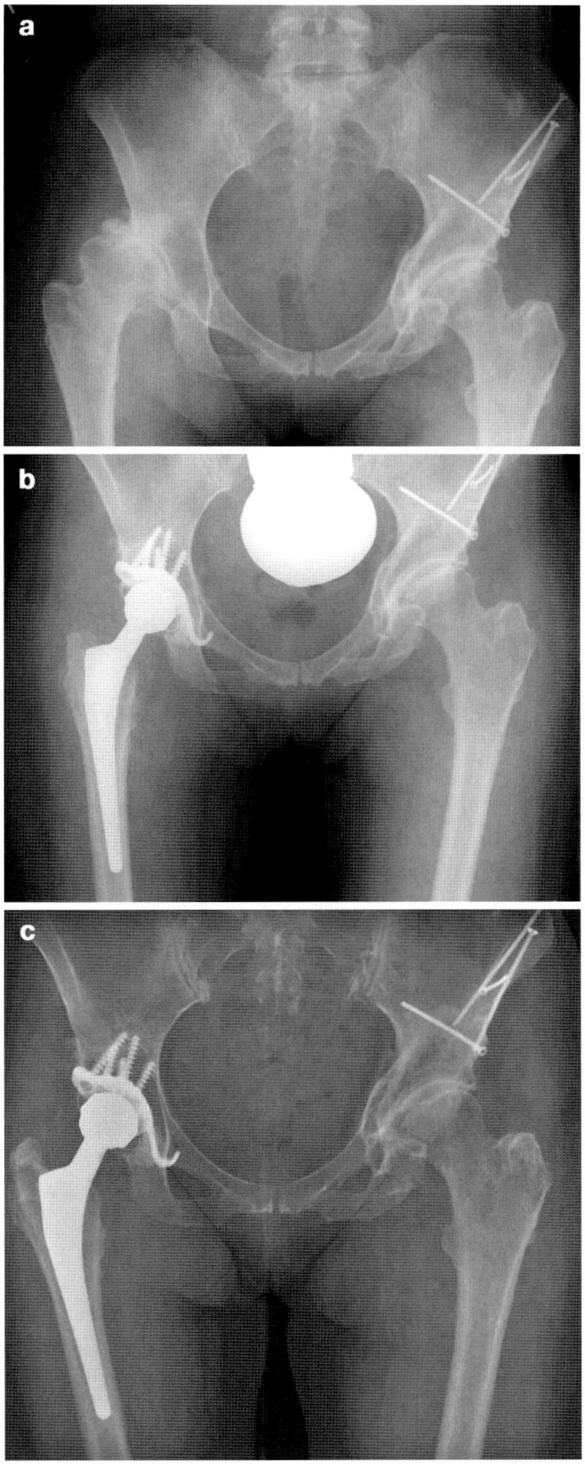

Abb. 3.1 38-jährige Patientin mit Hüftdysplasie bds., nach periazetabulärer Umstellungsosteotomie *links*, (**a**) postoperativ nach Hüft-TEP; (**b**) 2-Jahres-Follow-up nach Hüft-TEP *rechts*, (**c**) 3-Jahre nach PAO

Intertrochantäre valgisierende Osteotomie (Abb. 3.2). Die intertrochantäre Umstellung wird in Rückenlage durchgeführt. Die Lagerung erfolgt hierzu auf einem normalen, röntgendurchlässigen Tisch mit frei beweglichem Bein. Präoperativ ist zu überprüfen, dass auch eine gute axiale Bildeinstellung möglich ist.

Lateraler Zugang zum proximalen Femur, Markieren der Schenkelhalsantetorsion mit einem Kirschner-Draht. Die Eintrittsstelle der Klinge sollte mindestens 15 mm von der geplanten Osteotomie entfernt sein. Danach folgen das Vorbereiten des Eintrittsbereichs für das Klingensetzinstrumentarium mit dem Bohrer und Meißel, schließlich das Einschlagen des Klingensetzinstrumentariums bis zur geplanten Höhe. Nach Festlegung der Rotation mit zwei parallelen Kirschner-Drähten wird die geplante Osteotomieebene mit dem Meißel markiert und der Keil entsprechend der Planung mit der oszillierenden Säge herausgesägt. Das Klingensetzinstrument wird entfernt und die Osteotomieplatte (zumeist 120°) eingebracht. Nach Vervollständigen der Osteotomie erfolgen die Reposition durch Abduktion des Beins und über den Plattenspanner sowie die Fixation der restlichen Schrauben gegen den Schaft.

Intertrochantäre varisierende Osteotomie. Das Vorgehen ist ähnlich wie bei der valgisierenden Umstellungsosteotomie. Nur wird bei der Varisierung der Osteotomiekeil medialseitig entfernt.

Gelenkersatz (Abb. 3.3). Die Implantation einer Hüfttotalendoprothese kann in Rücken- oder Seitenlage erfolgen. Der wohl am weitesten verbreitete Standardzugang ist der transgluteale Zugang nach Bauer oder modifiziert nach Hardinge, der aufgrund der Übersichtlichkeit auch im eigenen Vorgehen in Seitenlage bevorzugt wird. Hierbei wird nach einem ca. 12–15 cm langen Hautschnitt über dem Trochanter major und Durchtrennen der Subkutis sowie Spalten des Tractus iliotibialis nach proximal und distal der M. gluteus medius in Faserrichtung inzidiert und gemeinsam mit dem Ansatz des M. vastus lateralis vom Trochanter major scharf nach ventral abgelöst. Nach Darstellen der Hüftgelenkskapsel wird diese T-förmig inzidiert, die Resektion der Hüftgelenkkapsel ist in Seitlage nicht erforderlich. Falls möglich, wird der Hüftkopf durch Adduktion und Außenrotation luxiert und der Schenkelhals mit zwei Hohmann-Haken unterfahren. Ansonsten, insbesondere bei Protrusionskoxarthrose,

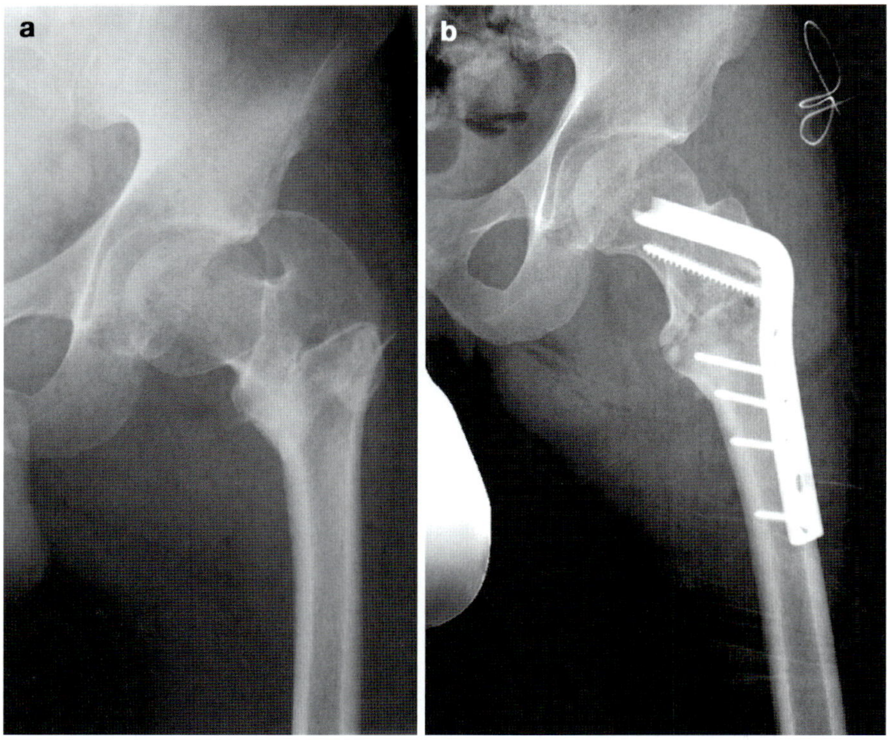

Abb. 3.2 a, b In Fehlstellung verheilte pertrochantäre Femurfraktur nach konservativer Behandlung, nach valgisierender Umstellung mit 95°-Winkelplatte

erfolgt die Schenkelhalsosteotomie in situ, nach Markieren der Resektionslinie im 45°-Winkel, 15 mm oder ein Querfinger breit oberhalb des Trochanter minor auslaufend. Nach Entfernen des Hüftkopfes mit dem „Korkenzieher" wird die Pfanne mit den Hohmann-Haken dorsal und ventral eingestellt, ein runder Hohmann-Haken in die Incisura acetabuli eingesetzt und mit den Fräsen, beginnend mit der kleinsten, zunächst nach medial in die Tiefe und schließlich in die Breite gefräst. In 2-mm-Schritten wird in 45°-Inklination bis zur vollständigen Entknorpelung und Anfrischung der subchondralen Knochensubstanz mit punktförmigen Blutungen gefräst. Nach Überprüfen der Probepfanne wird die geeignete Pfannenkomponente als Pressfit- oder Schraubpfanne eingebracht und das Inlay, zumeist aus hochvernetztem Polyethylen, eingesetzt. Bei der Präparation des proximalen Femurs wird nach Markraumeröffnung durch den Kastenmeißel mit den entsprechenden Raspeln die Spongiosa verdichtet und so die Markhöhle aufgeweitet. Schließlich wird die Schaftkomponente der geeigneten Größe eingebracht. Nach Probereposition mit einem Probekopf (S, M oder L), Prüfung der Gelenkspannung, Beweglichkeit und Beinlänge wird schließlich die definitive Kopfkomponente aufgesetzt und die definitive Reposition durchgeführt. Eine abschließende Bildwandlerkontrolle sollte erfolgen.

Minimal-invasive Zugänge zur Implantation einer Hüft-TEP sind vielfach beschrieben. Erwähnt sei der auch in Seitlage zu operierende anteriore Zugang, der die Muskellücke zwischen M. gluteus medius und M. tensor fasciae latae nutzt. Hier wird über eine ca. 8 cm Hautinzision zwischen Trochanter major und einem Punkt dorsal der Spina iliaca anterior superior eingegangen. Nach Inzision der Faszie erfolgt die digitale Präparation im Muskelintervall auf die Hüftgelenkkapsel und nach Setzen von Retraktoren die Z- oder H-förmige Kapsulotomie. Zur Exposition des Schenkelhalses wird dieser mit den Hohmann-Haken unterfahren, um die Schenkelhalsosteotomie ausführen zu können.

► Von entscheidender Wichtigkeit sind entsprechend kurvierte Retraktoren, um die Pfanne suffizient einstellen zu können.

Die Pfannenpräparation erfolgt dann in typischer Weise zunächst nach medial in die Tiefe und schließlich in 45° Inklination und 15° Anteversion in die Breite, ggf. mit gewinkeltem Fräsfutter. Anschließend

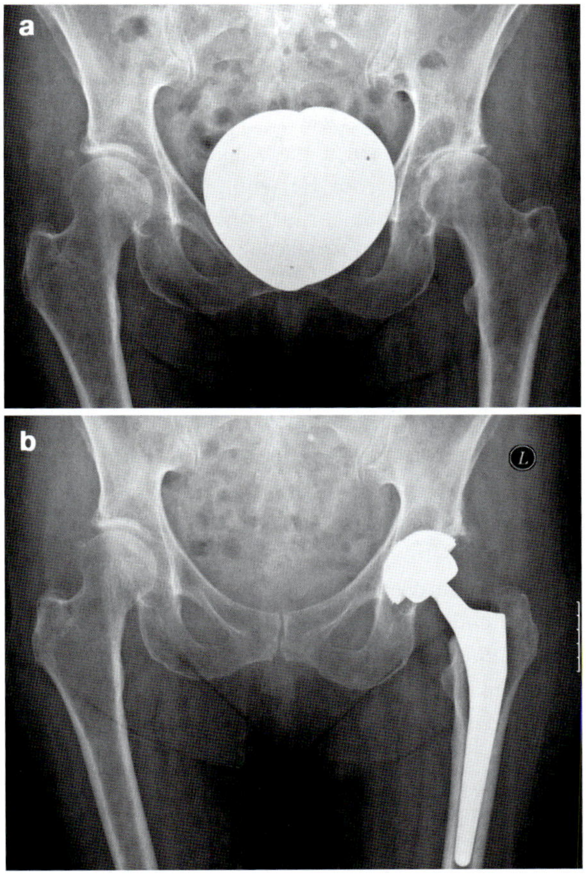

Abb. 3.3 **a** Coxarthrose links mit Gelenkspaltverschmälerung, subchondraler Sklerosierung und Zystenbildung. **b** Nach Implantation einer zementfreien Hüft-TEP (Pressfit-Pfanne, proximal verankernder Schaft, 36er Kopf)

wird die Pfannenkomponente eingesetzt, entsprechend der Planung mit gewinkeltem Einschlaginstrumentarium. Zur Schaftpräparation wird das Bein umgelagert, indem der Unterschenkel senkrecht in den Beinsack positioniert wird und das Femur so weit abgesenkt wird, bis das proximale Femur durch das Wundfenster gut erreichbar ist. Nach Eröffnen des Markraums mit dem Kastenmeißel wird das Femur dann sukzessive mit dem kurvierten Einschlaginstrumentarium aufgeraspelt und die geeignete Femurkomponente eingebracht. Aufgrund der eingeschränkten intraoperativen Visualisierung ist die abschließende Bildwandlerkontrolle hier von großer Bedeutung, um eine Steilstellung und vermehrte Anteversion der Pfannenkomponente zu vermeiden.

Der Oberflächenersatz als Kappenprothese wird vornehmlich über den dorsalen Zugang in Seitenlage implantiert. Bei bogenförmiger Schnittführung von der Hinterkante des Femurs aus in Richtung Spina iliaca posterior superior ziehend mit dem Mittelpunkt am Trochanter major werden nach Spaltung des Traktus die kleinen Außenrotatoren und der M. piriformis ansatznah abgelöst. Der N. ischiadicus sollte zumindest palpiert werden. Die Kapsel wird T-förmig inzidiert, und der Hüftkopf kann nach Durchtrennung des Lig. capitis femoris durch Flexion, Adduktion und Innenrotation luxiert werden. Nach Bestimmung des maximalen Schenkelhalsdurchmessers wird ein Implantat gewählt, das etwas größer ist. Knorpelfläche und eine Knochenschale von der Oberfläche des Femurkopfes werden abgetragen und gefräst nach Einbringen eines zentralen Führungsdrahts in den Schenkelhals mit entsprechendem Zielinstrumentarium. Eine Probekomponente wird verwendet, um die gleichmäßige Knochenresektion und die Passgenauigkeit der Prothese zu überprüfen. Bei den meisten Systemen wird die femorale Komponente zementiert verankert. Die Pfannenpräparation und -implantation erfolgt in typischer Weise.

Hüftarthroskopie (Abb. 3.5). Bei der Hüftarthroskopie wird der Patient auf dem Extensionstisch gelagert. Zusätzlich ist ein Bildwandler erforderlich, um die Position des Arthroskops und der Instrumente kontrollieren zu können. Zur Inspektion des intraartikulären Kompartments wird die Extension zur Aufweitung des Gelenkspalts angelegt, wobei auf eine gute Polsterung des Perineums zu achten ist. Über das laterale Portal erfolgt zunächst mit einer langen Punktionskanüle die Punktion des Gelenks und mittels Kontrastmittel unter Bildwandlerkontrolle die Verifikation der intrakapsulären Lage. Nach aufweitenden Stabwechseln wird schließlich das Arthroskop eingeführt und das Gelenk unter besonderer Beachtung von Knorpelschäden und Labrumläsionen inspiziert. Über ein zusätzliches anteriores Portal können freie Gelenkkörper entfernt, eingerissene Labrumanteile reseziert oder auch das Labrum refixiert werden. Nach Lösen der Extension wird in Beugestellung das extraartikuläre Kompartiment aufgesucht. Der Hüftkopf-Hals-Übergang wird auf knöcherne Anbauten und Weichteilaffektionen hin untersucht. In Beugestellung kann bei Innenrotation genau das Ausmaß des zervikoazetabulären Impingements erfasst werden. Über das zusätzliche Portal wird dann mit dem Shaver die Vorwölbung so weit abgetragen und das Off-set verbessert, bis bei der erneuten

Rotationsprüfung kein Impingement mit Kompression des Labrums mehr nachweisbar ist. Zumeist ist dafür die Konturierung des Hüftkopf-Hals-Übergangs bis auf den subchondralen Knochen erforderlich.

Chirurgische Hüftluxation (Abb. 3.4). Für die chirurgische Hüftluxation wird der Patient in Seitenlage gelagert und das zu operierende Bein frei abgedeckt. Die Schnittführung entspricht der für einen dorsalen Zugang zum Hüftgelenk, beginnend an der Außenseite des proximalen Femurs und am Trochanter major bogenförmig auf die Spina iliaca posterior superior zulaufend. Nach Durchtrennen der Subkutis, Spalten des Traktus, digitalem Auseinanderdrängen der Fasern des M. gluteus maximus und Aufsuchen des N. ischiadicus, erfolgt das ansatznahe Absetzen der Sehne des M. piriformis. Die Ansätze von M. gluteus medius und M. vastus lateralis am Trochanter major werden dargestellt, und es erfolgt die bigastrische Osteotomie des Trochanter major. Der resultierende Knochenblock mit anhängendem M. gluteus medius und M. vastus lateralis hat dabei eine Dicke von ca. 1–1,5 cm. Nach weiterer Präparation nach ventral wird die Hüftgelenkskapsel in ihrer Zirkumferenz dargestellt und bogenförmig inzidiert. Der Hüftkopf kann zunächst subluxiert und bei Bedarf nach Durchtrennung des Lig. capitis femoris auch komplett luxiert werden. Die Pfanne wird auf Knorpelschäden hin inspiziert, das Labrum auf mögliche Läsionen und Einrisse. Bei CAM-Impingement wird der Hüftkopf-Hals-Übergang mit dem Meißel im Sinne eines Off-set verbessert unter Schonung der vom Trochanter her einsprossenden Gefäße. Bei pfannenseitig bedingtem Pincer-Impingement wird auf der azetabulären Seite das knöcherne Hindernis beseitigt und das Labrum wieder refixiert. Nach erfolgter Korrektur können nach Reposition unter Sicht die Artikulation und das erreichte Bewegungsausmaß beurteilt werden. Das Trochantermedaillon wird mit zwei oder drei Kleinfragmentschrauben refixiert, ansonsten erfolgt der Wundverschluss wie beim dorsalen Zugang.

3.1.5 Ergebnisse

3.1.5.1 Postoperative Behandlung

Bei den Umstellungsosteotomien sollte für 8 Wochen eine Teilbelastung von 15 kg eingehalten werden. Nach Röntgenkontrolle und ersten Anzeichen der Konsolidierung kann dann gesteigert werden. Speziell bei der periazetabulären Umstellung sind vermehrte Hüftbeugeübungen zu vermeiden.

Bei zementierten Hüfttotalendoprothesen ist von Beginn an die Vollbelastung möglich. Bei zementfreien Endoprothesen kann bei gutem Press-fit auch mit schmerzadaptierter Belastung begonnen werden. Sicherheitshalber können auch 4 Wochen Teilbelastung eingehalten werden. Die Hüftbeugung über 60 Grad ist bei allen konventionellen Endoprothesen in den ersten 4 Wochen zu vermeiden. Für den Oberflächenersatz ist aufgrund der zumeist zementierten Hüftkappe eine frühzeitige Freigabe der Belastung möglich. Aufgrund der großen Kopfdimension mit nahezu nicht vorhandenem Luxationsrisiko kann auch die Beweglichkeit freigegeben werden.

Da selbst nach arthroskopischer Off-set-Anlage Schenkelhalsfrakturen beschrieben wurden, ist auch nach Hüftarthroskopien die Teilbelastung für 4 Wochen zu empfehlen. Weiterhin ist die physiotherapeutische Behandlung zur Verbesserung der Beweglichkeit und auch bei zuweilen bestehenden muskulären Schmerzen im Bereich der Portale sinnvoll.

Nach chirurgischer Hüftluxation sollte aufgrund der bigastrischen Trochanterosteotomie auch für 8 Wochen die Teilbelastung mit 15 kg eingehalten werden und die aktive Abduktion vermieden werden. Nach entsprechender Röntgenkontrolle kann dann sukzessive aufbelastet werden.

3.1.5.2 Komplikationen, Fehler und Gefahren

Bei der PAO ist präoperativ neben den herkömmlichen Risiken aufgrund der Schnittführung auch über eine mögliche Gefühlsbeeinträchtigung an der Oberschenkelaußenseite, bedingt durch eine Läsion des N. cutaneus femoris lateralis, aufzuklären. Intraoperativ ist bei der Präparation auf das Os ischii und bei der Osteotomie eine Kompression durch Hakenzug auf den N. femoralis zu vermeiden. Die Iliumosteotomie darf nicht zu gelenknah erfolgen, da sonst keine Manipulation des Gelenkfragments mehr möglich ist. Gegebenenfalls sollte die Osteotomieebene im Bildwandler kontrolliert werden. Die Osteotomie selbst ist unter Sicherung durch Hohmann-Haken auszuführen, um Schäden der Glutealmuskulatur zu vermeiden. Der häufigste Fehler schließlich ist die Überkorrektur durch vermehrte Lateralisierung, was wiederum zu einer Bewegungseinschränkung mit Impingement-Symptomatik führen kann. Um dies zu vermeiden, sollte intraoperativ neben der radiologischen Kont-

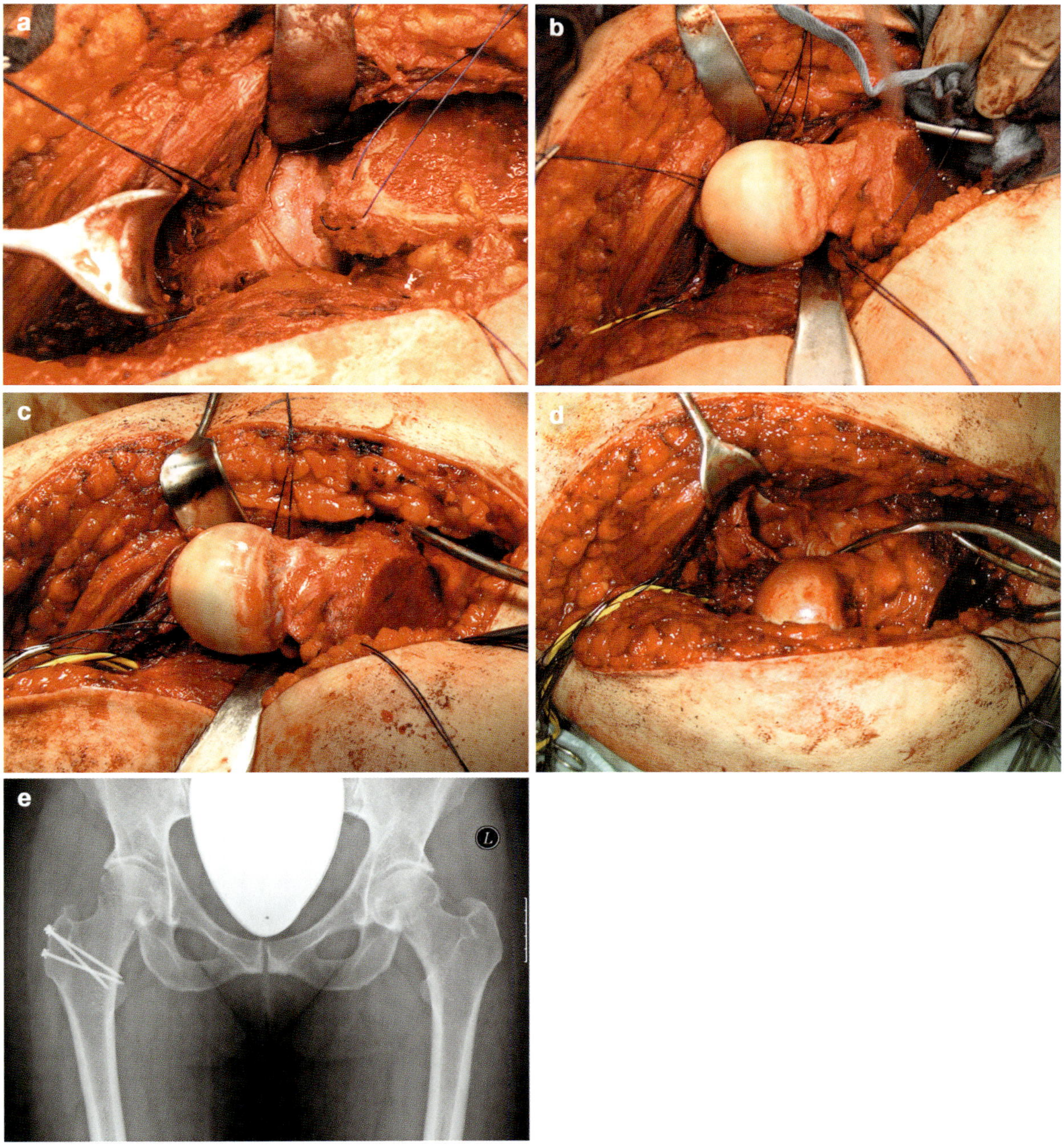

Abb. 3.4 Intraoperativer Befund bei kombiniertem Pinzer-/CAM-Impingement über chirurgische Hüftluxation. **a** Darstellung des Impingements nach bigastrischer Trochanterosteotomie. **b** Deutlicher „bump" sichtbar nach Luxation des Hüftkopfes. **c, d** Anlage des Off-set anterolateral, Labrumrefixation nach Osteophytenresektion. **e** Postoperatives Röntgenbild nach chirurgischer Hüftluxation, Off-set, Osteophytenresektion, Labrumrefixation und Refixation der Trochanterosteotomie rechts

rolle auch das Bewegungsausmaß überprüft werden. Pseudarthrosen der Osteotomiestellen sind selten. Bei entsprechend persistierender Schmerzhaftigkeit nach 6 Monaten sollten sie dann aber großzügig operativ angegangen werden.

Die intertrochantären Umstellungen bergen viele Komplikationsmöglichkeiten. Falsche Klingenlage, falsch angelegte Osteotomie und Rotationsfehler seien angeführt. Der Abstand zwischen Osteotomie und Eintrittsstelle der Klinge hat mindestens 15 mm zu

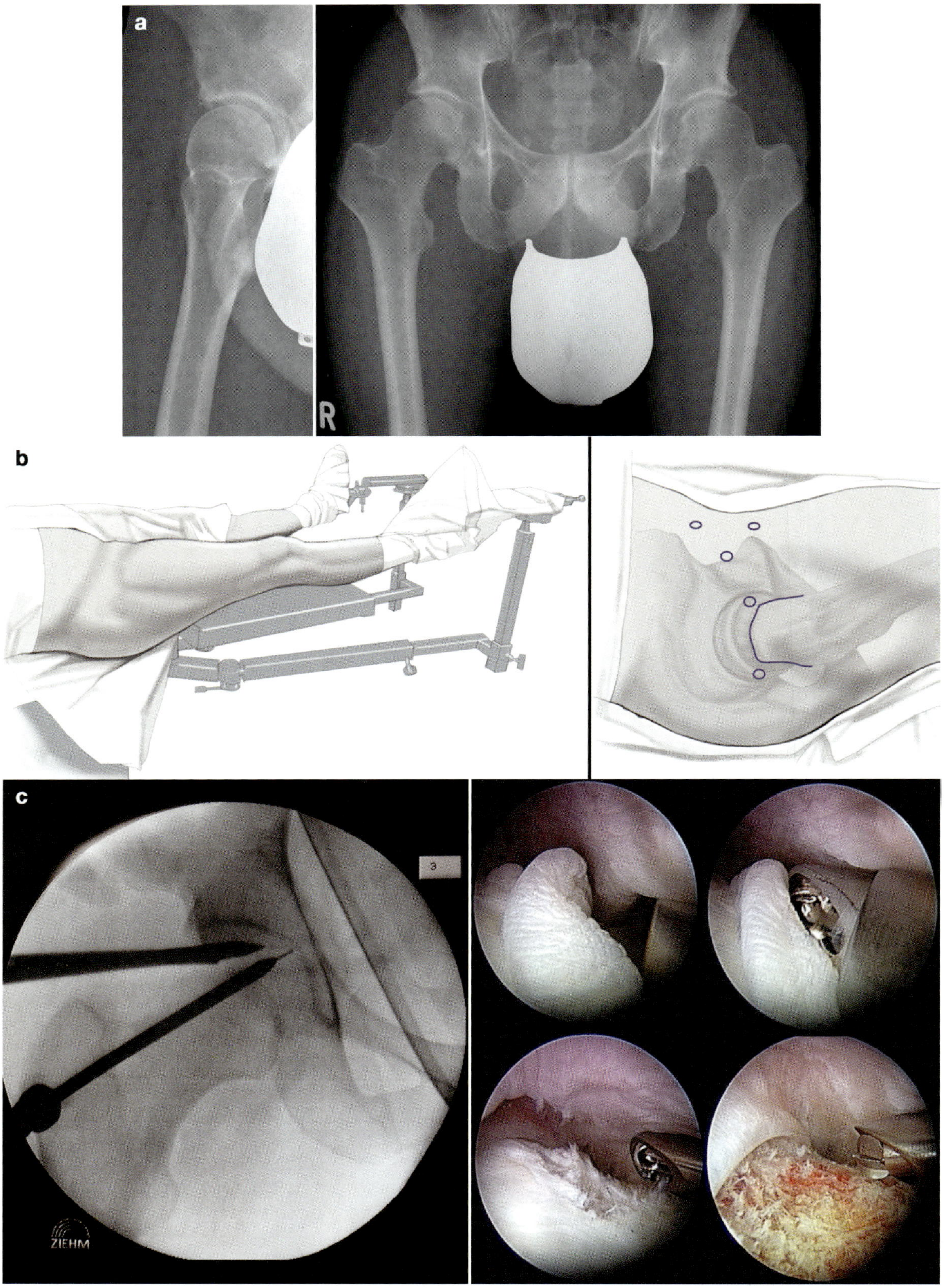

Abb. 3.5 **a** Röntgen femoroazetabuläres Impingement (CAM-Impingement). **b** Setup zur Hüftarthroskopie mit Extensionstisch, BV und ASK-Turm, Anzeichnen der Portale. **c** BV-Bild intraoperativ bei Inspektion des zentralen Kompartments, arthroskopische Bilder peripheres Kompartment, Resektion des „bump“, Off-set-Verbesserung. **d** Postoperatives Röntgen nach arthroskopischem Off-set rechts

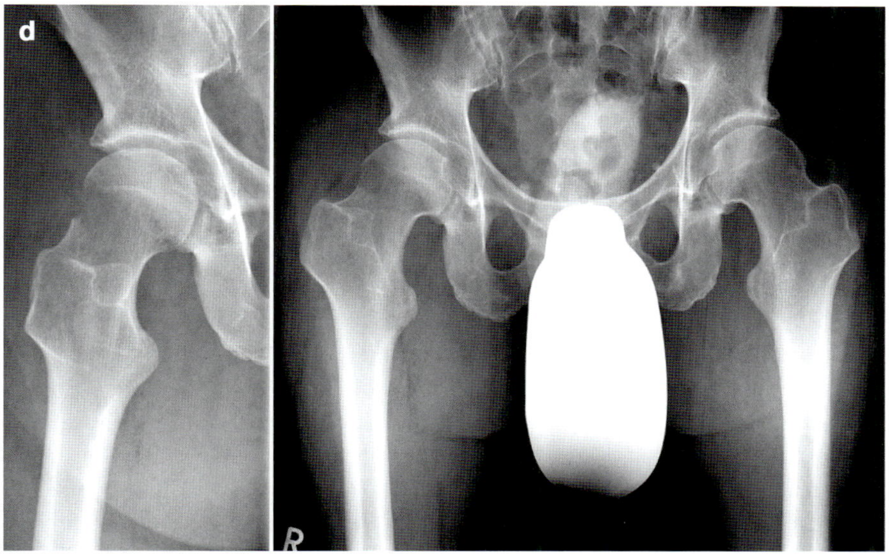

Abb. 3.5 (Fortsetzung)

betragen, da sonst ein erhöhtes Fraktur- bzw. Ausrissrisiko besteht. Die Überkorrektur führt bei der Valgisierung zu einer vermehrten Beinverlängerung, bei der Varisierung zu einer vermehrten Beinverkürzung mit Glutealinsuffizienz. Um Pseudarthrosen zu vermeiden, sollte der Plattenspanner verwendet werden.

Bei Endoprothesen gelten als spezielle Risiken die Luxation (1–5 % je nach Operateur und Zugang), periartikuläre Ossifikationen und Bewegungseinschränkungen, intraoperative Frakturen, Nachblutungen, Hämatome, Zweitoperationen, Lockerungen, Implantatbruch und der Infekt (Früh-, Spätinfekt, evtl. TEP-Ausbau).

▶ Bei der Hüftarthroskopie ist bei der Lagerung auf eine sehr gute Polsterung im perinealen Bereich zu achten, da es sonst bei Anlage der Extension zu Beeinträchtigungen des N. pudendus kommen kann oder bei Frauen sogar Drucknekrosen im Bereich der Labien. Intraoperativ sind die Portale an korrekter Stelle anzulegen, um Gefäß- oder Nervenläsionen zu vermeiden.

3.2 Heterotope Ossifikationen

Heterotope Ossifikationen (HO) sind außerhalb des Knochens, in der Muskulatur oder im Sehnengewebe auftretende Verknöcherungen, die sich histologisch nicht von normalem Knochen unterscheiden. Goldberg beschrieb als erster 1877 „Muskelverkalkungen" bei zwei Paralytikern. Küttner unterschied 1910 in traumatische, nichttraumatische, entzündliche und heterogene Formen. Die Erstbeschreibung heterotoper Ossifikationen nach Hüftprothesenimplantation erfolgte 1966 durch McKee und Watson-Farrar.

Am häufigsten treten HO im Bereich des Hüftgelenks, am zweithäufigsten am Ellenbogen und der Schulter, weniger häufig am Kniegelenk auf. Unabhängig von der Ätiologie führen 10–20 % der Fälle zu klinisch relevanten Symptomen. Eine Ankylose tritt wiederum in 10 % der klinisch relevanten Fälle auf.

Als Risikofaktoren gelten neben dem Operationstrauma, dem operativen Zugang und Operateur auch Grundkrankheiten wie Morbus Bechterew, idiopathische Skeletthyperostosen und produktive Arthrosen. Bei posttraumatischen Formen besteht ein gehäuftes Auftreten bei Polytraumapatienten mit Schädel-Hirn-Trauma. Ausgeprägte heterotope Ossifikationen werden auch nach langem Intensivaufenthalt beobachtet, sei es nach septischen Krankheitsverläufen oder auch Transplantationen. Bei den neurogen bedingten HO sollen ursächlich die Immobilität, der erhöhte Muskeltonus und Durchblutungsstörungen eine Rolle spielen.

Die Pathogenese der HO ist nicht vollständig geklärt. Es wird angenommen, dass sich Mesenchymzellen zu Osteoblasten differenzieren und nichtmineralisierte Knochensubstanz, das Osteoid, bilden. Bei der Differenzierung der Mesenchymzellen kommt dem

Bone Morphogenetic Protein (BMP) entscheidende Bedeutung zu. Wird das Osteoid schließlich mineralisiert, wandeln sich die Osteoblasten in Osteozyten um.

Im Bereich des Hüftgelenks treten HO in der posttraumatischen Form gehäuft nach Azetabulumfrakturen und nach Totalendoprothesenimplantationen auf. Nach Osteosynthesen von Azetabulumfrakturen ist in 21–70 % mit HO zu rechnen. Besondere Risikofaktoren sind hierbei dorsale oder erweiterte Zugänge sowie eine kontusionierte Muskulatur, insbesondere des M. gluteus minimus. Bei Totalendoprothesen werden heterotope Ossifikationen in bis zu 60 % beschrieben. Die Ossifikationen treten lateral des Trochanter majors v. a. im Bereich des Schenkelhalses von der Trochanterspitze zum kraniolateralen Azetabulum auf.

Die neurogenen Formen z. B. nach Schädel-Hirn-Trauma treten je nach Spasmus der pelvitrochantären Muskulatur inferior-medial oder dorsal auf.

3.2.1 Diagnostik

Höhergradige Ossifikationen führen zu einer erheblichen Bewegungseinschränkung des Hüftgelenks mit entsprechender Beschwerdesymptomatik. Die klinische Untersuchung gibt dann bereits klare Hinweise. Zuerst ist die Abduktion und dann die Beugung und Rotation beeinträchtigt.

Laboruntersuchungen sind wenig spezifisch. Es gibt keinen serologischen Marker, der als prädiktiver Wert zur Ausbildung von HO herangezogen werden kann. Es konnte jedoch gezeigt werden, dass die alkalische Phosphatase über einen Zeitraum von bis zu 5 Monaten postoperativ erhöht bleibt.

Grundlage der bildgebenden Diagnostik ist die Röntgen-Beckenübersichtsaufnahme. Hier lässt sich häufig bereits beurteilen, ob einzelne Verknöcherungsinseln vorliegen oder eine Knochenspange zwischen Trochanter major und Os ilium. Zu beachten ist allerdings, dass sich auch einzelne Knocheninseln überlagern und eine Knochenspange vortäuschen können.

Die Drei-Phasen-Skelettszintigraphie ist ein sensibles Verfahren zur Diagnostik von HO. Bereits in der Frühphase, 2–4 Wochen postoperativ oder posttraumatisch, kommt es zu Anreicherungen, meist sogar vor sichtbaren radiologischen Veränderungen. Die messbare Aktivität hält normalerweise 6–12 Monate an und fällt dann ab.

Tab. 3.3 Brooker-Klassifikation

Grad I	Knocheninseln innerhalb des periartikulären Weichteilmantels
Grad II	Knöcherne Ausziehungen vom Os ilium und/oder Trochanter major, Mindestabstand zueinander > 1 cm
Grad III	Wie Grad II, Abstand jedoch < 1 cm
Grad IV	Ankylose

Die Computertomographie ist zur genauen Beurteilung der Ausdehnung der HO und insbesondere zu Planung der Resektion von entscheidender Bedeutung. In den axialen Schichten kann beurteilt werden, ob die HO ventral oder dorsal liegen und wie groß die Abstände zu Trochanter major bzw. Os ilium sind. Die Lagebeziehung zu Gefäßen und Nerven, vornehmlich des N. ischiadicus, kann eingeschätzt werden. Mit den zusätzlichen 2D-Rekonstruktionen in sagittaler und koronarer Ausrichtung kann dann der geeignete operative Zugang zur Resektion geplant werden.

3.2.2 Klassifikation

International durchgesetzt hat sich die Brooker-Klassifikation (Tab. 3.3). Sie unterscheidet Knocheninseln von größeren Knochenausziehungen mit unterschiedlichem Abstand und schließlich die Ankylose.

3.2.3 Indikation

Die Indikation zur Resektion der heterotopen Ossifikationen besteht bei Grad III und IV, wenn erhebliche Bewegungseinschränkungen (Beugung <90°) und entsprechende Beschwerden bestehen. Ist die Mobilisierung eingeschränkt oder gar unmöglich durch die Ossifikationen, sollte die Resektion zügig geplant werden. In anderen Fällen kann, gerade bei den neurogenen Formen, durchaus eine entsprechende krankengymnastische Übungsbehandlung im Vorfeld sinnvoll sein und bereits zu einer Steigerung der Beweglichkeit führen.

3.2.4 Therapie

Die einzige therapeutische Möglichkeit bei ausgeprägten Bewegungseinschränkungen und Beschwerden ist die **Resektion** der heterotopen Ossifikationen. Essentiell ist dabei auch die Prophylaxe zur Verhinderung eines erneuten Auftretens.

3.2.4.1 OP-Planung, -Zeitpunkt und -Vorbereitung

Lange Zeit wurde empfohlen, vor einer Resektion die Reifungsphase der Ossifikationen abzuwarten, d. h. mindestens 6 Monate nach posttraumatisch bedingten und 12 Monate nach neurogen bedingten. Erst nach deutlich abgefallener Aktivität in der Skelettszintigraphie erfolgte dann die Resektion.

Durch die besseren Prophylaxemethoden, kann jetzt der Operationszeitpunkt in Abhängigkeit der Bewegungseinschränkung und der dadurch bedingten Beschwerden auch früher gewählt werden. Zu Planung des operativen Vorgehens ist eine Computertomographie erforderlich. Hiermit kann die genaue Lage und Ausdehnung der HO beurteilt werden sowie die Lagebeziehung zu Nerven und Gefäßen. Zumeist liegen die Ossifikationen dorsal, nicht selten in enger Beziehung zum N. ischiadicus.

Präoperativ sollte in Anbetracht der planbaren Operation und des möglichen Blutverlusts aus den Resektionsflächen eine Eigenblutspende für 2 Erythrozytenkonzentrate erfolgen.

3.2.4.2 OP-Technik

Ganz selten ist ein ventraler Zugang erforderlich. Bei Hüftendoprothesen und nach Azetabulumfrakturen erfolgt die Resektion zumeist über den vorbestehenden Zugang. Bei den neurogenen Formen ist auch meist ein dorsaler Zugang notwendig.

Über den geeigneten Zugang wird in weichteilschonender Weise auf die Ossifikationen hin präpariert. Liegt auf den CT-Schnittbildern eine enge Lagebeziehung zum N. ischiadicus vor, wird dieser im gesunden, nicht betroffenen Bereich dargestellt und in den Bereich der Ossifikationen verfolgt und freipräpariert. Auf diese Weise kann er gut geschont werden. Von den Ossifikationen können die Weichteile zumeist gut mit dem Rasparatorium abgeschoben werden. Die Grenze Ossifikationen – normaler Knochen ist häufig durch eine bindegewebige Lamelle gekennzeichnet, kann jedoch schwer darstellbar sein. Deshalb sollte vor Beginn der eigentlichen Resektion die Lage im Bildwandler kontrolliert werden. In ausgeprägten Fällen kann auch die Navigation auf Basis der CT-Bilder sinnvoll sein, um die geeignete Resektionslinie zu finden. Bei sicherer Position der Resektionslinie erfolgt dann die Entfernung in möglichst großen Teilen mit dem Meißel.

▶ **Cave:** Ein Versprengen einzelner Ossifikationsanteile im Gewebe sollte vermieden werden, um ein Wiederauftreten nicht zu begünstigen.

Nach Entfernung der Ossifikationen wird die erreichte Beweglichkeit im Hüftgelenk überprüft und das Ausmaß der Resektion mit dem Bildwandler dokumentiert. Nach ausgiebiger Spülung erfolgen dann die Einlage einer tiefen Redondrainage und der schichtweise Wundverschluss.

3.2.5 Ergebnisse

Bei weichteilschonender Operationstechnik, adäquater Resektion und effektiver Prophylaxe werden kaum Rezidive beobachtet. Kritischer ist es bei den Patienten, die bereits bei der Initialoperation eine Bestrahlung des Operationsgebiets erhalten hatten und deshalb nach der Resektion nur eine medikamentöse Prophylaxe bekommen können. Genaue Zahlen können jedoch in Anbetracht der geringen Fallzahlen nicht angegeben werden.

3.2.5.1 Postoperative Behandlung

Von entscheidender Bedeutung für das Ergebnis ist eine effiziente Prophylaxe. Am wirksamsten ist die einmalige Bestrahlung mit 7 Gy. Die pluripotenten Mesenchymzellen müssen dabei in einem frühen Differenzierungsstadium bestrahlt werden, um eine weitere Differenzierung zu verhindern. Deshalb sollte die Bestrahlung innerhalb der ersten 24 h nach der Operation oder aber bis zu 24 h davor erfolgen.

Zahlreiche Studien konnten zeigen, dass auch nichtsteroidale Antirheumatika wie Indomethacin oder Diclofenac zu einer Reduktion bis Verhinderung der Ossifikationen führen können. Als Prophylaxe nach der Resektion werden sie im eigenen Vorgehen aber höchstens additiv zur Radiatio eingesetzt.

3.2.5.2 Komplikationen, Fehler und Gefahren

Von entscheidender Bedeutung für das Ergebnis sind die Zugangswahl, das Ausmaß der Resektion und die postoperative Prophylaxe. Bei falschem Zugang können die HO nicht adäquat entfernt werden. Die Lagebeziehung zu Nerven und Gefäßen sollte präoperativ anhand des CT veranschaulicht werden, da sonst die Gefahr von Nerven- und Gefäßläsionen nicht unerheblich ist. Setzt die postoperative Prophylaxe in Form der Radiation und/oder NSAR-Medikation nicht innerhalb der ersten 24 h ein, steigt die Gefahr eines Rezidivs.

3.3 Hüftkopfnekrose

Die Hüftkopfnekrose kann posttraumatisch auftreten z. B. nach Schenkelhalsfraktur oder dorsaler Hüftluxation(-sfraktur). Häufiger ist sie aber aufgrund einer primären vaskulären Störung als sog. idiopathische Hüftkopfnekrose. Über eine Stase und Ödem entwickelt sich die Nekrose des Knochenmarks und der Trabekelstruktur bis zum vollständigen Schwund der Osteozyten. Besonderes Kennzeichen der idiopathischen Hüftkopfnekrose ist das beidseitige Auftreten mit einer Inzidenz bis zu 72 %. Die Ursachen können vielfältig sein:

- hoher Alkoholkonsum,
- Fettembolien durch Fettleber,
- Hyperurikämie, Dyslipidämie,
- Kortisontherapie, Anabolika, Chemotherapie, nach Transplantation,
- Sichelzellanämie,
- systemischer Lupus erythematodes.

Da die meisten Patienten sich zum Zeitpunkt des Krankheitsbeginns auf der Höhe ihrer Arbeitsfähigkeit befinden, hat die Therapie mit dem Ziel der vollständigen Wiederherstellung der Arbeitsfähigkeit auch eine besondere sozioökonomische Bedeutung.

3.3.1 Diagnostik

Am Beginn der Diagnostik steht das **konventionelle Röntgenbild** als p. a.-Beckenübersicht und axiale oder Lauenstein-Aufnahme. Da sichere Röntgenzeichen erst im Spätstadium auftreten, ist das konventionelle Röntgen jedoch keine Methode zur Früherkennung der Hüftkopfnekrose. Es können Konturabflachungen des Hüftkopfes und Impressionen der osteokartilaginären Oberfläche beurteilt werden. Anfänglich zeigen sich diese Veränderungen vor allem im anterolateralen Kopfsegment. Zusätzliche tangentiale Röntgenaufnahmen helfen bei der Lokalisation und Beurteilung der Größenausdehnung des nekrotischen Areals. Konturaufnahmen nach Schneider erlauben eine Zuordnung des nekrotischen Herdes in den dorsalen oder ventralen Hüftkopfanteil.

Tab. 3.4 Stadieneinteilung der Hüftkopfnekrose nach Ficat

Stadium I	Röntgenbild normal (evtl. geringe Osteoporose)
Stadium II	Gelenkspalt und Kopfkontur: normal Spongiosaveränderungen: diffus, fleckförmige Osteoporose, Sklerose
Stadium III	Gelenkspalt normal Hüftkopfkontur unterbrochen Kollapssequestrierung
Stadium IV	Gelenkspalt: schmal Ausgedehnte Gelenkzerstörung

Mit der **Computertomographie** lässt sich die Lokalisation und Ausdehnung der Nekrose im Femurkopf gut beurteilen. In der Frühphase basiert die CT-Diagnostik auf dem Erkennen des sog. Asterisk-Zeichens. Diese stilisierte Sternfigur entsteht durch die Druck- und Spannungstrajektorien und erleidet bei der ischämischen Hüftkopfnekrose Formveränderungen, die eine relativ frühe Diagnose und Lokalisation ermöglichen. Ab dem Stadium II eignet sich ein hoch auflösendes CT gut zur präoperativen Planung und sichert das frühe Erkennen einer subchondralen Fraktur.

Das **MRT** gilt als Methode der Wahl zur Früherkennung der Hüftkopfnekrose. Neben axialen, T1-gewichteten Schichten sollten T2-betonte koronare und sagittale T1-Schichten angefertigt werden. Aufgrund der hohen Kontrastauflösung ist eine Differenzierung von normalem und pathologischem Knochenmark möglich. Eine Abgrenzung zur transitorischen Osteoporose kann bereits initial stattfinden. Die tatsächliche Ausdehnung der Nekrose lässt sich am besten darstellen. Nur die Abgrenzung älterer Nekrosen zur Coxarthrose kann schwierig sein, Hüftkopfdeformierungen sind im Nativröntgenbild besser erkennbar.

3.3.2 Klassifikation

Tabelle 3.4 zeigt die röntgenologische Stadieneinteilung der Hüftkopfnekrose nach Ficat.

Um die Terminologie zu vereinfachen, wurde 1991 vom ARCO (Association Research Circulation Osseous) Committee on Terminology and Classification ein einheitliches klinisches Klassifikationsschema verabschiedet (Tab. 3.5).

Tab. 3.5 Internationale ARCO Stadieneinteilung der Hüftkopfnekrose

Stadium	Initialstadium	Frühstadium	Frühstadium	Übergangsstadium	Spätstadium	Spätstadium	Spätstadium
	0	I	II	III	IV	V	VI
Radiologische Veränderungen	Negativ oder unspezifisch	Rö und CT negativ	Rö: Sklerose und Osteoporose	Rö: subchondrale Fraktur („crescent sign“)	Rö: Abflachung des Femurkopfes	IV + Gelenkspaltverschmälerung und/oder degenerative Veränderungen im Azetabulum	Komplette Gelenkdestruktion
	Histologie positiv	Szintigraphie und/oder MRT positiv					
Diagnosesicherung	Histologie	MRT	MRT (CT)	MRT (Rö)	Rö	Rö	Rö

Tab. 3.6 Therapieschema zur Behandlung der Hüftkopfnekrose

Stadium		Behandlung
I	Keine radiologischen Zeichen	Dekompression
II	Präkollaptisch	Dekompression, Knochentransplantation, Osteotomien
III	Subchondrale Frakturzeichen	Knochentransplantation, endoprothetische Versorgung
IV	Arthrose	Endoprothetische Versorgung

3.3.3 Indikation

Als Therapiemöglichkeiten sind grundsätzlich konservative und operative Verfahren beschrieben worden. Für die konservative Behandlung mit Ruhigstellung und Entlastung liegen jedoch keine evidenzbasierten Daten vor, die eine gezielte Empfehlung rechtfertigen würden. Demgegenüber ist die Datenlage bei den operativen Verfahren recht gut.

Ziel der operativen Behandlung ist die Restitutio ad integrum. Falls diese nicht erreicht werden kann, sollte durch die operative Intervention die Indikation zum endoprothetischen Ersatz möglichst weit hinausgeschoben werden können. Das einfachste operative Verfahren ist die Dekompression. Daneben stehen unterschiedliche Verfahren zur Verfügung wie Umstellungsosteotomien, gefäßgestielte oder freie Span- und Spongiosatransplantationen oder Zementauffüllungen. Die Arthrodese ist bei der nichttraumatischen Hüftkopfnekrose aufgrund der hohen Pseudarthrosenrate von 50 %, der häufigen Miterkrankung der Gegenseite, und auch in Anbetracht der immer besseren Ergebnisse der Endoprothetik kaum mehr zeitgemäß. Die Endoprothetik selbst stößt bei Standzeiten von 15–20 Jahren bei jungen Patienten an ihre Grenzen, weshalb gelenkerhaltende Maßnahmen bei differenzierter Patientenauswahl weiterhin indiziert sind. Die Wahl des geeigneten operativen Verfahrens sollte sich nach folgenden Kriterien richten:

- Größe und Lage des nekrotischen Areals,
- Stadium der Erkrankung,
- Ausmaß der Femurkopfimpression und der Azetabulumbeteiligung,
- Morbidität des Therapieverfahrens.

3.3.4 Therapie

3.3.4.1 Verfahrenswahl und OP-Planung (Tab. 3.6)

Dekompression. Die Markraumdekompression ist die Weiterentwicklung eines ursprünglich diagnostischen Verfahrens. Nachdem die Entnahme eines Knochenzylinders zur histologischen Untersuchung bei Patienten mit Hüftkopfnekrose zu einer deutlichen Beschwerdelinderung führte, wurde dieses Verfahren auch therapeutisch eingesetzt. Die Dekompression erfolgt zunehmend als Anbohrung des Hüftkopfes bzw. des betroffenen Areals durch wiederholte Bohrungen mit einem 3,2-mm-Bohrer. Die Wirkung erfolgt dabei durch die Senkung des intraossären Drucks durch die Bohrungen. Zumeist resultiert eine unmittelbare Schmerzlinderung. Die postulierte Revaskularisierung wird jedoch kontrovers beurteilt.

Die Dekompression ist indiziert bei kleinen und mittelgroßen Defekten, unabhängig von den Risikofaktoren. Bei ausgedehnteren Defekten und fortgeschrittener Schädigung des Hüftkopfes und des Azetabulums ist sie nicht mehr sinnvoll.

Zur Planung sollte die präoperative Bildgebung konventionell und mittels MRT vorliegen. Zur intraoperativen Visualisierung des Nekroseherdes sollte ein hochwertiger Bildwandler zur Verfügung stehen. In speziellen Fällen kann zum exakten Auffinden und Anbohren des Herdes auch die Anwendung der Navigation sinnvoll sein, bzw. intraoperative 3D Bildgebung zur Absicherung des Operationsergebnisses. Eine präoperative Eigenblutspende ist in der Regel nicht erforderlich. Der Patient sollte speziell aufgeklärt werden über die erforderliche Teilbelastung für mindestens 8 Wochen und das Frakturrisiko.

Umstellungsosteotomien. Ziel der unterschiedlichen Umstellungsosteotomien ist es, das nekrotische Areal des Hüftkopfes aus der Belastungszone herauszudrehen. Hierbei kommen intertrochantäre Osteotomien, die eine Korrektur im Sinne einer Extension oder Flexion bzw. Varus/Valgus erlauben, und transtrochantäre Rotationsosteotomien zur Anwendung.

Rotationsosteotomien ermöglichen die Verschiebung des osteonekrotischen Bereichs aus der Hauptbelastungszone heraus und damit eine nachhaltige Entlastung des Nekroseherds. Valgisierende, flektierende Osteotomien sollten nach Shannon et al. bei jungen Patienten durchgeführt werden, bei denen das Nekroseareal noch klein ist und möglichst keine Femurkopfimpression besteht. Es sollten keine Systemerkrankungen oder Kortisonmedikation vorliegen. Bei uneingeschränkter Abduktion und Rotation in der klinischen Untersuchung sollte höchstens eine geringgradige Flexionskontraktur bestehen.

Die varisierende, intertrochantäre Umstellungsosteotomie sollte nur durchgeführt werden, wenn der nekrotische Bereich medial liegt und der laterale Hüftkopfanteil unbeteiligt ist. Eine Abduktion von mindestens 30° sollte gegeben sein. In Abhängigkeit der Lage des Nekroseherdes kann die Varisierung mit einer zusätzlichen Flexion oder Extension kombiniert werden.

Die Patientenauswahl sollte sehr sorgfältig erfolgen. Im Vergleich zur Dekompression ist die Umstellung technisch aufwendiger und mit einer höheren Komplikationsrate (z. B. Pseudarthrosenbildung) verbunden. Zusätzlich ist zu bedenken, dass im Falle eines späteren Gelenkersatzes die Implantation häufig erschwert und durch eine verlängerte Operationszeit, vermehrten Blutverlust, technische Schwierigkeiten und eine erhöhte Infektionsrate gekennzeichnet ist. Eine präoperative Eigenblutspende ist anzuraten.

Span-/Spongiosatransplantation. Die nicht gefäßgestielte Knochentransplantation hat zahlreiche theoretische Vorteile bei der Behandlung von prä- und frühen postkollaptischen Stadien. Das Verfahren erreicht eine Dekompression des Femurkopfes, eine Entfernung des nekrotischen Knochens und eine strukturelle Abstützung durch das Transplantat, das die Reparatur und Wiederherstellung des subchondralen Knochens erlaubt. Derzeit gibt es drei unterschiedliche Ansätze für Knochentransplantationen:

- Einbringen von kortikalem Knochen durch einen zentralen Zugang in den Schenkelhals und den Femurkopf.
- Einbringen des Transplantats durch eine sog. „Falltür", indem durch Eröffnung des Gelenkknorpels des Femurkopfes das nekrotische Areal zugänglich, der nekrotische Knochen ausgeräumt und die Höhle mit Knochentransplantat aufgefüllt wird.
- Einbringen des Knochentransplantats durch ein Fenster im Schenkelhals unmittelbar unterhalb des Femurkopfes, nachdem auch hier zunächst der nekrotische Knochen entfernt wurde.

Die gefäßgestielte Knochentransplantation kombiniert unterschiedliche Ansätze in der Behandlung. Neben der Anbohrung und mechanischen Abstützung wird vor allem die Gefäßversorgung wiederhergestellt in Bereichen, in denen sie zuvor eingeschränkt oder nicht vorhanden war. Verwendet wird zumeist ein gefäßgestieltes Fibulatransplantat. Sehr gute Resultate bietet das Verfahren bei Hüftkopfnekrosen im Frühstadium, aber auch bei größeren Läsionen ohne Kollaps ist sie erfolgversprechend. Ist der Kollaps des Hüftkopfes eingetreten, sind die Resultate unsicher.

Gelenkersatz. Der Hüftgelenkersatz ist spätestens dann indiziert, wenn der Hüftkopf kollabiert und das Gelenk so verändert ist, dass die Gelenkführung nachhaltig beeinträchtigt wird. Unterschieden werden kann die Arthroplastik des koxalen Femurs, die bipolare Hemiarthroplastik und der totale Gelenkersatz mit Pfannenkomponente. Bei der Arthroplastik des koxalen Femurs wird der beschädigte Knorpel entfernt und die darunter liegende Knochenschicht bewahrt, während der azetabuläre Knorpel erhalten bleibt. Aufgrund in letzter Zeit berichteten weniger guten Ergebnissen wird die Indikation zunehmend seltener gestellt. Auch der Oberflächenersatz ist bei ausgedehnteren Hüftkopfnekrosen kritisch zu bewerten. Bipolare Hemiprothesen zeigen relativ hohe Komplikations- und Versagerraten, weshalb insgesamt zunehmend die Versorgung mit einer vollständigen Hüftendoprothese empfohlen wird.

3.3.4.2 OP-Technik

Dekompression. Die Hüftkopfdekompression wird typischerweise in Rückenlage des Patienten auf einem röntgendurchlässigen Tisch durchgeführt. Präoperativ sollte sichergestellt werden, dass mit dem Bildwandler auch eine gute axiale Projektion des Hüftkopfes eingestellt werden kann. Entweder kann hierzu das gesunde Bein auch frei abgedeckt und bei der axialen Projektion angehoben werden oder im Zweifelsfall die Lagerung auf dem Extensionstisch erfolgen.

Über begrenzten lateralem Hautschnitt unterhalb des Trochanter major wird nach Spalten des Tractus iliotibialis zunächst ein Kirschner-Draht unter BV-Kontrolle in den Nekroseherd eingebracht. Bei korrekter Lage in a. p. und axialer Projektion wird der Draht dann mit einem kanülierten Bohrer bis in die Sklerosezone knapp unterhalb des Gelenkknorpels überbohrt. Bei ausgedehnter Nekrose kann die Bohrung in veränderter Richtung über das gleiche Kortikalisloch wiederholt werden.

Umstellungsosteotomien. Die Operation erfolgt in Rückenlage auf einem röntgendurchlässigen Tisch. Lateraler Hautschnitt vom Trochanter ca. 20 cm nach distal. Nach Spaltung des Tractus iliotibialis wird der proximale Ansatz des M. vastus lateralis L-förmig abgelöst, die ventrale Hüftgelenkskapsel dargestellt und inzidiert. Es folgt die Resektion der ventralen Kapsel und das Darstellen des intertrochantären Bereichs sowie das Markieren der Antetorsion mit einem Kirschner-Draht ventral entlang des Schenkelhalses. Entsprechend der vorgesehenen Korrektur wird dann die geplante Klingensitzhöhe mit einem Kirschner-Draht gekennzeichnet unter Berücksichtigung der markierten Antetorsion. Zu beachten ist dabei, dass der Klingensitz nach Korrektur senkrecht zur Femurlängsachse steht. Die Eintrittsstelle der Klinge sollte mindestens 15 mm von der Osteotomie entfernt sein. Schließlich erfolgt das Vorbereiten des Fensters für das Plattensitzinstrumentarium mit dem Meißel nach vorheriger Anlage von entsprechenden Bohrlöchern. Unter BV-Kontrolle schließen sich dann das Einschlagen des Klingensitzinstrumentariums bis zur korrekten Klingenlänge parallel zum Markierungsdraht und das geringe Zurückschlagen mit dem Schlitzhammer an. Nach der Rotationsmarkierung mit zwei Kirschner-Drähten ventrolateral wird dann die Osteotomiestelle mit dem Meißel markiert. Mit der oszillierenden Säge wird anschließend die intertrochantären Osteotomie unter Schutz von Hohmann-Hebeln ausgeführt. Je nach Planung erfolgt danach eine plane Osteotomie oder ein ventraler (Flexion) bzw. medialer Keil (Varisation). Nach erfolgter Osteotomie wird das Sitzinstrumentarium aus- und die Winkelplatte eingeschlagen. Unter BV-Kontrolle werden dann die Reposition der Fragmente und die Fixation unter Verwendung eines Plattenspanngeräts vorgenommen. Nach abschließender BV-Kontrolle in zwei Ebenen wird der M. vastus lateralis dann wieder reinseriert und es erfolgt der schichtweise Wundverschluss.

Span-/Spongiosatransplantation. Erfolgt die nicht gefäßgestielte Knochentransplantation durch einen zentralen Zugang im Schenkelhals und Femurkopf, ist das Vorgehen ähnlich dem bei der Dekompression. In Rückenlage wird unter Bildwandlerkontrolle zunächst der Nekroseherd angebohrt und dekomprimiert. Dann wird über diesen Kanal die Spongiosa oder der kortikospongiöse Span eingebracht.

Zur Darstellung des direkten Zugangs zum Hüftkopf bzw. Schenkelhals bietet sich das Vorgehen über eine chirurgische Hüftluxation an (OP-Verfahren siehe im Abschnitt Arthrose). Auf diese Weise kann der Hüftkopf genau evaluiert sowie über einen direkten Zugang oder ein Fenster vom Schenkelhals aus der Nekroseherd ausgeräumt und dann mit Spongiosa aufgefüllt werden.

Für die gefäßgestielte Knochentransplantation wird zumeist ein gefäßgestieltes Fibulatransplantat verwendet.

Gelenkersatz. Der Gelenkersatz ist dann indiziert, wenn der Hüftkopf kollabiert ist und/oder das Gelenkspiel durch die Degeneration nachhaltig beeinträchtigt ist. Die Technik ist im Abschnitt Arthrose beschrieben.

3.3.5 Ergebnisse

Große randomisierte Studien zum Vergleich von konservativem Vorgehen und operativer Dekompression fehlen leider. Vergleicht man jedoch vorhandene Studien zur Anbohrung mit Studien zur konservativen Behandlung, zeigt die Anbohrung eine signifikant höhere Erfolgsrate (Castro und Barrack 2000). Bei wiederholter Anbohrung des Nekroseherdes mit einem 3,2-mm-Bohrer werden nach einer Nachuntersuchungszeit von 2 Jahren 71 % gute Ergebnisse beschrieben, im Ficat-Stadium I sogar 80 % (Mont et al. 1996). Bei gleicher Technik wurde auch von der Arbeitsgruppe Kim mit nur 14 % kollabierten Femurköpfen nach drei Jahren eine niedrigere Versagensrate beschrieben als mit dem bisherigen Verfahren der Dekompression (45 %; Song et al. 2007). Beim Vergleich der Dekompression (72 Patienten, 98 Hüften) mit gefäßgestielten Fibulatransplantaten (480 Patienten, 614 Hüften) zeigt sich im Ficat- und Arlet-Stadium I kein wesentlicher Unterschied. Dagegen bestehen im Stadium II bereits deutlich unterschiedliche Ergebnisse. Nach 4 Jahren lag bei 65 % nach Anbohrung und bei 89 % nach gefäßgestieltem Fibulatransplantat ein gutes Ergebnis vor. Im Stadium III waren dann die Ergebnisse mit dem Fibulatransplantat auch signifikant besser.

Die Dekompression liefert bei kleinen und mittelgroßen Defekten, unabhängig von den Risikofaktoren, gute Ergebnisse und ist hier als Therapie der Wahl anzusehen. Bei ausgedehnteren Defekten und fortgeschrittener Schädigung des Hüftkopfes stellt die Dekompression keine Option mehr dar.

Die Technik der Umstellungsosteotomie am proximalen Femur fand erst nach dem von Pauwels in den 1950er Jahren eingeführten Prinzip der Varisierung und Valgisierung weite Verbreitung.

Bei valgisierender, flektierender Osteotomie berichten Scher und Jakim (1993) über 87 % gute bis sehr gute Ergebnisse bei 46 Hüften im Ficat-Stadium III nach 5 Jahren. Mit einer varisierenden, intertrochantären Osteotomie aufgrund eines medial liegenden Nekroseareals hatten Mont et al. (2003) bei 31 Hüften im Ficat-Stadium III nach 11 Jahren in über 74 % gute bis sehr gute Resultate.

Sugioka et al. (1992) berichtet nach erfolgreicher transtrochantärer Rotationsosteotomie bei 295 Patienten über gute bis sehr gute Ergebnisse nach 11 Jahren. Diese Ergebnisse können allerdings von anderen Autoren nicht in dem Maße nachvollzogen werden. Sugano et al. (1992) veröffentlichte nur 45 % gute und sehr gute Ergebnisse im gleichen Zeitraum. Dean und Cabanela (1993) berichten nach 5 Jahren über nur 17 % gute Ergebnisse, aber über 83 % mit bereits endoprothetischer Versorgung nach 5 Jahren. Bei richtiger Patientenselektion kann die Umstellungsosteotomie auch in fortgeschrittenen Stadien gute Ergebnisse liefern. Die Erfolgsquote ist insbesondere dann hoch, wenn die Patienten jung sind, keine Kortisontherapie erhalten, nur einseitig betroffen sind und die Hüftgelenke präoperativ einen guten Bewegungsumfang sowie eine nur kleine Nekrosezone aufweisen.

Für die nicht gefäßgestielte Knochentransplantation werden über einen Nachbeobachtungszeitraum von 2–15 Jahren Erfolgsraten zwischen 24 und 100 % angegeben.

Für das Vorgehen über einen lateralen Zugang, wie bei der Anbohrung, zur Auffüllung mit allogenem und autogenem Knochen wird bei ausgedehnten Läsionen eine Rate von 29 % der Endoprothesen bereits nach knapp 4 Jahren berichtet (Mont et al. 2004), wobei die übrigen ein gutes Ergebnis mit wenig Schmerzen und ohne radiologischen Progress aufwiesen.

Bei Ausräumung und Auffüllung des Nekrosebereichs über ein Knochenfenster im Schenkelhals werden nach 12 Jahren 87 % gute Ergebnisse berichtet (Rodríguez-Merchán und Gómez-Cardero 2010). Bei einem ähnlichen Verfahren mit Verwendung einer Mischung aus demineralisiertem Knochen und allogenen Knochenchips werden von Mont et al. (1996) nach 4 Jahren auch 86 % gute Resultate angegeben (Harris Hip Score >80, keine weiteren Eingriffe).

Auch der Einsatz von BMP ist beschrieben, als Beimischung zu antigenextrahiertem humanem Knochen. Eingebracht über einen zentralen Zugang in den Femurkopf, zeigten 14 von 15 Hüften nach 53 Monaten ein gutes Ergebnis (Li et al. 2007).

Mit gefäßgestielten Fibulatransplantaten werden die besten Ergebnisse bei präkollaptischen Läsionen kleinerer oder mittlerer Größe erzielt. In 81 % der Fälle werden dann gute oder zufriedenstellende Resultate angegeben. Bei bereits kollabierten Hüftkopfnekrosen wird nach gefäßgestieltem Fibulatranplantat eine Überlebensrate von 64 % innerhalb von 4 Jahren berichtet (Berend et al. 2003). Gefäßgestielte Knochentransplantate zeigen insgesamt ein gutes Resultat bei Hüftkopfnekrosen im Frühstadium und auch bei größeren

Läsionen, bevor ein Kollaps eingetreten ist. Bei bereits erfolgtem Kollaps werden die Ergebnisse unsicher.

Prinzipiell können beim erforderlichen Hüftgelenkersatz die Arthroplastik des koxalen Femurs, die bipolare Arthroplastik und der totale Gelenkersatz unterschieden werden. Die femorale Arthroplastik hat als Vorteil den Erhalt der Knochensubstanz. Die Ergebnisse sind heterogen. Während durchaus zufriedenstellende Ergebnisse nach bis zu 10 Jahren berichtet werden, werden zunehmend auch weniger gute Resultate berichtet mit Überlebensraten von 75 % nach 3 Jahren. Bei der Arthroplastik sollte vorher abgeklärt sein, dass kein azetabulärer Knorpelschaden vorliegt. Bei einem Vergleich der Arthroplastik mit endoprothetisch versorgten Hüftgelenken wird für die Patienten mit Arthroplastik ein höherer Aktivitätsgrad bei jedoch höherem Anteil an persistierenden Leistenschmerzen berichtet.

Die Indikation zur bipolaren Hemiprothese ist ähnlich der zur Arthroplastik. Die Ergebnisse sind auch hier sehr unterschiedlich. Während einzelne Arbeitsgruppen über gute und zufriedenstellende Ergebnisse auch nach 6 Jahren berichten, geben andere Autoren erhebliche Komplikationsraten für Lockerungen, Protrusionen und Osteolysen an. Im direkten Vergleich von zementfreier bipolarer Prothese und zementfreier Totalendoprothese fanden Lee et al. (2004) in einem nach Alter, Geschlecht und Nachbeobachtungszeit gematchten Patientengut für die bipolare Gruppe deutlich schlechtere Ergebnisse. Bei geringerem Harris Hip Score waren die Migrationsrate, die Leistenschmerzen und Schmerzen in der Glutealregion jeweils signifikant erhöht.

Lange Zeit bestand das Paradigma in der Behandlung der Hüftkopfnekrose darin, den Hüftkopf so lange als möglich zu erhalten. Die zunehmend guten Resultate der Endoprothetik infolge neuer Materialen wie hochvernetztem Polyethylen und Gleitpaarungen wie Metall-Metall oder Keramik-Keramik haben jedoch zumindest partiell zu einem Umdenken geführt. Operationsverfahren wie Osteotomien und gefäßgestielte Knochentransplantate, die je nach Indikation mit fraglichen Erfolgsraten, hoher Komplikationsrate oder Morbidität verbunden sind und eine spätere Prothesenimplantation erschweren, werden zunehmend kritisch beurteilt. Allein die Dekompression ist aufgrund der geringen Morbidität und der fehlenden Beeinträchtigung einer späteren TEP weiterhin unbestritten (Hungerford 2007).

3.3.5.1 Postoperative Behandlung

Bei Dekompression, Knochentransplantation und Osteotomien sollte für mindestens 8 Wochen die Teilbelastung mit 15 kg eingehalten werden. Bei der Endoprothetik kann je nach Verfahren auch früher die Belastung nach Schmerzfreigabe freigegeben werden.

3.3.5.2 Komplikationen, Fehler und Gefahren

Bei der Dekompression ist das exakte Anbohren des Nekroseherdes wichtig und erfordert das Vorgehen unter Bildwandlerkontrolle. Vermieden werden muss die Perforation des Gelenkknorpels. Bei mehrfachen Einzelbohrungen steigt die Gefahr einer späteren Fraktur bei Belastung. Die Teilbelastung für 8 Wochen ist daher strikt einzuhalten.

Die Umstellungsosteotomien sind technisch anspruchsvoll und bieten viele Fehlermöglichkeiten. Eine präoperative Planung der Korrektur ist daher dringend zu fordern. Falsches Klingenlager, falsche Plattenlage und falsch angelegte Osteotomie sind die häufigsten Fehler. Die exakte Wahl des Klingenlagers gibt die spätere Korrektur vor und hat deshalb bei falscher Positionierung auch eine veränderte Korrektur zur Folge. Mit der Wahl des Klingenlagers ist auch die Plattenpositionierung vorgegeben. Die Wahl der Osteotomie ist ebenfalls von entscheidender Bedeutung. Sie muss mindestens 15 mm von der Eintrittsstelle der Klinge entfernt sein, um eine Fraktur oder ein Ausreißen zu vermeiden. Auf mögliche Rotationsfehler ist vor definitiver Fixation zu achten. Um Pseudarthrosen zu vermeiden, sollte der Plattenspanner verwendet werden.

Bei den Knochentransplantationen ist, ähnlich wie bei der Dekompression, auf das exakte Ausräumen und Auffüllen des Nekroseherdes zu achten. Mehrfache Bohrkanäle bzw. zu große Knochenkanäle sind wegen der steigenden Frakturgefahr zu vermeiden. Insbesondere bei dem Vorgehen über ein Fenster im Schenkelhalsbereich ist bei zu großem Fenster die Gefahr der Schenkelhalsfraktur zu beachten.

Beim Gelenkersatz sind die dabei üblichen Risiken und Gefahren zu beachten, wie Fehlpositionierung der Pfanne, vermehrte Luxationsneigung, Nervenschäden, falsch dimensionierter Schaft, intraoperative Frakturen, postoperative Hämatome, Wundheilungsstörungen, Infektionen etc. Die ausführlichere Besprechung dazu findet sich im Abschnitt Arthrose.

Literatur

Aldridge JM 3rd, Berend KR, Gunneson EE, Urbaniak JR (2004) Free vascularized fibular grafting for the treatment of postcollapse osteonecrosis of the femoral head. Surgical technique. J Bone Joint Surg Am 86-A(Suppl 1):87–101

Berend KR, Gunneson EE, Urbaniak JR (2003) Free vascularized fibular grafting for the treatment of postcollapse osteonecrosis of the femoral head. J Bone Joint Surg Am 85-A:987–993

Castro FP Jr, Barrack RL (2000) Core decompression and conservative treatment for avascular necrosis of the femoral head: a meta-analysis. Am J Orthop (Belle Mead NJ) 29:187–194

Dean MT, Cabanela ME (1993) Transtrochanteric anterior rotational osteotomy for avascular necrosis of the femoral head. Long-term results. J Bone Joint Surg Br 75:597–601

Fang CH, Lee TS, Hsu KC (1990) Clinical experience of hemiarthroplasty with Bateman bipolar endoprosthesis. Gaoxiong Yi Xue Ke Xue Za Zhi 6:268–275

Ganz R, Klaue K, Vinh TS, Mast JW (2004) A new periacetabular osteotomy for the treatment of hip dysplasias: technique and preliminary results. Clin Orthop Relat Res 418:3–8

Ganz R, Horowitz K, Leunig (2010) Algorithm for femoral and periacetabular osteotomies in complex hip deformities. Clin Orthop Relat Res 468:3168–3180

Hofmann S, Kramer J, Plenk H (2005) Osteonecrosis of the hip in adults. Orthopade 34:171–83; quiz 184

Hungerford DS (2007) Treatment of osteonecrosis of the femoral head: everything's new. J Arthroplasty 22(Suppl 1):91–94

Kamano M, Narita S, Honda Y, Fukushima K, Yamano Y (1998) Contrast enhanced magnetic resonance imaging for femoral neck fracture. Clin Orthop Relat Res 350:179–186

Kong FR, Liang YJ, Qin SG, Li JJ, Li XL (2010) Clinical application of extracorporeal shock wave to repair and reconstruct osseous tissue framework in the treatment of avascular necrosis of the femoral head (ANFH). Zhongguo Gu Shang 23:12–15

Lee SB, Sugano N, Nakata K, Matsui M, Ohzono K (2004) Comparison between bipolar hemiarthroplasty and THA for osteonecrosis of the femoral head. Clin Orthop Relat Res 424:161–165

Li X, Benjamin Ma C, Link TM, Castillo DD, Blumenkrantz G, Lozano J, Carballido-Gamio J, Ries M, Majumdar S (2007) In vivo T(1rho) and T(2) mapping of articular cartilage in osteoarthritis of the knee using 3 T MRI. Osteoarthritis Cartilage 15:789–797

Lieberman JR, Conduah A, Urist MR (2004) Treatment of osteonecrosis of the femoral head with core decompression and human bone morphogenetic protein. Clin Orthop Relat Res 429:139–145

McKee GK, Watson-Farrar J (1966) Replacement of arthritic hips by the McKee-Farrar prosthesis. J Bone Joint Surg Br 48:245–259

Metzner G, Lindner B, Neumann D, Dorn U (2010) Incidence of anterior intertrochanteric ossifications after total hip arthroplasty -- a retrospective long-term follow-up study. Z Orthop Unfall 148:174–179

Mont MA, Fairbank AC, Krackow KA, Hungerford DS (1996) Corrective osteotomy for osteonecrosis of the femoral head. J Bone Joint Surg Am 78:1032–1038

Mont MA, Etienne G, Ragland PS (2003) Outcome of nonvascularized bone grafting for osteonecrosis of the femoral head. Clin Orthop Relat Res 417:84–92

Mont MA, Ragland PS, Etienne G (2004) Core decompression of the femoral head for osteonecrosis using percutaneous multiple small-diameter drilling. Clin Orthop Relat Res 429:131–138

Rijnen WH, Gardeniers JW, Buma P, Yamano K, Slooff TJ, Schreurs BW (2003) Treatment of femoral head osteonecrosis using bone impaction grafting. Clin Orthop Relat Res 417:74–83

Rodríguez-Merchán EC, Gómez-Cardero P (2010) The outerbridge classification predicts the need for patellar resurfacing in TKA. Clin Orthop Relat Res 468:1254–1257

Rosenwasser MP, Garino JP, Kiernan HA, Michelsen CB (1994) Long term followup of thorough debridement and cancellous bone grafting of the femoral head for avascular necrosis. Clin Orthop Relat Res 306:17–27

Scher MA, Jakim I (1993) Intertrochanteric osteotomy and autogenous bone-grafting for avascular necrosis of the femoral head. Bone Joint Surg Am 75:1119–1133

Song WS, Yoo JJ, Kim YM, Kim HJ (2007) Results of multiple drilling compared with those of conventional methods of core decompression. Clin Orthop Relat Res 454:139–146

Sugano N, Takaoka K, Ohzono K, Matsui M, Saito M, Saito S (1992) Rotational osteotomy for non-traumatic avascular necrosis of the femoral head. J Bone Joint Surg Br 74:734–739

Sugioka Y, Hotokebuchi T, Tsutsui H (1992) Transtrochanteric anterior rotational osteotomy for idiopathic and steroid-induced necrosis of the femoral head. Indications and long-term results. Clin Orthop Relat Res 277:111–120

Tis JE, Sharif S, Shannon B, Dabney K, Miller F (2006) Complications associated with multiple, sequential osteotomies for children with cerebral palsy. J Pediatr Orthop B 15:408–413

Hüftluxationen und Hüftkopffrakturen

4

K. E. Dreinhöfer und S. R. Schwarzkopf

Inhalt

K. E. Dreinhöfer (✉)
Centrum für Sportwissenschaften und Sportmedizin (CSSB),
Centrum für Muskuloskeletale Chirurgie (CMSC),
Charité Universitätsmedizin Berlin und
Medical Park Berlin Humboldtmühle
An der Mühle 2-9, 13507 Berlin, Deutschland
E-Mail: karsten.dreinhoefer@charite.de

N. P. Haas, C. Krettek (Hrsg.), *Tscherne Unfallchirurgie,*
DOI 10.1007/978-3-540-68741-2_4, © Springer-Verlag Berlin Heidelberg 2012

Eine der ältesten Beschreibungen der Hüftgelenksverrenkung wird bereits in der Bibel erwähnt (Genesis 32, 25–32). Sir Astley Cooper berichtete 1791 als erster ausführlich über einen Hüftgelenksverrenkungsbruch, den er während einer Autopsie vorfand. Malgaigne (1855) unterschied zwischen isolierter Hüftluxation und Hüftgelenksverrenkungsbruch, indem er bei Letzterem vermehrte Geräusche und eine leichte Reluxierbarkeit angab (in Rosenthal und Coker 1979).

Funsten et al. berichteten 1938 über eine Serie von 20 Hüftverrenkungen und führten die Bezeichnung „Dashboard Injury" ein, nachdem 13 dieser Patienten sich die Verletzung beim Anschlag am Armaturenbrett (Dashboard) zugezogen hatten. Größere Serien und wegweisende Publikationen kamen in den nächsten Jahren von Armstrong (1948), Böhler (1954), Thompson und Epstein (1951), Stewart und Milford (1954), Brav (1962), Judet et al. (1964), Epstein (1980), Stewart (1974), Upadhyay und Moulton (1981), Hougaard und Thomsen (1986), Yang et al. (1991), Pohlemann et al. (1996), Alonso (2000) und Sahin et al. (2003).

4.1 Pathomechanismus

Direkte Luxationen, wie sie an anderen Gelenken häufig zu beobachten sind, treten im Hüftgelenk nicht auf, da es durch seine anatomische Lage, die starken Muskelmassen und kräftigen Bänder den direkt einwirkenden Kräften keinen Angriffspunkt bietet (Phillips und Konchwalla 2000). Es ist eine Kraft von mehr als 400 N notwendig, um die Gelenkpartner zu trennen (Arvidsson 1990).

Hüftluxationen treten vor allem im Rahmen von Rasanztraumen, insbesondere bei Pkw-Verkehrsunfällen, als sog. Armaturenbrettverletzung („dashboard injury") auf (Funsten et al. 1938). Seltenere Unfall-

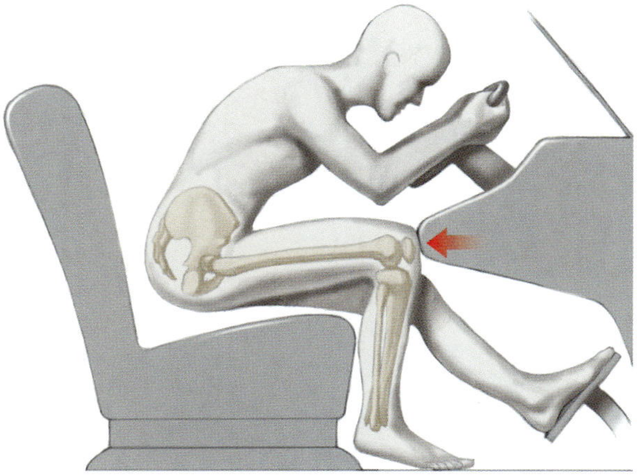

Abb. 4.1 Schematische Darstellung des Knieanpralltraumas („dashboard injury")

ursachen sind Sturz aus großer Höhe, Arbeitsunfälle und Sportunfälle.

Beim typischen Unfallmechanismus (Abb. 4.1) sitzt der Fahrzeuginsasse mit gebeugtem Knie- und Hüftgelenk im Fahrzeug. Die Muskeln und Bänder sind in dieser Situation weitgehend erschlafft und der Hüftkopf wird nicht ausreichend fest in das Azetabulum gepresst, eine zusätzliche Adduktion unterstützt diesen Effekt. Im Augenblick des plötzlichen Anpralls bewegt sich der Körper der Trägheit folgend nach vorn, insbesondere, wenn kein Sicherheitsgurt getragen wird. Das Knie stößt am Armaturenbrett bzw. am Vordersitz an, der Oberschenkel kommt dadurch zum Stillstand, während sich das Becken noch weiter nach vorn schiebt. Durch diese Kraftübertragung kann der Femurkopf, abhängig von seiner anatomischen Stellung zum Azetabulum, aus der Pfanne luxieren (Phillips und Konchwalla 2000). Eine alternative Hypothese spricht davon, dass der Fahrer beim Bremsvorgang mit gebeugtem, adduziertem und innenrotiertem Bein auf das Bremspedal drückt (Monma und Sugita 2001).

Das Verletzungsmuster ist von einer Reihe von Faktoren abhängig:

- Stärke und Richtung der einwirkenden Kraft,
- Stellung des Femurs zum Hüftgelenk,
- Qualität des Knochens im Bereich des Hüftkopfs und der Pfanne,
- Größe und Tiefe des Azetabulums,
- Widerstandskraft der Kapsel und der umgebenden Muskulatur.

Letournel und Judet (1981) zeigten mittels Vektoranalyse die Beziehung zwischen Hüftgelenksposition und Verletzungsart. Die Luxationsrichtung des Hüftkopfes ist abhängig von der zum Unfallzeitpunkt bestehenden Beugung und Adduktion des Hüftgelenks.

Bei einer Beugung von mindestens 90° und einem adduzierten Femur, bewegt sich der Hüftkopf über den hinteren, dünnen Pfannenrand und führt zu einer *hinteren Luxation*, zumeist ohne knöcherne Verletzung. Bei geringerer Flexion, insbesondere weniger als 60°, wird der Hüftkopf gegen den harten dorsokranialen Pfannenerker getrieben und es kommt zu einer Luxationsfraktur mit einer Verletzung des knöchernen Azetabulums und/oder einer Abscherung aus dem ventrokaudalen Kopfanteil. Bei der Luxation nach dorsal können neben der Gelenkkapsel auch die Außenrotatoren (M. piriformis, Mm. gemelli, M. obturatorius internus) zerreißen.

Upadhyay et al. (1985) fanden sonographisch bei Patienten mit einer dorsalen Luxationsfraktur einen deutlich reduzierten Antetorsionswinkel im Vergleich zu gesunden Kontrollpatienten; die geringste Antetorsion sahen sie bei isolierten Luxationen ohne knöcherne Verletzung. Diese scheinbare anatomische Prädisposition zur Luxation konnten wir im eigenen Krankengut nicht nachvollziehen (Dreinhöfer et al. 1994).

Besteht zum Zeitpunkt des Anpralltraumas eine Abduktions- und Außenrotationsstellung im Hüftgelenk kann es zu der mit 10–15 % seltenen *vorderen Luxation* kommen. Die Kraftübertragung erfolgt auf der Innen- oder Streckseite des Oberschenkels. Der Hüftkopf wird durch die ventrokaudale Gelenkkapsel herausgehebelt und in Richtung auf das Schambein oder das Foramen obturatum bewegt. Hierbei kommt es zudem meist zu einer Verletzung der Ligg. iliofemorale. Wenn sich das Hüftgelenk in gestreckter Stellung befindet, tritt dabei eine *Luxatio pubica (superior)* auf, in Flexion eine *Luxatio obturatoria (inferior)* (Pringle 1943).

4.2 Diagnostik

Die Patienten sind zumeist in Rasanztraumata verwickelt gewesen und haben häufig (30–40 %) weitere erhebliche Verletzungen in anderen Bereichen des Körpers. Insbesondere Schädelverletzungen, ipsilate-

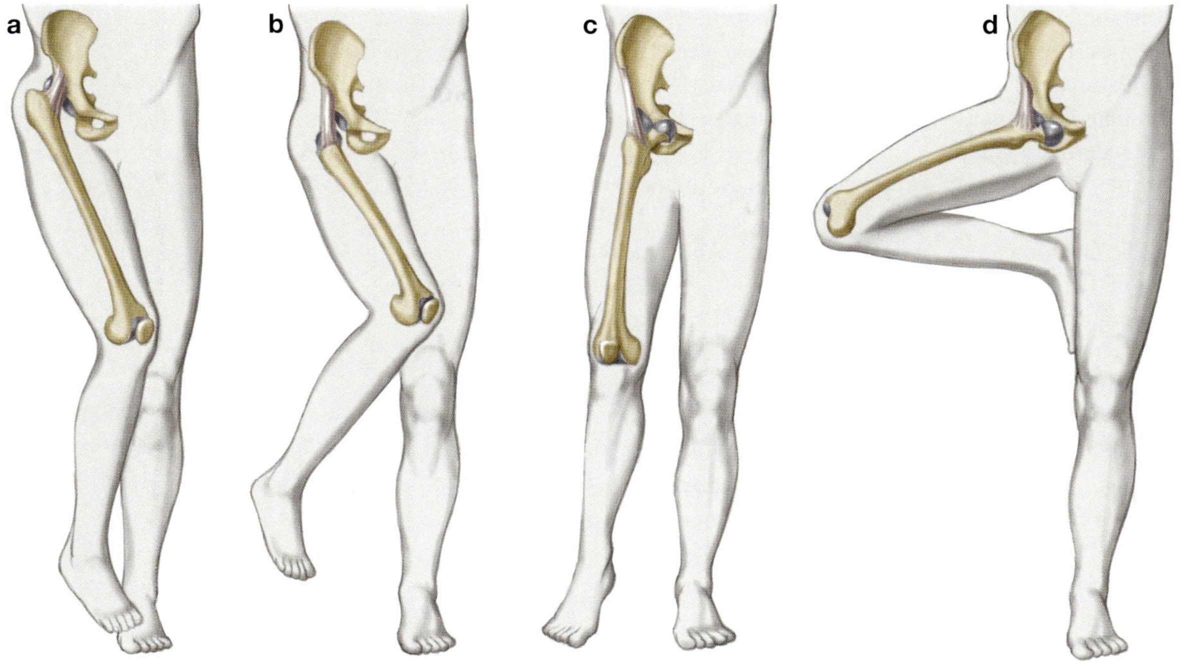

Abb. 4.2 Schematische Darstellung der Einteilung der Hüftgelenksluxationen. **a** Luxatio iliaca, **b** Luxatio ischiadica, **c** Luxatio pubica, **d** Luxatio obturatoria

rale Femur- oder Tibiafrakturen sowie kontralaterale Hüftluxationen können die Aufmerksamkeit auf sich ziehen und zum primären Übersehen der Hüftluxation führen (Epstein 1980; Hougaard und Thomsen 1986; Barnbeck 1987; Lang-Stevenson und Getty 1987; Dreinhöfer et al. 1994; Stockenhuber et al. 1994; Pape et al. 2000; Goulet 2009). Jede Prellmarke oder Schürfung über dem Kniegelenk sollte ebenso wie ein adduzierter Oberschenkel stets an eine begleitende Hüftkopfluxation denken lassen und eine Röntgenaufnahme des Beckens nach sich ziehen (Brooks und Ribbans 2000). Jeder bewusstlose Traumapatient und jeder polytraumatisierte Patient sollte entsprechend des ATLS-Logarithmus eine Beckenübersichtsaufnahme erhalten (Tscherne et al. 1987; Regel et al. 1995; Bouillon et al. 2004). Im Anschluss an die erste Akutbehandlungsphase kann ggf. die Ganzkörperuntersuchung mittels Mehrschicht-Spiral-Computertomographie erfolgen, die eine detaillierte Aussage bezüglich aller Verletzungsfolgen erlaubt (Kanz et al. 2004).

▶ **Cave:** Luxationen und Frakturluxationen werden bei gleichzeitig bestehenden ipsilateralen Verletzungen häufig übersehen. Bei jeder diaphysären Verletzung ist eine röntgenologische Kontrolle des proximal und distal gelegenen Gelenkes vorzunehmen.

4.2.1 Klinik

Bei der traumatischen Hüftluxation imponieren neben erheblichen Schmerzen vor allem eine Veränderung der Hüftkontur und eine federnde Fixation des Gelenkes. In der Regel kann eine Hüftluxation bereits aufgrund des klinischen Erscheinungsbildes diagnostiziert werden. Böhler (1954) stellte die typische Fehlstellung des Beins dem korrespondierenden Röntgenbild gegenüber, um so bereits eine klare Zuordnung der Luxationsart vornehmen zu können (Abb. 4.2).

Eine Beugung im Hüft- und Kniegelenk bei gleichzeitiger Innenrotation, Adduktion und Verkürzung des Beins weist auf eine *hintere Hüftluxation* hin.

Bei der *Luxatio iliaca* ist das luxierte Bein so weit adduziert, dass die Kniegelenke eng zusammenliegen (Abb. 4.2a), bei der *Luxatio ischiadica* ist die Adduktion des betroffenen Beines noch stärker ausgeprägt, so dass das Knie auf dem Oberschenkel der gesunden Seite zu liegen kommt (Abb. 4.2b). In beiden Fällen imponiert eine Vorwölbung des Trochanter majors, wobei bei der Luxatio iliaca die Hüfte auffällig vorgewölbt ist. Bei der Luxatio ischiadica dagegen erscheint das Gesäß deutlich verdickt. Beim Versuch der Abduktion und Außenrotation findet sich bei beiden Formen eine federnde Fixation.

Eine gleichzeitige Außenrotation und Abduktion spricht für eine *vordere Luxation.*

Die *Luxatio pubica* ist durch eine starke Außenrotation und leichte Abduktion gekennzeichnet, gelegentlich imponiert eine Beinverlängerung. Der Femurkopf ist als runder Körper in der Leistengegend sichtbar und palpabel, der Trochanter major nicht mehr tastbar (Abb. 4.2c; Jensen und Sandermann 1989).

Bei der *Luxatio obturatoria* ist die Hüfte stark gebeugt, stark abduziert und leicht außenrotiert (Abb. 4.2d). Hierbei liegt der Hüftkopf meist gut palpabel unter den Adduktoren auf der Membrana obturatoria, nachdem er zwischen dem Ligamentum pubofemorale und ischiofemorale durchgetreten ist (Jensen und Sandermann 1989).

Die weitere klinische Untersuchung umfasst die Überprüfung der Fußpulse sowie die Sensibilität und Motorik der verletzten Extremität, da Schäden des N. ischiadicus in 10–14 % der hinteren Luxationen und Verletzungen des femoralen Gefäßnervenbündels bei den vorderen Verrenkungen auftreten (Rehm 1985; Goulet 2009). Insbesondere die ventrolateral gelegenen peronealen Anteile des Nerven sind durch scharfkantige Knochenfragmente gefährdet (Trojan 1979; Rehm 1985). An der Vorderseite des Gelenkes finden sich in enger topographischer Nähe A., V. und N. femoralis.

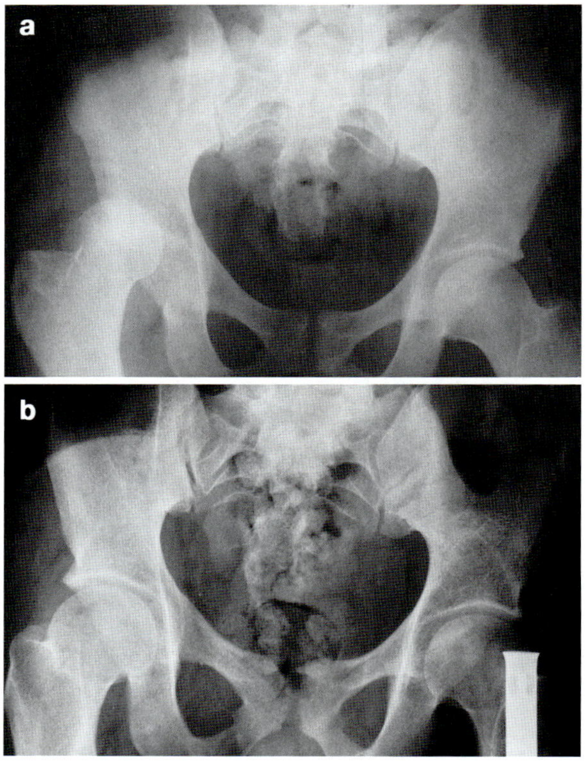

Abb. 4.3 Luxatio iliaca. 21-jähriger Pkw-Fahrer, der sich eine isolierte Luxatio iliaca rechts zugezogen hat, **a** vor der Reposition, **b** nach der Reposition und Oberschenkelmarknagelung links

4.2.2 Röntgen

Als Erstes sollte eine *Beckenübersichtsaufnahme* erfolgen, in der Regel ist bereits darauf die Luxation klar erkennbar (Abb. 4.3, 4.4, und 4.5; Tornetta und Mostafavi 1997). Die weitere Beurteilung erfolgt systematisch:

- Femurkopf symmetrisch in Größe und Lokalisation,
- Gelenkspalt symmetrisch und seitengleich,
- Trochanter major und minor regelrecht dargestellt,
- Ab-/Adduktionsstellung des Oberschenkelschaftes,
- Beurteilung des Schenkelhalses auf okkulte Fraktur.

Bei der vorderen Luxation erscheint der Hüftkopf leicht größer, bei der hinteren Luxation kleiner als auf der Gegenseite. Die hintere Verrenkung ist durch eine deutliche Innenrotation des Femurs, erkennbar an der Projektion des Trochanter minor auf den Schaft, gekennzeichnet. Bei der vorderen Luxation stellt sich der Trochanter minor im Profil dar, als Hinweis auf eine Außenrotation des Femurs (Bassett et al. 1983; Jensen und Sandermann 1989). Bei begleitender Beckenringfraktur sollten vor der Reposition *Inlet- und Outlet-Aufnahmen* angefertigt werden, bei Azetabulumfraktur *Ala- und Obturatoraufnahmen* zur genaueren Beurteilung der Pfanne und des Pfannenrandes (Smith und Loop 1976). Auf der *axialen Aufnahme* lassen sich die Fragmente lokalisieren.

▶ **Cave:** Femurkopffrakturen werden bei gleichzeitig vorliegender Schenkelhals- oder Azetabulumfraktur leicht übersehen.

Direkt nach der Reposition ist eine erneute Röntgenuntersuchung in zwei Ebenen zur Kontrolle der exakten

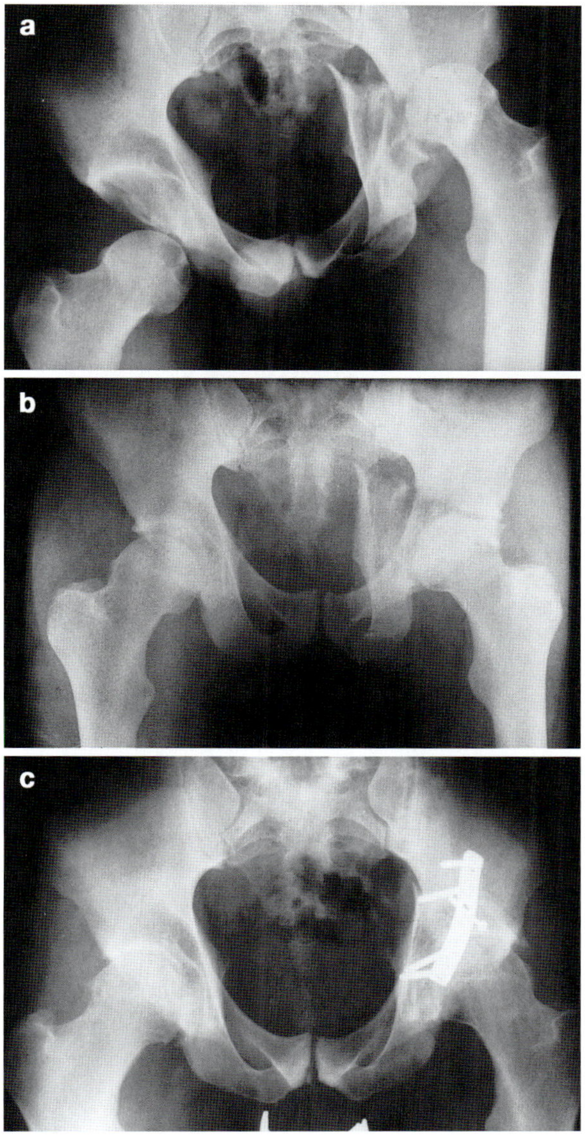

Abb. 4.4 Luxatio obturatoria. **a** 30-jähriger Mann erlitt als Pkw-Beifahrer eine bilaterale Hüftluxation: rechts eine isolierte Luxatio obturatoria, links eine Luxatio iliaca. **b** Nach der geschlossenen Reposition zeigt sich ein verbreiterter Gelenkspalt auf der rechten Seite als Hinweis auf ein interponiertes Fragment. **c** Nach Entfernen des Interponates auf der rechten Seite und Plattenosteosynthese des linksseitigen Verrenkungsbruches

Reposition des Femurkopfes und der Gelenkkongruenz erforderlich (Clegg et al. 2010). Eine Verbreiterung des Gelenkspalts im Vergleich zur Gegenseite kann auf intraartikuläre Frakturfragmente (Abb. 4.4b), Weichteilinterponate (z. B. Labrumanteile) oder inadäquate Reposition eines Kalottenfragmentes hinweisen. Auch ein nicht erkennbarer Trochanter minor auf dem a.p.-Bild weist auf eine unvollständige Reposition hin. Eine iatrogene Fraktur, insbesondere im Schenkelhalsbereich, muss ausgeschlossen werden.

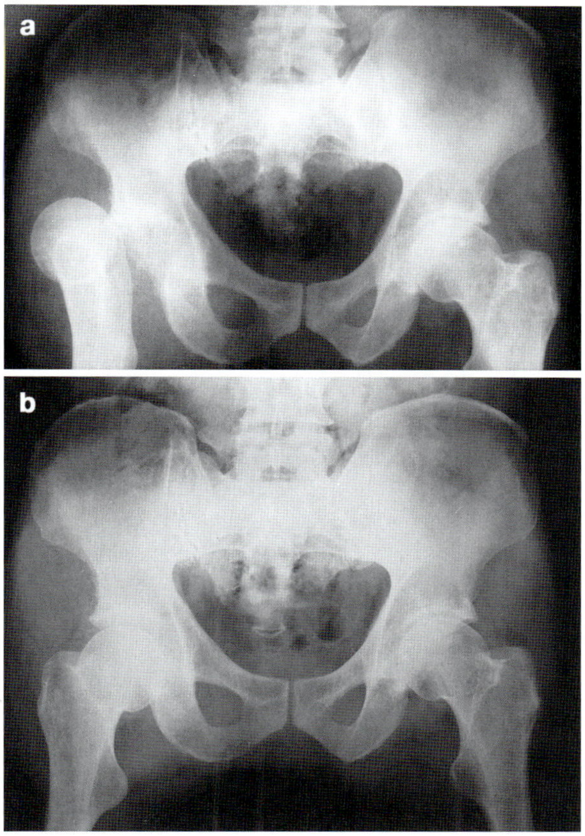

Abb. 4.5 Luxatio pubica. 31-jähriger Motorradfahrer mit einer Luxatio pubica, **a** vor der Reposition, **b** nach der Reposition

4.2.3 Computertomogramm

Unmittelbar *nach* der Reposition sollte routinemäßig eine computertomographische Untersuchung in 2-mm-Schritten sowohl im Knochen- als auch Weichteilfenster erfolgen (Ebraheim et al. 1993; Dreinhöfer et al. 1994; Brooks und Ribbans 2000; Clegg et al. 2010) zur Beurteilung von:

- Gelenkkongruenz,
- intraartikulären Fragmenten,
- subchondralen Frakturen und Impressionsfrakturen des Femurkopfes,
- Impressionsfrakturen des Azetabulums,
- Schenkelhalsfraktur.

Freie intraartikuläre Fragmente finden sich im CT bei etwa einem Drittel aller Patienten nach der geschlossenen Reposition, häufig werden diese jedoch auf den konventionellen Röntgenaufnahmen nicht erkannt (Hougaard und Thomsen 1987; Brooks und Ribbans 2000). Baird (1982) verglich anhand einer Kadaverstudie die Sensitivität von konventionellem Röntgen und der Computertomographie zum Nachweis intraartikulärer Fragmente. Während das CT alle 2 und 4 mm großen Interponate erkennen ließ, waren ausschließlich einige wenige 4 mm große Fragmente konventionell nachweisbar. Osteochondrale Impressionen konnten im CT bei zwei Dritteln der dorsalen Luxationen im anterosuperioren Kopfanteil (Tehranzadeh et al. 1990) und bei einem Viertel im Azetabulum (Brumback et al. 1990) erkannt werden. Hierbei handelte es sich jeweils um ein imprimiertes, rotiertes Knochenknorpelfragment aus dem posteromedialen Bereich des hinteren Pfeilers.

Im Falle eines erfolglosen geschlossenen Repositionsversuchs empfiehlt sich eine Computertomographie zur Abklärung der anatomischen Situation und Darstellung von Repositionshindernissen vor der operativen Intervention, sofern sich dadurch der Ablauf nicht wesentlich (>1 h) verzögert (Ebraheim et al. 1993).

Zufällig erkannte Gasblasen in der Hüftgelenkskapsel bei der CT-Untersuchung eines polytraumatisierten Patienten können ein Hinweis auf eine Hüftluxation und eine spontane Reposition sein. Diese Stickstoffblasen scheinen die Reaktion auf die Traktionskräfte zu sein, die auf das normalerweise bestehende Vakuumphänomen im Hüftgelenk bei der Luxation einwirken (Fairbairn et al. 1995).

4.2.4 Magnetresonanztomographie

Die MRT-Untersuchung ist in der Primärdiagnostik primär empfehlenswert, wenn das CT trotz verbreitertem Gelenkspalt keine Auffälligkeiten zeigt (Brooks und Ribbans 2000; Clegg et al. 2010). Interponierte Weichteile, ein eingeschlagenes Labrum, kartilaginäre Flakes oder ein Hämatom können eine exakte Reposition verhindern (Potter et al. 1994; Laorr et al. 1995). Trabekuläre Mikrofrakturen und Knorpelimpressionen des Hüftkopfes, Labrumverletzungen und Bandausrisse des Lig. capitis femoris lassen sich kernspintomographisch ebenso nachweisen wie Verletzungen

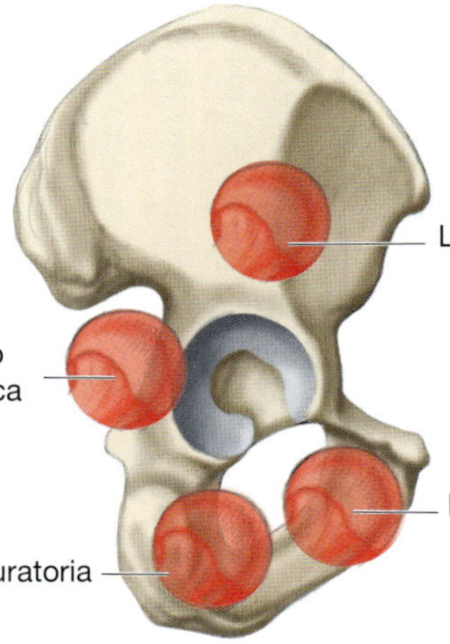

Abb. 4.6 Lokalisation des Hüftkopfes bei den unterschiedlichen Luxationsformen

der Ligg. iliofemorale und der umgebenden Muskeln (Potter et al. 1994; Laorr et al. 1995). Ossäre intraartikuläre Fragmente sind hingegen wesentlich besser im CT zu erkennen (Potter et al. 1994).

4.3 Klassifikationen

4.3.1 Luxationen

Die traumatischen Hüftluxationen wurden ursprünglich ausschließlich anatomisch nach der Stellung des Femurkopfes zum Azetabulum eingeteilt: Hippokrates unterschied zwischen einer ventralen, dorsalen und zentralen Luxation mit Zerstörung des Pfannenbodens.

Anatomische Klassifikation (Abb. 4.6):

- Die **dorsalen** Luxationen sind am häufigsten, wobei die hintere obere (*Luxatio iliaca*) bedeutend öfter (80 %) auftritt, als die hintere untere (*Luxatio ischiadica*) mit etwa 10 %.
- Bei der **ventralen** Luxation (10 %) liegt der Femurkopf außerhalb der Pfanne entweder vorne unten (*Luxatio obturatoria*) oder vorne oben (*Luxatio pubica*). Sie ist mit 2 % die seltenste Form.

Die Mehrzahl der Hüftluxationen weist ossäre Begleitverletzungen auf, die die Therapie und Prognose wesentlich beeinflussen. Aus diesem Grund wurden verschiedene Klassifikationen der hinteren Hüftluxationen eingeführt, die an der Verletzungsschwere orientiert sind (Goddard 2000).

Tab. 4.1 Zusammenstellung der Klassifikation der dorsalen Hüftgelenksluxationen und -luxationsfrakturen nach Thompson und Epstein (1951), Stewart und Milford (1954) und Böhler (1954)

Thompson und Epstein (1951)		Stewart und Milford (1954)		Böhler (1953)	
I	Isolierte Luxation	I	Einfache Luxation ohne Fraktur oder mit einem kleinen unbedeutendem Fragment aus dem Azetabulum	A I	Reine Verrenkung ohne Knochenverletzung
II	Luxation mit großer isolierter Fraktur des hinteren Pfeilers	II	Luxation mit einem oder mehreren großen Fragmenten aus dem Pfannenrand, wodurch jedoch nicht die Stabilität nach der Reposition gefährdet ist	B II	Hinterer, oberer Hüftverrenkungsbruch mit Ausriss eines knöchernen Kapselansatzes
				B III	Hinterer, oberer Hüftverrenkungsbruch mit Abscherung des dorsalen Pfannerandes
III	Luxation mit Trümmerfraktur des Pfannenrandes mit oder ohne großes Fragment	III	Zertrümmerung des Pfannenrandes mit leichter zentraler Luxation des Femurkopfes und der Pfannenfragmente	B IV	Hinterer, oberer Hüftverrenkungsbruch mit Abscherung eines oder mehrerer Knochenkeile aus dem Pfannenbereich
IV	Luxation mit Pfannenrand- und Bodenfraktur			B V	Hinterer, oberer Hüftverrenkungsbruch mit Bruch des Pfannenbodens ohne oder mit Verschiebung desselben
V	Luxation mit Femurkopffraktur	IV	Luxation mit Kopf- oder Schenkelhalsfraktur	C VI	Hüftverrenkung mit Abbruch einer Kopfkalotte
				C VII	Hüftverrenkung mit Epiphysenlösung
				C VIII	Hüftverrenkung mit Schenkelhalsbruch
				C IX	Hüftverrenkung mit Bruch des gleichseitigen Oberschenkelschaftes

Böhler (1954) unterschied 9 Gruppen nach anatomischen, therapeutischen und prognostischen Gesichtspunkten. Hierbei unterteilte er in isolierte Luxationen (Klasse A), in begleitende Frakturen der Hüftpfanne (Klasse B) und des Oberschenkels (Gruppe C).

Thompson und Epstein (1951) basierten ihre Einteilung auf der Schwere der Azetabulumverletzung und dem Vorliegen einer Femurkopffraktur, Stewart und Milford (1954) zusätzlich an der Stabilität des Gelenkes. In Tab. 4.1 wird eine Gegenüberstellung der verschiedenen Einteilungen zum besseren Vergleich vorgenommen. Die meisten größeren Studien der Vergangenheit zu Hüftgelenksfrakturen beziehen sich auf die Thompson-und-Epstein-Klassifikation (Tab. 4.2).

Bei der Einteilung der seltenen ventralen Luxationen (DeLee et al. 1980) wurde lediglich eine anatomische Unterscheidung vorgenommen, die weitere Untergruppierung basierte auf den ossären Begleitverletzungen (Tab. 4.3).

Levin stellte 1992 erstmals ein neues System (Abb. 4.7a, b) vor, das dorsale und ventrale Luxationen integriert und zusätzlich klinische und computertomographische Befunde berücksichtigt (Tab. 4.4; Goulet 2003). Diese Einteilung soll nun therapeutische und prognostische Aussagen erlauben. Eine klinische Validierung ist allerdings bisher noch nicht vorgenommen worden.

Bei den Azetabulumfrakturen sind die anatomischen und radiologischen Klassifikationen von Judet et al. (1964) und Letournel und Judet 1981 sehr weit verbreitet. In der 1996 veröffentlichten Nomenklatur der Arbeitsgemeinschaft Osteosynthese (AO) zur Frakturklassifikation (Müller et al. 1991) wird unterschieden zwischen Hinterwandfrakturen und isolierten Frakturen des vordern oder hinteren Pfeilers (Typ A), Azetabulumquerfrakturen (Typ B) und 2-Pfeiler-Frakturen ohne Kontakt zur Beckenschaufel (Typ C).

Tab. 4.2 Häufigkeit der isolierten Hüftgelenksluxationen ohne knöcherne Beeinträchtigung (Typ I) in Relation zu allen Hüftgelenksluxationen (Typ I–V nach Thompson und Epstein)

Autor	Jahr	Hüftgelenksluxationen (Typ I–V)	Davon isolierte Luxationen (Typ I)	
		N	n	%
Brav (1962)	1962	523	234	45
Jungbluth	1967	128	37	29
Hunter (1969)	1969	100	26	26
Larson (1973)	1973	100	64	64
Mockwitz et al. (1975)	1975	112	19	17
Stewart et al. (1975)	1975	222	31	14
Epstein (1980)	1980	830	276	33
Jacob et al. (1987)	1987	102	30	29
Hougaard und Thomsen (1986)	1986	127	62	49
Yang et al. (1991)	1989	125	31	25
Schlickewei et al. (1993)	1993	168	41	24
Dreinhöfer et al. (1994)	1994	421	50	12

Tab. 4.3 Einteilung der vorderen Hüftgelenksluxationen und -luxationsfrakturen nach Epstein (1974), modifiziert nach DeLee et al. (1980)

I	Vordere, obere Verrenkung (L. pubica, L. subspinosus)
IA	– ohne knöcherne Begleitverletzung
IB	– mit Femurkopffraktur (Impressions- oder Abscherfraktur)
IC	– mit Azetabulumfraktur
II	Vordere, untere Verrenkung (L. obturatoria, L. perinealis)
IIA	– ohne knöcherne Begleitverletzung
IIB	– mit Femurkopffraktur (Impressions- oder Abscherfraktur)
IIC	– mit Azetabulumfraktur

4.4 Therapie

4.4.1 Allgemeine Grundsätze

Bereits Hippokrates hat gefordert, dass über einem am Tag luxierten Hüftgelenk die Sonne nicht untergehen darf. Heute ist bekannt, dass die Entstehung einer posttraumatischen Osteonekrose wesentlich von der Länge des therapiefreien Intervalls abhängt. Durch die Luxation kommt es zur Zerreißung einiger weniger Gefäße entlang der rupturierten Kapsel. In den meisten Gefäßen ist der Zufluss zunächst jedoch nur durch Kompression, Zug oder Gefäßspasmen eingeschränkt. Eine frühzeitige Reposition kann zur Reperfusion und somit zur Verhinderung einer Femurkopfnekrose führen.

Aus diesem Grund bietet es sich an, die Therapie in eine *primäre Notfallphase*, die schnellstmögliche Reposition, und eine *sekundäre Elektivphase* mit der differenzierten Planung und definitiven Versorgung zu unterteilen. Nach erfolgreicher Reposition ist zunächst keine weitere Eile geboten, so dass eine weitere Stabilisierung des Patienten abgewartet werden kann bzw. andere Verletzungen mit höherer Priorität zunächst versorgt werden können (Yang und Cornwall 2000). Epstein (1974) hatte grundsätzlich die offene Reposition aller Hüftgelenksluxationsfrakturen empfohlen, diese Notwendigkeit wird jedoch von den meisten anderen Autoren nicht gesehen (Stewart 1974; Hougaard und Thomsen 1987; Jacob et al. 1987; Tornetta und Mostafavi 1997; Alonso et al. 2000; Clegg et al. 2010; Goulet 2009).

▶ Die Reposition einer Hüftluxation sollte notfallmäßig (<6 h Intervall) erfolgen, die operative Versorgung einer begleitenden Azetabulum- oder Femurkopffraktur kann im Intervall durchgeführt werden.

4.4.2 Notfallphase

Nach primärer Schockbehandlung und Sicherung der Vitalfunktionen muss die Reposition allen anderen

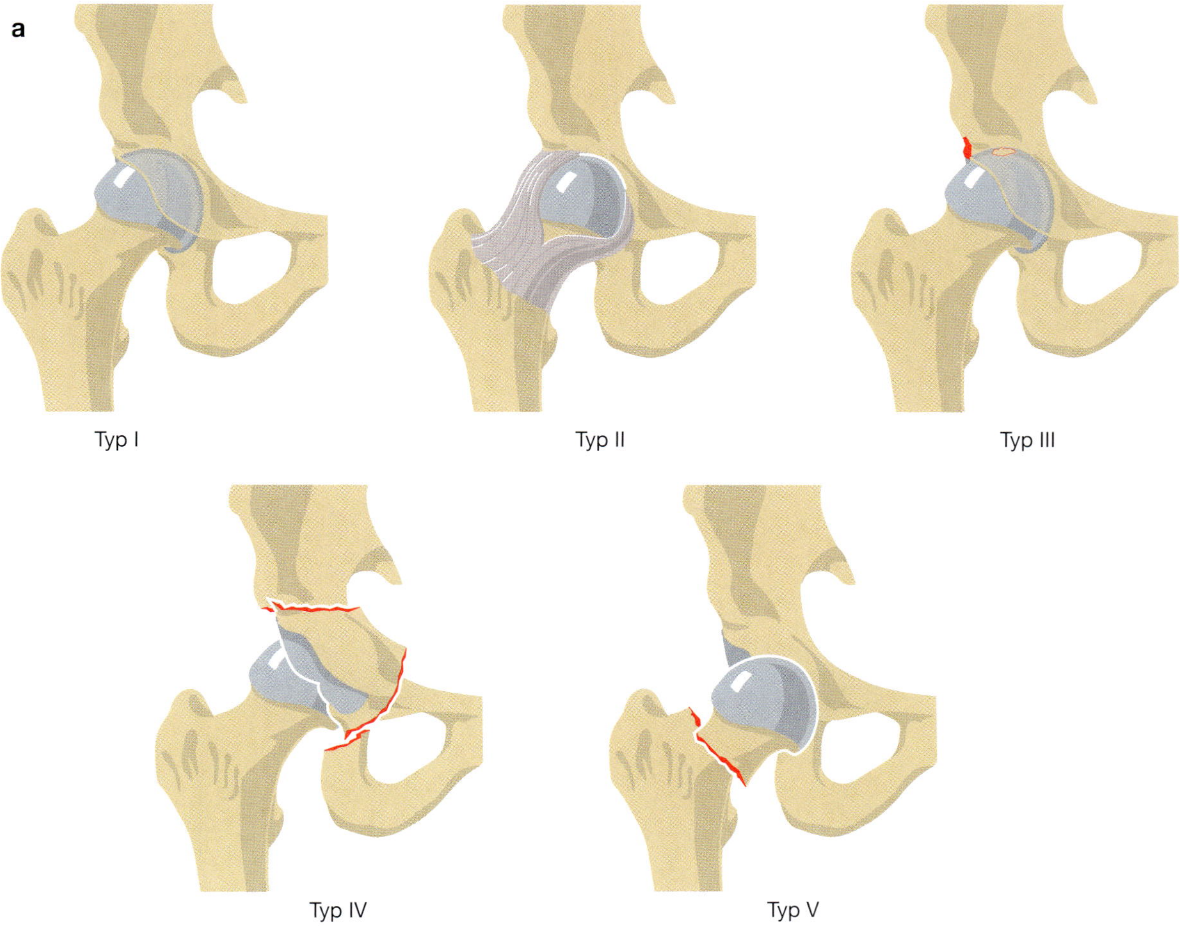

Abb. 4.7 a Einteilung der ventralen Hüftluxationen und Hüftluxationsfrakturen nach Levin. (Aus Browner 2003)

notfallmäßigen Versorgungen voranstehen (Yang und Cornwall 2000). Sie sollte schnellstmöglich, aber auch so schonend wie möglich erfolgen, um die Gefahr einer iatrogenen Fraktur des Schenkelhalses oder weiterer Schäden der Gelenkoberfläche zu vermeiden. Deshalb wird die Einrenkung unmittelbar nach der Primärdiagnostik (Beckenübersicht, neurovaskulärer Status) am besten in Vollnarkose und bei optimaler Muskelrelaxation vorgenommen. Es sollten maximal zwei bis drei geschlossene Repositionsversuche unternommen werden, um eine zusätzliche iatrogene Schädigung zu vermeiden.

▶ **Cave:** Vor der Reposition muss unbedingt eine nicht dislozierte Schenkelhalsfraktur röntgenologisch ausgeschlossen werden!

4.4.2.1 Geschlossene Reposition

Unabhängig von der Luxationsrichtung kann die Reposition in Rückenlage des Patienten durchgeführt werden. Das wesentliche Prinzip beruht auf dem Längszug am im Hüftgelenk rechtwinklig gebeugten Oberschenkel.

- **Methode nach Allis (1886)**: Der Patient befindet sich in Rückenlage auf einer harten Unterlage, das Becken des Patienten wird durch einen Assistenten fixiert. Der reponierende Arzt übt langsam steigernd Zug in Richtung der Femurlängsachse auf das betroffene Bein aus und beugt dann unter kontinuierlichem Zug das Hüft- und Kniegelenk auf 90 Grad. Durch leichte Innen- und Außenrotation während des Zugs wird der Femurkopf über den Pfannenrand gezogen; ein Lateralzug am proximalen Oberschenkel durch einen Assistenten wirkt

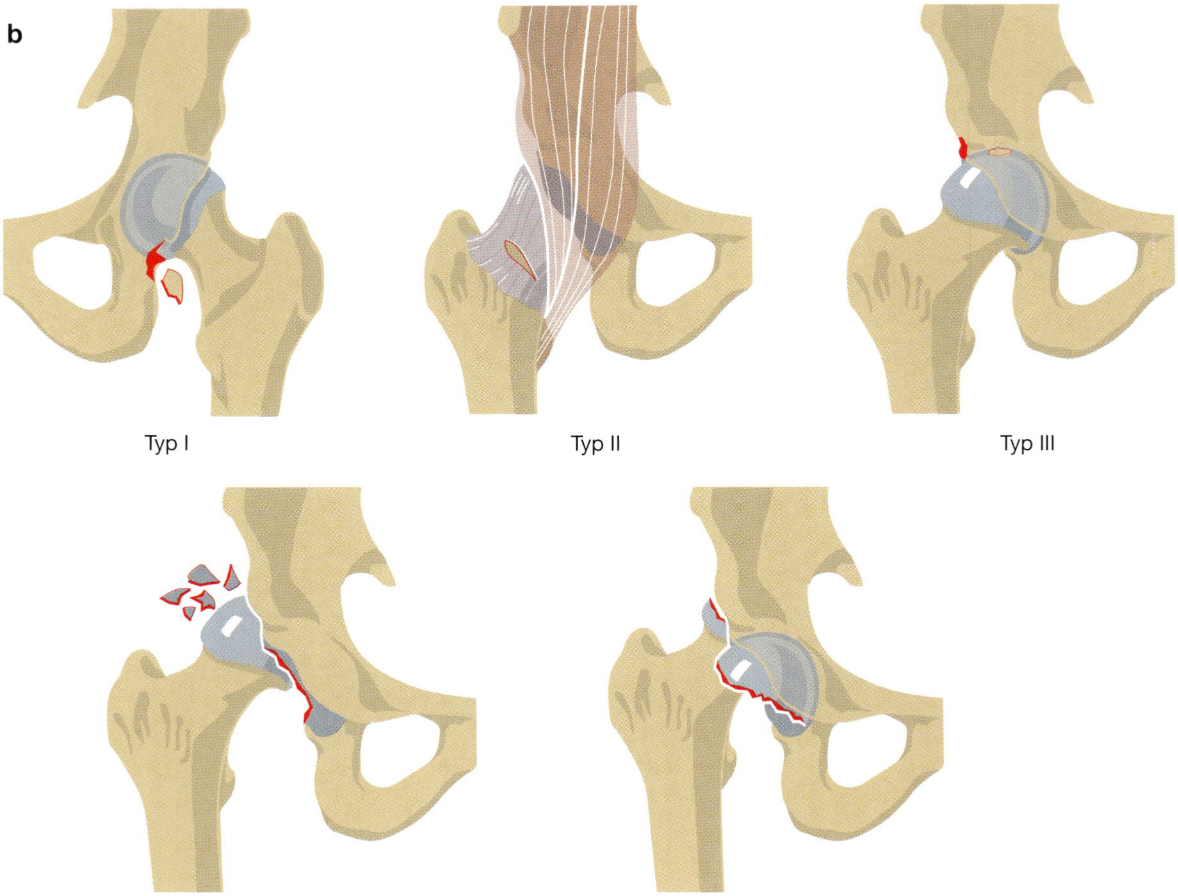

Abb. 4.7 b Einteilung der dorsalen Hüftluxationen und Hüftluxationsfrakturen nach Levin. (Aus Browner 2003)

Tab. 4.4 Einteilung der ventralen und dorsalen Hüftgelenksluxationen und -luxationsfrakturen nach Levin 1992. (Goulet 2003)

I	Isolierte Luxation Keine Instabilität nach der Reposition Computertomographisch keine wesentliche knöcherne Verletzung
II	Isolierte Luxation Nicht reponierbar Computertomographisch keine wesentliche knöcherne Verletzung
III	Isolierte Luxation Instabil nach der Reposition Computertomographisch erweiterter Gelenkspalt und/oder intraartikuläre Labrumanteile, Knochen-, Knorpelfragmente
IV	Operationspflichtige Azetabulumfraktur zur Wiederherstellung der Gelenkkongruenz oder -stabilität
V	Luxation oder Luxationsfraktur mit Femurkopf- oder Schenkelhalsfraktur

unterstützend. Die erfolgreiche Reposition ist durch ein Schnappen vernehmbar (Abb. 4.8).

- **Modifikation nach Böhler (1948)**: Der Arzt hat achtertourförmig eine Tuchschlinge sowohl um den eigenen Nacken als auch um das Knie des Verletzten geschlungen. Durch langsames Aufrichten aus einer gebeugten Haltung übt der Arzt einen dosierten Längszug am Oberschenkel aus (Abb. 4.9).

Alternativtechnik

- **Methode nach Stimson** (1883) **(Gravitationstechnik):** Diese Technik sollte lediglich bei dorsalen Luxationen eingesetzt werden. Der Patient befindet sich in Bauchlage, beide Beine hängen rechtwinklig am Ende des Repositionstisches herab. Sollte es nicht bereits dadurch zur Spontanreposition kommen, drückt der Arzt auf den horizontal gehaltenen Unterschenkel unter leichter Rotation des Beines.

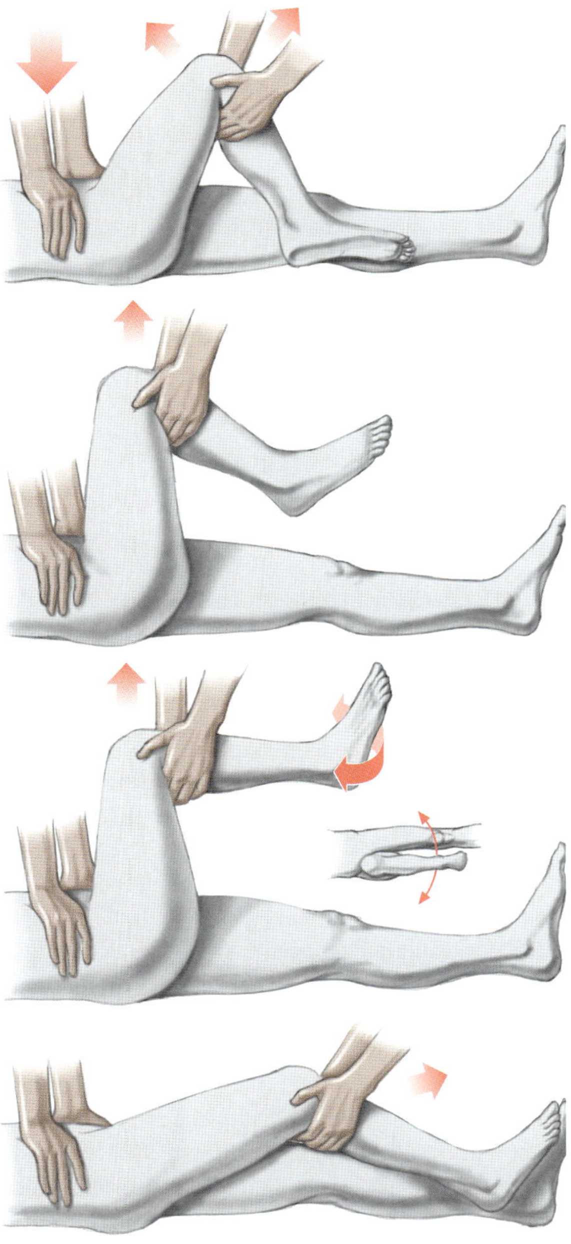

Abb. 4.8 Geschlossene Reposition nach Allis. (Aus Browner 2003)

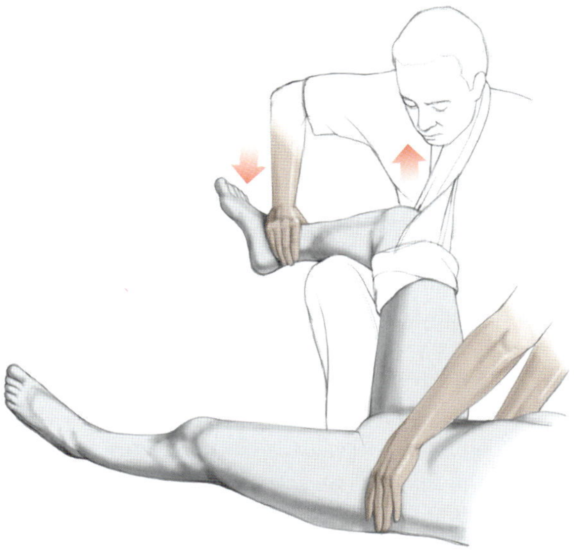

Abb. 4.9 Geschlossene Reposition nach Böhler

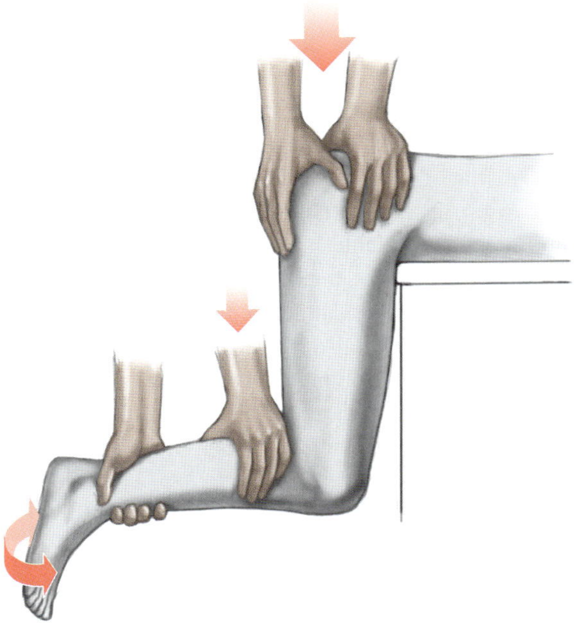

Abb. 4.10 Geschlossene Reposition nach Stimson. (Aus Browner 2003)

Das Becken wird im Sakrumbereich durch einen Assistenten fixiert. Obwohl diese Technik als sehr wenig traumatisierend angesehen wird, bietet sie sich aufgrund der notwendigen Bauchlage nur in seltenen Fällen bei isolierten Hüftluxationen und fehlenden weiteren Verletzungen an (Abb. 4.10). Eine Modifikation für den Patienten in Rückenlage wurde von Bassi et al. (1992) beschrieben. Das Bein wird in der Hüfte 90° flektiert sowie maximal adduziert und anschließend wird Traktion in der Beinachse ausgeübt, während ein Assistent das Becken stabilisiert.

Weitere Repositionstechniken sind in den letzten Jahren beschrieben worden (Skoff 1986; Herwig-Kempers und Veraart 1993; Lefkowitz 1993; Dahners und Hundley 1999; Schafer und Anglen 1999) und in einem Übersichtsartikel (Yang und Cornwall 2000) zusammengefasst. Die Rotationsmethode nach Bigelow (1870) erfordert einen erheblichen Kraftaufwand, geht mit ausgeprägter Weichteilschädigung und dem Risiko der Schenkelhalsfraktur einher und wird daher heutzutage im Allgemeinen abgelehnt.

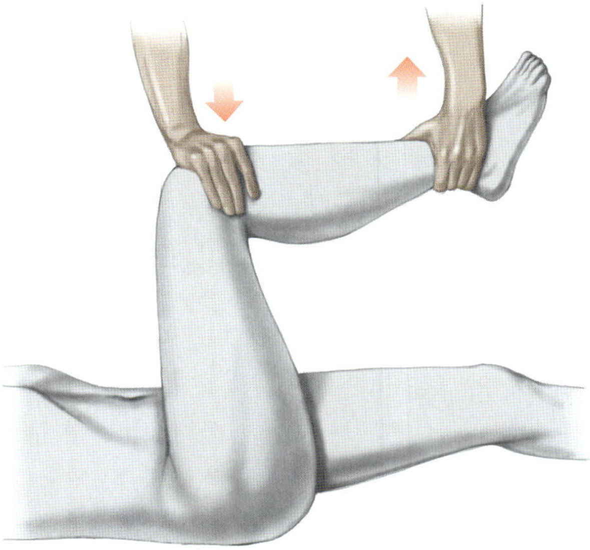

Abb. 4.11 Überprüfung der Stabilität nach erfolgter Reposition

Kontrolle nach Reposition

- Kontrolle post repositionem:
  - Überprüfung des neurovaskulären Status
  - Überprüfung der Gelenkbeweglichkeit
  - Überprüfung der Gelenkstabilität
  - Röntgenuntersuchung
  - Computertomographie (ggf. MRT)

Unmittelbar nach der erfolgten Reposition muss der neurovaskuläre Status überprüft und dokumentiert werden, anschließend die freie Funktion des Hüftgelenks. Entscheidend ist die Überprüfung der Gelenkstabilität nach Reposition. Hierzu wird beim 90° gebeugten Hüft- und Kniegelenk in neutraler Ab-/Adduktionsposition axialer Druck auf das Knie ausgeübt (Abb. 4.11). Bei offensichtlichen Femurkopffrakturen oder ausgedehnteren Azetabulumverletzungen wird hierauf verzichtet. Eine erneute radiologische Dokumentation sollte eine Beckenübersichtsaufnahme und eine axiale Aufnahme umfassen, bei Azetabulumfraktur zusätzlich Ala- und Obturatoraufnahmen (s. Abschn. 4.2.2). Routinemäßig wird eine Computertomographie veranlasst, in der Luxationsfolgen ausgeschlossen werden sollen (s. Abschn. 4.2.3; Brooks und Ribbans 2000).

4.4.2.2 Offene Reposition

- Ursachen für geschlossen nicht reponierbare Hüftluxationen sind Weichteilinterponate (Kapsel, Sehne, Labrum, Muskel), Azetabulum-, Femurkopf- und Schenkelhalsfraktur.

In 5–15 % gelingt die geschlossene Reposition nicht (Levin-Typ II), so dass eine umgehende offene Einrenkung erfolgen muss (Thompson und Epstein 1951; Brav 1962; Tornetta und Mostafavi 1997; McKee et al. 1998). Notfallmäßig werden präoperativ Ala- und Obturatoraufnahmen zur Beurteilung des Azetabulums durchgeführt, besser jedoch – sofern keine wesentliche Zeit verloren geht – eine Computertomographie, die auch Aussagen zur Verletzung des Femurkopfes und zu intraartikulären Fragmenten erlaubt. Diese Zusatzinformationen können für die Wahl des operativen Zuganges entscheidend sein.

Bei der isolierten dorsalen Luxation kann der Hüftkopf durch ein Loch der Gelenkkapsel wie durch ein Knopfloch ausgetreten sein und von der Gelenkkapsel festgehalten werden (Canale und Manugian 1979; McKee et al. 1998). Die Hüfte wird von dorsal über einen Kocher-Langenbeck- („südlichen“) Zugang freigelegt und die Kapsel eingekerbt, um die Reposition zu ermöglichen. Zur Darstellung der dorsokranialen Kapselanteile kann die Durchtrennung der Außenrotatoren (Mm. gemelli und M. quadratus femoris) notwendig werden. Sehr selten kann der M. piriformis zwischen dem Hüftkopf und dem Azetabulum eingeschlagen sein und die Reposition blockieren (Proctor 1973; Slaetis und Latvala 1974).

Bei der vorderen Luxation kann das geschlossene Repositionsmanöver durch eine Blockierung des Kopfes im Foramen obturatum verhindert werden oder durch Repositionshindernisse, wie z. B. dem M. rectus femoris, dem M. iliopsoas oder die vordere Gelenkkapsel unmöglich sein (Katznelson 1962; Epstein 1980). Über einen anterolateralen Zugang (z. B. Watson-Jones) kann die Eröffnung der Gelenkkapsel und Revision des Gelenkes von ventral erfolgen. Beim alternativen iliofemoralen Zugang (z. B. Smith-Petersen) besteht die Gefahr, den dislozierten Gefäßnervenstrang zu verletzen.

Vor der Reposition sollte das Gelenk ausgiebig inspiziert und ausgespült werden. Insbesondere Schäden am Gelenkknorpel des Azetabulums und Femurkopfes müssen beachtet werden, eine Knorpelimpression sollte angehoben werden. Nach der Reposition erfolgen stets intraoperativ eine Stabilitätsüberprüfung und die Röntgenkontrolle.

Bei einer begleitenden Femurkopffraktur ist aufgrund der typischerweise ventral gelegenen Kalottenschäden ein transglutaealer oder ein anterolateraler Zugang zu empfehlen. Dies erlaubt über den gleichen Zugang die Darstellung der hinteren Gelenkanteile, um ggf. blockierende Weichteilinterponate vom Kopf zu befreien. Die operative Versorgung der Femurkopffraktur wird in Abschn. 4.8 dargestellt.

Die operative Versorgung der Azetabulumverletzung wird im Band Becken/Azetabulum beschrieben. Die Versorgung wird normalerweise im subakuten Intervall (3–10 Tage) durchgeführt. Sofern die Luxation aber aufgrund der Azetabulumfraktur nicht geschlossen reponiert werden kann, ist eine zweizeitige Versorgung in Erwägung zu ziehen. Bei der initialen offenen Reposition ist bereits der Zugang für die definitive Versorgung zu berücksichtigen.

Ist eine ipsilaterale dislozierte Schenkelhalsfraktur die Ursache für die erfolglose Reposition, wird über einen direkten lateralen Zugang das Gelenk dargestellt. Die Refixation des Schenkelhalses erfolgt nach der offenen Reposition des Kopfes in die Pfanne (s. Kap. 5).

Die Kombination einer nicht dislozierten Schenkelhalsfraktur mit einer Hüftluxation sollte stets einer offenen Reposition zugeführt werden. Die Gefahr einer deutlichen Verschlechterung der Situation durch eine, zwar grundsätzlich mögliche, geschlossene Reposition ist zu groß. Das Gelenk wird über einen lateralen Zugang dargestellt. Nach der schraubenosteosynthetischen Fixation der Schenkelhalsfraktur kann die vorsichtige Reposition versucht werden, bevor die endgültige Frakturversorgung komplettiert wird.

Eine notfallmäßige operative Reposition ist ebenso indiziert bei primären Nervenschäden durch Fragmentdruck oder sekundären, die durch einen eingeklemmten Nerven nach Reposition bedingt sein können.

▶ Indikation zur notfallmäßigen operativen Intervention:
- geschlossen nicht reponierbare Luxation,
- primäre Läsion des N. ischiadikus mit großem disloziertem dorsalen Pfannenfragment,
- dislozierte Schenkelhalsfraktur,
- nach der Reposition aufgetretene Nervenläsion.

4.4.3 Elektivphase

Nach Abschluss der Primärversorgung wird in Abhängigkeit von den Ergebnissen der zuvor beschriebenen apparativen Untersuchungen das weitere therapeutische Vorgehen geplant:

Bei isolierten Hüftluxationen ohne ossäre Verletzung und stabilem Gelenk nach der Reposition (Typ Levin I) ist nach den meisten Autoren keine weitere Therapie notwendig. Ein kleines knöchernes Fragment außerhalb der Belastungszone sollte keine wesentlichen Probleme bereiten und auch Fragmente in der Fossa zentralis ohne Einklemmung im Gelenkspalt seien primär keine Operationsindikation. Kommt es im Intervall zu Einklemmungserscheinungen oder anderen Symptomen eines freien Gelenkkörpers, ist allerdings ein operativer Eingriff im Verlauf indiziert (Dreinhöfer et al. 1994; Tornetta und Mostafavi 1997).

Zeigt sich im CT ein erweiterter Gelenkspalt durch interponierte, osteochondrale Flakes, Knorpelfragmente oder größere Labrumanteile als Hinweis auf eine inkomplette Reposition (Typ Levin III), sollte eine zeitnahe operative Entfernung vorgenommen werden, um eine weitere Schädigung des Knorpels zu verhindern. Beim offenen Vorgehen erfolgt die Ablösung der Kapsel nahe am Azetabulum, um die Blutversorgung des Kopfes nicht zu beeinträchtigen. Unter Zug, durch AO-Distraktor oder Assistenten, müssen dann alle Interponate aus dem Gelenk entfernt werden. Selten ist eine komplette Reluxation des Gelenkes dazu notwendig. Häufig können mit einer Lavage kleine Fragment ausgespült werden, ggf. kann auch arthroskopisch eine Extraktion der Interponate versucht werden (Keene und Villar 1994; Yamamoto et al. 2003; Mullis und Dahners 2006; Philippon et al. 2009).

Bleibt das Hüftgelenk nach der Reposition instabil, obwohl im CT kein Anhalt für eine Fraktur oder ein Interponat erkennbar ist (Typ Levin III), sollte zunächst eine weitere Abklärung mit MRT erfolgen (s. Abschn. 4.2.4). Zeigt sich hier eine ausgedehnte Ablösung des Labrums, ist eine offene, operative Refixation (Liebermann et al. 1993) oder eine arthroskopische (Philippon et al. 2009) angeraten. Geringgradige Labrumablösungen, Labrumeinrisse oder Kapselrisse können zunächst konservativ, ggf. in einem Brace mit limitiertem Bewegungsumfang behandelt werden.

Aktuell sind einige Arbeiten (Yamamoto et al. 2003; Mullis und Dahners 2006; Philippon et al. 2009) zu arthroskopischen Untersuchungen erschienen, die eine erhebliche Zahl pathologischer Befunde nach isolierter Luxation beschrieben (osteochondrale und chondrale Flakes, Labrumeinrisse). So fanden Phillipon et al. (2009) bei 14 professionellen Sportlern nach einer Luxation ohne knöcherne Beteiligung einen Labrumschaden und bei 12 Patienten ausgeprägte Knorpelschäden an Kopf und/oder Pfanne.

Bei primär unauffälligem CT nach Reposition der Hüftluxation zeigten sich nach Yamamoto et al. (2003) im Rahmen einer Hüftarthroskopie bei 10 untersuchten Patienten Knorpelschäden (Fissuren, Impressionen) am Kopf und im Azetabulum. In 7 von 11 Gelenken fanden sich freie knöcherne oder knorpelige Gelenkkörper, die zuvor im CT nicht sichtbar waren. Durch eine arthroskopische Lavage bzw. gezielte Extraktion der freien Körper habe das Gelenk vor weiteren Schäden bewahrt werden können. Mullis und Dahners (2006) führten bei 36 Patienten nach geschlossener Reposition eine Arthroskopie durch und fanden bei 33 Personen freie Gelenkkörper, einschließlich 7 von 9 Patienten, bei denen radiologisch nach der Reposition keine Auffälligkeiten zu erkennen waren.

Zumindest im Tiermodell konnte nachgewiesen werden, dass intraartikuläre Knorpelteile zur frühzeitigen sekundären Arthrose führen (Evans et al. 1984). Gegenwärtig erscheint die Diskussion aber noch offen, aus diesem Grund tatsächlich alle luxierten Hüften arthroskopieren zu müssen (Yamamoto et al. 2003; Mullis und Dahners 2006). Andere Autoren empfehlen, diesen Eingriff lediglich bei sichtbaren Fragmenten und dann erst nach 3 Wochen vorzunehmen (Clegg et al. 2010).

Hüftgelenksverrenkungen, die mit ausgeprägten Azetabulumverletzungen einhergehen (Typ Levin IV), erfordern in der Mehrzahl der Fälle ein komplexes operatives Vorgehen (s. Band Becken/Azetabulum). Femurkopfluxationsfrakturen (Typ Levin V) treten nur sehr selten auf, erfordern aber ein differenziertes Vorgehen, das in Abschn. 4.8 näher beschrieben ist.

Grundsätzlich schließt sich jedem Eingriff eine intraoperative Röntgenkontrolle und erneute klinische Stabilitätsüberprüfung in 90° Flexion an.

4.5 Begleitverletzungen

Traumatische Luxationen des Hüftgelenkes treten zumeist nach einer erheblichen Krafteinwirkung auf, die oft auch zu weiteren Verletzungen geführt hat (Weigand et al. 1978b; Rosenthal und Coker 1979; Epstein 1980; Barnbeck et al. 1987; Brumback et al. 1987; Dreinhöfer et al. 1994, 1996; Alonso 2000; Pape et al. 2000). Suraci (1986) sah bei 95 % der traumatischen Hüftverrenkungen Begleitverletzungen, die allein schon einen Krankenhausaufenthalt gerechtfertigt hätten, insbesondere Schädel-, Thorax- und abdominale Verletzungen. In einer weiteren Untersuchung (Hak und Goulet 1999) hatten 70 % eine Fraktur des Azetabulums sowie 23 bzw. 21 % einen Knochenbruch im Bereich der unteren bzw. oberen Extremität. Aber auch nichtmuskuloskelettale Verletzungen sind häufig, was sich in dieser Studie bei 67 % zeigte: Schädel 24 %, Thorax 21 % und Abdomen 15 %.

Ligamentäre und ossäre Begleitverletzungen der ipsilateralen Extremität bei Hüftverrenkungen sind oft beschrieben worden. So kommt es häufig durch das Abstützen des gestreckten Beins zu Verletzungen im Bereich des Fußes, z. B. Luxationsfrakturen des Lisfranc-Gelenkes oder des Mittelfußes. Daneben stehen Kniebinnenverletzungen, vor allem Läsionen des hinteren Kreuzbandes oder osteochondrale Frakturen des Kniegelenkes im Vordergrund (Gillespie 1975; Tabuenca und Truan 2000). In einer Studie hatten 25 % der 187 Hüftluxationen eine ipsilaterale Knieverletzung, bei 7 Patienten war primär die Bandverletzung übersehen worden (Tabuenca und Truan 2000). Schmidt berichtet sogar bei 25 von 27 Patienten über kernspintomographische Veränderungen im gleichseitigen Knie (4 periartikuläre Frakturen und 9 „bone bruises", 5 hintere und 2 vordere Kreuzbandrupturen, 6 Seitenband- und 8 Meniskusrisse; Schmidt et al. 2005).

Neben der Femurkopffraktur (s. Abschn. 4.8) sind ipsilaterale Femurschaftfrakturen eine häufige Begleitverletzung (Henry und Bajumi 1934; Stewart 1974; Ehtisham 1976). Nicht selten wird bei diesen Kombinationsverletzungen primär nur die Oberschenkelfraktur diagnostiziert, ohne dass die Hüftluxation erkannt wird. Die Verletzungen auf der kontralateralen Seite sind häufig deutlich ausgeprägter, so dass auch dadurch gelegentlich Luxationen primär übersehen werden (Epstein 1980; Dreinhöfer et al. 1994).

Bei den lokalen Begleitverletzungen der Luxationen stehen die direkten Verletzungen der benachbarten Gefäße und Nerven im Vordergrund.

4.5.1 Neurovaskuläre Schäden

Jede Hüftluxation mit neurologischen Symptomen muss als chirurgischer Notfall betrachtet werden, da Nervengewebe keinen Druck toleriert und irreparable ischämische Veränderungen bereits frühzeitig auftreten können (Seddon 1972; Cornwall und Radomisli 2000).

Eine primäre Schädigung des N. ischadicus wird in 10–20 % aller Hüftluxationen, insbesondere aber nach Luxationsfrakturen gesehen (Hunter 1969; Larson 1973; Hirasawa et al. 1977; Epstein 1980; Cornwall und Radomisli 2000). Aus diesem Grund ist bei jeder Hüftluxation eine komplette neurologische Untersuchung zu fordern. Gelegentlich wird dennoch eine primäre Nervenläsion, vor allem bei bewusstlosen oder polytraumatisierten Patienten, übersehen (Rehm 1985).

Die Nervenläsion kann entweder direkt durch Einklemmung zwischen Hüftkopf und Sitzbein, durch Abriss oder aber indirekt durch Zug oder Dehnung bedingt sein (Abb. 4.12; Proctor 1973; Rehm 1985). In der Mehrzahl der Fälle üben ein oder mehrere nach hinten verschobene dorsokraniale knöcherne Fragmente nach einem Hüftverrenkungsbruch einen Druck auf den Nerven aus. Hingegen tritt bei der isolierten Luxation eine Nervenschädigung nur selten auf. Aufgrund der erheblichen Innenrotation kann es zu einem Herumschlingen des Nerven um den Schenkelhals und zu einer Überdehnung kommen (Epstein 1980).

Meist ist der ventrolateral gelegene peroneale Anteil betroffen, da dieser Abschnitt gegenüber einer Ischämie durch Traktion besonders empfindlich ist. Weiterhin kann der am Fibulaköpfchen fixierte N. peronaeus bei einer Drehung nicht wie der N. tibialis teilweise nachgeben (Trojan 1979).

Bei einer isolierten Luxation genügt meist schon die Reposition, um den Druck aufzuheben. In diesen Fällen besteht zu Beginn oft eine Neuropraxie oder Axonotmesis, so dass ein primäres chirurgisches Vorgehen nicht notwendig erscheint (Seddon 1972; Rehm 1985; Goulet et al. 2003). Sollte jedoch der hintere Pfannenrand abgebrochen sein, kann er so weit nach kranial disloziert sein, dass er den Nerven einklemmt und es zu einer partiellen oder kompletten Unterbrechung kommt. In diesen Fällen ist unbedingt eine sofortige offene Reposition und Osteosynthese zur Behebung des Druckschadens notwendig (Trojan und Perschl 1956; Proctor 1973; Weigand et al. 1978a; Schweikert und Weigand 1979; Epstein et al. 1985; Goulet 2003). Nicht immer ist intraoperativ die Nervenläsion erkennbar. Letournel fand in mehr als zwei Drittel seiner Ischiadikusparesen einen unauffälligen makroskopischen Befund (Letournel und Judet 1981).

Die Bedeutung der zeitnahen Reposition wird durch die Ergebnisse einer Untersuchung von 106 Hüftluxationen unterstrichen, bei der schwere Nervenschäden (komplette Parese N. ischiadikus oder N. peronaeus) deutlich häufiger (16 %) bei den Patienten auftraten, die vor der Reposition in andere Kliniken verlegt wurden, im Vergleich zu denen, die primär reponiert wurden (4 %; Hillyard und Fox 2003).

4.6 Nachbehandlung

Ist das Hüftgelenk nach der Reposition stabil, wird das Bein zunächst in einer Schaumstoffschiene gelagert. Ist bei der Stabilitätsprüfung eine Luxation oder Subluxation zu provozieren, sollte das Repositionsergebnis durch eine Extension gesichert werden. Auch bei Hüftgelenken mit Interponat ist eine temporäre Extension bis zur endgültigen Versorgung angezeigt.

Über die weitere Nachbehandlung im Hinblick auf Extension, Ruhigstellung und Entlastung weichen die Ansichten erheblich auseinander. Zwei grundsätzliche Richtungen werden vertreten: langfristige Extension und Entlastung oder frühfunktionelle Mobilisation.

In der Vergangenheit ist selbst bei isolierten Luxationen eine Immobilisierung im Beckenbeingips (Watson-Jones 1955) bzw. in Schienen (Rowe und Lowell

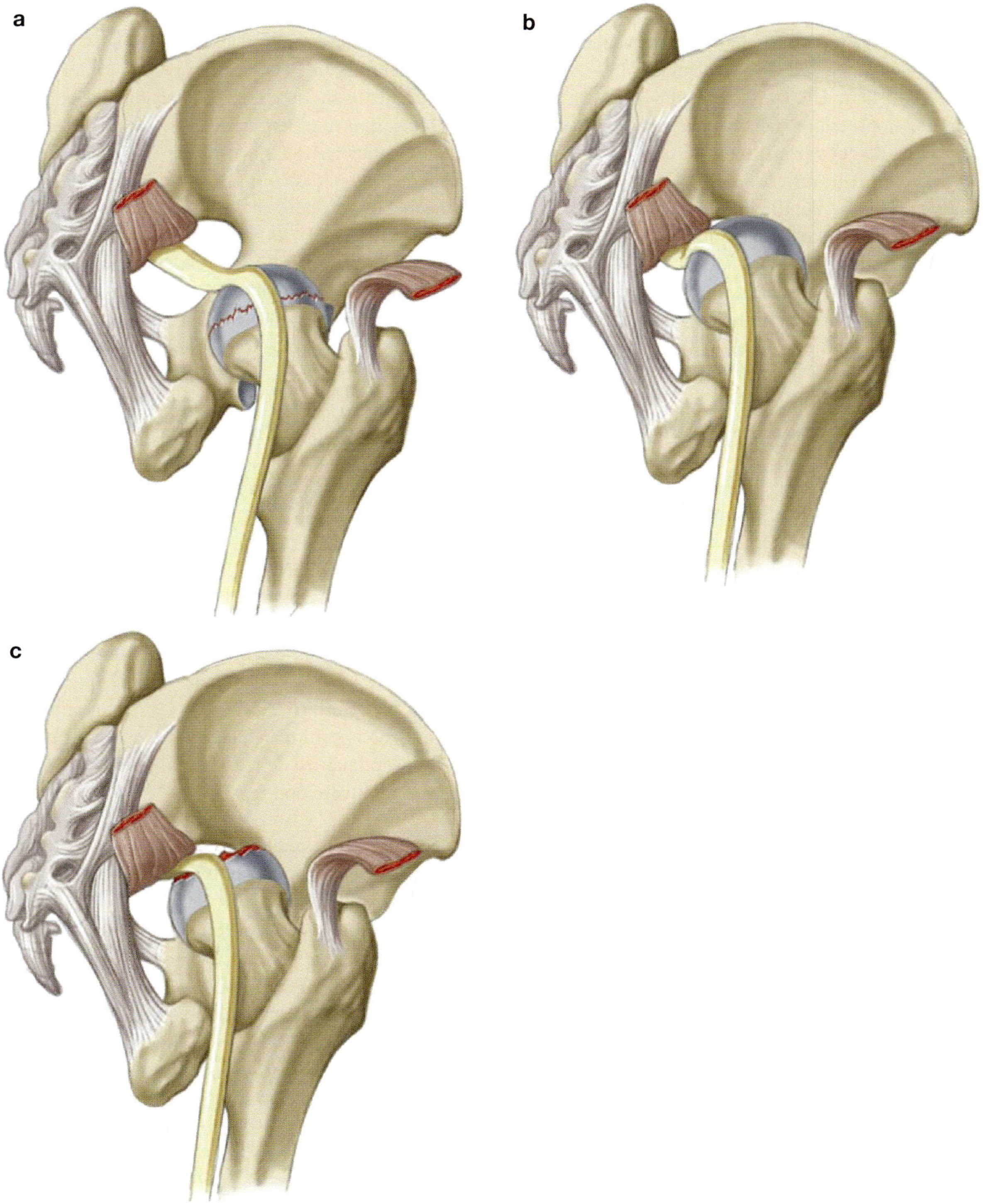

Abb. 4.12 Schädigungsmöglichkeiten des N. ischiadikus bei der traumatischen Hüftluxation: **a** Überdehnung, **b** Einklemmung, **c** Druckschaden durch Fragment

Tab. 4.5 Spätkomplikationen nach isolierter Hüftluxation in der Literaturübersicht

	Nekrose	Arthrose	Ossifikation	Nervenverletzung	n
Isolierte hintere Hüftluxation und Nachuntersuchungsintervall >12 Monate	79 (10,1 %)	121 (15,5 %)	20 (2,5 %)	75 (9,6 %)	780
Isolierte vordere Hüftluxation und Nachuntersuchungsintervall >12 Monate	8 (6,1 %)	6 (4,6 %)	6 (4,6 %)	0	131

1961; Vecsei et al. 1997) für mehrere Wochen propagiert worden, um eine erneute Reluxation zu vermeiden, aber auch die Heilung des Kapseldefekts zu erleichtern. Die nachteiligen Effekte einer langfristigen Gelenkruhigstellung auf die Kapseldurchblutung Knorpelernährung und Muskelsubstanz sind in den letzten Jahren allgemein bekannt geworden (Epstein 1980; Salter et al. 1980; Müller et al. 1991).

Andere Autoren empfehlen eine Extension in leichter Abduktion und Außenrotation zur Vorbeugung einer Hüftkopfnekrose (Wilson 1960; Weigand et al. 1978a; Epstein 1980; Al-Bahlool et al. 2009). Auch dieser Prophylaxeversuch erzielte keinerlei Vorteile. Hougaard sah keine wesentlichen Unterschiede zwischen Patienten, die 1–6 Wochen Bettruhe einhielten (n = 22) und Patienten, die mehrere Wochen in Extension (n = 19) oder Gips (n = 7) behandelt wurden (Hougaard und Thomsen 1986). Die einzigen Nekrosen traten bei isolierten Luxationen nach langer Extensionsbehandlung auf. Schlickewei et al. (1993) führten bei einer Patientengruppe (n = 15) eine Extensionsbehandlung über 14 Tage mit anschließender Entlastung für 3 Monate durch, die andere (n = 16) wurde einer frühfunktionellen Behandlung ohne Extension zugeführt. Im Spätverlauf konnte zwischen beiden Behandlungsformen kein Unterschied festgestellt werden.

Ebenso kontrovers wurde auch der Beginn der Vollbelastung diskutiert: Während einige Autoren (Armstrong 1948; Stuck und Vaughan 1949; Wilson 1960; Brav 1962) empfahlen, langfristig (bis zu 12 Monaten) zu entlasten, hatte Böhler bereits 1954 empfohlen, frühzeitig schmerzabhängig mit einer aktiven und passiven Beübung zu beginnen und den Patienten nach zwei Wochen unter Vollbelastung zu mobilisieren. In aktuelleren Vergleichsuntersuchungen konnte kein nachteiliger Effekt einer frühzeitigen Mobilisation gesehen werden (Jaskulka et al. 1991; Schlickewei et al. 1993; Vecsei et al. 1997).

Wir verzichten daher bei isolierten Luxationen, aber auch nach offener Reposition und stabiler Osteosynthese, auf jede Art von Ruhigstellung oder Extension und beginnen unmittelbar mit der schmerzabhängigen Mobilisation, in den ersten Tagen unter Teilbelastung an Unterarmgehstützen. Beugung über 90° und Innenrotation über 10° sollten für 6 Wochen vermieden werden, schmerzabhängig kann jedoch kurzfristig auf Vollbelastung gesteigert werden. Lediglich bei Patienten mit erhöhtem Nekroserisiko aufgrund längerer Dislokationszeit und nach operativer Refixation eines Kopffragmentes kann eine längere Teilbelastung über 6–8 Wochen sinnvoll sein. Adjuvant bietet sich der Einsatz von CPM(„continuous passive motion")-Schienen und zur Prophylaxe heterotoper Ossifikationen die orale Medikation mit nichtsteroidalen Antiphlogistika an (z. B. Indomethacin 3-mal 25 oder 2-mal 50 mg über 6 Wochen).

4.7 Komplikationen

Zu den Frühkomplikationen werden die primären Repositionshindernisse (s. Abschn. 4.4.2) und die bei der Reposition gesetzten neurovaskulären Schäden (s. Abschn. 4.7.1) gerechnet. In die Gruppe der Spätkomplikationen gehören mit sehr unterschiedlicher Inzidenz die Reluxation, die heterotopen Ossifikationen, die posttraumatische Arthrose und die am häufigsten gefürchtete Hüftkopfnekrose (Tab. 4.5).

Operationsbedingte Komplikationen sind Infektionen, Nervenschäden, Ossifikationen, Thrombosen und Embolien.

4.7.1 Neurovaskuläre Schäden

Es wird über einzelne Fälle berichtet, in denen ein primär neurologisch unauffälliger Patient nach der geschlossenen Reposition über neurologische Ausfälle klagte (DeLee et al. 1980). In dieser Situation ist eine sofortige chirurgische Exploration zum Ausschluss eines in das Gelenk geschlagenen Nerven notwendig.

Frühsekundär können Nervenschäden nach Redislokation eines instabilen Gelenkes auftreten.

Letournel und Judet (1981) berichteten über perioperative Ischiadikusläsionen in 11 %. Zur Vermeidung einer solchen iatrogenen Verletzung muss der N. ischiadikus bei den dorsalen Zugängen unbedingt freipräpariert und identifiziert werden. Er ist zumeist leicht zu finden, da er unter dem M. piriformis hervortritt. Solange am dorsokranialen Pfannenrand operiert wird, soll der Nerv durch Beugung im Kniegelenk und Streckung im Hüftgelenk entlastet werden. Hierzu empfiehlt sich entweder ein spezieller Nervenhaken oder der direkte manuelle Schutz (Rehm 1985). Direkter Druck auf den N. femoralis, der zu peripheren Ausfällen führte, wurde lediglich bei vorderen oberen Luxationen beschrieben. Bei den vorderen unteren Verrenkungen ist die Inzidenz der Nervenverletzung als ausgesprochen niedrig anzusehen (DeLee et al. 1980; Epstein 1980).

Zu einem späteren Zeitpunkt erstmals auffallende Nervenirritationen können durch Narbenbildung oder heterotope Ossifikationen hervorgerufen werden (Derian und Bibighaus 1974; Hirasawa et al. 1977; Letournel und Judet 1981; Rehm 1985; Gadelrab 1990; Cornwall und Radomisli 2000).

Bei sensiblen Ausfällen müssen Dekubitalulzera vermieden werden, bei motorischen Paresen ist eine Spitzfußprophylaxe unbedingt notwendig (Cornwall und Radomisli 2000). Elektromyographische Untersuchungen und Messungen der Nervenleitgeschwindigkeit können nach 3 Wochen als Ausgangsbefund erhoben werden, nach 3 Monaten sollten reparative Umbauprozesse zu erkennen sein. Bei 50–70 % der Patienten kann nach 8 Monaten mit einer funktionellen Wiederherstellung gerechnet werden (Seddon 1972; Epstein 1980). In der Übergangszeit sollte eine geeignete Orthese (Peronaeusschiene) angelegt werden, begleitet von passiven Bewegungsübungen. Bei fehlender klinischer oder elektromyographischer Verbesserung nach einem Jahr, können Sehnentransfers diskutiert werden.

4.7.2 Chronische Instabilitäten

Solange keine Azetabulumdysplasie, Fraktur oder Lähmung vorliegt, scheint die Tendenz zur Reluxation bei isolierten Luxationen gering zu sein (0,5–2 %; Brav 1962; Liebenberg und Dommisse 1969; Graham und Lapp 1990; Weber und Ganz 1997). Bei den wenigen beschriebenen Fällen war zumeist bereits das initiale Trauma nicht sehr stark ausgeprägt gewesen. Ursächlich werden eine Labrumablösung, vergleichbar einer Bankart-Läsion (Rashleigh-Belcher und Cannon 1986; Liebermann et al. 1993) an der Schulter, diskutiert oder eine ungenügende Kapselheilung, die eine andauernde Laxizität bedingt (Weber und Ganz 1997). Diese posttraumatische Insuffizienz der Gelenkkapsel kann im Arthro-CT nachgewiesen werden (Graham und Lapp 1990). Eine verminderte femorale Anteversion wird als mögliche Ursache für die vermehrte Belastung der verheilenden Kapsel und daraus resultierende Laxizität angesehen (Upadhyay et al. 1985; Goulet 2003).

Solange sich der Schaden auf die Kapsel begrenzt, empfiehlt sich eine Kapsel- und Muskelraffung (Liebenberg und Dommisse 1969), anderenfalls wird bei einer Verletzung des Labrums das Einfügen eines Knochenblocks am dorsalen Pfannenrand angeraten (Rashleigh-Belcher und Cannon 1986). Bei knöchernen Ursachen kann eine modifizierte periazetabuläre Osteotomie in Erwägung gezogen werden (Crowther et al. 2002).

4.7.3 Heterotope Ossifikationen

Die Inzidenz dieser Komplikation nach isolierter traumatischer Hüftluxation wird mit 2–20 % angegeben (Epstein 1980; Dreinhöfer et al. 1994; Bhandari et al. 2006). Es besteht eine Abhängigkeit von der primären Verletzungsschwere, der Muskelverletzung und der Hämatomausbreitung, es konnte jedoch keine Korrelation zur frühzeitigen Mobilisation und Belastung hergestellt werden (Wilson 1960; Epstein 1980; Südkamp et al. 1990). Bei komplexen Azetabulumverletzungen mit offener Reposition und Refixation werden vermehrt heterotope Ossifikationen gesehen, insbesondere bei ausgedehnten Zugängen und/oder verspäteter operativer Versorgung (Stewart et al. 1975; Rosenthal und Coker 1979; Epstein et al. 1985; Webb et al. 1990; Goulet 2003). Garland berichtete über erhebliche heterotope Ossifikationen bei 41 % der Patienten mit assoziierten Schädelverletzungen (Abb. 4.13; Garland und Miller 1984). Pape et al. (2001) sahen Ossifikationen bei ca. 45 % der polytraumatisierten Patienten,

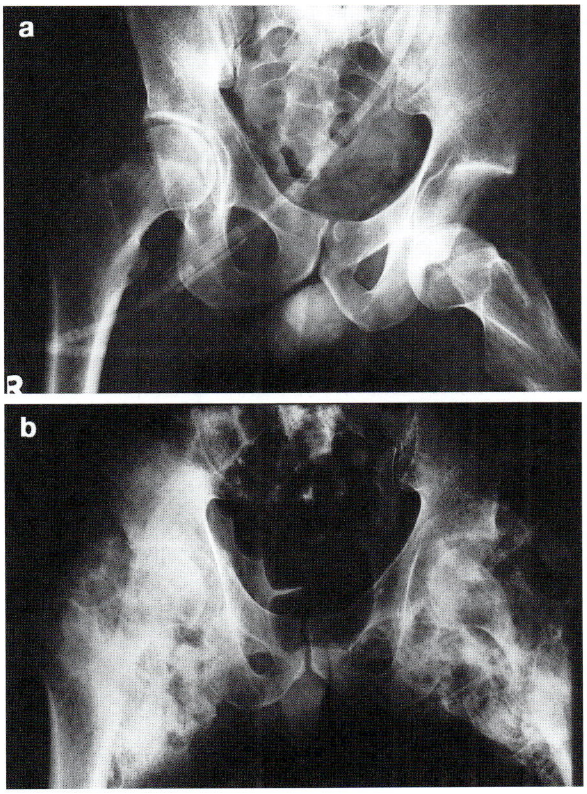

Abb. 4.13 29-jähriger Pkw-Fahrer. **a** Neben einer isolierten ventrokaudalen Luxation (L. obturatoria) hat er ein schweres Schädelhirntrauma III erlitten. Die geschlossene Reposition erfolgte 120 Minuten nach dem Unfall. Die Beatmungsdauer betrug insgesamt 26 Tage, die Dauer der Behandlung auf der Intensivstation insgesamt 7 Wochen. **b** 6 Monate nach dem Unfall erste ambulante Vorstellung in unserer Klinik, zu diesem Zeitpunkt Ankylose beider Hüftgelenke aufgrund massiver Ossifikationen

konnten jedoch keinen Unterschied in der Inzidenz bei Patienten mit und ohne Schädelhirntrauma feststellen.

Aus diesem Grund wurde in den vergangenen Jahren empfohlen, bei allen ausgedehnteren Verletzungen bzw. größeren Eingriffen eine Prophylaxe mit Indomethacin und/oder Bestrahlung vorzunehmen (Moed und Letournel 1994; Moore et al. 1998; Burd et al. 2001; Thannheimer et al. 2009). In der Regel wird sich die Therapie auf die orale Gabe von Indomethacin beschränkt haben. Eine Bestrahlung wird bei den häufig Mehrfachverletzten nur selten durchführbar sein. Sie ist aufgrund der direkt posttraumatisch beginnenden Transformation von pluripotenten Stammzellen zu Osteoblasten auch nur direkt präoperativ oder innerhalb weniger Stunden postoperativ wirkungsvoll. Aktuell sind allerdings kritische Stimmen aufgekommen, die zum einen eine Beeinträchtigung der Knochenheilung angeben (Burd et al. 2003) zum anderen den tatsächlichen Effekt hinterfragen (Karunakar et al. 2006; Baird und Kang 2009). Kommt es trotz einer suffizienten Prophylaxe zu einer erheblichen funktionellen Beeinträchtigung, kann durch eine Arthrolyse 6–9 Monate nach Trauma ein zufrieden stellendes postoperatives Langzeitergebnis erreicht werden (Südkamp et al. 1990).

4.7.4 Posttraumatische Arthrose

Die posttraumatische Arthrose ist die häufigste Spätkomplikation: Nach isolierten Luxationen schwanken die Angaben zwischen 10 und 50 %, bei komplexen Verletzungen werden bis zu 90 % berichtet (Watson-Jones 1955; Morton 1959; Stewart et al. 1975; Epstein 1980; Upadhyay und Moulton 1981; Dreinhöfer et al. 1994; Tornetta und Mostafavi 1997; Vecsei et al. 1997; Rodriguez-Merchan 2000a; Clegg et al. 2010).

Ursächlich sind offensichtlich zwei Faktoren verantwortlich (Furman et al. 2006):

- ein hoch intensives direktes Trauma kann zu irreversiblen Knorpelschäden durch unmittelbare Apoptose der Chondrozyten und Zerstörung der Matrixkomponenten führen (Repo und Finlay 1977; Borrelli und Ricci 2004; Borrelli 2006),
- eine Inkongruenz der Gelenkflächen kann vermehrten Kontaktstress zur Folge haben (Brown und Ferguson 1980; Bernard et al. 1982; Konrath et al. 1999; Vrahas et al. 2004).

Zudem können interponierte Fragmente durch ständige Reibung erhebliche lokale Schäden des Knorpels bedingen. Die Inzidenz der posttraumatischen Arthrose scheint insbesondere mit der Schwere des initialen Traumas zu korrelieren (Armstrong 1948; Morton 1959; Brav 1962; Liebenberg und Dommisse 1969; Hougaard und Thomsen 1987; Dreinhöfer et al. 1994, 1996; Clegg et al. 2010), möglicherweise auch mit steigendem Alter zum Zeitpunkt des Unfalls (Hunter 1969; Upadhyay et al. 1983; Dreinhöfer et al. 1994). Upadhyay sah mit zunehmendem zeitlichem Abstand zum Unfall einen Anstieg der osteoarthrotischen Veränderungen (Upadhyay und Moulton 1981; Upadhyay et al. 1983). In den meisten Untersuchungen sind die ersten arthrotischen Veränderungen bereits nach einem Jahr nachweisbar, bei der Mehrzahl der Patienten

(>80 %) bilden sich die sekundärarthrotischen Veränderungen in den ersten 5 Jahren aus (Morton 1959; Epstein 1980; Epstein et al. 1985).

Als prädisponierende Faktoren werden begleitend auftretende Femurkopffrakturen, Azetabulumfrakturen und Femurkopfnekrosen genannt (Epstein 1980). DeLee et al. (1980) sahen bei allen vorderen Hüftluxationen mit einer Impressionsfraktur tiefer als 4 mm und bei allen osteochondralen Abscherfrakturen das Auftreten einer Arthrose. Eine Prädilektion für arthrotische Veränderungen scheinen bereits kleinste Inkongruenzen der gelenkbildenden Komponenten zu sein (Mears 1989), Defekte mit einer Größe von 2 cm² erhöhen den Kontaktstress erheblich (Konrath et al. 1999). Der anatomischen Rekonstruktion von Kopf- bzw. Pfannenimpressionen durch Aufrichten und Anfüllen mit Spongiosa wird daher eine große Bedeutung beigemessen. Bhandari et al. (2006) sahen bei 109 hinteren Luxationsfrakturen in 47 % der Fälle Schäden am Femurkopf, in 24 % Impaktionen am Azetabulum und bei 56 % Fragmente im Gelenkspalt. Nach 12 Jahren hatten alle Patienten ohne anatomisch korrekte Reposition eine schwere Arthrose, aber nur 25 % der restlichen.

4.7.5 Femurkopfnekrose

Die Inzidenz der avaskulären Hüftkopfnekrose wird in größeren Studien mit 15–25 % angegeben (Rodriguez-Merchan 2000). Zwei Ursachen werden diskutiert:
- die Störung der Kopfernährung und
- die direkte Schädigung des Gewebes.

Von den meisten Autoren wird die Obliteration der für die Kopfernährung wichtigsten Gefäße durch Kompression, Zug, Spasmus oder Thrombosierung als ursächlich angesehen (Stewart und Milford 1954; Jantzen 1958; Rowe und Lowell 1961; Brav 1962; Duncan und Shim 1977; Swiontkowski 2003). Bei einer dorsalen Hüftluxation kommt es zu einer Überdehnung der A. circumflexa femoris medialis und möglicherweise einem Verschluss der lateralen Epiphysengefäße, die entscheidend für die Blutversorgung der Belastungszone des adulten Femurkopfes sind (Duncan und Shim 1977; Yue et al. 1996). Die in ihrem Verlauf spiralig angeordneten lateralen Epiphysengefäße können zunächst ihre Kontinuität bewahren, so dass in der Anfangsphase noch eine suffiziente Durchblutung stattfinden kann. Erst bei länger andauernder Luxation kommt es in den überdehnten und komprimierten Gefäßen zu einer Stase und Thrombosierung, die zu einer allmählichen Hypoxie des Hüftkopfes führt. Partielle Nekrosen werden als Folge einer Teilschädigung der lateralen Epiphysengefäße angesehen. Dieser Vorgang scheint in den ersten Stunden reversibel zu sein (Weigand et al. 1978a).

In der Vergangenheit war eine Luxationszeit von 24 Stunden als kritische Grenze für das vermehrte Auftreten einer Hüftkopfnekrose angegeben worden (Morton 1959; Brav 1962; Proctor 1973; Rosenthal und Coker 1979), Epstein (1980) hatte die Reposition innerhalb von 12 Stunden für notwendig erachtet. Weigand et al. (1978a) waren die ersten, die die kritische Grenze bei 6 Stunden ansetzten, nachdem zwanzig Patienten, die innerhalb dieses Zeitraumes reponiert worden waren, keine Hüftkopfnekrose präsentiert hatten. Bei vier anderen Patienten sei eine spätere Reposition erfolgt (nach 24 Stunden, 2 und 9 Tagen sowie 6 Wochen) und stets eine Nekrose aufgetreten. Dennoch wird in neueren Veröffentlichungen auch über eine Nekroserate von 5 % bei isolierten Hüftluxationen berichtet, die innerhalb der ersten 6 Stunden reponiert worden waren (Hougaard und Thomsen 1986; Jaskulka et al. 1991). Unsere Untersuchung konnte keine zeitabhängige Zunahme der Hüftkopfnekroserate aufzeigen: Trotz der sehr kurzen Repositionszeit (<3 Stunden) aller primär behandelten Luxationen sahen wir in 10 % der Fälle Hüftkopfnekrosen (Dreinhöfer et al. 1994).

▶ Somit ist die genaue Dauer des tolerablen Luxationszeitraumes gegenwärtig nicht bekannt, eine möglichst umgehende Reposition innerhalb der ersten 6 Stunden aber unbedingt angezeigt, um in vielen Fällen eine Minderversorgung des Hüftkopfes zu verhindern.

Erst die in den letzten Jahren gewonnenen neuen Erkenntnisse aufgrund der verbesserten radiologischen Diagnostik haben zunehmend auf die primäre, direkt erfolgte Zerstörung des Hüftkopfes hingewiesen. So sind die nekrotischen Veränderungen bei unseren frühzeitig reponierten Patienten ursächlich möglicherweise bereits durch den primären Unfallschaden bedingt. Pohlemann und Haas (1991) sahen bei einer Nachuntersuchung von 259 Azetabulumfrakturen die direkte Traumatisierung des Hüftkopfes bei der Verletzung als vorrangige Ursache der posttraumatischen Hüftkopfnekrosen an. Gruen et al. (1988) sprechen sogar von einer Nekroseinzidenz von weniger als 2 %, Bhandari et al. (2006) von 3 % nach Hüftgelenksluxationsfrakturen. Die zuvor publizierten hohen Nekroseraten hätten ausschließlich auf der konventionellen radiologischen Diagnostik basiert, die eine Entrundung des Femurkopfes als Kriterium der Nekrose ansehe. Die Autoren konnten mit der Single Photon Emission Computed Tomography (SPECT) zwischen segmentaler Nekrose und Impressionsfraktur deutlich unterscheiden. In unserer Untersuchung konnte anhand der MRT-Untersuchung bei einigen Patienten der radiologisch geäußerte Verdacht auf eine Nekrose ebenfalls in Frage gestellt werden (Schwarzkopf et al. 1996).

Mit der Ausbildung einer Hüftkopfnekrose ist bis zu acht Jahren nach dem Unfall zu rechnen (Cash und Nolan 2007). Normalerweise sind röntgenologische Zeichen der Kopfnekrose aber bereits nach zwei Jahren erkennbar, kernspintomographisch zumeist bereits deutlich früher. Aus diesem Grund müssen alle Patienten nach einer Hüftluxation frühzeitig über diese Komplikationsmöglichkeit informiert werden und regelmäßig zumindest über die ersten zwei Jahre klinisch, röntgenologisch und ggf. auch kernspintomographisch nachkontrolliert werden.

Eine möglicherweise große Hilfestellung bei der Abschätzung der Prognose und Therapiewahl kann die Magnetresonanztomographie (MRT) bieten. Wenda et al. (1991) untersuchten sieben isolierte Luxationen und fünf Luxationsfrakturen kernspintomographisch 3 Wochen, 3 Monate und 2 Jahre nach dem Unfall. Fünf Patienten hatten 3 Wochen nach dem Unfall ein normales Signalverhalten und waren 2 Jahre nach dem Unfall klinisch und radiologisch beschwerdefrei. Bei 7 Patienten zeigten sich nach 3 Wochen Veränderungen im Sinne eines Marködems. Vier dieser Patienten entwickelten innerhalb der nächsten 2 Jahre eine segmentale Nekrose, einer eine Totalnekrose des Hüftkopfes. Bei zwei Patienten blieben partielle Signalausfälle im T1-gewichteten Bild unter mehrmonatiger Entlastung des betroffenen Gelenkes unverändert ohne Größenzunahme bestehen. Diese Patienten waren 2 Jahre nach dem Unfall ebenfalls beschwerdefrei. Ähnliche Veränderungen beschrieben Poggi et al. (1995): Sechs von 14 Hüften waren 6 Wochen nach dem Unfall unauffällig und blieben es. Bei 8 Untersuchungen zeigten sich auffällige Veränderungen im Marksignal in der T1- und T2-Gewichtung: drei dieser Patienten entwickelten über die nächsten Monate eine komplette Nekrose, 4 der 5 anderen waren bei der Kontrolluntersuchung nach 3 Monaten bereits wieder unauffällig. Diese transienten Veränderungen werden am ehesten als Heilungsprozesse nach einer Knochenkontusion bzw. Mikrofraktur interpretiert (Poggi et al. 1995). Basierend auf diesen Untersuchungen empfehlen Poggi et al. (1995) eine erste MRT-Untersuchung nach 4–6 Wochen, bei Auffälligkeiten zu diesem Zeitpunkt erneut 3 Monate nach dem Unfallereignis.

4.7.6 Prognose

Um Behandlungsergebnisse vergleichen zu können, sind standardisierte Bewertungsschemata notwendig. Seit 1940 wurden einige Klassifizierungen zur Beurteilung von Hüftendoprothesen entwickelt. In der Vergangenheit veröffentlichte Berichte über Verletzungen im Hüftbereich griffen oft auf diese Einteilungen zurück. Während sich die meisten europäischen Berichte an der Klassifikation von Merle d'Aubigne und Postel (1954) sowie später an der Ergänzung durch Charnley (1972; Tab. 4.6 und 4.7) orientierten, wurde in der amerikanischen Literatur vor allem die Klassifikation von Thompson und Epstein (1951) zur Beurteilung der klinischen Ergebnisse von Hüftgelenksluxationen und -luxationsfrakturen angewandt (Tab. 4.8), später auch die von Matta et al. (1986) modifizierte Version der Klassifikation von Merle d'Aubigne. Zur Beurteilung der Ergebnisse nach Hüftkopffrakturen wurde der Brumback-Score entwickelt (Tab. 4.9; Brumback 1987).

Die Klassifikation nach Merle d'Aubigne wichtet die drei Faktoren Schmerz, Gehfähigkeit und Bewegungsausmaß gleich stark. Charnley ergänzte hierzu noch den radiologischen Befund. Der Thompson-Epstein-Score gilt als die anspruchvollere Einteilung und bedingt bereits beim Vorliegen einer gelegentlichen Schmerzsymptomatik eine Eingruppierung in die „mäßige" Ergebnisgruppe.

Die langfristige Prognose der frühzeitig reponierten isolierten Hüftluxation gilt allgemein als ausgesprochen günstig. Die meisten Autoren schildern sehr gute und gute Ergebnisse in 85–100 % (Nicoll 1952;

Tab. 4.6 Bewertungstabelle des klinischen Befundes nach Merle d'Aubigne und Postel 1954 und des Gesamtbefundes unter Berücksichtigung des Röntgenergebnisses (Modifikation durch Charnley 1972). Die Beweglichkeit setzt sich aus der Summe Streckung – Beugung (max. 100°), Abduktion – Adduktion (max. 80°), Innenrotation – Außenrotation (max. 80°) zusammen

Punkte	Schmerzen	Gehfähigkeit	Beweglichkeit (°)	Röntgen
6	Keine Schmerzen	Normale Gehfähigkeit	211–260	Normalbefund
5	Zeitweise leichte Schmerzen beim Gehen (Anlaufschmerzen)	Gehen ohne Stock, leichtes Hinken	161–210	Geringe Sklerosierung
4	Schmerzen beim Gehen, nicht in Ruhe	Hinken, lange Gehstrecken mit Gehhilfe, kurze Gehstrecke ohne Gehhilfe	101–160	Geringe Entrundung des Hüftkopfes, geringe Gelenkspaltverschmälerung, mäßige Sklerosierung und Osteophytenbildung
3	Schwere, aber erträgliche Schmerzen, eingeschränkte Aktivität	Eingeschränkte Gehstrecke mit Gehhilfe (weniger als 1 Stunde), starke Probleme ohne Gehhilfe, Stehen längere Zeit möglich	61–100	Segmentale Hüftkopfnekrose mit deutlichem Defekt, starke Gelenkspaltverschmälerung, starke Sklerosierung, ausgeprägte Osteophyten- und Zystenbildung, starke paraartikuläre Verkalkungen
2	Starke Schmerzen beim Gehen, alle Aktivitäten eingeschränkt	Nur mit 2 Stöcken möglich	31–60	Subtotale Hüftkopfnekrose, schwerste Coxarthrose, Subluxation des Hüftkopfes
1	Schwere Dauerschmerzen, auch nachts	Bettlägerig oder höchstens wenige Meter mit Gehstöcken oder Krücken	0–30	Totale Hüftkopfnekrose, Ankylose

Tab. 4.7 Einteilung der Ergebnisse in Gruppen

Resultat	Klinik (nach Merle d'Aubigne) (Punkte)	Gesamt (nach Charnley) (Punkte)
Ausgezeichnet	17–18	22–24
Gut	13–16	20–21
Mäßig	9–12	16–19
Schlecht	<9	<16

Stewart et al. 1975; Weigand et al. 1978a; Hougaard und Thomsen 1987; Jacob et al. 1987; Yang et al. 1991; Schlickewei et al. 1993) bzw. 75 % der Verunfallten (Epstein 1980; Upadhyay und Moulton 1981; Jaskulka et al. 1991; Tab. 4.10). Häufig wurde jedoch der ausschließlich zur Beurteilung von Ergebnissen nach Hüftgelenksluxation konzipierte Thompson-Epstein-Score (1951) nicht angewendet (Nicoll 1952; Stewart et al. 1975; Weigand et al. 1978a; Epstein 1980; Upadhyay und Moulton 1981; Hougaard und Thomsen 1987; Jacob et al. 1987; Schlickewei et al. 1993) bzw. unterschiedlich interpretiert (Jaskulka et al. 1991).

Trotz sehr kurzer Repositionszeiten sahen wir in unserer Untersuchung einen bedeutend problematischeren Verlauf unter Verwendung der Thompson-Epstein-Klassifikation (Thompson und Epstein 1951): Bei 16 von 30 hinteren Luxationen und 3 von 12 vorderen Verrenkungen mussten mäßige oder schlechte Ergebnisse verzeichnet werden, zumeist aufgrund eines gewissen Restschmerzes (Dreinhöfer et al. 1994). Dies unterstreicht die Ergebnisse von Wölfel et al. (1991), die 42 konservativ behandelte Patienten (4 Wochen Traktion und 3–4 Monate Entlastung) nach 6–20 Jahren untersuchten und 15 mäßige und 2 schlechte Ergebnisse feststellten. Die Verwendung der anspruchsvolleren Klassifikation (Thompson und Epstein statt Merle d'Aubigne) in diesen beiden Untersuchungen kann die Diskrepanzen zu anderen Studien lediglich zum Teil erklären (Tab. 4.11).

Ob tatsächlich die arthroskopisch nachgewiesenen kleinen ossären und kartilaginären Fragmente (Yamamoto et al. 2003; Mullis und Dahners 2006) und Labrumschäden (Philippon et al. 2009) dafür verantwortlich sind, ist noch nicht wirklich nachgewiesen. Aus diesem Grund gibt es bisher auch noch keine eindeutige Empfehlung zur generellen Gelenkspiegelung nach traumatischer Hüftluxation.

Inwieweit bereits frühzeitig mittels MRT das Risiko der Hüftkopfnekrose bestimmt werden kann, ist ebenfalls noch unklar (s. Abschn. 4.7.5; Wenda et al. 1991; Poggi et al. 1995). Möglicherweise können hiermit

Tab. 4.8 Bewertungstabelle des klinischen Befundes und des Röntgenbefundes nach Hüftluxationen bzw. Hüftluxationsfrakturen nach Thompson und Epstein (1951)

Resultat	Klinik	Röntgen
Ausgezeichnet	Keine Schmerzen Kein Hinken Volle Beweglichkeit	Normale Beziehung Kopf – Azetabulum Normaler Gelenkspalt Normale Dichte des Kopfes Keine Osteophyten Keine Kapselverkalkung
Gut	Keine Schmerzen Leichtes Hinken Freie Beweglichkeit (>75 % der normalen Hüftbeweglichkeit)	Normale Beziehung Kopf – Azetabulum Minimale Verengung des Gelenkspalts Minimale Entkalkung des Kopfes Geringe Osteophytenbildung Minimale Kapselverkalkung
Mäßig	(Eines oder mehrere der folgenden Zeichen): Schmerz, aber ohne Behinderung Moderates Hinken Mäßige Einschränkung der Hüftbeweglichkeit	Normale Beziehung Kopf – Azetabulum (Eines oder mehrere der folgenden Zeichen): Geringe Verengung des Gelenkspalts Wechselnde Dichte des Kopfes Geringe Osteophytenbildung Mäßige bis starke Kapselverkalkung Einsinken des subchondralen Knochens
Schlecht	(Eines oder mehrere der folgenden Zeichen): Aktivitätsmindernde Schmerzen Ausgeprägte Bewegungseinschränkung Adduktionskontraktur Reluxation	(Eines oder mehrere der folgenden Zeichen): Fast völlige Aufhebung des Gelenkspalts Relative Zunahme der Dichte des Kopfes Subchondrale Zystenbildung Sequesterbildung Erhebliche Kopfdeformierung Starke Osteophytenbildung Sklerose des Azetabulums

Tab. 4.9 Bewertungstabelle des klinischen Befundes und des Röntgenbefundes nach Femurkopffrakturen nach Brumback (1987)

Resultat	Befund
Ausgezeichnet	Normale Hüftgelenksbeweglichkeit Keine Schmerzen Röntgenologisch keine wesentlichen Veränderungen
Gut	>75 % der normalen Hüftbeweglichkeit Keine Schmerzen Röntgenologisch leichte degenerative Veränderung
Mäßig	Mäßige bis schwere Einschränkung der Hüftbeweglichkeit Schmerzen Röntgenologisch mäßige bis schwere Gelenkinkongruenz und/oder röntgenologische degenerative Veränderung

frühzeitig Risikopatienten identifiziert werden, so dass eine erste MRT-Untersuchung nach 6 Wochen empfohlen wird, bei Auffälligkeiten zu diesem Zeitpunkt erneut 3 Monate nach dem Unfallereignis (Poggi et al. 1995).

Tab. 4.10 Nachuntersuchungsergebnisse der publizierten isolierten Hüftluxationen nach dem Thompson-Epstein-Score. (Thompson und Epstein 1951)

Isolierte Luxationen Nachuntersuchungsintervall >12 Monate	Sehr gut	Gut	Mäßig	Schlecht	n
Hintere Luxation	261 (34 %)	366 (47 %)	64 (8 %)	89 (11 %)	780
Vordere Luxation	30 (23 %)	76 (58 %)	12 (9 %)	13 (10 %)	131

Zusammengefasst unterstreicht dies grundsätzlich die Ansicht, dass eine frühzeitige Reposition der isolierten Hüftluxation unbedingt notwendig ist, aber keinen komplikationsfreien Verlauf garantieren kann. Die Prognose ist nach unserer Untersuchung abhängig vom Schweregrad der initialen Verletzung, der Luxationsrichtung, der Länge des therapiefreien Intervalls, dem Ausmaß der Begleitverletzungen und dem Alter zum Unfallzeitpunkt (Dreinhöfer et al. 1994).

Tab. 4.11 Ergebnisse der Behandlung isolierter Hüftgelenksluxationen ohne knöcherne Verletzung repräsentativer Studien der letzten 30 Jahre

	Zahl der nachuntersuchten Patienten	In % der Studie	Follow-up (Monate)	Nekrose (%)	Arthrose (%)	Ossifikationen (%)	Nervenverletzung (%)	Gesamt exzellent/gut (%)
Weigand et al. (1978a)	24	85	78	16	0	5	5	83
Epstein (1980)	134	48	74	15	13	2	13	65
Upadhyay et al. (1983)	74	–	150	8	24	–	3	76
Hougaard und Thomsen (1986)	48	80	168	4	25	8	–	89
Yang et al. (1991)	31	77	90	–	16	–	–	88
Jaskulka et al. (1991)	23	87	80	0	13	–	13	74
Wölfel et al. (1991)	42	89	72	5	41	–	–	59
Schlickewei et al. (1993)	31	76	90	0	13	13	3	90
Dreinhöfer et al. (1994)	43	86	96	14	21	10	5	56
Vecsei et al. (1997)	43	52	112	2	37	–	0	90

4.8 Femurkopffrakturen

Die Femurkopffraktur ist eine sehr seltene Verletzung mit allerdings entscheidender Bedeutung für die langfristige Prognose des Hüftgelenkes. Abscherfrakturen des Hüftkopfes treten nahezu ausschließlich im Zusammenhang mit einer Hüftluxation nach einem erheblichen Trauma auf und werden bei ca. 10 % der hinteren und noch seltener bei den vorderen Verrenkungen gesehen (Tab. 4.12). Impressionsfrakturen sind lange Zeit nicht wahrgenommen worden. Bessere Bildgebung mittels CT und ein Anstieg der operativen Versorgungsrate haben nun jedoch Hinweise auf eine hohe Inzidenz (50–100 %) bei Azetabulumverletzungen und vorderen Verrenkungen (Scham und Fry 1969; DeLee et al. 1980; Dussault et al. 1980; Epstein et al. 1985), aber auch bei dorsalen Luxationen (63 %) gegeben (Thompson und Epstein 1951).

Die erste Schilderung einer Hüftkopfkalottenfraktur bei dorsaler Luxation stammt aus dem Jahre 1869 von Birkett, der diese Verletzung bei der Autopsie einer 35-jährigen Frau sah, die aus dem 2. Stock gestürzt war (Abb. 4.14).

Es existieren nur wenige Erfahrungsberichte mit größeren Fallzahlen dieses Verletzungsmusters, obwohl die Zahl der Hüftgelenksverrenkungsbrüche vor allem durch die stetig steigende Motorisierung in den letzten Jahrzehnten an Häufigkeit zugenommen hat (Epstein 1980; Pietrafesa und Hoffman 1983). So wurden in der zweiten Hälfte des 20. Jahrhunderts umfangreiche Untersuchungen zu Hüftluxationen und -luxationsfrakturen publiziert, wobei jedoch häufig die Femurkopffrakturen keine Erwähnung fanden (Paus 1951; Morton 1959; Upadhyay und Moulton 1981; Suraci 1986).

Eine größere Anzahl dieses Verletzungstyps fand sich in Zusammenstellungen von Einzelfallberichten bei Christopher (1926; n = 15) sowie Henry und Bayumi (1934; n = 13). Ghormley und Sullivan (1953) berichteten über insgesamt 7 Fälle, die sie selbst behandelt hatten und Wilson (1960) über 6 Patienten innerhalb von 10 Jahren. Cauchoix und Truchet (1951)

Tab. 4.12 Häufigkeit der Femurkopffrakturen in Relation zu allen Hüftgelenksluxationen (Epstein Typ I–V)

Autor	Hüftluxationen	Femurkopffrakturen	
	N	n	%
Kelly und Yarbrough (1971)	106	19	17,9
Duquennoy et al. (1975)	350	35	10,0
Weigand et al. (1978b)	130	21	16,2
Roeder und DeLee (1980)	97	10	10,3
Epstein et al. (1985)	830	55	6,6
Maroske et al. (1983)	125	12	9,6
Hougaard und Thomsen (1988)	203	19	9,4
Yang et al. (1991)	125	23	18,4
Dreinhöfer et al. (1996)	456	32	7,0

DISLOCATION OF THE HEAD OF THE FEMUR. 135

of the head of the femur had been broken off. This fragment, to which the greater part of the ligamentum teres was still attached, remained in the acetabulum.

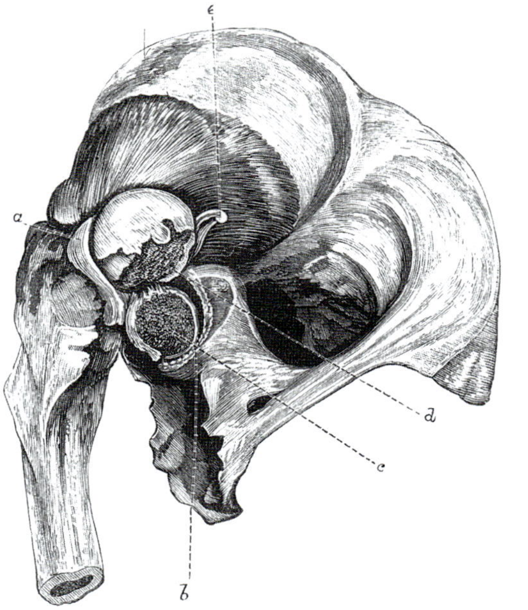

FIG. 2.—*a*. Capsular ligament. *b*. Acetabulum, its bare edge (1) exposed, and the bare surface (2) of os innominatum. *c*. Fragment of head of femur. *d*. Cancellous tissue of the head of the femur. *e*. Cotyloid ligament torn off from edge of acetabulum (1).

Abb. 4.14 Erste graphische Darstellung einer Femurkopffraktur. (Aus: Birkett 1869)

stellten 38 Literaturfälle zusammen und empfahlen grundsätzlich, aufgrund der schlechten Prognose frühzeitig am ersten oder zweiten Tag eine Hüftprothese mit einem Plexiglaskopf einzusetzen.

Pipkin war 1957 im englischsprachigen Raum der erste, der im Rahmen einer Sammelstudie über 25 Fälle berichtete und eine erste Klassifikation vornahm, die eine Abschätzung der Therapie und Prognose erlaubte.

Im weiteren Verlauf berichteten dann Kelly und Yarbrough (1971; n=27), Duquennoy et al. (1975; n=28) und Epstein et al. (1985; n=46) über größere Serien. Ein umfassender Übersichtsartikel wurde 1986 von Brumback verfasst, der zusammen mit den eigenen 25 Fällen insgesamt 238 im englischsprachigen Raum publizierte Femurkopffrakturen analysierte (Brumback 1987). Aufgrund der oft mangelhaften Beschreibung des Verletzungsumfangs war eine Einteilung nach der Pipkin-Klassifikation nur in 144 Fällen möglich. Brumback fand bis zu diesem Zeitpunkt insgesamt drei Arbeitsgruppen, die über Ergebnisse von mehr als 20 Patienten mit einer Femurkopffraktur berichtet hatten. Zwischenzeitlich haben Swiontkowski et al. (1992), Marchetti et al. (1996), Stannard et al. (2000), Yoon et al. (2001) und Matejka und Pavelka (2002) weitere größere Serien publiziert. Giannoudis et al. (2009) konnte 2009 in einem systematischen Review der englischen Literatur insgesamt 29 Studien mit 453 Hüftkopffrakturen identifizieren. In 17 Studien wurde bei 301 Hüftkopffrakturen die Pipkin-Klassifikation angewandt, in 5 dieser Untersuchungen bei 107 Fällen die Brumback-Klassifikation.

Im deutschsprachigen Raum haben bisher Schweikert und Weigand (1979) mit 23 Fällen, Jessberger et al. (2002) mit 30 Fällen, Lederer et al. (2007) mit 51 Fällen und unsere eigene Gruppe (Dreinhöfer et al. 1996) mit 32 Fällen über die größte Patientenfallzahl berichtet.

Während einige große Studien über Hüftverrenkungsbrüche Spätergebnisse nach langen Beobachtungszeiträumen (>12 Jahre) erfassen (Morton 1959; Epstein 1974; Epstein 1980; Letournel und Judet 1981; Upadhyay und Moulton 1981), sind bei den Berichten über Femurkopffrakturen nur selten mittlere Nachuntersuchungszeiträume von mehr als 5 Jahren angegeben worden (Roeder und DeLee 1980; Maroske et al. 1983; Hougaard und Thomsen 1988).

4.8.1 Pathomechanismus

Bei der Erstbeschreibung einer Femurkopffraktur wurde noch überlegt, ob ein „staying effect" des Lig. teres für den merkwürdigen Frakturverlauf verantwortlich sei (Birkett 1869). Heutzutage geht man jedoch davon aus, dass durch das Ligament nur ein kleines Knochen-Knorpel-Stück ausgerissen werden kann. Die typische Frakturform bei der dorsokaudalen Luxation wird hingegen durch ein Abmeißeln des Kopffragmentes am Azetabulumrand im Verlauf der unteren Schenkelhalslinie erklärt (Goulet et al. 2003). Abhängig von der Stellung des Hüftgelenkes kommt es zu unterschiedlichen Verletzungsmustern (Lang-Stevenson und Getty 1987): Bei einer Adduktion und Flexion von <60° im Hüftgelenk stammt das abgescherte Fragment aus dem ventrokaudalen

Kopfbereich und bleibt in der Pfanne liegen, wobei es häufig noch eine schmale Verbindung zur unteren Gelenkkapsel behält. Bei größeren Fragmenten zieht die Frakturlinie kranial bis in die Tragzone des Hüftkopfes. Hierbei steht zumeist das Lig. teres in Kontakt zur Fovea capitis femoris und erhält zusammen mit den anheftenden Kapselanteilen die Blutversorgung des Kalottenfragmentes aufrecht. Bei einer Beugung >60° im Hüftgelenk bricht die instabilere hintere Azetabulumwand zeitlich vor dem Hüftkopf und es kommt bei diesen Kombinationsverletzungen oft zu begleitenden Knorpelschäden des Femurkopfes.

Die obere ventrale Luxation führt häufig zu einer Abscherfraktur („transchondral fracture") beim Hinausgleiten des Femurkopfes über den vorderen Rand des Azetabulums. Bei der inferioren Luxation kann die scharfe anterolaterale Grenze des Foramen obturatum eine Impressionsfraktur verursachen (DeLee et al. 1980).

Liegt neben der dorsalen Hüftkopfkalottenfraktur noch eine Schenkelhalsfraktur vor, ist von einem zeitlich hintereinander liegenden Einwirken zweier Kräfte auszugehen: die axial ausgeübte Kraft führt zunächst zur Luxation des Hüftkopfes mit Kalottenabbruch. Der Kopf schert einen Teil des Periosts am Azetabulumhinterrand ab, bevor er an der Fixationsstelle des Periosts am Beckenkamm zum Stoppen kommt. Bei fortbestehenden Adduktionskräften kann sich eine Schenkelhalsfraktur anschließen, wobei der Schenkelhals über dem Pfannenrand als Hypomochlion abgebrochen wird. Diese Verletzungsform tritt gelegentlich auch iatrogen beim Versuch der geschlossenen Reposition einer dorsalen Luxation mit Hüftkopffraktur auf (Roeder und DeLee 1980; Brumback et al. 1990). Möglicherweise hat der Schenkelhals in diesen Fällen bereits einen großen Anteil der deformierenden Kraft absorbiert, ohne dass eine dadurch bedingte unverschobene Schenkelhalsfraktur radiologisch erkennbar gewesen war (Goulet et al. 2003).

Nach der Verletzung kann es zu einer Frakturheilung, Fragmentresorption oder Femurkopfnekrose bzw. -arthrose kommen. Dies ist abhängig von der Beeinträchtigung des Blutzuflusses und den primär einwirkenden Kräften auf den Knorpel.

Mehr als 70 % der Femurkopfgelenkfläche übernehmen lasttragende Funktionen. Durch das Abscheren eines Kopfteils kommt es zu einer deutlichen Abnahme der lasttragenden Anteile und in den Restteilen zu einem deutlichen Anstieg der Kompressionskräfte. Hierdurch kann es zu einem Zusammenbruch der Knorpelmatrix und der Entstehung einer Arthrose kommen (Repo und Finlay 1977). Durch Impressionsfrakturen kommt es neben der lokalen Zerstörung der Knorpelmatrix zu einer Verringerung des Kontaktareals mit entsprechenden Folgewirkungen in den primär nicht betroffenen Arealen (DeLee et al. 1980). Durch das abgescherte Fragment oder die Impressionsfraktur wird zudem die sphärische Kopfform beeinträchtigt und damit die Kongruenz mit dem Azetabulum gestört. Dies kann inkongruente Bewegungsabläufe (Verlust des sog. „shim effect") mit sekundärer Knorpelschädigung zur Folge haben (Swiontkowski 2003).

4.8.2 Diagnostik

Bei der klinischen und röntgenologischen Untersuchung (s. Abschn. 4.2) imponieren primär die Zeichen der Hüftluxation oder der Azetabulumverletzung. In einigen großen Kollektiven waren die Femurkopffrakturen aus diesen Gründen bei 15–40 % der Patienten primär übersehen worden (Epstein 1980; Lang-Stevenson und Getty 1987; Hougaard und Thomsen 1988). Heute wird übereinstimmend verlangt, dass nach jeder erfolgreichen Reposition einer Hüftluxation umgehend eine CT-Untersuchung veranlasst werden muss, um das weitere Prozedere festlegen zu können. Die Beurteilung der Gelenkkongruenz, das Erkennen von interponierten Fragmenten und die Beurteilung der Fragmentausdehnung sind für die weitere Planung entscheidend (Connolly 1974; Hougaard und Thomsen 1988; Moed und Maxey 1993; Rizzo et al. 1993; Potter et al. 1994). Moed und Maxey (1993) empfehlen eine spezielle Lagerung im CT mit dem Ziel, den Röntgenstrahl parallel zum Frakturspalt einzustellen, um somit eine akkurate Aussage über die Fragmentdislokation und Gelenkinkongruenz treffen zu können. Potter et al. (1994) konnten im MRT bei 24 von 37 Patienten mit Azetabulumfrakturen subchondrale Kontusionen im Femurkopf nachweisen, die im CT nicht zu erkennen gewesen waren; die klinische Bedeutung dieser Kontusionen ist jedoch bisher nicht bekannt. Obwohl das MRT diese Kontusionen und auch weitere Weichteilverletzungen ausgezeichnet abbilden kann, ist es im Hinblick auf die Identifikation von intraartikulären

Tab. 4.13 Klassifikation der Femurkopffrakturen nach Pipkin (1957)

Dorsale Luxation mit Femurkopffraktur	
I	Kaudal der Fovea centralis ohne Beteiligung der Belastungszone
II	Kranial über die Fovea centralis hinausreichend unter Beteiligung der Belastungszone
III	Typ I oder II in Kombination mit einer medialen Schenkelhalsfraktur
IV	Typ I oder II in Kombination mit einer Azetabulumfraktur

Knochenfragmenten im Vergleich zum CT unterlegen (Potter et al. 1994). Die primäre MRT-Diagnostik wird neuerdings von einigen Autoren empfohlen, um die Gefäßversorgung des Hüftkopfes abzuklären (Henle et al. 2007). Bei einer Verletzung des M. obturator externus, unter dem die A. circumflexa femoralis medialis verläuft (s. S. 7), kann es zu einer gestörten Blutversorgung des Femurkopfes kommen.

4.8.3 Klassifikationen

Frakturen des Hüftkopfes treten fast immer in Kombination mit einer Luxation oder Luxationsfraktur auf und werden in den entsprechenden Klassifikationen berücksichtigt. Da sich die unterschiedlichen Frakturformen des Hüftkopfes aber im Hinblick auf Therapie und Prognose wesentlich unterscheiden, wurden eigenständige Einteilungen entwickelt.

Am weitesten verbreitet ist die Pipkin-Klassifikation (Pipkin 1957), die primär zwischen einer Femurkopffraktur kaudal (Pipkin Typ I) und kranial (Typ II) der Fovea capitis femoris unterscheidet und somit die Beteiligung der Belastungszone berücksichtigt. Zusätzlich sind weitere Begleitverletzungen integriert: Pipkin Typ III in Kombination mit einer Schenkelhalsfraktur, Typ IV mit einer Azetabulum- bzw. Pfannenrandfraktur (Tab. 4.13 und Abb. 4.15). Die Pipkin-Klassifikation erlaubt jedoch lediglich die Einteilung der dorsokranialen Luxationen.

Dreißig Jahre nach Pipkins Originalarbeit wurde von Brumback eine Modifikation der Klassifikation vorgestellt (Tab. 4.14), die alle Formen der Femurkopffrakturen integriert und gleichzeitig therapeutische und prognostische Aspekte berücksichtigt (Brumback 1987). Aufgrund der differenzierten Einteilung der Verletzungen können unterschiedliche Schweregrade wesentlich besser abgebildet werden. Bedauerlicherweise wurde die Brumback-Klassifikation aber bisher erst in wenigen größeren Studien angewandt (Marchetti et al. 1996; Stannard et al. 2000; Kloen et al. 2002; Prokop et al. 2005; Solberg et al. 2009).

In der aktuellen Frakturklassifikation der AO wird im Bereich des proximalen Femurs eine Unterteilung in trochantäre Frakturen (A), Schenkelhalsfrakturen (B) und Femurkopffrakturen (C) vorgenommen (Hoffmann und Haas 2008). Die Gelenkfrakturen werden weiter in Abriss- oder Abscherfrakturen (C1), Femurkopfimpressionsfrakturen (C2) und kombinierte Verletzungen von Kopf und Hals (C3) unterteilt (Abb. 4.16, Tab. 4.15).

4.8.4 Therapie

4.8.4.1 Allgemeine Grundsätze

Primär ist zunächst eine möglichst umgehende und schonende geschlossene Reposition zu fordern. Es scheint eine direkte Korrelation zwischen Repositionsdauer und Ausbildung einer Femurkopfnekrose zu bestehen. Schweikert wies als einer der ersten auf die kritische 6-Stunden-Grenze hin, nachdem keiner der 17 Patienten mit Femurkopffraktur, die in diesem Zeitrahmen reponiert worden waren, eine Kopfnekrose entwickelte, hingegen aber alle 6 Patienten, bei denen die Reposition später stattfand (Schweikert und Weigand 1979). Hougaard berichtete über gute Ergebnisse bei 9 von 10 Patienten, die innerhalb der ersten 6 Stunden reponiert wurden, aber nur bei 2 von 6 Hüften, die nach 6 Stunden eingerenkt wurden (Hougaard und Thomsen 1986). Auch Schiedel fand in seiner Gruppe von 18 Patienten, die im Schnitt innerhalb von 3 Stunden reponiert wurden, keine Anzeichen für eine Hüftkopfnekrose (Schiedel et al. 2006).

Obwohl in der Vergangenheit einige Autoren die primäre offene Reposition favorisiert hatten (Epstein et al. 1985; Schönweiss et al. 1999), kann normalerweise die operative Versorgung der Kalottenfraktur in der Elektivphase gezielt geplant werden (Stannard et al. 2000; Swiontkowski 2003). Lediglich bei begleitender Schenkelhals- bzw. Femurschaftfraktur oder Repositionshindernissen ist ein primär offenes Vorgehen zu empfehlen (Mehta und Routt 2008). Nach der Reposition ist eine umgehende bildgebende Kon-

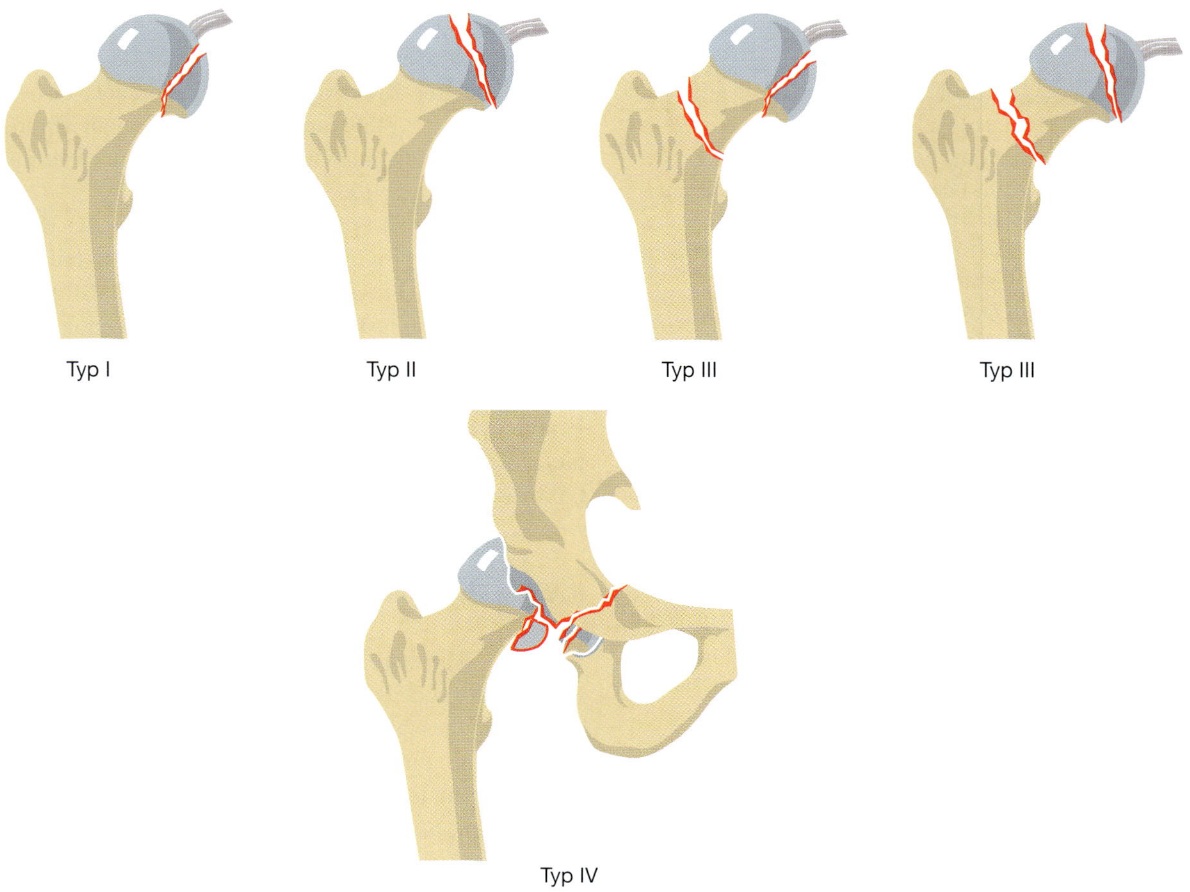

Abb. 4.15 Einteilung der Hüftkopfluxationsfrakturen nach Pipkin

trolle (CT und ggf. MRT) notwendig, um die Gelenkkongruenz und das Repositionsergebnis zu beurteilen (s. Abschn. 4.8.2).

4.8.4.2 Dorsale Luxation mit Abscherfraktur des Femurkopfes (Pipkin-Typ)

Pipkin I

Das abgescherte ventrokaudale Fragment des Hüftkopfes steht bei diesem Luxationstyp häufig noch im Kontakt zur Gelenkkapsel und wird über den unteren Kapselast der A. circumflexa femoris lateralis versorgt. Legt sich das Fragment nach der geschlossenen Reposition stufenlos an oder besteht lediglich eine kleine knöcherne Stufe (<1 mm), darf mit einem guten Spätergebnis gerechnet werden (Pipkin 1957; Roeder und DeLee 1980; Weigand 1980; Hougaard und Thomsen 1988; Müller et al. 1991; Swiontkowski et al. 1992; Haag und Schlickewei 1993; Dreinhöfer et al. 1996; Swiontkowski 2003; Droll et al. 2007; Thannheimer et al. 2009). In solchen Fällen werden die Patienten sofort unter Teilbelastung für 6–8 Wochen mobilisiert.

Ist bei der geschlossenen Reposition keine ausreichende Fragmentadaptation erreicht worden, kann ein kleines, nicht ideal reponiertes Fragment außerhalb der Belastungszone belassen werden, solange keine Bewegungseinschränkung auftritt (Abb. 4.17; Pipkin 1957; Weigand 1980; Müller et al. 1991; Dreinhöfer et al. 1996; Droll et al. 2007; Thannheimer et al. 2009). Nekrotische Veränderungen im kaudalen Fragment haben keine wesentliche klinische Bedeutung (Pipkin 1957; Hougaard und Thomsen 1986). Freie kleine Fragmente können jedoch komplikationslos offen (Weigand 1980; Epstein et al. 1985; Marchetti et al. 1996; Stannard et al. 2000; Yoon et al. 2001) oder arthroskopisch (Keene und Villar 1994; Yamamoto et al. 2003; Philippon et al. 2009) entfernt werden, da dies zu keinen biomechanischen Problemen führt (Konrath et al. 1999).

Tab. 4.14 Klassifikation der Femurkopffrakturen nach Brumback (1987)

Typ	Beschreibung	Therapie
1	Dorsale Hüftluxation mit Femurkopffraktur außerhalb der Belastungszone aus dem inferomedialen Kopfanteil	
1A	• ohne Azetabulumfraktur oder mit kleiner Absprengung aus dem Pfannenrand • nach Reposition stabiles Gelenk	Konservativ ggf. bei größerem Fragment Refixation
1B	• mit Azetabulumfraktur • nach Reposition instabiles Gelenk	ORIF des Azetabulums Refixation des Kopffragmentes ggf. bei kleinen Fragmenten Extirpation
2	Dorsale Hüftluxation mit Femurkopffraktur in der Belastungszone aus dem superomedialen Kopfanteil	
2A	• ohne Azetabulumfraktur oder mit kleiner Absprengung aus dem Pfannenrand • nach Reposition stabiles Gelenk	Konservativ ggf. bei größerem Fragment Refixation
2B	• mit Azetabulumfraktur • nach Reposition instabiles Gelenk	ORIF des Azetabulum Refixation des Kopffragmentes ggf. Umstellungsosteotomie
3	Dorsale oder ventrale Hüftluxation assoziiert mit Schenkelhalsfraktur	
3A	• ohne Femurkopffraktur	Osteosynthese, ggf primäre Endoprothese
3B	• mit Femurkopffraktur	Offene Reposition mit osteosynthetischer Versorgung der Schenkelhals- und Femurkopffraktur ggf. primäre Endoprothese
4	Ventrale Hüftluxation mit Femurkopffraktur	
4A	• „indentation type": Impression in der Belastungszone im superolateralen Kopfanteil	Umstellungsosteotomie ggf. Spongiosaunterfütterung
4B	• „transchondral type": Osteokartilaginäre Abscherfraktur aus der Belastungszone des Femurkopfes	Refixation des Kopffragmentes ggf. Umstellungsosteotomie
5	Zentraler Hüftverrenkungsbruch mit Femurkopffraktur	ORIF des Azetabulums Refixation des Kopffragmentes ggf. Umstellungsosteotomie

Bei größeren Fragmenten kann der verbleibende Defekt zu einer Beeinträchtigung der Gelenkfunktion führen und muss als ursächliche präarthrotische Deformität gewertet werden (Pipkin 1957; Kelly und Yarbrough 1971; Dussault et al. 1980; Konrath et al. 1999). In Einzelfällen ist auch eine rezidivierende Luxationsneigung nach der Exzision eines Kalottenfragmentes beschrieben worden, die eine Pfannenplastik und intertrochantäre Umstellung erforderte (Marti und Kloen 2000). Deshalb bietet sich bei größeren Fragmenten eine operative Refixation des Fragmentes mit Kleinfragmentspongiosazugschrauben (Tehranzadeh et al. 1990; Schönweiss et al. 1999; Mostafa 2001; Swiontkowski 2003) oder Herbert-Schrauben an (Abb. 4.18; Lange et al. 1986; Murry et al. 1988; Stannard et al. 2000; Yoon et al. 2001), die ggf. aus Titan sein sollten, um im weitern Verlauf kernspintomographische Beurteilungen vornehmen zu können (Olscamp 1997). Alternativ sind resorbierbare Stifte eingesetzt worden (Jukkala-Partion et al. 1998; Prokop et al. 2005).

Pipkin II

Die Prognose dieser Verletzungsform ist deutlich kritischer einzuschätzen, da ein nicht unwesentlicher Anteil der Tragfläche des Hüftkopfes betroffen ist. Aufgrund der Gelenkinkongruenz ist der Knorpel erheblichen Scherkräften und erhöhten biomechanischen Belastungen ausgesetzt, die das Risiko einer posttraumatischen Arthrose vergrößern (Swiontkowski et al. 1992).

Obwohl gute Ergebnisse nach Fragmentexstirpation (Abb. 4.19) berichtet wurden (Epstein et al. 1985), spricht die zumeist erhaltene Blutversorgung über das Lig. teres bei dieser Frakturform für den Erhalt des Fragmentes. Zudem gehen die meisten Autoren von einer unvermeidbaren Ausbildung arthrotischer Verän-

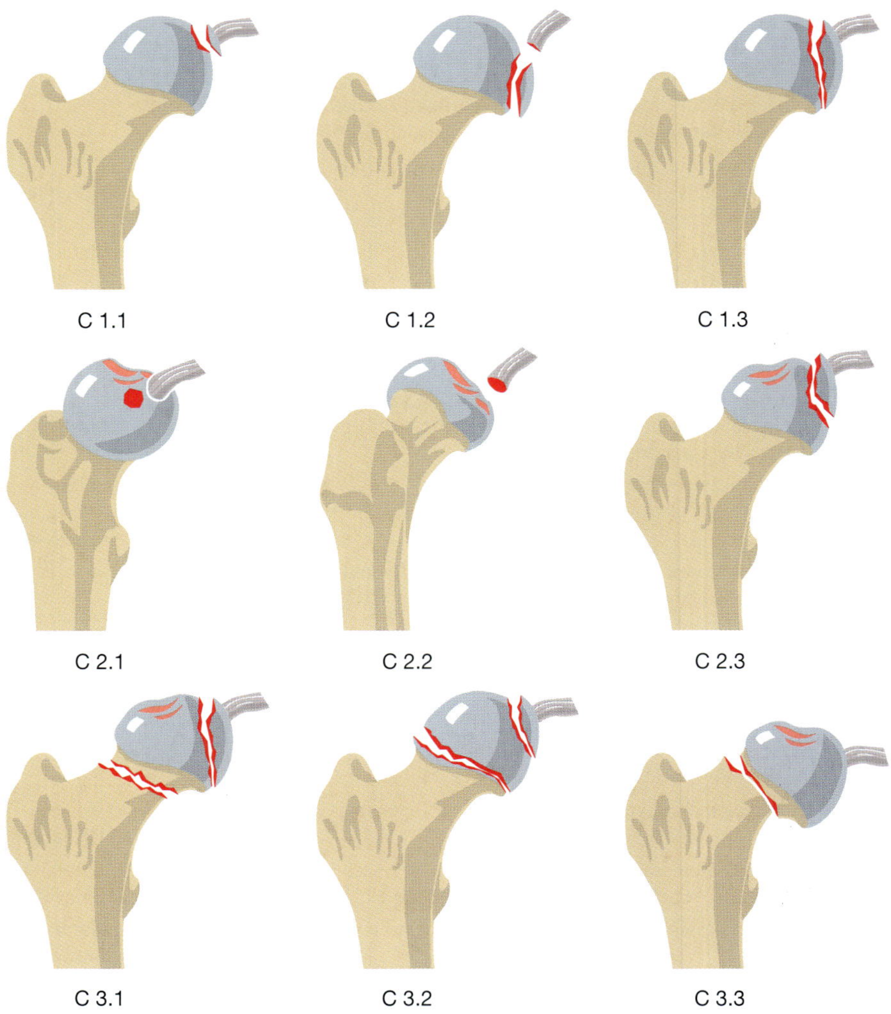

Abb. 4.16 Einteilung der Hüftkopfluxationsfrakturen nach der AO-Klassifikation

Tab. 4.15 AO-Klassifikation der Femurkopffrakturen. (Müller et al. 1991)

31–C1	Femurkopfabscherfraktur
1	mit knöchernem Ausriss des Ligamentum teres
2	mit Ruptur des Ligamentum teres
3	mit großem Kalottenfragment
31–C2	Femurkopfimpressionsfraktur
1	Posterosuperior
2	Anterosuperior
3	Impressionsfraktur und Abscherfraktur
31–C3	Femurkopffraktur und Schenkelhalsfraktur
1	Femurkopfabscherfraktur und transzervikale Schenkelhalsfraktur
2	Femurkopfabscherfraktur und subkapitale Schenkelhalsfraktur
3	Femurkopfimpressionsfraktur und Schenkelhalsfraktur

derungen nach Fragmententfernung aus (Duquennoy et al. 1975; Roeder und DeLee 1980; Marchetti et al. 1996; Holmes et al. 2000; Yoon et al. 2001; Droll et al. 2007; Giannoudis et al. 2009).

Grundsätzlich kann die geschlossene Reposition (Abb. 4.20) versucht werden, solange dadurch die vollständige stufenlose Kongruenz des Gelenkes wiederhergestellt wird (Butler 1981; Hougaard und Thomsen 1988; Swiontkowski et al. 1992; Dreinhöfer et al. 1996). In allen anderen Fällen sollte das Fragment operativ refixiert werden, sofern möglich, unter Erhalt des Lig. teres und restlicher Kapselanteile (Roeder und DeLee 1980; Butler 1981; Hougaard und Thomsen 1988; Swiontkowski et al. 1992; Haag und Schlickewei 1993; Dreinhöfer et al. 1996; Marchetti et al. 1996; Routt et al. 1998; Stannard et al. 2000; Kloen et al. 2002; Droll et al. 2007; Henle et al. 2007; Thannheimer et al. 2009). Bei

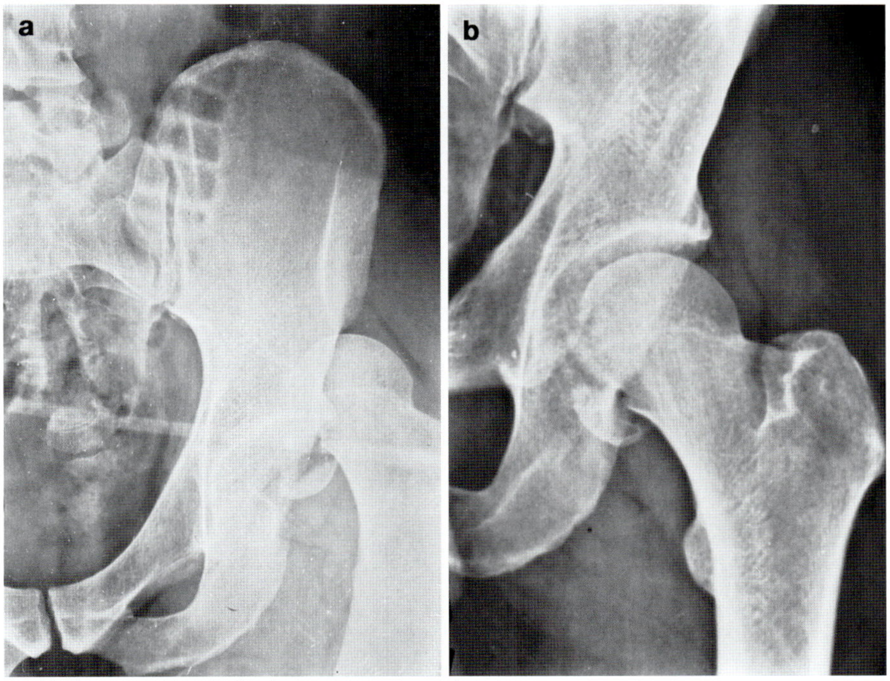

Abb. 4.17 39-jähriger Pkw-Fahrer, der in einen Frontalzusammenstoß verwickelt war. **a** Dorsokraniale Luxation (L. iliaca) mit Absprengung eines kaudalen Fragmentes aus der Femurkalotte (Pipkin I). **b** Nach geschlossener Reposition war das Fragment deutlich disloziert. Da es außerhalb der artikulierenden Gelenkflächen lag, wurde es belassen

größeren Fragmenten empfiehlt sich die Refixation von extraartikulär mit Kleinfragmentspongiosazugschrauben, nachdem die Versorgungssituation des Fragmentes zunächst durch Anbohren überprüft wurde (Abb. 4.21 und 4.22; Butler 1981; Müller et al. 1991; Stockenhuber et al. 1994; Schönweiss et al. 1999). Alternativ kann bei flachen Kopfkalottenfragmenten der Schraubenkopf einer Herbertschraube subchondral unter dem Knorpel versenkt werden (Sarmiento und Laird 1973; MacNamee et al. 1988) oder eine Fragmentfixation mit retrograd eingebrachten resorbierbaren Stiften versucht werden (Jukkala-Partion et al. 1998; Jessberger et al. 2002; Prokop et al. 2005).

Pipkin III

Diese Verletzungsform hat aufgrund der drohenden Femurkopfnekrose die schlechteste Prognose. Dennoch sollte vor allem beim jüngeren Patienten ein osteosynthetischer Rekonstruktionsversuch unternommen werden (Pipkin 1957; Fernandes 1981; Klasen und Binnendijk 1984; Epstein et al. 1985; Brumback 1987; Dreinhöfer et al. 1996; Droll et al. 2007; Thannheimer et al. 2009). Zunächst wird die Schenkelhalsfraktur verschraubt, anschließend die Femurkopffraktur entsprechend den Vorgaben bei den isolierten Pipkin-I- und -II-Verletzungen versorgt. Bei diesem Verletzungsmuster kann eine primäre offene Reposition sinnvoll sein, um eine weitere Dislokation der Schenkelhalsfraktur und eine Beeinträchtigung der Gefäßversorgung des Femurkopfes zu vermeiden (Henle et al. 2007; Giannoudis et al. 2009).

Die primäre endoprothetische Versorgung ist vor allem beim älteren Patienten indiziert sowie in Fällen, bei denen eine stark dislozierte Schenkelhalsfraktur mit großer Wahrscheinlichkeit zu einer aseptischen Nekrose führen wird (Abb. 4.23; Maroske et al. 1983; Klasen und Binnendijk 1984; Meislin und Zuckerman 1989; Kozin et al. 1994).

Pipkin IV

Die Schwere der Azetabulumverletzung bestimmt das weitere therapeutische Management und die Prognose: Bei ausschließlicher Absprengung eines kleinen Fragmentes vom Pfannenrand bzw. der Kalotte (Abb. 4.24) besteht die Operationsnotwendigkeit nur bei interponiertem freien Gelenkkörper. Bei schweren Zerstörungen des Pfannenrandes oder -bodens sollte vor allem beim jüngeren Patienten zunächst eine osteosynthetische Rekonstruktion und Stabilisierung der Pfanne erfolgen. In der gleichen Narkose wird die Femurkopffraktur (Abb. 4.25), häufig über einen separaten Zugang, entsprechend versorgt (Thompson und Epstein 1951; Roeder und DeLee 1980; Epstein et al. 1985; Brumback 1987; Hougaard und Thomsen 1988;

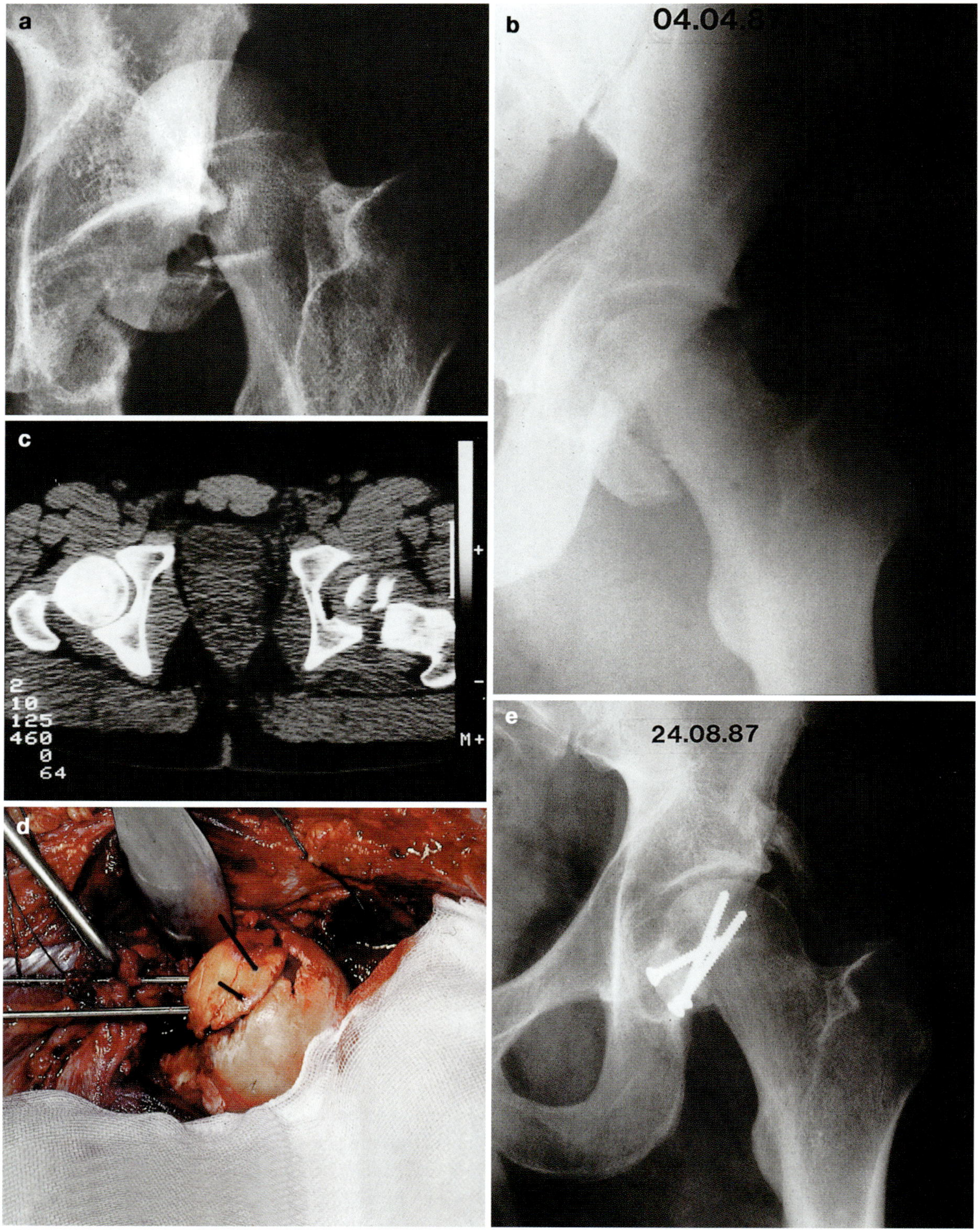

Abb. 4.18 23-jähriger Pkw-Fahrer. **a** Bei einer dorsokranialen Hüftgelenksluxation hatte sich der Patient eine Kalottenfraktur zugezogen (Pipkin I). **b** Nach der Reposition zeigte sich im Röntgenbild und dem Computertomogramm die erhebliche Dehiszenz. **c** Intraoperativ fand sich ein in sich nochmals gebrochenes Kalottenfragment. **d** Das kleinere Fragment wurde mit PDS-Stiften und Fibrinkleber befestigt. Das größere Fragment, im Bild noch mit Kirschner-Drähten befestigt, wurde anschließend mit Kleinfragmentkortikalisschrauben refixiert. **e** Zum Zeitpunkt der Nachuntersuchung zeigten sich erhebliche heterotope Ossifikationen und nekrotische Veränderungen im Bereich des Fragmentes

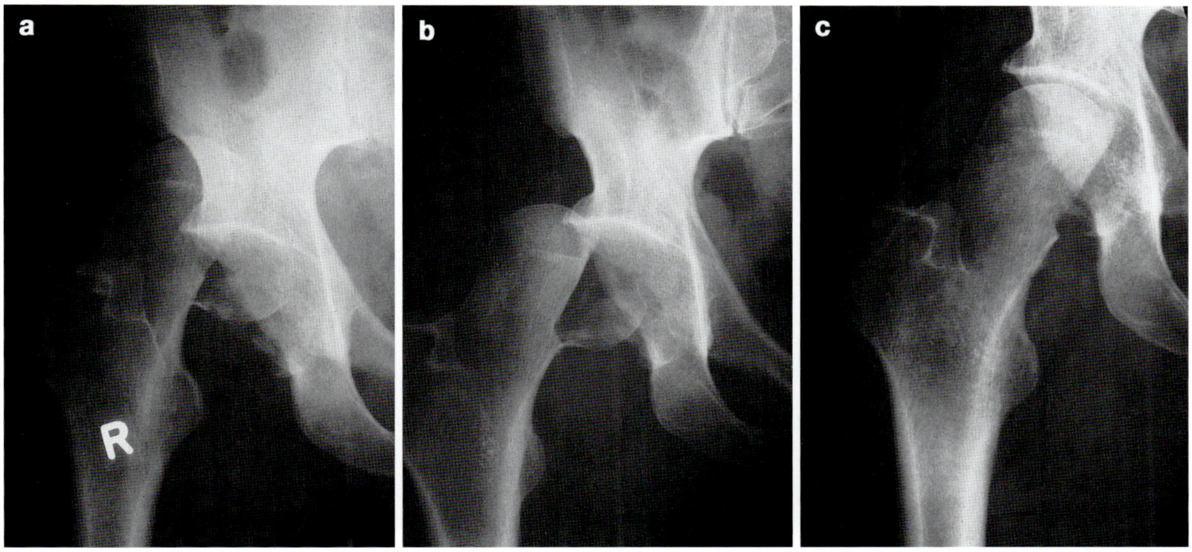

Abb. 4.19 55-jähriger LKW-Fahrer. **a** Dorsokraniale Luxation (L. iliaca) mit Absprengung eines großen über die Fovea hinwegziehenden Fragmentes (Pipkin II). Die geschlossene Reposition war aufgrund des blockierenden Fragmentes nicht möglich **b** Nach Zuverlegung des Patienten am 4. Tag offene Reposition and Exstirpation des avitalen Fragmentes. **c** Kontrolle: 3 Jahre nach dem Unfall hatte der Patient eine erhebliche Bewegungseinschränkung. Röntgenologisch zeigten eine ausgeprägte heterotope Ossifikation, geringe arthrotische Veränderungen, aber keinen Hinweis auf eine Femurkopfnekrose

Weckbach et al. 1989; Haag und Schlickewei 1993; Dreinhöfer et al. 1996; Goulet 2003; Thannheimer et al. 2009). Eine sog. Trochanter-Flip-Osteotomie erlaubt auch die primäre Versorgung über einen einzigen Zugang (Henle et al. 2007; Solberg et al. 2009). Impressionen und größere Defekte werden mit Spongiosaplastik und Knorpelplastik rekonstruiert (Pohlemann und Tscherne 1998; Thannheimer et al. 2009). Postoperativ sollte das Gelenk frühfunktionell mobilisiert werden (Swiontkowski et al. 1992; Droll et al. 2007; Henle et al. 2007; Thannheimer et al. 2009). Eine schwere Zertrümmerung des Femurkopfes oder eine vorbestehende ausgeprägte Arthrose erfordert eine primäre endoprothetische Versorgung (Thannheimer et al. 2009).

In der Pipkin-Klassifikation erfolgt in dieser Gruppe (Typ IV) keine weitere Unterteilung der Verletzungsschwere, was die Abschätzung der Therapienotwendigkeit und der Prognose erschwert. Aus diesem Grunde nahm Brumback (1987) eine Unterteilung in die Typen IA und B bzw. 2 A und B vor. Die B-Typen mit erheblicher Azetabulumverletzung oder Gelenkinstabilität erfordern hiernach grundsätzlich eine osteosynthetische Versorgung, bei den A-Typen können auch konservative Optionen bzw. die ausschließliche Exzision der Fragmente in Erwägung gezogen werden (Kloen et al. 2002).

Abscherfraktur bei dorsokaudaler Luxation

Diesen sehr seltenen Verletzungstyp haben wir nur bei einem Patienten gesehen (Abb. 4.26), auch in der Literatur sind lediglich Einzellfallberichte bekannt (Dreinhöfer et al. 1996).

4.8.4.3 Ventrale Luxation mit Abscherfraktur des Femurkopfes

DeLee et al. (1980) empfehlen primär die geschlossene Reposition sowie bei Repositionshindernissen und intraartikulären Fragmenten eine sofortige offene Reposition über einen vorderen iliofemoralen Zugang. Erscheint bei einer transchondralen Fraktur das Fragment nach der Reposition weiterhin disloziert (Abb. 4.27), wird von einigen Autoren die Exstirpation angeraten (DeLee et al. 1980; Dussault et al. 1980). In diesen umfangreichen Untersuchungen zeigten sich nach 2 Jahren schlechte Ergebnisse bei allen Patienten mit einer osteochondralen Fraktur und bei der Hälfte der Impressionsfrakturen mit mehr als 4 mm Tiefe. Andere empfehlen hingegen eine passgenaue Refixation, nachdem zumeist das Lig. teres noch mit dem Fragment verbunden ist (Mowery und Gershuni 1986; Richards und Howe 1988; Gardner et al. 2005).

Wir plädieren für eine osteosynthetische Refixation osteochondraler Abscherfrakturen bei ventralen Luxa-

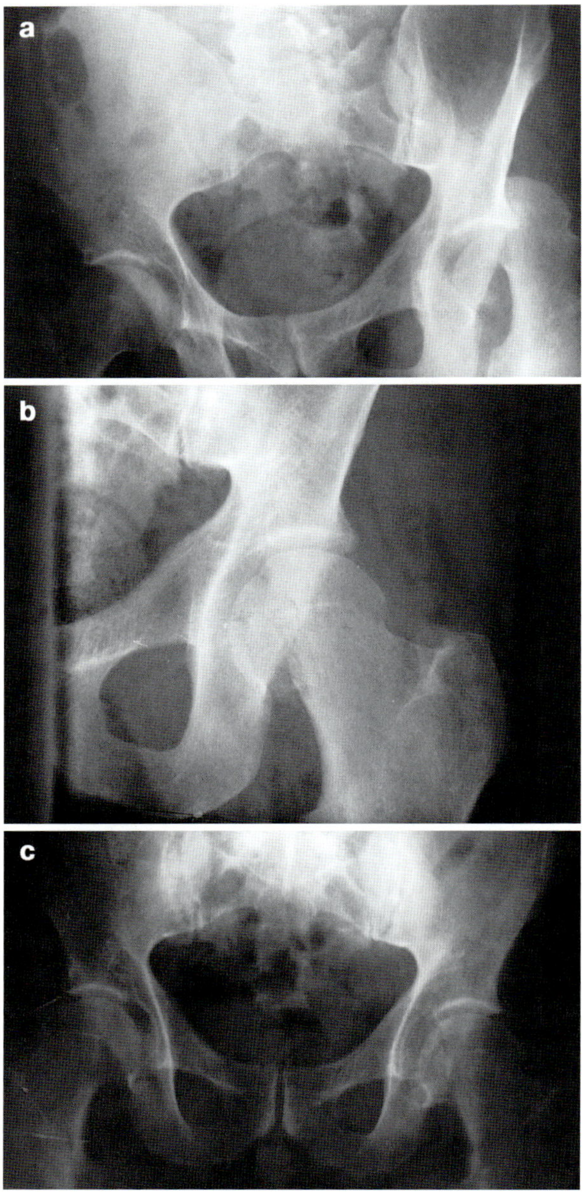

Abb. 4.20 43-jähriger Pkw-Fahrer. **a** Dorsokraniale Luxation (L. iliaca) mit Absprengung eines großen über die Fovea hinwegziehenden Fragmentes (Pipkin II). **b** Nach der geschlossenen Reposition gute Fragmentanlage. **c** Nachuntersuchungsergebnis nach mehr als 6 Jahren

tionen, insbesondere wenn sie in der Belastungszone liegen, sofern das Fragment eine ausreichende Größe aufweist und sich nach der geschlossenen Reposition nicht stufenlos anlegt (Dreinhöfer et al. 1996). Lediglich kleine Fragmente werden exzidiert. Alternativ kann eine Refixation mit Fibrinkleber und resorbierbaren Stiften von der Gelenkfläche her erfolgen (Friedl 1994).

4.8.4.4 Impressionsfraktur des Femurkopfes

Impressionsfrakturen (Abb. 4.28) sind lange Zeit nicht diagnostiziert worden, da sie auf konventionellen Röntgenaufnahmen schwer zu erkennen sind. Erst die Schnittbilduntersuchungen haben diese Verletzung bei der Mehrzahl der ventralen Luxationen aufgezeigt (Scham und Fry 1969; DeLee et al. 1980; Dussault et al. 1980; Tehranzadeh et al. 1990; Erb et al. 1995). Subchondrale Impressionen sind häufig, werden zumeist aber nur im MRT erkannt (Potter et al. 1994; Laorr et al. 1995). Die Prognose ist aufgrund der zu erwartenden posttraumatischen Arthrose bei Inkongruenz schlecht, insbesondere Defekte über 2 cm² erhöhen den Kontaktstress signifikant. Aus diesem Grund kann eine Wiederaufrichtung des Knorpels und Unterfütterung mit Spongiosa aus dem ipsilateralen Beckenkamm versucht werden (Müller et al. 1991; Haag und Schlickewei 1993; Swiontkowski 2003; Gardner et al. 2005; Schiedel et al. 2006); langfristige Ergebnisse sind bisher jedoch nicht publiziert worden. Mascard und Ganz beschrieben als alternativen primären oder additiven sekundären Therapieansatz eine intertrochantäre Rotationsosteotomie des Femur mit guten Langzeitergebnissen bei 3 von 4 Patienten (Mascard et al. 1998).

4.8.4.5 Therapiealgorithmus basierend auf der Brumback-Klassifikation

Die bisherigen Behandlungsempfehlungen anderer Publikationen (DeLee 1984; Goulet 2003) und auch in diesem Buch haben sich an der Pipkin-Klassifikation orientiert. In Tab. 4.13 ist eine kurze Zusammenfassung der bisherigen Therapieempfehlungen basierend auf der Brumback-Klassifikation dargestellt, die aktuell als Grundlage für weitere Studien angesehen wird (Stannard et al. 2000; Kloen et al. 2002; Goulet 2003).

4.8.5 Spezielle Hinweise zur operativen Therapie

4.8.5.1 Operationszeitpunkt

Die frühe Frakturstabilisierung bei Polytraumapatienten bietet entscheidende Vorteile und ist allgemein anerkannt. Von besonderer Bedeutung ist neben der Osteosynthese der langen Röhrenknochen auch die Versorgung von instabilen Brüchen des Beckens und der Wirbelsäule. Nach erfolgreicher Reposition sollte abhängig vom Gesamtzustand des Patienten die Ver-

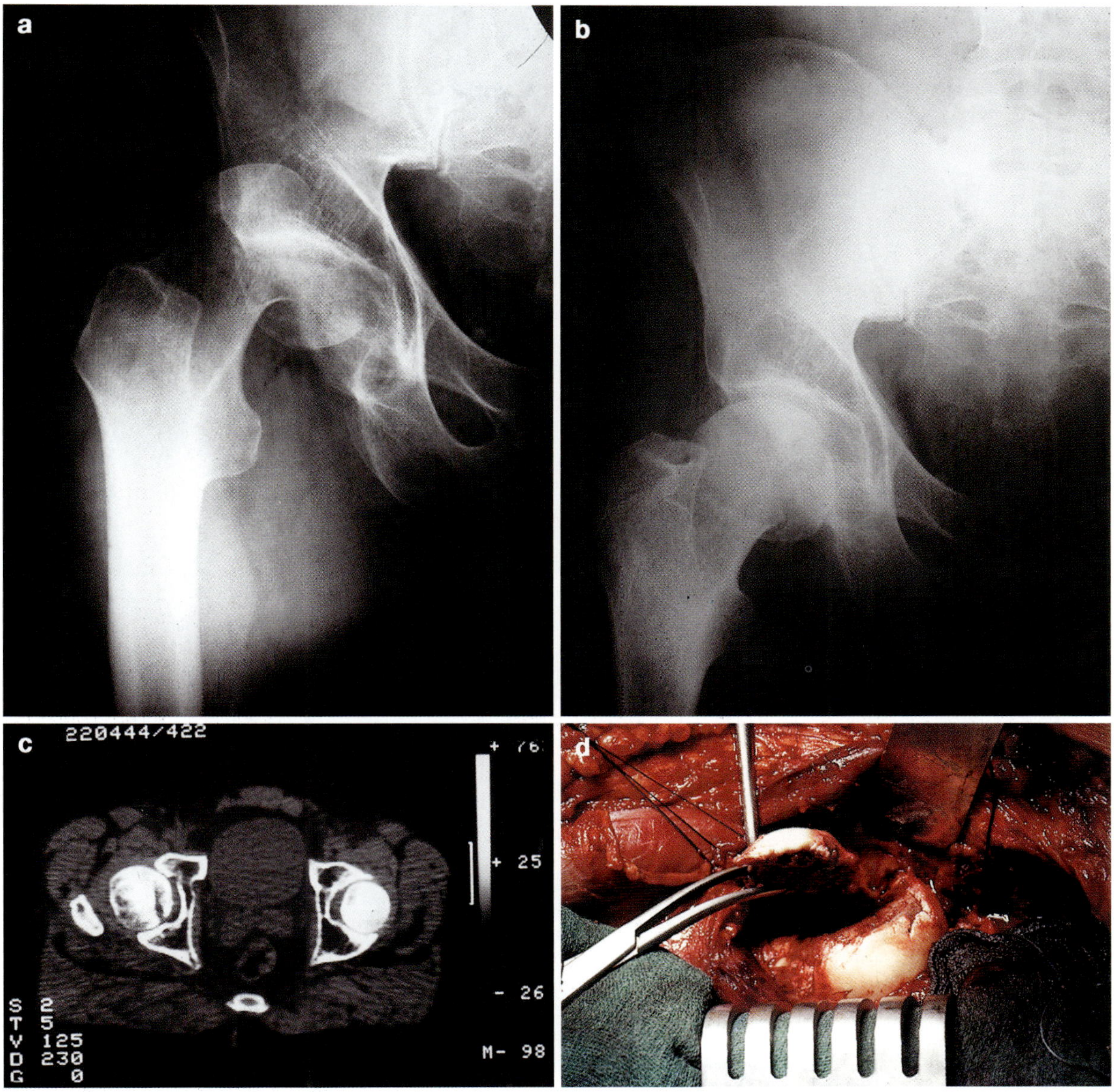

Abb. 4.21 44-jähriger Mann, der bei Erdarbeiten verschüttet worden war. **a** Dorsokraniale Luxation (L. iliaca) mit Abbruch eines über die Fovea reichenden Fragmentes (Pipkin II). **b** Nach der geschlossenen Reposition zeigte sich auf der Röntgenaufnahme **c** ebenso wie im Computertomogramm eine vermehrte Diastase und Verschiebung des vertikal gespaltenen Hüftkopfes. **d** Intraoperative Darstellung des Kalottenfragmentes. **e** Postoperative Kontrolle nach Refixation des Fragmentes mit zwei Spongiosaschrauben. **f** 22 Monate nach der Operation ausgeprägte Ossifikationen

sorgung der Femurkopffrakturen als „verzögerter Primäreingriff" möglichst in der zweiten Operationsphase erfolgen (Tscherne et al. 1987; Marchetti et al. 1996; Pape et al. 2000; Swiontkowski 2003). Daneben muss übereinstimmend mit den eigenen Beobachtungen auf eine deutliche Verschlechterung des operativen Ergebnisses bei einem Operationszeitpunkt später als 14 Tage nach dem Unfall hingewiesen werden (Pohlemann und Haas 1991; Dreinhöfer et al. 1996).

4.8.5.2 Operationszugang

Obwohl primär die Verletzungsschwere die Prognose wesentlich beeinflusst, sehen einige Autoren die hohe Zahl an schlechten Ergebnissen auch durch subop-

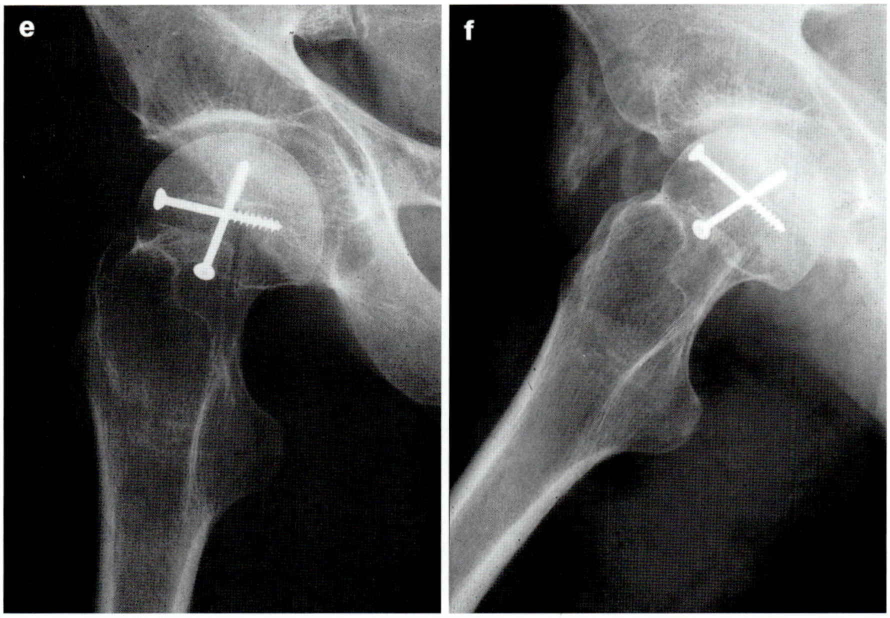

Abb. 4.21 (Fortsetzung)

timale Zugangswege mit entsprechend reduzierten Möglichkeiten der Reposition und Osteosynthese sowie einer weiteren Beeinträchtigung der Durchblutungssituation bedingt (Kloen et al. 2002; Henle et al. 2007). Die Wahl des Zugangs ist von der Lokalisation der Femurkopffraktur und den begleitenden Verletzungen abhängig. Epstein (1980) sprach sich bei dorsalen Luxationen gegen einen vorderen Zugang aus, nachdem er bei 5 von 6 vorderen Zugängen eine Femurkopfnekrose fand. Da bereits die gesamte dorsale Blutversorgung durch die Luxation unterbrochen ist, sollte die Versorgung über die ventrale Kapsel nicht zusätzlich beeinträchtigt werden. Mit der gleichen Argumentation wählten Jessberger et al. (2002) und Schiedel et al. (2006) bei dorsalen Luxationen einen hinteren Zugangsweg und fand bei keinem der 21 bzw. 13 Patienten eine Hüftkopfnekrose. Beim dorsalen Zugang ist der Einblick in das Gelenk jedoch erheblich eingeschränkt, so dass die operative Versorgung der Kalottenfraktur deutlich erschwert ist (Swiontkowski et al. 1992). Zwischenzeitlich hat sich allerdings herausgestellt, dass die Blutversorgung über die ventrale Kapsel keine wesentliche Bedeutung für die Durchblutung des Kopfes hat (Trueta und Harrison 1953; Yue et al. 1996; Gautier et al. 2000).

Aus diesen Gründen wurde in letzter Zeit zunehmend ein ventrolateraler oder ein lateraler Zugang in Halbseitenlage unter größtmöglicher Schonung der Kapsel empfohlen (Maroske et al. 1983; Stockenhuber et al. 1994; Dreinhöfer et al. 1996), um die Fraktur unter Sicht zu reponieren. Swiontkowski et al. (1992) verglichen je 12 vordere und hintere Zugänge bei Pipkin-I- und -II-Frakturen: 2 Hüftkopfnekrosen nach hinteren Zugängen stand keine bei den vorderen gegenüber. Als weitere Vorteile des ventralen Zugangs identifizierten sie die kürzere Operationszeit, den verminderten Blutverlust, die deutlich bessere Fragmentdarstellung und die Möglichkeit zur Refixation des Fragmentes. In der Zusammenschau mit zwei weiteren aktuellen Untersuchungen (Marchetti et al. 1996; Stannard et al. 2000) entwickelte sich bei 8 von 40 dorsalen Zugängen, aber nur bei 2 von 32 ventralen Zugängen eine Hüftkopfnekrose.

Der wesentliche Nachteil des vorderen Zugangs bestand bei Swiontkowski et al. (1992) in einer erhöhten Ossifikationsrate (7/12 vs. 3/12, funktionell bedeutsam 2/12 vs. 0/12). Diese sahen wir ebenso in unserer Patientengruppe nach ventralen Zugängen (Dreinhöfer et al. 1996), obwohl in den meisten Untersuchungen bei Azetabulumfrakturen deutlich mehr heterotope Ossifikationen nach ausgedehnten dorsalen Zugängen als nach ventralen Eingriffen beschrieben worden sind (Webb et al. 1990). Als Hauptursache für diese heterotopen Ossifikationen hat Swiontkowski (2003) das Ablösen der Glutaealmuskulatur von der Beckenschaufel benannt und empfohlen, lediglich den

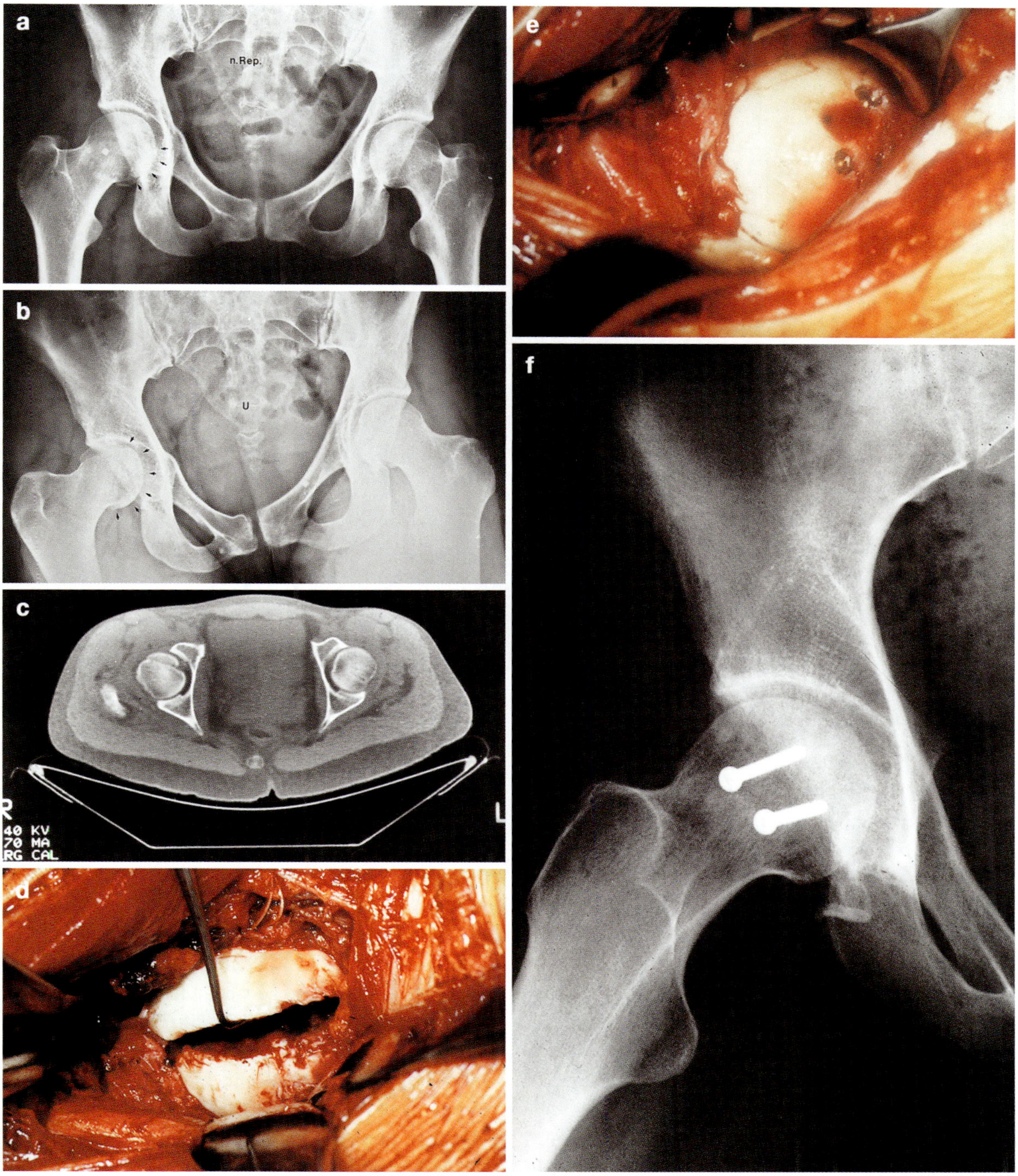

Abb. 4.22 31-jährige Frau, hat als Pkw-Beifahrerin einen Verkehrsunfall erlitten. **a** Röntgenologisch zeigte sich eine dorsale Hüftluxation mit großem Kopffragment, dass über den Ansatz des Lig. teres hinausreicht (Pipkin II). **b** Nach Reposition war ein verbreiterter Gelenkspalt festzustellen. **c** Im Computertomogramm zeigte sich das große Kalottenfragment. **d** Intraoperativer Situs mit Darstellung des Fragmentes. **e** Refixation des Fragmentes mit zwei Zugschrauben. **f** Kontrolle der beschwerdefreien Patienten nach 2 Jahren

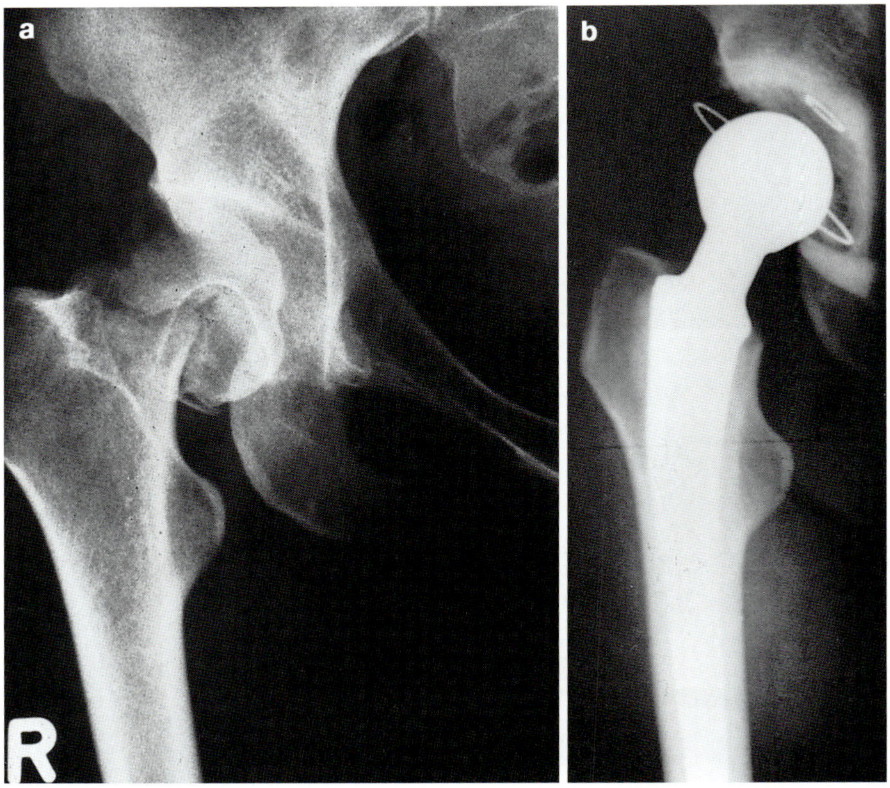

Abb. 4.23 54-jährige Pkw-Beifahrerin. **a** Dorsokraniale Luxation (L. iliaca) mit Schenkelhalsfraktur (Pipkin III). Röntgenaufnahme bei erneuter Vorstellung 7 Tage nach dem Unfall. Primär war die Verletzung nicht erkannt worden. **b** Zustand nach Implantation einer Totalendoprothese

distalen Teil des Zugangs zu nutzen und die Glutaealmuskulatur intakt zu lassen.

Aus den vorgenannten Gründen spricht nach Meinung der meisten Autoren bei Pipkin-I-, -II- und -III-Frakturen vieles für die Wahl eines entsprechenden vorderen Zugangs (Swiontkowski et al. 1992; Swiontkowski 2003; Marchetti et al. 1996; Stannard et al. 2000).

Der ventrolaterale (iliofemorale) Smith-Peterson-Zugang kann in seinem horizontalen und vertikalen Anteil variabel gestaltet werden, verschafft dadurch einen guten Überblick über das Gelenk und erlaubt Erweiterungsmöglichkeiten je nach operativer Situation. Der anterolaterale Zugang nach Watson-Jones verursacht ein geringeres Weichteiltrauma, ist aber in seiner Handlungsfreiheit und Übersichtlichkeit deutlich eingeschränkt. Bei diesem Zugang sollte beim Längsspalten der Kapselansatz am lateralen Schenkelhals geschont und die Kapsel nach Abschluss der Osteosynthese wieder verschlossen werden. Pipkin-III-Verletzungen können mittels Schraubenosteosynthese ebenfalls über einen ventrolateralen oder lateralen Zugang versorgt werden.

Bei einem Repositionshindernis oder einem großen Pfannenrandfragment (Pipkin IV) empfiehlt sich der dorsale Kocher-Langenbeck-Zugang zur osteosynthetischen Versorgung (Müller et al. 1991; Stockenhuber et al. 1994; Swiontkowski 2003). Bei lediglich kleinsten Kalottenfragmenten kann die Lavage und Exzision der Fragmente auch über diesen Zugang erfolgen. Die Reposition und osteosynthetische Fixation größerer Fragmente erfordert gegebenenfalls einen separaten ventralen Zugang (Droll et al. 2007). In diesen Fällen kann die Brumback-Klassifikation hilfreich sein: Pipkin-IV-Frakturen mit nur kleinem Azetabulumrandfragment (Brumback 1A oder 2A) benötigen nicht unbedingt eine Refixation und Rekonstruktion des Azetabulums und können so primär von ventral operiert werden (Kloen et al. 2002).

Alternativ bietet sich ein modifizierter Kocher-Langenbeck-Zugang mit Trochanter-Flip-Osteotomie (Abb. 4.29) ggf. Luxation des Hüftkopfes an, der eine ausgezeichnete Exposition von Femurkopf und Azetabulum ermöglicht (Ganz et al. 2001; Siebenrock et al. 2002). Erste Ergebnisse mit diesem Zugang erscheinen vielversprechend: so berichten Henle et al. (2007)

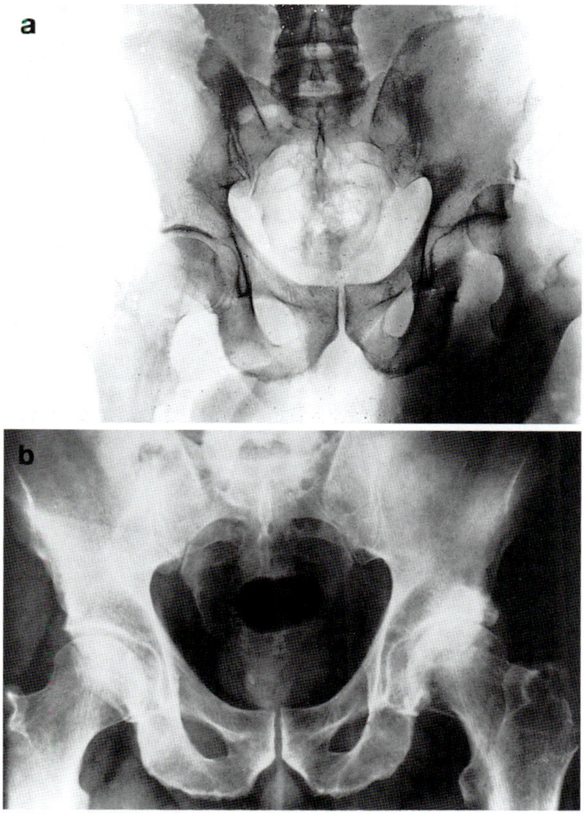

Abb. 4.24 56-jähriger Patient. **a** Dorsokraniale Luxationsfraktur mit kleiner Kalottenfraktur und dorsalem Pfannenrandfragment (Pipkin IV). Nach der geschlossenen Reposition erschien das Ergebnis befriedigend. **b** Bei der Nachuntersuchung sechs Jahre später klagte er über zunehmende Schmerzen, röntgenologisch lassen sich eindeutige Zeichen feststellen

und Solberg et al. (2009) von exzellenten und guten Ergebnissen bei jeweils 10 von 12 Patienten mit einer Pipkin-Fraktur. In der ersten Serie hatten allerdings 4 Patienten heterotope Ossifikationen entwickelt, die zu Funktionseinschränkungen führten. Zudem scheint dieser Zugang mit einem relativ hohen Blutverlust (im Durchschnitt 1700 ml) verbunden zu sein (Lederer et al. 2007).

4.8.5.3 Operationstechnik

Bei einer prä- oder intraoperativ festgestellten Verletzung des M. obturator externus oder dem unmittelbaren Verdacht auf eine Verletzung der A. circumflexa femoris medialis kann die mikrovaskuläre Inspektion und ggf. Versorgung des Gefäßes versucht werden, um die Blutversorgung des Hüftkopfes zu optimieren (Henle et al. 2007).

Das Gelenk wird anschließend sorgfältig ausgespült, um alle Kleinfragmente zu entfernen. Anschließend werden der Kalottenschaden, der Knorpel am Azetabulum und das Labrum inspiziert. Kleine Labrumeinrisse können geglättet werden, größere sollten refixiert werden. Zum Teil haben größere Kopffragmente noch Weichteilverbindungen, zumeist über das inferiore Retinakulum. Diese sollten erhalten werden, da hierüber häufig eine Blutversorgung des Fragmentes möglich ist. Im Gegensatz dazu muss das Lig. teres nicht unbedingt erhalten werden, sofern es die Reposition behindert. Die Blutversorgung über diesen Weichteilsteg kann vernachlässigt werden, falls sonst keine anatomische Reposition möglich ist. Durch Bohren eines 2-mm-Lochs in den Kopf kann die Durchblutung dokumentiert werden. Anschließend wird die Entscheidung zur Exzision oder zur Refixation der Fragmente gestellt. Nach der anatomischen Reposition der Fragmente erfolgen eine temporäre Bohrdrahtrefixation und die definitive Fixation über Kleinfragmentspongiosazugschrauben, Herbert-Schrauben oder resorbierbare Stifte. Bei großen Fragmenten werden die Schraubenköpfe am Übergang Kopf-Hals eingebracht und versenkt, die Schraubenspitzen können im Fragment verankert werden. Bei flacheren Fragmenten wird die Schraube retrograd eingebracht und der Schraubenkopf subchondral unter Knorpelniveau versenkt. Die Verschraubung erfolgt mit 2 bis 3 Schrauben, die vorzugsweise senkrecht zur Frakturebene eingebracht werden (Pohlemann und Tscherne 1998).

4.8.6 Nachbehandlung

Wir haben in Übereinstimmung mit anderen Gruppen (Stockenhuber et al. 1994; Marchetti et al. 1996; Stannard et al. 2000; Kloen et al. 2002; Swiontkowski 2003) nach frühzeitiger Mobilisation keine schlechteren Ergebnisse gesehen als nach lang dauernder Bettruhe und Extensionsbehandlung erzielt wurden (Butler 1981; Maroske et al. 1983; Lang-Stevenson und Getty 1987).

Unabhängig von operativem oder konservativem Vorgehen sollten Patienten mit Femurkopffrakturen frühfunktionell unter Teilbelastung mit Bodenkontakt für 6–8 Wochen mobilisiert werden (Gardner et al. 2005; Schiedel et al. 2006; Droll et al. 2007; Henle et al. 2007). In dieser Zeit bieten sich CPM- („continuous passive motion")Schienen an. Im weite-

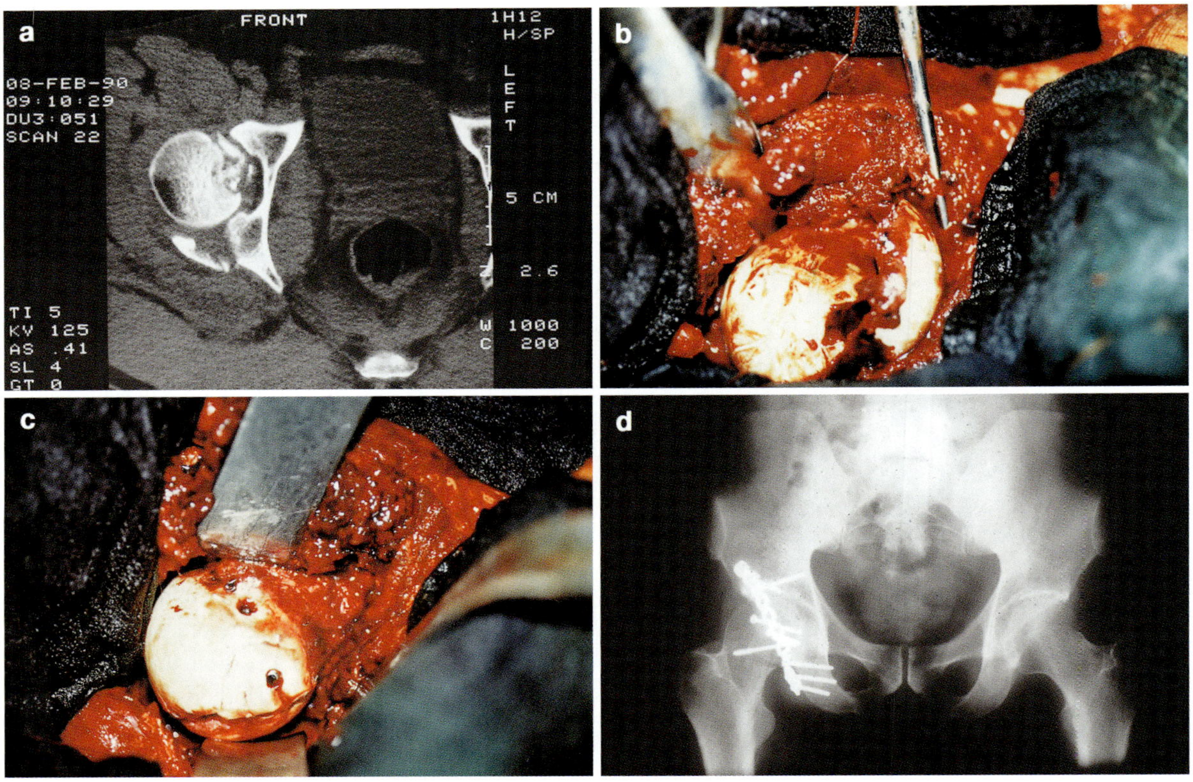

Abb. 4.25 28-jähriger Bauarbeiter, der unter einem Kieshaufen verschüttet war und eine L. iliaca erlitt. **a** Bei der Aufnahme zeigte sich computertomographisch eine Pipkin-IV-Fraktur mit dorsalem Pfannenrandfragment und Absprengung eines Kalottenfragmentes. **b** Intraoperativer Befund: zwei große Fragmente, wobei das größere noch an der Kapsel hing. **c** Fragmentfixation mit versenkten Spongiosazugschrauben. **d** Postoperative Kontrolle

Abb. 4.26 29-jähriger Pkw-Beifahrer. **a** Dorsokaudale Luxation (L. ischiadica) mit großer Fragmentaussprengung aus der Belastungszone. **b** Acht Jahre nach dem Unfall liess sich die Refixation mittels zweier AO-Spongiosaschrauben erkennen. Es zeigte sich jedoch neben einer erheblichen Sklerose im Femurkopf und in der Hüftpfanne ein „crescent sign" im kranialen Kopfanteil, als erster Hinweis auf eine Hüftkopfnekrose

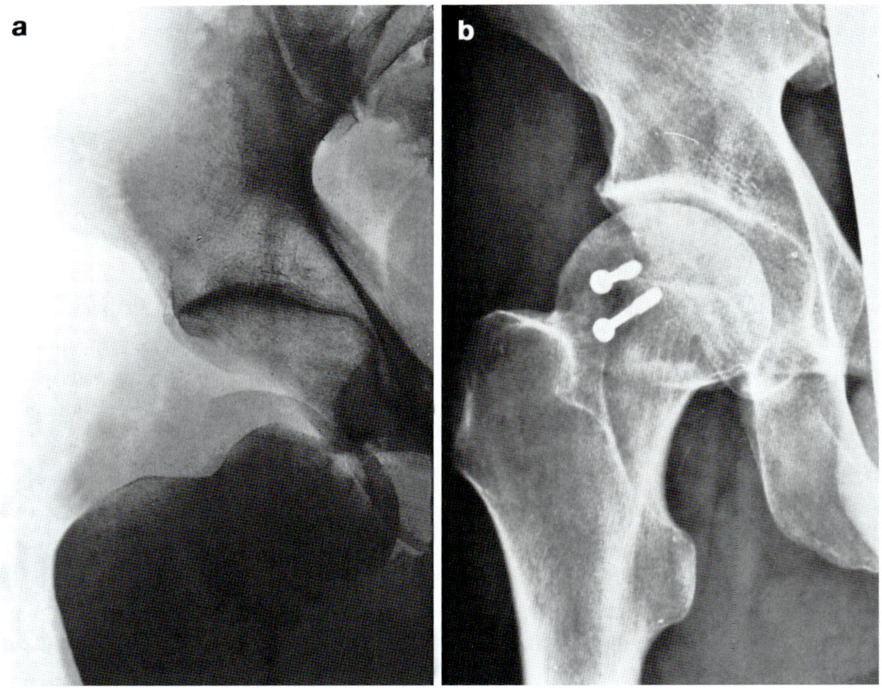

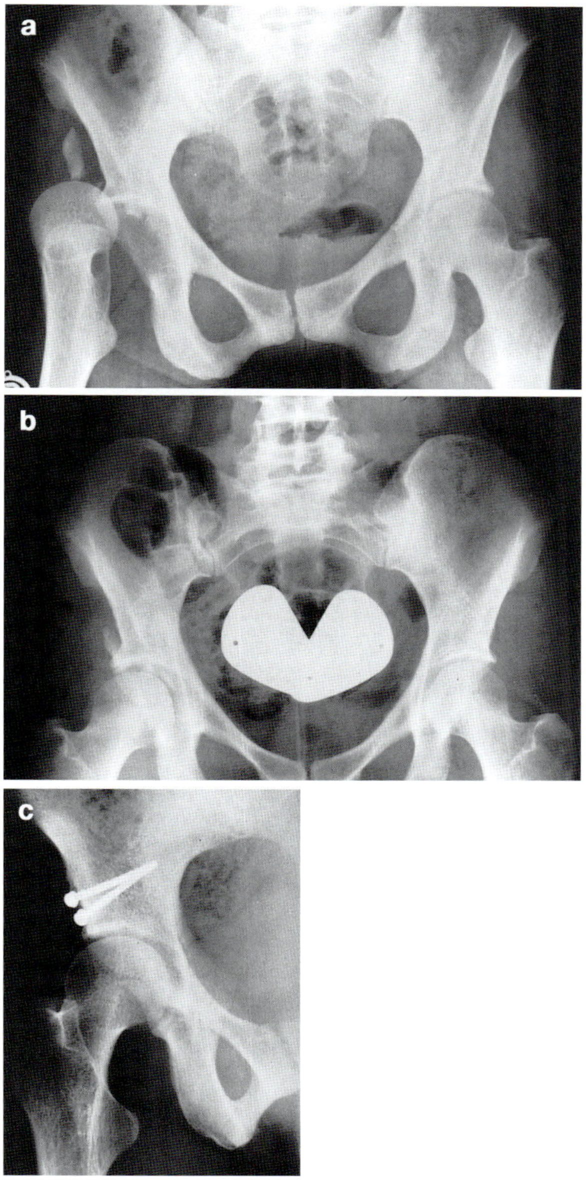

Abb. 4.27 24-jährige Patientin, die vom Pferd gestürzt war. **a** Ventrokraniale Luxation (L. pubica) mit Abbruch eines ventrokranialen Pfannendachfragmentes, drei kleinen Kortikalisfragmenten und erheblicher ventrokranialer Kontusionierung. **b** Bei der hiesigen Aufnahme zeigte sich nach auswärtig durchgeführter Reposition ein erweiterter Gelenkspalt und zwei kleine interponierte Fragmente. Die Fragmente wurden exzidiert und das Pfannendach verschraubt. **c** Anlässlich der Nachuntersuchung 4 Jahre nach dem Unfall fand sich eine reizlose Lage der Kortikalisschrauben und eine unauffällige Gelenkkontur

ren Verlauf kann die Belastung dann schmerzabhängig zur Vollbelastung gesteigert werden. Eine Beugung über 70° sollte in den ersten 8–10 Wochen vermieden werden. Sofern bei einer radiologischen Kontrolle nach 8 Wochen eine Frakturheilung erkennbar ist, kann mit einer zunehmenden Gewichtsbelastung und aktiver Beübung der Abduktoren begonnen werden. Parallel kann ein Low-impact-Training mit Schwimmen und Fahrradfahren erfolgen.

4.8.7 Komplikationen

Als häufigste Frühkomplikation wird ein Ischiadikusschaden gesehen, der in 10–23 % der Fälle angegeben wird. Eine zumindest partiielle Erholung kann in 60–70 % der Patienten erwartet werden (Cornwall und Radomisli 2000).

Deutlich seltener finden sich nicht reponierbare Femurkopfluxationsfrakturen, häufig ohne Azetabulumverletzung (Mehta und Routt 2008). Hierbei kommt es zu einem Austritt des Kopfes durch einen Kapsel-Labrum-Defekt, der anschließend die geschlossene Reposition verhindert. Ein kraftvoller geschlossener Repositionsversuch kann zu einer iatrogenen Schenkelhalsfraktur führen (Mehta und Routt 2008), so dass in diesen Fällen grundsätzlich eine offene Reposition empfohlen wird.

Die Infektionsrate nach operierten Femurkopffrakturen beträgt bei einer Metaanalyse von 282 Fällen 3,2 % (Giannoudis et al. 2009).

Die Häufigkeit von Spätkomplikationen wurde ebenfalls im Rahmen dieser Metaanalyse basierend auf 26 Artikeln und 405 Femurkopffrakturen untersucht und beträgt für Hüftkopfnekrosen 11,8 %, für posttraumatische Arthrosen 20 % und für heterotope Ossifikationen 16,8 % (Giannoudis et al. 2009).

Hüftkopfnekrosen treten in der Regel in den ersten 24 Monaten nach dem Unfall auf und sind lange vor den konventionellen radiologischen Veränderungen im MRT zu erkennen. Bisher wurde der Unterbrechung der vaskulären Zufuhr die größte ätiologische Bedeutung für die Entstehung einer Hüftkopfnekrose beigemessen (Weigand 1980; Hougaard und Thomsen 1988). Die frühestmögliche Reposition kann sicherlich in vielen Fällen eine Minderversorgung des Hüftkopfes verhindern. Trotz sehr kurzer Repositionszeiten (<3 h) sahen wir aber auch in unserem Patientenkollektiv nekrotische Veränderungen, so dass von multifaktoriellen Ursachen ausgegangen werden muss (Dreinhöfer et al. 1996).

Zeitweise war der ventrale Zugang nach dorsalem Verrenkungsbruch als Prädisposition einer Hüftkopf-

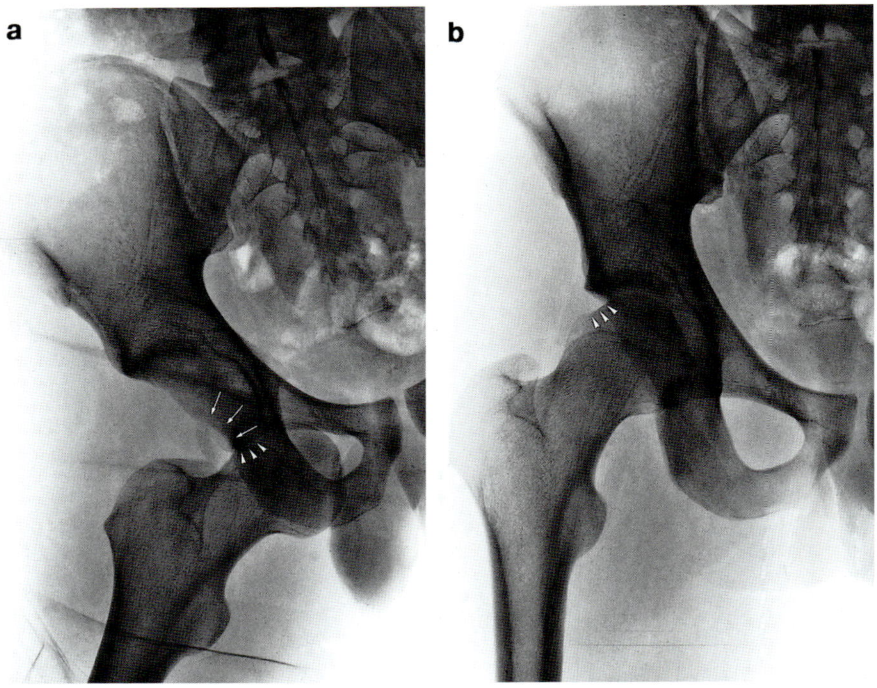

Abb. 4.28 28-jähriger Patient. **a** Ventrokaudale Luxation rechts mit einer kleinen Absprengung aus der Belastungszone und einer Impression des kraniolateralen Hüftkopfes. Nach geschlossener Reposition hatte sich das Fragment gut angelegt. **b** Zum Zeitpunkt der Nachuntersuchung nach acht Jahren war der Patient nahezu beschwerdefrei

nekrose angesehen worden (Epstein et al. 1985), eine Theorie, die andere Untersuchungen nicht belegen konnten (Swiontkowski et al. 1992; Marchetti et al. 1996). Auch der Verdacht, dass eine frühzeitige Belastung zur Nekrose prädisponiert, konnte nicht bestätigt werden (Hougaard und Thomsen 1986).

Neben der direkten unfallbedingten Traumatisierung des Knorpels und des subchondralen Knochens (Brav 1962; Stewart 1974; Epstein et al. 1985; Dreinhöfer et al. 1996) können auch wiederholte geschlossene Repositionsversuche iatrogene Schäden setzen (Epstein et al. 1985). In letzter Zeit wurde der Fokus auf die normalerweise unter dem M. obturator externus geschützt liegende A. circumflexa femoris medialis gelenkt, die wesentlich für die Blutversorgung der Kalotte verantwortlich ist. Dieses Gefäß kann unmittelbar bei der Luxation bzw. bei der Verletzung des M. obturator externus beeinträchtigt werden (Henle et al. 2007).

Die Ausbildung einer posttraumatischen Arthrose wird bei etwa 50 % der Pipkin-II- und -IV-Patienten und nahezu allen Pipkin-III- und Femurkopffrakturen bei ventralen Luxationen gesehen (Brumback 1987; Hougaard und Thomsen 1988). Ursächlich stehen sicherlich die Schwere des initialen Traumas (Brav 1962; Upadhyay und Moulton 1981; Dreinhöfer et al. 1996), die direkte Traumatisierung des Gelenkknorpels (Borrelli 2006) und die anatomisch inkongruente Rekonstruktion (Bhandari et al. 2006) im Vordergrund. Neuere Untersuchungen weisen aber auch auf die posttraumatische subchondrale Vaskularisationsstörung als pathogenetischen Faktor hin.

Heterotope Ossifikationen unterschiedlicher Ausprägung fanden sich bei mehr als 80 % unserer Patienten mit Femurkopffrakturen (Dreinhöfer et al. 1996). Offensichtlich steht die Ausbildung in direktem Verhältnis zum Umfang des Eingriffs; so prädestinieren insbesondere ausgedehnte Zugänge bei den Pipkin-IV-Verletzungen dafür. In Übereinstimmung mit Swiontkowski et al. (1992), aber im Widerspruch zu fast allen anderen Studien, sahen wir auch einen deutlichen Zusammenhang mit ventralen Zugängen. Ursächlich wird das Ablösen des M. tensor faciae latae und der Abduktoren angesehen, so dass eine Schonung dieser Strukturen angeraten erscheint (Swiontkowski et al. 1992). Der zugrunde liegende Mechanismus ist allerdings bis heute nicht wirklich bekannt, es wird insbesondere über die Beteiligung von „bone morphogenic protein“ (BMP) spekuliert. Begleitende Schädelhirntraumata (Webb et al. 1990), ausgeprägte Muskelverletzungen und unsachgemäße Weichteilbehandlung scheinen weitere Faktoren zu

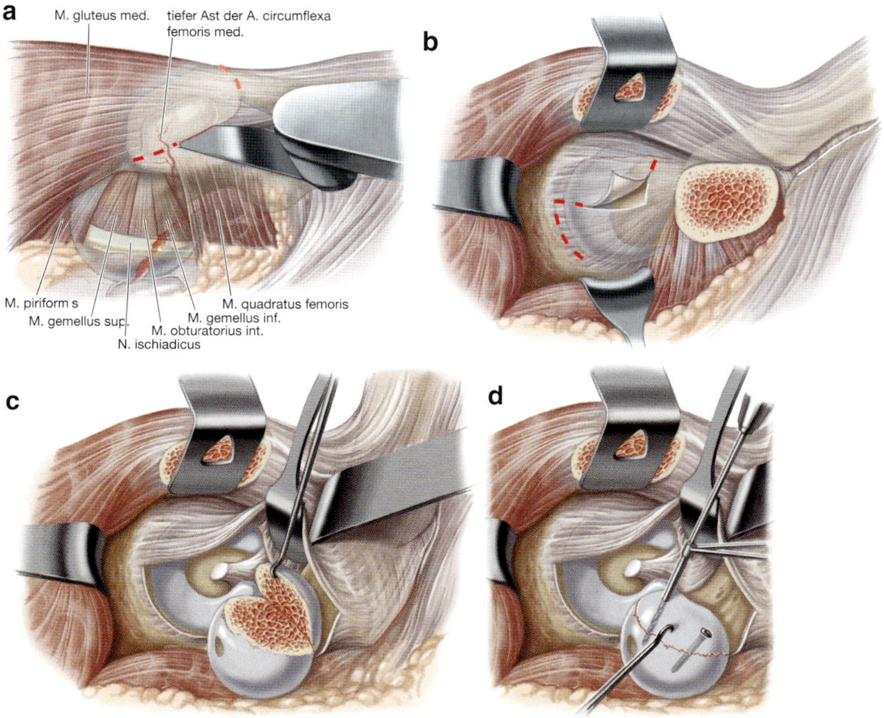

Abb. 4.29 **a** Das Diagramm zeigt die Osteotomiefläche: Proximal endet sie ventral der dorsal gelegenen Insertion des M. glutaeus medius, distal verbleibt der gesamte M. vastus lateralis auf dem trochantären Fragment. **b** In leichter Flexion und Außenrotation kann das Trochanterfragment zusammen mit der Sehne des M. glutaeus minimus nach ventral umgeklappt werden. Der Zwischenraum zwischen M. gluteus minimus und der Sehne des M. piriformis wird dargestellt und der M. gluteus minimus nach superior gehalten, um die Kapsel darzustellen. Um die Kapsel Z-förming zu inzidieren, wird das Femur weiter gebeugt und nach außen rotiert, die externen Rotatoren werden intakt belassen. **c** Für die Subluxation und Dislokation des Femurkopfes wird die Hüfte gebeugt, außenrotiert und das Bein frontal in einer sterilen Tasche auf dem OP-Tisch gelagert. Zur Inspektion des Azetabulum wird ein Haken oberhalb des Azetabulum eingebracht, ein weiterer auf dem ventralen Rand abgesetzt und ein dritter senkt das Kalkar des Schenkelhalses gegen die Inzisura acetabuli. **d** Um den Femurkopf zu inspizieren, wird das Knie abgesenkt, durch Rotation des Beines können verschiedene Bereiche des Kopfes dargestellt und Fragmente osteosynthetisch fixiert werden

sein. Die ausgeprägtesten Verknöcherungen in unserem Patientenkollektiv präsentierten Patienten mit schwerem Schädelhirntrauma und nach Reluxation (Abb. 4.30).

Hougaard und Thomsen (1988) sahen bei 7 % der Patienten ohne Prophylaxe schwerste Ossifikationen, unter Indometacin-Gabe jedoch lediglich geringe heterotope Knochenneubildungen. Zur Prophylaxe wird deshalb die medikamentöse Therapie mit nichtsteroidalen Antiphlogistika (z. B. Indometacin 3-mal 25 mg oder 2-mal 50 mg über 6 Wochen) und/oder adjuvante Radiatio (1-mal 7 Gy) empfohlen, zumindest bei Patienten mit erheblichen Risikofaktoren (z. B. ausgedehntes Weichteiltrauma, Schädelhirntrauma, Myelonverletzung, Langzeitbeatmung; Droll et al. 2007). Beide Methoden erscheinen effektiv gegen heterotope Ossifikationen zu schützen, aber auch einen negativen Effekt auf die Frakturheilung zu haben (s. Abschn. 4.7.3).

Grundsätzliche Indikationen zum therapeutischen Vorgehen

1. Konservativ
   - Stufenlose Fragmentadaptation nach geschlossener Reposition
2. Fragmentexstirpation
   - Kleines zertrümmertes Fragment
   - Kleines interponiertes Fragment

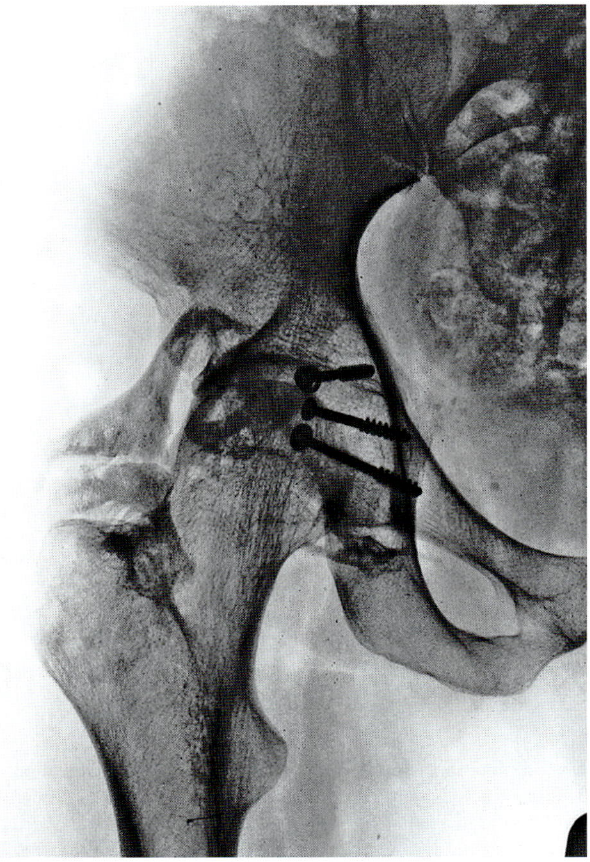

Abb. 4.30 28-jähriger Motorradfahrer, der sich eine dorsokraniale Hüftluxationsfraktur zugezogen hatte. Unmittelbar nach der geschlossenen Reposition wurde der Patient aufgrund seines schlechten Allgemeinzustandes direkt auf die Intensivstation gebracht. Nach einer Woche wurde eine Redislokation bemerkt. Intraoperativ fand sich ein Interponat, ein mediokaudaler Kalottendefekt und ein großes dorsales Pfannenrandfragment (Pipkin IV), das verschraubt wurde. Acht Jahre später war der Patient trotz des erheblichen radiologischen Befundes nahezu beschwerdefrei

3. Osteosynthetische Refixation
   - Residuale Stufe nach geschlossener Reposition
   - Großes Fragment als Repositionshindernis
   - Begleitende Schenkelhals- oder Azetabulumfraktur erfordert offene Reposition
4. Primäre Hüfttotalendoprothese
   - Ältere Patienten
   - Ausgeprägte Arthrose
   - Erheblich dislozierte Schenkelhalsfraktur
   - Erhebliche Zertrümmerung des Femurkopfes

4.8.8 Literaturüberblick zu Prognose und Therapiewahl

Beim Versuch eine Literaturzusammenstellung dieses seltenen Verletzungsmusters zu erstellen, treten Schwierigkeiten auf:

- eine Vielzahl der Berichte sind Einzelfallbeobachtungen,
- der Prozentsatz der nachuntersuchten Patienten einzelner Studien ist oft inadäquat,
- der Zeitraum der Nachuntersuchung ist häufig zu kurz,
- es besteht keine einheitliche Klassifikation der Verletzung,
- es werden unterschiedliche Klassifikationen zur Beurteilung der Nachuntersuchungsergebnisse verwendet

In der Vergangenheit sind drei größere Literaturüberblicke veröffentlicht worden, die den Anspruch hatten, die Literatur seit der Erstbeschreibung zu inkorporieren: Brumback et al. (1987) fand 1986 insgesamt 238 Fälle in der englischsprachigen Literatur: Aufgrund fehlender Klassifikation oder Nachuntersuchungsergebnisse konnten lediglich 78 Fälle (33 %) ausgewertet werden. 1992 stellten wir insgesamt 718 Fälle aus 123 Publikationen der Weltliteratur zusammen (Dreinhöfer et al. 1996). Bei 52 % war eine Klassifizierung nicht vorzunehmen, bei weiteren 20 % betrug das Nachuntersuchungsintervall weniger als 12 Monate, zur Auswertung verblieben 204 Fälle (28 %). Giannoudis et al. (2009) werteten 2009 alle englischsprachigen Studien aus, in denen mindestens 5 Patienten für mehr als 24 Monate nachuntersucht wurden. Es fanden sich 29 Artikel mit 450 Patienten und 453 Frakturen. Lediglich bei 66 % war eine Pipkin-Klassifikation vorgenommen worden, bei 247 (56 %) konnte das Behandlungsregime nachvollzogen werden und bei 155 (34 %) ein Bezug zum Ergebnis hergestellt werden.

Die aktuelle Literaturzusammenstellung (Tab. 4.16) umfasst ausschließlich Artikel seit 1980, die über eine Serie von mindestens 9 Patienten berichten und einen Nachuntersuchungszeitraum von mindestens 12 Monaten aufweisen. Hierbei wurden 501 Fälle aus 23 Studien identifiziert. Zehn umfangreiche Studien (Weigand et al. 1978b; Epstein et al. 1985; Swiontkowski et al. 1992; Yoon et al. 2001; Jessberger et al. 2002; Matejka und Pavelka 2002; Schiedel et al. 2006; Lederer et al. 2007; Thannheimer et al.

Tab. 4.16 Metaanalyse: Nachuntersuchungsergebnisse bei Femurkopffrakturen basierend auf repräsentativen Studien seit 1980

Autor	Jahr	Patienten		Pipkin Typ				HKN (%)	ART (%)	OSS (%)	Gesamt
		Gesamt	Follow-up	I	II	III	IV				exzellent/gut (%)
Roeder	1980	13	13	1	4	3	5	8	31	8	62
Weigand	1980	23	23	6	4	5	8	26		13	69
Butler	1981	9	9	0	9	0	0	11			82
Maroske	1983	12	11	3	4	3	2	0	18		54
Epstein	1985	55	46	8	22	8	8	24	24	2	28
Hougaard	1988	19	16	10	3	1	2	13		6	63
Brumback	1987	25	19	8	5	2	11	0	11	11	33
Swiontkow-ski	1992	43	24	18	13	4	8	8	8	42	66
Haag	1993	18	17	6	2	0	6	12	35	29	65
Stockenhuber	1994	9	8	2	3	0	4	13	25	25	75
Dreinhöfer	1996	32	26	6	7	4	11	15	23	31	42
Marchetti	1996	38	33	8	9	2	14	9	76	64	66
Schönweiß	1999	16	14	6	5	1	4	7	21	14	50
Stannard	2000	22	17	4	9	0	9	23			59
Yoon	2001	30	30	23	4	0	3	7			73
Matejka	2002	61	38	12	13	6	30	37	53	10	
Jessberger	2002	30	26	5	17	3	5	0	26	22	
Kloen	2002	33	33	10	8	1	14	6	0	21	56
Prokop	2005	9	8	1	1	0	7		11	22	
Schiedel	2007	22	18	4	3	0	11	0	44	17	61
Henle	2007	12	12	1	3	0	8	17		33	83
Lederer	2007	51	46	13	14	2	17	15	20	20	
Solberg	2009	15	12	0	0	0	12	8		33	83
Thannheimer	2009	20	14	3	8	1	9	7	36	29	
Gesamt		617									
Durchschnitt			501	158	170	46	208	13	29	23	58

2009) konnten aufgrund der fehlenden individuellen Patientendokumentation für die weitere Auswertung nicht verwendet werden, so dass sich die folgenden Aussagen auf 14 Studien (Roeder und DeLee 1980; Butler 1981; Maroske et al. 1983; Brumback 1987; Lang-Stevenson und Getty 1987; Hougaard und Thomsen 1988; Stockenhuber et al. 1994; Dreinhöfer et al. 1996; Marchetti et al. 1996; Schönweiss et al. 1999; Kloen et al. 2002; Prokop et al. 2005; Henle et al. 2007; Solberg et al. 2009) mit 238 Fällen (Tab. 4.17) mit aktuellem Therapieregime beziehen. Als Endpunkte konnten neben dem Thompson und Epstein Score lediglich das Auftreten von Hüftkopfnekrose bzw. -arthrose und heterotopen Ossifikationen bestimmt werden. Bisher wurde erst in einer Untersuchung ein validierter Score (SF-12) angewandt (Stannard et al. 2000).

Von den 68 Pipkin-I-Verletzungen zeigten 62 % sehr gute und gute Ergebnisse unabhängig davon, ob konservativ behandelt wurde oder die Fragmentexstirpation erfolgt war. Nach der Exstirpation kam es allerdings bei 8 Patienten zu leichten degenerativen Veränderungen, nach konservativem Vorgehen lediglich zu zwei Arthrosen. Die schlechtesten Ergebnisse zeigten sich nach Refixation des Fragmentes: Dieses Vorgehen führte nur bei 10 von 21 Patienten zu guten Ergebnissen, bei einigen traten degenerative Veränderungen und Ossifikationen auf.

Bessere Resultate zeigten sich bei den Pipkin-II-Frakturen (72 % sehr gut und gut), unabhängig vom

Tab. 4.17 Therapiebezogene Nachuntersuchungsergebnisse bei Femurkopffrakturen basierend auf repräsentativen Studien der letzten 30 Jahre

	n	Nachuntersuchung			Nekrose	Arthrose		Ossifikation	
		Sehr gut/ gut	Mäßig	Schlecht		Gering	Schwer	Gering	Schwer
Pipkin I									
Konservativ	20	13	5	3	2	1	1	1	
Exstirpation des Fragmentes	25	17	5	3	1	8		2	3
Refixation des Fragmentes	21	10	7	3	2	4	2	5	3
TEP	2	2							
Pipkin II									
Konservativ	15	11	2	2	1	1		1	
Exstirpation des Fragmentes	13	8	2	3		1		1	
Refixation des Fragmentes	40	30	8	3		8	1	6	8
TEP	1	1							
Pipkin III									
Osteosynthese der Fragmente	4	2	1	1					1
TEP	13	10	3					2	1
Pipkin IV									
Konservativ	9	4	4	1			1	1	
Exstirpation des Fragmentes	18	10	9	2	1	6	1	1	1
Refixation des Fragmentes	43	21	12	10	6	5	4	6	6
Refixation Pfannenrand und Exzision des Fragmentes	11	4	4	3	2	2	3	1	6
TEP	3	1		2					1
Gesamt	238	144	62	36	15	36	13	27	30

therapeutischen Vorgehen. Auch die Refixation führte bei 30 von 40 Patienten zu positiven Ergebnissen. Es fanden sich allerdings erneut wesentlich mehr degenerative Veränderungen und Ossifikationen als in den anderen Behandlungsgruppen. Erstaunlicherweise scheint die Resektion eines großen Fragmentes nur sehr selten eine präarthrotische Veränderung zu verursachen.

Bei der gleichzeitigen Verletzung des Schenkelhalses und des Femurkopfes (Pipkin Typ III) zeichnet sich im Vergleich zu älteren Übersichtsarbeiten die Tendenz zur endoprothetischen Versorgung ab. Nur bei 4 von 17 Patienten wurden die Fragmente osteosynthetisch refixiert.

Die Analyse der Pipkin Typ-IV-Verletzungen ist aufgrund der ungenauen Erfassung der Verletzungsschwere von Azetabulum und Kalotte nur eingeschränkt zu verwerten. Sicherlich handelt es sich hierbei um ein Verletzungsmuster mit deutlich schlechterer Prognose, mehr als 52 % der Patienten präsentierten mäßige und schlechte Ergebnisse. Insbesondere in der Gruppe der refixierten Kalottenfragmente fanden sich nur bei 21 von 43 Patienten positive Endresultate.

In der Zusammenschau aller Patienten waren die Ergebnisse bei 64 % (28/44) der konservativ behandelten positiv, aber nur bei 58 % (39/67) der Fragmentexstirpationen und bei 57 % (61/108) der osteosynthetisch versorgten. Arthrotische Veränderungen traten bei 4/44 (9 %) konservativ behandelten, jedoch bei 21/67 (31 %) nach Exstirpation und bei 24/108 (22 %) nach Refixation der Fragmente auf. Periartikuläre Ossifikationen scheinen sehr vom Umfang des operativen Eingriffs abzuhängen: diese Komplikation wurde lediglich bei drei der 44 konservativen Fälle beobachtet, deutlich häufiger hingegen bei den operativ versorgten (Exstirpation 15/67 bzw. Refixation 35/108).

Die deutlich schlechteren Ergebnisse der operierten Patienten kann möglicherweise zum Teil durch eine ausgeprägtere Verletzungsschwere in den operativ versorgten Gruppen erklärt werden. Jedoch erscheint die Frage berechtigt, ob ein konservatives Vorgehen in einigen weiteren Fällen ebenfalls befriedigende Ergebnisse erzielt hätte.

Für die Zukunft ist zu wünschen, dass die Verwendung einheitlicher Klassifikationskriterien für das Verletzungsmuster und die Beurteilung der Nachuntersuchungsergebnisse erfolgt, dass die Beurteilung der individuellen Funktionsfähigkeit hinsichtlich Aktivität, Partizipation, und Kontextfaktoren (Umweltfaktoren und personbezogene Faktoren) basierend auf der Internationalen Klassifikation der Funktionsfähigkeit, Behinderung und Gesundheit (ICF) durchgeführt wird (DIMDI 2006; Schwarzkopf et al 2010), dass die Lebensqualität Berücksichtigung findet wird und dass einheitlich definierte Zeiträume für Kurzzeit- und Langzeitergebnisse verwendet werden. Ein weiteres Ziel dieser doch kleineren Patientengruppe sollte jeweils die Erfassung einer größtmöglichen Anzahl der ursprünglichen Patienten sein. Damit ist eine bessere Vergleichbarkeit der Behandlungsmaßnahmen dieser seltenen Verletzung erreichbar. Hierzu werden von den meisten Autoren in der letzten Zeit die Klassifikation von Brumback et al (1987) empfohlen. Diese sollte durch z.B. validierte krankheitsübergreifende Messinstrumente zur Erfassung der gesundheitsbezogenen Lebensqualität (SF-36, SF-12) und durch krankheitsspezifische Messinstrumente (z.B. Western Ontario and McMaster Universities Arthritis Index; WOMAC) ergänzt werden.

Literatur

Al-Bahlool AM, Bubshait DA, Sadat-Ali M (2009) Outcome of traumatic hip dislocation. Ulus Travma Acil Cerrahi Derg 15:463–466

Allis OH (1886) An inquiry into the difficulties encountered in the reduction of dislocations of the hip. Dornan Printer, Philadelphia

Alonso JE, Volgas DA, Giordano V, Stannard JP (2000) A review of the treatment of hip dislocations associated with acetabular fractures. Clin Orthop Relat Res 377:32–43

Armstrong JR (1948) Traumatic dislocation of the hip joint. J Bone Joint Surg Br 30:430–445

Arvidsson I (1990) The hip joint: forces needed for distraction and appearance of the vacuum phenomenon. Scand J Rehabil Med 22:157–161

Baird EO, Kang QK (2009) Prophylaxis of heterotopic ossification – an updated review. J Orthop Surg Res 4:12

Baird RA, Sobert WE, Pais MJ, Ahmed M, Wilson WJ, Farjalla GL, Imray TJ (1982) Radiographic identification of loose bodies in the traumatized hip joint. Radiology 145:661–665

Barnbeck F, Schenk E, Grasshoff H (1987) Übersehene Verletzungen des Hüftgelenks beim Polytraumatisierten. Zentralbl Chir 112:783–788

Bassett LW, Gold RH, Epstein HC (1983) Anterior hip dislocation: atypical superolateral displacement of the femoral head. AJR Am J Roentgenol 141:385–386

Bassi JL, Ahuja SC, Singh H (1992) A flexion adduction method for the reduction of posterior dislocation of the hip. J Bone Joint Surg Br 74:157–158

Bernard PF, Christel PS, Meunier A, Gras R, Sedel L (1982) Role of articular incongruence and cartilage thickness in hip joint stresses distribution. A biphasic and two dimensional photoelastic study. Acta Orthop Belg 48:335–344

Bhandari M, Matta J, Wilson JC et al (2006) Predictors of clinical and radiological outcome in patients with fractures of the acetabulum and concomitant posterior dislocation of the hip. J Bone Joint Surg Br 88:1618–1624

Bigelow HJ (1870) Luxations of the hip joint. Boston Med Surg J 5:1–3

Birkett J (1869) Description of a dislocation of the head of the femur, complicated with its fracture. Med Chir Trans London 52:133–138

Böhler L (1948) Traumatic dislocation of the hip joint. J Bone Joint Surg Br 30:729–733

Böhler L (1954) Die Technik der Knochenbruchbehandlung, Bd III, 13. Aufl. Maudrich, Wien

Borrelli J Jr (2006) Chondrocyte apoptosis and posttraumatic arthrosis. J Orthop Trauma 20:726–731

Borrelli J Jr, Ricci WM (2004) Acute effects of cartilage impact. Clin Orthop Relat Res 423:33–39

Bouillon B, Kanz KG, Lackner CK et al (2004) Die Bedeutung des Advanced Trauma Life Support® (ATLS®) im Schockraum. Unfallchirurg 107:844–850

Brav EA (1962) Traumatic dislocation of the hip. J Bone Joint Surg Am 44:1115–1134

Brooks RA, Ribbans WJ (2000) Diagnosis and imaging studies of traumatic hip dislocations in the adult. Clin Orthop Relat Res 377:15–23

Brown TD, Ferguson AB Jr (1980) The effects of hip contact aberrations on stress patterns within the human femoral head. Ann Biomed Eng 8:75–92

Brumback RJ, Holt ES, McBride MS et al (1990) Acetabular depression fracture accompanying posterior fracture dislocation of the hip. J Orthop Trauma 4:42–48

Brumback RJ, Kenzora JE, Levitt LE, Burgess AR, Poka A (1987) Fractures of the femoral head. Proceedings of the Hip Society, S 181–206

Burd TA, Hughes MS, Anglen JO (2003) Heterotopic ossification prophylaxis with indomethacin increases the risk of long-bone nonunion. J Bone Joint Surg Br 85:700–705

Burd TA, Lowry KJ, Anglen JO (2001) Indomethacin compared with localized irradiation for the prevention of heterotopic ossification following surgical treatment of acetabular fractures. J Bone Joint Surg Am 83-A:1783–1788

Butler JE (1981) Pipkin Type-II fractures of the femoral head. J Bone Joint Surg Am 63(8):1292–1296

Canale ST, Manugian AH (1979) Irreducible traumatic dislocations of the hip. J Bone Joint Surg Am 61:7–14

Cash DJ, Nolan JF (2007) Avascular necrosis of the femoral head 8 yrs after posterior hip dislocation. Injury 38:865–867

Charnley J (1972) The long-term results of low-friction arthroplasty of the hip performed as a primary intervention. J Bone Joint Surg Br 54:61–76
Christopher F (1926) Fractures of the head of the femur. Arch Surg 12:1049–1061
Clegg TE, Roberts CS, Greene JW, Prather BA (2010) Hip dislocations – Epidemiology, treatment, and outcomes. Injury 41:329–334
Cornwall R, Radomisli TE (2000) Nerve injury in traumatic dislocation of the hip. Clin Orthop Relat Res 377:84–91
Cauchoix J, Truchet P (1951) Les fractures articulaires de la hanche (col du femur exepte). Rev Chir Orthop 37:266–280
Crowther JD, Chudik SC, Dahners LE (2002) Periacetabular osteotomy for stabilization of recurrent post-traumatic dislocation of the hip. J Orthop Trauma 16:433–436
Dahners LE, Hundley JD (1999) Reduction of posterior hip dislocations in the lateral position using traction-countertraction: safer for the surgeon? J Orthop Trauma 13:373–374
DeLee JC (1984) Dislocations and fracture-dislocations of the hip. In: Rockwood CJ, Green et al (Hrsg) Fractures and dislocations. Lippincott-Raven, Philadelphia, 1756–1825
DeLee JC, Evans JA, Thomas J (1980) Anterior dislocation of the hip and associated femoral-head fractures. J Bone Joint Surg Am 62:960–964
Derian PS, Bibighaus AJ (1974) Sciatic nerve entrapment by ectopic bone after posterior fracture-dislocation of the hip. South Med J 67 209–210
Deutsches Institut für Medizinische Dokumentation und Information (2006) ICF – Internationale Klassifikation der Funktionsfähigkeit, Behinderung und Gesundheit. Medizinische Medien Informations GmbH, Neu-Isenburg
Dreinhöfer KE, Schwarzkopf SR, Haas NP, Tscherne H (1994) Isolated traumatic dislocation of the hip. Long-term results in 50 patients. J Bone Joint Surg Br 76:6–12
Dreinhöfer KE, Schwarzkopf SR, Haas NP et al (1996) Femurkopfluxationsfrakturen. Unfallchirurg 99:400–409
Droll KP, Broekhuyse H, O'Brien P (2007) Fracture of the femoral head. J Am Acad Orthop Surg 15(12):716–727
Duncan CP, Shim SS (1977) Blood supply of the head of the femur in traumatic hip dislocation. Surg Gynecol Obstet 144:185–191
Duquennoy A, Decoulx J, Capron JC, Torabi DJ (1975) Les luxations traumatique de la hanche avec fracture de la tete femorale. Rev Chir Orthop Reparatrice Appar Mot 61:209–219
Dussault RG, Beauregard G, Fauteaux P, Laurin C, Boisjoly A (1980) Femoral head defect following anterior hip dislocation. Radiology 135(3):629–629
Ebraheim NA, Savolaine ER, Skie MC, Hoeflinger MJ (1993) Soft-tissue window to enhance visualization of entrapped osteocartilaginous fragments in the hip joint. Orthop Rev 22:1017–1021
Ehtisham SM (1976) Traumatic dislocation of hip joint with fracture of shaft of femur on the same side. J Trauma 16:196–205
Epstein HC (1974) Posterior fracture-dislocations of the hip; long-term follow-up. J Bone Joint Surg Am 56:1103–1127
Epstein HC (1980) Traumatic dislocation of the hip. Williams & Wilkens, Baltimore
Epstein HC, Wiss DA, Cozen L (1985) Posterior fracture dislocation of the hip with fractures of the femoral head. Clin Orthop 201:9–17
Erb RE, Steele JR, Nance EP, Jr., Edwards JR (1995) Traumatic anterior dislocation of the hip: Spectrum of plain film and CT findings. AJR Am J Roentgenol 165(5):1215–1219
Evans CH, Mazzocchi RA, Nelson DD, Rubash HE (1984) Experimental arthritis induced by intraarticular injection of allogenic cartilaginous particles into rabbit knees. Arthritis Rheum 27:200–207
Fairbairn KJ, Mulligan ME, Murphey MD, Resnik CS (1995) Gas bubbles in the hip joint on CT: an indication of recent dislocation. AJR Am J Roentgenol 164:931–934
Friedl W (1994) Kommentar auf Anforderung der Schriftleitung. Chirurg 65:981–982
Funsten RV, Kinser P, Frankel CJ (1938) Dashboard dislocation of the hip. J Bone Joint Surg Am 20:124–132
Furman BD, Olson SA, Guilak F (2006) The development of posttraumatic arthritis after articular fracture. J Orthop Trauma 20:719–725
Gadelrab RR (1990) Sciatic nerve entrapment in an osseous tunnel as a late complication of fracture dislocation of the hip. Orthopedics 13:1262–1264
Ganz R, Gill TJ, Gautier E, Ganz K, Krügel N, Berlemann U (2001) Surgical dislocation of the adult hip a technique with full access to the femoral head and acetabulum without the risk of avascular necrosis. J Bone Joint Surg Br 83(8):1119–1124
Gardner MJ, Suk M, Pearle A, Buly RL, Helfet DL, Lorich DG. Surgical dislocation of the hip for fractures of the femoral head. J Orthop Trauma. 19(5):334–342
Garland DE, Miller G (1984) Fractures and dislocations about the hip in head-injured adults. Clin Orthop 186:154–158
Gautier E, Ganz K, Krügel N, Gill T, Ganz R (2000) Anatomy of the medial femoral circumflex artery and its surgical implications. J Bone Joint Surg Br 82(5):679–683
Ghormley RK, Sullivan R (1953) Traumatic dislocation of the hip. Am J Surg 85:298–305
Giannoudis PV, Kontakis G, Christoforakis Z, Akula M, Tosounidis T, Koutras C (2009) Management, complications and clinical results of femoral head fractures. Injury 40:1245–1251
Gillespie WJ (1975) The incidence and pattern of knee injury associated with dislocation of the hip. J Bone Joint Surg Br 57:376–378
Goddard NJ (2000) Classification of traumatic hip dislocation. Clin Orthop Relat Res 377:11–14
Goulet JA (2009) Hip dislocations. In: Browner B, Jupiter J, Levine A, Trafton P, Krettek C (eds) Skeletal trauma. WB Saunders, Philadelphia, 1781–1817
Goulet JA, Levin PE (2003) Hip dislocations. In: Browner B, Jupiter J, Levine A, Trafton P, Krettek C (Hrsg) Skeletal trauma. WB Saunders, Philadelphia, pp 1657–1690
Graham B, Lapp RA (1990) Recurrent posttraumatic dislocation of the hip. A report of two cases and review of the literature. Clin Orthop 256:115–119
Gruen GS, Mears DC, Tauxe WN (1988) Distinguishing avascular necrosis from segmental impaction of the femoral head following an acetabular fracture: preliminary report. J Orthop Trauma 2:5–9
Haag C, Schlickewei W (1993) Femurkopffrakturen bei vorderen und hinteren Hüftgelenksluxationen. Hefte Unfallheilkd 228:76–90

Hak DJ, Goulet JA (1999) Severity of injuries associated with traumatic hip dislocation as a result of motor vehicle collisions. J Trauma 47:60–63

Henle P, Kloen P, Siebenrock KA (2007) Femoral head injuries: which treatment strategy can be recommended? Injury 38:478–488

Henry AK, Bajumi M (1934) Fracture of the femur with luxation of the ipsilateral hip. Br J Surg 22:204–230

Herwig-Kempers A, Veraart BE (1993) Reduction of posterior dislocation of the hip in the prone position. J Bone Joint Surg Br 75:328

Hillyard RF, Fox J (2003) Sciatic nerve injuries associated with traumatic posterior hip dislocations. Am J Emerg Med 21:545–548

Hirasawa Y, Oda R, Nakatani K (1977) Sciatic nerve paralysis in posterior dislocation of the hip. A case report. Clin Orthop 126:172–175

Hoffmann R, Haas NP (2008) Femur: proximal. In: Ruedi TP, Buckley RE, Moran CG (Hrsg) AO Prinzipien des Frakturmanagements. Thieme, New York

Holmes WJ, Solberg B, Bay BK, Laubach JE, Olson SA (2000) Biomechanical consequences of excision of displaced Pipkin femoral head fractures. J Orthop Trauma 14:149–150

Hougaard K, Lindequist S, Nielsen LB (1987) Computerised tomography after posterior dislocation of the hip. J Bone Joint Surg Br 69:556–557

Hougaard K, Thomsen PB (1986) Traumatic posterior dislocation of the hip – prognostic factors influencing the incidence of avascular necrosis of the femoral head. Arch Orthop Trauma Surg 106:32–35

Hougaard K, Thomsen PB (1987) Coxarthrosis following traumatic posterior dislocation of the hip. J Bone Joint Surg Am 69:679–683

Hougaard K, Thomsen PB (1988) Traumatic posterior fracture-dislocation of the hip with fracture of the femoral head or neck, or both. J Bone Joint Surg Am 70:233–239

Hunter GA (1969) Posterior dislocation and fracture-dislocation of the hip. A review of fifty-seven patients. J Bone Joint Surg Br 51:38–44

Jacob JR, Rao JP, Ciccarelli C (1987) Traumatic dislocation and fracture dislocation of the hip. A long-term follow-up study. Clin Orthop 214:249–263

Jantzen PM (1958) Die Verletzung des Hüftgelenkes und ihre Behandlung unter besonderer Berücksichtigung der Spätfolgen. Z Orthop 90:55–68

Jaskulka RA, Fischer G, Fenzl G (1991) Dislocation and fracture-dislocation of the hip. J Bone Joint Surg Br 73:465–469

Jensen BV, Sandermann J (1989) Traumatic anterior dislocation of the hip. Case report. Arch Orthop Trauma Surg 108:327–328

Jessberger S, Blattert TR, Wagner R, Weckbach A (2002) Reduktion der zugangsassoziierten Morbidität bei Pipkinfrakturen – Eine Verlaufsbeobachtung (1982–2000). Zentralbl Chir 127:485–489

Judet R, Judet J, Letournel E (1964) Fractures of the acetabulum: classification and surgical approaches for open reduction. Preliminary report. J Bone Joint Surg Am 46:1615–1646

Jukkala-Partion K, EK P, E. H, Rokkanen P (1998) Absorbable fixation of femoral head fractures. A prospective study of six cases. Ann Chir Gyn 87:44–48

Kanz KG, Korner M, Linsenmaier U et al (2004) Prioritätenorientiertes Schockraummanagement unter Integration des Mehrschichtspiralcomputertomographen Unfallchirurg 107: 937–944

Karunakar MA, Sen A, Bosse MJ, Sims SH, Goulet JA, Kellam JF (2006) Indometacin as prophylaxis for heterotopic ossification after the operative treatment of fractures of the acetabulum. J Bone Joint Surg Br 88:1613–1617

Katznelson AM (1962) Traumatic anterior dislocation of the hip. J Bone Joint Surg Br 44:129–130

Keene GS, Villar RN (1994) Arthroscopic loose body retrieval following traumatic hip dislocation. Injury 25:507–510

Kelly RP, Yarbrough SH 3rd (1971) Posterior fracture-dislocation of the femoral head with retained medial head fragment. J Trauma 11:97–108

Klasen HJ, Binnendijk B (1984) Fracture of the neck of the femur associated with posterior dislocation of the hip. J Bone Joint Surg Br 66(1):45–48

Kloen P, Siebenrock KA, Raaymakers E et al (2002) Femoral head fractures revisited. Eur J Trauma 28:221–233

Konrath GA, Hamel AJ, Guerin J, Olson SA, Bay B, Sharkey NA (1999) Biomechanical evaluation of impaction fractures of the femoral head. J Orthop Trauma 13:407–413

Kozin SH, Kolessar DJ, Guanche CA, Marmar EC (1994) Bilateral femoral head fracture with posterior hip dislocation. Orthop Rev Suppl 20–24

Lange RH, Engber WD, Clancy WG (1986) Expanding applications for the Herbert scaphoid screw. Orthopedics 9(10):1393–1397

Lang-Stevenson A, Getty CJ (1987) The Pipkin fracture-dislocation of the hip. Injury 18:264–249

Laorr A, Greenspan A, Anderson MW, Moehring HD, McKinley T (1995) Traumatic hip dislocation: early MRI findings. Skeletal Radiol 24:239–245

Larson CB (1973) Fracture dislocations of the hip. Clin Orthop 92:147–154

Lederer S, Tauber M, Karpik S, Bogner R, Auffarth A, Resch H et al (2007) Hüftkopffrakturen – eine Multicenterstudie. Unfallchirurg 110:513–520

Lefkowitz M (1993) A new method for reduction of hip dislocations. Orthop Rev 22:253–256

Letournel E, Judet R (1981) Fractures of the acetabulum. Springer, Berlin

Liebenberg F, Dommisse GF (1969) Recurrent post-traumatic dislocation of the hip. J Bone Joint Surg Br 51:632–637

Liebermann JR, Altcheck DW, Salvati EA (1993) Recurrent dislocation of a hip with a labral lesion: treatment with a modified Bankart-type repair. J Bone Joint Surg 75A:1524–1527

MacNamee PB, Bunker TD, Scott TD (1988) The Herbert screw for osteochondral fractures: Brief report. J Bone Joint Surg Br 70(1):145–146

Marchetti ME, Steinberg GG, Coumas JM (1996) Intermediate-term experience of Pipkin fracture-dislocations of the hip. J Orthop Trauma 10(7):455–461

Maroske D, Thon K, Fischer M (1983) Die Hüftluxation mit Hüftkopffraktur. Chirurg 54:400–405

Marti RK, Kloen P (2000) Chronic recurrent posterior dislocation of the hip after a Pipkin fracture treated with intertrochanteric osteotomy and acetabuloplasty. A case report. J Bone Joint Surg Am 82:867–872

Mascard E, Vinh TS, Ganz R (1998) Fractures par impaction de le tete fémorale compliquant la luxation traumatique de hanche. Rev Chir Orthop Reparatrice Appar Mot 84:258–263
Matejka J, Pavelka T (2002) Fractures of the femoral head. Acta Chir Orthop Traumatol Cech 69:219–228
Matta JM, Anderson LM, Epstein HC, Hendricks P (1986) Fractures of the acetabulum. A retrospective analysis. Clin Orthop Relat Res 205:230–240
McKee MD, Garay ME, Schemitsch EH, Kreder HJ, Stephen DJ (1998) Irreducible fracture-dislocation of the hip: a severe injury with a poor prognosis. J Orthop Trauma 12:223–239
Mears DC (1989) Pelvic fracture and dislocation. Curr Orthop 3:217–219
Mehta S, Routt ML Jr (2008) Irreducible fracture-dislocations of the femoral head without posterior wall acetabular fractures. J Orthop Trauma 22:686–692
Meislin RJ, Zuckerman JD (1989) Bilateral posterior hip dislocations with femoral head fractures. J Orthop Trauma 3(4):358–361
Merle d'Aubigne R, Postel M (1954) Functional results of hip arthroplasty with acrylic prosthesis. J Bone Joint Surg Am 36:451–458
Mockwitz J, Contzen H et al (1975) Verrenkungen des Hüftgelenkes. Hefte Unfallheilkd 124:99–102
Moed BR, Letournel E (1994) Low-dose irradiation and indomethacin prevent heterotopic ossification after acetabular fracture surgery. J Bone Joint Surg Br 76:895–900
Moed BR, Maxey JW (1993) Evaluation of fractures of the femoral head using the CT-directed pelvic oblique radiograph. Clin Orthop Relat Res 296:161–167
Monma H, Sugita T (2001) Is the mechanism of traumatic posterior dislocation of the hip a brake pedal injury rather than a dashboard injury? Injury 32:221–222
Moore KD, Goss K, Anglen JO (1998) Indomethacin versus radiation therapy for prophylaxis against heterotopic ossification in acetabular fractures: a randomised, prospective study. J Bone Joint Surg Br 80:259–263
Morton KS (1959) Traumatic dislocation of the hip: a follow-up study. Can J Surg 3:67–74
Mostafa MM (2001) Femoral head fractures. Int Orthop 25(1):51–54
Mowery C, Gershuni DH (1986) Fracture dislocation of the femoral head treated by open reduction and internal fixation. J Trauma 26(11):1041–1044
Müller ME, Allgöwer M, Schneider R, Willenegger H (1991) Fractures of the femoral head. Manual of internal fixation: techniques recommended by the AO-ASIF. Springer, Berlin, 519–521
Mullis BH, Dahners LE (2006) Hip arthroscopy to remove loose bodies after traumatic dislocation. J Orthop Trauma 20:22–26
Nicoll EA (1952) Traumatic dislocation of the hip joint. J Bone Joint Surg Br 34:503–512
Olscamp AJ, Tao SS, Savolaine ER, Ebraheim NA (1997) Postoperative magnetic resonance imaging evaluation of Pipkin fractures fixated with titanium implants: a report of two cases. Am J Orthop 26:294–297
Pape HC, Lehmann U, van Griensven M, Gänsslen A, von Glinski S, Krettek C (2001) Heterotopic ossifications in patients after severe blunt trauma with and without head trauma: incidence and patterns of distribution. J Orthop Trauma 15:229–237
Pape HC, Rice J, Wolfram K, Gänsslen A, Pohlemann T, Krettek C (2000) Hip dislocation in patients with multiple injuries. A follow up investigation. Clin Orthop 377:99–105
Paus B (1951) Traumatic Dislocations of the Hip: Late Results in 76 Cases. Acta Orthop Scand 21:99–112
Philippon MJ, Kuppersmith DA, Wolff AB, Briggs KK (2009) Arthroscopic findings following traumatic hip dislocation in 14 professional athletes. Arthroscopy 25:169–174
Phillips AM, Konchwalla A (2000) The pathologic features and mechanism of traumatic dislocation of the hip. Clin Orthop Relat Res 377:7–10
Pietrafesa CA, Hoffman JR (1983) Traumatic dislocation of the hip. J Am Med Assoc 249:3342–3346
Pipkin G (1957) Treatment of grade IV fracture-dislocation of the hip. J Bone Joint Surg Am 39:1027–1042
Poggi JJ, Callaghan JJ, Spritzer CE, Roark T, Goldner RD (1995) Changes on magnetic resonance images after traumatic hip dislocation. Clin Orthop 319:249–259
Pohlemann T, Haas N (1991) Hüftkopfnekrose nach Azetabulumfraktur. Springer, S 187–194
Pohlemann T, Tscherne H (1998) Versorgung von Hüftkopffrakturen. In: Tscherne H, Pohlemann T (Hrsg) Unfallchirurgie Becken und Acetabulum. Springer, Berlin S 430–432
Pohlemann T, Tscherne H, Baumgärtel F et al (1996) Beckenverletzungen: Epidemiologie, Therapie und Langzeitverlauf – Übersicht über die multizentrische Studie der Arbeitsgruppe Becken. Unfallchirurg 99:160–167
Potter HG, Montgomery KD, Heise CW, Helfet DL (1994) MR imaging of acetabular fractures: value in detecting femoral head injury, intraarticular fragments, and sciatic nerve injury. AJR Am J Roentgenol 163:881–886
Pringle JH (1943) Traumatic dislocation of the hip joint. An experimental study on the cadaver. Glasgow Med J 21:25–40
Proctor H (1973) Dislocations of the hip joint (excluding ‚central' dislocations) and their complications. Injury 5:1–12
Prokop A, Helling HJ, Hahn U, Udomkaewkanjana C, Rehm KE (2005) Biodegradable implants for Pipkin fractures. Clin Orthop Relat Res 432:226–233
Rashleigh-Belcher HJC, Cannon SR (1986) Recurrent dislocation of the hip with a „bankart-type" lesion. J Bone Joint Surg Br 68:398–399
Regel G, Lobenhoffer P, Grotz M, Pape HC, Lehmann U, Tscherne H (1995) Treatment results of patients with multiple trauma: an analysis of 3406 cases treated between 1972 and 1991 at a German Level I Trauma Center. J Trauma 38:70–78
Rehm KE (1985) Acetabulumfrakturen – posttraumatische und postoperative Nervenschäden. Hefte Unfallheilkd 174:472–476
Repo RU, Finlay JB (1977) Survival of articular cartilage after controlled impact. J Bone Joint Surg Am 59:1068–1076
Richards BS, Howe DJ (1988) Anterior perineal dislocation of the hip with fracture of the femoral head. A case report. Clin Orthop228:194–201
Rodriguez-Merchan EC (2000b) Osteonecrosis of the femoral head after traumatic hip dislocation in the adult. Clin Orthop Relat Res 377:68–77
Rodriguez-Merchan EC (2000a) Coxarthrosis after traumatic hip dislocation in the adult. Clin Orthop Relat Res 377:92–98
Roeder LF Jr, DeLee JC (1980) Femoral head fractures associated with posterior hip dislocation. Clin Orthop 147:121–130

Rosenthal RE, Coker WL (1979) Posterior fracture-dislocation of the hip: an epidemiologic review. J Trauma 19:572–581

Routt MLC, Simonian PT, Hansen ST (1998) Young patients with femoral head fractures. In: Sledge CB, ed. The Hip. Philadelphia-New York: Lippincott-Raven, 139–153

Rowe CR, Lowell JD (1961) Prognosis of fractures of the acetabulum. J Bone Joint Surg Am 43:30–35

Sahin V, Karakas ES, Aksu S et al (2003) Traumatic dislocation and fracture-dislocation of the hip: a long-term follow-up study. J Trauma 54:520–529

Salter RB, Simmonds DF, Malcolm W, Rumble EJ, MacMichael D, Clements ND (1980) The biological effect of continuous passive motion on the healing of full-thickness defects in articular cartilage. An experimental investigation in the rabbit. J Bone Joint Surg Am 62:1232–1251

Sarmiento A, Laird CA (1973) Posterior fracture-dislocation of the femoral head. Report of a case. Clin Orthop 92:143–146

Schafer SJ, Anglen JO (1999) The East Baltimore Lift: a simple and effective method for reduction of posterior hip dislocations. J Orthop Trauma 13:56–57

Scham SM, Fry LR (1969) Traumatic anterior dislocation of the hip with fracture of the femoral head. A case report. Clin Orthop 62:133–135

Schiedel F, Rieger H, Joosten U, Meffert R (2006) Wenn die Hüfte nicht „nur" luxiert. Funktionelle Spätergebnisse nach Hüftkopffrakturen. Unfallchirurg 109:538–544

Schlickewei W, Elsasser B, Mullaji AB, Kuner EH (1993) Hip dislocation without fracture: traction or mobilization after reduction? Injury 24:27–31

Schmidt GL, Sciulli R, Altman GT (2005) Knee injury in patients experiencing a high-energy traumatic ipsilateral hip dislocation. J Bone Joint Surg Am 87:1200–1204

Schönweiss T, Wagner S, Mayr E, Ruter A (1999) Apätergebnisse nach Hüftkopffraktur. Unfallchirurg 110(10):776–783

Schwarzkopf SR, Dreinhofer KE, Haas NP, Tscherne H (1996) Isolierte Hüftluxation traumatischer Genese. Unfallchirurg 99:168–174

Schwarzkopf SR, Grill E, Dreinhöfer KE (2010) Einführung in die ICF. Der Unfallchirurg 113:436–440

Schweikert CH, Weigand H (1979) Hüftkopfkalottenfrakturen. Hefte Unfallheilkd 140:188–200

Seddon H (1972) Surgical disorders of the peripheral nerves. Churchill Livingston, Edingburgh

Siebenrock KA, Gautier E, Woo AK, Ganz R (2002) Surgical dislocation of the femoral head for joint debridement and accurate reduction of fractures of the acetabulum. J Orthop Trauma16(8):543–552

Siebenrock KA, Gautier E, Ziran BH, Ganz R (2006) Trochanteric flip osteotomy for cranial extension and muscle protection in acetabular fracture fixation using a Kocher-Langenbeck approach. J Orthop Trauma 20(1):52–56

Skoff H (1986) Posterior hip dislocation: a new technique for reduction. Orthop Rev 15:405–409

Slaetis D, Latvala A (1974) Irreducible traumatic posterior dislocation of the hip. Injury 5:188–193

Smith GR, Loop JW (1976) Radiologic classification of posterior dislocations of the hip: refinements and pitfalls. Radiology 119:569–574

Solberg BD, Moon CN, Franco DB (2009) Use of a trochanteric flip osteotomy improves outcomes in Pipkin IV fractures. Clin Orthop Relat Res 467:929–933

Stannard JP, Harris HW, Volgas DA, Alonso JE (2000) Functional outcome of patients with femoral head fractures associated with hip dislocations. Clin Orthop Relat Res 377:44–56

Stewart MJ (1974) Management of fractures of the head of the femur complicated by dislocation of the hip. Orthop Clin North Am 5:793–798

Stewart MJ, McCarroll HR Jr, Mulhollan JS (1975) Fracture-dislocation of the hip. Acta Orthop Scand 46:507–525

Stewart MJ, Milford LW (1954) Fracture-dislocation of the hip. J Bone Joint Surg Am 36:315–342

Stimson LA (1883) Treatise on fractures. H.C.Leas Son, Philadelphia

Stockenhuber N, Schweighofer F, Seibert FJ (1994) Diagnostik, Therapie and Prognose der Pipkin-Frakturen (Femurkopf-Verrenkungsbrüche). Chirurg 65:976–981

Stuck WG, Vaughan W (1949) Prevention of disability after traumatic dislocation of the hip. South Surg 15:659–675

Südkamp NP, Dreinhöfer K, Tscherne H et al (1990) Die Arthrolyse des Hüftgelenkes bei paraartikulären Verkalkungen und Ankylosen. Orthopäde 19:369–377

Suraci AJ (1986) Distribution and severity of injuries associated with hip dislocations secondary to motor vehicle accidents. J Trauma 26:458–460

Swiontkowski MF (2003) Femoral head fractures. In: Browner B, Jupiter J, Levin A, Trafton P (Hrsg) Skeletal trauma. WB Saunders, Philadelphia, S 1700–1714

Swiontkowski MF, Thorpe M, Seiler JG, Hansen ST (1992) Operative management of displaced femoral head fractures: case-matched comparison of anterior versus posterior approaches for Pipkin I and Pipkin II fractures. J Orthop Trauma 6:437–442

Tabuenca J, Truan JR (2000) Knee injuries in traumatic hip dislocation. Clin Orthop Relat Res 377:78–83

Tehranzadeh J, Vanarthos W, Pais MJ (1990) Osteochondral impaction of the femoral head associated with hip dislocation: CT study in 35 patients. AJR Am J Roentgenol 155:1049–1052

Thannheimer A, Gutsfeld P, Bühren V (2009) Aktuelle Therapieoptionen bei Hüftkopfluxationsfrakturen. Chirurg 80:1140–1146

Thompson VP, Epstein HC (1951) Traumatic dislocation of the hip. J Bone Joint Surg Am 33:746–778

Tornetta P 3rd, Mostafavi HR (1997) Hip dislocation: current treatment regimens. J Am Acad Orthop Surg 5:27–36

Trojan E (1979) Gefäß- und Nervenverletzungen bei Frakturen und Luxationen im Beckenbereich. Hefte Unfallheilkd 140:44–48

Trojan E, Perschl A (1956) Die Behandlungsergebnisse von 79 frischen, traumatischen Hüftgelenksverrenkungen und Hüftgelenksverrenkungsbrüchen. Chir Orthop 40:90–164

Trueta J, Harrison MHM (1953) The normal vascular anatomy of the femoral head in adult man. J Bone Joint Surg Br 35:442–461

Tscherne H, Regel G, Sturm JA, Friedl HP (1987) Schweregrad und Prioritäten bei Mehrfachverletzungen. Chirurg 58:631–640

Upadhyay SS, Moulton A (1981) The long-term results of traumatic posterior dislocation of the hip. J Bone Joint Surg Br 63B:548–551

Upadhyay SS, Moulton A, Burwell RG (1985) Biological factors predisposing to traumatic posterior dislocation of the

hip. A selection process in the mechanism of injury. J Bone Joint Surg Br 67:232–236
Upadhyay SS, Moulton A, Srikrishnamurthy K (1983) An analysis of the late effects of traumatic posterior dislocation of the hip without fractures. J Bone Joint Surg Br 65:150–152
Vecsei V, Schwendenwein E, Berger G (1997) Hüftgelenksluxationen ohne knöcherne Verletzungen. Orthopäde 26:317–326
Vrahas MS, Mithoefer K, Joseph D (2004) The long-term effects of articular impaction. Clin Orthop Relat Res 423:40–43
Watson-Jones R (1955) Fractures and joint injuries. Livingston Churchill, Edingburgh
Webb LX, Bosse MJ, Mayo KA, Lange RH, Miller ME, Swiontkowski MF (1990) Results in patients with craniocerebral trauma and an operatively managed acetabular fracture. J Orthop Trauma 4:376–382
Weber M, Ganz R (1997) Recurrent traumatic dislocation of the hip: report of a case and review of the literature. J Orthop Trauma 11:382–385
Weckbach A, Braun W, Rüter A (1989) Therapiekonzepte der Femurkopfluxationsfrakturen. Unfallheilkunde 207:121–122
Weigand H, Sarfert D, Schweikert CH, Walde HJ (1978a) Traumatische Hüftluxation des Erwachsenen. Analyse von 24 nachuntersuchten Fällen. Unfallheilkunde 81:20–27
Weigand H, Schweikert CH, Strube HD (1978b) Die traumatische Hüftluxation mit Hüftkopfkalottenfraktur. Unfallheilkunde 81:377–389
Weigand H (1980) Kombinationsverletzungen des Hüftgelenks mit Abscherfrakturen am coxalen Femurende. Aktuelle Traumatol 10(1):1–8
Wenda K, Runkel M et al (1991) Belastungsaufbau nach Hüftluxation unter Berücksichtigung MR-tomographischer Ergebnisse. In: Kurzfassung der Referate, Poster und Videofilme. 6. Deutsch-Österreichisch-Schweizerische Unfalltagung. Dementer, Gräfelfing, S 163
Wilson JN (1960) The management of fracture dislocation of the hip. Proc R Soc Med 53:941–945
Wölfel R, Link W et al (1991) Traumatische Hüftverrenkung. Unfallheilkunde 220:60
Yamamoto Y, Ide D, Ono T, Hamada Y (2003) Usefulness of arthroscopic surgery in hip trauma cases. Arthroscopy 19:269–273
Yang EC, Cornwall R (2000) Initial treatment of traumatic hip dislocations in the adult. Clin Orthop Relat Res 377:24–31
Yang RS, Tsuang YH, Hang YS, Liu TK (1991) Traumatic dislocation of the hip. Clin Orthop 265:218–227
Yoon TR, Rowe SM, Chung JY, Song EK, Jung ST, Anwar IB (2001) Clinical and radiographic outcome of femoral head fractures: 30 patients followed for 3–10 yrs. Acta Orthop Scand 72:348–353
Yue JJ, Wilber JH, Lipuma JP, Murthi A, Carter JR, Marcus RE, Valentz R (1996) Posterior hip dislocations: a cadaveric angiographic study. J Orthop Trauma 10:447–454

Schenkelhalsfrakturen

5

K. Kundel

Inhalt

K. Kundel (✉)
Unfall- und Orthopädische Chirurgie, Kliniken an der Paar,
Krankenhausstr. 11, 86551 Aichach, Deutschland
E-Mail: k.kundel@klipa.de

We come into the world under the brim of the pelvis and go out through the neck of femur. M. Cleveland (Cleveland und Fielding 1955)

5.1 Geschichtliche Entwicklung

Die Entwicklung der Behandlung von Schenkelhalsfrakturen spiegelt die Entwicklung der Chirurgie des Bewegungsapparates, sie wird begleitet und ermöglicht durch Fortschritte in der Anästhesie, Metallurgie, Bildgebung, Antibiose und Prothetik.

Der erste nachgewiesene Fall findet sich im Alten Ägypten der 12. Dynastie (1990–1786 v. Chr.) und wurde offensichtlich überlebt, was auf eine gewisse Krankenversorgung hinweist (Dequeker et al. 1997). Der Habsburger Karl IV., bedeutendster Kaiser des Spätmittelalters, starb 1378 an den Folgen einer Schenkelhalsfraktur (Bartonicek und Vlcek 2001). Ambroise Paré scheint 1634 als erster die Existenz hüftnaher Frakturen beschrieben zu haben, aber erst Astley Cooper unterschied 1823 Verletzungen innerhalb und außerhalb der Gelenkkapsel und führte die schlechte Heilungstendenz der ersteren auf eine Durchblutungsstörung des Hüftkopffragments zurück:

> In all the examinations, which I have made of transverse fractures of the cervix femoris entirely within the capsular ligament, I have never met one in which a body union had taken place, or which did not admit of motion of one bone upon the other.

N. P. Haas, C. Krettek (Hrsg.), *Tscherne Unfallchirurgie*,
DOI 10.1007/978-3-540-68741-2_5, © Springer-Verlag Berlin Heidelberg 2012

Die erste Nagelung einer Schenkelhalsfraktur hat von Langenbeck 1850 durchgeführt, aber erst 28 Jahre später publiziert. Philipps führte erstmals 1869 routinemäßig die Einrichtung durch Seit- und Längszug durch. Senn konnte 1883 im Tierversuch die Heilungsrate durch operative Stabilisierung steigern und formulierte die bis heute gültigen Prinzipien der korrekten Reposition und stabilen Fixation:

> ... the only cause for non-union in the case of an intracapsular fracture is to be found in our inability to maintain coaptation and immobilization of the fragments during the time required for bony union to take place.

1884 unterschied Halsted erstmals intra- und extrakapsuläre Schenkelhalsfrakturen. Nach Einführung der Röntgendiagnostik empfahl Whitman 1902 mangels geeigneter Osteosynthese-Implantate die geschlossene Reposition und Retention im Beckenbeingips mit einer Heilungsrate von 30 %. Nachdem erste Versuche unter Verwendung eines Nagels mit vier Rippen wegen unzureichender Materialeigenschaften fehlgeschlagen waren, berichteten Smith-Petersen et al. 1931 erstmals über eine Serie offener Nagelungen mit einem Dreilamellennagel nach vorgängiger Einstauchung der Fragmente. Bereits ein Jahr später erlaubte die Entwicklung eines kanülierten Nagels die gedeckte Fixation (Johansson 1932). Kurz darauf fügten Thornton und Jewett dem Schenkelhalsnagel eine Seitenplatte hinzu, und Henderson entwickelte die ersten kanülierten Schrauben (1937). Neben anderen führten Pohl (1951) sowie Schumpelick und Jantzen (1955) das Prinzip der teleskopierenden Fixation pertrochanterer Frakturen ein, das auch die kontrollierte Sinterung medialer Schenkelhalsbrüche erlaubt. Deyerle (1959) perfektionierte die Fixation mit multiplen Pins durch eine Seitenplatte, die gleichzeitig als Zielinstrument diente. Demgegenüber konnte sich die starre Fixation mit der 130°-Winkelplatte (1957) nicht durchsetzen. Ein weiterer Meilenstein dagegen ist die Weiterentwicklung von Callenders „Sliding Hip Screw" (1967) zur Dynamischen Hüftschraube (1979) der AO mit Rotationssicherung durch seitliche Abflachung des Schraubenschaftes.

Nachdem sich der Gelenkersatz in der Behandlung degenerativer Erkrankungen bewährt und Moore 1940 eine (zementfreie) Kopfprothese vorgestellt hatte (Moore und Bohlmann 1943), wurden Prothesen zunehmend auch primär bei Schenkelhalsfrakturen eingesetzt, um die vor allem im höheren Alter häufigen Fehlschläge der Osteosynthese zu vermeiden.

5.2 Pathophysiologie der Schenkelhalsfraktur

5.2.1 Epidemiologie, Risikofaktoren, Prävention

Die Inzidenz von proximalen Femurfrakturen liegt in Deutschland derzeit bei 150/100.000, etwa die Hälfte davon sind Schenkelhalsfrakturen (Beck und Rüter 2000). Die Häufigkeit der Schenkelhalsfrakturen nimmt stärker zu als es die Veränderung der Alterspyramide erwarten ließe (Evans et al. 1997). Mögliche Ursachen sind eine epochale Abnahme sowohl der kortikalen als auch der trabekulären Knochenmasse (Sernbo und Johnell 1989) sowie Veränderungen der Geometrie des koxalen Femurendes. So wurde eine Zunahme der Distanz zwischen Trochanter major und Hüftkopfzentrum in den letzten Jahrzehnten nachgewiesen (Duthie et al. 1998), die mit einem höheren Risiko hüftnaher Frakturen assoziiert ist (Faulkner et al. 1993). Weitere prognostisch relevante Maße sind der CCD-Winkel und der Schenkelhalsdurchmesser (Gnudi et al. 2004). Anhand einer digitalen Analyse der hüftnahen Trabekelstruktur lässt sich das individuelle Frakturrisiko vorausberechnen (Geraets et al. 1998). Mithilfe einer Finite-Element-Analyse der individuellen Schenkelhalsgeometrie lässt sich in Kombination mit einer Osteodensitometrie eine Schenkelhalsfraktur zuverlässig vorhersagen (Testi et al. 2002).

Altersbedingt geminderte Wahrnehmung, Orientierung, Propriozeption und Beweglichkeit führen zusammen mit Bewusstseinsstörungen oder Schwindel zu häufigeren Stürzen (Nguyen et al. 1993). Der häufigste Unfallmechanismus ist ein Sturz zu ebener Erde, überwiegend in der häuslichen Umgebung (Aharonoff et al. 1998). Tinetti et al. (1988) fanden bei selbständig Lebenden über 75 Jahre 32 % Stürze mit 2 % Frakturen innerhalb eines Jahres. Das relative Risiko betrug bei Gang- und Gleichgewichtsstörung 2, bei kognitiver Behinderung 5 und bei Einnahme von Sedativa 28. Ohne Risikofaktoren betrug die Sturzrate 8 %, mit 4 und mehr Faktoren 78 % ($p < 0{,}0001$).

Patienten mit Schenkelhalsfrakturen haben signifikant häufiger als ihre Altersgenossen Sehstörungen, die in einem Drittel der Fälle mit Augengläsern ausgeglichen werden könnten (Durward et al. 1999).

Vermehrte körperliche Aktivität kann das Risiko einer Schenkelhalsfraktur mindern (Norton et al. 2001).

Tab. 5.1 Klassifikation der Osteoporose nach Brunelli und Einhorn (1998)

Typ	Auftreten	Östrogen-abhängig	w/m	Lokalisation
I	Postmenopausal	Ja	6:1	Trabekel
II	Senil	Nein	2:1	Trabekel + Kortikalis

Carter et al. (1997) fanden bei 80 % der Haushalte der über 75-jährigen Australier eine oder mehrere Sturzgefahrenquellen (lose Teppiche, nach innen öffnende Türen, schlechte Nachtbeleuchtung, ungeeignete Höhe von Sitzen und Bett etc.), am häufigsten im Bad.

Bei Pflegeheimbewohnern konnte die Auswirkung der Stürze durch Tragen von Hüftprotektoren bis zu 80 % gemindert werden (Kannus et al. 2000; Lauritzen et al. 1993). Hauptproblem ist dabei die schlechte Compliance.

5.2.1.1 Begleiterkrankungen

Begleiterkrankungen führen zum Abbau der Knochensubstanz (Alkoholabusus, dialysepflichtige Niereninsuffizienz, Osteoporose), wirken mit an den zur Schenkelhalsfraktur führenden Ereignissen (Orthostase, Rhythmusstörungen, Hemiparese, Nebenwirkungen diverser Medikamente), verhindern nicht selten die zeitgerechte Versorgung (Wohnungsöffnung, Exsikkose, entgleister Diabetes, Antikoagulation, mangelnde Geschäftsfähigkeit) und erschweren die Rehabilitation (Apoplex, Zerebralsklerose, körperliche Schwäche). Einige dieser Faktoren sind korrigierbar (Lefauveau und Fardellone 2004).

5.2.1.2 Osteoporose

Die Osteoporose ist der klassische Risikofaktor für koxale Femurfrakturen. Eine Verminderung der Knochendichte gegenüber der Altersnorm um 1 Standardabweichung ist assoziiert mit einem 2,7fachen Frakturrisiko (Faulkner et al. 1993). Gleichzeitig erschwert die Osteoporose die Fixation (Cleveland und Fielding 1955; Swiontkowski 1994) und beeinflusst insofern die Implantatwahl.

Brunelli und Einhorn (1998) unterscheiden zwei Osteoporosetypen (Tab. 5.1). Nur Typ I ist durch Östrogengaben zu beeinflussen. Zur Prävention beider Typen ist eine ausreichende Kalziumzufuhr während des 2. und 3. Lebensjahrzehnts zur Erzielung einer möglichst großen „peak bone mass" als Ausgangspunkt entscheidend.

Der fortschreitende Abbau der Trabekelzüge im koxalen Femur ist die Grundlage des „index of osteoporosis" von Singh et al. (1970). Obwohl diese Klassifikation der Osteoporose logisch aufgebaut ist, ist ihre Reliabilität (Smith et al. 1992) und Validität (gemessen an Knochendichtemessungen mit anderen Verfahren) gering (Koot et al. 1996).

Besonders ausgeprägte Osteoporosen, die eine hüftkopferhaltende Versorgung nicht mehr zulassen, finden sich bei Patienten mit rheumatoider Arthritis, vor allem nach lang dauernder Cortisonbehandlung, bei Alkoholkranken und Dialysepflichtigen (Bogoch et al. 1991).

Die Osteoporose sollte nicht als Schicksal hingenommen werden. Mehrere kontrollierte Studien zeigen, dass sich durch gezieltes Training (Heinonen et al. 1996; Mayoux-Benhamou et al. 1999; Nelson et al. 1994; Norton et al. 2001; Ryan et al. 1998; Wolff et al. 1999) und Behandlung mit Östrogen (Kiel et al. 1987), Bisphosphonaten (Etidronat, Pamidronat, Alendronat u. a.), Kalzium und Vitamin D die postmenopausale Abnahme der Knochendichte verhindern (Boutsen et al. 1997; Brunelli und Einhorn 1998) oder sogar rückgängig machen lässt (Zanchetta et al. 1996). Black et al. (1996) erreichten in einer randomisierten Studie bei Frauen mit osteoporotischen Wirbelfrakturen durch die Gabe von 10 mg Alendronat über 2 Jahre im Vergleich zu Plazebo eine Abnahme der Wirbelfrakturen um 46 %, der Radiusfrakturen um 44 % und der medialen Schenkelhalsfrakturen um 51 %.

Eine weitere Therapiemöglichkeit stellen Monofluorophosphate mit Kalzium dar, die auch eine bereits bestehende postmenopausale Osteoporose bessern können (Ringe et al. 1999).

Trainingsprogramme bessern nicht nur die Knochenqualität, sondern mindern auch das Risiko eines Sturzes durch Verbesserungen bei Muskelmasse, Kraft und Gleichgewichtsgefühl (Nelson et al. 1994; Suzuki et al. 2004).

Maßnahmen zur Prävention sind dann besonders effektiv, wenn sie auf das individuelle Risikoprofil des Patienten zugeschnitten sind (Gillespie et al. 2000; Province et al. 1995).

Empfehlungen zur Prävention von Schenkelhalsfrakturen

- Kalziumreiche Ernährung von Jugend an
- Östrogensubstitution bei postmenopausaler Osteoporose

- Osteoporosebehandlung mit Bisphosphonaten, Monofluorophosphat, Vitamin D
- Belastungstraining, Koordinationstraining
- Beseitigung von Sturzquellen in der häuslichen Umgebung
- Richtige Brille
- Zurückhaltung bei sedierenden Medikamenten
- Abklärung und Behandlung von kardialen und zerebralen Störungen
- Diabeteseinstellung

5.2.2 Unfallmechanismus

5.2.2.1 Schenkelhalsfrakturen bei alten Menschen

Neben der Osteoporose haben ältere Menschen verminderte Schutzreflexe, eine erhöhte Fallneigung und einen langsameren Gang, der sie im Falle eines Sturzes eher auf die Hüfte fallen lässt. Weiterhin spielen Mikrofrakturen eine nicht unerhebliche Rolle.

5.2.2.2 Mikrofrakturen – Fraktur durch Sturz oder Sturz durch Fraktur?

Frakturen einzelner Knochenbälkchen durch Belastung sind physiologisch und heilen – vom Träger unbemerkt – über Mikrokallus ab. Vermindert sich die Zahl der Trabekel im Rahmen der Osteoporose, so wird bei gleich bleibender Belastung die vom einzelnen Trabekel zu tragende Last größer und damit eine Mikrofraktur wahrscheinlicher. Histologische Untersuchungen an Leichenknochen und Operationspräparaten zeigten, dass alle Hüftköpfe von Personen über 60 Jahren eine Knochendichte unter 0,5 g/cm^3 aufwiesen und unterhalb dieser kritischen Knochendichte die Zahl der Mikrofrakturen im Hüftkopf steil von durchschnittlich 10 auf bis zu 350 anstieg. Über die Hälfte der Mikrofrakturen fand sich dabei in der Kopf-Hals-Übergangszone, wo auch die subkapitalen Schenkelhalsfrakturen liegen. Besonders viele Trabekelbrüche wiesen 2 Patienten mit Spontanfrakturen auf (Freeman et al. 1974). Die Autoren zogen aus diesen Beobachtungen den Schluss, dass

- Mikrofrakturen im Hüftkopf in geringer Zahl (<10 pro Hüftkopf) als physiologisch zu betrachten sind,
- bei abnehmender Knochendichte auch ohne Trauma rapide zunehmen und so
- zu Schenkelhalsfrakturen führen, wobei dann der Sturz das sekundäre Ereignis darstellt.

Die Knochenheilung versucht, mit dieser Entwicklung Schritt zu halten. So fanden Cheng et al. (1997) eine Zunahme von trabekulärem Mikrokallus bei Präparaten von Patienten über 60 Jahren ($p<0{,}01$) und bei verringerter Knochendichte ($p<0{,}05$). Nach diesem Modell tritt die Schenkelhalsfraktur dann auf, wenn die Heilungsvorgänge den Wettlauf mit den Trabekelfrakturen verlieren.

Interessanterweise sind Mikrofrakturen in Hüftköpfen mit Coxarthrose seltener als bei Schenkelhalsfrakturen oder bei gesunden Kontrollen (Koszyca et al. 1989). Da Schenkelhalsfrakturen selbst (im Gegensatz zu pertrochanteren Frakturen) ebenfalls bei Coxarthrose seltener sind (Rehnberg und Olerud 1989; Wand et al. 1992), ist dies ein weiterer Beleg für die Bedeutung osteoporoseassoziierter Veränderungen bei der Entstehung dieses Frakturtyps.

Bestätigt wird diese Auffassung durch experimentelle Arbeiten zur Frakturentstehung. Cotton et al. (1994) fanden mittels photoelastischer Stressanalyse ein Maximum an Stress im Schenkelhals bei vertikaler Belastung, jedoch nicht bei von lateral her einwirkender Kraft. Sie zogen den Schluss, dass mediale Schenkelhalsfrakturen bei Osteoporose eher aus einer Kombination von Ermüdung und muskulär bedingter axialer Kompression entstehen als durch einen Fall. Im Experiment konnten allein durch simulierte Kontraktion des M. iliopsoas Schenkelhalsfrakturen (und durch Kontraktion des M. gluteus medius per- bis subtrochantere Frakturen) erzeugt werden (Yang et al. 1996). Eine gezielte Befragung älterer Patienten ergab, dass bei 24 % der Schenkelhalsfrakturen ein Hüftschmerz vorausging (Sloan und Holloway 1981).

5.2.2.3 Schenkelhalsfrakturen bei jüngeren Patienten

Bei normalem Knochen sind Schenkelhalsfrakturen selten und immer Folge eines erheblichen Traumas, typischerweise eines Sturzes auf den Trochanter major oder eines Hochrasanztraumas, oft auch als Teil einer Kettenverletzung infolge eines Anpralls am Armaturenbrett bei abduziertem Bein oder axialer Stauchung. Ein weiterer Mechanismus ist die forcierte Außenrotation des Beines, während der Hüftkopf von den kräftigen Bändern in der Pfanne zentriert wird. Bei

Abduktion des Femurs kann der Hüftkopf das Azetabulum nicht verlassen. Der hintere Wall der Pfanne wirkt als Hypomochlion, über dem der Schenkelhals bricht, was auch die häufige Trümmerung der dorsalen Schenkelhalskortikalis erklären könnte (Scheck 1980). Diese Frakturen verlaufen im Unterschied zu den Schenkelhalsfrakturen alter Menschen meist steil und transzervikal (s. Abb. 5.3) und weisen eine wesentlich höhere Rate an Pseudarthrosen (10–59 %) und Hüftkopfnekrosen auf (27–86 %; Haidukewych et al. 2004; Protzman und Burkhalter 1976), wozu auch Schwierigkeiten bei Reposition und Retention beitragen mögen (DeLee 1996). Nach notfallmäßiger Dekompression und Verschraubung innerhalb von 8 Stunden hatten allerdings Swiontkowski et al. (1984b) mit 0 % Pseudarthrosen und 20 % Hüftkopfnekrosen deutlich bessere Ergebnisse. Eine korrekte Reposition ist in dieser Altersgruppe besonders wichtig (Haidukewych et al. 2004).

5.2.3 Vitalität des Hüftkopfes

Die Ursache, warum die reine intrakapsuläre Schenkelhalsfraktur so schwer heilt, ist teils in der Gefäßarmut des abgebrochenen Schenkelkopfes, teils in der Unmöglichkeit, die Bruchenden dauernd in Kontakt zu halten, zu suchen. J. Hyrtl, Handbuch der topographischen Anatomie, 1856 (zitiert nach Berwarth und Schlickewei 1993)

5.2.3.1 Durchblutungsstörung durch die Fraktur

Eine Durchblutungsstörung des Hüftkopfes ist nach medialen Schenkelhalsfrakturen die Regel, wie sowohl mit intraoperativen Biopsien nach Tetrazyklinmarkierung (Strömqvist et al. 1983) als auch Laser-Doppler-sonographisch im Tierversuch (Swiontkowski et al. 1993) nachgewiesen wurde. Autoradiographien von nach Schenkelhalsfraktur entfernten Hüftköpfen ergaben in 47 % einen partiellen und in 32 % einen kompletten Ausfall der Anreicherung des präoperativ verabreichten radioaktiven Phosphors (Calandruccio und Anderson 1980). Histologisch waren von 109 frühestens 16 Tage nach medialer Schenkelhalsfraktur entfernten Hüftköpfen 50 % partiell und 33 % komplett avaskulär (Catto 1965; Sevitt 1964).

Durch vergleichende intraoperative Druckmessung im Hüftkopf und Schenkelhals nach Reposition von 67 medialen Schenkelhalsfrakturen konnten Arnoldi und Linderholm (1972) Störungen des Zu- und Abflusses unterscheiden. Bei 22 % fanden sie eine Schädigung des arteriellen Zustroms (nur bei Varusdislokation), bei 38 % der übrigen Fälle eine Behinderung des venösen Schenkels (auch bei Valgusimpaktion). Hüftkopfnekrosen finden sich besonders häufig nach subkapitalen Frakturen, deren Verlauf die für die Durchblutung entscheidenden lateralen Retinakulumgefäße unterbricht (Dedrick et al. 1986).

Da ischämische Veränderungen der Fettzellen im Hüftkopf erst nach 2–5 Tagen eintreten, zeigt das konventionelle MRT bis dahin keine Signaländerung. Erst mit einer speziellen Technik („contrast-enhanced fat saturation MRI“) ließ sich bereits nach 24 Stunden in über der Hälfte der Fälle die Entwicklung einer Hüftkopfnekrose bei fehlender Anreicherung sicher voraussagen und bei kompletter Anreicherung ausschließen (Kamano et al. 1998). Gelegentlich kann also das MRT bei der Verfahrenswahl (Osteosynthese versus Prothese) hilfreich sein; bei einer routinemäßigen Anwendung würde sich jedoch der hierdurch bedingte Aufschub der hüftkopferhaltenden Therapie wohl eher zum Nachteil des Patienten auswirken (s. Abschn. 4.6.4.1).

Tab. 5.2 Hüftkopfnekroseraten bei Frakturen mit und ohne Dislokation

Autor	n	Hüftkopfnekroserate [%]	
		Ohne Dislokation	Mit Dislokation
Schwarz 1979	84	6	42
Hertz und Poigenfürst 1982	24	14	29
Doran et al. 1989	87	7	31
Manninger et al. 1990	111	3	–
Lu-Yao et al. 1994	1109	–	16
Hernefalk und Messner 1996b	369	3	11
Heyse-Moore 1996	55	3	31

5.2.3.2 Rolle der Dislokation

Dislozierte Hüftköpfe zeigen eine ausgeprägtere Durchblutungsstörung (Strömqvist Hansson 1984) und konsekutiv deutlich mehr Nekrosen als solche ohne Dislokation (Übersicht s. Tab. 5.2). Konishiike et al. (1999) fanden bei 22 dynamischen MRT-Untersuchungen innerhalb von 48 h nach subkapitaler Fraktur eine normale Durchblutung bei Garden-I- und -II-Frakturen und verminderte oder aufgehobene Durchblutung bei fast allen Garden-III- oder -IV-Frakturen.

5.2.3.3 Rolle des Hämarthros

Damit eine intrakapsuläre Blutung als Ursache für eine Hüftkopfnekrose in Frage kommt, muss

1. eine im Vergleich zur normalen Kapazität der Gelenkkapsel wesentliche Blutung vorhanden sein,
2. die Gelenkkapsel intakt sein und
3. der Erguss einen Druckanstieg erzeugen, der den Blutfluss zum oder vom Hüftkopf behindern kann.

Zu 1. Das normale Fassungsvermögen wurde an Präparaten mit 10 ml bestimmt (Schwarz und Leixnering 1989). Nach Schenkelhalsfraktur konnten Drake und Meyers (1984) durchschnittlich 2,5 ml Blut (nie jedoch über 5 ml), andere 0–36 ml aspirieren (Strömqvist et al. 1988).

Zu 2. Risse der Gelenkkapsel, durch die ein Hämarthros spontan abfließen könnte, finden sich nur in 11–20 % (Crawfurd et al. 1988; Soto-Hall et al. 1964), d. h., in der überwiegenden Zahl der Fälle ist die Gelenkkapsel dicht.

Zu 3. Der Normaldruck im Hüftgelenk liegt bei max. 20 mmHg (Soto-Hall et al. 1964), steigt allerdings bereits ab einer Füllung von 2,5 ml durch Innenrotation, Abduktion und Streckung erheblich an (Drake und Meyers 1984; Soto-Hall et al. 1964). Die niedrigsten Drücke finden sich dagegen regelmäßig in der vom Patienten spontan eingenommenen Entspannungsposition (45° Beugung und Außenrotation; Maruenda et al. 1997). Da der Füllungsdruck in den Kapselvenen bei 40 und in den arteriolären Retinakulumgefäßen bei 40–80 mmHg liegt, sind Durchblutungsstörungen des Kopfes theoretisch ab 40 mmHg Gelenkinnendruck möglich. Bei frischen intrakapsulären Schenkelhalsfrakturen wiesen Bonnaire et al. (1998) in 75 % eine Druckerhöhung nach, und zwar ohne signifikanten Unterschied zwischen undislozierten und dislozierten Frakturen. In den ersten 24 Stunden nach Trauma stieg der mediane Gelenkinnendruck auf 46 mmHg. Drake und Meyers (1984) fanden durchschnittlich 17 Stunden nach Fraktur in entspannter Außenrotation einen Durchschnittsdruck von 29 mmHg, der sich durch Innenrotation und Zug auf Werte bis über 300 mmHg steigerte (Bonnaire et al. 1998; Crawfurd et al. 1988; Holmberg und Dalen 1987; Jacobsson et al. 1988; Melberg et al. 1986).

▶ **Cave:** Aufgrund dieser Beobachtungen ist eine präoperative Extension bei intraartikulären Schenkelhalsfrakturen kontraindiziert.

Der intraartikuläre Druck korreliert erstaunlicherweise weder mit dem sonographisch bestimmten Ausmaß des Hämarthros (Holmberg und Dalen 1987) noch mit der Menge des Punktats (Strömqvist et al. 1988). Bei unverschobenen Schenkelhalsfrakturen wurden sogar höhere Drücke beobachtet (durchschnittlich 66 mmHg) als bei dislozierten (28 mmHg; Crawfurd et al. 1988).

Der tatsächliche Nachweis einer Durchblutungsstörung des Hüftkopfes ließ sich allerdings sowohl szintigraphisch (Holmberg und Dalen 1987) als auch in Injektionsstudien (Calandruccio und Anderson 1980) erst ab 80 mmHg Gelenkinnendruck erbringen.

5.2.3.4 Bedeutung der Dekompression

Trotz dieser theoretischen Bedenken steht der Wert der Entlastung des Hämarthros zur Vorbeugung einer Hüftkopfnekrose außer Zweifel. Bei 33 intrakapsulären Schenkelhalsfrakturen bewiesen Harper et al. (1991) mittels intraossärem Transducer den Anstieg der Kopfdurchblutung durch Dekompression. Entsprechend dem o. g. geringen Volumen des Hämarthros kann bereits durch Aspiration von wenigen Millilitern der Druck in normale Bereiche gesenkt und die Durchblutung wiederhergestellt werden (Strömqvist et al. 1985).

5.2.3.5 Bedeutung der Reposition

> Bad results of hip nailing are the results of bad nailing.
> (Lloyd 1938)

Die entscheidenden lateralen Retinakulumgefäße können je nach Dislokation entweder nur geknickt oder abgerissen sein. Bereits eine minimale Dislokation führt im Tierversuch zu 60 % Reduktion der Kopfdurchblutung (Swiontkowski 1994). Andererseits sind Dislokationen bis zu einem halben Hüftkopfdurchmesser ohne Gefäßzerreißung möglich (Claffey 1960). Eine optimale Reposition kann ein nur geknicktes Gefäß wieder durchgängig machen und zusammen mit stabiler Fixation die Rekanalisierung erleichtern und beschleunigen (Swiontkowski 1994). Garden (1971) konnte an 500 Fällen die Nekroserate eng mit der Güte der Reposition korrelieren. Dabei stellte er fest, dass auch eine ausgeprägte Valgusstellung (über 180°) die Nekroserate ansteigen lässt, offenbar bedingt durch eine Okklusion der A. capitis femoris. Hierfür spricht auch die Beobachtung von Smith (1959), der intraoperativ nach Osteotomie des Schenkelhalses ein Sistieren der Blutung auf der Osteotomiefläche bei Valgusstellung oder Rotation des Hüftkopfes feststellte.

► Die Kontaktfläche zwischen den Fragmenten nimmt unerwartet stark ab bei einer Dislokation in mehr als einer Ebene, einer steilen Frakturebene und einem exzentrisch eingebrachten Implantat (Drehpunkt!; Schmidgen et al. 1996).

Zum Einfluss des Repositionszeitpunktes s. unten.

5.2.3.6 Bedeutung der Fixation

Prinzipiell kann die Fixation die Hüftkopfdurchblutung durch das vom Implantat beanspruchte Knochenvolumen (Linde et al. 1986) und das mit der Implantation verbundene zusätzliche Trauma (Freilegung, Aufbohren, Hämmern, Desimpaktion der Fraktur mit Schädigung der Gefäße, Drehung des Hüftkopfes; Lowell 1980) schädigen.

Bei einem prospektiv-randomisierten Vergleich zwischen Nagelung und Hakenpins maßen Strömqvist et al. (1983) an 134 Fällen die Hüftkopfdurchblutung vor Einbringung des Implantats mit Tetrazyklinmarkierung und postoperativ mittels Szintigramm. Nach Versorgung mit Nagelung zeigte sich eine signifikant schlechtere Durchblutung und eine annähernd doppelt so hohe Komplikationsrate. Claffey (1960) zeigte in einer anatomischen Studie, dass kranial implantierte Schenkelhalsnägel die entscheidenden lateralen Retinakulumgefäße schädigen können (Brodetti 1960). Entsprechend fanden Vail und Urbaniak (1985) nur bei 2 von 21 Fällen von Hüftkopfnekrose eine korrekte Implantatlage.

Hüftkopfnekroseraten bis 31 % fanden sich nach Osteosynthese von medialen Schenkelhalsfrakturen mit Winkelplatte (Gerber et al. 1993; Kuner et al. 1995).

Andererseits kann eine stabile Fixation die Rekanalisierung der intra- und extraossären Gefäße fördern. Nordkild und Sonne-Holm (1984) fanden bei 98 mit DHS versorgten Patienten unter 70 Jahren eine signifikante Abhängigkeit der Nekroserate von der Implantatlage, wobei ein geringer Abstand zwischen Schraubenspitze und Gelenkfläche die Hüftkopfnekroserate signifikant senkte ($p<0{,}0005$). Parallel angeordnete Spongiosaschrauben sind auch in dieser Hinsicht signifikant günstiger als gekreuzte (Parker et al. 1991).

5.2.3.7 Revaskularisierung durch Transplantate?

Die von Judet entwickelte Verpflanzung eines muskelgestielten Knochenspans („quadratus femoris muscle-pedicle bone graft") an den dorsalen Schenkelhals wurde vor allem durch Meyers populär, der über eine Pseudarthroserate von 11 % und Hüftkopfnekroserate von 8 % berichtete (Meyers et al. 1973), die allerdings von anderen Autoren nicht bestätigt werden konnten. Um die wichtigen dorsalen Gefäße zu schonen, wurden analoge ventrale Techniken entwickelt (Xunyuan und Minxin 1986), die sich allerdings in der Primärbehandlung ebenso wenig etablieren konnten.

5.2.3.8 Schicksal des Hüftkopfes – Erholung oder Untergang?

Bereits 12 Stunden nach Fraktur sind Zellschäden irreversibel (Swiontkowski 1994), sie lassen sich histologisch nachweisen (Sevitt 1964), in den ersten zwei Wochen jedoch nicht zuverlässig durch MRT erfassen (Asnis et al. 1994).

Die Rate der mit verschiedenen Methoden gemessenen Durchblutungsstörungen des Hüftkopfes liegt deutlich höher als die der später festgestellten Deformierungen (Calandruccio und Anderson 1980; Catto 1965); es führt also offensichtlich nicht jede Durchblutungsstörung zum Kollaps (Lowell 1980). Andererseits lässt eine szintigraphische Minderanreicherung vor und nach Fixation Heilungskomplikationen wie Implantatversagen, Pseudarthrose oder Hüftkopfnekrose mit hoher Zuverlässigkeit voraussagen (Alberts 1998).

Ob sich die Durchblutung wieder erholt und ein „schleichender Ersatz" („creeping substitution") nekrotischer Knochenanteile stattfindet oder ob es zum segmentalen oder totalen Kollaps kommt, entscheidet sich in den ersten Monaten nach der Verletzung. Untersuchungen mit Drei-Phasen-Skelett-Szintigraphie wiesen nach, dass bei der 3-Monats-Kontrolle festgestellte vollständige Perfusionsausfälle sich bis zum 6. Monat erholen können, persistierende Ausfälle bei der 6-Monats-Kontrolle jedoch immer von einer Hüftkopfnekrose gefolgt sind (Einert et al. 1996).

Die Revaskularisierung kann nicht nur von rekanalisierten Retinakulumgefäßen ausgehen, sondern auch von dem vital gebliebenen Hüftkopfareal um die Fovea und seltener durch Gefäßeinsprossung über die Fraktur hinweg (Catto 1965; Sevitt 1964). Letzterer Prozess wird durch Unruhe im Frakturspalt und Einwachsen von Bindegewebe behindert, was erneut den Wert einer exakten Reposition und stabilen Retention unterstreicht.

Empfehlungen zur Vermeidung einer Hüftkopfnekrose

- Sofortige Dekompression des Hämarthros sowie frühest mögliche, schonende, anatomische Einrichtung und stabile Fixation in atraumatischer Technik, um die noch bestehende Durchblutung zu schützen und die Revaskularisierung zu fördern. Angesichts der beobachteten geringen Blutmengen im Hüftgelenk erscheint zur Dekompression die Punktion (Technik s. S. 140) der Kapselinzision gleichwertig, wodurch der Zugang für die Osteosynthese klein gehalten werden kann.
- Bei notwendigem Aufschub einer Kopf erhaltenden Behandlung sollte der Hämarthros (ggf. nach sonographischem Nachweis zur Vermeidung unnötiger Punktionen) bei Aufnahme durch Aspiration entlastet werden.
- Zur Normalisierung des intraartikulären Drucks ist das betroffene Bein ohne Zug in Außenrotation und Flexion zu lagern.

5.3 Frakturformen

5.3.1 Einteilung nach Lokalisation

Die mit Abstand häufigste Lokalisation ist der Übergang des Knorpelüberzugs zum Schenkelhals, die mediale oder subkapitale Fraktur. Weiter lateral bis zur intertrochanteren Linie finden sich die transzervikalen Frakturen. laterale Frakturen liegen an der Schenkelhalsbasis und damit außerhalb der Gelenkkapsel, eine Durchblutungsstörung des Hüftkopfes ist jedoch nicht vollkommen ausgeschlossen, vor allem bei Dislokation um mehr als einen halben Hüftkopfdurchmesser (Claffey 1960). Die lateralen Schenkelhalsfrakturen gehen in die pertrochanteren über, ohne dass diese Unterscheidung von wesentlicher praktischer Bedeutung wäre, da sie wie Letztere versorgt werden.

5.3.2 Einteilung nach Frakturwinkel: Pauwels-Klassifikation

Da er die Frakturheilung am Schenkelhals als biomechanisches Problem sah, klassifizierte Pauwels (1973) die Schenkelhalsfrakturen nach der Neigung der Frakturfläche in der Frontalebene (und damit zunehmendem Verhältnis von Scher- zu Druckkräften): Typ I verläuft bis zu 30° zur Horizontalen, Typ II bis 50 %, Typ III bis 70°. Garden (1974) wies allerdings darauf hin, dass der im Übersichtsbild sichtbare Winkel stark von der Stellung der Fragmente abhängig ist. Linton (1944) stellte die Bedeutung der Rotation des Beines und der Richtung des Röntgenstrahls heraus und fand nur eine geringe tatsächliche Variabilität des Frakturwinkels. Darüber hinaus ließ sich in mehreren Studien ein Zusammenhang zwischen dieser Klassifikation und dem Verlauf, insbesondere der Pseudarthrosenrate, nicht nachweisen (Berwarth und Schlickewei 1993; Parker 1998; Princic et al. 1993; Svenningsen et al. 1984; Weinrobe et al. 1998).

5.3.3 Einteilung nach Dislokation: Garden-Klassifikation

Garden (1961) war wie Linton (1944) der Ansicht, dass es sich bei den unterschiedlichen Erscheinungsformen der subkapitalen Frakturen lediglich um verschieden stark dislozierte Ausprägungen eines einzigen Frakturtyps handelt, wobei ja auch Verläufe von primär unverschobenen zu dislozierten Frakturen beobachtet werden. Er nannte diese Formen daher „stages", Stadien (Tab. 5.3, Abb. 5.1).

Im Stadium I kann – nach Garden – eine geringe Verdrehung der Fragmente gegeneinander eine Einstauchung radiologisch vortäuschen. Die mediale Kortikalis ist jedoch intakt („incomplete"), während sie beim Stadium II unterbrochen ist. Im Stadium III wird der Hüftkopf durch seinen Kontakt mit dem Schenkelhals gegenüber der Pfanne verdreht, erkennbar an der mangelnden Parallelität der Trabekelzüge in Kopf und Pfanne. Durch Zug lässt er sich wieder auf den Hals setzen. Dagegen ist beim Stadium IV der Kon-

Tab. 5.3 Klassifikation der subkapitalen Schenkelhalsfrakturen nach Garden (1961)

Stadium	Definition	Erläuterung
I	„incomplete, undisplaced"	Mediale Kortikalis intakt, Trabekelzüge zumindest partiell intakt, Impaktion in Valgus möglich
II	„complete, undisplaced"	Mediale Kortikalis unterbrochen, Trabekelzüge unterbrochen, aber nicht abgeknickt
III	„complete, displaced"	Dislokation in Varus und Retroversion, typischerweise mit Verkürzung und Außenrotation
IV	„displaced, lost contact"	Kopf hat keinen Kontakt zum Hals mehr, stellt sich daher im Azetabulum anatomisch ein

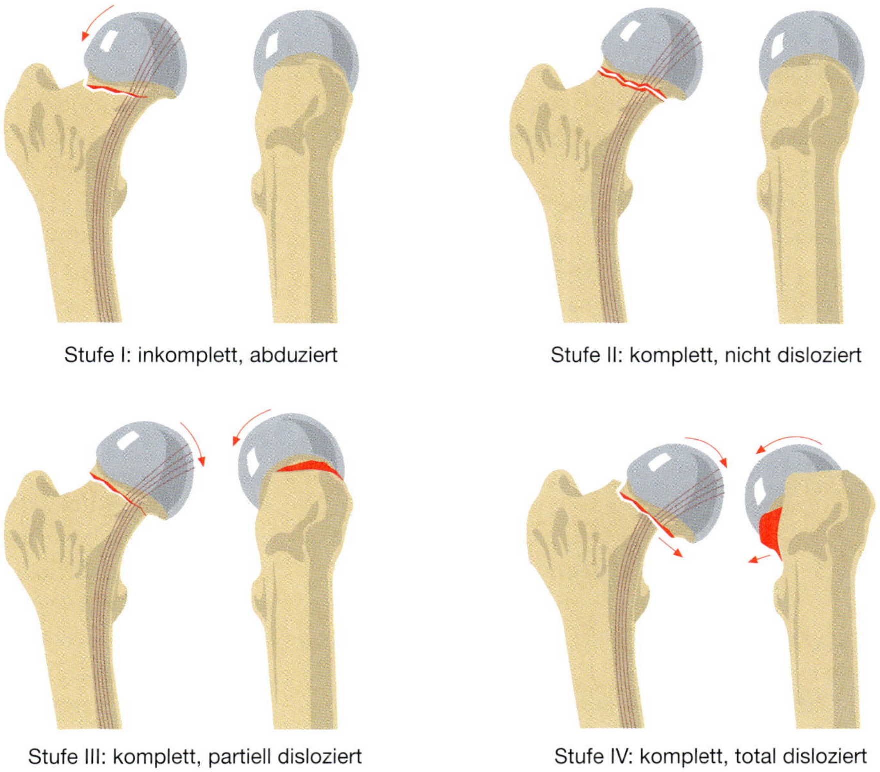

Abb. 5.1 Einteilung der medialen Schenkelhalsfrakturen nach Garden (1961)

takt zwischen Kopf und Hals aufgehoben, der Kopf stellt sich daher gegenüber der Pfanne anatomisch ein, die jeweiligen Trabekelzüge sind wieder parallel ausgerichtet. Die Reposition ist oft geschlossen nicht möglich. Darüber hinaus besteht in aller Regel eine Trümmerung der dorsalen Kortikalis, die die Stabilisierung erschwert. Diese Trümmerung hält Garden für den entscheidenden Unterschied zwischen stabilen und instabilen Schenkelhalsfrakturen (Garden 1964).

Die Garden-Klassifikation hat sich als einzige zur Beurteilung des Schweregrades der Schenkelhalsfraktur, zur Stellung der Operationsindikation und zur Implantatwahl sowie als Prädiktor für Komplikationen wie Pseudarthrose und Hüftkopfnekrose durchgesetzt, wobei allerdings die meisten Autoren die Stadien I und II zu Frakturen ohne Dislokation und die Stadien III und IV zu Frakturen mit Dislokation zusammenfassen (Alberts 1998; Braun et al. 1991; Frandsen et al. 1984; Hernefalk und Messner 1996; Konishiike et al. 1999; Parker 1993; Peterhans et al. 1991; Schwarz 1979; Sugamoto et al. 1998). So fanden auch Thomsen et al. (1996) bei der Beurteilung von 96 Röntgenbildern durch mehrere Untersucher eine akzeptable Übereinstimmung lediglich für die Gruppen „ohne" versus „mit Dislokation". Rzesacz et al. (1995) fanden allerdings bei konservativ behandelten Frakturen im Stadium II signifikant mehr sekundäre Dislokationen als im Stadium I.

Tab. 5.4 AO-Klassifikation. (Schütz und Bühler 1993)

31-B1	Subkapital, impaktiert oder nicht, wenig disloziert
31-B2	Transzervikal
31-B3	Subkapital, nicht impaktiert, disloziert

5.3.4 AO-Klassifikation

Die Klassifikation der Arbeitsgemeinschaft für Osteosynthesefragen versucht die bisher genannten Aspekte in einer umfassenden, indikatorisch und prognostisch relevanten Einteilung zu vereinen.

Die Schenkelhalsfrakturen bilden unter den proximalen Femurfrakturen die Gruppe B mit 3 Untergruppen je nach Verletzungsschwere (Tab. 5.4, Abb. 5.2).

▶ Die transzervikale Schenkelhalsfraktur (Abb. 5.3) stellt eine Sonderform bei jungen Erwachsenen dar, die auf eine Hochrasanzverletzung hinweist, ausgesprochen instabil ist und häufig eine offene Reposition erfordert.

Fekete et al. (1989) zeigten an 470 Schenkelhalsfrakturen die prognostische Bedeutung der Frakturform (Tab. 5.5).

5.3.5 Spontanfrakturen

Schenkelhalsfrakturen ohne Trauma entstehen nach Egol et al. (1998) als

- **Ermüdungsfraktur** (syn. Stressfraktur) durch wiederholte ungewohnte Belastung eines normalen Knochens (bei Leichtathleten, Balletttänzern, Rekruten);
- **Insuffizienzfraktur** durch normale Belastung eines geschwächten Knochens (bei Osteoporose, Rheuma, Hyperparathyreoidismus, Strahlenschaden, s. Abschn. 5.3.6).

Nach ihrer Form unterscheidet Devas (1965) zwei Typen:

- **Kompressionsfrakturen** zeigen sich radiologisch als Streifen oder Wolke von endostalem Kallus im kaudalen Schenkelhalsanteil. Sie verhalten sich stabil und können daher unter Schonung und Röntgenkontrolle abwartend behandelt werden.
- **Querfrakturen** („tension fractures") entstehen durch Versagen der Zugseite infolge von Zugkräften, die normalerweise durch die Mm. glutaei medius et minimus aufgefangen werden (Abb. 5.4), typischerweise bei alten Patienten. Das erste radiologische Zeichen ist eine Infraktion der kranialen Schenkelhalskortikalis, die am besten auf einer a.p.-Aufnahme mit Innenrotation des Beines sichtbar wird und sich innerhalb von Tagen bis Wochen zur kompletten Fraktur entwickelt. Der Unterschied zur Garden-I-Fraktur besteht im Fehlen eines Traumas. Bei ausbleibender Stabilisierung neigen diese Frakturen zur Dislokation.

Den 74 von Clement et al. (1993) berichteten Ermüdungsfrakturen des Femur bei Athleten (89 % Läufer) waren in 30 % kurzfristige Leistungssteigerungen vorangegangen. Ebenso sah Fullerton (1990) als Ursachen Überlastung und Muskelermüdung, daneben aber auch Einschränkungen der Beweglichkeit im oberen Sprunggelenk durch Stiefel oder Schienen an. Hisf et al. (1997) konnten bei 3893 weiblichen Soldaten das Risiko für Stressfrakturen aufgrund einer Knochendichtemessung im Kalkaneus voraussagen. Hierbei stellten sie erstaunlich unterschiedliche Knochendichten bei jungen Menschen fest. Durch Tragen von Schock absorbierenden Einlagen lässt sich das Risiko vermindern (Gillespie 2000).

Die Mehrheit der Patienten berichtet über Prodromi. Pihlajamäki et al. (2006) konnten zeigen, dass eine erhöhte Aufmerksamkeit die Frühdiagnose von Ermüdungsbrüchen bei Rekruten verbesserte und gleichzeitig die Inzidenz dislozierter Stadien senkte. Eine Hüftkopfnekrose entwickelte sich in einem Drittel, eine Arthrose in zwei Drittel der jungen Patienten.

Histologisch zeigt sich bei der Spontanfraktur ein vitaler Hüftkopf mit Mikrofrakturen kranial und Knochenneubildung inferior (Tountas 1993).

Eine Sonderform stellen in Varus impaktierte Schenkelhalsfrakturen dar, die sich häufig als zunehmende Hüftschmerzen ohne adäquates Trauma präsentieren, nach Verschraubung aber meist ausheilen (Damany und Parker 2005).

Gelegentlich sieht man Spontanfrakturen des Schenkelhalses nach Entfernung von Implantaten, die zur Stabilisierung von pertrochanteren Frakturen gedient hatten (Buciuto et al. 1997; Mendez et al. 1993). Zur Diagnostik s. S. 119, zur Therapie s. Abschn. 5.6.2.

5.3.6 Schenkelhalsfraktur nach Bestrahlung

Ebenfalls aufgrund einer Schwächung der Knochentrabekel entwickelt sich in 1,5 % der Patienten, die im

Abb. 5.2 AO-Klassifikation der Schenkelhalsfrakturen. (Schütz und Bühler 1993)

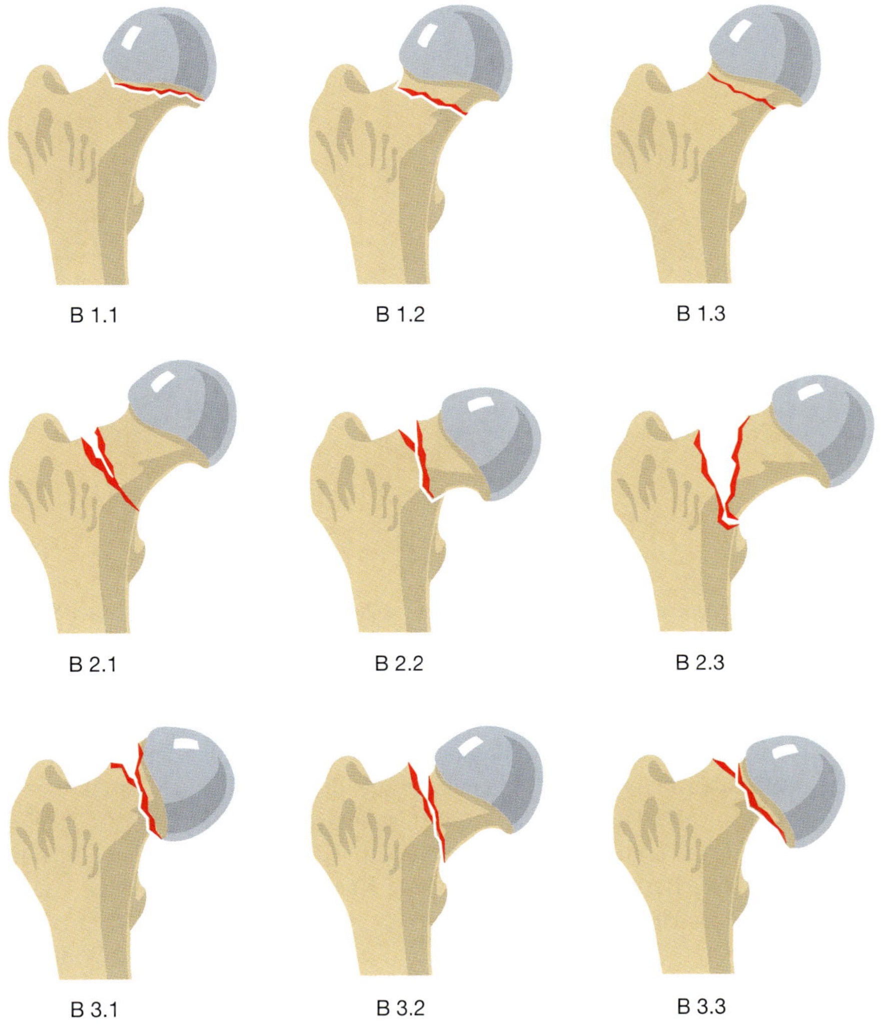

Abb. 5.3 Transzervikale Schenkelhalsfraktur bei einem 20-jährigen Polytraumatisierten

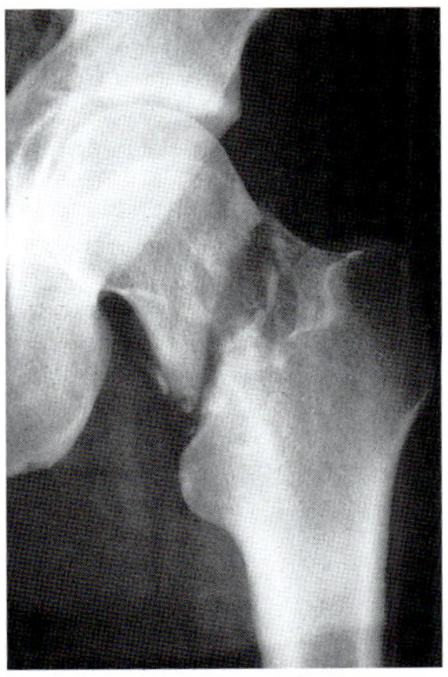

Tab. 5.5 Prognostische Bedeutung der Frakturform nach Fekete et al. (1989). Ergebnis als Verhältnis geheilter Frakturen zu Hüftkopfnekrose, sonst Angaben in %

Frakturform	Häufigkeit	Redislokation	Pseudarthrose	Ergebnis Heilung/ Nekrose
Glatt	23	4	7	3,2
Zackig	27	1	10	4,3
Zusätzliches Fragment	45	5	10	2,0
Mehrfragment	5	18	27	0,3

Bereich des Beckens bestrahlt wurden, nach 5 Monaten bis 12 Jahren eine Schenkelhalsfraktur, davon in 20–40 % beidseits (DeLee 1996). Die allmählich zunehmenden Schmerzen können in Wirbelsäule oder Knie ausstrahlen und gehen dem radiologischen Nachweis um durchschnittlich 1,7 Monate voraus (Smith 1954). Zu den ersten Zeichen gehören klinisch eine Einschränkung der Innenrotation und radiologisch eine unregelmäßige Verdichtungslinie im Schenkelhals mit zunehmender Varusfehlstellung. Der Ver-

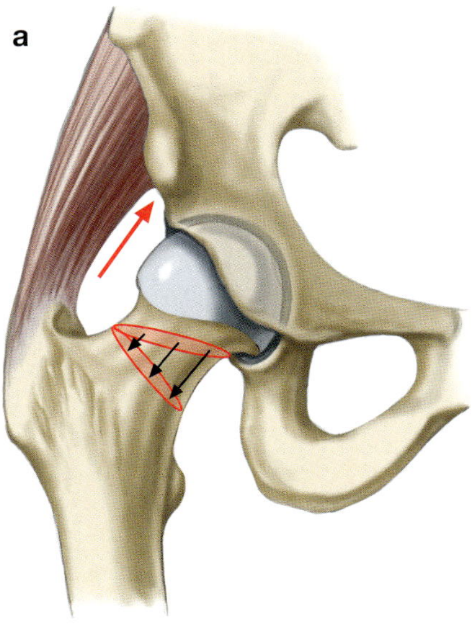

Abb. 5.4 Pathogenese der queren Spontanfraktur: während bei kräftigem Muskelzug im Schenkelhals nur Druckkräfte entstehen (**a**), treten bei Erschlaffung des M. gluteus medius (**b**) unter Belastung im lateralen Schenkelhals Zugkräfte auf

gleich mit älteren Aufnahmen erlaubt am ehesten die Beurteilung, ob zusätzliche Veränderungen im Becken oder proximalen Femur strahlen- oder tumorbedingt sind. Oft kann die Diagnose aber erst histologisch geführt werden. Vermieden werden sollte auf jeden Fall eine weitere Bestrahlung ohne vorherige Klärung der Dignität (zur Therapie s. S. 136).

5.3.7 Ipsilaterale Schenkelhals- und Femurschaftfraktur

Die Kombination von Schenkelhals- und Femurschaftfraktur wurde in der Literatur erstmals 1951 von Becher und 1953 von Delaney erwähnt. Sie ist selten (2,5–6 % aller Femurfrakturen, Literaturübersicht bei Egol und Koval 1999) und in der Regel Folge eines Hochrasanztraumas, nicht selten kombiniert mit einer Patellafraktur (Delaney und Street 1953), der Patient ist meist polytraumatisiert. Entsprechend dem auslösenden Trauma verläuft die Schenkelhalsfraktur nur selten subkapital, häufig lateraler und steiler als gewöhnlich. Die Schaftfraktur ist oft getrümmert, nicht selten offen und betrifft zu über 80 % das mittlere Diaphysendrittel (Haas et al. 1995; Wolinsky und Johnson 1995).

Gelegentlich entstehen Schenkelhalsfrakturen bei der Nagelung von Femurschaftfrakturen. Simonian et al. (1994) analysierten die Röntgenbilder bei vier infolge Implantation eines Femurnagels aufgetretenen Schenkelhalsfrakturen und beobachteten einen durchschnittlichen CCD-Winkel von 139° (Kontrollgruppe 125°), in allen Fällen lag das Nagelende unterhalb der Trochanterspitze. Beim Nageln von Leichenfemora kam es nur dann zur Schenkelhalsfraktur, wenn bei steilem CCD-Winkel der Nagel tief eingeschlagen wurde. Sie machten das Anstoßen des Einschlagbügels am Schenkelhals für diese weitere Fraktur verantwortlich und empfahlen, bei valgischem Schenkelhals den Nagel herausstehen zu lassen.

In einem Viertel der Fälle wird die Schenkelhalsfraktur primär übersehen (geringe Dislokation, Bein liegt in Außenrotation aufgrund der Schaftfraktur; Wolinsky und Johnson 1995). Liegt ein Becken-CT vor, muss deswegen immer auf den Schenkelhals geachtet werden. Vor jeder Frakturversorgung am Femur muss routinemäßig der gleichseitige Schenkelhals unter Innenrotation im Bildwandler kontrolliert werden. Zur Versorgung s. S. 134.

Hüftkopfnekrosen sind bei dieser Verletzungskombination mit durchschnittlich 4 % seltener als bei isolierten Schenkelhalsfrakturen, vielleicht weil die kinetische Energie überwiegend vom Femurschaft absorbiert wird (Haas et al. 1995).

Fazit zur Klassifikation

- Die indikatorisch und prognostisch relevanteste Klassifikation ist die nach Garden, ergänzt um die transzervikale Fraktur der jungen Patienten (Typ 31-B2 der AO-Klassifikation).
- Die wichtigste Unterscheidung ist die zwischen unverschobenen und verschobenen Schenkelhalsbrüchen.
- Unter den unverschobenen ist die eingestauchte Garden-I-Fraktur stabil und kann im Gegensatz zur Garden-II-Fraktur konservativ behandelt werden.
- Unter den verschobenen lässt sich die Garden-III-Fraktur meist geschlossen reponieren, während im Stadium Garden IV die Abstützung des Hüftkopfes verloren gegangen ist.
- Die transzervikale Fraktur weist auf ein erhebliches Trauma hin, erfordert häufig eine offene Reposition und ist ausgesprochen instabil.

5.4 Diagnostik

5.4.1 Anamnese

- Unfallgeschehen: Zeitpunkt, Ursache, adäquates Trauma
- Mobilität vor dem Ereignis (bei alten Patienten): Aktionsradius, Gehhilfe
- Vorbestehende Hüft- oder Kniegelenksbeschwerden: symptomatische Arthrose, Spontanfraktur, pathologische Fraktur
- Begleiterkrankungen: Herz, Kreislauf, Diabetes, Alkohol, Tumor, Medikation (Antikoagulation!)

5.4.2 Klinik

- Außenrotationsfehlstellung: Absinken des Hüftkopfes nach dorsal (Antekurvationsfehlstellung des Schenkelhalses) durch Zug der Innenrotatoren
- Verkürzung bei Dislokation
- Prellmarke oder Hämatom über Trochanter major
- Infekt im Zugang oder distal (Ulcus cruris, Zehen)
- Durchblutung, Motorik und Sensibilität distal
- Mentale Funktion, Hydratation
- Bei alten Patienten stehen gelegentlich die Sturzursache (Apoplex, Schwindel, kardiale Ursachen) oder andere osteoporotische Frakturen (Wirbel, distaler Radius) im Vordergrund.

5.4.3 Röntgen

- Tief eingestellte Beckenübersicht (Prothesenplanung) in Innenrotation der Beine (Abb. 5.5), Hüfte axial (Abb. 5.6):
  - Frakturverlauf: medial (intrakapsulär), lateral (extrakapsulär); Steilheit
  - Dislokation
  - Posteriore Trümmerung
  - Knochenqualität (Osteoporose, Osteolyse)
  - Form und Weite des Markraums
  - Arthrose
- Thoraxübersicht zur Operationsvorbereitung

Besonders bei jungen Patienten muss die ganze Verletzungskette bedacht werden:

- Kalkaneus
- Kniebänder
- Femurschaft
- Hüftkopffraktur
- Dorsaler Azetabulumwall
- Wirbelsäule
- Bei pathologischer Fraktur: gesamter Oberschenkel in 2 Ebenen, ggf. weitere Abklärung

Dislozierte Schenkelhalsfrakturen können auf der a.p.-Aufnahme wie pathologische Frakturen imponieren (Keschner et al. 2004).

▶ **Cave:** Bei eindeutigem klinischem Verdacht muss bei negativen Röntgenbildern eine unverschobene Schenkelhalsfraktur durch MRT (alternativ auch Szintigraphie) ausgeschlossen werden. Das MRT zeigt mit hoher Sensitivität die Fraktur des Schenkelhalses oder eine andere Schmerzursache (Frihagen et al. 2005).

5.4.4 Labor

Blutgruppe, evtl. Kreuzblut. Weitere Abklärung je nach Begleiterkrankungen und Allgemeinzustand.

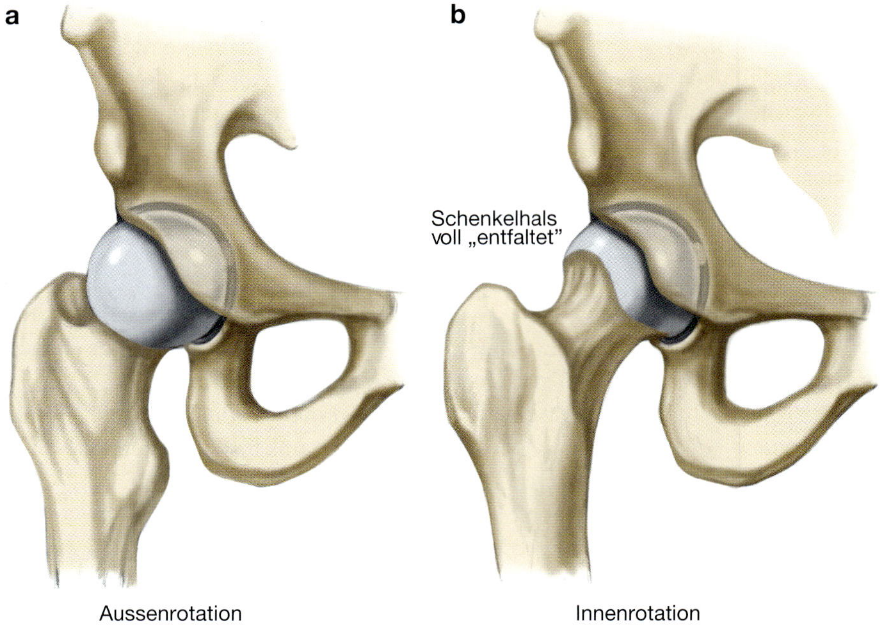

Abb. 5.5 In der spontan eingenommenen Außenrotation lässt sich der Schenkelhals nicht überlagerungsfrei darstellen (**a**); erst bei Innenrotation entfaltet er sich (**b**)

Abb. 5.6 während eine Lauenstein-Aufnahme aus Schmerzgründen bei frischen Frakturen oft nicht möglich ist, lässt sich eine axiale Aufnahme durch Flexion des unverletzten Hüftgelenks immer durchführen

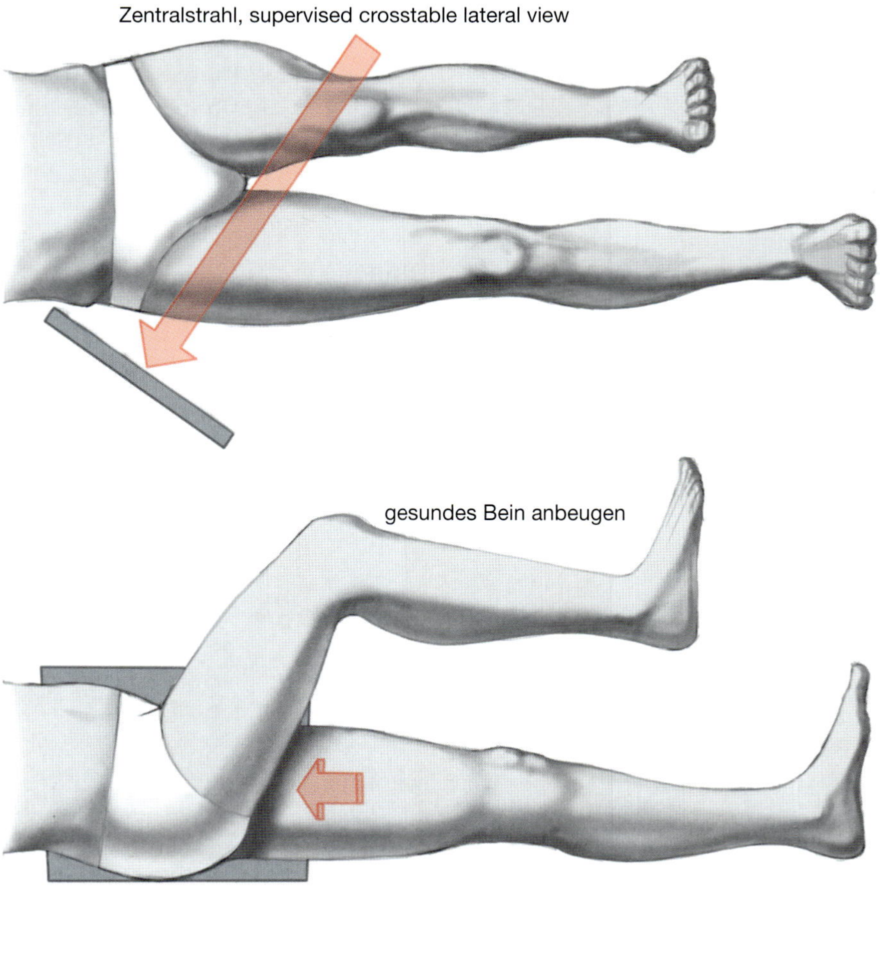

5.4.5 Diagnostik bei Spontanfrakturen

Zur Klassifikation s. Abschn. 5.3.5.

Patienten mit Spontanfrakturen klagen über Leistenschmerzen oder auch nur Schmerzen an der Innenseite des Kniegelenks. Da sie oft noch gehfähig bleiben, suchen sie oft erst verspätet ärztliche Hilfe. Da die klinische Untersuchung die üblichen Symptome der Schenkelhalsfraktur wie Außenrotation und Verkürzung vermissen lässt und das initiale Röntgenbild häufig unauffällig ist (zu 76 % bei (Clement et al. 1993), vergehen zwischen Symptombeginn und Diagnose oft Wochen bis Monate; Johansson et al. 1990). Auch die konventionelle Schichtung kann falsch-negativ sein. Die ersten nativ-radiologisch erkennbaren Zeichen sind eine Sklerose bis Unterbrechung der Kortikalis, gelegentlich sogar eine bereits eingetretene Dislokation (Hamelinck et al. 2007; s. auch Abschn. 5.3.5). Die digitale Lumineszenzradiographie kann die diagnostische Ausbeute durch rechnerische Nachbearbeitung steigern (Laubenberger et al. 1993).

Der szintigraphische Nachweis mit ^{99m}Tc-Diphosphonat gelingt durchschnittlich 2 Wochen vor dem radiologischen (Fullerton 1990), ist aber vor Ablauf von 72 Stunden nicht zuverlässig (Fairclough et al. 1987) und führt gelegentlich auch später zu falsch-negativen Ergebnissen (Tountas 1993).

Da die Diagnose jedoch dringlich (und wegen der operativen Konsequenz zuverlässig) gestellt werden muss, um ein Fortschreiten bis zum Abrutschen zu verhindern, ist das MRT heute die Methode der Wahl, da es signifikant früher und zuverlässiger als die genannten Verfahren eine Fraktur beweist oder ausschließt (Rubin et al. 1998). Haramati et al. (1994) fanden bei 15 Patienten mit Osteoporose und Hüftschmerzen ohne radiologischen Frakturnachweis im MRT 8 subkapitale Frakturen („low signal bands" in der T1- und T2-Wichtung) und 2 pertrochantere Frakturen. Die 5 im MRT als unauffällig befundeten Fälle zeigten auch später keine Fraktur. Bei Stiris und Lilleås (1997) resultierte die MRT-Untersuchung bei 13 von 27 Patienten mit unklaren Röntgenbefunden in einer sofortigen chirurgischen Intervention.

Nur wenn ein MRT nicht kurzfristig verfügbar ist, kann ersatzweise ein Szintigramm oder eine konventionelle Schichtung durchgeführt werden. Zur Therapie s. Abschn. 4.6.2.

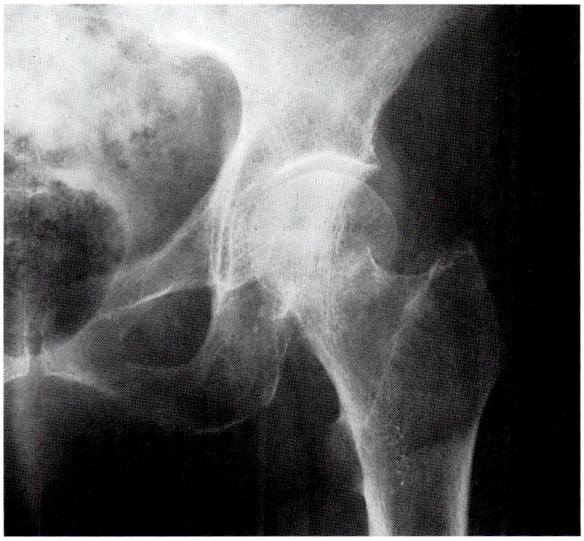

Abb. 5.7 Schenkelhalsabduktionsfraktur Stadium Garden I: a.p.-Übersicht

▶ **Cave:** Bei unklaren Hüftschmerzen des Erwachsenen auch ohne vorausgehendes Trauma sofort MRT zum Ausschluss Spontanfraktur! Cave Abrutsch!

5.5 Konservative Therapie

5.5.1 Indikation

In Abduktion eingestauchte Schenkelhalsfrakturen können konservativ behandelt werden, wenn folgende Voraussetzungen gegeben sind:

- intakte mediale Kortikalis (Stadium Garden I; Abb. 5.7),
- keine Fehlstellung in der axialen Projektion (Abb. 5.8),
- schmerzfreie Beweglichkeit,
- das Bein kann aktiv innenrotiert und gestreckt angehoben werden (Bentley 1980),
- kooperativer Patient.

Fehlschläge bei konservativer Behandlung sind signifikant häufiger bei Patienten, die nicht schmerzfrei belasten können (Berwarth und Schlickwei 1993).

Ebenso ist aber auch eine prinzipielle Operationsindikation der unverschobenen Schenkelhalsfraktur vertretbar (s. Abschn. 5.5.3!).

Die unverschobene, aber vollständige Schenkelhalsfraktur Garden II (Abb. 5.9) stellt dagegen in keinem

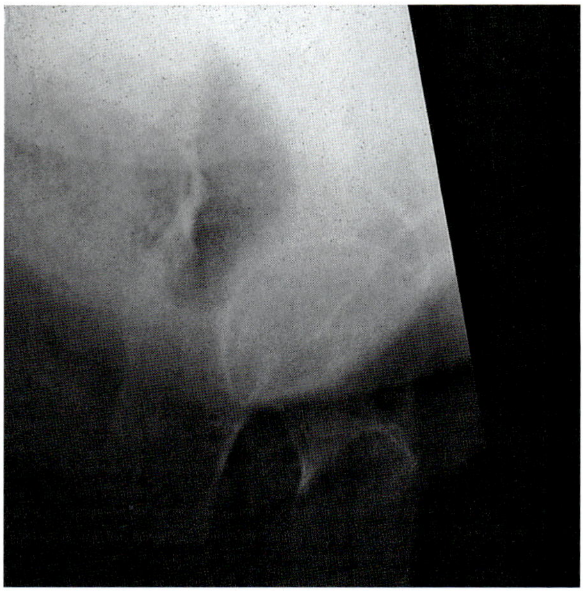

Abb. 5.8 Schenkelhalsabduktionsfraktur Stadium Garden I: in der axialen projektion Achsabweichung unter 20°

Fall eine Indikation zur konservativen Behandlung dar (Rzesacz et al. 1995), da das Abrutschen bei konservativer Behandlung so sicher ist wie die komplikationslose Abheilung nach Osteosynthese (Guyton 1998).

Spontanfrakturen vom Kompressionstyp (s. Abschn. 5.3.5) können dagegen unter Teilbelastung und Röntgenkontrolle abwartend behandelt werden (s. auch Abschn. 5.6.2).

5.5.2 Behandlungstechnik

- Lagerung auf flacher Schaumstoffschiene in Flexion und leichter Außenrotation zur Senkung des Drucks im Hüftgelenk
- Ferse unterpolstern
- Atemgymnastik
- Thromboseprophylaxe
- Isometrisches Training, Bein nicht aktiv gestreckt heben, keine aktive Außenrotation (Cave Lösung der Einstauchung!)
- Mobilisation nach Schmerzlage unter Vollbelastung
- Bei zunehmenden Schmerzen Röntgenkontrolle

Obwohl in der Literatur kein Konsens über das Vorgehen beim sekundären Abrutschen besteht, werden im eigenen Vorgehen diese Fälle grundsätzlich prothetisch versorgt.

5.5.3 Ergebnisse

Zum sekundären Abrutschen kommt es in 9–28 %. Darüber hinaus erleiden überraschenderweise bis zu 25 % der Patient mit durchbauten Frakturen eine Hüftkopfnekrose (Tab. 5.6). Berwarth und Schlickwei (1993) fanden sekundär Dislokationen bei 18 % ihrer primär konservativ behandelten Patienten in einem Zeitraum von 3–56 (durchschnittlich 20) Tagen, die alle mit Totalprothese versorgt wurden. Von den konservativ verbliebenen bekamen 11 % eine Hüftkopfnekrose, so dass die Autoren zu dem Schluss kommen, knapp ein Drittel der konservativ Behandelten wäre besser primär operiert worden. Otremski et al. (1990) fanden deutlich höhere Abrutschraten bei Älteren (wie auch Raaymakers und Marti 1991). Die Kopfnekroserate bei 149 durchbauten Frakturen, die mindestens 2 Jahre nachkontrolliert werden konnten, betrug allerdings nur 9 % (Raaymakers und Schafroth 2002).

▶ Findet sich bei einer eingestauchten Fraktur im axialen Bild der Hüftkopf nach dorsal abgewichen, entsprechend einer Antekurvationsfehlstellung des Schenkelhalses von über 20°, ist das konservative Vorgehen mit einer hohen Komplikationsrate verbunden und eine primäre Operation ratsam (Hertz und Poigenfürst 1982).

Von 247 unverschobenen Schenkelhalsfrakturen behandelten Cserháti et al. (1996) primär 122 konservativ und 125 operativ. Bei den operierten war der stationäre Aufenthalt durchschnittlich 1 Woche kürzer, die Vollbelastung 11 Tage früher möglich, die Allgemeinkomplikationen seltener (3 versus 15 % in der konservativen Gruppe) und die Gehfähigkeit bei Entlassung besser (66 % gehfähig versus 25 %). Sekundäre Dislokationen traten nur in der konservativen Gruppe auf. Wie viele andere empfehlen daher die Autoren eine Stabilisierung aller Schenkelhalsfrakturen, außer bei veralteten Brüchen, auf denen die Patienten bereits belastet haben (Bentley 1980; DeLee 1996; Robinson et al. 1994). Chiu et al. (1996) erreichten durch Osteosynthese von 305 unverschobenen Schenkelhalsfrakturen eine bei konservativem Vorgehen unerreichte Heilungsquote von 93 %. Ebenso konnten Rzesacz et al. (1995) ihre Komplikationsrate von 36 % bei konservativer Behandlung unverschobener Schenkelhalsfrakturen durch primäre

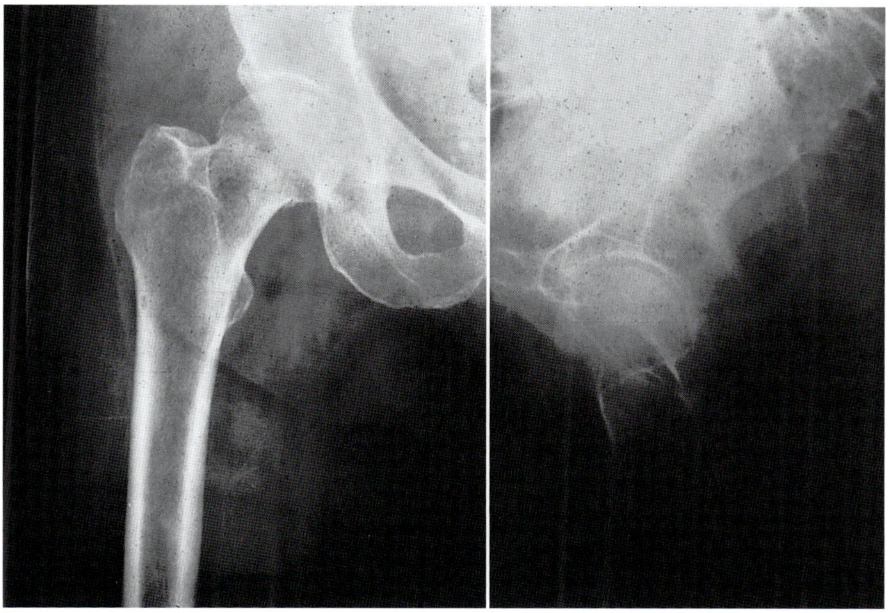

Abb. 5.9 Schenkelhalsfraktur Stadium Garden II: komplette Fraktur, fehlende Einstauchung

Tab. 5.6 Ergebnisse der konservativen Behandlung von Schenkelhalsfrakturen

Autor	n	Abrutsch [%]	Kopfnekrose [%]
Bentley 1980	47	16	15
Kirgis und Möseneder 1983a	59	14	25
Imdahl et al. 1988	87	13	–
Riedl et al. 1989	123	9	–
Manninger et al. 1990	64	11	–
Otremski et al. 1990	123	2 (<68 J) 20 (>68 J)	–
Braun et al. 1991	29	28	11
Raaymakers und Marti 1991	170	14	20
Berwarth und Schlickewei 1993	131	18	11
Rzesacz et al. 1995	182	21	–
Cserháti et al. 1996	122	20	–

Verschraubung auf 7 % senken. Allerdings werden bei prinzipieller Operationsindikation 2/3 bis 4/5 der Patienten umsonst operiert.

Bei Patienten unter 65 Jahren sind eingestauchte Schenkelhalsfrakturen selten. In dieser Gruppe sollte man jedoch kein Risiko eingehen und primär (d. h. notfallmäßig) dekomprimieren und stabilisieren.

Fazit konservative Behandlung (Abb. 5.10)
- Enge Indikationsstellung: nur bei unvollständigen und/oder eingestauchten (Abduktions-) Frakturen ohne wesentliche Fehlstellung in der axialen Projektion
- Schmerzen, Patient nicht zu mobilisieren: Operationsindikation
- Patienten unter 65 Jahren und unkooperative Patienten stabilisieren (DHS+Antirotationsschraube)
- Bei Abrutschen der Fraktur Prothese

5.6 Operative Therapie

5.6.1 Biomechanik der Fixation

5.6.1.1 Welche Kräfte muss die Fixation aushalten?

Auch ohne Belastung sind die auf den Hüftkopf einwirkenden Kräfte erheblich. Schon bei Kniebeugung und Hebung des gestreckten Beines übersteigen sie die im normalen Zweibeinstand gemessenen Werte (Rydell 1973; Tab. 5.7).

Bei einem vergleichbaren Versuch zeigten sich beim Gehen an zwei Stöcken unter der Vorgabe „Ent-

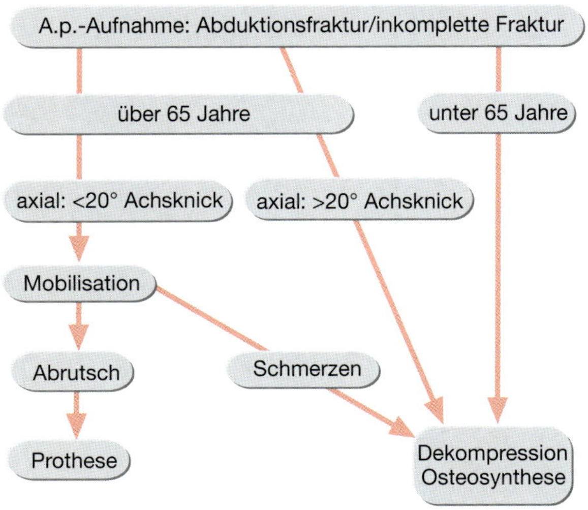

Abb. 5.10 Flussschema konservative Therapie der Schenkelhalsfraktur

lastung" Kräfte bis zu 90 % des Körpergewichts, beim normalen Gang durchschnittlich 220 %, während der Physiotherapie bis zum 300 % des Körpergewichts (Bergmann et al. 1989).

Stellt man diesen physiologischen Belastungen die experimentell an Leichenknochen gemessenen Kräfte gegenüber, die zum Versagen der Fixation führen, erscheinen diese zunächst weit höher. Bei artefiziellen Schenkelhalsfrakturen hielt z. B. die DHS eine durchschnittliche Maximallast von 3557 N, die Spongiosaschrauben noch 1863 N (Deneka et al. 1997). Wichtiger als die bei einmaliger Einwirkung zum Zusammenbruch führende Maximalkraft ist für die Beurteilung einer Fixation jedoch das Verhalten unter zyklischer Belastung mit dem 2- bis 3fachen des Körpergewichts, wie sie unter normalen Bedingungen auf das Hüftgelenk einwirken. So analysierten Stankewich et al. (1996) an 38 Leichenknochen die Ursachen für das Versagen einer Fixation mit 3 Spongiosaschrauben unter zyklischer Normallast. Die Einflussfaktoren waren:

- Knochendichte,
- Ausmaß der Trümmerung der inferioren Schenkelhalskortikalis (Kauffman et al. 1999),
- Abstand zwischen Fraktur und Hüftresultierender (als Hebelarm),
- Ausrichtung der Fraktur in der Frontalebene (Varus/Valgus).

▶ Ebenfalls wichtig für das Verständnis der Fixation ist die Beobachtung, dass die im Rahmen der Redislokation stattfindenden Bewegungen in der Transversalebene (Ante-/Retrotorsion) größer sind als in der Frontalebene (Varus/Valgus; Ragnarsson und Kärrholm 1991).

Tab. 5.7 Hüftresultierende nach Rydell (1973)

Funktion	Resultierende in % Körpergewicht
Zweibeinstand	50
Einbeinstand	250
1 Gehstock	100
2 Gehstöcke	50
Ohne Auftreten (Bein gestreckt)	50
Ohne Auftreten (Kniebeugung 90°)	90
Heben des gestreckten Beines	150
Treppauf-Gehen	300
Rennen	500

5.6.1.2 Welches Implantat ist am besten geeignet?

Das ideale Implantat soll

- den oft osteoporotischen Hüftkopf gegen Varusdislokation und Rotation sichern (durch interfragmentäre Kompression oder Seitenlasche),
- die Hüftkopfdurchblutung schonen (s. oben),
- einfach, schonend und zuverlässig (Zielbohrdraht) einzubringen sein,
- Vollbelastung erlauben,
- Sinterung in der Fraktur erlauben, um den Durchbau zu fördern,
- nicht die postoperative Diagnostik stören (Titan).

5.6.1.3 Schrauben, Nagel oder Winkelplatte?

Eine große Zahl verschiedener Implantate wurde und wird bei der gelenkerhaltenden Behandlung der Schenkelhalsfraktur eingesetzt.

Schrauben führen im Vergleich zu nichtgewindetragenden Stiften („pins") zu signifikant weniger Komplikationen, weniger Schmerzen und besserer Funktion (Lindequist et al. 1989; Olerud et al. 1991), zuletzt gezeigt in einer Übersicht aller 25 randomisierten Studien zu diesem Thema mit insgesamt 4925 Patienten (Parker und Blundell 1998).

In einer Sammelstudie fand sich eine hohe Komplikationsrate nach Winkelplatte (Kuner et al. 1995). Im Vergleich mit allen anderen Verfahren schnitt die DHS signifikant besser ab (Tab. 5.8).

Tab. 5.8 Vergleich der Osteosyntheseverfahren. (Angaben in %; Kuner et al. 1995)

n=328	Verschraubung	Winkelplatte	DHS
Infekt	4,2	8,4	4,6
Implantatversagen	9,7	9,3	4,6
Pseudarthrose	6,1	15,3	3,1
Hüftkopfnekrose	30,7	30,5	9,2

Gerber et al. (1993) fanden nach Winkelplatte 15 % Perforationen, 15 % Hüftkopfnekrosen, 20 % Pseudarthrosen und 17 % Wechseloperationen.

Im Unterschied zu Nägeln sind Schrauben atraumatischer einzubringen und erlauben eine Kompression der Fraktur. Sie stellen daher für die Osteosynthese der Schenkelhalsfrakturen das Implantat der Wahl dar.

5.6.1.4 Zugschrauben oder DHS?

Eine winkelstabile Laschenplatte kann die Rotation und die Abkippung der Hüftschraube (natürlich nicht immer des Hüftkopfes!) nach kaudal oder dorsal verhindern. Gleichzeitig erlaubt das Gleiten eine der Frakturheilung förderliche Sinterung der Fragmente (nach Woischke [1985] bei drei Viertel der Fälle bis zu 15 mm). Der Platzbedarf im Hüftkopf für das Gewinde der DHS (4,8 cm^3) unterscheidet sich nicht wesentlich von dem für drei 6,5 mm Spongiosaschrauben (5,0 cm^3; Bonnaire et al. 1993). Bei basizervikalen Schenkelhalsfrakturen mit posteriorer Trümmerung hielt die DHS eine durchschnittliche Maximallast von 3557 N, die Spongiosaschrauben nur 1863 N ($p<0{,}01$; Deneka et al. 1997). Entsprechend ergab sich im prospektiv-randomisierten Vergleich signifikant weniger Implantatversagen nach DHS (34 %) als nach Verschraubung (66 %; Sorensen et al. 1992). Bei zyklischer Belastung von Leichenknochen fand sich dagegen kein Unterschied zwischen DHS und 3 Schrauben, nur die Knochenqualität war maßgebend (Clark et al. 1990).

Durch eine kranial eingebrachte Antirotationsschraube kann die Stabilität der DHS-Fixation weiter (um den Faktor 3) gesteigert werden (Swiontkowski et al. 1987).

Besonders bei Osteoporose scheint die dynamische Fixation von Vorteil. Bei Fixation von subkapitalen Osteotomien durch Zugschrauben variabler Länge zeigte sich gegenüber herkömmlichen Schrauben eine signifikant höhere Stabilität bei Osteoporose, nicht jedoch bei normaler Knochendichte (Neustadt et al. 1989).

Die DHS hat jedoch auch Nachteile. Sie erbringt im Vergleich zur Fixation mit 3 Schrauben eine geringere Torsionsstabilität der Fraktur (Husby et al. 1989). Gelegentlich kann es bei kurzem Hüftkopffragment schwierig sein, das DHS-Gewinde komplett im Kopf zu verankern. Bei einem prospektiv-randomisierten Vergleich betrug die 2-Jahres-Heilungsrate nach Verschraubung 84 % und nach DHS 64 % (Madsen et al. 1987).

5.6.1.5 Kanüliert oder nichtkanüliert?

Die Vorteile kanülierter Schrauben sind zuverlässige Positionierung und atraumatische Operationstechnik. Wie aber steht es mit ihrer Haltekraft?

Da Schrauben in einem porösen Material wie der Spongiosa durch Abscheren der Innengewinde im Material auslockern, führten Chapman et al. (1996) Ausreißversuche mit 12 verschiedenen Schraubentypen durch, nachdem sie die Abscherkraft der jeweiligen Gewinde errechnet hatten. Die experimentell ermittelte Ausreißkraft zeigte eine sehr gute Korrelation (0,95) mit der theoretisch kalkulierten Abscherkraft, die bestimmt wird durch

- den Außendurchmesser des Gewindes,
- die Länge des im Material verankerten Gewindeteils,
- den Scherwiderstand des Materials und
- einen Proportionalitätsfaktor („thread shape factor"), der von der Tiefe und Steigung des Gewindes abhängt.

Dieser „Gewindeformfaktor" war bei kanülierten Schrauben 17 % niedriger als bei nichtkanülierten mit entsprechend reduzierter Ausreißkraft. Allgemein führten engere ebenso wie tiefere Gewindegänge zu einem höheren Gewindeformfaktor und damit höherer Stabilität. Gewindeschneiden führte zu einer hochsignifikanten Reduktion der Ausreißkraft, da hierdurch das Loch um durchschnittlich 27 % vergrößert wurde.

Entsprechend fanden Husby et al. (1989a, b) bei 244 Fällen weniger Implantatversagen bei herkömmlichen Mecron-Schrauben als bei kanülierten Schrauben, ebenso aber einen entscheidenden Einfluss der Reposition.

Fazit zur Implantatwahl

- Schrauben führen im Vergleich zu nichtgewindetragenden Implantaten zu weniger Redislokationen, weniger Pseudarthrosen und besseren Ergebnissen.

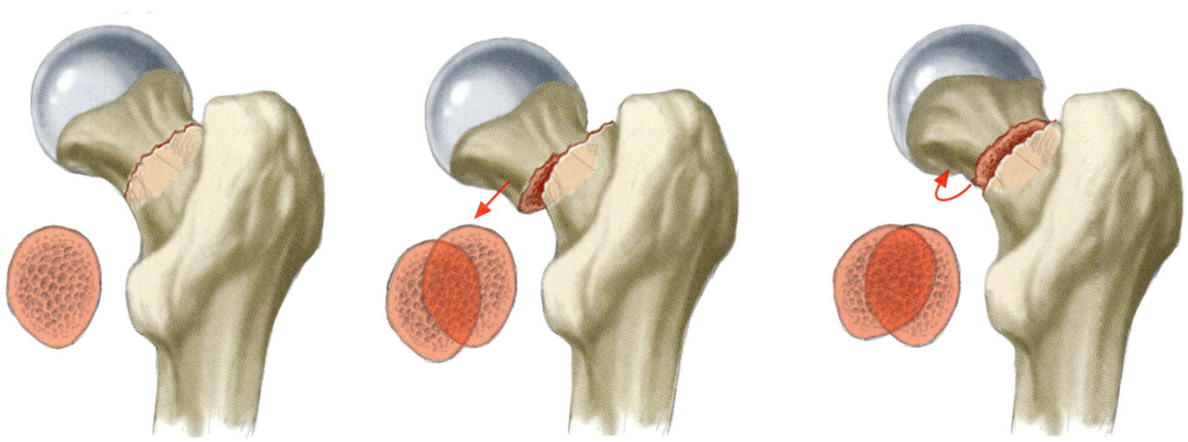

Abb. 5.11 Verminderung des Fragmentkontakts durch Seitverschiebung und Rotation. (Moore 1953)

- Winkelplatten sollten aufgrund hoher Pseudarthroseraten nicht mehr verwendet werden.
- Eine winkelstabile Fixation mit DHS ist vor allem bei Osteoporose, posteriorer Trümmerung und basizervikalen Frakturen überlegen, sollte jedoch zur Erhöhung der Torsions- und Biegesteifigkeit mit einer Antirotationsschraube kombiniert werden.
- Kanülierte Schrauben haben bei flacherem Gewinde eine geringere Ausreißkraft und führen im Vergleich zu herkömmlichen Schrauben häufiger zum Implantatversagen.
- Gewindeschneiden führt zu einer Reduktion der Ausreißkraft.
- Reposition und Implantatlage haben eine größere Bedeutung als die Implantatwahl.

5.6.1.6 Welche Bedeutung hat die Reposition?

Eine exakte Einrichtung ist sowohl für die Fixation als auch für die Revaskularisierung des Hüftkopfes (s. oben!) von nicht zu unterschätzender Bedeutung. Hernefalk und Messner (1996a) demonstrierten an 75 osteoporotischen Leichenknochen mit definierten technischen Fehlern, dass eine anatomische Reposition eine signifikant höhere Steifigkeit ergibt, auch bei schlechter Implantatlage. Die instabilste Situation war eine Antekurvation von 20° mit zu ventral liegenden Schrauben. Dementsprechend fand Frandsen et al. (1984) Fehlschläge bei guter Reposition in 15 %, bei mäßiger in 26 % und bei schlechter in 89 %.

Hierbei ist zu bedenken, dass im zweidimensionalen Röntgenbild Seitverschiebung und Rotation der Fragmente nur eingeschränkt zu beurteilen sind. Im Übersichtsbild gering erscheinende Abweichungen von der anatomischen Stellung können daher mit einem erheblich reduzierten Fragmentkontakt einhergehen (Moore 1953; Abb. 5.11).

Die exakteste Methode der Beurteilung der Reposition in beiden Ebenen lieferte Garden (1974) mit dem „alignment index" (Abb. 5.12): In der a.p.-Aufnahme beträgt der Winkel zwischen den Trabekeln des Hüftkopfes und der Femurachse normalerweise 160°, in der axialen Sicht 180° entsprechend einem „alignment index" von 160/180. Jeder Varusknick führt zu einer Verminderung des ersten Wertes, jede Antekurvation (Abweichen des Hüftkopfes nach dorsal) zu einer Verminderung des zweiten.

Darüber hinaus führt eine ungenügende Fragmentstellung allein aufgrund der räumlichen Gegebenheiten häufig zu einer insuffizienten Implantatlage: Bei 15 gut reponierten Schenkelhalsfrakturen fand Sochart (1998) 11 korrekt liegende Implantate, aber nur bei 4 von 11 mit ungenügender Einrichtung. Alberts und Jaerveus (1990) fanden bei 31 % aller Garden-III- und -IV-Frakturen eine ungenügende Reposition und in 22 dieser 28 Fälle auch eine schlechte Implantatlage. In dieser Studie war die Qualität der Reposition ergebnisrelevanter als die Frakturform oder die Art der Fixation. Die Qualität der Reposition beeinflusst sowohl das Implantatversagen als auch die Spätergebnisse (Barnes et al. 1976).

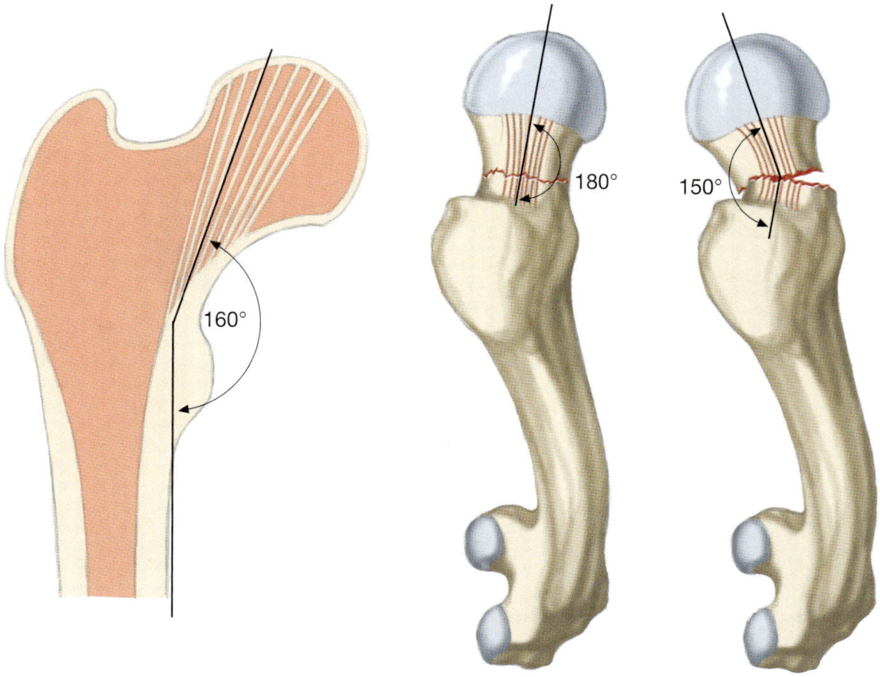

Abb. 5.12 Alignment-Index nach Garden (1974)

5.6.1.7 Welches ist die optimale Fragmentstellung?

Anzustreben ist eine anatomische Stellung oder leichte Valgisierung, Letztere aber nur unter der Voraussetzung, dass keine wesentliche Abweichung in der axialen Projektion vorliegt. Eine zu starke Einstauchung im Valgus ist mit erhöhtem Risiko der Instabilität, der Hüftkopfnekrose (Garden 1961, 1971) und Arthrose (Füchtmeier et al. 2001) verbunden. Steht die Fraktur unverschoben oder lässt sich anatomisch einrichten (s. Technik), besteht kein Anlass, sie durch Einstauchung vermeintlich stabiler zu machen („Hut auf Haken"). Steht sie in leichtem Valgus, belässt man sie ebenfalls in dieser Stellung, um sie nicht durch Manipulation zu lösen. Eine Verschiebung oder Abknickung in der Sagittalebene muss dabei durch ein exakt axial eingestelltes kontrastreiches Bildwandlerbild ausgeschlossen werden.

In der a.p.-Kontrolle muss die inferiore Kortikalis des Hüftkopffragments exakt auf der Schenkelhalskortikalis aufsitzen oder lateral von ihr verhakt sein (Abb. 5.13; McElvenny 1957). Auf keinen Fall darf sich die inferiore Hüftkopfkortikalis medial der Schenkelhalskontur befinden, da der Hüftkopf in dieser Position sekundär in den Varus abrutschen kann (Abb. 5.14).

Fazit zur Reposition

- Die Güte der Reposition ist sowohl für die Fixation als auch für das Überleben des Hüftkopfes entscheidend.
- Eine radiologisch gering erscheinende Dislokation kann den Fragmentkontakt erheblich reduzieren.
- Die ideale Fragmentstellung ist exakt anatomisch oder leicht valgisch.
- Verschiebung oder Abknickung in der Sagittalebene (axiale Bildwandlerkontrolle) ist nicht zu tolerieren.
- Kein Implantat kann eine schlechte Reposition kompensieren!

► **Cave:** Inferiore Hüftkopfkortikalis medial der Schenkelhalskortikalis → Varusdislokation! Cave: unter Umständen starker Valgus! (Durchblutungsstörung, s. oben!)

5.6.1.8 Welches ist die optimale Implantatlage?

Diese Frage zerfällt in drei weitere:

- Wie sollen die Schrauben im Schenkelhals liegen?

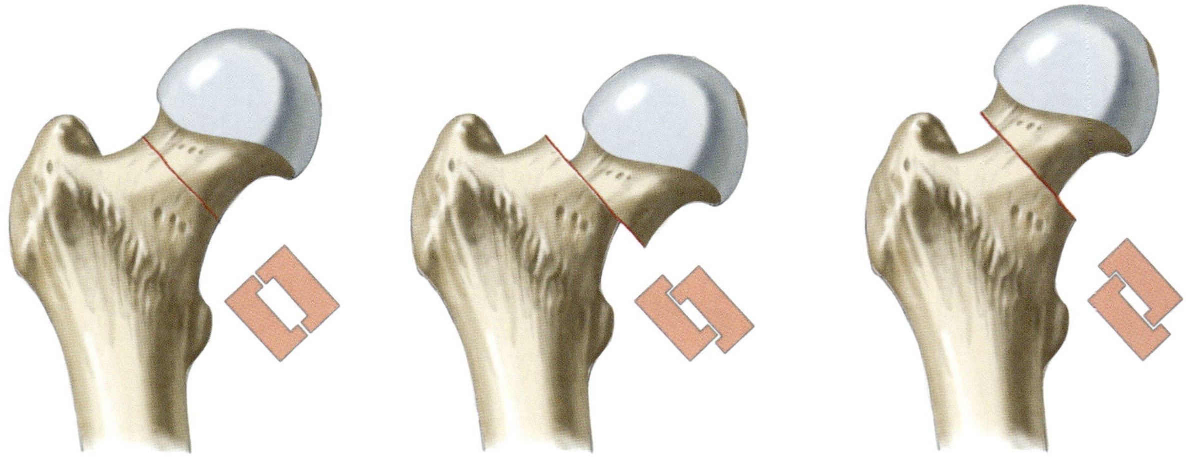

Abb. 5.13 Verhakung des Schenkelhalses modifiziert nach McElvenny (1957)

Abb. 5.14 Ungenügende Reposition: Die inferiore Hüftkopfkortikalis befindet sich medial der Schenkelhalskontur

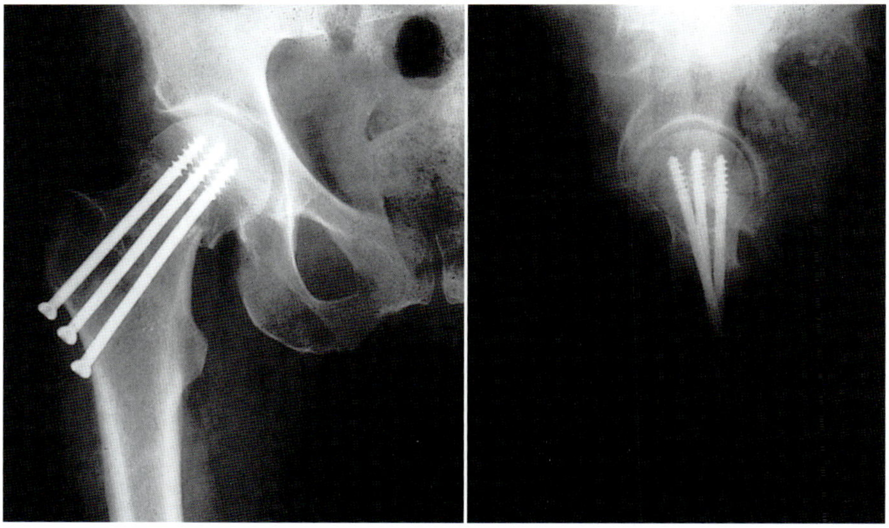

- Wo sollen die Schraubengewinde im Hüftkopf ankern?
- Sollen die Schrauben gekreuzt oder parallel eingebracht werden?

Aufgrund biomechanischer Überlegungen meinte Garden (1961), ein Schenkelhalsimplantat müsse möglichst im Verlauf der Knochentrabekel (also 160° zur Femurachse) liegen, um bei Belastung möglichst wenig Biegestress zu erleiden. Darüber hinaus solle es eher auf kortikalem als in spongiösem Knochen verankert werden. Die stabilitätsgefährdende posteriore Trümmerzone könne durch eine dorsal liegende Schraube mit durchgehendem Gewinde (im Sinne einer Stellschraube) überbrückt werden.

Zilch und Naseband (1980) differenzierten bei der biomechanischen Testung von verschraubten Schenkelhalsfrakturen an Leichenknochen drei zur (Re-)Dislokation führende Kräfte und ihre Neutralisierung:

- Die zur Verhinderung der **Varusdislokation** erforderliche Schraubenzugkraft ist umso geringer, je kranialer die Schraube sitzt. Die Autoren interpretierten diese Wirkung als Zuggurtungseffekt, der allerdings nur bei stabiler medialer Schenkelhalskortikalis zum Tragen kommt.

- Dem **Abgleiten** des Hüftkopfes unter Belastung wird durch **Kompression** der Fraktur entgegengewirkt.
- Die **Rotation** des Hüftkopfes um die Schenkelhalsachse kann am besten durch möglichst **periphere und parallele Schraubenlage** verhindert werden.

Bereits während des Versuchs nahm die Spannkraft der 3 Schrauben von durchschnittlich 1555 auf 1030 N ab. In allen Hüftköpfen konnte ein 32-mm-Gewinde komplett verankert werden. Schwarz und Newald (1981) fanden Anzugsdrehmomente von 1162 N für Schrauben mit 16 mm Gewinde, 1960 N bei 32 mm Gewinde. Die Ausreißkräfte betragen bei 4 parallelen Spongiosazugschrauben 3200 N mit kurzem und 5300 N mit langem Gewinde (Woischke 1985).

5.6.1.9 Wo sollen die Schrauben im Schenkelhals liegen?

Insbesondere bei älteren Patienten ist der Schenkelhals aufgrund der Osteoporose als Röhre zu betrachten, die nur einen wandständigen Schraubenhalt ermöglicht. So demonstrierten Booth et al. (1998) an Leichenfemora die Überlegenheit einer der kaudalen Schenkelhalskortikalis aufliegenden Schraube im Vergleich zu einer zentral im Schenkelhals gelegenen. Da sie sich auf der Kortikalis abstützen konnte, setzte die Schraube der Varustendenz des Hüftkopfes mehr Widerstand entgegen. Darüber hinaus führte sie bei Überschreitung der Maximallast zur (biomechanisch eher günstigen) Impaktion des Kopfes im Valgus, während es bei zentralen Schrauben zum Absinken in den Varus kam. Aus der gleichen Überlegung heraus sollte die dorsale Schraube möglichst an der dorsalen Schenkelhalskortikalis abstützen („cortical support“), um ein Absinken des Hüftkopfes nach dorsal zu verhindern (Lindequist 1993; Lindequist et al. 1993). Eine Reihe weiterer Autoren unterstützt das Konzept der Kortikalisabstützung (Asnis und Wanek-Sgaglione 1994; Frandsen 1979; Lindequist und Törnkvist 1995; Rehnberg und Olerud 1989). Schenkelhalsschrauben mit dickerem Schaft könnten hierbei Vorteile aufweisen (Galla und Lobenhoffer 2004; Pihlajamäki et al. 2006).

Die Schrauben sollen in a.p.-Projektion möglichst steil verlaufen (Frandsen 1979), bei zu kaudalem Eintritt besteht allerdings die Gefahr einer Schwachstelle mit nachfolgender subtrochanterer Fraktur (Asnis und Wanek-Sgaglione 1994). Im axialen Bild sollten sie möglichst weit voneinander entfernt liegen (Gurusamy et al. 2005).

5.6.1.10 Wo sollen die Schraubengewinde im Hüftkopf ankern?

Smith et al. (1992) fanden bei Knochendichtemessungen in sechs „regions of interest“ durchschnittlich 1407 mg/ccm kranial-medial und 1195 mg/ccm kaudal-medial. Tatsächlich ist das Anzugsdrehmoment bei Verankerung im kranialen Hüftkopf höher als im kaudalen (Schwarz und Newald 1981). Auch Benterud et al. (1992) fanden am Präparat eine bessere Verankerung in den zentralen und kranialen Quadranten als in den kaudalen. Die Schrauben sollten möglichst bis in die kräftige subchondrale Knochensubstanz reichen (Barnes et al. 1976).

Lagerby et al. (1998) stellten folgende Kriterien für eine gute Schraubenlage auf:

- Der Schaft der kaudalen und posterioren Schraube ist jeweils an der Kortikalis abgestützt.
- Mindestens 2 Schraubenspitzen enden maximal 5 mm vom Gelenk entfernt.
- Schrauben sind parallel.
- Mindestens 1 Schraube ist nicht im kranialen Quadranten.

Bei 268 nach diesen Kriterien verschraubten Schenkelhalsfrakturen mit sofortiger Vollbelastung kam es in nur 4 % zum Implantatversagen. In einer weiteren Studie an 222 Fällen war die Implantatlage mit Abstand der wichtigste Prädiktor für das Endergebnis (Rehnberg und Olerud 1989).

Lindequist und Törnkvist (1995) führten bei 72 dislozierten Schenkelhalsfrakturen eine postoperative CT-Kontrolle zur exakten Erfassung von Reposition und Implantatlage durch, um den Einfluss der Rotation beim konventionellen Röntgenbild zu eliminieren. Befanden sich mindestens 2 Schraubenspitzen innerhalb von 3 mm von der Hüftkopfkortikalis, kam es in 89 % zum Durchbau, traf dies nur auf 1 Schraubenspitze zu, fiel die Heilungsquote auf 59 % ($p<0{,}05$) und mit keiner Schraubenspitze innerhalb 3 mm auf 0 %.

Bei einem derart geringen Abstand der Schraubenspitzen vom Gelenk muss allerdings beachtet werden, dass aus geometrischen Gründen ein Überstand in das Gelenk von bis zu 3 mm (berechnet für einen Hüftkopfdurchmesser von 50 mm) übersehen werden kann, wenn nur in den Standardebenen a.p. und axial geröntgt wird (Abb. 5.15). Man ist daher nur sicher, wenn man

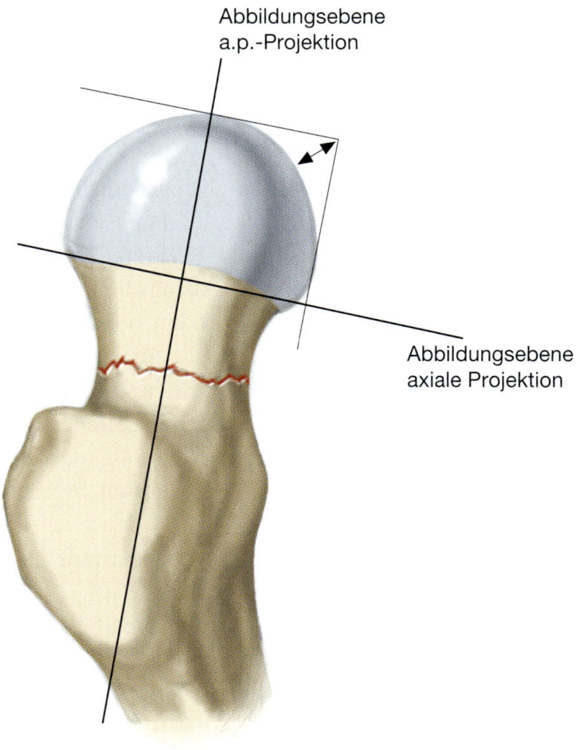

Abb. 5.15 Fehllagemöglichkeiten bei RöKo in 2 Ebenen

Tab. 5.9 Ergebnisse nach Versorgung medialer Schenkelhalsfrakturen mit gekreuzten versus parallelen Schrauben. (Parker et al. 1991)

n=242	Gekreuzt	Parallel
Anzahl	154	88
Pseudarthrose [%]	31*	15*
Hüftkopfnekrose [%]	28**	8**
* p=0,02, ** p=0,001		

durch Drehen des Hüftkopfes oder des Bildwandlers jedes einzelne Implantat in seiner größten Länge und größten Nähe zum Gelenkspalt (d. h. senkrecht zum Strahlengang) abbildet.

5.6.1.11 Gekreuzte oder parallele Schrauben?

Prinzipiell können in axialer Sicht gekreuzte Schrauben den Hüftkopf besser ausfüllen, gleiten aber schlechter, so dass es u. U. zur Perforation kommen kann (Garden 1964; Woischke 1985).

Im Labor erreichten 3 parallele Schrauben eine höhere Kompression als axial gekreuzte (Zilch und

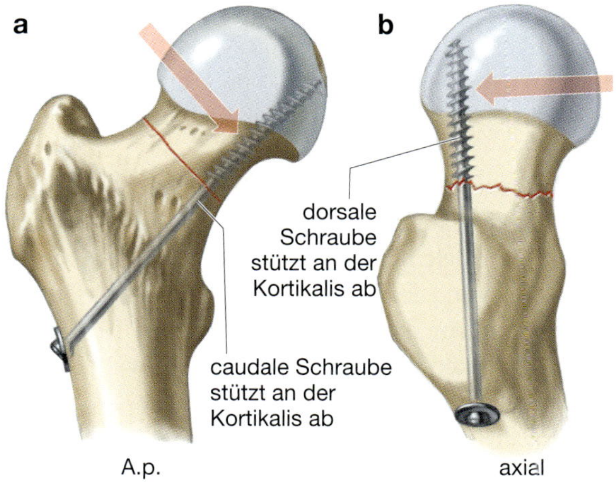

Abb. 5.16 Prinzip des kaudalen (**a**) und dorsalen (**b**) „cortical support". Der *gestrichelte Pfeil* repräsentiert die einwirkende Kraft

Naseband 1980). Auch klinisch waren die parallelen Schrauben deutlich überlegen (Tab. 5.9; Parker et al. 1991).

Empfehlung zur Implantatlage

- 3–4 Schrauben sollen parallel und mit möglichst weitem Abstand voneinander so eingebracht werden, dass sie jeweils kaudal und dorsal der Schenkelhalskortikalis aufliegen („cortical support"; Abb. 5.16).
- Eine möglichst kraniale Schraube wirkt bei guter Adaptation des kaudalen Schenkelhalses der Varusdislokation entgegen (Zuggurtung).
- 32 mm lange Gewinde halten signifikant besser, sofern die Kompression gewährleistet ist.
- Der Abstand zwischen Schraubenspitzen und Hüftkopfkortikalis sollte 3–5 mm nicht überschreiten (vor allem bei Osteoporose; Abb. 5.17).
- Eine posteriore Trümmerzone kann durch eine dorsal liegende Schraube mit durchgehendem Gewinde (im Sinne einer Stellschraube, Abb. 5.18) überbrückt werden.

5.6.1.12 Gibt es Augmentationsmöglichkeiten?

Der limitierende Faktor für die Verankerung von Implantaten im Hüftkopf ist die Knochenqualität.

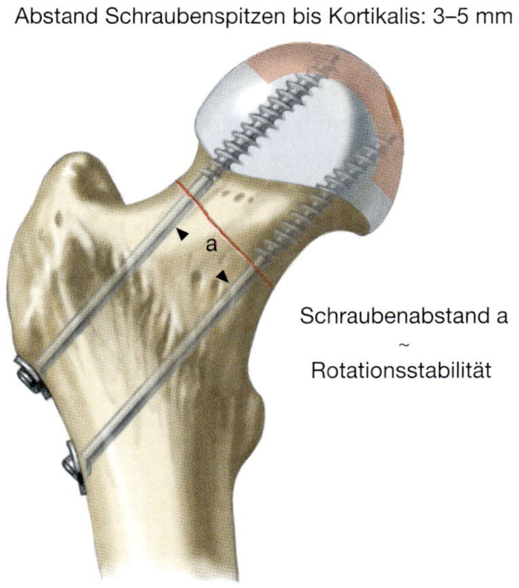

Abb. 5.17 Lage der Schraubenspitzen im Hüftkopf

Durch Auffüllung des Hüftkopfes mit Spongiosa oder demineralisierter Knochenmatrix konnte im Experiment eine um 60 % (p<0,001) gesteigerte Schraubenausreißkraft erreicht werden. Zwischen den beiden Materialien fand sich kein signifikanter Unterschied (Lenzner et al. 1999).

Da Knochenzement auf PMMA-Basis erhebliche Nachteile aufweist (Hitzeschaden, Probleme bei Fehlplatzierung im Gelenk oder in der Fraktur aufgrund mangelnder Resorbierbarkeit), testeten Goodman et al. (1998) im Tierversuch 16 Leichenfemurpaare mit medialen Schenkelhalsfrakturen mit und ohne Augmentation durch biodegradablen Zement (Norian-SRS®). Die flüssige Zementpaste wurde mit verschiedenen Nadeln nach Schraubeninsertion unter Bildwandlerkontrolle intertrochantär und in den dorsalen Schenkelhals eingebracht. Bei den Femora mit SRS-Augmentation fanden sie weniger Sinterung, eine höhere Steifigkeit der Konstruktion (1,7-mal höhere Belastbarkeit), eine signifikant geringere Schraubenwanderung und geringere Varisierung durch bessere mediale Abstützung. Den größten Gewinn brachte die Augmentation bei primär schwacher Knochensubstanz. Mattsson und Larsson (2006) erzielten mit resorbierbarem Knochenzement zwar eine verbesserte postoperative Stabilität nach Verschraubung, raten jedoch wegen einer höheren Reoperationsrate von diesem Verfahren ab.

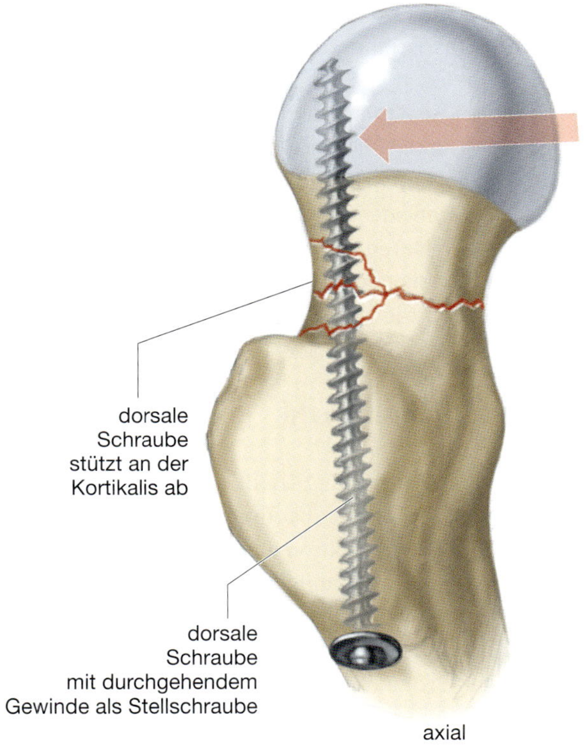

Abb. 5.18 „Stellschraube" bei posteriorem Kortikalisdefekt. Der *gestrichelte Pfeil* repräsentiert die einwirkende Kraft

5.6.2 Indikation zur Operation

- Alle nicht eingestauchten medialen Schenkelhalsfrakturen
- Laterale Schenkelhalsfrakturen
- Auch bei extrem schlechtem Allgemeinzustand ist eine Operation in aller Regel angezeigt, um die Pflegefähigkeit der Patienten wiederherzustellen.

5.6.2.1 Sonderfall Stressfrakturen

Clement et al. (1993) beobachteten nur bei 2 ihrer 71 Athleten im Verlauf eine Dislokation der Fraktur und empfehlen daher lediglich den vorübergehenden Ersatz des Lauftrainings durch Radfahren und Schwimmen. Von 9 Stressfrakturen des Schenkelhalses konnten mit sechswöchiger Entlastung 7 in anatomischer Stellung zur Ausheilung gebracht werden, 2 endeten im Varus (Volpin et al. 1990).

Johansson et al. (1990) versorgten dagegen 16 von 23 Spontanfrakturen junger Sportler mit Osteosynthese. Fullerton (1990) stellte die Indikation zur Osteosynthese noch unverschobener Brüche bei Zunahme der Kortikalisrisse im Verlauf.

▶ Ermüdungsfrakturen vom Kompressionstyp (junge Sportler) unter Teilbelastung engmaschig klinisch und radiologisch kontrollieren, bei Zunahme der Beschwerden oder der Fraktur operieren!

Stressfrakturen mit Veränderungen der kaudalen Schenkelhalskortikalis (quere Insuffizienzfrakturen bei Osteoporose) prophylaktisch stabilisieren!

5.6.3 Verfahrenswahl

Die Ziele der Behandlung sind:
- rasche, dauerhafte und komplikationsarme Wiederherstellung der Funktion und Mobilität,
- Gelenkerhalt, wenn möglich und sinnvoll,
- Vermeidung weiterer Eingriffe,
- möglichst geringe Kosten.

Um diese Ziele zu erreichen, stehen heute 4 Verfahren zur Verfügung:
- Osteosynthese,
- unipolare Kopfprothese,
- bipolare Kopfprothese,
- Totalprothese.

Die Entscheidung über das im Einzelfall optimale Vorgehen beruht auf der Abwägung zwischen dem zu erwartenden Ergebnis und den mit der jeweiligen Methode verbundenen Komplikationen. Die bestimmenden Faktoren sind dabei:
- vorbestehende Mobilität und mentale Funktion,
- Lebenserwartung,
- Knochenqualität,
- Frakturform.

Das numerische Alter des Patienten spielt nur insofern eine Rolle, als es mit den übrigen genannten Faktoren korreliert. Unter Berücksichtigung dieser Einschränkung kann es jedoch als Grobraster für die Differentialindikation dienen.

5.6.3.1 Patienten unter 65 (–70) Jahre

Bei jungen Patienten steht der Erhalt des Hüftgelenks im Vordergrund. Aufgrund altersentsprechend kräftiger Knochenqualität und vorhandener Kooperation ist die Fixation zuverlässig. Das verbleibende Risiko des frühen Fehlschlags durch Implantatversagen, Pseudarthrose und Hüftkopfnekrose ist gering im Vergleich zu den Spätproblemen, die nach prothetischem Ersatz bei jungen aktiven Menschen zu erwarten sind. Zweitoperationen, sollten sie erforderlich werden, sind ohne wesentlich erhöhtes Risiko möglich.

Patienten bis 65 Jahre werden durch notfallmäßige Dekompression und Fixation mit 3–4 Zugschrauben versorgt. Alternativ kann eine DHS mit zusätzlicher Antirotationsschraube zum Einsatz kommen.

Die Ausnahmen ergeben sich aus den o. a. Überlegungen:

Veraltete Fraktur: Mit Schwierigkeiten bei der Reposition ist zu rechnen. Da keine notfallmäßige Dekompression erfolgen konnte, ist die Vitalität des Hüftkopfes zweifelhaft. Darüber hinaus ist die Kooperationsfähigkeit des Patienten oft durch dieselben Probleme in Frage gestellt, die die verspätete Diagnose und Therapie verursacht haben. Je nach Lebenserwartung ist daher eine zementfreie Totalprothese, zementierte Totalprothese oder Bipolarprothese die bessere Wahl. Entschließt man sich beim jungen Patienten zur Osteosynthese oder Umstellung, muss vorher die Vitalität des Hüftkopfes bewiesen sein, wenn man nicht einen gefäßgestielten Span zur Stabilisierung und Revaskularisierung verwenden will (DeLee 1996; s. auch oben, S. 111).

Ausgeprägte Osteoporose (z. B. renal, alkokoltoxisch): Wie bei den älteren Patienten ist sowohl die Fixation unzuverlässig als auch in der Regel die Lebenserwartung durch das Grundleiden eingeschränkt. Der Hüftgelenkersatz ist daher vorzuziehen.

Pathologische Fraktur: wird je nach Frakturhöhe und Mitbeteiligung der Pfanne mit Totalprothese, Bipolarprothese oder Tumorprothese mit Schnapppfanne versorgt.

Patienten mit deutlich eingeschränkter Lebenserwartung werden wie alte Menschen versorgt. Patienten mit rheumatoider Arthritis (s. unten).

5.6.3.2 Patienten 65 bis 80 Jahre mit altersentsprechendem Aktivitätsniveau

In dieser Altersgruppe spielen der Mobilitätsgrad und die Frakturform eine wichtigere Rolle als das chronologische Alter.

Frakturen ohne Dislokation (Garden II)

Während die Abduktionsfrakturen (Garden I) unter bestimmten Voraussetzungen konservativ behandelt

Tab. 5.10 Komplikationsraten im Vergleich: Medianwerte (%) aus 106 Studien (Lu-Yao et al. 1994). Angaben in %

Endpunkt	Fixation	Unipolarprothese	Bipolarprothese	Totalprothese
Redislokation	16	–	–	–
Prothesenluxation	–	2,1	2,9	10,7
Tiefer Infekt	1,3**	2,8**	1,7	1,0
Kein oder nur geringer Schmerz	71*	74	86	90*
Gang ohne Gehhilfe oder mit 1 Stock	63	72	69	85

* $p<0{,}05$, ** $p<0{,}001$

werden können (s. Abschn. 4.5), werden die unverschobenen vollständigen Schenkelhalsbrüche (Garden II) durch Zugschrauben oder DHS versorgt, sofern nicht eine ausgeprägte Osteoporose, ein zu kleines Kopffragment oder eine Trümmerung der Schenkelhalskortikalis dagegen sprechen. In Abwesenheit dieser Faktoren ist die Komplikationsrate niedriger als bei prothetischem Ersatz. Schlägt die Osteosynthese fehl, kann ohne wesentlich erhöhtes Risiko auf eine Prothese umgestiegen werden. Nach Totalprothese kann ein Ergebnis wie nach Elektivprothese erwartet werden (Mehlhoff et al. 1991; Tabsh et al. 1997). Eine neuere Studie ergab allerdings ein deutlich schlechteres Outcome nach Umstieg als nach primärer Prothese (Blomfeldt et al. 2006).

Frakturen mit Dislokation: Osteosynthese oder Prothese?

Prinzipiell ist eine Osteosynthese dislozierter Frakturen auch in dieser Altersgruppe möglich. Die Komplikationsrate nach Fixation ist jedoch viel höher als bei den jüngeren, während der prothetische Ersatz eher dauerhaften Erfolg verspricht, da er Probleme durch Implantatversagen, Pseudarthrose und Hüftkopfnekrose vermeidet (Keating et al. 2006; Roden et al. 2003; Rogmark und Johnell 2006; Söreide et al. 1979).

Zu dieser Alternative werteten Lu-Yao et al. (1994) 106 Arbeiten zwischen 1974 und 1990 über Schenkelhalsfrakturen mit Dislokation (Garden III oder IV) bei Patienten über 65 Jahren aus. Bemerkenswert erscheinen die im Vergleich zu Kopfprothesen häufigeren Prothesenluxationen bei Totalprothesen und das im Vergleich zur Osteosynthese bessere funktionelle Ergebnis bei Totalprothesen (Tab. 5.10). Die Metaanalyse der 5 randomisierten Vergleichsstudien mit insgesamt 1109 Patienten erbrachte allerdings weder einen Unterschied zwischen Fixation und Prothese noch zwischen Hemi- und Totalprothese. Nach Fixation entwickelten sich im Durchschnitt 33 % Pseudarthrosen und 16 % Hüftkopfnekrosen. In den ersten beiden Jahren musste je nach Osteosyntheseverfahren in 20–36 % auf eine Prothese umgestiegen werden. Nach Prothese waren dagegen Wechseloperationen in 6–18 % erforderlich, in den ersten 2 Jahren hauptsächlich wegen Prothesenluxation und Infekt, später wegen Protrusion und Schaftlockerung.

Bei einem prospektiv-randomisierten Vergleich von Osteosynthesen mit gekreuzten Schrauben versus unipolare Kopfprothese bei 218 dislozierten medialen Schenkelhalsfrakturen ergaben sich signifikant schlechtere Ergebnisse nach Verschraubung. 38 % der Überlebenden erhielten innerhalb von 2 Jahren eine Prothese, in über drei Viertel der Fälle bedingt durch chirurgische Faktoren: ungenügende Reposition, inadäquate Fixation und Schraubenpenetration. Pseudarthrose (2 %) und Hüftkopfnekrose (18 %) spielten demgegenüber nur eine untergeordnete Rolle. Bei 28 von 104 für die Osteosynthese randomisierten Patienten musste primär wegen Irreponibilität auf eine Prothese umgestiegen werden. Diese Gruppe hatte die höchste Komplikationsrate und eine Frühletalität von 21 % (gegen 1 % nach Osteosynthese; Sikorski und Barrington 1981). Auch die randomisierten Studien von Rogmark et al. (2002) und Blomfeldt et al. (2005) geben eine klare Empfehlung für die Prothese.

In einer Metaanalyse aller randomisierten Studien bis 2002 (nur 14 von 140 Studien erfüllten die Kriterien!) fanden Bhandari et al. (2003) bei 1901 Fällen einerseits eine leicht erhöhte Letalität und Infektrate nach Prothese, andererseits eine 4fach höhere Revisionsrate nach Osteosynthese. Bezüglich Schmerz und Funktion ergaben sich keine signifikanten Unterschiede. In der neuesten Vergleichsstudie ergaben die Kopfprothesen bei den prognostisch schlechtesten Frakturformen sogar bessere Ergebnisse als die Osteosynthesen der günstigsten Formen (Bjorgul und Reikeras 2006).

Stratifiziert man die Ergebnisse nach dem mentalen Zustand der Patienten, ergibt sich ein anderes Bild: In einer prospektiv-randomisierten Studie von über 75-Jährigen fanden sich bei Demenz 5 % Revisionen nach Fixation, aber 32 % Prothesenluxationen nach TEP. Umgekehrt kam es bei den Nichtdementen zu 52 % Reoperationen nach Osteosynthese, allerdings

Tab. 5.11 Risikofaktoren für Therapieversagen bei 149 Schenkelhalsfrakturen. (Alho et al. 1992)

Risikofaktor	n	Versager [%]	Relatives Risiko	95 %-Konfidenzintervall
Kleines Kopffragment	46	48	3,0	1,3–6,9
Inferiore Trümmerung	52	51	3,8	1,7–8,5
Varus >30°	11	64	6,5	1,6–28
Alter (10-Jahres-Schritte)	149		1,8 pro Dekade	1,0–3,3

auch zu 22 % Prothesenluxationen (Johansson et al. 2000).

Helfen uns die Röntgenbilder bei der Entscheidung? Alho et al. (1992) analysierten 149 Röntgenbilder vor Osteosynthese auf potentielle Risikofaktoren für Therapieversagen und berechneten das mit jedem dieser Faktoren verbundene Risiko (Tab. 5.11). Bei der Nachuntersuchung fand sich rückblickend bei 40 der 46 Patienten mit Komplikationen mindestens eines dieser Zeichen auf der präoperativen Aufnahme.

Klinik: Bei Patienten zwischen 65 und 80 Jahren mit dislozierten Schenkelhalsfrakturen empfiehlt sich eine Totalprothese, die das in dieser Altersgruppe beträchtliche Risiko eines Fehlschlags nach Fixation vermeidet und eine schnellere Rehabilitation ermöglicht. Bei einer voraussichtlichen Prothesenstandzeit von 10–15 Jahren ist eine Zweitoperation nicht zu erwarten.

Eindeutige Indikationen für eine Prothese sind die 6 P's

- **P**aget
- **P**arkinson
- **P**athologische Fraktur
- **P**legie
- **P**olyarthritis
- (ausgeprägte Osteo-)**P**orose

Wegen der in diesem Alter bereits zu erwartenden Osteoporose wird im eigenen Vorgehen ein zementierter Schaft mit zementfrei verankerter Pfanne verwendet.

Bei frischen unverschobenen Schenkelhalsfrakturen kommt bei aktiven Patienten mit entsprechender Knochensubstanz, ausreichend großem Kopffragment und fehlender Trümmerzone eine Osteosynthese mit

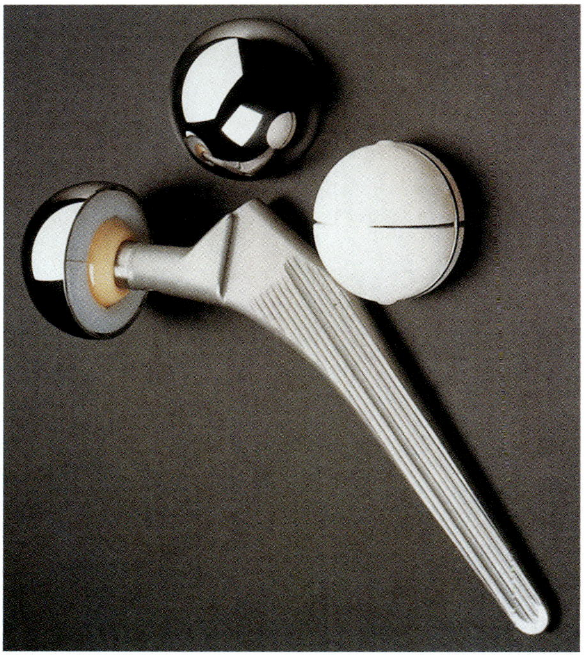

Abb. 5.19 Bipolare Kopfprothese auf Geradschaftprothese

Dekompression (als Notfall!) infrage (Swiontkowski 1994).

5.6.3.3 Patienten über 80 Jahre oder mit vermindertem Aktivitätsniveau

Unverschobene Frakturen können auch in dieser Gruppe mit der Osteosynthese als dem kleinstmöglichen Eingriff behandelt werden. Meist sprechen jedoch vorbestehende Immobilität, schlechte Knochenqualität, kleines Kopffragment und mangelnde Kooperation für den prothetischen Ersatz, vor allem bei Frakturen mit Dislokation. Obwohl der Eingriff größer ist, vermeidet man damit am sichersten Implantatversagen, Pseudarthrose und Hüftkopfnekrose mit den entsprechenden Revisionen (Tidermark et al. 2003). Einziger Nachteil gegenüber Osteosynthesen sind erhöhte Infektraten und die Prothesenluxationen, während Prothesenlockerungen aufgrund der begrenzten Lebenserwartung und verminderten Aktivität keine Rolle mehr spielen.

Kopfprothese oder Totalprothese?

Kopfprothesen (Abb. 5.19) können im Vergleich zu Totalprothesen schneller eingesetzt werden, luxieren aufgrund der größeren Umfassung der Gelenkpartner seltener (Dorr et al. 1986; Lu-Yao et al. 1994; Smektala et al. 1999; s. auch Tab. 5.10), führen allerdings zu mehr Abrieb (Maloney et al. 1995), gelegentlich sogar zur Protrusion des Innenkopfes durch den äußeren Teil. Der Polyethyleneinsatz sollte daher mindestens 6 mm dick sein, d. h. bei einem 28-mm-Innenkopf wäre ein Außendurchmesser von mindestens 52 mm erforderlich, bei kleinerem Außendurchmesser ein kleinerer (22 mm) Innenkopf (Calton et al. 1998). Pfannenprotrusion und Wechseloperationen sind seltene Ereignisse (0–5 %), solange die Patienten nicht zu lange und zu viel auf der Kopfprothese laufen. So beobachteten Kuokkanen et al. (1990) bei den 25 % seiner mit unipolarer Kopfprothese versorgten Patienten, die nach 10 Jahren noch lebten, in 2/3 eine Protrusion und nur in 22 % eine akzeptable Funktion. Haidukewych et al. (2002) berichteten dagegen eine 10-Jahres-Überlebensrate der Prothese von 96 %. Eine Übersicht über die in der Literatur berichteten Komplikationsraten nach Kopfprothese gibt Tab. 5.14.

Die genannten Vorteile der Kopfprothese (kürzere Operationszeit, weniger Luxationen, billiger) machen sie zum geeigneten Implantat für Patienten mit vermindertem Aktivitätsniveau und eingeschränkter Lebenserwartung bei allen nicht eingestauchten Schenkelhalsfrakturen (Garden II–IV). Der implantatspezifische Nachteil – gesteigerter Verschleiß der natürlichen Pfanne mit nachfolgender Protrusion und z. T. erheblichen Pfannendefekten, die die Verankerung der dann erforderlichen Prothesenpfanne erschweren – kommen bei richtiger Einschätzung des Patienten nur selten zum Tragen. Ein modulares Implantat erleichtert allerdings in jedem Fall den eventuellen Wechsel auf eine Totalprothese, der ansonsten mit einer hohen Komplikationsrate behaftet ist (Sierra und Cabanela 2002).

Gebhard et al. (1992) beobachteten beim direkten Vergleich von Totalprothese und Kopfprothese keinen Unterschied in der Komplikationsrate, aber eine bessere Funktion und weniger Schmerz nach Totalprothese. Baker et al. (2006) randomisierten präoperativ selbständige Patienten und fanden signifikant weniger Revisionen (3 % vs. 15 %), bessere Hüftfunktion und längere Gehstrecke nach Totalersatz. Keating et al. (2006) fanden in einer randomisierten Multicenterstudie höhere Revisionsraten nach TEP als nach Kopfprothese, aber signifikant bessere Spätergebnisse (wie auch Blomfeldt et al. 2007).

Eindeutig für eine Totalprothese sprechen eine kontralaterale Hüfterkrankung (Mehrbelastung!) und eine Veränderung der Pfanne durch Knochenstoffwechselstörung (M. Paget, rheumatoide Arthritis; Lee et al. 1998) oder Koxarthrose (bei Schenkelhalsfraktur allerdings selten, s. oben, S. 108).

Uni- oder bipolare Kopfprothese?

Grundsätzlich kann die Reibung im Azetabulum herabgesetzt werden, indem die Bewegung in ein Kugelgelenk im künstlichen Hüftkopf verlagert wird (bipolare oder Duokopfprothese, zum Unterschied zwischen beiden s. unten!). Ob dieses Prinzip unter Belastung und im Verlauf erhalten bleibt, ist umstritten, die Angaben reichen von 27 % (Eiskjaer et al. 1989) bis 100 % (Malhotra et al. 1995). Gleichzeitig wirkt der PE-Einsatz als Stoßdämpfer.

Klinisch jedenfalls scheint die bipolare Kopfprothese überlegen. In einer prospektiven Studie zum Frühverlauf nach uni- und bipolaren Kopfprothesen zeigte sich nach 6 Monaten ein schnellerer Gang nach Bipolarprothese (Cornell et al. 1998). Auch nach 5 Jahren fanden sich bei 679 Kopfprothesen signifikant weniger Versager nach bipolarer Kopfprothese (Eiskjaer und Ostgard 1993). Reymond et al. (1992) zeigten an 451 unipolaren versus 251 bipolaren Kopfprothesen mit einem Durchschnittsalter von 80 Jahren nach durchschnittlich 5 Jahren eine deutlich bessere Funktion nach Bipolarprothese (ähnlich Kenzora et al. 1998; Malhotra et al. 1995; Nottage und McMaster 1990), Pfannenprotrusionen wurden nur nach unipolaren Kopfprothesen beobachtet. Andere Autoren konnten keinen Unterschied im Früh- oder Spätverlauf feststellen (Hudson et al. 1998; Marcus et al. 1992; Paton und Hirst 1989; Raia et al. 2003).

Bei der neuesten Generation von Bipolarprothesen sind die Drehpunkte von Innenkopf und Außenkopf derart gegeneinander versetzt, dass sich der Außenkopf im Azetabulum selbst zentriert (Abb. 5.20). Damit werden eine Steilstellung des Außenkopfes mit Impingement am Prothesenhals (Diskonnektion!) und eine Lastkonzentration im kranialen Bereich des Innenkopfes vermieden.

Gegenüber der Kopfprothese umgeht man mit der Totalprothese die Spätprobleme von Leistenschmerz und Protrusion bei aktiven Patienten und die dann im hohen Alter riskantere Wechseloperation, daher:

- Gesunde, aktive Selbstversorger mit Totalprothese versorgen! („Wer noch selber einkaufen geht, bekommt eine TEP!")
- Patienten mit eingeschränkter Mobilität und einer Lebenserwartung nicht wesentlich über 5 Jahre pro-

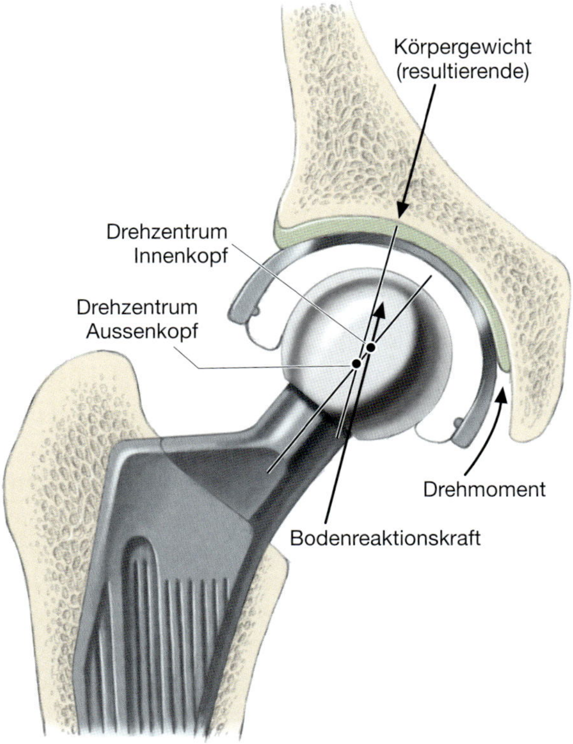

Abb. 5.20 Selbstausrichtender Bipolarkopf: Die Resultierende des Körpergewichts verläuft durch das Drehzentrum des Außenkopfes, die Bodenreaktionskraft durch das Drehzentrum des Innenkopfes. Da Erstere gegenüber der Letzteren nach lateral versetzt ist, kommt es unter Belastung zu einem Drehmoment, das den Außenkopf in die gewünschte Außenrotation einstellt

fitieren von den Vorteilen der Kopfprothese, wobei im eigenen Vorgehen die Bipolarprothese bevorzugt wird.

- Modulare Kopfprothesen bieten den Vorteil, bei einem Wechsel nach Einbau der Pfanne nur den Kopf austauschen zu müssen, während ein stabiler Schaft verbleiben kann.
- Sollte sich nach Einbau einer Kopfprothese im Verlauf herausstellen, dass man das Aktivitätsniveau und/oder die Lebenserwartung des Patienten unterschätzt hat, sollte man regelmäßige Röntgenkontrollen auf Pfannenerosion und -protrusion ansetzen, um den Wechsel rechtzeitig vornehmen zu können.

Eine Zusammenfassung der bei der Verfahrenswahl zu beachtenden Gesichtspunkte gibt Abb. 5.21.

Aktuell werden nach einer Studie zur Qualitätssicherung (Smektala et al. 1999) in Deutschland 5 % der Schenkelhalsfrakturen konservativ behandelt (mit abnehmender Tendenz), 18 % verschraubt, 40 % mit Kopfprothese und 35 % mit Totalprothese versorgt.

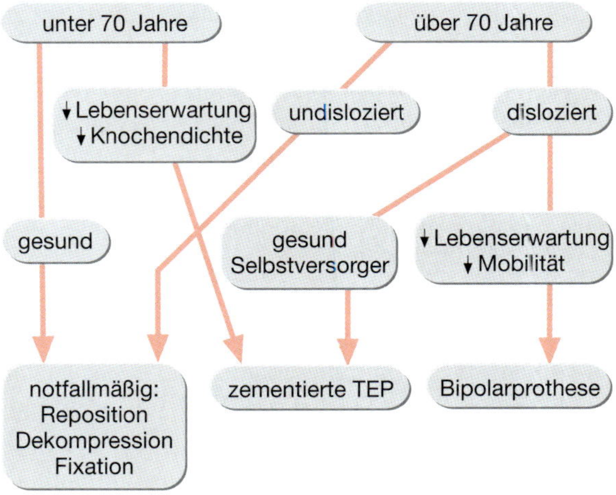

Abb. 5.21 Flussschema für die Verfahrenswahl bei Schenkelhalsfrakturen

5.6.3.4 Ipsilaterale Schenkelhals- und Femurschaftfraktur

Zur Entstehung und Diagnostik s. 5.3.7.

Die Implantatwahl richtet sich nach

- der Form der Schenkelhalsfraktur (stabil/instabil, subkapital/lateral),
- der Lokalisation und Ausdehnung der Schaftfraktur,
- dem Allgemeinzustand des Patienten.

Die Versorgung der Schenkelhalsfraktur erfolgt notfallmäßig nach Abschluss der lebensrettenden Maßnahmen.

Reihenfolge der Versorgung

Unabhängig von der Implantatwahl ist zu klären, welche Fraktur als erste stabilisiert werden soll. Da eine Hüftkopfnekrose bei den meist jugendlichen Patienten die schwerste Komplikation darstellt, muss alles getan werden, um dieses Risiko möglichst gering zu halten. Ausgehend von dieser Vorstellung verschraubten Swiontkowski et al. (1984a) in 15 Fällen die Schenkelhalsfraktur vor der retrograden Nagelung der gleichseitigen Femurschaftfraktur. Dennoch mussten sie in 22 % Hüftkopfnekrosen hinnehmen. Andere Autoren beobachteten bei gleicher Reihenfolge (kanülierte Schrauben gefolgt von Rekonstruktionsnagel; Koldenhoven et al. 1997), wieder andere bei umgekehrtem Vorgehen (antegrade Marknagelung, dann Verschraubung; Bennet et al. 1993) keine Hüftkopfnekrose.

Da es technisch einfacher ist, die Schenkelhalsschrauben um den bereits liegenden Nagel zu platzieren, kann dieser daher zuerst eingebracht werden, vorausgesetzt man hält die vorliegende Schenkelhalsfraktur für stabil genug, um beim Einbringen des Femurnagels nicht weiter zu dislozieren und behält sie beim Nageln im Auge (Bildwandler). Alternativ kann ein „dummy nail" zum Einsatz kommen.

In jedem Fall muss an die Dekompression des Hämarthros gedacht werden.

UFN mit Verschraubung in „Miss-a-nail"-Technik

Im Fall einer wenig verschobenen Schenkelhalsfraktur mit einer geschlossenen oder offenen Femurfraktur jeglicher Ausdehnung in den proximalen vier Fünfteln bei einem Patienten ohne schweres Thorax- oder Schädelhirntrauma ist im eigenen Vorgehen der ungebohrte Femurnagel mit Verschraubung des Schenkelhalses am proximalen Nagelende vorbei das Verfahren der Wahl. Ob hierzu das vorgesehene Miss-a-nail-Zielgerät verwendet wird oder die Verschraubung frei Hand unter Bildwandlerkontrolle erfolgt, ob kanülierte oder herkömmliche Schrauben verwendet werden, bleibt dem Operateur überlassen. Die zentrale Schraube läuft durch das proximale Verriegelungsloch des UFN.

Bei lateraler Schenkelhalsfraktur kommt auch die Spiralklinge infrage (Haas et al. 1995), wobei allerdings insbesondere bei jugendlich hartem Knochen die Gefahr besteht, die Fraktur beim Einschlagen der Spiralklinge zu distrahieren, so dass auf jeden Fall vorher eine Zugschraube zur Stabilisierung eingebracht werden muss.

Langer PFN

Ein langer PFN oder PFNA (Seite beachten!) ist ebenso wie ein Rekonstruktionsnagel eine stabile Alternative bei langem Schenkelhalsfragment (Ostermann und Henry 1994; Randelli et al. 1999).

DHS mit langer Seitplatte

Eine durchgeschobene DHS mit 12- oder 16-Loch-Seitplatte kann zum Rettungsanker bei engem Markraum werden. dies ist auch bei instabiler Schenkelhalsfraktur mit steilem Pauwels-Winkel zu überlegen. Die Hüftschraube sollte man nicht zu lang wählen, um mit der Kompressionsschraube interfragmentär komprimieren zu können.

Auch der gebohrt oder ungebohrt einzusetzende Expert Laterale Femurnagel bietet die Möglichkeit, zwei Schenkelhalsschrauben durch den proximalen, 10° nach lateral gewinkelten Nagelanteil einzubringen. Die Markraumeröffnung knapp lateral der Trochanterspitze ist leichter zu erreichen als die Fossa piriformis beim herkömmlichen Femurnagel. Allerdings ist auch hier die Seite zu beachten.

Alternativen

Ist die Nagelung kontraindiziert (schweres Thoraxtrauma), kann die Verschraubung des Schenkelhalses mit einer „biologischen" Plattenosteosynthese oder externen Fixation des Schaftes kombiniert werden.

Besonders bei Schaftfraktur im 3. bis 5. Fünftel ist die retrograde ungebohrte Femurnagelung die ideale Ergänzung zur Schenkelhalsverschraubung (Swiontkowski et al. 1984a).

Bei ausgeprägter Trümmerung und/oder schwerstem Weichteilschaden kann ein Fixateur externe mit Schanz-Schrauben im Schenkelhals und im distalen Hauptfragment verwendet werden.

Bei Kindern kommt statt der Platte alternativ eine elastische Nagelung der Schaftfraktur infrage.

Wird die Schenkelhalsfraktur mit Verzögerung entdeckt, ist eine operative Stabilisierung immer angezeigt.

5.6.4 Spezielle Situationen

5.6.4.1 Schenkelhalsfraktur bei M. Parkinson

Ein gut eingestelltes Parkinson-Syndrom spielt bei der Indikationsstellung keine wesentliche Rolle. Vorbestehender Tremor und Rigidität können sich allerdings durch Immobilisation verstärken, weshalb bei diesen Patienten besonderer Wert auf möglichst frühe Mobilisation gelegt werden sollte. Schlechte Einstellbarkeit spricht für prothetischen Ersatz (Hinchey und Day 1964).

5.6.4.2 Schenkelhalsfraktur bei Hemiplegie

Schenkelhalsfrakturen können durch Sturz beim apoplektischen Insult oder häufiger bei bereits bestehender Halbseitenlähmung vorkommen, wobei die Fraktur meist die gelähmte Seite betrifft (Ramnemark et al. 2000). Sind die neurologischen Ausfälle gering, folgt die Verfahrenswahl den genannten Richtlinien. Bei komplizierender Flexions-Adduktions-Kontraktur ist die Reposition schwierig und die Fixation gefährdet, die Prothese daher der bessere Weg. Um einer Prothesenluxation vorzubeugen, ist die Kopfprothese vorzuziehen, gleichzeitig ist eine Tenotomie der Iliopsoassehne oder Osteotomie der Spina iliaca anterior inferior zur Normalisierung der Spannungsverhältnisse zu erwägen.

5.6.4.3 Schenkelhalsfraktur bei M. Paget

Femurfrakturen bei Osteitis deformans stellen meist die Erstmanifestation der Erkrankung dar (Sim und Meznik 1990). Eine Schenkelhalsfraktur bei Pagetbefall des proximalen Femur weist eine Reihe von Besonderheiten auf (DeLee 1996):

- ausgeprägte Blutungsneigung in der vaskulären Phase der Erkrankung,
- unregelmäßige Knochenverdichtungen und -deformierungen in der sklerotischen Phase,
- mangelnde Frakturheilung in der sklerotischen Phase,
- Neigung zu Spontanfrakturen distal der Fixation oder des Prothesenschaftes.

Unverschobene Frakturen bei jüngeren Patienten sollten gedeckt mit kanülierten Schrauben oder DHS versorgt werden. Bei Frakturen mit Dislokation ist wegen der Pseudarthrosetendenz eine zementierte Totalprothese sinnvoller. Vorher muss durch eine Röntgenuntersuchung des gesamten Femur eine Deformität ausgeschlossen werden, die die Implantation eines Prothesenschaftes erschweren oder unmöglich machen kann, so dass ggf. eine Femurosteotomie mit Langschaftprothese zu planen ist.

5.6.4.4 Schenkelhalsfraktur nach Bestrahlung

Vor der Versorgung ist möglichst zu klären:

- Adäquates Trauma? (→ traumatische Schenkelhalsfraktur)
- Prodromalschmerz? (→ Fraktur als Bestrahlungsfolge)
- Röntgenübersicht, MRT? (→ Stressfraktur/Metastase/Tumorrezidiv/Hüftkopfnekrose)
- Weiteres Tumorwachstum an anderer Stelle? (Staging)

Bei ausgeheiltem Tumor folgt die Behandlung den o. g. Richtlinien, bei eingeschränkter Lebenserwartung ist die Wiederherstellung mit den einfachsten Mitteln anzustreben: Osteosynthese bei geringer Dislokation, Kopfprothese bei stärkerer Dislokation.

5.6.4.5 Schenkelhalsfraktur bei rheumatoider Arthritis

Patienten mit rheumatoider Arthritis weisen aufgrund langjähriger Steroidtherapie meist eine erhebliche Osteoporose auf, darüber hinaus sind sie durch Veränderungen an ihren Händen oft nicht in der Lage, Gehstöcke zu benutzen. Sie haben daher ein hohes Risiko eines Fehlschlags nach Osteosynthese und sollten daher mit einer (Total-)Prothese versorgt werden (Bogoch et al. 1991). Zum Ausschluss einer Instabilität der oberen HWS ist vor einer Intubationsnarkose eine entsprechende radiologische Abklärung erforderlich.

5.6.4.6 Schenkelhalsfraktur bei HPT

Die meist steil verlaufenden Schenkelhalsfrakturen im Rahmen eines Hyperparathyreodismus haben eine schlechte Heilungstendenz und sind daher eher endoprothetisch zu versorgen (Chalmers und Irvine 1988).

5.6.4.7 Schenkelhalsfraktur bei Dialysepatienten

Dislozierte Schenkelhalsfrakturen in dieser Gruppe sollten wegen hoher Komplikationsraten nach Osteosynthese besser mit Kopfprothese versorgt werden (Karaeminogullari et al. 2007).

5.6.5 Timing, Vorbereitung, Anästhesie

Der Operationszeitpunkt bei der Schenkelhalsfraktur wird bestimmt durch

- das Ziel: frühestmögliche Wiederherstellung der Mobilität;
- den Patienten: Vermeidung allgemeiner Komplikationen durch Vorbereitung;
- das gewählte Verfahren: Gelenkerhalt oder prothetischer Ersatz?

Die schnelle Wiedererlangung der präoperativen Bewegungsfähigkeit und Selbständigkeit soll insbesondere beim alten Menschen eine zunehmende Abhängigkeit und Pflegebedürftigkeit verhindern. Gleichzeitig mindert sie das Risiko für Thrombose und Embolie, Pneumonie und Dekubitus. Bei der prospektiven Beobachtung von 1000 hüftnahen Frakturen war die Letalität zwar am stärksten durch die präoperative Mobilität bedingt, andererseits ging aber auch ein Aufschub der Versorgung um 30 Stunden und mehr mit einer erhöhten Sterblichkeit einher (Holt et al. 1994). Bei Patienten über 64 Jahren mit zum Unfallzeitpunkt selbständiger Lebensführung fand sich eine 1-Jahres-Letalität von jeweils 15 % bei Operation am 1. bzw. 2. Tag nach Trauma und eine signifikante Erhöhung auf 21 % bei Aufschub um 3 oder mehr Tage (bei statistischer Elimination der übrigen Risikofaktoren). Ein Aufschub bedeutet also ein höheres Risiko unabhängig von Zahl und Schwere der Begleiterkrankungen. Hamlet et al. (1997) fanden nach Operation innerhalb

24 Stunden eine Letalität von 20 % gegenüber 50 % nach späterer Operation. Bei gesünderen Patienten führte der Aufschub sogar zu einer Erhöhung der Sterblichkeit um das 4,5fache.

Die meisten Patienten mit Schenkelhalsfrakturen bieten bei Aufnahme noch die besten Voraussetzungen für einen operativen Eingriff. Wenn aber die Zeit bis zur Operation genutzt werden kann, um risikoerhöhende Allgemeinerkrankungen zu behandeln, die innerhalb weniger Tage zu bessern sind, trägt dies zur Senkung von Komplikationsrate, Aufenthaltsdauer und Letalität bei (Zagrodnick und Kaufner 1990).

Typische Konstellationen sind hierbei:
- entgleister Diabetes mellitus,
- Exsikkose,
- Lungenstauung bei Herzinsuffizienz (nicht: Pneumonie!),
- Marcumarisierung.

In der Zeit bis zur Operation wird das betroffene Bein in leichter Flexion und Außenrotation auf einer Schaumstoffschiene gelagert und für eine ausreichende Analgesie gesorgt. Extensionen bringen weder subjektiv (Schmerzlinderung) noch objektiv (Reposition der Fraktur) im Vergleich zur Lagerung einen Vorteil (Needoff et al. 1993; Resch und Thorngren 1998), können aber den intrakapsulären Druck erhöhen (Bonnaire et al. 1998).

Das bei Patienten mit Schenkelhalsfrakturen erhöhte Risiko für Atemwegs-, Wund- und Harnwegsinfekte wird durch ein staphylokokkenwirksames Antibiotikum, verabreicht über 12–24 Stunden (z. B. 2-mal 1 g Cefotiam), signifikant gesenkt (Hoffman et al. 1997).

5.6.5.1 Osteosynthese

Zusätzlich zu den bereits genannten Gesichtspunkten ist beim hüfterhaltenden Vorgehen die notfallmäßige Versorgung angezeigt, um die Hüftkopfdurchblutung möglichst zu erhalten bzw. wiederherzustellen (s. Abschn. 5.2.3). Braun et al. (1991) fanden bei dislozierten Frakturen (Garden III/IV) Hüftkopfnekrosen fast ausschließlich bei Versorgung später als 6 Stunden nach Trauma. Auch die funktionellen Ergebnisse sprachen für eine rasche Operation der dislozierten Frakturen: Höchstens leichte Schmerzen und keine Behinderung hatten 50 % der früher und 13 % der später als 6 Stunden operierten Patienten. Bei der Osteosynthese von 494 Schenkelhalsfrakturen fanden Manninger et al. (1989) signifikant weniger Hüftkopfnekrosen bei Versorgung innerhalb 6 Stunden (11 %) als nach späterer Operation (40 %). Kuner et al. (1995) setzten die Grenze bei 24 Stunden und fanden Hüftkopfnekroseraten von 22 % (früh) versus 31 % (spät) ($p<0,01$; Bonnaire et al. 1993).

Empfehlung zum Timing
- Die Osteosynthese der intrakapsulären Schenkelhalsfraktur ist zur Vermeidung einer Hüftkopfnekrose ohne Abwarten der Nüchternheitsgrenze möglichst innerhalb von 6 Stunden nach Trauma als Notfall durchzuführen.
- Transzervikale Frakturen junger Polytraumatisierter sind unmittelbar nach den lebensrettenden Eingriffen im Rahmen der Primärversorgung zu versorgen.
- Muss die Versorgung aus organisatorischen, personellen oder anästhesiologischen Gründen aufgeschoben werden, soll der Hämarthros unter sterilen Kautelen und Bildwandlerkontrolle (alternativ Sonographie) aspiriert und das Bein in Entlastungsstellung (s. oben, S. 110) gelagert werden.

Die Realität in Deutschland ist allerdings noch weit von diesen Forderungen entfernt. Nur 50 % aller zwischen 1993 und 1997 in einer bestimmten Region behandelten Schenkelhalsfrakturen bei Patienten bis 55 Jahren wurden am Aufnahmetag verschraubt, offensichtlich mangels geeigneter personeller Ausstattung (Smektala et al. 1999).

5.6.5.2 Prothese

Aus den o. a. Gründen erfolgt die prothetische Versorgung im nächsten Routineprogramm, auch am Wochenende, sofern nicht ernsthafte Begleiterkrankungen in Zusammenarbeit mit den Anästhesisten und den anderen zuständigen Fachdisziplinen kurzfristig zu bessern sind.

5.6.6 Technik

Die Technik ist die Anstrengung, Anstrengung zu vermeiden. (José Ortega y Gasset)

5.6.6.1 Osteosynthese (Zugschrauben, DHS)

Die Osteosynthese einer medialen Schenkelhalsfraktur ist eine verantwortungsvolle Aufgabe, von deren exakter Durchführung das Ergebnis wesentlich mitbestimmt wird.

> Bad results of hip nailing are the results of bad nailing. (Lloyd 1938)

5.6.6.2 Lagerung

Der Extensionstisch erlaubt eine schonende Reposition der Schenkelhalsfraktur und eine intraoperative Bildwandlerkontrolle in 2 Ebenen ohne die Gefahr, durch Bewegen des Beines die Stellung der Fragmente zu verändern. Wir benutzen ihn daher routinemäßig für alle Osteosynthesen des Schenkelhalses. Auch die offene Reposition ist möglich, der Umstieg auf eine Prothese erfordert allerdings erneutes Abdecken nach temporärem Wundverschluss.

Bei jeder Lagerung des anästhesierten Patienten ist darauf zu achten, die Fragmentstellung nicht zu verschlechtern, insbesondere eingestauchte Frakturen nicht zu lösen.

Der gleichseitige Fuß wird nach Polsterung in eine Ledermanschette fest eingespannt und mit kreuzweise geführten Touren einer elastischen Binde zusätzlich gegen Herausrutschen gesichert. Nach gleichem Vorgehen auf der Gegenseite wird das unverletzte Bein so weit abduziert, dass der C-Bogen zur axialen Bildwandlerkontrolle problemlos in die Horizontale durchgeschwenkt werden kann. Wird dies durch eine Adduktionskontraktur der unverletzten Hüfte verhindert, kann eine perkutan durchgeführte Adduktorentenotomie erforderlich werden. Der das verletzte Bein haltende Längsträger muss parallel und medial vom Oberschenkel verlaufen, um die a. p.-Durchleuchtung nicht zu erschweren. Vor der Hautdesinfektion muss der gegenhaltende Pfosten mit einem Tuch umlegt werden, um ein Eindringen von Desinfektionsmittel mit nachfolgenden Verbrennungen in der Leiste zu verhindern.

Checkliste Lagerung

- **Cave:** Lösung eingestauchter Frakturen!
- Extensionstisch
- Füße zuverlässig fixieren
- C-Bogen frei schwenkbar, kein röntgendichtes Hindernis
- Haut gegen Verbrennungen sichern

Reposition

Die möglichst perfekte Einrichtung der Fraktur ist sowohl für die Stabilität als auch für die Vitalität des Hüftkopfes entscheidend. Von allen durch den Operateur beeinflussbaren Faktoren ist dieser der wichtigste für die Prognose des Hüftgelenks (s. oben, S. 125).

Nachdem das Becken durch Zug und Innenrotation des nicht betroffenen Beines fixiert wurde, kann man in der Regel unter kontrolliertem Zug die Verkürzung und durch Innenrotation die Antekurvation der Fraktur ausgleichen. Eine Distraktion der Fragmente ist strikt zu vermeiden, um keinen zusätzlichen Gefäßschaden zu setzen. Steht der Schenkelhals gegenüber dem Hüftkopf noch zu ventral, öffnet man die Fraktur noch einmal durch Außenrotation und wiederholt die Innenrotation unter gleichzeitigem manuellem Druck auf die Leiste. Der Druck auf den Schenkelhals muss u. U. beim Einsetzen der provisorischen Kirschner-Drähte oder des Zielbohrdrahtes wiederholt werden.

Steht der Hüftkopf zu steil im Valgus, genügt es meist, den Zug zu reduzieren. Bei Varusdislokation wird dagegen kräftiger gezogen und Druck von lateral auf den Trochanter major ausgeübt. Gelegentlich muss das Bein hierzu auch abduziert werden.

In der a. p.-Bildwandlerkontrolle sollte der Schenkelhals entweder vollkommen anatomisch stehen oder der Hüftkopf in leicht (!) valgisierter Stellung eingestaucht sein, die inferiore Kortikalis des Hüftkopffragmentes ist dabei lateral der Schenkelhalskortikalis verhakt (s. Abb. 5.13). In der axialen Projektion muss der Kopf-Hals-Übergang zwei symmetrisch S-förmig gekrümmte Linien beschreiben. Bei jeder Abweichung sind beide Linien gestört und nicht mehr symmetrisch (Abb. 5.22).

Lässt sich durch Zug, Rotation und ggf. Abduktion keine akzeptable Stellung erreichen, kann man das Leadbetter-Manöver (Leadbetter 1938) versuchen (Abb. 5.23): In 90° Flexion und leichter Adduktion wird der Oberschenkel innenrotiert und unter anhaltendem Zug in Abduktion und dann Extension überführt (Abb. 5.24 und 5.25). Hierbei ist Vorsicht nötig, um den Hüftkopf nicht weiter zu devaskularisieren, weshalb alternativ die offene Reposition mit einem stumpfen Instrument (Raspatorium) über einen anterolateralen Zugang zu überlegen ist (Abb. 5.26). Hierzu empfiehlt es sich, auf die Extension zu verzichten. Unter Zug und Außenrotation wird damit die Fraktur desimpaktiert, der Hüftkopf über den ventral vorstehenden Rand des Schenkelhalses aus seiner Dorsalabweichung hervorgehebelt und durch erneute

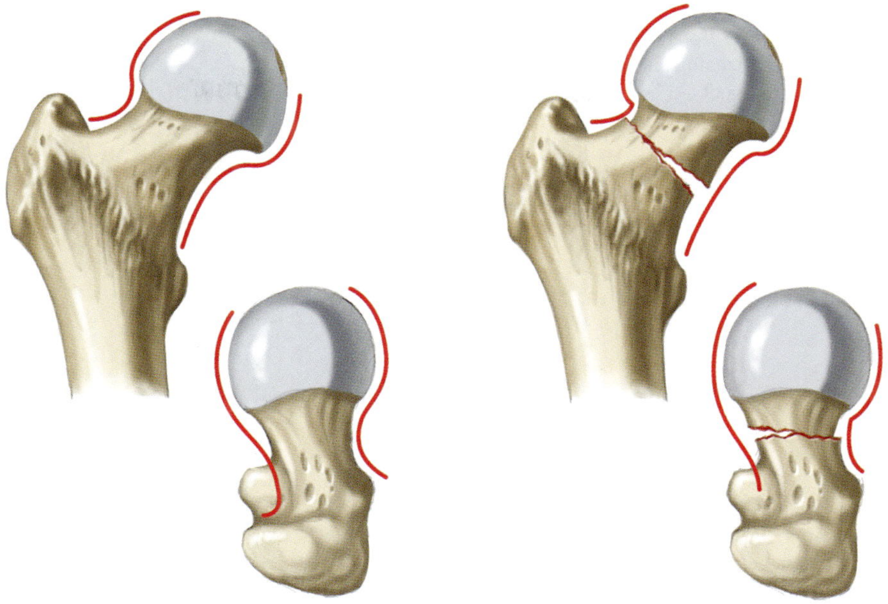

Abb. 5.22 Bei korrekter Stellung bildet der Kopf-Hals-Übergang in jeder Projektion symmetrische S-Kurven, der Kopf sitzt auf dem Hals wie eine gut platzierte Eiskugel auf dem Hörnchen (*links*); jeder winkelförmige Übergang stellt eine Dislokation dar. (*rechts*; Lowell 1980)

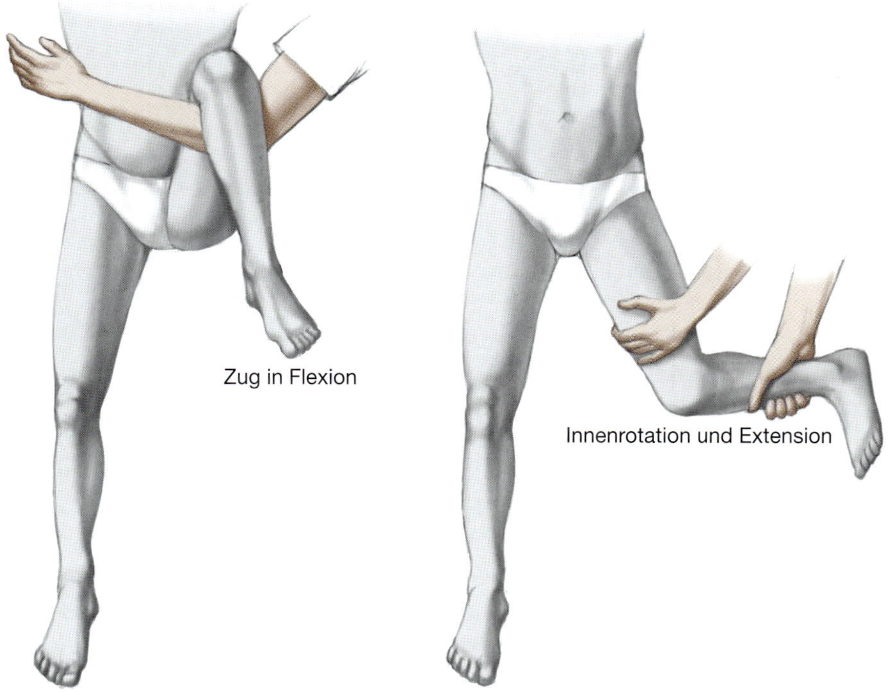

Abb. 5.23 Einrichtung einer medialen Schenkelhalsfraktur nach Leadbetter (s. Text)

Innenrotation auf den Schenkelhals gestellt. Nach provisorischer Retention mit einem kräftigen Bohrdraht erfolgt die Bildwandlerkontrolle in 2 Ebenen. Steht der Patient altersmäßig an der Grenze zur Prothese, ist diese der offenen Reposition vorzuziehen.

Nach der Reposition versucht man, durch geringfügiges Nachlassen der Extension die Fragmente einzustauchen. Kommt es zur Redislokation, wird diese Aktion nach erneutem Zug und Einbringen der ersten Schraube wiederholt. Um die Stellung beurteilen zu können, ist ein Bildwandler mit guter Auflösung und ausreichendem Kontrast erforderlich.

Der Schlitten der Extensionseinrichtung sollte vor dem Abdecken in einer Mittelposition stehen, so dass

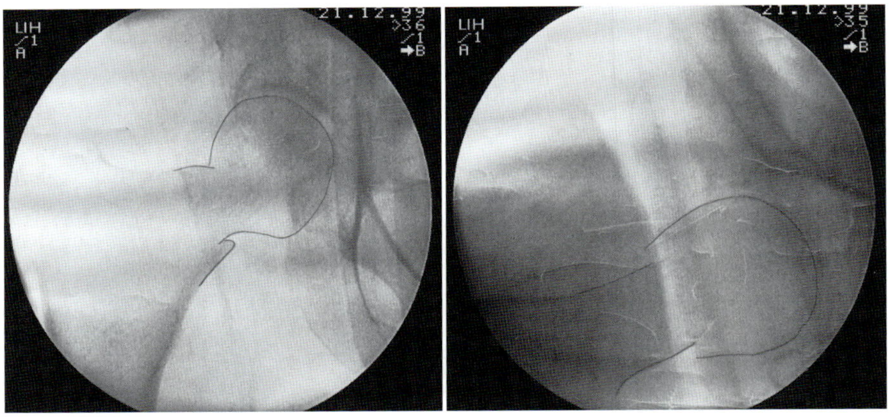

Abb. 5.24 In beiden Ebenen deutlich sichtbarer Rotationsfehler nach Einrichtung durch Zug und Innenrotation

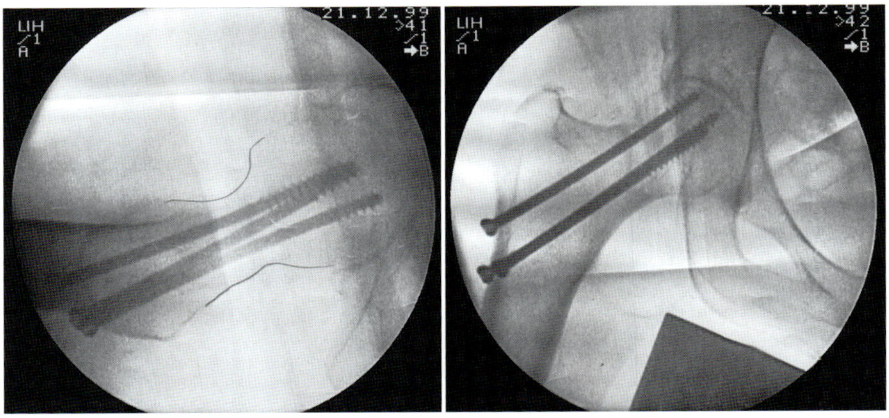

Abb. 5.25 Nach Leadbetter-Manöver und Verschraubung anatomischer Kopf-Hals-Übergang in beiden Ebenen

der Zug intraoperativ durch Betätigung der Kurbel problemlos sowohl verstärkt als auch nachgelassen werden kann, ohne die gesamte Konstruktion zu ändern.

Da eine Aspiration den erhöhten intrakapsulären Druck wirksam entlasten kann (Strömqvist et al. 1985), kann man nun unter sterilen Bedingungen und a.p.-Bildwandlerkontrolle mit einer langen Kanüle (1er) das Hüftgelenk von ventral auf Höhe der Fraktur punktieren und den Hämarthros absaugen. Man gewinnt selten mehr als einige Milliliter. Der Zugang kann sich dann allein nach der Osteosynthese richten und bei entsprechender Methode kleiner und weiter kaudal angelegt werden als wenn man die ventrale Kapsel inzidieren müsste, was bei gestrecktem und innenrotiertem Oberschenkel etwas mühsam sein kann.

Checkliste Reposition

- Kontrollierter Zug und Innenrotation, evtl. Abduktion, direkter Druck
- Ziel: anatomische Stellung (axiale Durchleuchtung!)
- Bei Valguseinstauchung wird diese belassen, sie wird aber nicht angestrebt
- Reposition stabil? (Zug nachlassen)
- Reposition unbefriedigend: Leadbetter-Manöver
- Reposition gelingt nicht: offen reponieren oder Prothese

Zugang

Die Länge des lateralen Zugangs bemisst sich nach dem Implantat und der Stärke der Weichteile. Wegen der Antetorsion des Schenkelhalses liegt der Zugang etwas dorsal der Oberschenkelmitte, die Bohrrichtung steigt zur Körpermitte hin leicht an. Nach Spaltung des Tractus iliotibialis wird die Faszie des M. vastus lateralis dorsal scharf inzidiert und der Muskel auf einer kurzen Strecke mit dem stumpfen Raspatorium

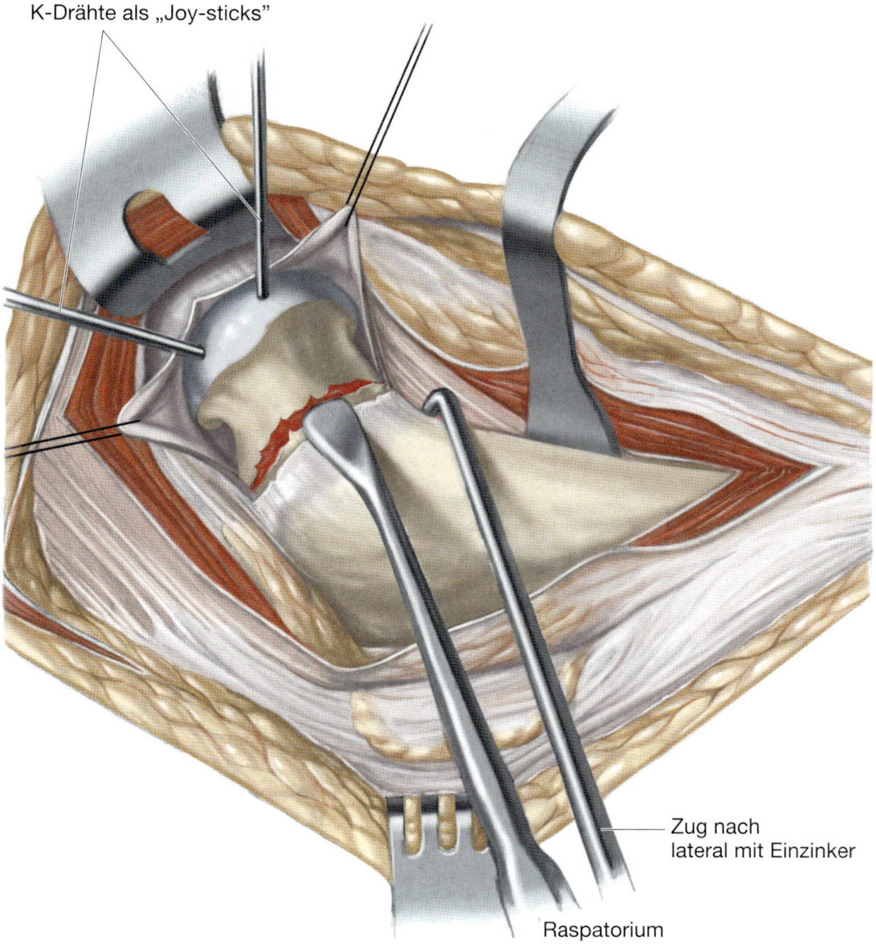

Abb. 5.26 Offene Reposition von ventral: Eingehen mit dem raspatorium unter Außenrotation und ggf. Lateralisation des proximalen Femurs; ein hypermobiler Hüftkopf muss u. U. mit Kirschner-Drähten gehalten bzw. manipuliert werden

so vom Septum intermusculare abgehoben, dass perforierende Gefäße vor ihrer Durchtrennung koaguliert werden können. Bevorzugt man die Dekompression des Hämarthros per Kapselinzision, so wird diese jetzt ausgeführt, um sie später nicht zu vergessen (s. oben). Alternativ können sowohl konventionelle als auch kanülierte Schrauben perkutan über Stichinzisionen eingebracht werden, deren Lokalisation unter a.p.-Bildwandlerkontrolle mit einem geraden Instrument festgelegt wird.

6,5-mm-Spongiosaschrauben

Die klassische, im eigenen Vorgehen bevorzugte Methode ist die Osteosynthese mit 3 AO-Spongiosaschrauben 6,5 mm, die unter Verwendung des 130°-Zielgerätes der AO oder frei Hand erfolgen kann. Die Anordnung der Schrauben kann hierbei an die individuelle Anatomie angepasst werden, indem sie z. B. bei weitem Schenkelhals möglichst weit voneinander entfernt eingebracht werden, um die Rotationsstabilität und die Kompression zu erhöhen (s. S. 125). Ein weiterer Vorteil ist der im Vergleich zu kanülierten Schrauben kleinere Kerndurchmesser mit entsprechend tieferem Gewinde, das eine höhere Ausreißkraft ergibt (Gewindeformfaktor, s. S. 123).

Nach korrekter Reposition kann ein Kirschner-Draht ventral über den Schenkelhals geschoben und im Hüftkopf verankert werden, um die Antetorsion des Schenkelhalses zu erfassen.

Möchte man die Fraktur noch etwas mehr valgisieren, beginnt man mit einer kranialen Schraube und zieht diese an, bevor die übrigen Schrauben gesetzt werden. Nach korrekter Positionierung eines langen 3,2-mm-Bohrers unter Bildwandlerkontrolle in 2 Ebenen und

Längenmessung (über 90 mm Schätzung) wird eine 6,5-mm-Spongiosaschraube eingebracht. Im Zweifel entscheidet man sich für eine längere Schraube, da die Schraubenspitzen maximal 5 mm vom Gelenk entfernt enden sollten (s. oben, S. 127). Die Gewindelängen sind so zu wählen, dass das Gewinde komplett jenseits des Frakturspaltes liegt, da sonst keine Kompression zustande kommt. Bei den meisten Erwachsenen können dennoch zumindest 1 oder 2 Schrauben mit 32-mm-Gewinde eingesetzt werden (Zilch und Naseband 1980), die eine bessere Ausreißkraft haben als 16-mm-Gewinde (Woischke 1985). Bei hartem Knochen überbohrt man die laterale Femurkortikalis jeweils mit dem 4,5-mm-Bohrer, um die Spongiosaschraube problemlos eindrehen zu können.

Die computergestützte Verschraubung erbringt eine bessere Schraubenlage und signifikant weniger Komplikationen (Liebergall et al. 2006).

Gewindeschneiden beschränkt sich in jedem Fall auf die laterale Kortikalis, um den Schraubenhalt im Hüftkopf nicht zu mindern (s. oben, S. 124).

Aufbohren und Implantation erfolgen für die einzelnen Schrauben jeweils hintereinander, da es beim Eindrehen der Schrauben noch zu geringen Verschiebungen der Fragmente kommen kann. Bei weichem Knochen verhindern 13-mm-Unterlagscheiben das Einsinken der Schraubenköpfe. Erst nachdem alle Schrauben korrekt eingebracht sind, lässt man die Extension nach und zieht die Schrauben unter Bildwandlerkontrolle abwechselnd an.

Hat man bei der Positionierung der Schrauben Schwierigkeiten, sollte man erneut die Reposition überprüfen.

Bei Trümmerung des dorsalen Schenkelhalses kann durch Verwendung von 4 statt 3 Schrauben die Stabilität signifikant gesteigert werden (Kauffman et al. 1999).

Interessanterweise kann durch die Verwendung von Unterlagscheiben die Redislokationsrate erheblich gesenkt werden (Zlowodzki et al. 2005).

Checkliste Schenkelhalsverschraubung
- Drei 6,5-mm-Spongiosazugschrauben
- Möglichst weit voneinander entfernt (Rotationsstabilität)
- Parallel (Sinterung)
- Kaudale und dorsale Schrauben der Kortikalis aufliegend („cortical support")

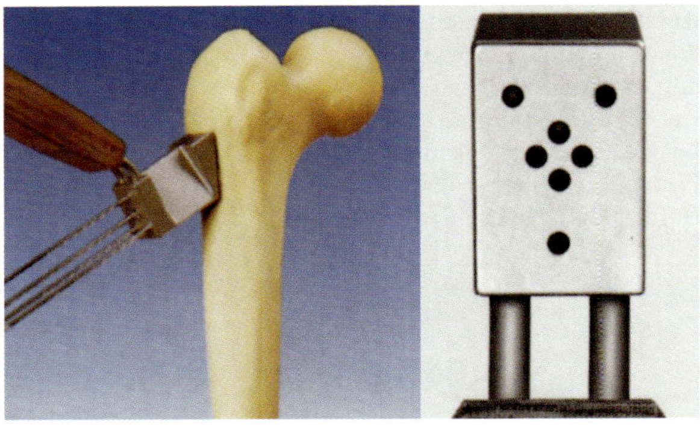

Abb. 5.27 Zielgerät für kanülierte Schrauben. (Synthes 1999)

- Bis 5 mm unterhalb Gelenkfläche (Haltekraft)
- Möglichst 32-mm-Gewinde (Haltekraft)
- Kraniale Schraube zuerst (Zuggurtung)
- Alternativ DHS + Antirotationsschraube

Kanülierte Schrauben

Als Alternative kommen die großen durchbohrten Spongiosaschrauben mit einem Außendurchmesser von 7 mm und einem Kerndurchmesser von 4,5 mm sowie einer Bohrung von 2,1 mm zur Anwendung, einzubringen über einem gewindetragenden 2,0-mm-Führungsdraht. Die Schraubenlängen reichen von 30 mm in 5-mm-Schritten ansteigend bis 130 mm Länge, jeweils mit 16 und 32 mm Gewindelänge. Man benötigt zusätzlich kanülierte Bohrer und Schraubendreher.

Das Zielgerät (Abb. 5.27) besitzt 7 parallele Löcher. Die 4 inneren Löcher sind im Rechteck angeordnet und dienen der Feinkorrektur des Zielgeräts, falls der erste Zielbohrdraht nicht exakt zentral eingebracht wurde. Hat man diesen durch das kaudalste der inneren Löcher eingebohrt und liegt er etwas zu kranial, kann das Zielgerät entfernt und durch das kranialste Loch wieder aufgesetzt werden. Hierdurch kommen dann die durch die 3 äußeren Löcher einzubringenden Zielbohrdrähte für die Schrauben in die optimale Position. Entsprechendes gilt für die Positionierung in der Frontalebene (dorsal/ventral). Die kaudalen Schrauben sollten aus biomechanischen Gründen („cortical support") auf der inferioren Schenkelhalskortikalis aufsitzen.

▶ **Cave:** Immer frische 230-mm-Zielbohrdrähte verwenden! Verklemmung bei verbogenem Draht und/

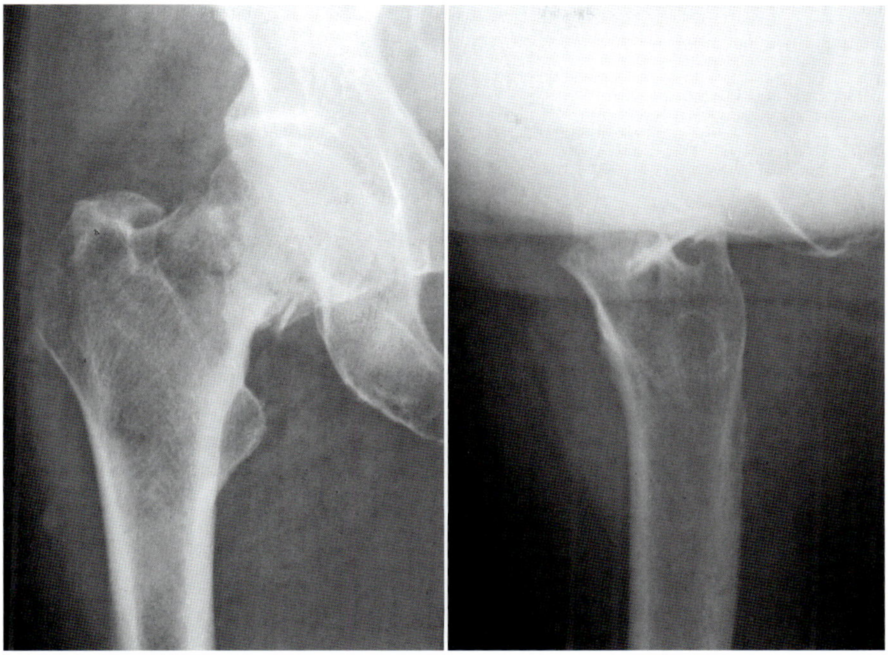

Abb. 5.28 I.T., 64 Jahre, mediale Schenkelhalsfraktur Stadium Garden III: deutliche Abknickung des Hüftkopfes nach dorsal und Trümmerung der inferioren Kortikalis

oder Abbrechen bei Beschädigung! Zielbohrdrähte nie kürzen! Direkte Längenmessung sonst unmöglich! Draht biegt sich beim Einbohren: cave Auflaufen des Bohrers, Abbrechen von Bohrer und Draht möglich! Neu bohren mit hoher Drehzahl und langsamem Vorschub. Gegebenenfalls Zielbohrdraht entfernen und das Loch mit dem (steiferen) Bohrer vervollständigen. Beim Bohren, Gewindeschneiden, Verschrauben ständige Bildwandlerkontrolle: cave Verklemmung des Bohrers mit konsekutivem Vorschieben des Zielbohrdrahtes ins kleine Becken (Siegel et al. 2001)!

Alle Zielbohrdrähte werden bis unmittelbar unter die Hüftkopfkortikalis vorgeführt und bei korrekter Position (Bildwandlerkontrolle in 2 Ebenen) der zentrale Zielbohrdraht und das Zielgerät entfernt. Der Messstab wird über jeden einzelnen Zielbohrdraht geführt und durch Subtraktion von 5 mm die Schraubenlänge und von 10 mm die Bohrtiefe bestimmt.

Das Aufbohren erfolgt langsam und ohne übermäßigen Druck, man lässt sich vom Zielbohrdraht leiten. Trifft man beim Bohren auf einen unerwarteten Widerstand, kann dies an einem verbogenen Zielbohrdraht liegen, der dann ausgetauscht werden muss. Beim Herausziehen lässt man den Spiralbohrer vorwärts laufen und vermeidet Verkantungen, damit der Zielbohrdraht in situ verbleibt.

Fehlender Blutaustritt aus der Kanülierung lässt übrigens mit hoher Wahrscheinlichkeit eine Hüftkopfnekrose erwarten (Cho et al. 2007)!

DHS

Entscheidet man sich für eine winkelstabile Fixation mit DHS, so ist eine 2-Loch-Lasche ausreichend, sofern nicht ein ausgeprägter Knochenabbau einen Ausriss vom Schaft befürchten lässt (Abb. 5.28 und 5.29). Eine 135°-Lasche ist vorzuziehen, da bei anatomischer Reposition und Verwendung des 150°-Winkels der Schraubenkopf in der Regel im kranialen Hüftkopf zu liegen käme. Der Zugang reicht etwas weiter nach distal als bei der reinen Verschraubung, ist ansonsten mit diesem identisch. Um eine Rotation des Hüftkopfes sicher zu vermeiden, ist das Kopffragment temporär durch 2–3 möglichst weit voneinander entfernte 2,5-mm-Gewindebohrdrähte zu sichern, die über das Gelenk hinweg im Azetabulum verankert werden (Abb. 5.30; Rau et al. 1982). Aus demselben Grund wird auch die Antirotationsschraube zuerst eingebracht. Um einen möglichst weiten Abstand zwischen Antirotationsschraube und DHS zu erzielen, sollte man die DHS möglichst kaudal ansetzen, ohne allerdings die kaudale Schenkelhalskortikalis zu verletzen. Das Drehmoment erreicht sein Maximum, wenn die Schraubenspitze das Ende des Bohrkanals erreicht (Kutscha-Lissberg et al. 2001). Bei dichtem

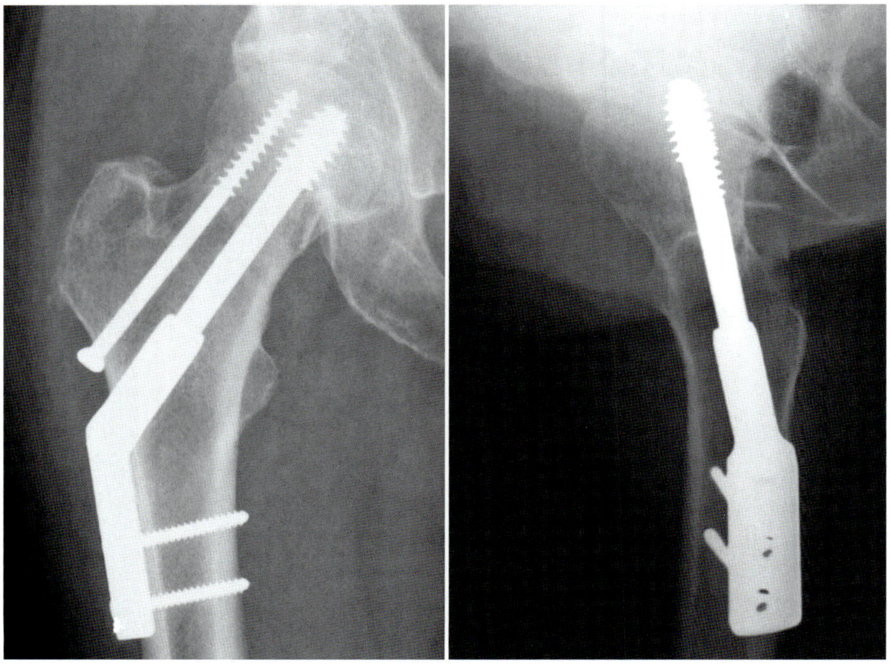

Abb. 5.29 I.T., 64 Jahre, mediale Schenkelhalsfraktur Stadium Garden III: Versorgung mit DHS und Antirotationsschraube

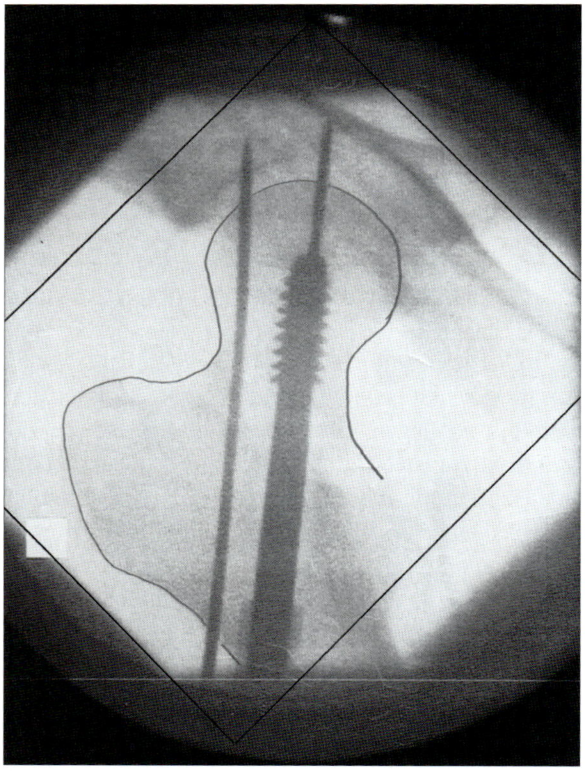

Abb. 5.30 sicherung des kopffragments durch Kirschner-Drähte

Knochen wählt man daher die Schraube eher kürzer und schneidet das Gewinde vor. In jedem Fall muss, sobald die Hüftschraube das Kopffragment erreicht, das weitere Eindrehen vorsichtig und ruckfrei unter kontinuierlicher Bildwandlerkontrolle erfolgen.

▶ **Cave:** Rotation des Hüftkopfes beim Eindrehen der DHS!

Die Verwendung der Kompressionsschraube in der DHS ist fakultativ, sie sollte jedoch nur vorsichtig unter Bildwandlerkontrolle angezogen werden, um ein Ausreißen aus dem Kopf zu vermeiden. Hierzu muss die Hüftschraube entsprechend kurz gewählt werden, da sonst kein Zug zustande kommt.

Hüftkopferhaltende Versorgung medialer Schenkelhalsfrakturen

Diese umfasst 3 Schritte:

- Notfallmäßige, schonende, anatomische Reposition
- Dekompression des Hüftgelenks durch Punktion oder Kapselinzision
- Fixation mit drei möglichst weit auseinander liegenden, parallelen, der Schenkelhalskortikalis aufliegenden 6,5-mm-Spongiosaschrauben, deren Spitzen 5 mm unterhalb der Gelenkfläche verankert werden (alternativ mit DHS + Antirotationsschraube)

5.6.6.3 Endoprothetik

Lagerung

Die endoprothetische Versorgung von Schenkelhalsfrakturen führen wir in Rückenlage durch, wobei das Gesäß auf der betroffenen Seite durch Unterlegen eines Kissens leicht angehoben wird. Der gleichseitige Arm wird hochgebunden, das gegenseitige Bein leicht abgesenkt, das Becken gegenüber der Fraktur abgestützt.

Zugang

Im eigenen Vorgehen hat sich der transgluteale Zugang nach Bauer (Bauer et al. 1986) bewährt. Gegenüber dem hinteren Zugang ist die Beurteilung der Pfannenorientierung einfacher und das Risiko der Prothesenluxation geringer, da die dorsale Kapsel erhalten bleibt (Kenzora et al. 1998). So fanden Chan und Hoskinson (1975) 1 % Prothesenluxationen nach anteriorem Zugang und 14 % nach posteriorem Zugang. Dagegen konnten Hudson et al. (1998) in einer neueren Studie zwischen den Zugängen keinen Unterschied in Komplikationsrate, Revisionsrate oder funktionellem Ergebnis feststellen.

Nach Spaltung des Tractus iliotibialis in Faserrichtung wird mit dem elektrischen Messer die ventral des Trochanter major liegende Verbindungsschicht zwischen M. gluteus medius und M. vastus lateralis unmittelbar am Knochen abgelöst und schrittweise mit scharfen Haken angehoben. Im Idealfall bleibt diese Verbindung zwischen beiden Muskeln erhalten und kann beim Verschluss wieder adaptiert werden. 1–2 cm weiter medial stößt man auf eine Verschiebeschicht, die mit einem stumpfen Raspatorium erweitert wird. Nach digitaler Lokalisation des Hüftkopfes führt man einen breiten Hohmann-Hebel nach medial möglichst bis an den ventralen Pfannenrand.

Im Anschluss an den Gelenkersatz wird der Zugang über 3 Redondrainagen durch Adaptation von Muskulatur, Traktus und Haut verschlossen.

Duokopfprothese

Die ventrale Gelenkkapsel wird im eigenen Vorgehen exzidiert, sie kann auch inzidiert und später wieder verschlossen werden. Das Labrum kann belassen bleiben, wenn man daran denkt, dass es bei der Reposition interponieren kann. Nach Einführen jeweils eines schmalen Hohmann-Hebels kranial und kaudal um den Schenkelhals wird der Schenkelhalsrest mit oszillierender Säge abgetragen und der Kopf mit Extraktor und Luxationslöffel aus der Pfanne entfernt. Dies sollte gefühlvoll und langsam geschehen, da ein zerbrochener Hüftkopf nicht mehr gut zu vermessen ist. Mit dem Finger ist sorgfältig nach weiteren Schenkelhalsfragmenten zu suchen; diese müssen komplett entfernt werden, um nicht bei der Reposition zu interponieren. Gleichzeitig ertastet man den Abstand zum Trochanter minor, der eine Fingerbreite betragen sollte. Ist er wesentlich weiter, wird nachreseziert, ist er deutlicher knapper, lässt man den Schaft beim Zementieren im Verhältnis etwas weiter vorstehen.

Der Hüftkopfdurchmesser wird mit der Schiebelehre in 2 Ebenen ausgemessen und ein Außenkopf entsprechender Größe ausgewählt. Ein zu großer Prothesenkopf führt zu Schwierigkeiten bei der Reposition und später zu äquatorialem Kontakt mit erhöhter Reibung, reduzierter Beweglichkeit und Schmerzen, u. U. sogar zur Prothesenluxation. Ein zu kleiner Kopf hingegen verursacht durch Spitzendrücke im polaren Kontaktbereich Pfannenerosion und -protrusion. Im Zweifel nimmt man den kleineren Prothesenkopf, um bei der Reposition keine Probleme zu bekommen. Ist der Hüftkopf zerstört und nicht mehr messbar, kann die Weite des Azetabulums mit Probierpfannen aus dem TEP-Sieb bestimmt werden, wenn keine Probierköpfe zur Verfügung stehen. Im Übrigen ist auch die Bestimmung des Hüftkopfdurchmessers auf dem präoperativen Röntgenbild mithilfe der Millimetereinteilung der Prothesenschablone sehr zuverlässig.

Im Lotussitz wird der Femurmarkraum mit dem kleinen scharfen Löffel sondiert, um die Richtung für die Formraspeln festzulegen. So ist eine laterale Perforation mit folgender Fehlimplantation am ehesten zu vermeiden. Mit Formraspeln ansteigender Größe wird der Markraum bis zum Formschluss erweitert. Hierbei orientiert man sich an der präoperativ am Röntgenbild mittels Schablone bestimmten Prothesengröße. Um den Schaft in der korrekten Antetorsion einzubringen, ist auf eine horizontale Position des Unterschenkels zu achten. Nach Einführen einer Spongiosaplombe aus dem Kopf als Zementstopp und gründlicher Spülung des Markraums wird eine Geradschaftprothese einzementiert. Zementfreie Schäfte sind weniger geeignet (Dorr et al. 1986; Gebhard et al. 1992). Man wählt einen Innenkopf passender Halslänge, bei veralteter Schenkelhalsfraktur mit länger bestehender Beinverkürzung eher einen kurzen Hals. Während der Zement aushärtet, setzt man den Bipolarkopf zusammen. Die Pfanne wird noch einmal auf Interponate kontrolliert und der Duokopf unter deutlich wahrnehmbarem Schnappen in das Azetabulum reponiert.

Die Kopfprothese lässt sich intraoperativ nicht reponieren oder luxiert:

- Laterale Kapselinterposition oder zu kräftiges Lig. teres: nachresezieren
- Spannung zu hoch: Kopf kürzerer Halslänge
- Prothesenkopf zu groß (kein satter Sitz): kleinerer Kopf
- Dysplastische Pfanne: Umstieg auf TEP (evtl. mit Schnapppfanne)

Die Stabilität des Kunstgelenkes wird durch Zug am Bein (Teleskopieren, normal 0–0,5 cm) und Durchbewegen in allen Ebenen überprüft, insbesondere muss eine posteriore Instabilität in weitest möglicher Flexion, Adduktion und Innenrotation ausgeschlossen werden.

Nach Wundverschluss und Entfernung der Abdeckung Überprüfung von Durchblutung, Torsion und Beinlänge.

Totalprothese

Im eigenen Vorgehen wird eine zementfrei implantierte, sphärische, titanbeschichtete PE-Pfanne mit 2 Zapfen und zusätzlicher Schraubenverankerung verwendet.

Sowohl der Kopf- als auch der Totalersatz lassen sich mit zementierten oder zementfrei verankerten Schäften verwirklichen. In der hier interessierenden Altersgruppe hat die zementierte Technik den Vorteil der sofortigen Vollbelastung und z. T. signifikant besserer Ergebnisse bezüglich Schmerzfreiheit und Gehfähigkeit (Emery et al. 1991; Kenzora et al. 1998; Lo et al. 1994). Wird der Zement unter Vakuum angerührt, lassen sich Oxygenierungsstörungen und Letalität deutlich reduzieren (Leidinger et al. 2002).

5.6.7 Postoperative Therapie

- Lagerung auf flacher Schaumstoffschiene, Analgesie nach festem Schema, evtl. O_2-Gabe.
- Am Abend des Operationstages erneute Überprüfung von Durchblutung, Motorik und Sensibilität sowie der Drainagen.
- Thromboseprophylaxe mit niedermolekularem Heparin, ausreichend Flüssigkeit.
- Bei verzögerter Mobilisation Dekubitusprophylaxe: Wechsellagerung, Spezialmatratze oder -bett.
- Röntgenkontrolle nach Entfernung der Drainagen am 2.–3. postoperativen Tag, anschließend
- Mobilisation an 2 Gehstöcken oder im Gehwagen unter krankengymnastischer Anleitung, bei Osteosynthese unter Teilbelastung mit 15 kg für 6 Wochen, nach Prothese unter Vollbelastung. Besonderes Augenmerk ist auf eine Kräftigung der Außenrotatoren zu legen, um das häufige Trendelenburg-Hinken zu minimieren.
- Beinlängendifferenz mit Brettchenmethode ausmessen und ggf. ausgleichen.

▶ **Cave:** Präoperative Exsikkose und okkulter Blutverlust

- Prä- und intraoperativer Blutverlust werden unterschätzt (Foss und Kehlet 2006)
- Perioperative Gabe von Kristalloidlösung demaskiert Hämoglobinmangel
- Unerwartet starker, protrahierter Hb-Abfall am 2. und 3. postoperativen Tag

Kann der Patient nach Osteosynthese nicht teilbelasten, lässt man ihn eher unter Vollbelastung laufen als ihn für Wochen zu immobilisieren, eingedenk der Tatsache, dass die auf das Hüftgelenk wirkenden Kräfte nur wenig mit der verordneten Belastung zu tun haben (s. oben, S. 122) und der Zeitpunkt der Belastung den Verlauf nicht beeinflusst (Graham 1968). Mehrere Autoren empfehlen daher die routinemäßige Sofortbelastung (Koval et al. 1996; Lagerby et al. 1998).

Um die Liegezeit in der Akutabteilung nicht unnötig zu verlängern, sollte zusammen mit Angehörigen, Krankengymnasten, Sozialdienst und ggf. Hausarzt möglichst rasch geklärt werden, ob der Patient nach Hause entlassen, in eine Rehabilitationseinrichtung oder in die Kurzzeitpflege verlegt werden kann oder auf Dauer einen Alten- oder Pflegeheimplatz benötigt. Wo verfügbar, kann die interdisziplinäre Zusammenarbeit mit einem Geriater die Wiederherstellung beschleunigen und die Häufigkeit dauerhafter Abhängigkeit senken. Ein positiver Einfluss der stationären Rehabilitation ist allerdings nicht nachweisbar (Simanski et al. 2002).

Bei Patienten über 70 Jahren sollte in der Regel eine multimodale Langzeitosteoporosebehandlung eingeleitet werden.

- Nach Osteosynthese Röntgenkontrolle nach 6 und 12 Wochen bzw. bis zum Frakturdurchbau, bei zunehmenden Schmerzen sofort.
- Nach Prothese Röntgenkontrolle nach 6 und 12 Monaten und dann jährlich.

Tab. 5.12 Komplikationsraten (%) in der Literaturübersicht – hüftkopferhaltende Behandlung

Autor	Operation	Infekt	Implantatversagen	Pseudarthrose	Kopfnekrose	Revisionsoperation
Sikorski und Barrington 1981	VS	4	31	2	18	38
Nordkild und Sonne-Holm 1984	DHS	2	4	12	16	–
Siebler et al. 1987	WP	7	12	14	21	27
Roth 1988	VS	1	–	5	9	–
Braun et al. 1991	VS	–	–	7	11	15
Bonnaire et al. 1993	VS, DHS	–	–	3	11	–
Asnis und Wanek-Sgaglione 1994	VS	0	–	4	21	16
Elmerson et al. 1995	Pins	–	38	–	–	9
Elmerson et al. 1995	VS	–	46	–	–	4
Lagerby et al. 1998	VS	–	4	15	6	14
Eigene Patienten	*VS, DHS*	*0*	*7*	*4*	–	–
Keating et al. 2006	VS, DHS	7	37	–	–	39

VS Verschraubung, *DHS* Dynamische Hüftschraube, *WP* Winkelplatte, – keine Angaben

► **Cave:** Nach (Total-)prothesen sind tiefe Sitzgelegenheiten verboten (Luxationsgefahr)!

Eine gewisse Sinterung der Fraktur mit Überstehen der Schraubenköpfe bzw. der DHS ist der Frakturheilung förderlich und keinesfalls als Komplikation zu werten (Aufklärung von Patienten und Nachbehandlern!). Mangels Kallus ist die Beurteilung der Frakturheilung gelegentlich schwierig (Szechinski et al. 2002).

Eine Metallentfernung ist außer bei Infekt und Fehllage nur angezeigt, wenn seitlich überstehendes Material stört (schlanke Patienten, schnappender Tractus iliotibialis) oder der Patient sie wünscht.

5.7 Komplikationen (Osteosynthese, Prothese)

Die Gesamtkomplikationsrate nach hüftkopferhaltender Versorgung von Schenkelhalsfrakturen wird in der Literatur zwischen 24 % (Lagerby et al. 1998) und 38 % (Vajanto et al. 1998) angegeben. Nach Prothesen liegt sie um 20 % (Ekelund et al. 1992).

Die im Folgenden kursiv gesetzten Prozentwerte sind die im eigenen Vorgehen in den Jahren 1995 bis 1998 bei der Versorgung von insgesamt 538 medialen Schenkelhalsfrakturen beobachteten Komplikationsraten, die im Rahmen der patientenbegleitenden Komplikationserfassung dokumentiert wurden (Kundel und Kraus 1996). Die in der Literatur genannten Komplikationsraten zeigen die Tab. 5.12 bis 5.14.

Tab. 5.13 Komplikationsraten (%) in der Literaturübersicht – Totalprothese

Autor	n	NU	Infekt	Luxation	Wechsel
Skinner et al. 1989	92	–	–	13	–
Gregory et al. 1992	46	3	–	9	–
Lee et al. 1998	126	8,8	1	–	5
Eigene Patienten	*124*	–	*3*	*4*	–

NU durchschnittlicher Nachuntersuchungszeitraum in Jahren, – keine Angaben

5.7.1 Intraoperative Komplikationen

5.7.1.1 Nervenverletzung

Nervenverletzungen (0,2 %) entstehen entweder durch Druck des am ventralen Pfannenrand platzierten Hohmann-Hebels (N. femoralis: Quadrizepsschwäche, nächtlicher Oberschenkelschmerz) oder durch Traktion bei schwieriger Prothesenreposition und Beinverlängerung (N. ischiadicus, Plexus lumbosacralis). Bei zu starkem Zug auf dem Extensionstisch kann durch Druck des zentralen Pfostens eine Pudendusläsion entstehen.

5.7.1.2 Gefäßverletzung

Bei der Resektion der ventralen Kapsel und des Labrums muss immer in Richtung Schenkelhals und Hüftkopf geschnitten werden, um eine Verletzung von Circumflexa-Ästen durch Abrutschen der Messerklinge zu verhindern. Bei sehr schlanken Patienten oder stark vernarbtem Operationsgebiet kann auch die

Tab. 5.14 Komplikationsraten (%) in der Literaturübersicht – Kopfprothese

Autor	n	Typ	Alter	NU	Luxation	Protrusio	Infekt	Wechsel
Montgomery und Lawson 1978	250	U	78	4,8	1,4	–	2,4	–
Kirgis und Möseneder 1983b	84	U	–	–	–	5	–	–
Kwasny et al. 1989	420	–	81	–	0,5	4	3	–
Eiskjaer et al. 1989	59	B	–	3	3	–	–	2
Gallinaro et al. 1990	88	B	75	3	–	0	–	–
Kuokkanen et al. 1990	396	U	–	10	1	67	2,5	9
LaBelle et al. 1990	128	B	–	–	–	0	–	10
Frisch und Kaiser 1990	114	B	81	2,5	3	0	–	–
Goldhill et al. 1991	246	B	78	–	0,9	0	3	0,4
Hennig et al. 1991	182	B	84	2,1	–	0	8	–
Jalovaara und Virkkunen 1991	185	U	80	6	7	1	4	–
Kaschner et al. 1991	195	B	78	–	1	0	2,4	–
Overgaard et al. 1991	168	B	>75	6	2	0	–	–
Ebner et al. 1994	109	B	–	1	–	0	–	–
Malhotra et al. 1995	68	B	–	–	–	0	–	–
Ekkernkamp et al. 1995	147	B	79	?	4	–	3	–
Wölfel et al. 1995	835	U, B	82	–	–	5/4	–	6/5
Csuka et al. 1999	90	B	80	–	2,2	–	7	–
Eigene Patienten	*306*	*B*	–	–	*2*	–	*4,6*	–

Alter = Durchschnittsalter, *NU* durchschnittlicher Nachuntersuchungszeitraum in Jahren, *U* unipolar, *B* bipolar, – keine Angaben

A. femoralis oder einer ihrer Äste durch den ventralen Hohmann-Hebel gequetscht werden, insbesondere, wenn dieser vor dem Übergang in den Lotussitz nicht entfernt wird.

Ausgeprägte postoperative Blutungen (meist aus Ästen der A. femoralis profunda) haben wir in den letzten 5 Jahren nur nach elektiven Hüftprothesen beobachtet; alle konnten durch angiographische Embolisation beherrscht werden.

5.7.1.3 Zusätzliche Frakturen

Zusätzliche Frakturen traten in *2,6 %* der Prothesen auf. Eine Schaftsprengung lässt sich durch zurückhaltendes Aufraspeln der Markhöhle und regelmäßiges Zurückschlagen bei Festlaufen der Raspel verhindern. Beobachtet man eine Fissur in der Resektionsfläche des Schenkelhalses, die sich beim Einschlagen der Raspel öffnet, sollte man vor Reposition das proximale Femur mit einer Cerclage sichern. Eine Penetration der (im Lotussitz bodenwärts gelegenen) lateralen Kortikalis mit konsekutiver Fehllage des Prothesenschaftes ist unwahrscheinlich, wenn man vor dem Raspeln die Richtung des Markraums mit dem langen kleinen scharfen Löffel („Pfadfinder") bestimmt und bei jeder unerwarteten Änderung des Widerstands oder des Klanges die Kortikalis erneut ringsherum abtastet. Gelegentlich kommt es zur Schaftfraktur bei der Reposition der Prothese, die daher vorsichtig unter Vermeidung brüsker Rotationsmanöver zu geschehen hat.

Zur Stabilisierung kommen je nach Instabilität und Ausdehnung der Fraktur Cerclagen allein oder in Kombination mit einer Langschaftprothese infrage, evtl. auch eine Platte.

Nicht immer vermeidbar sind Avulsionen des Trochanter major, oft gebahnt durch eine beim Raspeln entstandene Fissur, die bei der Reposition der Prothese in einen mehr oder weniger weit dislozierten Abriss eines mehr oder weniger großen Trochanterfragments übergeht. Wird dieser sofort erkannt und besteht eine zu große Teleskopneigung oder gar Luxationstendenz der Prothese, sollte er mittels Zuggurtung refixiert werden. Ist die Fraktur dagegen im Weichteilverbund geschient oder wird sie erst im postoperativen Röntgenbild diagnostiziert, wird sie belassen und die Mobilisation wie geplant durchgeführt.

Selten entstehen subtrochantere Frakturen nach Verschraubung, wenn der Eintrittspunkt kaudal des Trochanter minor gewählt wurde (Kloen et al. 2003).

5.7.2 Postoperative Komplikationen

5.7.2.1 Hämatom, Wundheilungsstörung, Serom

Hämatome, die zu einer Vorwölbung und/oder Reizung der Weichteile führen (*3,2 %*), müssen unter operativen Bedingungen unter vollständiger Eröffnung der Wunde und Entnahme mehrerer Proben für die Bakteriologie komplett ausgeräumt werden.

Bei einer Wunddehiszenz nach zeitgerechter Entfernung der Fäden muss notfallmäßig ebenfalls die gesamte Wunde eröffnet werden, um ein Hämatom oder einen Infekt nicht zu übersehen. Liegt der Serumspiegel des Faktors XIII unter 70 %, ist eine Substitution angezeigt.

Bei reizloser Wunde gelegentlich auftretende Serome können unter Beobachtung konservativ behandelt werden.

5.7.2.2 Infekt

Dem Infekt (*im eigenen Krankengut nach Osteosynthese 0 %, nach Totalprothese 3,2 %, nach Kopfprothese 4,6 %*) versucht man vorzubeugen durch

- perioperative Antibiotikumprophylaxe (Single-shot 15–45 min vor Schnitt),
- atraumatische Operationstechnik,
- regelmäßiges Spülen der Wunde zur Reduktion der Keimbesiedelung und Verhinderung der Austrocknung,
- sorgfältige Blutstillung,
- sofortige Revision der gesamten Wunde bei Störungen der Wundheilung.

Revision eines Frühinfekts

Bei Revision eines Frühinfekts (innerhalb 6 Wochen postoperativ) sind folgende Schritte erforderlich:

- Mindestens 3 Konserven kreuzen
- Antibiotikumtherapie erst nach Entnahme der bakteriologischen Proben starten
- Eröffnung des kompletten Zuganges
- Mehrere bakteriologische Proben aus den verschiedenen Schichten einschließlich infiziertem Gewebe, die sofort ins Labor gehen, im Zweifel auch Histologie
- Gründliches Débridement (Gewissensfrage!) allen infizierten und nekrotischen Gewebes mit Messer und scharfem Löffel, in schwer zugänglichen Wundtaschen auch mit Stieltupfer, Bauchtuch o. Ä., hierzu
- Bei Prothese: obligatorische Luxation und Lotussitz
- Ausgiebige Spülung der gesamten Wunde mit Ringer-Lösung, schwer zugängliche Bereiche unter Zuhilfenahme eines Absaugschlauches (Jet-Lavage und/oder Desinfektionsmittelzusatz fakultativ)
- Wundverschluss mit Vakuumversiegelung
- Geplante Revision alle 48–72 Stunden, bis zweimal hintereinander keine Keime mehr nachweisbar sind
- Bei erneuter Revision evtl. Polyethyleneinsatz austauschen (im Biofilm adhärente Keime)
- Testgerechte Antibiose in Zusammenarbeit mit Infektiologie
- Bei Erfolglosigkeit, Verschlechterung des Allgemeinzustandes: s. unten

Tiefe Infekte können auch ohne die typischen akuten klinischen und laborchemischen Entzündungszeichen schleichend verlaufen mit

- persistierenden Schmerzen,
- Verschmälerung des Gelenkspaltes,
- Abnahme der Knochendichte um Implantate,
- rascher Auslockerung/Migration von Osteosynthesematerial oder Prothese.

Entschließt man sich bei Auftreten eines dieser Zeichen zum Zuwarten, sollte man versuchen, den Infekt mittels Sonogramm, 3-Phasen-Szintigramm, MRT und Gelenkpunktion auszuschließen.

Bei Rezidiv eines Frühinfekts oder späterem Auftreten muss die Prothese ausgebaut werden und ein ein- oder zweizeitiger Wechsel erfolgen, ggf. unter Zwischenschaltung eines antibiotikumhaltigen Platzhalters.

Ein tiefer Infekt nach Osteosynthese führt regelmäßig zum Verlust des Gelenks.

5.7.2.3 Redislokation, Implantatversagen

Sinterungen des Schenkelhalses mit entsprechender Beinverkürzung sind häufig und bis zu 15 mm mit einer zeitgerechten Heilung vereinbar (Woischke 1985). Ein Versagen der Fixation ist nicht selten: 4 % (Lagerby et al. 1998) bis 30 % (Raaymakers und Schaf-

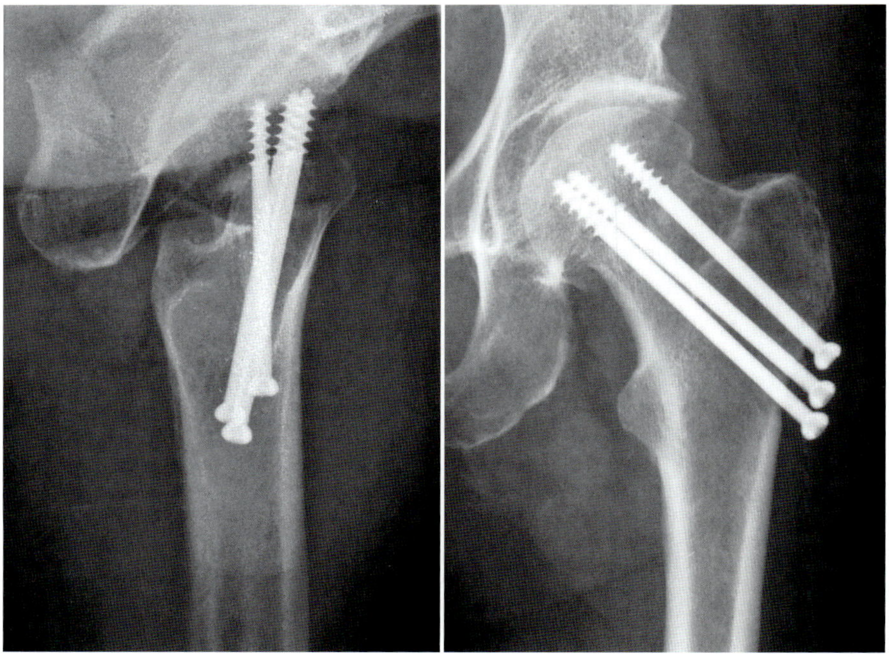

Abb. 5.31 I.S., 68 Jahre: Rotationsfehler, Antekurvationsfehlstellung, Schrauben nicht weit genug eingedreht

roth 2002), 6fach höher nach Operation außerhalb der regulären Arbeitszeit und 3fach höher bei schlechter Reposition (Benterud et al. 1997). Die Knochenqualität scheint dagegen keine unabhängige Variable zu sein (Heetveld et al. 2005).

Alarmzeichen
- Zunehmende Schmerzen
- Abkippen in Varus
- Zunehmende Dorsalabkippung des Hüftkopfes
- Veränderte Abbildung des Hüftkopfes und der Implantate durch Rotation
- Wanderung der Implantate in Richtung Hüftgelenk.

Ist der Hüftkopf szintigraphisch vital und der Patient in der Lage zu entlasten, kann man versuchen, durch Zurücknahme der Belastung die Osteosynthese zu retten. Hält man einen technischen Fehler für die Ursache, kommt bei jungen Patienten und guter Knochensubstanz gelegentlich auch eine Reosteosynthese (z. B. mit DHS) infrage, ggf. mit valgisierender Umstellungsosteotomie. In der Regel wird die Situation jedoch – soweit der Patient operationsfähig und -willig ist – je nach Alter durch Teil- oder Totalprothese gelöst werden können (Abb. 5.31–5.33), wobei das Endergebnis nicht schlechter sein muss als nach elektiver Prothese (Tabsh et al. 1997).

5.7.2.4 Pseudarthrose

> In all the examinations, which I have made of transverse fractures of the cervix femoris entirely within the capsular ligament, I have never met one in which a body union had taken place, or which did not admit of motion of one bone upon the other. (Cooper 1823)

Zur Pseudarthrosenrate s. Tab. 5.12, zur Entstehung und Prävention s. S. 121ff.

5.7.2.5 Hüftkopfnekrose

Zur Hüftkopfnekroserate s. Tab. 5.12, zur Entstehung und Prävention s. Abschn. 5.2.3.

5.7.2.6 Durchgangssyndrom

Eine postoperative Orientierungsstörung ist häufig und muss gezielte Diagnostik und Therapie auslösen, da sie mit erhöhter Komplikationsrate und Letalität einhergeht. Sowohl die Häufigkeit als auch die Gefährlichkeit des Delirs kann durch eine spezielle geriatrische Behandlung gemindert werden (Lundstrom et al. 2007).

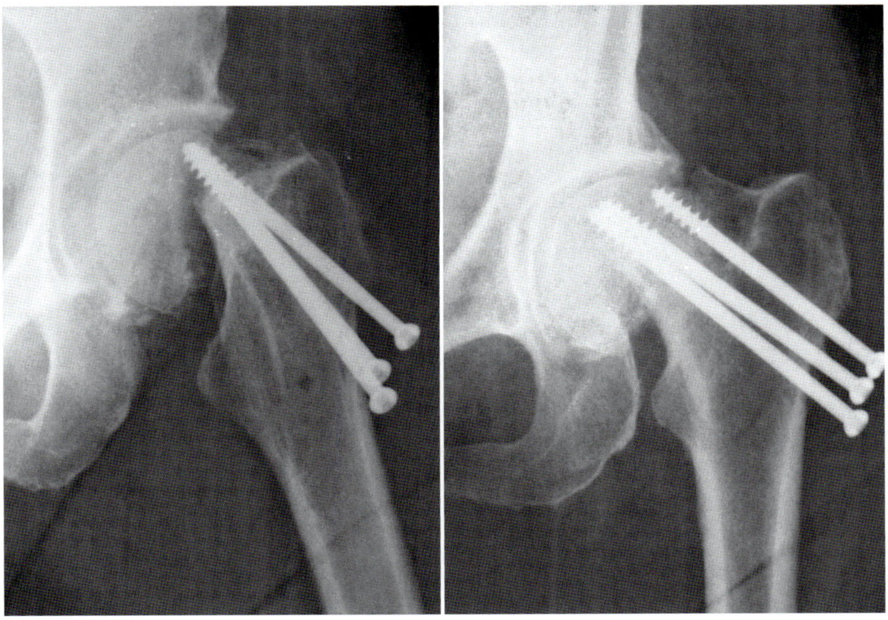

Abb. 5.32 I.S., 3 Wochen postoperativ: Implantatversagen

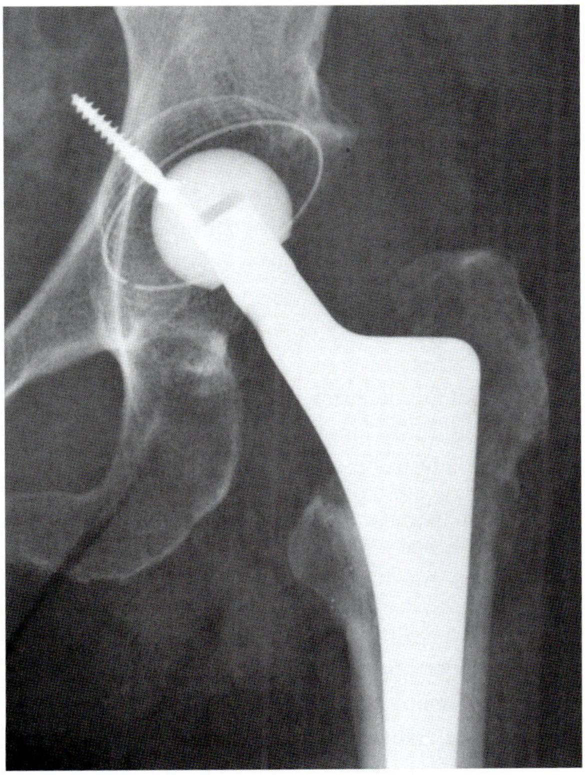

Abb. 5.33 I.S., 4 Wochen postoperativ: zementfreie TEP

5.7.2.7 Femoroazetabuläres Impingement

Ausheilung der Fraktur in Retrotorsion kann zu einem vorderen Cam-Impingement führen, eine zusätzliche Varusfehlstellung zu einem anterolateralen Kontakt zwischen Schenkelhals und Pfannenrand mit konsekutiven Labrum- und Knorpelschäden (Eijer et al. 2001; Strehl und Ganz 2005).

5.7.2.8 Prothesenluxation

Prothesenluxationen sind nach Versorgung medialer Schenkelhalsfrakturen häufiger als bei Elektivprothesen: Die Gewebespannung ist geringer als bei den Coxarthrosepatienten, darüber hinaus erhebt sich der alte geschwächte Patient typischerweise mit vornüber geneigtem Oberkörper und verstärkt damit die zur Luxation führende Flexion im Hüftgelenk. Bei der Traumaversorgung ist die Totalprothese stärker gefährdet (9–13 %, s. Tab. 5.13) als die Kopfprothese (0,5–7 %, s. Tab. 5.14). Dieser Unterschied kommt auch in den eigenen Zahlen (*4 versus 2 %*) zum Ausdruck. Risikofaktoren sind mangelnde Gewebespannung, hinterer Zugang, Torsionsfehler des Prothesenschaftes und bei Totalprothesen vor allem die Fehlstellung der Pfanne. Da ältere Patienten das operierte Bein normalerweise nicht gestreckt heben können, ist die Hüftbeugung nur bei gleichzeitiger Kniebeugung möglich. Durch konsequentes nächtliches Tragen einer Kniestreckschiene kann daher einer Prothesenluxation vorgebeugt werden (Janecki et al. 1982).

Im eigenen Vorgehen waren 5 von 9 luxierten Totalprothesen nach geschlossener Reposition stabil, aber nur 2 von 8 Kopfprothesen. Da Immobilisation und Antirotationsgips keine positive Wirkung haben, werden die Patienten mobilisiert, allerdings unter der Maßgabe, Flexionsstellungen von über 90° und Adduktion zu vermeiden (Sesselverbot, Toilettenaufsatz). Eine Orthese kann die zur Luxation führende Beinhaltung verhindern, muss aber sorgfältig individuell angepasst werden, damit sie kontinuierlich getragen wird. Die übrigen Kopfprothesen wurden in Totalprothesen umgewandelt, davon 2 mit Schnapppfanne. Die instabilen Totalprothesen erforderten Pfannenwechsel und einmal eine Verlängerung des Prothesenhalses.

5.7.2.9 Pfannenprotrusion

Bei korrekter Indikationsstellung sind Spätprobleme wie Leistenschmerz, Pfannenerosion und -protrusion nach Kopfprothese selten (s. Tab. 5.14). Hat man die Aktivität des Patienten unterschätzt, sollte man eine regelmäßige Röntgenkontrolle auf Pfannenerosion und -protrusion ansetzen, um rechtzeitig den Pfannenersatz nachholen zu können. Die Komplikation ist häufiger nach Voroperation an der Hüfte (Söreide et al. 1982). Eine brauchbare Klassifikation der radiologischen Veränderungen findet sich bei (Baker et al. 2006).

5.7.2.10 Thrombose, Embolie

Unter einer Thromboseprophylaxe mit niedermolekularem Heparin während des gesamten stationären Aufenthaltes und prinzipieller Frühmobilisation der Patienten liegt die Rate klinisch erkannter thromboembolischer Ereignisse im eigenen Vorgehen bei *1,6 %* der prothetisch versorgten Schenkelhalsfrakturen (*0 %* nach Osteosynthese). Durch invasive Diagnostik (Phlebographie) lassen sich deutlich höhere Frequenzen von Thrombosen nachweisen, die allerdings überwiegend auf die Unterschenkelvenen begrenzt sind (Platz et al. 1993).

5.7.2.11 Dekubitus

Immobilisationsbedingte Druckschäden über Sakrum und Fersen entstehen bei längerem Liegen (ab 30 min) auf einer harten Unterlage, u. U. schon nach dem Sturz in der Wohnung. Schon beim Transport ins Krankenhaus und bei Lagerung auf der Untersuchungsliege oder dem Operationstisch muss auf eine entsprechende Polsterung geachtet werden. Spezialmatratzen können das Dekubitusrisiko erheblich senken (Hofmann et al. 1994).

5.7.2.12 Letalität

Die mit der Schenkelhalsfraktur assoziierte erhöhte Letalität manifestiert sich überwiegend in den ersten 3 Monaten nach der Verletzung (Petersen et al. 2006). Siehe auch Abschn. 5.8.2!

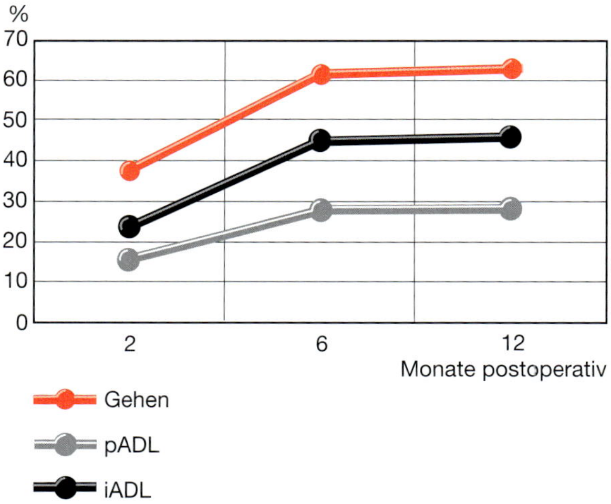

Abb. 5.34 Funktionelle Wiederherstellung nach hüftnahen Femurfrakturen nach Magaziner et al. (1990). Gehen = Gehen mit max. 1 Stock, *pADL* „Physical Activities of Daily Living" (Essen, Anziehen, Hygiene), *iADL* „Instrumental Activities of Daily Living" (Einnahme von Medikamenten, Telefonieren, Einkaufen, Hausarbeit), % = Anteil der Patienten, die das prätraumatische Funktionsniveau wieder erreicht haben

5.8 Ergebnisse

Während für den behandelnden Chirurgen die Heilung der Fraktur unter Vermeidung von Komplikationen im Vordergrund steht, zählen für den betroffenen Patienten im Endergebnis vor allem

- Schmerzfreiheit,
- Mobilität mit höchstens einem Gehstock als Grundlage einer selbständigen Lebensführung,
- Vermeidung weiterer Eingriffe.

> The most disastrous factor for the patient who has sustained a femoral neck fracture is loss of function, which means loss of independence. (Devas 1977)

In einer prospektiv randomisierten Studie an 536 Patienten über 65 Jahren, die sich vor Fraktur selbst versorgt hatten, zeigten Magaziner et al. (1990), dass

- knapp die Hälfte in stationäre Pflege gegeben werden musste,
- über 1/3 im ersten Jahr wegen weiterer Stürze und Erkrankungen erneut aufgenommen wurde,
- nach dem 6. postoperativen Monat ein wesentlicher Funktionsgewinn nicht mehr zu erwarten ist (Abb. 5.34; Koval et al. 1998) und

Tab. 5.15 Wiederherstellung der präoperativen Selbständigkeit nach hüftnahen Frakturen (Koval et al. 1998), Angaben in %

Funktion	Präoperative Selbständigkeit	3 Monate	6 Monate	12 Monate
„Basic ADL" (Hygiene, Essen, Ankleiden)	84	59	71	73
„Instrumental ADL" (Kochen, Waschen, Einkaufen)	52	34	42	48
ADL Activities of Daily Living				

- ein größeres soziales Netz und häufigerer Kontakt der entlassenen Patienten mit ihren Bezugspersonen ein unabhängiger Prädiktor für ein besseres Outcome darstellt.

Da immer mehr ältere Menschen allein leben (1997 in Deutschland bereits ein Drittel der über 60-Jährigen; Enquete-Kommission 1998), fällt die Familie als Unterstützergemeinschaft zunehmend aus. Auch unter volkswirtschaftlichen Gesichtspunkten ist daher die Wiederherstellung der Unabhängigkeit und Vermeidung von dauerhafter Hospitalisation von enormer Bedeutung.

Durch Beteiligung eines geriatrisch geschulten Teams an der postoperativen Behandlung können die funktionellen Früh- und Spätergebnisse verbessert werden (Stenvall et al. 2007).

5.8.1 Ergebnisse nach Osteosynthese

Schmerzfreiheit erreichen nach hüfterhaltender Behandlung ca. 2/3 der Patienten (Braun et al. 1991; Lagerby et al. 1998). Ohne oder mit höchstens einem Gehstock laufen vor der Schenkelhalsfraktur etwa 80 %, nachher 63 % (Braun et al. 1991) bis 75 % (Bonnaire et al. 1993). Die Rate der erforderlichen Wechseloperationen liegt zwischen 4 und 38 % (s. Tab. 5.12).

Signifikant schlechtere Ergebnisse (Lagerby et al. 1998; Rehnberg und Olerud 1989) sind zu verzeichnen bei

- dislozierten Frakturen,
- kleinem Kopffragment,
- posteriorer Trümmerzone,
- ungenügender Reposition,
- schlechter Implantatlage.

Nach Rehnberg und Olerud (1989) lässt sich das Endergebnis nach Osteosynthese mit einiger Sicherheit schon relativ früh voraussagen. Von 37 Patienten mit Schmerzen 4 Monate postoperativ kam es in 29 Fällen schließlich zu einem schlechten Ergebnis, aber nur bei 9 der 128 Patienten ohne Schmerzen. Bei den beschwerdefreien Patienten ergab sich in keinem Fall aus dem Röntgenbild irgendeine Konsequenz, so dass radiologische Langzeitkontrollen verzichtbar erscheinen.

5.8.2 Ergebnisse nach prothetischer Versorgung

Die Evaluierung ist erschwert durch die hohe Letalität in dieser Altersgruppe. Nach 1 Jahr sind bereits zwischen 6 % (Lee et al. 1998) und 63 % (Ebner et al. 1994) verstorben, nach 5 Jahren bei den meisten Autoren zwischen 50 und 80 %.

Die wichtigsten negativen Prädiktoren für das Ergebnis sind (Holt et al. 1994):

- Alter,
- Immobilität vor dem Trauma,
- Begleiterkrankungen.

Clayer und Bruckner (1997) konnten 154 Austin-Moore-Kopfprothesen bis 10 Jahre postoperativ nachuntersuchen. Der Anteil der außerhalb der Wohnung mobilen Patienten („community ambulators") ging zwischen dem 3. und dem 10. Jahr von 46 auf 31 % zurück, ohne dass sich bei der Funktion („Harris hip score") etwas geändert hätte. Chirurgische Probleme (Prothesenversagen 7 % nach 5 Jahren, 8 % nach 10 Jahren) spielten dabei eine untergeordnete Rolle, waren allerdings bei Patienten über 70 Jahre signifikant häufiger.

Koval et al. (1998) verfolgten 338 vor dem Unfall gehfähige Patienten über 65 Jahre mit hüftnahen Frakturen bezüglich der Wiederherstellung ihrer Selbständigkeit bei alltäglichen Funktionen (Tab. 5.15). Bei den komplexeren Funktionen (Kochen, Waschen, Einkaufen) waren die Patienten auch vor dem Sturz schon deutlich weniger selbstständig als bei einfacheren Tätigkeiten (Hygiene, Essen, Ankleiden), und das präoperative Niveau wurde bei diesen Funktionen postoperativ seltener wieder erreicht. Bei über 85-Jährigen waren die Ergebnisse signifikant schlechter. der Frakturtyp war ohne Einfluss auf das Resultat.

Haidukewych et al. (2002) erreichten bei 212 Bipolarprothesen eine Standzeit von 94 % nach 10 Jahren, davon hatten 96 % keine oder wenig Schmerzen.

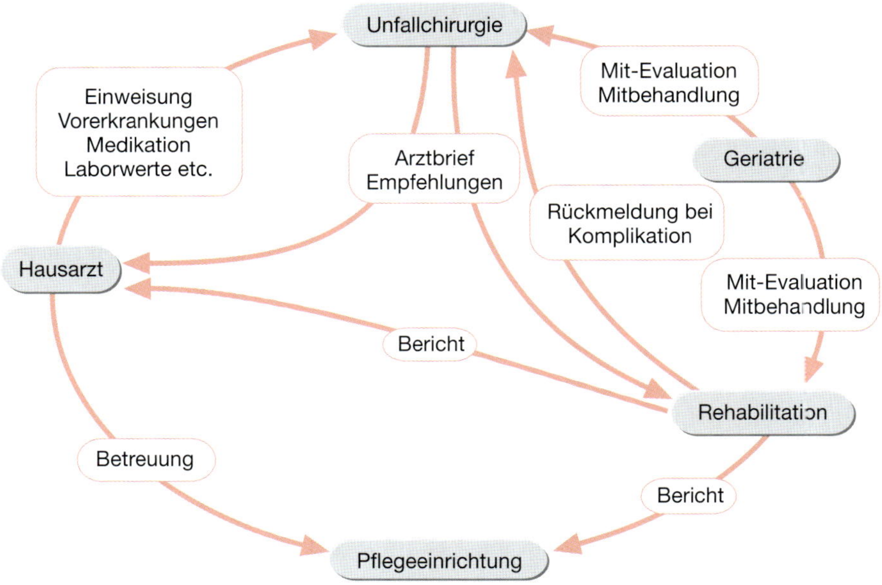

Abb. 5.35 Modell einer „Integrierten Versorgung" von Patienten mit Schenkelhalsfraktur

5.9 Ausblick

Aufgaben für die Zukunft sind:

- Schenkelhalsfrakturen durch konsequentes Osteoporose-Management möglichst verhüten.
- Zuverlässigere Fixationsverfahren entwickeln.
- Eine flächendeckende, notfallmäßige Durchführung hüftkopferhaltender Osteosynthesen durch traumatologisch geschulte Teams gewährleisten.
- Die Ergebnisse durch strukturierte interdisziplinäre Zusammenarbeit zwischen den beteiligten Einrichtungen verbessern (Abb. 5.35).

Literatur

Aharonoff GB, Dennis GD, Elshinawy A, Zuckerman JD, Koval KJ (1998) Circumstances of falls causing hip fractures in the elderly. Clin Orthop 348:10–14

Alberts KA (1998) Prognostic accuracy of preoperative and postoperative scintimetry after femoral neck fracture. Clin Orthop 221:2–5

Alberts KA, Jaerveus J (1990) Factors predisposing to healing complications after internal fixation of femoral neck fracture. A stepwise logistic regression analysis. Clin Orthop 257:129–133

Alho A, Benterud JG, Ronningen H, Hoiseth A (1992) Prediction of disturbed healing in femoral neck fracture. Radiographic analysis of 149 cases. Acta Orthop Scand 63:639–644

Arnoldi CC, Linderholm H (1972) Fracture of the femoral neck. Clin Orthop 84:116–127

Asnis SE, Wanek-Sgaglione L (1994) Intracapsular fractures of the femoral neck – results of cannulated screw fixation. J Bone Joint Surg 76:1793–1803

Asnis SE, Gould ES, Bansal M, Rizzo PF, Bullough PG (1994) Magnetic resonance imaging of the hip after displaced femoral neck fractures. Clin Orthop 298:191–198

Baker RP, Squires B, Gargan MF, Bannister GC (2006) Total hip arthroplasty and hemiarthroplasty in mobile, independent patients with a displaced intracapsular fracture of the femoral neck. A randomized, controlled trial. J Bone Joint Surg Am 88:2583–2589

Barnes R, Brown JT, Garden RS, Nicoll EA (1976) Subcapital fractures of the femur. A prospective review. J Bone Joint Surg 58:2–24

Bartonicek J, Vlcek E (2001) Femoral neck fracture--the cause of death of Emperor Charles IV. Arch Orthop Trauma Surg 121:353–354

Bauer R, Kerschbaumer F, Poisel S (1986) Operative Zugangswege in Orthopädie und Traumatologie. Thieme, Stuttgart, S 114–116

Becher H (1951) Nagelung der Schenkelhalsfraktur bei gleichzeitig bestehender Oberschenkelfraktur. Zentralbl Chir 76:1609–1612

Beck A, Rüter A (2000) Therapiekonzepte bei Schenkelhalsfrakturen. Teil 1. Chirurg 71:347–354

Bennet FS, Zinar DM, Kilgus DJ (1993) Ipsilateral hip and femoral shaft fractures. Clin Orthop 296:168–177

Benterud JG, Husby T, Graadahi O, Alho A (1992) Implant holding power of the femoral head. A cadaver study of fracture screws. Acta Orthop Scand 63:47–49

Benterud JG, Husby T, Nordsletten L, Alho A (1997) Fixation of displaced femoral neck fractures with a sliding screw plate and a cancellous screw or two Olmed screws. A prospective, randomized study of 225 elderly patients with a 3 year follow up. Ann Chir Gynaecol 86:338–342

Bentley G (1980) Treatment of nondisplaced fractures of the femoral neck. Clin Orthop 152:93–101

Bergmann G, Rohlmann A, Graichen F (1989) In vivo Messung der Hüftgelenkbelastung. Z Orthop 127:672–679
Berwarth H, Schlickewei W (1993) Die mediale eingestauchte Schenkelhalsfraktur des älteren Menschen: Ist die konservativ-frühfunktionelle Behandlung heute noch vertretbar? Unfallchirurg 228:91–101
Bhandari M, Devereaux PJ, Swiontkowski MF et al. (2003) Internal fixation compared with arthroplasty for displaced fractures of the femoral neck. A meta-analysis. J Bone Joint Surg Am 85-A:1673–1681
Bjorgul K, Reikeras O (2006) Hemiarthroplasty in worst cases is better than internal fixation in best cases of displaced femoral neck fractures: a prospective study of 683 patients treated with hemiarthroplasty or internal fixation. Acta Orthop 77:368–374
Black DM, Cummings SR, Karpf DB (1996) Randomized trial of effect of alendronate on risk of fracture in women with existing vertebral fractures. Lancet 348:1535–1541
Blomfeldt R, Tornkvist H, Ponzer S, Soderqvist A, Tidermark J (2005) Comparison of internal fixation with total hip replacement for displaced femoral neck fractures. Randomized, controlled trial performed at four years. J Bone Joint Surg Am 87:1680–1688
Blomfeldt R, Tornkvist H, Ponzer S, Soderqvist A, Tidermark J (2006) Displaced femoral neck fracture: comparison of primary total hip replacement with secondary replacement after failed internal fixation: a 2-year follow-up of 84 patients. Acta Orthop 77:638–643
Blomfeldt R, Tornkvist H, Eriksson K, Soderqvist A, Ponzer S, Tidermark J (2007) A randomised controlled trial comparing bipolar hemiarthroplasty with total hip replacement for displaced intracapsular fractures of the femoral neck in elderly patients. J Bone Joint Surg Br 89:160–165
Bogoch E, Ouellette G, Hastings D (1991) Failure of internal fixation of displaced femoral neck fractures in rheumatoid patients. J Bone Joint Surg 73:7–10
Bonnaire F, Muller B, Kohlberger E (1993) Kopferhaltende Operationsmethoden bei der Schenkelhalsfraktur des Erwachsenen. In: Schlickewei W (Hrsg) Behandlungskonzept bei Schenkelhalsfrakturen. Springer, Berlin, S 44–46
Bonnaire F, Schaefer DJ, Kuner EH (1998) Hemarthrosis and hip joint pressure in femoral neck fractures. Clin Orthop 353:148–155
Booth KC, Donaldson TK, Dai QG (1998) Femoral neck fracture fixation: a biomechanical study of two cannulated screw placement techniques. Orthopedics 21:1173–1176
Boutsen Y, Jamart J, Esselinckx W, Stoffel M, Devogelaer JP (1997) Primary prevention of glucocorticoid-induced osteoporosis with intermittent intravenous pamidronate: a randomized trial. Calcif Tissue Int 61:266–271
Braun W, Rüter A, Wiedemann M, Kissing F (1991) Kopferhaltende Therapie bei medialen Schenkelhalsfrakturen. Unfallchirurg 94:325–330
Brodetti A (1960) The blood supply of the femoral neck and head in relation to the damaging effects of nails and screws. J Bone Joint Surg 42:794–801
Brunelli MP, Einhorn TA (1998) Medical management of osteoporosis. Clin Orthop 348:15–21
Buciuto R, Hammer R, Herder A (1997) Spontaneous subcapital femoral neck fracture after healed trochanteric fracture. Clin Orthop 342:156–163
Calandruccio RA, Anderson WE III (1980) Post-fracture avascular necrosis of the femoral head: correlation of experimental and clinical studies. Clin Orthop 152:49–84
Calton TF, Fehring TK, Griffin WL, McCoy TH (1998) Failure of the polyethylene after bipolar hemiarthroplasty of the hip. A report of five cases. J Bone Joint Surg 80:420–423
Carter SE, Campbell EM, Sanson-Fisher RW, Redman S, Gillespie WJ (1997) Environmental hazards in the homes of older people. Age Ageing 26:195–202
Catto M (1965) A histological study of avascular necrosis of the femoral head after transcervical fracture. J Bone Joint Surg 47:749–776
Chalmers J, Irvine GB (1988) Fractures of the femoral neck in elderly patients. Clin Orthop 229:125–130
Chan RNW, Hoskinson J (1975) Thompson prosthesis for fractured neck of femur. A comparison of surgical approaches. J Bone Joint Surg 57:437–443
Chapman JR, Harrington RM, Lee KM, Anderson PA, Tencer AF, Kowalski D (1996) Factors affecting the pullout strength of cancellous bone screws. J Biomech Eng 118:391–398
Cheng XG, Nicholson PHF, Lowet G, Boonen S, Sun Y, Rüegsegger P, Müller R et al (1997) Prevalence of trabecular microcallus formation in the vertebral body and the femoral neck. Calcif Tissue Int 60:479–484
Chiu FY, Lo WH, Yu CT, Chen TH, Chen CM, Huang CK (1996) Percutaneous pinning in undisplaced subcapital femoral neck fractures. Injury 27:53–55
Cho MR, Lee SW, Shin DK, Kim SK, Kim SY, Ko SB, Kwun KW (2007) A predictive method for subsequent avascular necrosis of the femoral head (AVNFH) by observation of bleeding from the cannulated screw used for fixation of intracapsular femoral neck fractures. J Orthop Trauma 21:158–164
Claffey TJ (1960) Avascular necrosis of the femoral head. An anatomical study. J Bone Joint Surg 42:802–809
Clark DI, Crofts CE, Saleh M (1990) Femoral neck fracture fixation. Comparison of a sliding screw with lag screws. J Bone Joint Surg 72:797–800
Clayer M, Bruckner J (1997) The outcome of Austin-Moore hemiarthroplasty for fracture of the femoral neck. Am J Orthop 26:681–684
Clement DB, Ammann W, Taunton JE, Lloyd-Smith R, Jesperson D, McKay H, Goldring J, Matheson GO (1993) Exercise-induced stress injuries to the femur. Int J Sports Med 14:347–352
Cleveland M, Fielding JW (1955) Intracapsular fractures of the neck of the femur. Instr Course Lect XII:35–43
Cooper A (1823) A treatise on dislocations and on fractures of the joint, 2. Aufl. Edward Arnold, London, S 127
Cornell CN, Levine D, O'Doherty J, Lyden J (1998) Unipolar versus bipolar hemiarthroplasty for the treatment of femoral fractures in the elderly. Clin Orthop 348:67–71
Cotton DW, Whitehead CL, Vyas S, Cooper C, Patterson EA (1994) Are hip fractures caused by falling and breaking or breaking and falling? Photoelastic stress analysis. Forensic Sci Int 65:105–112
Crawfurd EJ, Emery RJ, Hansell DM, Phelan M, Andrews BG (1988) Capsular distension and intracapsular pressure in subcapital fractures of the femur. J Bone Joint Surg 70:195–198
Cserháti P, Kazár G, Manninger J, Fekete K, Frenyó S (1996) Non-operative or operative treatment for undisplaced femo-

ral neck fractures: a comparative study of 122 non-operative and 125 operatively treated cases. Injury 27:583–588
Csuka E, Brülhart KB, Zanetti M, Trentz O, Kossmann T (1999) Die Versorgung von Schenkelhalsfrakturen mit der Duokopfprothese. Swiss Surg 5:55–61
Damany DS, Parker MJ (2005) Varus impacted intracapsular hip fractures. Injury 36:627–629
Dedrick DK, Mackenzie JR, Burney RE (1986) Complications of femoral neck fracture in young adults. J Trauma 26:932–937
Delaney WM, Street DM (1953) Fracture of the femoral shaft with fracture of neck of same femur. Int Coll Surg 19:303–306
DeLee JC (1996) Fractures and dislocations of the hip. In: Rockwood CA Jr, Green DP (Hrsg) Fractures in adults, 4. Aufl. Lipincott, Philadelphia, S 1659–1714
Deneka DA, Simonian PT, Stankewich CJ, Eckert D, Chapman JR, Tencer AF (1997) Biomechanical comparison of internal fixation techniques for the treatment of unstable basicervical femoral neck fractures. J Orthop Trauma 11:337–343
Dequeker J, Ortner DJ, Stix AI, Cheng XG, Brys P, Boonen S (1997) Hip fracture and osteoporosis in a XIIth Dynasty female skeleton from Lisht, upper Egypt. J Bone Miner Res 12:881–888
Devas MB (1965) Stress fractures of the femoral neck. J Bone Joint Surg 47:728–737
Devas MB (1977) Geriatric orthopaedics. Academic Press, London, S 190–192
Deyerle WM (1959) Absolute fixation with contact compression in hip fractures. Clin Orthop 13:279–297
Doran A, Emery RJ, Rushton N, Thomas TL (1989) Hook-pin fixation of subcapital fractures of the femur: an atraumatic procedure? Injury 20:368–370
Dorr LD, Glousman R, Hoy AL, Vanis R, Chandler R (1986) Treatment of femoral neck fractures with total hip replacement versus cemented and noncemented hemiarthroplasty. J Arthroplasty 1:21–28
Drake JK, Meyers MH (1984) Intracapsular pressure and hemarthrosis following femoral neck fracture. Clin Orthop 182:172–176
Durward G, Pugh CN, Ogunremi L, Wills R, Cottee M, Patel S (1999) Detection of risk of falling and hip fracture in women referred for bone densitometry. Lancet 354:220–221
Duthie RA, Bruce MF, Hutchison JD (1998) Changing proximal femoral geometry in north-east Scotland: an osteometric study. Br Med J 316:1498–1503
Ebner B, Grimm A, Hahn F (1994) Spätergebnisse nach Implantation von Duokopf-Prothesen bei hüftnaher Fraktur. Akt Traumatol 24:152–154
Egol KA, Koval KJ (1999) Treatment of ipsilateral femoral neck and shaft fractures. Orthop Sport Med 3
Egol KA, Koval KJ, Kummer F, Frankel VH (1998) Stress fractures of the femoral neck. Clin Orthop 348:72–78
Eijer H, Myers SR, Ganz R (2001) Anterior femoroacetabular impingement after femoral neck fractures. J Orthop Trauma 15:475–481
Einert A, Bonnaire F, Simon GH, Kuner EH, Moser E (1996) 3-phase bone scintigraphy: perfusion and vitality of the femur head after media femoral neck fracture and osteosynthesis. Akt Radiol 6:219–224
Eiskjaer S, Gelineck J, Soballe K (1989) Fractures of the femoral neck treated with cemented bipolar hemiarthroplasty. Orthopedics 12:1545–1550
Eiskjaer S, Ostgard SE (1993) Survivorship analysis of hemiarthroplasties. Clin Orthop 286:206–211
Ekelund A, Rydell N, Nilsson OS (1992) Total hip arthroplasty in patients 80 years of age and older. Clin Orthop 281:101–106
Ekkernkamp A, Ostermann PA, Muhr G (1995) Die Schenkelhalsfraktur des alten Menschen – differenziertes Vorgehen. Zentralbl Chir 120:850–855
Elmerson S, Sjostedt A, Zetterberg C (1995) Fixation of femoral neck fracture. A randomized 2 year follow up study of hook pins and sliding screw plate in 222 patients. Acta Orthop Scand 66:507–510
Emery RJ, Broughton NS, Desai K, Bulstrode CJ, Thomas TL (1991) Bipolar hemiarthroplasty for subcapital fracture of the femoral neck. A prospective randomised trial of cemented Thompson and uncemented Moore stems. J Bone Joint Surg 73:322–324
Enquete-Kommission „Demographischer Wandel" (1998) Zweiter Zwischenbericht. Bundesdrucksache 13(11460):224–240
Evans G, Seagroatt V, Goldacre MJ (1997) Secular trends in proximal femoral fracture, Oxford record linkage study area and England 1968–1986. J Epidemiol Community Health 51:424–429
Fairclough J, Colhoun E, Johnston D, Williams LA (1987) Bone scanning for suspected hip fractures – a prospective study in elderly patients. J Bone Joint Surg 87:251–253
Faulkner KG, Cummings SR, Black D, Palermo L, Glüer CC, Genant HK (1993) Simple measurement of femoral geometry predicts hip fracture: the study of osteoporotic fractures. J Bone Miner Res 8:1211–1217
Fekete K, Kazár G, Manninger J (1989) Die Bedeutung der Bruchform für die Behandlung der Schenkelhalsfrakturen. Unfallchirurg 92:229–233
Foss NB, Kehlet H (2006) Hidden blood loss after surgery for hip fracture. J Bone Joint Surg Br 88:1053–1059
Frandsen PA (1979) Osteosynthesis of displaced fractures of the femoral neck. A comparison between Smith-Petersen osteosynthesis and sliding nail plate osteosynthesis – a radiological study. Acta Orthop Scand 50:443–449
Frandsen PA, Andersen PE Jr, Christoffersen H, Thomsen PB (1984) Osteosynthesis of femoral neck fracture. Acta Orthop Scand 55:620–623
Freeman MA, Todd RC, Pirie CJ (1974) The role of fatigue in the pathogenesis of senile femoral neck fractures. J Bone Joint Surg 56:698–702
Frihagen F, Nordsletten L, Tariq R, Madsen JE (2005) MRI diagnosis of occult hip fractures. Acta Orthop 76:524–530
Frisch W, Kaiser N (1990) Die Variokopfprothese. Erfahrungsbericht über die Versorgung medialer Schenkelhalsfrakturen beim alten Menschen mit dem alleinigen Hüftkopfersatz. Chir Praxis 42:85–91
Füchtmeier B, Hente R, Maghsudi M, Nerlich M (2001) Reposition der Schenkelhalsfraktur bei jüngeren Patienten. Valgus- oder anatomische Reposition? Unfallchirurg 104:1055–1060
Fullerton LR Jr (1990) Femoral neck stress fractures. Sports Med 9:192–197
Galla M, Lobenhoffer P (2004) Die minmal-invasive Schraubenosteosynthese der medialen Schenkelhalsfraktur im höheren

Lebensalter – Eine prospektive klinische Studie. Unfallchirurg 107:381–387
Gallinaro P, Tabasso G, Negretto R, Brach P (1990) Experience with bipolar prosthesis in femoral neck fractures in the elderly and debilitated. Clin Orthop 251:26–30
Garden RS (1961) Low-angle fixation in fractures of the femoral neck. J Bone Joint Surg 43:647–663
Garden RS (1964) Stability and union in subcapital fractures of the femur. J Bone Joint Surg 46:630–647
Garden RS (1971) Malreduction and avascular necrosis in subcapital fractures of the femur. J Bone Joint Surg 53:183–197
Garden RS (1974) Reduction and fixation of subcapital fractures of the femur. Orthop Clin North Am 5:683–712
Gebhard JS, Amstutz HC, Zinar DM, Dorey FJ (1992) A comparison of total hip arthroplasty and hemiarthroplasty for treatment of acute fractures of the femoral neck. Clin Orthop 282:123–131
Geraets WG, Van Der Stelt PF, Lips P, Van Ginkel FC (1998) The radiographic trabecular pattern of hips in patients with hip fractures and in elderly control subjects. Bone 22:165–173
Gerber C, Strehle J, Ganz R (1993) The treatment of fractures of the femoral neck. Clin Orthop 292:77–86
Gillespie LD, Gillespie WJ, Cumming R, Lamb SE, Rowe BH (2000) Interventions for preventing falls in the elderly (Cochrane Review). The Cochrane Library, Oxford: Update Software 1
Gillespie WJ (2000) Interventions for preventing and treating stress fractures and stress reactions of bone of the lower limbs in young adults (Cochrane Review). The Cochrane Library, Oxford: Update Software 1
Gnudi S, Malavolta N, Testi D, Viceconti M (2004) Differences in proximal femur geometry distinguish vertebral from femoral neck fractures in osteoporotic women. Br J Radiol 77:219–223
Goldhill VB, Lyden JP, Cornell CN, Bochner RM (1991) Bipolar hemiarthroplasty for fracture of the femoral neck. J Orthop Trauma 5:318–324
Goodman SB, Bauer TW, Carter D et al (1998) Norian SRS cement augmentation in hip fracture treatment. Clin Orthop 348:42–50
Graham J (1968) Early or delayed weight bearing after internal fixation of transcervical fracture of the femur. A clinical trial. J Bone Joint Surg 50:562–569
Gregory RJ, Wood DJ, Stevens J (1992) Treatment of displaced subcapital femoral fractures with total hip replacement. Injury 23:168–170
Gurusamy K, Parker MJ, Rowlands TK (2005) The complications of displaced intracapsular fractures of the hip: the effect of screw positioning and angulation on fracture healing. J Bone Joint Surg Br 87:632–634
Guyton JL (1998) Fractures of hip, acetabulum and pelvis. In: Canale ST (Hrsg) Campbell's operative orthopaedics, 9. Aufl. Mosby-Year Book, St. Louis, S 2181–2279
Haas NP, Schütz M, Mauch C, Hoffmann R, Südkamp NP (1995) Versorgung ipsilateraler Frakturen des Femurschaftes und des proximalen Femurs – Therapieübersicht und aktuelles Management. Zentralbl Chir 120:856–861
Haidukewych GJ, Israel TA, Berry DJ (2002) Long-term survivorship of cemented bipolar hemiarthroplasty for fracture of the femoral neck. Clin Orthop Relat Res 403:118–126
Haidukewych GJ, Rothwell WS, Jacofsky DJ, Torchia ME, Berry DJ (2004) Operative treatment of femoral neck fractures in patients between the ages of fifteen and fifty years. J Bone Joint Surg Am 86-A:1711–1716
Halsted WS (1884) The effects of adduction and abduction on the length of the limb in fractures of the neck of the femur. N Y Med J 34:317
Hamelinck HK, Haagmans M, Snoeren MM, Biert J, Vugt AB van, Frolke JP (2007) Safety of computer-assisted surgery for cannulated hip screws. Clin Orthop Relat Res 455:241–245
Hamlet WP, Lieberman JR, Freedman EL, Dorey FJ, Fletcher A, Johnson EE (1997) Influence of health status and the timing of surgery on mortality in hip fracture patients. Am J Orthop 26:621–627
Haramati N, Staron RB, Barax C, Feldman F (1994) Magnetic resonance imaging of occult fractures of the proximal femur. Skel Radiol 23:19–22
Harper W, Barnes MR, Gregg PJ (1991) Femoral head blood flow in femoral neck fractures. An analysis using intra-osseous pressure measurement. J Bone Joint Surg 73:73–75
Heetveld MJ, Raaymakers EL, Eck-Smit BL van, Walsum AD van, Luitse JS (2005) Internal fixation for displaced fractures of the femoral neck. Does bone density affect clinical outcome? J Bone Joint Surg Br 87:367–373
Heinonen A, Kannus P, Sievanen H, Oja P et al (1996) Randomised controlled trial of effect of high-impact exercise on selected risk factors for osteoporotic fractures. Lancet 348:1343–1347
Helbig L, Werner M, Schneider S, Simank HG (2005) Die mediale Schenkelhalsfraktur Typ I nach Garden: konservative vs. operative Therapie. Orthopäde 34:1040–1045
Henderson MS (1937) Internal fixation of fractures of the neck of femur. Arch Surg 35:419–421
Hennig F, Hoepffner HJ, Muth A (1991) Die Indikation zur Duokopfprothese bei Schenkelhalsfrakturen. Unfallchirurg 94:409–416
Hernefalk L, Messner K (1996a) In vitro femoral stiffness after femoral neck osteotomy and osteosynthesis with defined surgical errors. J Orthop Trauma 10:416–420
Hernefalk L, Messner K (1996b) Rigid osteosynthesis decreases the late complication rate after femoral neck fracture. The influence of three different osteosynthesis devices in 369 patients. Arch Orthop Trauma Surg 115:71–74
Hertz H, Poigenfürst J (1982) Der Einfluss der primären Reposition auf die Kopfnekrose nach Schenkelhalsfraktur. Unfallchirurg 8:41–45
Heyse-Moore GH (1996) Fixation of intracapsular femoral neck fractures with a one-hole plate dynamic hip screw. Injury 27:181–183
Hinchey JJ, Day PL (1964) Primary prosthetic replacement in fresh femoral neck fractures. J Bone Joint Surg 46:223–240
Hisf L, White M, Laurin MJ et al (1997) Quantitative ultrasound predicts stress fracture risk during basic military training in female soldiers. Trans Orthop Res Soc 186:31–35
Hofmann A, Geelkerken RH, Wille J, Hamming JJ, Hermans J, Breslau PJ (1994) Pressure sores and pressure-decreasing mattresses: controlled clinical trial. Lancet 343:568–571
Hoffman C, Gillespie WJ, Waalenkamp G (1997) Antibiotic prophylaxis in patients undergoing surgery for proximal femoral fractures. The Cochrane Library 4

Holmberg S, Dalen N (1987) Intracapsular pressure and caput circulation in nondisplaced femoral neck fractures. Clin Orthop 219:124–126
Holt EM, Evans RA, Hindley CJ, Metcalfe JW (1994) 1000 femoral neck fractures: the effect of pre-injury mobility and surgical experience on outcome. Injury 25:91–95
Hudson JI, Kenzora JE, Hebel JR, Gardner JF, Scherlis L, Epstein RS, Magaziner JS (1998) Eight-year outcome associated with clinical options in the management of femoral neck fractures. Clin Orthop 348:59–66
Husby T, Alho A, Nordsletten L, Bugge W (1989a) Early loss of fixation in femoral neck fractures: comparison of three devices in 244 cases. Acta Orthop Scand 60:69–72
Husby T, Alho A, Ronningen H (1989b) Stability of femoral neck osteosynthesis. Comparison of fixation methods in cadavers. Acta Orthop Scand 60:299–302
Imdahl A, Siebler G, Kuner EH (1988) Ist die konservative Behandlung einer eingestauchten medialen Schenkelhalsfraktur gerechtfertigt? Hefte Unfallheilkd 208:110–110
Jacobsson B, Dalen N, Jonsson B, Ackerholm P (1988) Intraarticular pressure during operation of cervical hip fractures. Acta Orthop Scand 59:16–18
Jalovaara P, Virkkunen H (1991) Quality of life after primary hemiarthroplasty for femoral neck fracture. 6-year follow-up of 185 patients. Acta Orthop Scand 62:208–217
Janecki CJ, Leve AR, Lai LKO (1982) The knee immobilizer as an aid in the prevention of postoperative endoprosthetic dislocations. Clin Orthop 168: 83–85
Johansson SH (1932) On the operative treatment of medial fractures of the femoral neck. Acta Orthop Scand 3:362–385
Johansson C, Ekenman I, Törnkvist H, Eriksson E (1990) Stress fractures of the femoral neck in athletes. The consequence of a delay in diagnosis. Am J Sports Med 18:524–528
Johansson T, Jacobsson SA, Ivarsson I, Knutsson A, Wahlstrom O (2000) Internal fixation versus total hip arthroplasty in the treatment of displaced femoral neck fractures: a prospective randomized study of 100 hips. Acta Orthop Scand 71:597–602
Kamano M, Narita S, Honda Y, Fukushima K, Yamano Y (1998) Contrast enhanced magnetic resonance imaging for femoral neck fracture. Clin Orthop 350:179–186
Kannus P, Parkkari J, Niemi S, Pasanen M, Palvanen M, Jarvinen M, Vuori I (2000) Prevention of hip fracture in elderly people with use of a hip protector. N Engl J Med 343:1506–1513
Karaeminogullari O, Demirors H, Sahin O, Ozalay M, Ozdemir N, Tandogan RN (2007) Analysis of outcomes for surgically treated hip fractures in patients undergoing chronic hemodialysis. J Bone Joint Surg Am 89:324–331
Kaschner AG, Raunest J, Derra E (1991) Management of femoral neck fracture with an intermediate (dual head) prosthesis in geriatric surgery. Zentralbl Chir 116:505–513
Kauffman JI, Simon JA, Kummer F, Pearlman CJ, Zuckerman JD, Koval KJ (1999) Internal fixation of femoral neck fractures with posterior comminution: a biomechanical study. J Orthop Trauma 13:155–159
Keating JF, Grant A, Masson M, Scott NW, Forbes JF (2006) Randomized comparison of reduction and fixation, bipolar hemiarthroplasty, and total hip arthroplasty. Treatment of displaced intracapsular hip fractures in healthy older patients. J Bone Joint Surg Am 88:249–260
Kenzora JE, Magaziner JS, Hudson JI, Hebel JR, Young Y, Hawkes W, Felsenthal G, Zimmerman SI, Provenzano G (1998) Outcome after hemiarthroplasty for femoral fractures in the elderly. Clin Orthop 348:51–58
Keschner MT, Bong MR, Wittig JC, Tejwani N (2004) Pseudopathologic fracture of the neck of the femur. A case report. J Bone Joint Surg Am 86-A:1534–1537
Kiel DP, Felson DT, Anderson JJ, Wilson PWF, Moskowitz MA (1987) Hip fracture and the use estrogen in postmenopausal women. N Engl J Med 317:1169–1174
Kirgis A, Möseneder H (1983a) Eingestauchte mediale Schenkelhalsbrüche. Unfallheilkunde 86:477–481
Kirgis A, Möseneder H (1983b) Operative Behandlung medialer Schenkelhalsbrüche. Unfallheilkunde 86:429–434
Kloen P, Rubel IF, Lyden JP, Helfet DL (2003) Subtrochanteric fracture after cannulated screw fixation of femoral neck fractures: a report of four cases. J Orthop Trauma 17:225–229
Koldenhoven GA, Burke JS, Pierron R (1997) Ipsilateral femoral neck and shaft fractures. South Med J 90:288–293
Konishiike T, Makihata E, Tago H, Sato T, Inoue H (1999) Acute fracture of the neck of the femur. An assessment of perfusion of the head by dynamic MRI. J Bone Joint Surg 81:596–599
Koot VC, Kesselaer SM, Clevers GJ, Hooge P de, Weits T, Werken C Van Der (1996) Evaluation of the Singh index for measuring osteoporosis. J Bone Joint Surg 78:831–834
Koszyca B, Fazzalari NL, Vernon-Roberts B (1989) Trabecular microfractures. Nature and distribution in the proximal femur. Clin Orthop 244:208–216
Koval KJ, Friend KD, Aharonoff GB, Zuckerman JD (1996) Weight bearing after hip fracture: a prospective series of 596 geriatric hip fracture patients. J Orthop Trauma 10:526–530
Koval KJ, Skovron ML, Aharonoff GB, Zuckerman JD (1998) Predictors of functional recovery after hip fracture in the elderly. Clin Orthop 348:22–28
Kundel K, Kraus E (1996) Patientenbegleitende Komplikationserfassung in der Unfallchirurgie – Konzept, Probleme und Ergebnisse. Chirurg 67:1179–1183
Kuner EH, Lorz W, Bonnaire F (1995) Schenkelhalsfrakturen beim Erwachsenen: Gelenkerhaltende Operation. I. Ergebnisse der AO-Sammelstudie mit 328 Patienten. Unfallchirurg 98:251–258
Kuokkanen H, Suominen PK, Korkala O (1990) The late outcome of femoral neck fractures. Int Orthop 14:377–380
Kutscha-Lissberg F, Schildhauer TA, Kollig E, Muhr G (2001) Die Osteosynthese der medialen Schenkelhalsfaktur. Chirurg 72:1253–1265
Kwasny O, Scharf W, Hertz H (1989) Chirurgische Komplikationen nach Implantation von Hüftkopfprothesen in einem traumatologischen Krankengut. Akt Traumatol 19:121–127
LaBelle LW, Colwill JC, Swanson AB (1990) Bateman bipolar hip arthroplasty for femoral neck fractures. A five- to ten-year follow-up study. Clin Orthop 251:20–25
Lagerby M, Asplund S, Ringqvist I (1998) Cannulated screws for fixation of femoral neck fractures. No difference between Uppsala screws and Richards screws in a randomized prospective study of 268 cases. Acta Orthop Scand 69:387–391
Langenbeck B (1878) Die Nagelung der Schenkelhalsfraktur. Verhandl Dtsch Ges Chir 92
Laubenberger J, Wimmer B, Windfuhr M, Sigmund G, Buitrago-Tellez C, Muller B, Bonnaire F (1993) Bildgebende Untersuchungen bei Schenkelhalsfraktur. 17–26

Lauritzen JB, Petersen MM, Lund B (1993) Effect of external hip protectors on hip fractures. Lancet 341:11–13

Leadbetter GW (1938) Closed reduction of fractures of the neck of the femur. J Bone Joint Surg 20:108–113

Lee BPH, Berry DJ, Harmsen WS, Sim FH (1998) Total hip arthroplasty for the treatment of an acute fracture of the femoral neck. J Bone Joint Surg 80:70–75

Lefauveau P, Fardellone P (2004) Extraskeletal risk factors for fractures of the proximal femur. Joint Bone Spine 71:14–17

Leidinger W, Hoffmann G, Meierhofer JN, Wolfel R (2002) Verminderung von schweren kardialen Komplikationen während der Implantation von zementierten Hüfttotalendoprothesen bei Oberschenkelhalsfrakturen. Unfallchirurg 105:675–679

Lenzner A, Kaur I, Haviko T, Sogel V, Gapejeva J, Ereline J, Paasuke M (1999) Impaction bone-grafting increases the holding power of cancellous screws in the femoral head. A pull-out study in human cadaver hips. Acta Orthop Scand 70:25–28

Liebergall M, Ben-David D, Weil Y, Peyser A, Mosheiff R (2006) Computerized navigation for the internal fixation of femoral neck fractures. J Bone Joint Surg Am 88:1748–1754

Linde F, Andersen E, Hvass I, Madsen F, Pallesen R (1986) Avascular femoral head necrosis following fracture fixation. Injury 17:159–163

Lindequist S (1993) Cortical screw support in femoral neck fractures. A radiographic analysis of 87 fractures with a new mensuration technique. Acta Orthop Scand 64:289–293

Lindequist S, Törnkvist H (1995) Quality of reduction and cortical screw support in femoral neck fractures. An analysis of 72 fractures with a new computerized measuring method. J Orthop Trauma 9:215–221

Lindequist S, Malmqvist B, Ullmark G (1989) Fixation of femoral neck fracture. Prospective comparison of von Bahr screws, Gouffon screws, and Hessel pins. Acta Orthop Scand 60:293–298

Lindequist S, Wredmark T, Eriksson SA, Samnegård E (1993) Screw positions in femoral neck fractures. Comparison of two different screw positions in cadavers. Acta Orthop Scand 64:67–70

Linton P (1944) On different types of intracapsular fractures of the femoral neck. Acta Orthop Scand Suppl 90:1–122

Lloyd EI (1938) To nail or not to nail abduction fractures. Br Med J 1:871–873

Lo WH, Chen WM, Huang CK, Chen TH, Chiu FY, Chen CM (1994) Bateman bipolar hemiarthroplasty for displaced intracapsular femoral neck fractures. Uncemented versus cemented. Clin Orthop 302:75–82

Lowell JD (1980) Results and complications of femoral neck fractures. Clin Orthop 152:162–172

Lu-Yao GL, Keller RB, Littenberg B, Wennberg JE (1994) Outcomes after displaced fractures of the femoral neck. A meta-analysis of one hundred and six published reports. J Bone Joint Surg 76:15–24

Lundstrom M, Olofsson B, Stenvall M, Karlsson S, Nyberg L, Englund U, Borssen B, Svensson O, Gustafson Y (2007) Postoperative delirium in old patients with femoral neck fracture: a randomized intervention study. Aging Clin Exp Res 19:178–186

Madsen F, Linde F, Andersen E, Birke H, Hvass I, Poulsen TD (1987) Fixation of displaced femoral neck fractures. A comparison between sliding screw plate and four cancellous bone screws. Acta Orthop Scand 58:212–216

Magaziner JS, Simonsick EM, Kashner TM, Hebel JR, Kenzora JE (1990) Predictors of functional recovery one year following hospital discharge for hip fracture: a prospective study. J Gerontol 43:101–107

Malhotra R, Arya R, Bhan S (1995) Bipolar hemiarthroplasty in femoral neck fractures. Arch Orthop Trauma Surg 114:79–82

Maloney WJ, Smith RL, Schmalzried TP, Chiba J, Huene D, Rubash H (1995) Isolation and characterization of wear particles generated in patients who have had failure of a hip arthroplasty without cement. J Bone Joint Surg 77:1301–1310

Manninger J, Kazar G, Fekete G, Fekete K, Frenyo S, Gyarfas F, Salacz T, Varga A (1989) Significance of urgent (within 6 h) internal fixation in the management of fractures of the neck of the femur. Injury 20:101–105

Manninger J, Kazár G, Salacz T (1990) Die nichtdislozierte (eingekeilte) Schenkelhalsfraktur – konservative oder operative Behandlung? Unfallchirurg 16:116–121

Marcus RE, Heintz JJ, Pattee GA (1992) Don't throw away the Austin Moore. J Arthroplasty 7:31–36

Maruenda JI, Barrios C, Gomar-Sancho F (1997) Intracapsular hip pressure after femoral neck fracture. Clin Orthop 340:172–180

Mattsson P, Larsson S (2006) Calcium phosphate cement for augmentation did not improve results after internal fixation of displaced femoral neck fractures: a randomized study of 118 patients. Acta Orthop 77:251–256

Mayoux-Benhamou MA, Leyge JF, Roux C, Revel M (1999) Cross-sectional study of weight-bearing activity on proximal femur bone mineral density. Calcif Tissue Int 64:179–183

McElvenny RT (1957) The immediate treatment of intracapsular hip fracture. Clin Orthop 10:289–323

Mehlhoff T, Landon GC, Tullos HS (1991) Total hip arthroplasty following failed internal fixation of hip fractures. Clin Orthop 269:32–37

Melberg PE, Körner L, Lansinger O (1986) Hip joint pressure after femoral neck fracture. Acta Orthop Scand 57:501–504

Mendez AA, Joseph J, Kaufman EE (1993) Stress fractures of the femoral neck following hardware removal from healed intertrochanteric fractures. Orthopedics 16:822–826

Meyers MH, Harvery JP Jr, Moore TM (1973) Treatment of displaced subcapital and transcervical fractures of the femoral neck by muscle-pedicle bone grafts and internal fixation. J Bone Joint Surg 55:257–261

Montgomery SP, Lawson LR (1978) Primary Thompson prosthesis for acute femoral neck fractures. Clin Orthop 137:62–68

Moore AT (1953) Fracture of the hip joint: a mechanical problem. Instr Course Lect 10:35–49

Moore AT, Bohlmann HR (1943) Metal hip joint: a case report. J Bone Joint Surg 25:688–692

Needoff M, Radford P, Langstaff R (1993) Preoperative traction for hip fractures in the elderly: a clinical trial. Injury 24:317–318

Nelson ME, Fiatarone MA, Morganti CM, Trice I, Greenberg RA, Evans WJ (1994) Effects of high-intensity strength training on multiple risk factors for osteoporotic fractures. A randomized controlled trial. JAMA 272:1909–1914

Neustadt JB, Tronzo R, Hozack WJ, Latta L (1989) Femoral neck fractures. A biomechanical study of a new form of

internal fixation using multiple telescoping variable length compression screws. Clin Orthop 248:181–188
Nguyen T, Sambrook P, Kelly P, Jones G, Lord S, Freund J, Eisman J (1993) Prediction of osteoporotic fractures by postural instability and bone density. BMJ 307:1111–1115
Nordkild P, Sonne-Holm S (1984) Sliding screw-plate fixation of femoral neck fracture. Acta Orthop Scand 55:616–619
Norton R, Galgali G, Campbell AJ, Reid IR, Robinson E, Butler M, Gray H (2001) Is physical activity protective against hip fracture in frail older people? Age Ageing 30:262–264
Nottage WM, McMaster WC (1990) Comparison of bipolar implants with fixed-neck prostheses in femoral-neck fractures. Clin Orthop 251:38–43
Olerud C, Rehnberg L, Hellqvist E (1991) Internal fixation of femoral neck fractures. Two methods compared. J Bone Joint Surg 73:16–19
Ostermann PA, Henry SL (1994) Die Behandlung ipsilateraler Femurschaft- und Schenkelhalsfrakturen mit dem Russell-Taylor-Rekonstruktionsnagel. Chirurg 65:1042–1045
Otremski I, Katz A, Dekel S, Salama R, Newman RJ (1990) Natural history of impacted subcapital femoral fractures and its relevance to treatment options. Injury 21:379–381
Overgaard S, Jensen TT, Bonde G, Mossing NB (1991) The uncemented bipolar hemiarthroplasty for displaced femoral neck fractures. 6-year follow-up of 171 cases. Acta Orthop Scand 62:115–120
Parker MJ (1993) Garden grading of intracapsular fractures: meaningful or misleading? Injury 24:241–242
Parker MJ (1998) Is Pauwels classification still valid? Injury 29:521–523
Parker MJ, Blundell C (1998) Choice of implant for internal fixation of femoral neck fractures. Meta-analysis of 25 randomised trials including 4,925 patients. Acta Orthop Scand 69:138–143
Parker MJ, Porter KM, Eastwood DM, Schembi Wismayer M, Bernard AA (1991) Intracapsular fractures of the neck of the femur: Parallel or crossed Garden screws? J Bone Joint Surg 73:827–827
Paton RW, Hirst P (1989) Hemiarthroplasty of the hip and dislocation. Injury 20:167–169
Pauwels F (1973) Atlas zur Biomechanik der gesunden und der kranken Hüfte. Prinzipien, Technik und Resultate einer kausalen Therapie. Springer, Berlin
Peterhans M, Flüe M von, Hildell J, Vogt B (1991) Follow-up results of osteosynthesis of medial femoral neck fractures with the dynamic hip screw. Helv Chir Acta 57:815–819
Petersen MB, Jorgensen HL, Hansen K, Duus BR (2006) Factors affecting postoperative mortality of patients with displaced femoral neck fracture. Injury 37:705–711
Phillips GW (1869) Fracture of the neck of the femur: Treatment by means of extension with weights, applied in the direction of the axis of limb, and also laterally in axis of neck: Recovery without shortening or other deformity. Am J Med Sci 58:398–400
Pihlajamäki HK, Ruohola JP, Weckstrom M, Kiuru MJ, Visuri TI (2006) Long-term outcome of undisplaced fatigue fractures of the femoral neck in young male adults. J Bone Joint Surg Br 88:1574–1579
Platz A, Hoffmann R, Kohler A, Bischof T, Trentz O (1993) Thromboembolieprophylaxe bei Hüftfraktur: Unfraktioniertes Heparin versus niedermolekulares Heparin (eine prospektive, randomisierte Untersuchung). Z Unfallchir Versicherungsmed 86:184–188
Pohl E (1951) Verbindungsvorrichtung für gelenknahe Knochenbrüche. Deutsches Patentamt Patentschrift Nr. 918531
Princic J, Zupancic F, Cimerman M (1993) Spätergebnisse von 351 Schenkelhalsbrüchen (Behandlungszeitraum 1986–1987). Unfallchirurg 96:468–472
Protzman RR, Burkhalter WE (1976) Femoral neck fractures in young adults. J Bone Joint Surg 58:689–695
Province MA, Hadley EC, Hornbrook MC, Lipsitz LA, Miller GP, Mulrow DC (1995) The effects of exercise on falls in elderly patients. A preplanned meta-analysis of the FICSIT trials. Frailty and injuries: co-operative studies of intervention techniques. JAMA 273:1341–1347
Raaymakers EL, Schafroth M (2002) Die mediale Schenkelhalsfraktur – Kontroversen in der Behandlung. Unfallchirurg 105:178–186
Raaymakers ELBF, Marti RK (1991) Nonoperative treatment of impacted femoral neck fractures: a prospective study of 170 cases. J Bone Joint Surg 74:950–954
Ragnarsson JI, Kärrholm J (1991) Stability of femoral neck fracture. Roentgen stereophotogrammetry of 29 hook-pinned fractures. Acta Orthop Scand 62:201–207
Raia FJ, Chapman CB, Herrera MF, Schweppe MW, Michelsen CB, Rosenwasser MP (2003) Unipolar or bipolar hemiarthroplasty for femoral neck fractures in the elderly? Clin Orthop Relat Res 414:259–265
Ramnemark A, Nilsson M, Borssen B, Gustafson Y (2000) Stroke, a major and increasing risk factor for femoral neck fracture. Stroke 31:1572–1577
Randelli P, Landi S, Fanton F, Hoover GK, Morandi M (1999) Treatment of ipsilateral femoral neck and shaft fractures with the Russell-Taylor reconstructive nail. Orthopedics 22:673–676
Rau FD, Manoli A II, Morawa LG (1982) Treatment of femoral neck fractures with the sliding compression screw. Clin Orthop 163:137
Rehnberg L, Olerud C (1989) Fixation of femoral neck fractures. Comparison of the Uppsala and von Bahr screws. Acta Orthop Scand 60:579–584
Resch S, Thorngren KG (1998) Preoperative traction for hip fracture: a randomized comparison between skin and skeletal traction in 78 patients. Acta Orthop Scand 69:277–279
Reymond MA, Kohler O, Chevalley JP, Rothenbühler JM, Regazzoni P (1992) Is implantation of a unipolar femoral endoprosthesis obsolete? Helv Chir Acta 58:693–695
Riedl J, Kadletz R, Wanitschek P (1989) Die eingestauchten Schenkelhalsbrüche. Unfallchirurgie 15:100–103
Ringe JD, Kipshoven C, Cöster A, Umbach R (1999) Therapy of established postmenopausal osteoporosis with monofluorophosphate plus calcium: dose-related effects on bone density and fracture rate. Osteoporosis Int 9:171–178
Robinson CM, Saran D, Annan IH (1994) Intracapsular hip fractures. Results of mangement adopting a treatment protocol. Clin Orthop 302:83–91
Roden M, Schon M, Fredin H (2003) Treatment of displaced femoral neck fractures: a randomized minimum 5-year follow-up study of screws and bipolar hemiprostheses in 100 patients. Acta Orthop Scand 74:42–44
Rogmark C, Johnell O (2006) Primary arthroplasty is better than internal fixation of displaced femoral neck fractures: a meta-

analysis of 14 randomized studies with 2,289 patients. Acta Orthop 77:359–367

Rogmark C, Carlsson A, Johnell O, Sernbo I (2002) A prospective randomised trial of internal fixation versus arthroplasty for displaced fractures of the neck of the femur. Functional outcome for 450 patients at two years. J Bone Joint Surg Br 84:183–188

Roth W (1988) Die Komplikationen nach der osteosynthetischen Versorgung von Schenkelhalsfrakturen mit Spongiosalochschrauben. Akt Traumatol 18:21–32

Rubin SJ, Marquardt JD, Gottlieb RH, Meyers SP, Totterman SMS, O'Mara RE (1998) Magnetic resonance imaging: a cost-effective alternative to bone scintigraphy in the evaluation of patients with suspected hip fractures. Skel Radiol 27:199–204

Ryan AS, Treuth MS, Hunter GR, Elahi D (1998) Resistive training maintains bone mineral density in postmenopausal women. Calcif Tissue Int 62:295–299

Rydell N (1973) Biomechanics of the hip joint. Clin Orthop 92:6–15

Rzesacz EH, Weinberg AM, Reilmann H (1995) Gedeckte Osteosynthese durch kanülierte Schrauben bei medialen Schenkelhalsfrakturen Typ Garden I und II. Unfallchirurg 98:478–482

Scheck M (1980) The significance of posterior comminution in femoral neck fractures. Clin Orthop 152:138–142

Schmidgen A, Winkler H, Wentzensen A (1996) Die Reduktion der Kontaktfläche durch Fehlstellung bei Schenkelhalsfrakturen. Akt Traumatol 26:245–249

Schumpelick W, Jantzen PM (1955) A new principle in the operative treatment of trochanteric fractures of the femur. J Bone Joint Surg 37:693–698

Schütz M, Bühler M (1993) Klassifikation der proximalen Femurfrakturen. Helv Chir Acta 59:947–954

Schwarz N (1979) Ergebnisse der Kompressionsosteosynthese an Schenkelhalsfrakturen. Unfallheilkunde 82:291–296

Schwarz N, Leixnering M (1989) Der posttraumatische Hämarthros des Hüftgelenks. Pathophysiologische Bedeutung und therapeutische Konsequenzen. Unfallchirurg 92:180–186

Schwarz N, Newald J (1981) Die Messung von Anzugsdrehmoment und Vorspannkraft bei Schenkelhalsverschraubung im Experiment. Arch Orthop Trauma Surg 98:57–60

Senn N (1883) Fractures of the neck of the femur with special reference to bony union after intracapsular fracture. Trans Am Surg Assoc 1:333–441

Sernbo I, Johnell O (1989) Changes in bone mass and fracture type in patients with hip fractures. A comparison between the 1950s and the 1980s in Malmö, Sweden. Clin Orthop 238:139–147

Sevitt S (1964) Avascular necrosis and revascularization of the femoral head after intracapsular fractures. J Bone Joint Surg 46:270–296

Siebler G, Burchartz M, Kuner EH (1987) Ergebnisse nach Osteosynthese medialer Schenkelhalsfrakturen mit der Winkelplatte. Chirurg 58:738–743

Siegel A, Schulz F, Puschel K (2001) Tödliche Beckenvenenverletzung durch Führungsdraht bei Anwendung der dynamischen Hüftschraube. Unfallchirurg 104:182–186

Sierra RJ, Cabanela ME (2002) Conversion of failed hip hemiarthroplasties after femoral neck fractures. Clin Orthop Relat Res 399:129–139

Sikorski JM, Barrington R (1981) Internal fixation versus hemiarthroplasty for the displaced subcapital fracture of the femur. A prospective randomised study. J Bone Joint Surg 63:357–361

Sim E, Meznik A (1990) Femurfrakturen bei Osteodystrophia deformans (Morbus Paget). Akt Traumatol 20:292–299

Simanski C, Bouillon B, Lefering R, Zumsande N, Tiling T (2002) Welche Prognosefaktoren korrelieren mit der Alltagsaktivität (Barthel Index) ein Jahr nach hüftgelenknaher Fraktur? Unfallchirurg 105:99–107

Simonian PT, Chapman JR, Selznick HS, Benirschke SK, Claudi BF, Swiontkowski ME (1994) Iatrogenic fractures of the femoral neck during closed nailing of the femoral shaft. J Bone Joint Surg 76:293–296

Singh M, Nagrath AR, Maini PS (1970) Changes in trabecular pattern of the upper end of the femur as an index of osteoporosis. J Bone Joint Surg 52:457–467

Skinner P, Riley D, Ellery J, Beaumont A, Coumine R, Shafighian B (1989) Displaced subcapital fractures of the femur: a prospective randomized comparison of internal fixation, hemiarthroplasty and total hip replacement. Injury 20:291–293

Sloan J, Holloway G (1981) Fractured neck of the femur: The cause of the fall? Injury 13:230–232

Smektala R, Wenning M, Ekkernkamp A (1999) Schenkelhalsfraktur: Analyse der Ergebnisse externer Qualitätssicherung. Chirurg 70:1330–1339

Smith FM (1954) Fracture of the femoral neck as a complication of pelvic irradiation. Am J Surg 87:339–346

Smith FB (1959) Effects of rotatory and valgus malpositions on blood supply of the femoral head: Observations at arthroplasty. J Bone Joint Surg 41:800–804

Smith MD, Cody DD, Goldstein SA, Cooperman AM, Matthews LS, Flynn MJ (1992) Proximal femoral bone density and ist correlation to fracture load and hip-screw penetration load. Clin Orthop 283:245–251

Smith-Petersen MN, Cave EF, Vangorden GW (1931) Intracapsular fractures of the neck of the femur. Treatment by internal fixation. Arch Surg 23:715–759

Sochart DH (1998) Poor results following internal fixation of displaced subcapital femoral fractures: complacency in fracture reduction. Arch Orthop Trauma Surg 117:379–382

Söreide O, Mölster A, Raugstad TS (1979) Internal fixation versus primary prosthetic replacement in acute femoral neck fractures: a prospective, randomized clinical study. Br J Surg 66:56–60

Söreide O, Skjaerven R, Alho A (1982) The risk of acetabular protrusion following prosthetic replacement of the femoral head. Acta Orthop Scand 53:791–794

Sorensen JL, Varmarken JE, Bomler J (1992) Internal fixation of femoral neck fractures. Dynamic Hip and Gouffon screws compared in 73 patients. Acta Orthop Scand 63:288–292

Soto-Hall R, Johnson LH, Johnson R (1964) Alterations in the intraarticular pressures in transcervical fractures of the hip. J Bone Joint Surg 46:509–516

Stankewich CJ, Chapman J, Muthusamy R, Quaid G, Schemitsch E, Tencer AF, Ching RP (1996) Relationship of mechanical factors to the strength of proximal femur fractures fixed with cancellous screws. J Orthop Trauma 10:248–257

Stenvall M, Olofsson B, Nyberg L, Lundstrom M, Gustafson Y (2007) Improved performance in activities of daily living

and mobility after a multidisciplinary postoperative rehabilitation in older people with femoral neck fracture: a randomized controlled trial with 1-year follow-up. J Rehabil Med 39:232–238
Stiris MG, Lilleås FG (1997) MR findings in cases of suspected impacted fracture of the femoral neck. Acta Radiol 38:863–866
Strehl A, Ganz R (2005) Ventrales femoroacetabulares Impingement nach geheilter Schenkelhalsfraktur. Unfallchirurg 108:263–273
Strömqvist B, Hansson LI (1984) Femoral head vitality in femoral neck fracture after hook pin fixation. Clin Orthop 191:105–109
Strömqvist B, Hansson LI, Palmer J, Ceder L, Thorngren KG (1983) Scintimetric evaluation of nailed femoral neck fractures with special reference to type of osteosynthesis. Acta Orthop Scand 54:340–347
Strömqvist B, Wingstrand H, Egund N, Carlin NO, Gustafson T, Herrlin K, Nilsson LT, Thorngren KG, Önnerfält R (1985) Traumatic hip joint tamponade. Acta Orthop Scand 56:81–85
Strömqvist B, Nilsson LT, Egund N, Thorngren KG, Wingstrand H (1988) Intracapsular pressures in undisplaced fractures of the femoral neck. J Bone Joint Surg 70:192–194
Sugamoto K, Ochi T, Takahashi Y, Tamura T, Matsuoka T (1998) Hemodynamic measurement in the femoral head using laser doppler. Clin Orthop 353:138–147
Suzuki T, Kim H, Yoshida H, Ishizaki T (2004) Randomized controlled trial of exercise intervention for the prevention of falls in community-dwelling elderly Japanese women. J Bone Miner Metab 22:602–611
Svenningsen S, Benum P, Nesse O, Furset OI (1984) Internal fixation of femoral neck fractures. Compression screw compared with nail plate fixation. Acta Orthop Scand 55:423–429
Swiontkowski ME (1994) Intracapsular fractures of the hip. J Bone Joint Surg 76:129–138
Swiontkowski ME, Hansen ST, Kellam JF (1984a) Ipsilateral fractures of the femoral neck and shaft. J Bone Joint Surg 66:260–268
Swiontkowski ME, Winquist RA, Hansen ST (1984b) Fractures of the femoral neck in patients between the ages of twelve and forty-nine years. J Bone Joint Surg 66:837–846
Swiontkowski ME, Harrington RM, Keller TS, Van Patten PK (1987) Torsion and bending analysis of internal fixation techniques for femoral neck fractures. J Orthop Res 5:433–444
Swiontkowski ME, Tepic S, Rahn BA, Cordey J, Perren SM (1993) The effect of fracture on femoral head blood flow. Osteonecrosis and revascularisation studied in miniature swine. Acta Orthop Scand 64:196–202
Synthes (1999) Große durchbohrte Schrauben. Info Fa. Synthes
Szechinski JW, Grigorian MA, Grainger AJ, Elliott JM, Wischer TK, Peterfy CG, Genant HK (2002) Femoral neck and intertrochanteric fractures: radiographic indicators of fracture healing. Orthopedics 25:1365–1368
Tabsh I, Waddell JP, Morton J (1997) Total hip arthroplasty for complications of proximal femoral fractures. J Orthop Trauma 11:166–169
Testi D, Viceconti M, Cappello A, Gnudi S (2002) Prediction of hip fracture can be significantly improved by a single biomedical indicator. Ann Biomed Eng 30:801–807
Thomsen NO, Jensen CM, Skovgaard N, Pedersen MS, Pallesen P, Soe-Nielsen NH, Rosenklint A (1996) Observer variation in the radiographic classification of fractures of the neck of the femur using Garden's system. Int Orthop 20:326–329
Tidermark J, Ponzer S, Svensson O, Soderqvist A, Tornkvist H (2003) Internal fixation compared with total hip replacement for displaced femoral neck fractures in the elderly. A randomised, controlled trial. J Bone Joint Surg Br 85:380–388
Tinetti ME, Speechley M, Ginter SF (1988) Risk factors for falls among elderly persons living in the community. N Engl J Med 319:1701–1707
Tountas AA (1993) Insufficiency stress fractures of the femoral neck in elderly women. Clin Orthop 292:202–210
Vail TP, Urbaniak JR (1985) Outcomes in surgical treatment of femoral neck fracture: analysis of failures secondary to osteonecrosis. J South Orthop Assoc 4:83–90
Vajanto I, Kuokkanen H, Niskanen R, Haapala J, Korkala O (1998) Complications after treatment of proximal femoral fractures. Ann Chir Gynaecol 87:49–52
Volpin G, Hoerer D, Groisman G, Zaltzman S, Stein H (1990) Stress fractures of the femoral neck following strenuous activity. J Orthop Trauma 4:394–398
Wand JS, Hill D, Reeves J (1992) Coxarthrosis and femoral neck fracture. Clin Orthop 278:88–94
Weinrobe M, Stankewich CJ, Mueller B, Tencer AF (1998) Predicting the mechanical outcome of femoral neck fractures fixed with cancellous screws: an in vivo study. J Orthop Trauma 12:27–36
Whitman R (1902) A new method of treatment for fractures of the neck of the femur, together with remarks on coxa vara. Ann Surg 36:746–761
Woischke R (1985) Osteosynthese medialer Schenkelhalsfrakturen mit Spongiosaschrauben. Akt Traumatol 15:93–99
Wölfel R, Wagner W, Walther M, Beck H (1995) Die Hemiprothese bei der Schenkelhalsfraktur. Zentralbl Chir 120:721–724
Wolff I, Croonenborg JJ van, Kemper HCG, Kostense PJ, Twisk JWR (1999) The effect of exercise training programs on bone mass: a meta-analysis of published controlled trials in pre- and postmenopausal women. Osteoporosis Int 9:1–12
Wolinsky PR, Johnson KD (1995) Ipsilateral femoral neck and shaft fractures. Clin Orthop 318:81–90
Xunyuan D, Minxin J (1986) Zwei variante Behandlungsmethoden dislozierter Schenkelhalsfrakturen. Chirurg 57:340–343
Yang KH, Shen KL, Demetropoulos CK, King AI, Kolodziej P, Levine RS, Fitzgerald RHJ (1996) The relationship between loading conditions and fracture patterns of the proximal femur. J Biomech Eng 118:575–578
Zagrodnick J, Kaufner HK (1990) Risikominderung durch differenzierte Wahl des Operationszeitpunktes bei der hüftgelenksnahen Femurfraktur des alten Menschen. Unfallchirurgie 16:139–143
Zanchetta JR, Plotkin H, Roldán EJA (1996) Mineral density gain in vertebrae of osteoporotic women on oral pamidronate reverts a year after treatment discontinuance. Calcif Tissue Int 59:70–72
Zilch H, Naseband K (1980) Mechanische Verhältnisse der Osteosynthese mit 3 AO-Spongiosazugschrauben nach Schenkelhalsfraktur. Akt Traumatol 10:85–90
Zlowodzki M, Weening B, Petrisor B, Bhandari M (2005) The value of washers in cannulated screw fixation of femoral neck fractures. J Trauma 59:969–975

Oberschenkelhalsfrakturen (proximale Femurfrakturen)

6

H. G. Dietz

Inhalt

H. G. Dietz (✉)
Kinderchirurgische Klinik im Dr. von Haunerschen Kinderspital, Klinikum München der Universität, Lindwurmstr. 4, 80337 München, Deutschland
E-Mail: hgdietz@med.uni-muenchen.de

6.1 Allgemeines

Die proximalen Femurfrakturen sind im Kindesalter äußerst selten und erfordern ein massives Trauma. Aufgrund der Gefäßversorgung des Hüftkopfes und des Schenkelhalses kommt der Verletzung hier zum Teil folgenschwere Bedeutung zu. Der Anteil der Schenkelhalsfrakturen (proximalen Femurfrakturen) liegt unter 1 % der Verletzungen der unteren Extremität (Jonasch und Bertel 1981).

Die Blutversorgung des proximalen Femur beim Kind ist unterschiedlich zu der des Erwachsenen, bis zum 8. Lebensjahr tragen die Gefäße des Ligamentum teres wenig zur Kopfdurchblutung bei (ca. nur 20 % im Vergleich zum Erwachsenen). Bei der Geburt sind die Äste der medialen und lateralen Zirkumflexarterien für die Kopfdurchblutung verantwortlich. Diese Gefäße verlieren jenseits des Säuglingsalters ihre Bedeutung, wenn dann die Wachstumsfuge eine Durchblutungsschranke bildet. Zu diesem Zeitpunkt gewinnen die lateralen epiphysealen Gefäße an Bedeutung und versorgen alleine den Femurkopf. Ab dem 3. bis 4. Lebensjahr versorgen die lateralen, posterioren und superioren Gefäße auch den anterioren und lateralen Abschnitt des Femurkopfes und der Epiphyse. Die posterior-inferioren und posterior-superioren Arterien bestehen lebenslang und versorgen den Femurkopf (Abb. 6.1; Chung 1976).

6.2 Klassifikation

Die ursprüngliche Klassifikation geht auf Colonna (1928) zurück. Sie unterscheidet zwischen transepiphysären Frakturen (Typ I), transzervikalen Frakturen

N. P. Haas, C. Krettek (Hrsg.), *Tscherne Unfallchirurgie,*
DOI 10.1007/978-3-540-68741-2_6, © Springer-Verlag Berlin Heidelberg 2012

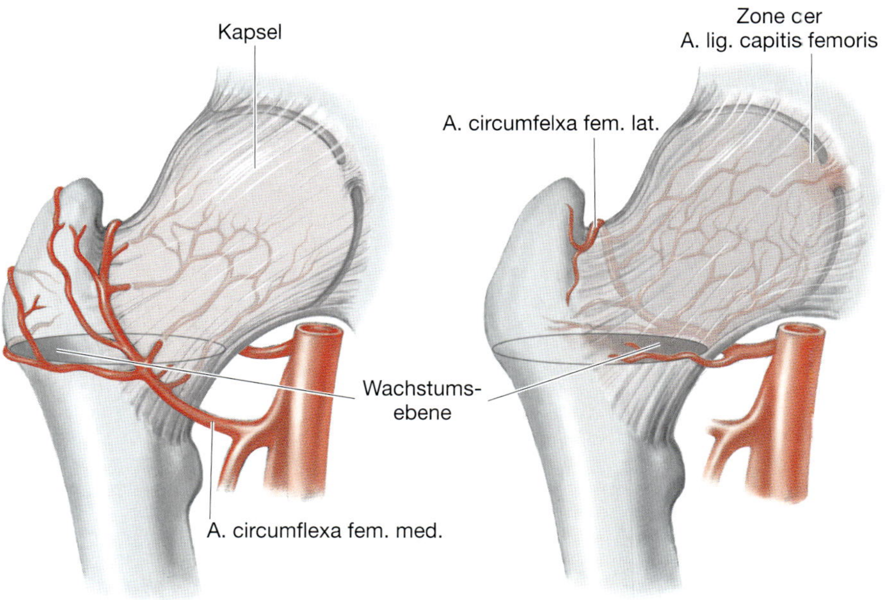

Abb. 6.1 Blutversorgung am Schenkelhals

(Typ II), zervikobasalen Frakturen (Typ III) und intertrochanteren Frakturen (Typ IV).

Die neue Klassifikation für Verletzungen im Kindesalter versucht, der speziellen Situation des wachsenden Knochen gerecht zu werden, übernimmt aber am proximalen Femur weitgehend die bestehende Klassifikation Slongo et al. 2007.

Typ-I-Frakturen (31–E1/E2) sind extrem selten und werden beim Geburtstrauma sowie bei Misshandlung gesehen. Typ-II-Frakturen (31–M1) machen ungefähr die Hälfte aller proximalen Femurfrakturen aus und betreffen Klein- und Schulkinder nach massivem Trauma. Typ-III-Frakturen (31–M2) umfassen ca. 30 % aller proximalen Femurfrakturen und betreffen ebenfalls Kinder jenseits des Neugeborenenalters. Typ-IV-Frakturen (31–M3), die inter- und pertrochanteren Frakturen, machen ca. 8 % der proximalen Femurfrakturen aus und sind bezüglich der Prognose deutlich besser einzuschätzen als die Typ-I- bis -III-Frakturen (Abb. 6.2).

Fazit

Die Klassifikation heute (Slongo et al. 2007) unterscheidet zwischen den extrem seltenen epiphysären Frakturen und den in der Prognose durchaus günstig einzuschätzenden metaphysären Frakturen.

6.3 Indikation

Die Diagnose der proximalen Femurfrakturen lässt sich problemlos mit der konventionellen Röntgenuntersuchung stellen, wobei allerdings nicht in jedem Fall zur a. p.-Aufnahme eine perfekte (90° versetzte) Axialaufnahme (Lauenstein) möglich ist.

Das Ziel der Therapie ist die Wiederherstellung der anatomischen Situation am Schenkelhals und Retention des Ergebnisses unter größtmöglichster Schonung der Kopfdurchblutung. Die Seltenheit der Fraktur und die daraus resultierenden kleinen Kollektive mit deren Behandlungsergebnissen lassen auch heute nur eine Empfehlung für die optimale therapeutische Intervention zu (Kurz und Grumbt 1988).

6.4 Therapie

Typ-I-Frakturen müssen meist offen reponiert und mit Kirschner-Drähten fixiert werden. Das Repositionsergebnis mit Kirschner-Drähten muss allerdings zusätzlich in einem Beckenbeingips für 2 bis 4 Wochen retiniert werden (Abb. 6.3). Dislozierte Typ-II-Frakturen können bei Kleinkindern ebenfalls durch Kirschner-Drähte nach offener Reposition, bei größeren Kindern durch eine Schraubenosteosynthese fixiert werden. Bei der Schraubenosteosynthese

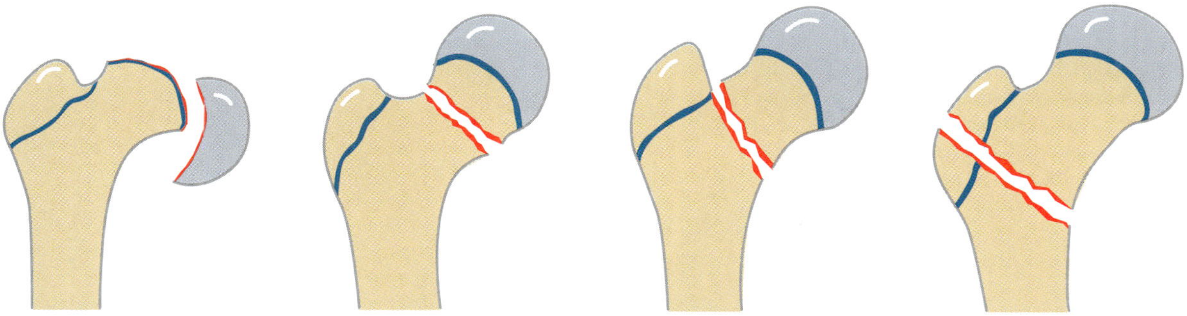

Abb. 6.2 Klassifikation der proximalen Femurfrakturen nach Colonna (1928) und Klassifikation der PAEG

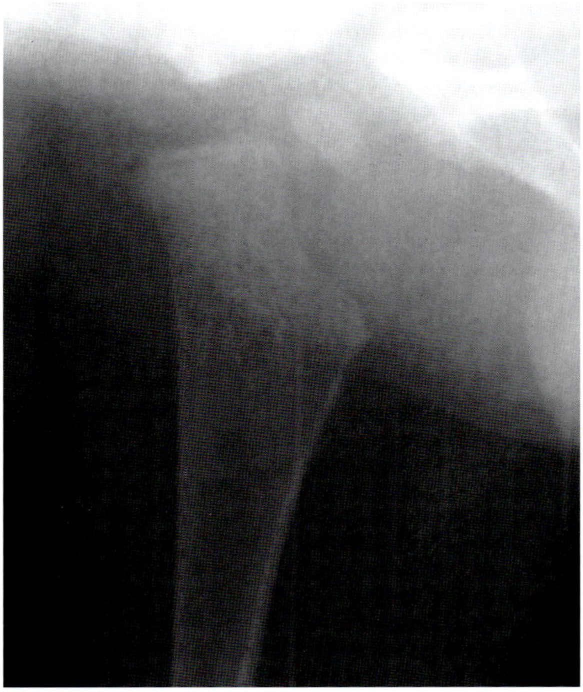

Abb. 6.3 Typ-I-Fraktur bei 2 Monate altem Säugling

hat sich hier in jüngster Zeit die Hohlschraubenosteosynthese bewährt. Nach Schraubenosteosynthese ist keine weitere Ruhigstellung nötig, wenn mindestens 2 bzw. 3 Schrauben eingebracht sind (Abb. 6.4). Nach Kirschner-Draht-Osteosynthese muss wie bei Typ-I-Frakturen eine zusätzliche Ruhigstellung erfolgen. Typ-III-Frakturen werden ebenfalls nur im Ausnahmefall, so es sich um unverschobene und stabile Frakturen handelt, konservativ versorgt und können im Übrigen sehr gut mit kanülierten Schrauben versehen werden (Dietz 2009). Die Beurteilung der unverschobenen stabilen Fraktur ist mit einer CT-Untersuchung möglich. Die Ruhigstellung ist dann auch hier nur in Ausnahmefällen (und dies bei Kirschner-Draht-Osteosynthese) nötig (Abb. 6.5). Typ-IV-Frakturen können bei guter Stellung konservativ behandelt werden, im Beckenbeingips, allerdings ist in den meisten Fällen eine Operation und Kirschner-Draht-Osteosynthese bzw. Fixation durch intramedulläre Nagelung oder eventuell durch Fixateur externe nötig. In Ausnahmefällen kann eine Schraubenosteosynthese oder eine Winkelplattenosteosynthese nötig werden (Abb. 6.6).

Fazit

Die Indikation zur operativen Versorgung mit Reposition und anatomischer Fixation ist in der Regel gegeben. Ausnahme: Die unverschobene und im CT nachgewiesene stabile Fraktur.

6.5 Nachbehandlung

Die Nachbehandlung beinhaltet bei operierten Frakturen die frühe Mobilisierung, so möglich unter Anwendung von Gehstützen mit Entlastung für 4 Wochen. In der ersten Woche kann die Lagerung auf der Bewegungsschiene sinnvoll sein. Nach radiologischer Kontrolle und entsprechender Konsolidierung kann die volle Belastung nach 4 bis 6 Wochen erlaubt werden.

- ▶ Vor Belastung Vitalität des Femurkopfes prüfen!

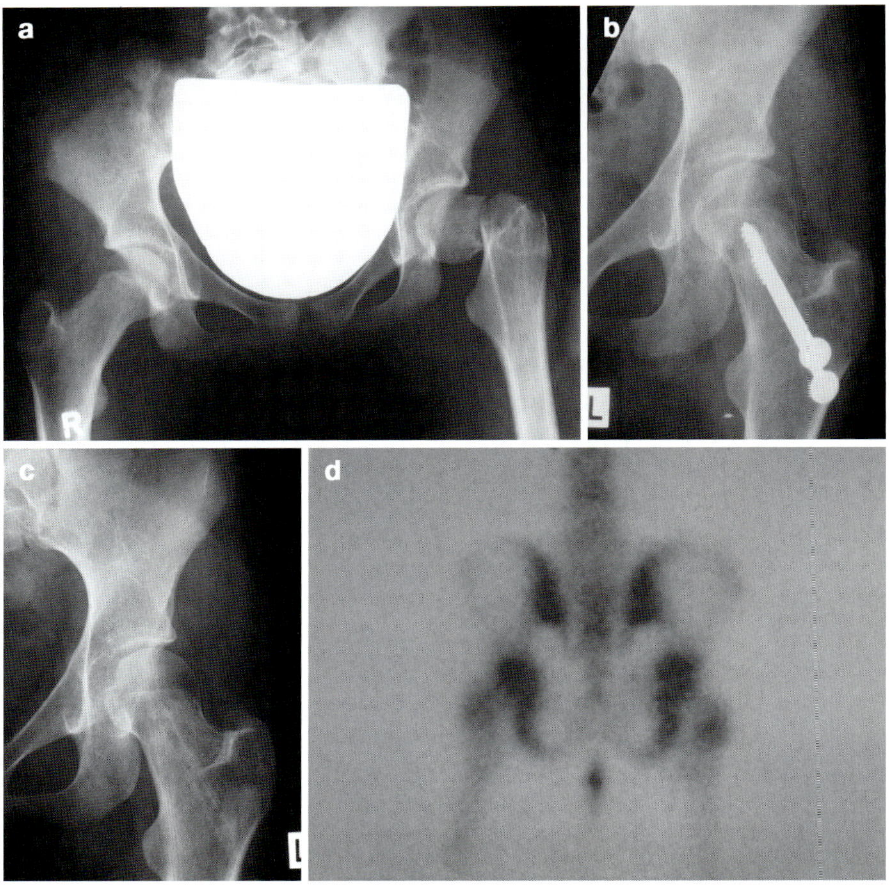

Abb. 6.4 Typ-II-Fraktur bei 14 Jahre altem Mädchen. **a** Unfallbild, **b** nach Schraubenosteosynthese, **c** nach Metallentfernung, **d** szintigraphische Kontrolle 1 Jahr nach Unfall (historisch!)

6.6 Ergebnisse

Die Ergebnisse der proximalen Femurfrakturen werden im Wesentlichen durch das intakte Gefäßsystem der Schenkelhalsregion bestimmt. Als häufigste Komplikation gelten Kopf- und Halsnekrosen wie auch, allerdings selten, Pseudarthrosen und Coxa vara. Inwieweit die Prognose durch die notfallmäßige operative Therapie, die allerdings angestrebt werden sollte, dann bestimmt wird, kann aufgrund der kleinen zur Verfügung stehenden Kollektive nicht definitiv beantwortet werden.

Dennoch zeigen neue Studien den positiven Effekt der dringlichen Operation (bis 12 Stunden) vor allem bei Typ-II- und -III-Frakturen (Cheng und Tang 1999; Fornaro et al. 1982; Mayr et al. 1998; Ng und Cole 1996). Die nach Ratliff (1974) zu unterscheidenden Nekrosen betreffen Kopf, Hals, partielle Kopfnekrose bzw. Halsnekrose, wobei die Typ-I-Nekrosen der Kopf- und Halsnekrosen den schwersten negativen Verlauf nehmen. Problematisch in der Einschätzung der Prognose sind die beobachteten Kollektive deshalb, da sie über einen langen Zeitraum mit unterschiedlichen Therapiekonzepten einhergehen. Während bei Typ-I-Frakturen auch nach neuerer Literatur mit nahezu 100 % schlechtem Ergebnis zu rechnen ist (Ng und Cole 1996; Pape et al. 1999), ist für die Typ-IV-Frakturen die Komplikationsrate äußerst gering (Niethard 1982). Ein Ansatz zur Überlegung, die Prognose der Schenkelhalsfraktur einzuschätzen, stammt von Gill et al. (1998), wobei hier nach Anbohren des Femurkopfes entsprechend der Blutung bzw. der fehlenden vaskulären Antwort von einer guten bzw. schlechten Prognose dann ausgegangen wird.

Fazit

Es sollen die Typ-I- bis Typ-III-Frakturen, die den Hauptanteil der proximalen Femurfrakturen ausmachen, dringlich reponiert werden und mit einer Schraubenosteosynthese (K-Draht) versorgt werden, die Ergebnisse lassen dann eine bestmögliche Prognose erwarten (Chung 1976; Mayr et al. 1998; Ng und Cole 1996).

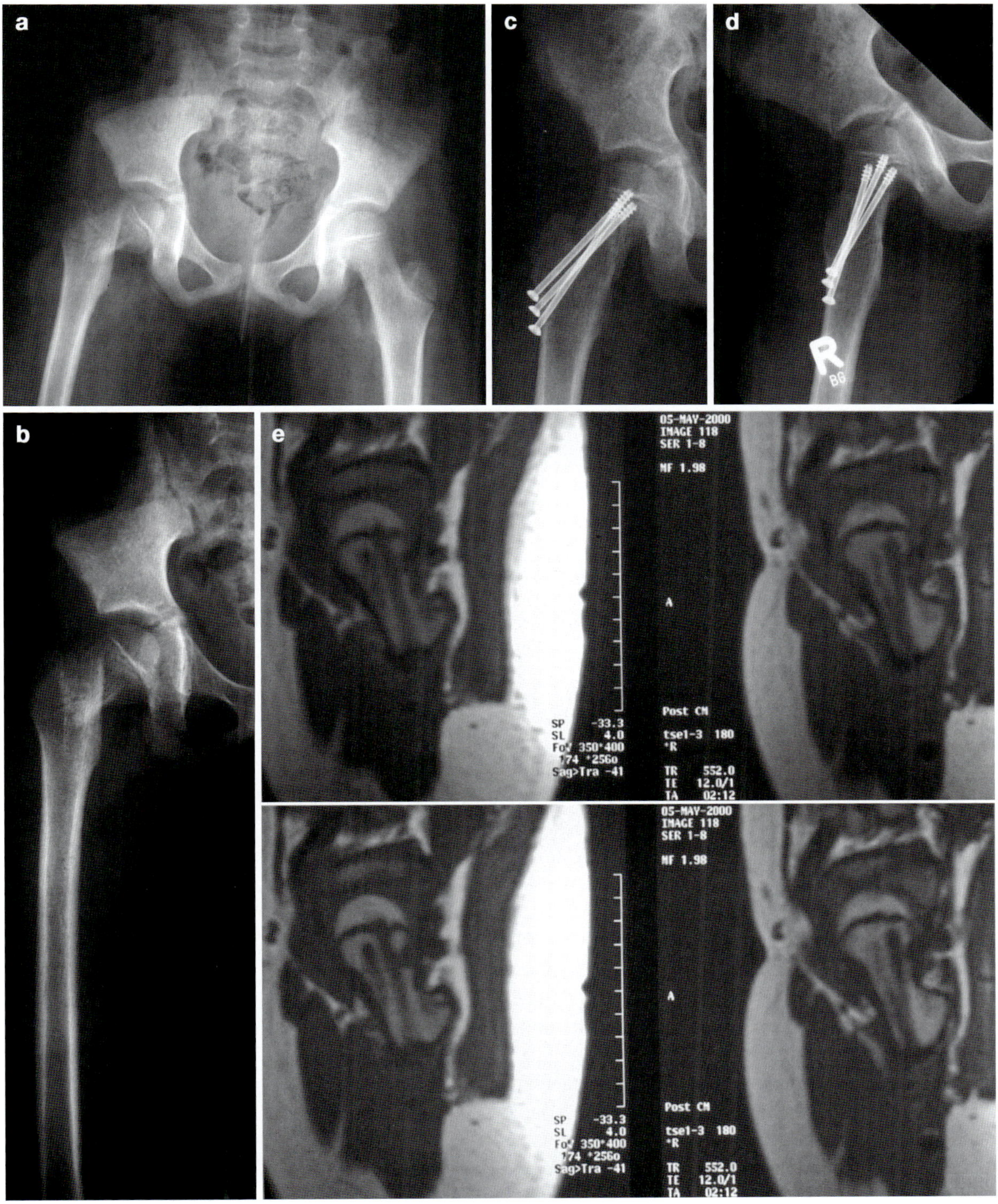

Abb. 6.5 Typ-III-Fraktur bei 7 Jahre altem Mädchen. **a** Unfallbild, **b** zweite Ebene, **c**, **d** Versorgung mit 3 kanülierten Schrauben, **e** Kernspin nach ME nach 1/2 Jahr

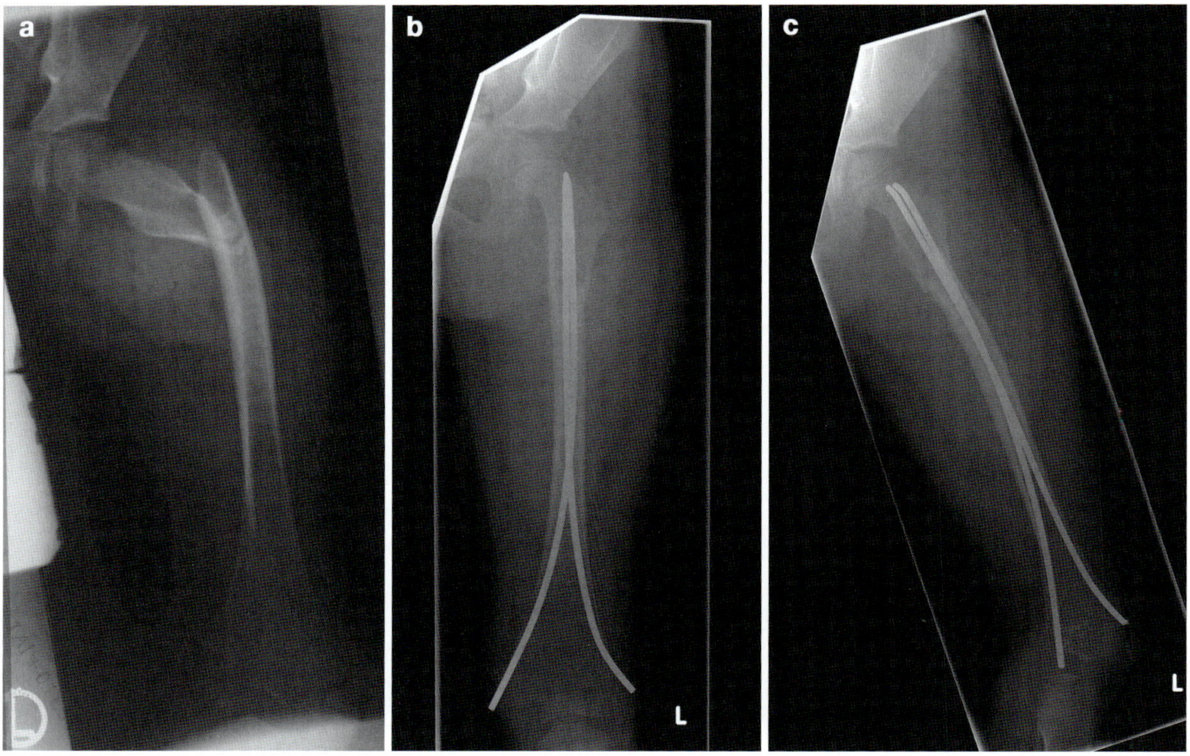

Abb. 6.6 Typ-IV-Fraktur bei einem 3 Jahre alten Knaben. **a** Unfallbild, **b–c** Versorgung mit ESIN

6.7 Komplikationen

Die gravierendsten Komplikationen der proximalen Femurfrakturen stellen die Hüftkopfnekrosen sowie das Fehlwachstum des Schenkelhalses dar. Während bei Typ-I-Frakturen in bis zu 100 % Hüftkopfnekrosen beschrieben sind, sind diese für die Typ-IV-Frakturen nahezu unbekannt (Pape et al. 1999; Ratliff 1974). Inwieweit durch eine adäquate Therapie, vor allem durch eine dringliche Operation, die dramatische Komplikation der Hüftkopfnekrose bzw. Kompromittierung der Durchblutung des Schenkelhalses und des -kopfes verhindert werden kann, ist nicht sicher zu beweisen (Maeda et al. 2003; Shah et al. 2002). Trotzdem sollte die dringliche Behandlung mit anatomischer Reposition und Retention durchgeführt werden (Fornaro et al. 1982; Mayr et al. 1998). Die Kontrolle der Vitalität des Schenkelhalses soll bei Beschwerdefreiheit abschließend nach 12 Monaten mittels MRT erfolgen bzw. bei Beschwerden sofort. Die Szintigrafie ist heute als historisch zu betrachten (s. Abb. 6.5e)

Literatur

Cheng JCY, Tang N (1999) Die Behandlung des Schenkelhalsbruches im Kindesalter. Notfallmäßige Arthrotomie, Reposition und Verschraubung. J Pediatr Orthop 19:338–343

Chung SMK (1976) The arterial supply of the developing proximal end of the femur. J Bone Joint Surg Am 58:961–968

Colonna PC (1928) Fracture of the neck of the femur in childhood. A report of 6 cases. Ann Surg 88:902–907

Dietz HG (2009) Schraubenosteosynthese proximaler Femurfrakturen im Kindesalter. Oper Orthop Traumatol 21:349–357

Fornaro E, Brunner C, Weber BG (1982) Treatment of femoral neck fracture in childhood-emergency arthrotomy, repositioning and screw insertion. Hefte Unfallheilkd 158:247–253

Gill TJ, Sledge JB, Ekkernkamp A, Ganz R (1998) Intraoperative assessment of femoral head vascularity after femoral neck fracture. J Orthop Trauma 12:474–478

Jonasch E, Bertel E (1981) Verletzungen bei Kindern bis zum 14. Lebensjahr. Hefte Unfallheilkd 150:85–86

Kurz W, Grumbt H (1988) Die Schenkelhalsfraktur im Kindesalter. Zentralbl Chir 113:881–892

Laer LR von, Gruber R, Dallek M et al (2000) Classification and documentation of childrens fractures. Eur J Trauma 26:2–14

Maeda S, Kita A, Fujii G, Funayama K, Yamada N, Kokubun S (2003) Avascular necrosis associated with fractures of the femoral neck in children: histological evaluation of

core biopsies of the femoral head. Injury, Int Care Injured 34:283–286
Mayr J, Hirner V, Styhler W, Posch E, Jelen M, Linhart WE, Kohlmaier W, Neubauer T, Schwarz N (1998) Femoral neck fractures in childhood. Unfallchirurg 101:426–432
Ng GPK, Cole WG (1996) Effect of early hip decompression on the frequency of avascular necrosis in children with fractures of the neck of the femur. Injury 27:419–421
Niethard FU (1982) Pathophysiologie und Prognose von Schenkelhalsfrakturen im Kindesalter. Hefte Unfallheilkd 158:221–232
Pape HC, Krettek C, Friedrich A, Pohlemann T, Simon R, Tscherne H (1999) Long-term outcome in children with fractures of the proximal femur after high-energy trauma. J Trauma 46:58–64
Ratliff AHC (1974) Fractures of the neck of the femur in children. Orthop Clin N Am 5:903–924
Shah AK, Eissler J, Radomisli T (2002) Algorithm for the treatment of femoral neck fractures. Clin Orthop Relat Res 399:28–34
Slongo T, Audigé L, Lutz N, Frick S, Schmittenbecher P, Hunter J, Clavert JM (2007) Documentation of fracture severity with the AO classification of pediatric long-bone fractures. Acta Orthop 78:247–253

Per- und subtrochantere Femurfrakturen

7

C. Reimertz, J. Pichl, R. Peine und R. Hoffmann

Inhalt

C. Reimertz (✉)
Abt. für Unfallchirurgie und orthopädische Chirurgie, BGU, Friedberger Landstr. 430, 60389 Frankfurt/Main, Deutschland
E-Mail: christoph.reimertz@bgu-frankfurt.de

7.1 Inzidenz und Pathomechanismus

Proximale Femurfrakturen werden in Frakturen der Trochanterregion und der subtrochanteren Region unterteilt, die sich vom Trochanter minor bis zum Übergang des proximalen zum mittleren Schaftdrittel erstreckt.

Zahlreiche Frakturlinienverläufe können nicht eindeutig der einen oder anderen Frakturgruppe zugeordnet werden. Es handelt sich dabei um Mischformen, deren Individualität bei der Therapie berücksichtigt werden muss.

Etwa 40–45 % der hüftgelenksnahen Frakturen entfallen auf die pertrochantere Region und 10–15 % auf die subtrochantere Region. Damit ereignen sich mit 55 % die meisten aller Femurfrakturen in diesem Skelettabschnitt (Hoffmann et al. 1994).

Im Jahre 2005 wurden in Deutschland über 90.000 Patienten mit der Diagnose „hüftgelenksnahe Fraktur" stationär behandelt (Statistisches Bundesamt 2007). Für die proximale Femurfraktur besteht eine Inzidenz von 660/100.000 in der Altersgruppe über 65 Jahre und von immerhin 4000/100.000 bei Bewohnern von Alten- und Pflegeheimen (Becker und Scheible 1998).

Das Durchschnittsalter für pertrochantere Frakturen bei Frauen liegt bei 80 Jahren und bei Männern bei 70 Jahren, für subtrochantere Frakturen bei durchschnittlich 75 Jahren für beide Geschlechter. Insgesamt liegt das Verhältnis weiblicher zu männlicher Patienten für pertrochantere Frakturen bei 3:1 und für subtrochantere Frakturen bei 1:1. Das Verhältnis von trochanteren zu Schenkelhalsfrakturen liegt bei 1:1,2.

Die demografische Entwicklung in den Industrienationen Westeuropas und Nordamerikas zeigt einen deutlich zunehmenden Anteil älterer Menschen. Bis

N. P. Haas, C. Krettek (Hrsg.), *Tscherne Unfallchirurgie*,
DOI 10.1007/978-3-540-68741-2_7, © Springer-Verlag Berlin Heidelberg 2012

2050 wird über ein Drittel der Bevölkerung Deutschlands über 65 Jahre alt sein.

Für die Alterstraumatologie bedeutet dies einen Zuwachs der typischen Verletzungen des älteren Menschen. Die proximale Femurfraktur stellt dabei nach der distalen Radiusfraktur loco typico und vor der proximalen Humerusfraktur die zweithäufigste Verletzung dar (Czerwinski et al. 2007).

Eine erhebliche Fallzahlsteigerung hüftgelenksnaher Frakturen bis 2050 um etwa 70 %, in der Altersgruppe über 80 Jahre sogar bis 150 %, wird erwartet (Statistisches Bundesamt 2007). Während des stationären Aufenthaltes versterben statistisch ca. 6 % der Patienten, im ersten Jahr, je nach Untersuchung, bis 30 % (Kraus et al. 2011).

Proximale Femurfrakturen stellen angesichts ihrer Häufigkeit im hohen Lebensalter in der Zukunft einen zunehmenden Anteil der Verletzungen des unfallchirurgischen Patientengutes.

Internistische und neurologische Grunderkrankungen (Synkopen, Einschränkung von Sinnesfunktionen etc.) sowie die Nebenwirkungen und Interaktionen der mitunter zahlreichen Medikamente sind oft ursächlich für eingeschränkte Mobilität und Fallneigung (Laskin et al. 1979). Das Knochenskelett ist häufig multikausal osteoporotisch geschwächt (Czerwinski et al. 2007; Ford et al. 1996).

Bei den alten und betagten Patienten sind meist niederenergetische Bagatelltraumata, z. B. ein häuslicher Stolpersturz mit Dreheinwirkung auf das Bein, Ursache der hüftgelenksnahen Frakturen (Schütz und Bühler 1993). Bei jüngeren Patienten sind diese Frakturformen oft Folge eines Hochrasanztraumas und Teil einer Polytraumatisierung. Ursache sind insbesondere Pkw- und Zweiradunfälle, Sportunfälle sowie Stürze aus großer Höhe.

7.2 Prävention und Sekundärprophylaxe

Die Osteoporose ist ein weltweites Gesundheitsproblem und wird von der WHO mittlerweile zu den 10 wichtigsten Volkskrankheiten gezählt. Weltweit verursacht die Osteoporose schätzungsweise 2 Millionen hüftgelenksnahe Frakturen. Durch eine konsequente Therapie und Sekundärprophylaxe lässt sich das Auftreten neuer Frakturen deutlich reduzieren (Bartl et al. 2003; McLellan et al. 2003), die Behandlungskosten sinken durch effektive Prävention bei manifester Osteoporose (Jönsson et al. 1995). Ein Leitlinienkonzept des Dachverbandes der osteologischen Gesellschaft zur Prophylaxe, Diagnostik und Therapie liegt vor (DVO-Leitlinien 2006).

Eine gezielte Therapie der Begleiterkrankungen (Diabetes mellitus, kardiovaskuläre und neuromuskuläre Erkrankungen etc.) und eine Überprüfung der medikamentösen Therapie kann ebenso wie eine Anpassung des häuslichen Umfelds das Sturzrisiko vermindern. Bei Bewohnern von Alten- und Pflegeheimen kann der Einsatz von Hüftprotektoren die Sturzfolgen verringern (Berufsverband der Fachärzte für Orthopädie e. V. 2004).

7.3 Funktionelle Anatomie und Pathobiomechanik

Das proximale Femur wird in vier Regionen unterteilt: den Femurkopf, den Schenkelhals sowie die pertrochantere und subtrochantere Region (Abb. 7.1).

Der Trochanter major ist eine Muskelapophyse, an der wichtige Hüftmuskeln inserieren. An seiner Spitze setzt die Sehne des M. piriformis an, an seiner Hinter- und Seitenfläche fächerförmig der M. gluteus medius, ventrolateral der M. gluteus minimus und in der Fossa intertrochanterica, an der medialen Fläche des Trochanter major, die kurzen Außenrotatoren (Mm. gemellus superior, obturatorius internus, gemellus inferius und obturatorius externus). Die dabei nach kranial ziehenden Muskel- und Sehnenanteile stellen als laterale Zuggurtung einen wichtigen Stabilisator für das Hüftgelenk dar.

Der Trochanter minor ist Insertionspunkt für den M. iliopsoas und Teil der medialen Abstützung der kräftigen Kortikalis des inneren Schenkelhalsrandes (Calcar).

Bei pertrochanteren Frakturen finden sich typischerweise vier Hauptfragmente: Kopf-Hals-Fragment, Trochanter major, Trochanter minor und Schaft.

Die Tragachse des Körpers verläuft medial der Trochanterregion und führt zu einem Varusstress. Dieser kann bei pertrochanteren Frakturen von der als Zuggurtung wirkenden Glutealmuskulatur und dem Tractus iliotibialis nicht kompensiert werden. Ein kurzes proximales Bruchende erschwert dabei zusätzlich die operative Stabilisierung, da nur wenig Knochensubstanz zur Implantatverankerung verfügbar ist (Dávid et al. 2000).

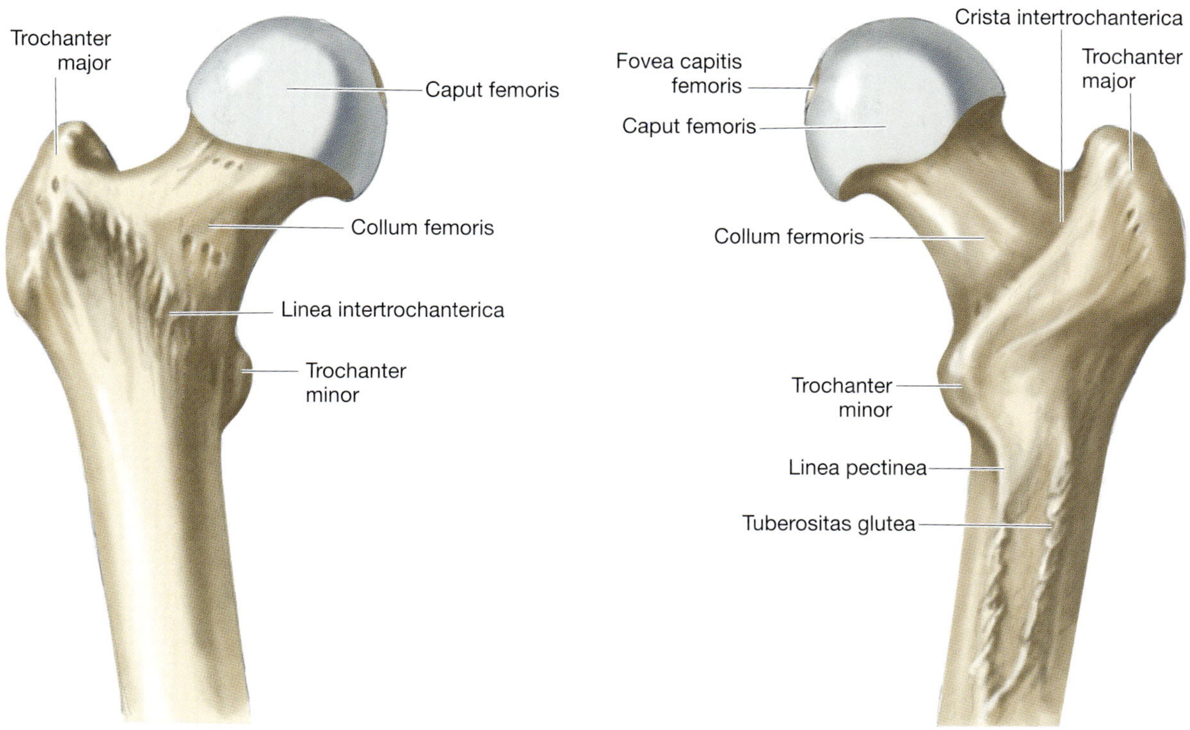

Abb. 7.1 Ansicht des proximalen Femurs von ventral (*links*) und dorsal (*rechts*). (Aus PROMETHEUS 2005)

Trochantere Frakturen sind per definitionem extrakapsulär und kompromittieren die Perfusion des Hüftkopfes selten (Hoffmann und Haas 2007). Die Trochanterregion wird aus den Ästen der A. circumflexa femoris lateralis ausreichend vaskularisiert. Die intrakapsulär verlaufende A. circumflexa femoris medialis wird bei den extrakapsulären per- und subtrochanteren Frakturen nur selten mitverletzt.

Aufgrund des Muskelzugs kommt es in der Regel bei per- bzw. subtrochanteren Frakturen zur typischen Fehlstellung der Fragmente. Das proximale Fragment abduziert durch den Muskelzug des M. gluteus medius und minimus und wird, bei intaktem Trochanter minor, flektiert und außenrotiert. Das distale Fragment befindet sich infolge des Muskelzugs in Adduktion und durch die Muskeln des Pes anserinus in Außenrotation. Zumeist liegt eine Verkürzung und Varusstellung des Femurs durch die Adduktoren und die Hamstring-Muskulatur (Mm. semitendinosus, semimembranosus und bizeps femoris) vor. Muskelzug und Dislokationsrichtung sollte man sich präoperativ unbedingt vergegenwärtigen, da ihre Kenntnis Voraussetzung für eine korrekte Reposition ist.

7.4 Klassifikationen

7.4.1 AO-Klassifikation

Frakturklassifikationen dienen der Analyse und vergleichbaren Dokumentation der Komplexität einer Fraktur und der daraus resultierenden Instabilität des Bruches. Hieraus ergibt sich die Therapieempfehlung. Im deutschen Sprachraum hat sich die AO-Klassifikation sowohl für per- als auch subtrochantere Frakturen durchgesetzt.

Die AO-Klassifikation wurde von Müller et al. 1990 eingeführt, dabei werden Frakturen am Femur mit der Hauptziffer 3 bezeichnet (Müller et al. 1991). Die pertrochanteren Femurfrakturen gehören zur gelenknahen Region und werden zusätzlich mit 1 beziffert, daraus ergibt sich 31, wohingegen die subtrochanteren Frakturen zum Femurschaft gerechnet werden und zusätzlich die Ziffer 2 erhalten, also 32 (Abb. 7.2a).

Pertrochantere Frakturen werden als Typ-A-Frakturen (31-A.*) gekennzeichnet. Dabei gelten Brüche mit einfach frakturierter medialer Kortikalis als A1-Brüche, mit mehrfach frakturierter medialer Kortikalis

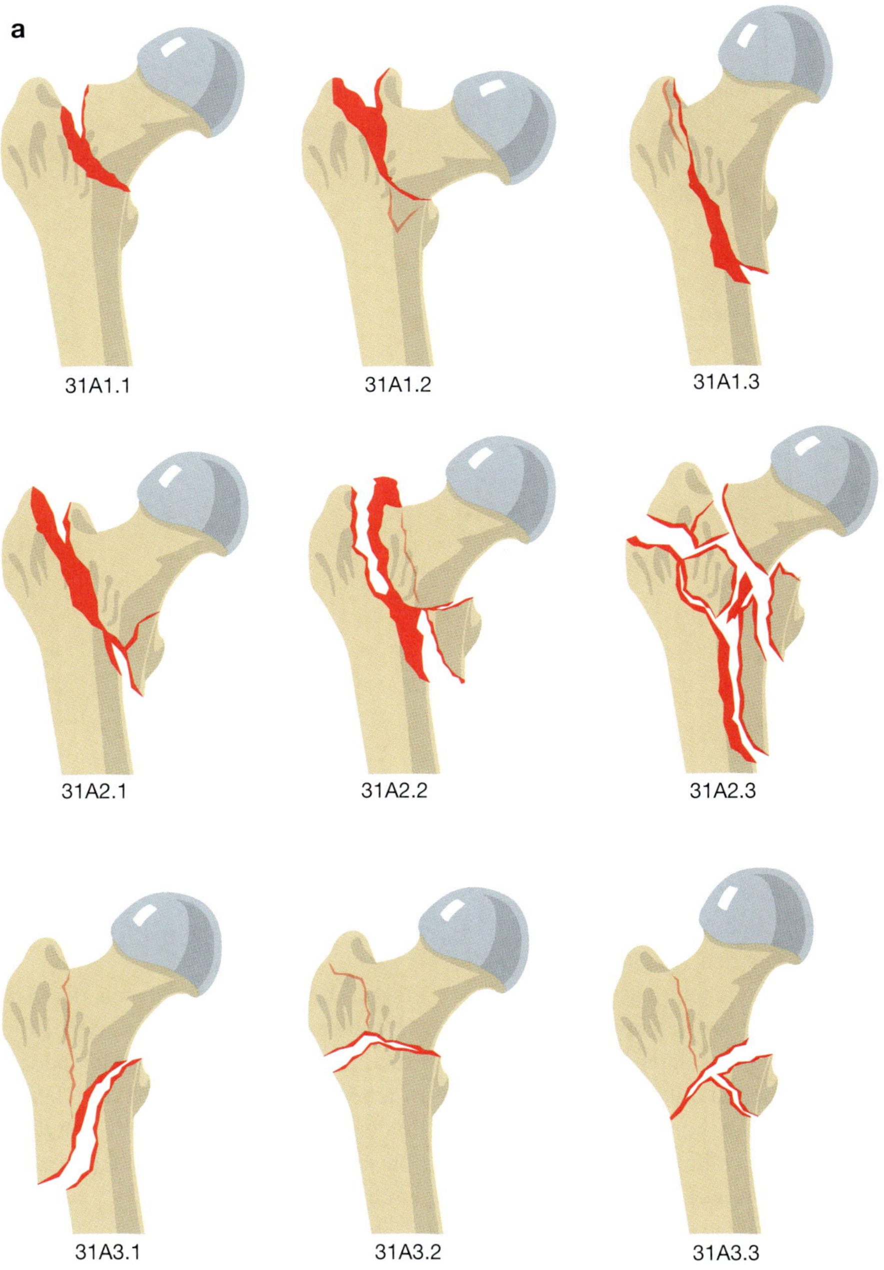

Abb. 7.2 **a** AO-Klassifikation der pertrochantären Frakturen. **b** AO-Klassifikation der subtrochanteren Frakturen. (Aus Steinbrich und Regazzoni 1999)

als A2- und intertrochantere Frakturen mit frakturierter medialer und lateraler Kortikalis als A3-Frakturen. Instabile Frakturen sind durch große dorsale Fragmente oder Trümmerzonen, Vierfragmentfrakturen mit Beteiligung von Trochanter major und minor oder zur Schaftachse quer bzw. umgekehrt verlaufende Frakturlinien („reversed fracture", schwieriges Repositionsmanöver) gekennzeichnet.

Liegt das Zentrum der Frakturlinie distal des Trochanter minor, spricht man von einer subtrochanteren Fraktur. Brüche dieser Region werden gemeinsam mit dem Femurschaft klassifiziert (32-*.*). A-Frakturen sind einfache Brüche, B-Frakturen sind Brüche mit Biegungskeil und C-Frakturen gehen mit einer Trümmerzone einher.

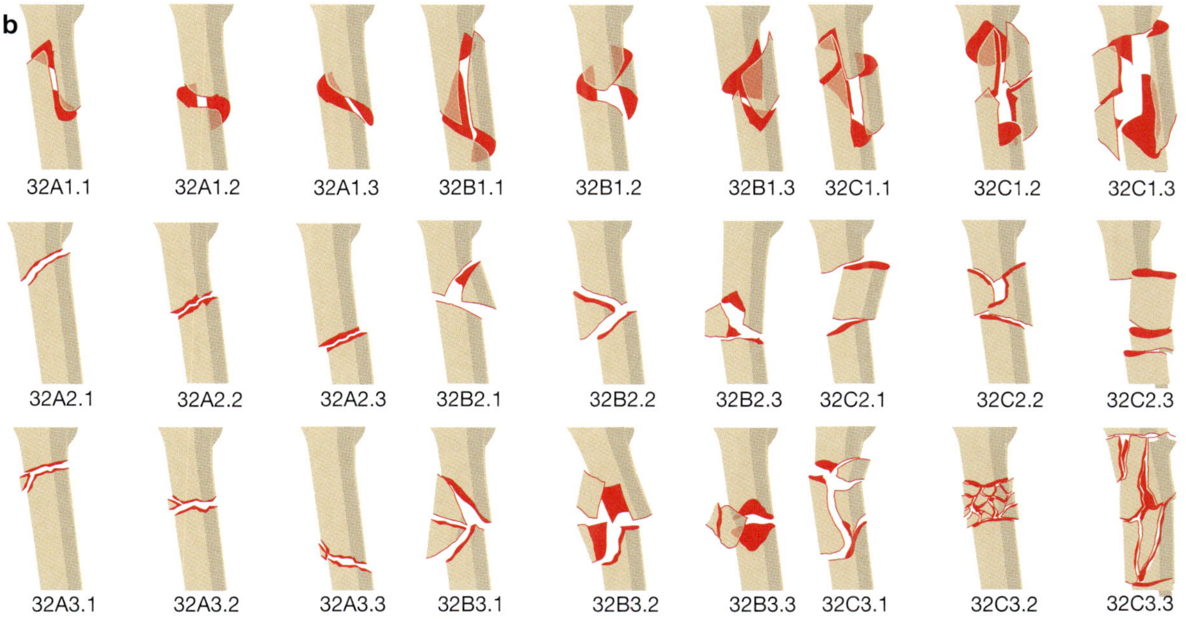

Abb. 7.2 (Fortsetzung)

Insgesamt beschreibt die AO-Klassifikation die Stabilität der Fraktursituation von A1.1 als relativ stabil zu C3.3 als äußerst instabil (Abb. 7.2b).

7.4.2 Weitere Klassifikationen

Es existieren weitere Klassifikationen, die unterschiedliche Grundlagen der Einteilung wie z. B. Fragmentanzahl, Frakturlinienhöhe oder Dislokation beschreiben, letztlich jedoch in denselben Versorgungsprinzipien münden.

Die Frakturklassifikation nach Evans für pertrochantere Frakturen ist v. a. noch im angelsächsischen Raum gebräuchlich. Ihr liegt die Stabilität der Fraktur zugrunde, wobei Typ I die stabilste und Typ V die instabilste Frakturform darstellt (Tab. 7.1).

Für subtrochantere Frakturen existiert noch die Seinsheimer-Klassifikation, die vier Frakturtypen unterscheidet, mittlerweile aber weitestgehend von der AO-Klassifikation abgelöst und nur noch in älterem Schrifttum zu finden ist (Seinsheimer 1978).

Die am weitesten proximal gelegene Fraktur wird als Typ-I- und die am weitesten distal gelegene als Typ-IV-Fraktur bezeichnet. Die Unterteilung in Gruppen A, B und C bezieht sich auf die Stabilität der Fraktur, wobei A als am stabilsten und C als am instabilsten bewertet wird.

Tab. 7.1 Evans-Klassifikation

Frakturtyp nach Evans	Beschreibung
Typ I	Zwei Fragmente, nicht disloziert
Typ II	Zwei Fragmente, disloziert
Typ III	Drei Fragmente, disloziert, dorsolaterale Trümmerzone
Typ IV	Drei Fragmente, disloziert, dorsomediale Trümmerzone
Typ V	Vier Fragmente, Trochanterseparation

Typ-I-Frakturen entsprechen Frakturen mit weniger als 2 mm Dislokation (Abb. 7.3).

7.5 Klinisches Bild

Liegt ein reines Monotrauma vor, kann bei unverschobenen Brüchen die Beschwerdesymptomatik zunächst blande sein. Diffuse Schmerzangaben in Hüfte und Leiste mit Ausstrahlung ins Kniegelenk können das Bild bestimmen. Stauchungs- und Rotationsschmerzen erhärten die Verdachtsdiagnose.

- Die typische Fehlstellung ist die Außenrotation, Verkürzung und Adduktion des betroffenen Beins. Die periphere Durchblutung, Motorik und Sensibilität sollten immer geprüft und das Untersuchungsergebnis sorgfältig dokumentiert werden.

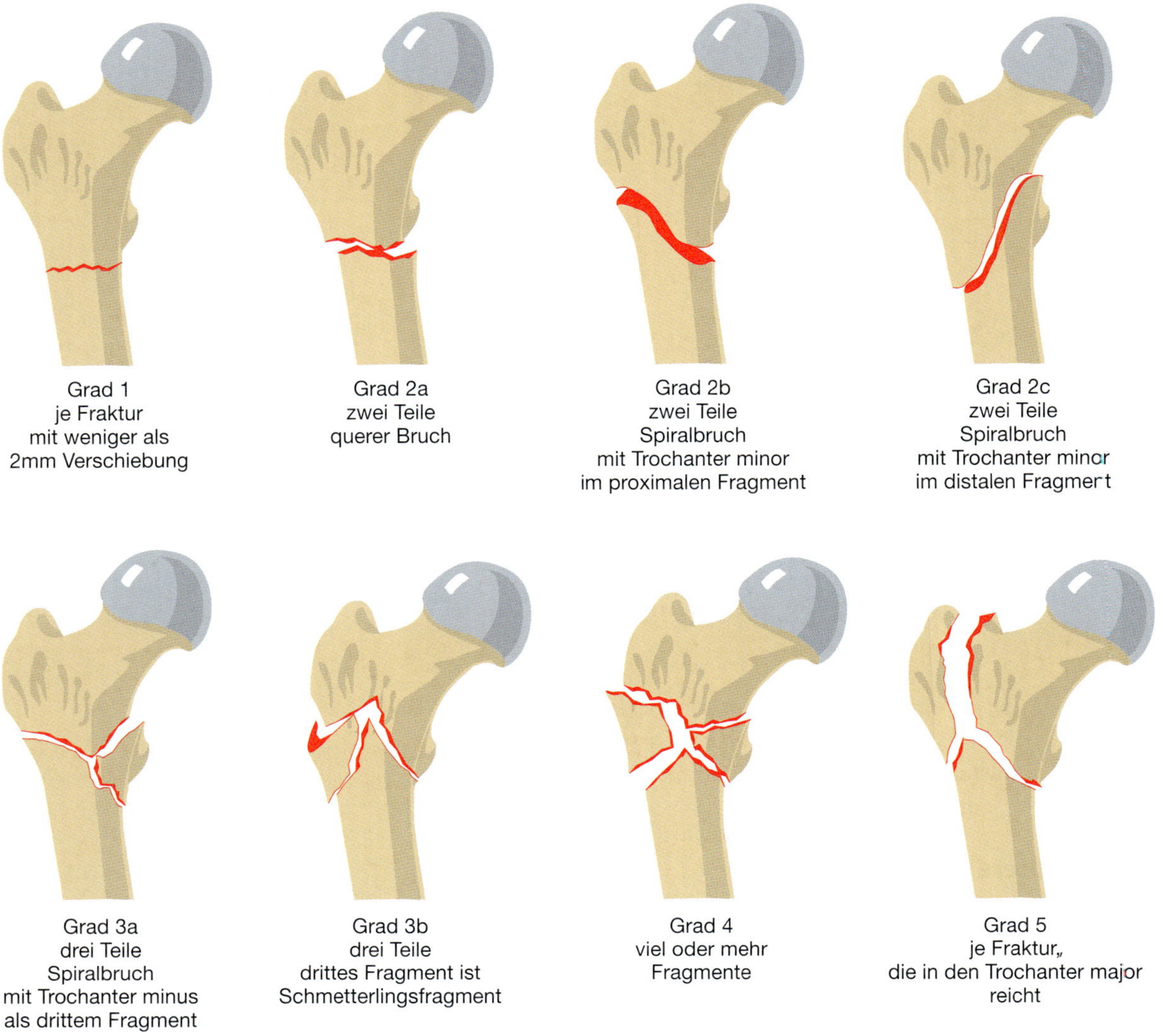

Abb. 7.3 Frakturklassifikation nach Seinsheimer für subtrochantere Frakturen. (Seinsheimer 1978)

7.6 Therapie

Bei allen diagnostischen Maßnahmen müssen der Unfallmechanismus mit einwirkendem Energieniveau, davon abhängige Begleitverletzungen und Weichteilschäden sowie der Allgemeinzustand des Verletzten Beachtung finden. Dabei ist bei jungen Verletzten an Begleitverletzungen im Rahmen von Polytraumata und bei älteren Verletzten an eine häufige Multimorbidität zu denken. Konsekutiv müssen entsprechende Verfahren zur Umgebungsdiagnostik, wie z. B. eine Computertomographie der Beckenregion beim Vorliegen eines Beckentraumas, erwogen werden.

Therapieziel ist bei alten Patienten eine rasche Mobilisierung und zügige Entlassung in die geriatrische Rehabilitationsbehandlung oder Kurzzeitpflege mit anschließender Rückkehr in die gewohnte häusliche Umgebung. Nur durch eine rasche Mobilisierung und Wiedereingliederung der Patienten in das gewohnte soziale Umfeld lässt sich die Häufigkeit möglicher Folgekomplikationen vermindern. Dies ist nur durch eine belastungsstabile osteosynthetische Versorgung zu erreichen.

Proximale Femurfrakturen weisen häufig eine komplexe Instabilität auf und gehören aufgrund der zu Grunde liegenden Biomechanik und dem oft osteoporotischen Knochen zu den anspruchsvollen knöchernen Verletzungen. Die Therapie muss dabei das biologische Alter des Patienten, seine Komorbidität und Lebensansprüche berücksichtigen. Die oft unterschiedlichen Frakturformen machen individuelle Therapiekonzepte notwendig. Das Ausmaß der durch den Bruchtyp hervorgerufenen Instabilität entscheidet über die im Einzelfall sinnvolle Versorgungstechnik.

Voraussetzung für eine optimale Therapie ist das Verständnis der Biomechanik und der Pathomorphologie der Verletzung sowie die sichere Beherrschung der extra- und intramedullären Operationsverfahren.

7.6.1 Diagnostik und Therapieplanung

Standard-a. p.- und seitliche Röntgenaufnahmen des proximalen Femurs sichern die Diagnose und sind wichtigster Bestandteil der Therapieplanung.

Eine CT-Untersuchung ist besonderen Fällen vorbehalten und zur Klassifikation der Fraktur und Therapieplanung nur selten erforderlich.

Zum Ausschluss einer okkulten Fraktur hat die Kernspintomographie die konventionellen Röntgendünnschichtaufnahmen und die Szintigraphie bei überlegender Sensitivität und Spezifität abgelöst (Bartonicek et al. 2007; Stiris und Lilleas 1997).

Die Fraktur kann auf den Standardröntgenaufnahmen meist sicher beurteilt und entsprechend der AO-Klassifikation eingeteilt werden. Falls ein intramedulläres Implantat zur Frakturversorgung vorgesehen ist, muss die Röntgendiagnostik auch den Femurschaft einschließen, um die Weite des Markraums und die Morphologie der Diaphyse zu beurteilen. Bei pathologischen Frakturen sind Ganzaufnahmen des Femurs erforderlich, um eventuelle Osteolysen im Schaftbereich zu erfassen und ein entsprechend langes Implantat zur Versorgung auszuwählen.

Bei ausgeprägter Antekurvation des Femurschafts ist eine Osteosynthese mit einem intramedullären Standardimplantat möglicherweise unmöglich, weil die Nagelspitze sonst den anterioren Schaftkortex perforiert und so eine iatrogene Fraktur erzeugt wird. In diesen Fällen bietet sich je nach Frakturmorphologie die Verwendung eines extra kurzen Nagels oder eines langen Nagels mit Antekurvationskrümmung an.

Die erfolgreiche Behandlung der Fraktur erfordert eine suffiziente Reposition und mechanisch stabile Fixation der Fragmente. Dies beruht auf einer sorgfältigen Planung und Implantatauswahl sowie auf einem korrekten Einsatz der Instrumente und Implantate (Hoffmann und Haas 2007).

7.6.2 Konservative Therapieoptionen

Die Forderung einer möglichst schnellen Wiederherstellung einer belastungsstabilen Extremität der häufig multimorbiden Patienten ist durch eine konservative Therapie nicht zu erfüllen. Wird unter konservativer Behandlung dennoch eine Frakturkonsolidierung erreicht, resultiert daraus meistens eine Fehlstellung mit Längen- und Drehdifferenz, die zu Beschwerden wie Belastungsschmerzen im Oberschenkel und Trendelenburg-Hinken führen kann (Hoffmann et al. 1996).

Durch die einwirkenden Muskelzugkräfte steht das proximale Hauptfragment abduziert, flektiert und außenrotiert. Eine suprakondyläre Extension, die in früheren Zeiten bis zur Frakturkonsolidierung angewandt wurde, ist lediglich zur Korrektur der Verkürzung geeignet, kann aber keine Rotations- oder Abduktionsfehlstellung ausgleichen.

Zusammenfassend ist die konservative Behandlung von per- und subtrochanteren Frakturen unbefriedigend und somit unter modernen Behandlungsstrategien obsolet (Schatzker und Wadell 1980).

7.6.3 Operative Therapie

Die einzige Therapie mit reproduzierbar guten Ergebnissen stellt die operative Versorgung dar. Dabei ist das Behandlungsziel die Wiederherstellung der Femurlänge, -achse und -rotation mit resultierender Belastungs- oder zumindest Übungsstabilität und der anschließenden frühzeitigen Mobilisierung der Patienten. Aufgrund der in der trochanteren und subtrochanteren Region wirkenden hohen axialen Kräfte und starken Biegemomente, die durch den exzentrischen Kraftfluss bedingt werden, ist selbst bei primär gering dislozierten Frakturen in der Folge mit sekundären Dislokationen zu rechnen. Daher sollten auch diese Frakturen primär stabilisiert werden (Hoffmann et al. 1996).

▶ Die auf die laterale Kortikalis wirkenden Zug- und auf die mediale Kortikalis wirkenden Kompressionskräfte stellen hohe Anforderungen an eine interne Osteosynthese. Diesen gerecht zu werden, ist, abhängig vom Frakturverlauf und von der Knochenqualität, mitunter schwierig und bedarf einer genauen Einschätzung der Fraktursituation. Dabei können unterschiedliche Probleme auftreten, was zur Entwicklung einer Vielzahl unterschiedlicher Implantate führte.

7.6.3.1 OP-Zeitpunkt

Proximale Femurfrakturen sollen umgehend operiert werden. Bei alten und internistisch kranken Patienten ist präoperativ die Optimierung des Allgemeinzustands mit kardiopulmonaler Rekompensation, Einstellung von Blutzucker, Hb-Wert und Ausgleich des Wasser- und Elektrolythaushalts ggf. unter intensivmedizinischen Bedingungen anzustreben. Es sollte insbesondere Augenmerk auf eine adäquate Schmerzreduktion gelegt werden. Zur Pflegeerleichterung sollte die betroffene Extremität in einer Schaumstoffschiene oder flach gelagert werden und das Bett zum besseren Blut- und Lymphabfluss mit dem Fußende schräg angestellt werden. Bei stark dislozierten Frakturen und erheblicher Schmerzhaftigkeit des Patienten muss, falls nicht sofort operiert werden kann, eine Tibiakopfdrahtextension in leichter Hüftgelenksbeugung angelegt werden. Sobald sich der Patient in einem stabilen Zustand befindet, soll er operativ versorgt werden. Die postoperative Komplikationsrate von Patienten, die mehr als 48 Stunden nach Trauma versorgt werden, ist erhöht (Dávid et al. 2000; Parker und Pryor 1992).

Auch beim frisch polytraumatisierten Patienten wird eine primäre Osteosynthese angestrebt, falls es die Allgemeinsituation zulässt.

7.6.3.2 Lagerung, Zugang und Reposition

Der operative Eingriff erfolgt regelhaft in Rückenlagerung auf dem Extensionstisch. Dabei wird das nicht betroffene Bein auf einer Schale mit Flexion und Abduktion im Hüftgelenk gelagert. Dies erleichtert die Bildwandlerpositionierung zur erforderlichen Durchleuchtung in 2 Ebenen.

Die betroffene Extremität wird nach entsprechender Polsterung in einer Fußmanschette fixiert und über einen dreigelenkigen Extensionsarm in die entsprechende Position gebracht.

Bei per- bzw. subtrochanteren Femurfrakturen kommt es aufgrund der Anatomie zu typischen Fehlstellungen der Fragmente. Hierbei ist insbesondere das distale Fragment gut zu beeinflussen. Dieses befindet sich infolge des Muskelzugs in Adduktion und durch die Muskeln des Pes anserinus in Außenrotation. In fast allen Fällen liegt eine Verkürzung des Femurs vor. Daraus resultiert die Notwendigkeit des axialen Zugs, der Innenrotation sowie der Abduktion als Repositionsmanöver. Ziel ist die Wiederherstellung des korrekten Alignments zwischen Kopf-Hals-Fragment und Schaft und des normalen CCD-Winkels.

Zur Überprüfung der Reposition ist vor dem sterilen Abwaschen und Abdecken die Bildwandlerkontrolle in 2 Ebenen obligat und sollte dokumentiert werden. Die seitliche Kontrolle zeigt bei instabilen Frakturen häufig ein Abweichen des Schafts nach dorsal. Dies erfordert während der Osteosynthese ein Anheben und Halten des Schaftfragments nach ventral (Abb. 7.4a–d).

Nachteilig bei dieser Form der Reposition und Lagerung ist die eingeschränkte Kontrolle der Rotation des betreffenden Beines, so dass die Stabilisierung der Fraktur in schwierigen Fällen mit nicht unerheblichem Rotationsfehler des Femurschafts einhergehen kann.

Alternativ ist auch die Lagerung auf einem Durchleuchtungstisch möglich. Insbesondere die Reposition ist jedoch aufwendiger und personalintensiv. Beide Extremitäten werden dabei frei beweglich abgewaschen und abgedeckt. Durch den Vergleich mit der nicht frakturierten Seite können grobe Rotationsfehler vermieden werden. Bei intaktem Trochanter minor kann dieser unter BV-Kontrolle im Seitenvergleich dargestellt werden. Stimmen Form und Größe nicht überein, liegt ein Rotationsfehler vor, der noch während derselben Sitzung ausgeglichen werden sollte. Auch bei fehlender Kongruenz der ipsilateralen Kortikalis muss mit einem Rotationsfehler gerechnet werden. Die Reposition selbst muss durch einen erfahrenen Assistenten durchgeführt werden, der die entsprechenden Bewegungen am distalen Fragment ausführt (Abb. 7.5). Gelingt die geschlossene Reposition nicht, muss diese offen erfolgen.

Insbesondere bei jungen Patienten ist eine anatomische Wiederherstellung des proximalen Femurs zur Vermeidung anhaltender funktioneller Defizite obligat. Stärker dislozierte Trochanter-major- und -minor-Fragmente machen hier die offene Reposition und Fragmentfixation erforderlich, oftmals kommen bei subtrochanteren Frakturen Repositionscerclagen zum Einsatz.

Bei schwer reponierbaren Frakturen mit Fragmentinterposition oder -verkeilung ist gelegentlich eine

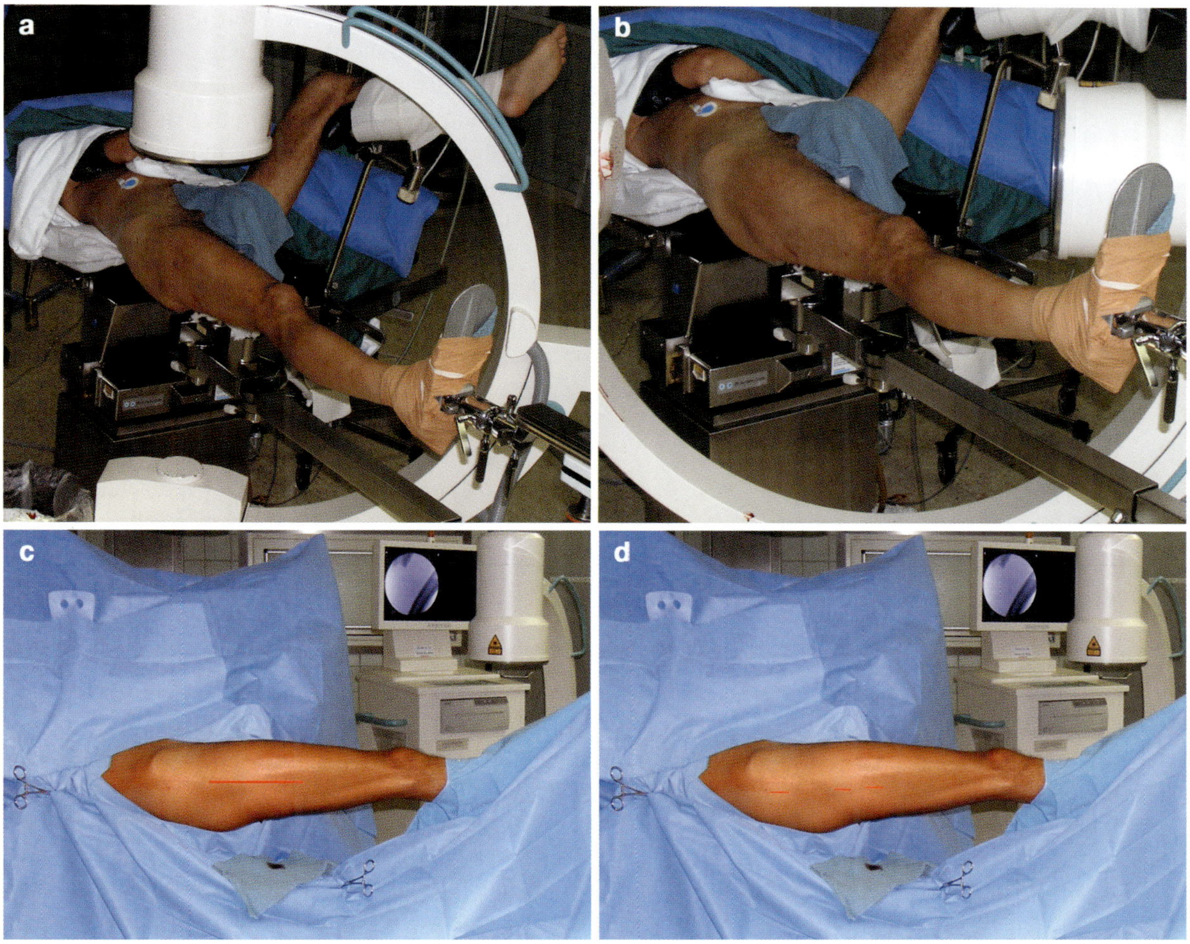

Abb. 7.4 **a**, **b** Lagerung auf dem Extensionstisch mit Durchleuchtungsmöglichkeit in 2 Ebenen. **c** Schnittführung bei lateralem Zugang (Länge variabel, bei Einsatz der DHS, bei offener Reposition). **d** Schnittführung bei minimal-invasivem Zugang (Nagelsysteme)

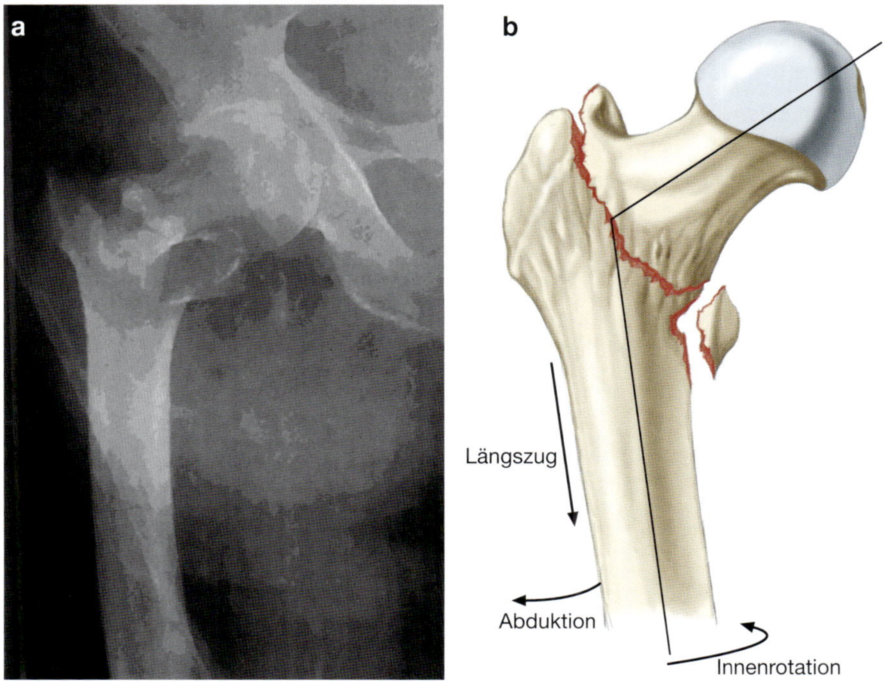

Abb. 7.5 *Links* die typische Fehlstellung, *rechts* das auszuführende Repositionsmanöver

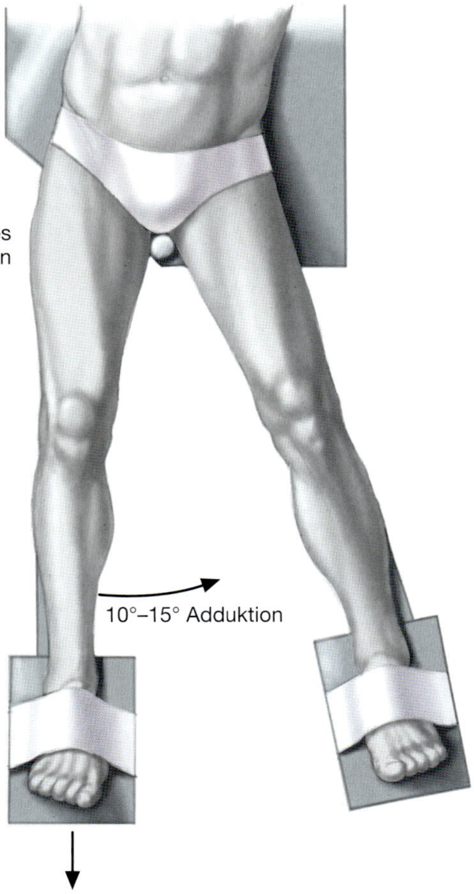

Abb. 7.6 Lagerung bei Marknagelung

Schnitterweiterung oder der Einsatz von Hilfsmitteln notwendig. Dies können beispielhaft sein:

- eine als Joystick verwendete Schanz-Schraube,
- ein Einzinkerhaken zur Manipulation des Schaftfragments,
- ein limitiert offenes Vorgehen.

Insbesondere um einen antegraden Marknagel ungehindert einbringen zu können, muss die Adduktion des betroffenen Beines um ca. 15° gewährleistet sein (Abb. 7.6).

In Abhängigkeit vom anzuwendenden Operationsverfahren sind unterschiedliche Zugangswege erforderlich. Der klassische laterale Zugang beginnt mit einer lateralen Längsinzision der Haut vom Trochanter major nach distal, anschließend erfolgt die Längsspaltung des Tractus iliotibialis.

Für intramedulläre Kraftträger ist ein gerader lateraler Zugang vom dorsalen Trochantermassiv bis handbreit nach kranial sowie Stichinzisionen zum Einbringen der proximalen Schrauben und der distalen Verriegelungsschrauben notwendig.

Dabei sollte proximal auf eine ausreichend lange Hautinzision geachtet werden, um genügend Freiheit zum Einbringen des Instrumentariums zu ermöglichen und Hautschäden zu vermeiden. Es erfolgt dann zuerst das Aufsuchen des Nageleintrittspunktes (Weiteres siehe Abschnitt Operationstechniken).

Beim Einsatz extramedullärer Kraftträger kann die Lagerung des Patienten ebenfalls in Rückenlage auf einem Normaltisch oder aber auf dem Extensionstisch ohne Extension erfolgen. Bei operativer Stabilisierung mittels DHS, DCS oder Kondylenplatte erfolgt der Zugang ebenfalls über einen geraden lateralen Zugang, in Höhe des Trochanter majors beginnend und bis handbreit distal der Fraktur reichend (Abb. 7.7).

▶ Wo die Spaltung der Oberschenkelfaszien notwendig ist, müssen diese Strukturen im Anschluss sorgfältig verschlossen werden, um spätere Muskelhernien zu vermeiden.

Die Femurexposition erfolgt durch vorsichtiges Trennen und Anheben des Vastus lateralis vom dorsolateralen intermuskulären Septum. Perforansgefäße müssen dargestellt und ligiert werden. Die alternative Elektrokoagulation bewirkt eine Retraktion der Gefäße durch das intermuskuläre Septum nach dorsal. Eine dann auftretende starke Blutung ist chirurgisch nur sehr schwer zugänglich und kann ernsthafte Probleme verursachen.

Ein Splitting der Vastus-lateralis-Muskelfasern ist zu vermeiden, da hierdurch die dorsalen Muskelanteile denerviert werden. Darüber hinaus werden durch dieses Manöver oftmals Blutungen aus Perforansgefäßästen verursacht. Bei Repositionsmanövern insbesondere der medialen Säule kann es zu Gefäßverletzungen kommen (Lohmann et al. 2007).

Die erforderlichen offenen Repositionsmanöver richten sich nach der jeweiligen Frakturmorphologie. Die spezielle Pathomechanik der Fraktur ist hierbei zu berücksichtigen.

Falls die Reposition geschlossen gelingt und ein intramedulläres Verfahren zur Anwendung kommt, kann die Osteosynthese minimal-invasiv erfolgen.

7.6.4 Implantatüberblick

Um ein Implantatversagen in diesem kritischen Skelettabschnitt zu vermeiden, ist die Wahl eines

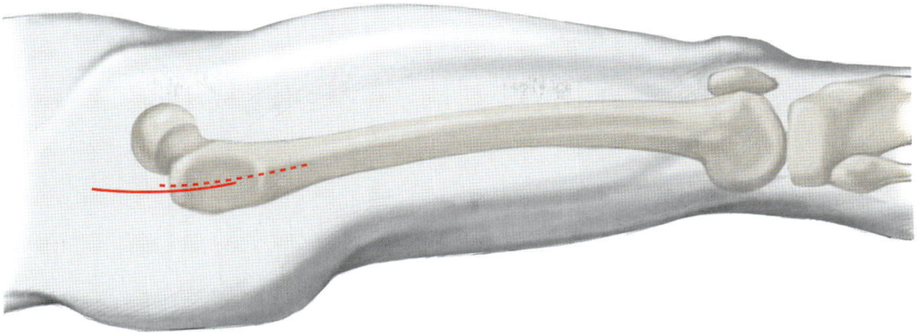

Abb. 7.7 Hautinzision für DHS, DCS oder Kondylenplatte (*blau*), für intramedulläre Kraftträger (*rot*)

Tab. 7.2 Versorgungsprinzipien per- und subtrochanterer Frakturen

Frakturart	Verfahren
Pertrochantere Fraktur	Intramedulläre Nagelsysteme DHS (ggf. mit Trochanterabstützplatte) LCP prox. Femur Percutaneous Compression Plate (PCCP) Totalendoprothese, ggf. als Langschaftprothese (Bartonicek et al. 2007)
Subtrochantere Fraktur	Intramedulläre Nagelsysteme DCS Kondylenplatte LISS (umgedreht)

geeigneten Implantats, eine klar konzipierte Operationsplanung sowie eine exakte und weichteilschonende Osteosynthesetechnik durch einen erfahrenen Operateur notwendig (Hoffmann et al. 1996). Prinzipiell muss aufgrund der unterschiedlichen biomechanischen Gegebenheiten bei der Versorgung zwischen pertrochanteren, subtrochanteren sowie Frakturmischformen unterschieden werden.

Den zahlreichen verfügbaren Implantaten liegen unterschiedliche biomechanische und operationstechnische Konzepte zugrunde.

Prinzipiell sind zwei Gruppen von Implantaten zu unterscheiden: zum einen die extramedullären Kraftträger oder Plattensysteme und zum anderen die intramedullären Kraftträger oder Nagelsysteme. Dabei unterscheiden sich rigide (z. B. Kondylenplatte, intramedullärer Nagel) Systeme von nichtrigiden Systemen (z. B. DCS, TEN).

Die verschiedenen Implantate/Techniken haben in den letzten Jahrzehnten große Fortschritte gemacht und verschiedene Versorgungskonzepte liefern bei exakter Anwendung gute Resultate. Es kommen aktuell vor allem die im Folgenden genannten operative Verfahren zum Einsatz (Tab. 7.2).

Die DHS ist das Implantat der Wahl bei stabilen Frakturen (31-A1, 31-A2.1). Das Prinzip der DHS besteht in der Gleitmöglichkeit der DHS-Schraube in der Lasche am proximalen Plattenende. Hierdurch entsteht bei Belastung der Fraktur axialer Druck mit Impaktierung der Hauptfragmente, was die Frakturheilung begünstigt.

Für instabile Mehrfragmentfrakturen (31-A2.3 und A3) mit fehlender medialer Abstützung bietet sich wegen biomechanischer Vorteile ein intramedulläres Verfahren an (Friedl und Clausen 2001; Verheyden und Josten 2003). Mehrere unterschiedliche Nagelsysteme stehen zur Verfügung (Friedl und Clausen 2001; Sailer et al. 2000; Simmermacher et al. 1999). Als Kraftträger im Kopf-Hals-Fragment werden je nach Anbieter Schrauben, Spiralklingen oder auch Klingen mit Doppel-T-Profil angewandt.

Intramedulläre Implantate bieten theoretisch eine Reihe von Vorteilen, die durch bessere Kraftübertragung, große Primärstabilität, hohe biomechanische Belastbarkeit, minimal-invasive Implantationstechnik mit Schonung der Fragmentdurchblutung, Minimierung des Weichteiltraumas und des Blutverlustes bedingt sind. Mittlerweile konnten Studien einen Vorteil der intramedullären Verfahren bei instabilen pertrochantere Frakturen zeigen. Die Patienten konnten signifikant früher mobilisiert werden und der intraoperative Blutverlust war vermindert (Xu et al. 2010).

Die DHS mit Trochanterstabilisierungsplatte (bei instabilen Frakturtypen), die dynamische Kondylenschraube (DCS) und die Kondylenplatte stellen in ausgewählten Fällen bewährte Alternativen dar. Allerdings wird die Kondylenplatte mit ihrer sehr anspruchsvollen OP-Technik bei einfacher zu handhabenden Alternativen primär kaum noch benutzt, sie hat ihren Stellenwert v. a. bei Revisionsoperationen/Pseudarthrosen.

In Einzelfällen mit begleitender symptomatischer Coxarthrose und bei Komplikationen, wie z. B. Pseudarthrosen und Implantatversagen insbesondere beim älteren Menschen, empfiehlt sich die Implantation einer Langschaftendoprothese.

► Ein besonders wichtiger Punkt bei der Implantatauswahl bleibt die Erfahrung des einzelnen Operateurs mit dem jeweiligen Implantat und die hausinterne Logistik.

Eine weitere Alternative zur DHS ist die Percutaneous Compression Plate (PCCP). Es handelt sich um ein neues Plattenschraubensystem mit zwei parallelen Hüftschrauben, die in einer seitlich am Femur angebrachten Platte entlang der Schraubenachse gleiten können. Die Osteosynthese kann im Gegensatz zur DHS minimal-invasiv erfolgen. Eine prospektive, randomisierte Untersuchung konnte eine Überlegenheit des PCCP gegenüber der DHS bezüglich der Komplikationsrate in einem 1-Jahres-Zeitraum nachweisen (Peyser et al. 2007), während eine Biomechanikstudie keinen Vorteil der PCCP gegenüber der DHS mit Antirotationsschraube bezüglich der Stabilität nachwies, die Stabilität in Varusrichtung sogar signifikant geringer war (Krischak et al. 2007). Aktuelle Studien zeigen gute bis sehr gute klinische und radiologische Ergebnisse auch bei instabilen Frakturen und osteoporotischem Knochen (Zha et al. 2011). Hier bleiben weitere Ergebnisse abzuwarten.

Ähnliches gilt für die neuen internen Plattenfixateure der Fa. Synthes®. Hierzu existieren bisher lediglich Fallbeschreibungen (Kregor und Mitchell 2006). Die im Jahre 2009 eingeführten winkelstabilen Plattensysteme LCP Proximale Femurplatte und LCP Proximale Femurhakenplatte bieten jedoch Lösungsmöglichkeiten individueller Frakturkonstellationen, die mit den sonst gängigen Osteosyntheseformen bisher nur unzureichend versorgt werden konnten (s. auch Abschn. 7.12; Abb. 7.8.)

Weitere Implantate wie die früher verwendeten Ender-Nägel, der Zickel-Nagel u. a. werden heute aufgrund der geringeren Stabilität und der Gefahr der Nagelwanderung mit Perforation in angrenzende Gelenke nur noch für spezielle Indikationen eingesetzt (Bergman et al. 1987; Yelton und Low 1986).

Der Fixateur externe kann in wenigen Ausnahmefällen zur vorübergehenden Stabilisierung subtrochanterer Frakturen bei kreislaufinstabilen, polytraumatisierten Patienten genutzt werden.

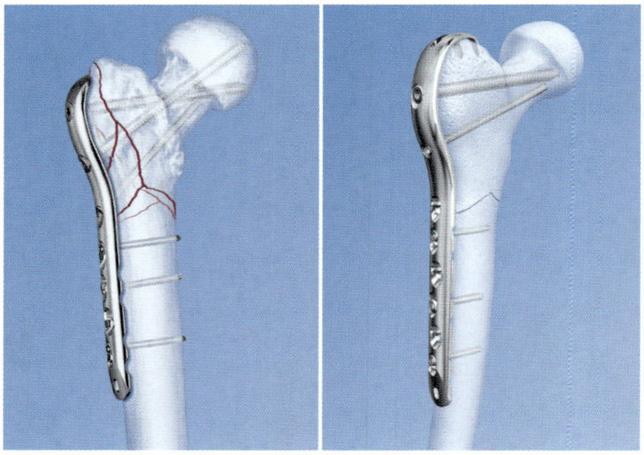

Abb. 7.8 LCP Proximale Femurplatte 4.5/5.0

Im kurzen Intervall sollte ein Verfahrenswechsel erfolgen.

Beim Einsatz intramedullärer Kraftträger ist nach Analyse der Fraktursituation und Auswahl des Implantats zur OP-Planung die Anfertigung einer Planungsskizze der Osteosynthese unter Verwendung von Planungsschablonen empfehlenswert. Dabei werden die erforderliche Implantatgröße sowie die ggf. anzuwendende Verriegelungstechnik festgelegt. Ziel der Osteosynthese ist eine anatomische Rekonstruktion der Femurlänge, -achse und -rotation, wobei keine anatomische Reposition einzelner kleiner Fragmente angestrebt wird.

Beim Einsatz indirekter Repositionsmethoden und ohne Spongiosaanlagerung können so oft sehr gute Ergebnisse bei der Versorgung proximaler Mehrfragmentfrakturen des Femurs erzielt werden (Baumgaertel und Gotzen 1994).

Weiterhin sollte präoperativ die Repositionstechnik ausgewählt werden. Dabei müssen offene oder geschlossene Techniken, direkte oder indirekte Repositionsmanöver oder der Einsatz von Extensionstisch und Distraktor erwogen werden. Aufgrund der besseren Entsprechung der Frakturbiologie wird dabei zumeist die indirekte, geschlossene Reposition bevorzugt (40). Intraoperativ kommt zur Bestimmung von Implantat- und Schrauben- bzw. Klingenlänge, zur Kontrolle der Frakturreposition, zur Wahl des Nageleintrittspunktes sowie Überprüfung der Implantatlage ein Bildverstärker zum Einsatz. Dies muss in der präoperativen Planung berücksichtigt werden und die verschiedenen erforderlichen Durchleuchtungspositionen sollten bereits präoperativ überprüft werden.

Weiterhin ist bei der Planung die Wahl eines geeigneten OP-Teams zu bedenken, das einer im Einzelfall ausgesprochen anspruchsvollen Osteosynthese

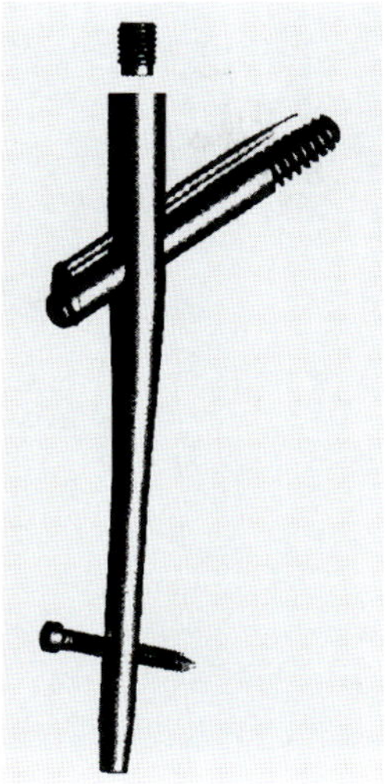

Abb. 7.9 Platon-Verriegelungsnagel mit Antirotationsclip (*links*)

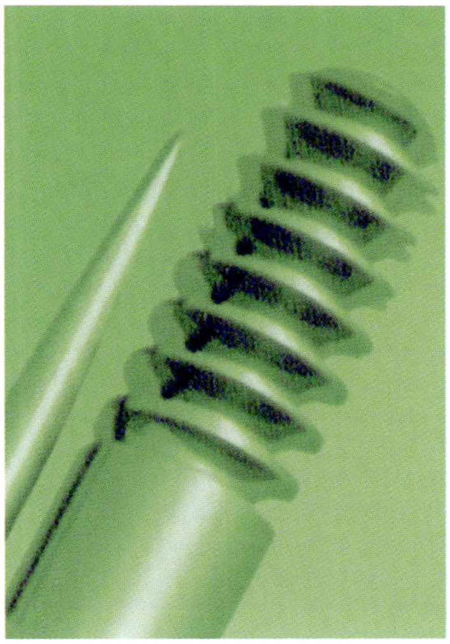

Abb. 7.10 Gewinde des Platon-Nagels mit Formvergrößerung (*Mitte*)

gewachsen sein muss. Die Frage ist nicht nur, welches OP Verfahren zum Einsatz kommt, sondern auch wer operiert es wann und mit wem?

7.6.4.1 Intramedulläre Kraftträger mit Gelenkkomponente (Nagelsysteme)

Unter diesem Begriff kann eine Vielzahl von Implantaten subsummiert werden, die nach ähnlichem Prinzip funktionieren.

Hierbei handelt es sich um universell einsetzbare Implantate, die insbesondere im osteoporotischen Knochen auch für instabile pertrochantere Trümmerfrakturen und subtrochantere Frakturen bei richtiger Anwendung eine sichere Osteosynthese mit postoperativer symptomadaptierter Vollbelastung ermöglichen. Beispiele hierfür sind der TFN (Trochanterfixationsnagel der Fa. Synthes GmbH), der Platon-Nagel (Fa. Tantum AG), der PFN und PFNA (Fa. Synthes GmbH), der Gammanagel (Fa. Howmedica) und der Classic-Nagel (Fa. Richards; Abb. 7.9–7.11). Der PFN mit 2 Schenkelhalsschrauben wird seit 1996 verwendet. Seit 2004 steht der PFNA zur Verfügung bei dem die Schenkelhalsverankerung über eine Helixklinge erfolgt. Seit 2010 gibt es eine in der Spitze perforierte Klinge, die bei schwerer Osteoporose oder pathologischen Frakturen die Zementaugmentation gestattet.

Das biomechanisch zugrunde liegende Prinzip dieser Implantate besteht in der Annäherung der kraftableitenden Komponente an den anatomischen Kraftabflussweg, die mediale Kortikalis (Küntscher 1962). Damit wird der am Implantat wirkende Hebelarm kürzer, das Biegemoment geringer und so die Osteosynthese stabiler (Friedl et al. 1994). Bei vielen Implantaten ist zusätzlich ein Gleitmechanismus integriert, der einer gewollten Fraktursinterung Rechnung trägt (z. B. Gammanagel, PFN etc.).

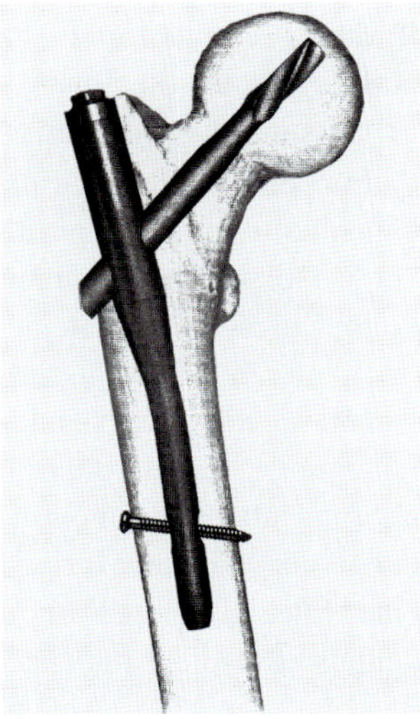

Abb. 7.11 Trochanterfixationsnagel (*rechts*)

Die implantatspezifischen statischen und/oder dynamischen Verriegelungsoptionen sowie die bei einzelnen Implantaten vorhandene Option einer Antirotationsschraube oder eines Antirotationspins im Schenkelhalsbereich sorgen für eine entsprechende Rotationsstabilität (Abb. 7.12).

Technisch sind implantatspezifische Besonderheiten zu beachten. Es existieren Präferenzen, die auch von den persönlichen Erfahrungen eines Operateurs abhängen und es erschweren, von einem „State-of-the-art-Implantat" zu sprechen.

▶ Ein wichtiges Kriterium für das Gelingen einer Osteosynthese mittels intramedullären Nagels ist das Auffinden des korrekten Nageleintrittspunktes.

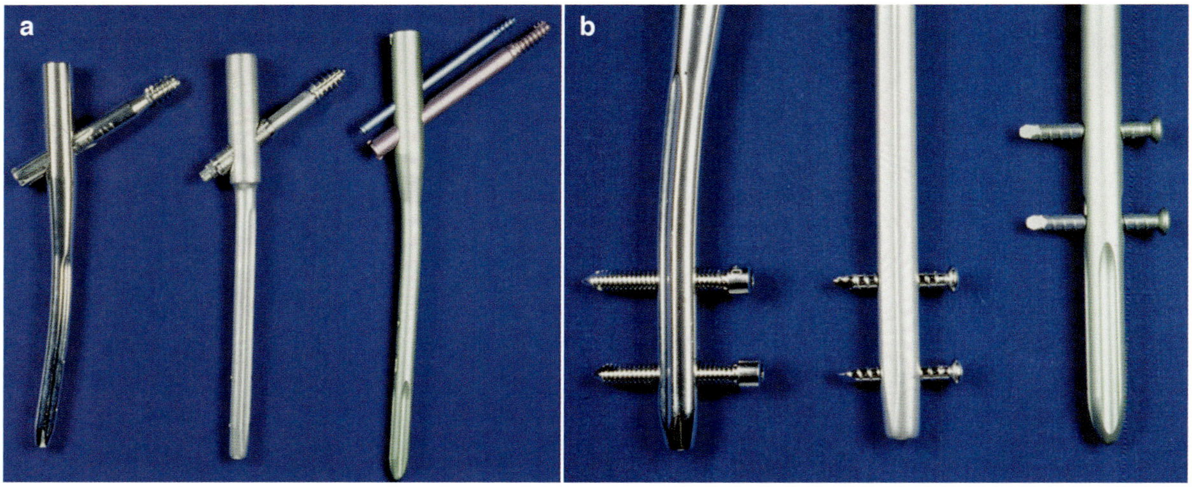

Abb. 7.12 a, b Distale Verriegelungsoptionen bei Gammanagel, Classic-Nagel und PFN (*von links nach rechts*)

In dieser Gruppe finden sich auch verschiedene lange Nagelsysteme, die im Wesentlichen nach denselben Prinzipien funktionieren.

Für die kurzen intramedullären Kraftträger mit Gelenkkomponenten existieren lange Nagelvarianten zur Versorgung subtrochanterer Frakturformen. Somit können diese Implantate bei nahezu allen per- und subtrochanteren Femurfrakturen zum Einsatz kommen.

Im Angebot gibt es zudem für Femurschaftfrakturen konzipierte Standardmarknägel. Bei einigen besteht optional über eine modulare proximale Verriegelung neben der Standardverriegelung auch die Möglichkeit einer Spezialverriegelung mit Verankerung im Schenkelhals. Beispiele hierfür sind der Recon-Nagel (Fa. Stryker), der AFN (Antegrader Femurnagel, Synthes GmbH) sowie der UFN (Unaufgebohrter Femurnagel, Synthes GmbH), der eine Verankerung mittels Spiralklinge oder via Miss-A-Nail-Technik ermöglicht.

Neben der Versorgung reiner Schaftfrakturen, ipsilateraler Femurschaft- und proximaler Femurfrakturen eignen sie sich auch zur Versorgung subtrochanterer Frakturen (Hoffmann et al. 1996; Krettek et al. 1998). Es existieren Systeme, die eine Markraumaufbohrung notwendig machen, neben Verriegelungsmarknägeln, die dies nicht bedingen. Trotz verbesserter Bohrsysteme führt das Aufbohrtrauma zu einem erhöhten Blutverlust, steigender Infektgefahr durch den Nageltotraum und die Gefahr der Fettembolie (Hoffmann et al. 1996).

7.6.4.2 Dynamische Hüftschraube (DHS)

Die in einem Implantat kombinierte Anwendung der Prinzipien innerer Schienung und Zuggurtung (Josten und Korner 1999) ergibt ein günstiges mechanisches Kraftprinzip. Durch eine kontrollierte Impaktierung kann bei stabilen Frakturen ein besserer Fragmentkontakt erzielt werden. Das Gleitprinzip der DHS ermöglicht eine interfragmentäre Kompression, was größere Stabilität, u. U. jedoch eine geringe Beinverkürzung bei Fraktursinterung bewirken kann.

Als Implantatvarianten existieren sowohl Platten mit einem 135°-Winkel als auch mit 150°-Winkel. Letztere finden Anwendung z. B. bei Coxa valga. Häufiger ist jedoch der Einsatz der 135°-DHS, da ansonsten eine zu große Valgisierung des Schenkelhalses mit biomechanischen Nachteilen für das proximale Femur entstehen kann (Hoffmann et al. 1996).

Die DHS kann insbesondere zur Osteosynthese pertrochanterer A1-Frakturen und seltener auch bei einfachen subtrochanteren, ins Trochantergebiet einstrahlenden Frakturen eingesetzt werden (Babst et al. 1993; Bonnaire et al. 1992; Bridle et al. 1991; Dávid et al. 1996; Hoffmann et al. 1996; Kwasny und Fuchs 1991; Kyle 1994).

Zur Verbesserung der Rotationsstabilität soll eine zweite Schraube im Sinne einer Antirotationsschraube in den Schenkelhals eingebracht werden.

Problematisch und daher nicht sinnvoll ist der alleinige Einsatz der dynamischen Hüftschraube bei subtrochanteren und instabilen pertrochanteren Frakturen (z. B. „reversed fractures", Trümmerfrakturen insbesondere im Bereich der medialen Kortikalis). Hier kann durch dieses Implantat keine ausreichende Abstützung erreicht werden und das „Zuggurtungsprinzip" der DHS greift nicht, was zu sekundärer

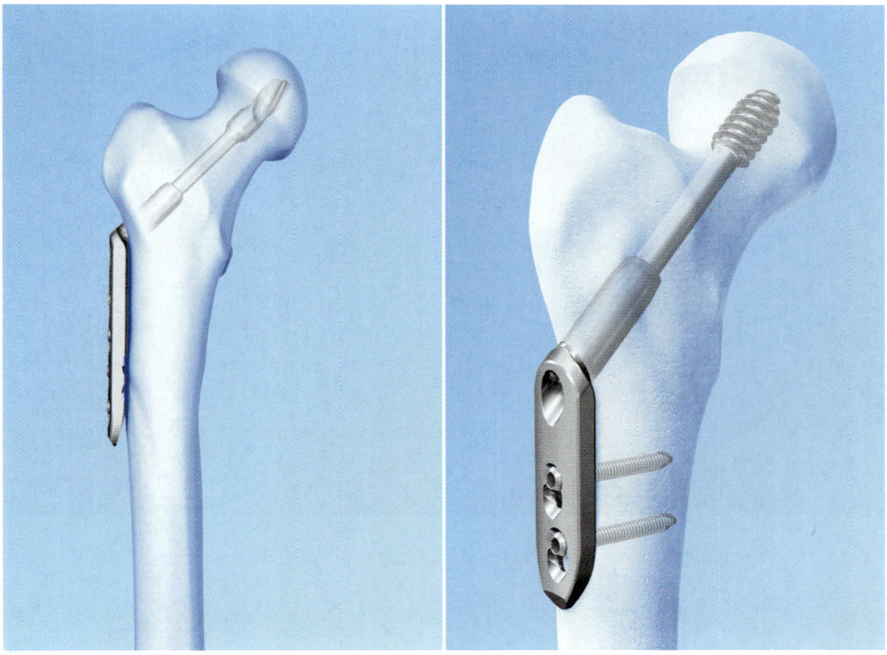

Abb. 7.13 Neues DHS Design mit optional winkelstabilen Schrauben und kanülierter Schenkelhalsschraube

Frakturdislokation führen kann. Zudem liegen heute Produkte mit winkelstabilen Plattenschrauben und kanülierter Schenkelhalsschraube zur Zementapplikation vor. Dies erweitert die Indikation bei osteoporotischen und pathologischen Frakturen (Abb. 7.13).

Eine mögliche Alternative ist beim Vorliegen instabiler pertrochanterer Frakturen der Einsatz einer DHS mit Trochanterabstützplatte (Regazzoni et al. 1985) (Abb. 7.15).

7.6.4.3 Dynamische Kondylenschraube (DCS)

Die DCS war initial zur Versorgung distaler Femurfrakturen konzipiert (Nungu et al. 1993). Es handelt sich dabei um ein, im Vergleich zur Kondylenplatte, vereinfachtes Implantat, da hier eine Applikationstechnik mit zweigeteiltem Design (Schraube und Platte) und speziellen Zielgeräten zur Anwendung kommt (Müller et al. 1991; Nungu et al. 1993; Warwick et al. 1995). Das Einsatzgebiet der DCS ist die einfache subtrochantere Femurfraktur (32-A.*).

Allerdings lässt sich mit diesem Implantat lediglich eine Übungsstabilität erzielen. Anders als der Name suggeriert, handelt es sich hierbei nicht um eine dynamische Stabilisierung. Findet sich keine ausreichend feste Knochenstruktur, wie z. B. im osteoporotischen Knochen, ist der Einsatz der DCS problematisch (Nungu et al. 1993) und es kann zum Ausreißen des Implantats kommen. Daher wurde die DCS heute im Wesentlichen durch andere Implantate ersetzt und bleibt speziellen Indikationen vorbehalten.

7.6.4.4 Kondylenplatte

Die 95°-Kondylenplatte wird aufgrund der anspruchsvollen OP-Technik nur noch selten zur Primärversorgung von per- und subtrochanteren Femurfrakturen angewendet (Butt et al. 1995; Ganz et al. 1979; Meißner 1994; Schatzker und Wadell 1980; Seinsheimer 1978). Sie hat ihren Stellenwert v. a. bei Revisionen und Pseudarthrosen. Das Prinzip dieses Implantats besteht in einer Überbrückungsosteosynthese mit Kraftneutralisation auf der laterale Seite. Bei einfachen Frakturen sollte auf eine anatomische Reposition und Frakturspaltkompression geachtet werden. Andernfalls kann es zu Materialermüdungsbrüchen infolge Materialbelastungsspitzen kommen (Hoffmann et al. 1996). Bei instabilen Frakturen kommen daher heute häufiger intramedulläre Marknägel zum Einsatz.

Nach Erreichen einer übungsstabilen Versorgung mittels Kondylenplatte muss die Belastungssteigerung röntgenologisch kontrolliert erfolgen.

7.7 OP-Techniken

Grundvoraussetzung einer funktionierenden Osteosynthese ist eine anatomische Reposition der Fraktur.

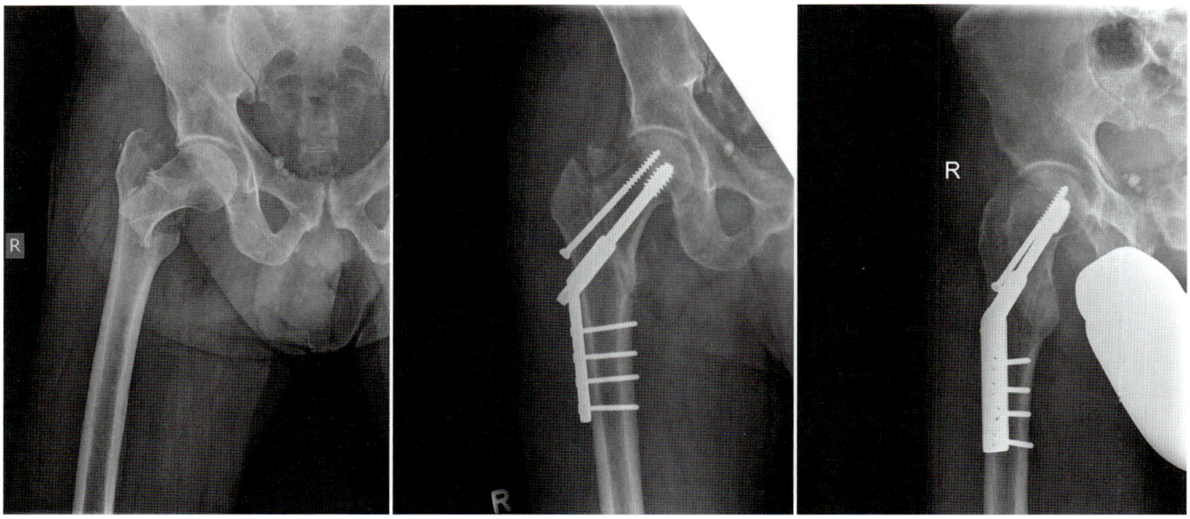

Abb. 7.14 Versorgung einer pertrochanteren A2.2 Fraktur mit DHS und Antirotationsschraube

7.7.1 Dynamische Hüftschraube

Die Lagerung des Patienten erfolgt auf dem Extensionstisch mit oder ohne Extension und die Reposition wird unter BV-Kontrolle vorgenommen. Die Inzision erfolgt von der Trochanterspitze nach distal mit Spaltung der Fascia lata. Die vorübergehende Retention der Frakturreposition kann durch das Einbringen zweier Kirschner-Drähte im Schenkelhals ventral und dorsal erreicht werden. Dabei darf das definitive Einbringen des Implantats nicht behindert werden.

Nun wird der Führungsdraht für die DHS-Schraube mit Hilfe eines Zielgeräts gebohrt. Eine exakte Platzierung des Drahtes und somit der über den Draht eingebrachten Schraube im Hüftkopfzentrum ist Voraussetzung für eine erfolgreiche Osteosynthese. Die Bildwandlerkontrolle in 2 Ebenen ist obligat.

Von der richtigen Position hängen die Festigkeit der Osteosynthese und damit vor allem das Risiko eines „cut out" der Schraube ab. Die Ideallage der Schraube in der a. p.-Projektion befindet sich parallel zur Schenkelhalsachse nahe des Adam-Bogens, da hier die Knochendichte sehr hoch ist. In der axialen Projektion sollte die Schraube exakt zentral im Schenkelhals liegen und nicht zu kurz sein (Baumgaertner et al. 1995). Geringe Lageabweichungen nach kaudal und dorsal beinträchtigen wegen der dort kräftigen Knochenstruktur die Stabilität nicht und sind eher vorteilhaft.

Bei rotationsinstabilen Frakturen muss, um ein Mitdrehen des Hüftkopfes zu vermeiden, bereits vor dem Aufbohren temporär ein oder mehrere Drähte kranial und parallel zum Führungsdraht eingebracht werden. Abschließend kann bei intaktem Trochantermassiv eine Großfragmentzugschraube zusätzlich zur DHS als dauerhafter Rotationsschutz eingebracht werden (Abb. 7.14–7.16)

Häufig wird die 135°-Platte genutzt: bei Vorliegen einer Coxa valga bietet die 150°-Platte jedoch bessere Möglichkeiten zur anatomischen Reposition. Es stehen Platten unterschiedlicher Länge (2- bis 16-Loch) zur Verfügung.

Die Längenmessung für die Gleitschraube erfolgt mittels Schiebelehre durch Direktmessung. Dabei gilt:

- Abgelesene Länge – 10 mm – Schraubenlänge im osteoporotischen Knochen
- Abgelesene Länge – 5 mm – Schraubenlänge im gesunden Knochen

Danach erfolgt unter BV-Kontrolle das Bohren des Schraubengleitloches durch die Winkelschablone hindurch und bei fester Knochenqualität das Gewindeschneiden durch die Zentrierhülse.

Jetzt kann die Gleitschraube unter BV-Kontrolle eingebracht werden. Am Ende muss der Handgriff parallel zum Femurschaft stehen, da diese Stellung der späteren Plattenlage entspricht.

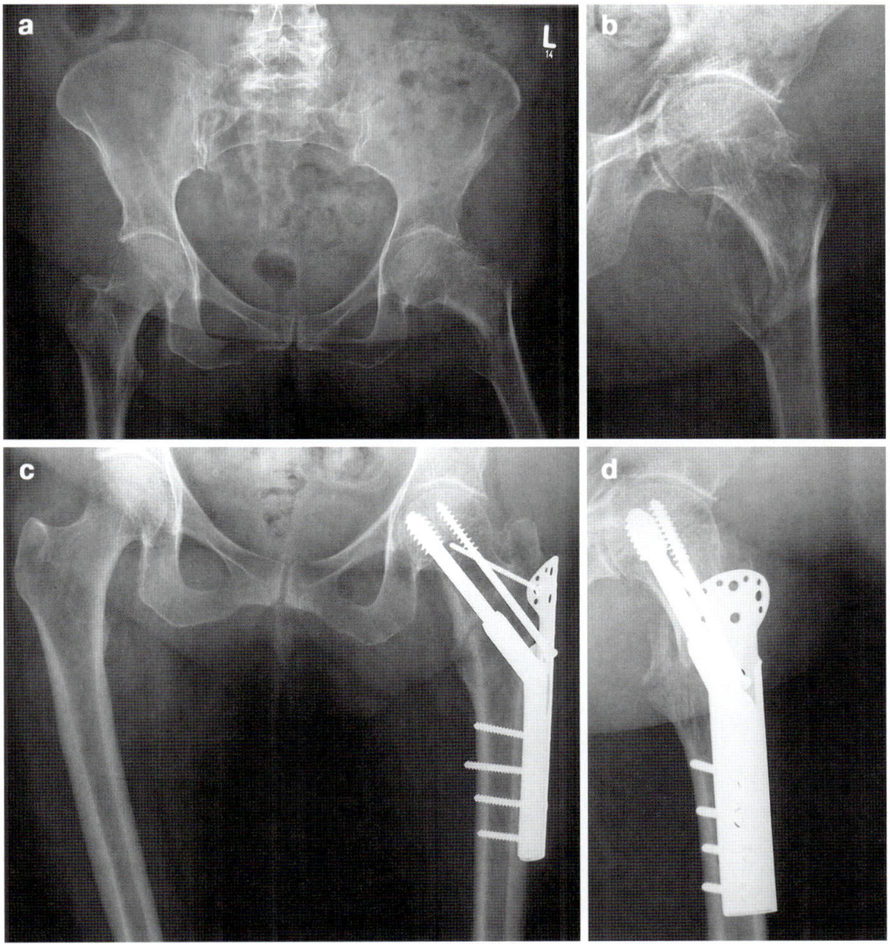

Abb. 7.15 83-jährige Patientin mit instabiler pertrochantärer Femurfraktur (AO: 31-A2.3), Versorgung mit 4-Loch-DHS, Antirotationsschraube, Trochanterstabilisierungsplatte und zusätzlicher Schraube zur Trochanterfixierung. **a**, **b** präoperativ; **c**, **d** postoperativ

Nach Entfernung des Führungsdrahts erfolgen das Einbringen des Plattenanteils und die Fixation derselben zunächst mit der Repositionszange.

In Abhängigkeit von der Frakturlokalisation ist dann das Einbringen einer Antirotationsschraube notwendig, wobei diese im Regelfall bei pertrochanteren Frakturen mit Rotationsinstabilität zum Einsatz kommt. Bei den medialen Schenkelhalsfrakturen ist sie obligat.

Abschließend erfolgt das Andrücken der Platte an den Femurschaft (mittels Einschlagbolzen) und die Fixation der DHS-Platte mit 4,5-mm-Schrauben bikortikal an den Femurschaft. Die Fixation eines einzelnen größeren Fragments mittels zusätzlicher Zugschraube kann erwogen werden.

Bei pertrochanteren Frakturen ist eine 4-Loch-Platte, deren Lasche über die DHS-Schraube gesteckt wird, ausreichend, bei einfachen Schenkelhalsfrakturen oftmals eine 2-Loch Platte. Bei Verwendung von Trochanterstabilisierungsplatten muss immer mindestens eine 4-Loch Platte verwendet werden.

Bei instabilem Trochantermassiv und Einsatz der DHS muss eine Trochanterstabilisierungsplatte formschlüssig auf die DHS-Platte aufgesetzt werden. Je nach Indikation können einzelne Fragmente des Trochanter major mit Schrauben oder einer Drahtcerclage am Löffelteil der Trochanterstabilisierungsplatte fixiert werden (Abb. 7.17).

Vorteil: Es handelt sich bei der DHS um ein weit verbreitetes und preiswertes Implantat.

Nachteil: Bei Vorliegen einer Trümmerzone ist eine Schaftmedialisierung möglich.

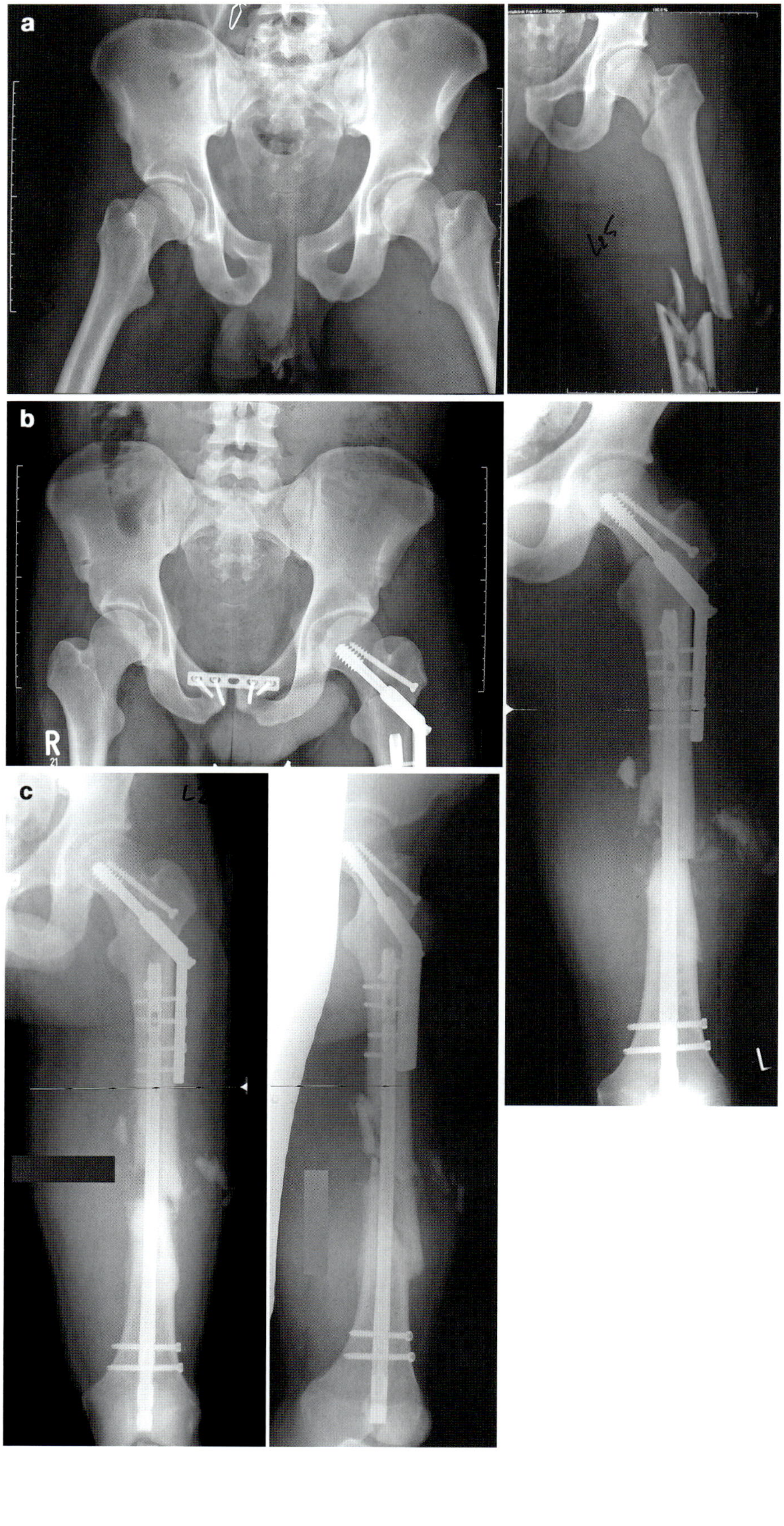

Abb. 7.16 25-jähriger polytraumatisierter Patient, u. a. rotationsinstabile pertrochantäre Femurfraktur (AO: 31-A1.2), Versorgung mit 4-Loch-DHS und Antirotationsschraube. **a** Unfallaufnahmen; **b** nach Osteosynthese; **c** 4 Monate nach dem Unfall ist die pertrochantäre Fraktur konsolidiert

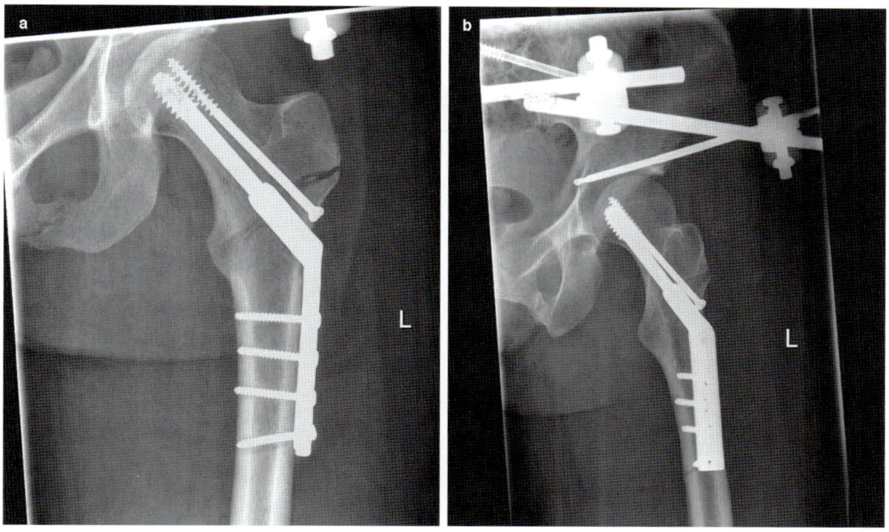

Abb. 7.17 38-jährige polytraumatisierte Patientin mit u.a. pertrochanterer Femurfraktur (AO: A3.2). Versorgung mit 4-Loch DHS und Antirotationsschraube

7.7.2 Intramedulläre Verfahren

Falls die geschlossene Reposition gelingt, kann der Nagel minimal-invasiv über kurze Inzisionen an der Oberschenkelaußenseite implantiert werden, ansonsten muss auch hier offen über einen lateralen Zugang vorgegangen werden.

Am Röntgenbild erfolgt präoperativ die Bestimmung des Kollumdiaphysenwinkels zur Festlegung des Implantatwinkels und des Markraumdurchmessers zur Festlegung des Implantatdurchmessers. Weiterhin muss die Implantatlänge bestimmt werden.

Das gemeinsame Prinzip der gängigen Implantate ist die Kraftübertragung über eine Tragschraube, die durch den Marknagel von lateral-kaudal nach medial-kranial in den Hüftkopf eingebracht wird, auf den Markraum. Das besondere am PFNA (Fa. Synthes) ist die sog. Spiralklinge anstelle einer Tragschraube (Abb. 7.18a). Beim Einschlagen der Klinge in den Hüftkopf kommt es zur Kompaktierung der Kopfspongiosa (Abb. 7.18b). So soll zusätzliche Stabilität gegen Rotation und höherer Widerstand gegen Cut-out als bei herkömmlichen Schraubensystemen erzielt werden. Die optimale Klingenpositionierung ist zentral im Schenkelhals in beiden Ebenen.

Über einen Hautschnitt proximal des Trochanter major im dorsalen Anteil des Trochantermassivs erfolgt die Spaltung des M. tensor fasciae latae bis auf die Trochanterspitze. Bei instabilen Mehrfragmentfrakturen kann die Reposition durch das Einbringen von 2 parallelen, im kranialen Schenkelhalsanteil eingebrachten 2,0-mm-Kirschner-Drähten temporär gesichert werden. Bei stabileren Frakturen kann darauf verzichtet werden.

Der Nageleintrittspunkt befindet sich auf oder leicht lateral der Trochanterspitze. Der Eröffnungsdraht für den Markraumbohrer muss entsprechend platziert werden. In der seitlichen Ansicht soll der Draht gerade und in der Mitte des Markraums liegen, da der Marknagel sonst zu weit ventral oder dorsal platziert wird. Dies erschwert die korrekte Platzierung der Tragschraube. Die Drahteinbringung erfolgt unter Bildwandlerkontrolle in 2 Ebenen. Nach Aufbohren des Nageleingangkanals wird der Draht entfernt und der Nagel mit Zielbügel bis zur gewünschten Tiefe eingebracht. Dies geschieht z. B. beim PFNA, bis die Verlängerungslinie des Unterrandes der Nagelperforation für die Schenkelhalsschraube 2–3 mm oberhalb des Kalkars zu liegen kommt.

▶ **Cave:** Wie oben bereits erwähnt, darf der Femurkortex hierbei nicht perforiert werden, sonst entsteht eine iatrogene Fraktur.

Falls beim Einbringen des Nagels in den Markkanal Widerstand auftritt, ist eine intraoperative Röntgenkontrolle erforderlich, ggf. der Wechsel auf einen

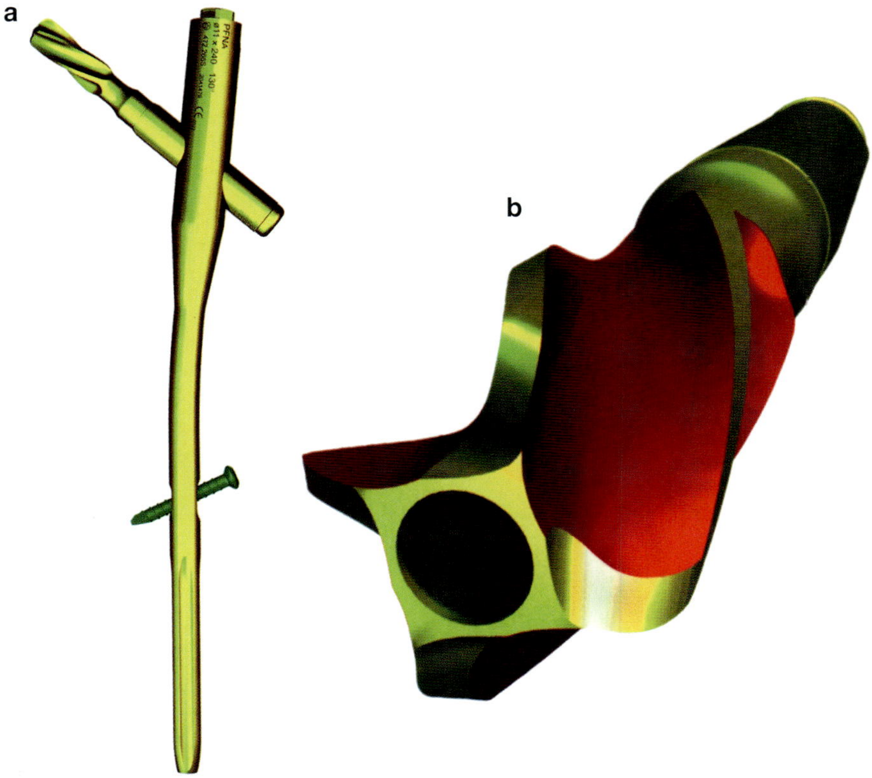

Abb. 7.18 PFNA mit Spiralklinge; nach Einschlagen der PFNA-Klinge wird die Klinge durch Drehen des Einschlaginstruments im Uhrzeigersinn verriegelt. (Fa. Synthes)

extra kurzen Nagel oder auf einen langen Nagel mit Antekurvationskrümmung.

Die Tragschraube wird wie bei der DHS über einen Führungsdraht mit Hilfe eines Zielgeräts eingebracht. Auch hier ist eine korrekte Platzierung im Hüftkopfzentrum (Bildwandlerkontrolle in 2 Ebenen) obligat. Die distale Verriegelung erfolgt statisch. Beim Einbringen der Schraube ist auf eine sichere Verankerung in der Gegenkortikalis (Längenmessung plus 2 mm) zu achten. Bei guter Frakturreposition genügt im Regelfall die statische Verriegelung mittels einer Schraube (Abb. 7.19–7.23).

Funktionell bedeutsame dislozierte Trochanter-major-Fragmente müssen offen reponiert und mit Cerclagen retiniert werden. Die sogenannte Tip-Apex Distanz (TAD) beschreibt den Abstand von Klingenspitze zum Femurkopfzentrum im a.p. und lateralen Strahlengang und ist ein Kriterium zur Beurteilung der postoperativen Stabilität. Bei größer werdender Distanz scheint das Risiko eines Implantatversagens zu steigen (Kraus et al. 2011). Biomechanisch zeigt sich bei einer TAD < 25 mm bei 198 untersuchten Fällen kein Cut out (Krischak et al. 2011). Hier müssen sicher weitere Untersuchungen abgewartet werden.

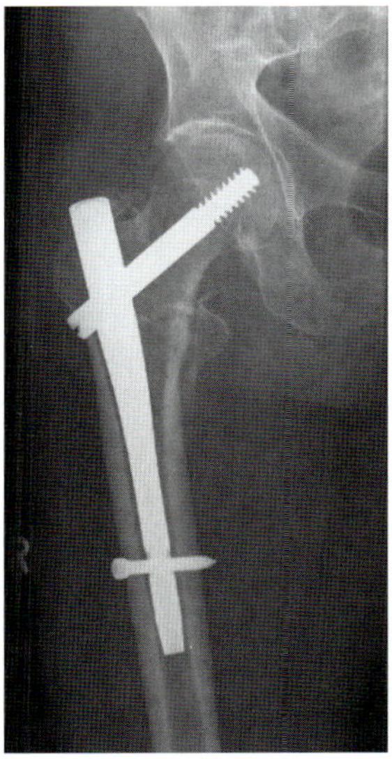

Abb. 7.19 Pertrochantere A2.2-Femurfraktur, Versorgung mit Gammanagel

Lange Nägel ermöglichen auch die Versorgung subtrochanterer oder pathologischer Frakturen.

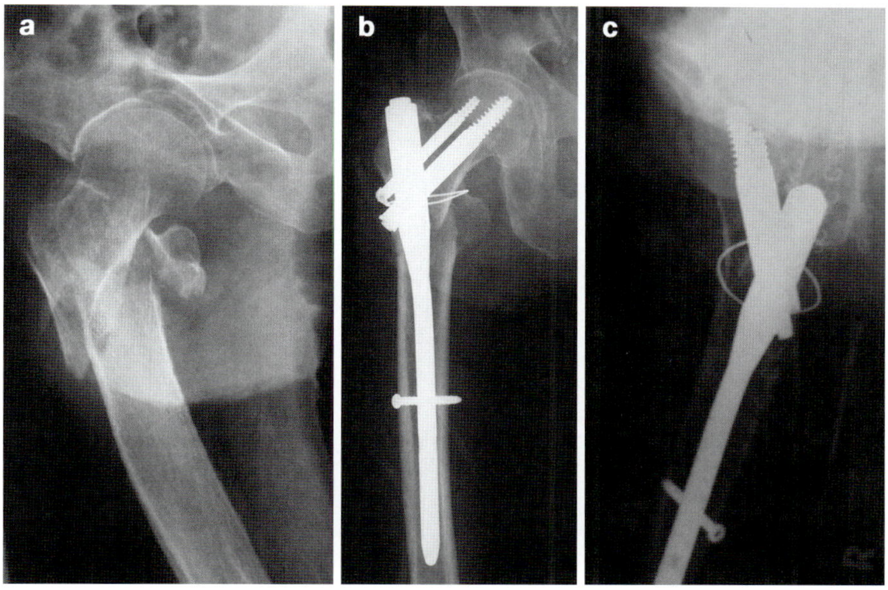

Abb. 7.20 **a** Pertrochantere Fraktur, **b**, **c** mit Proximalem Femurnagel (PFN, Fa. Synthes®) und additiver Drahtcerclage stabilisiert

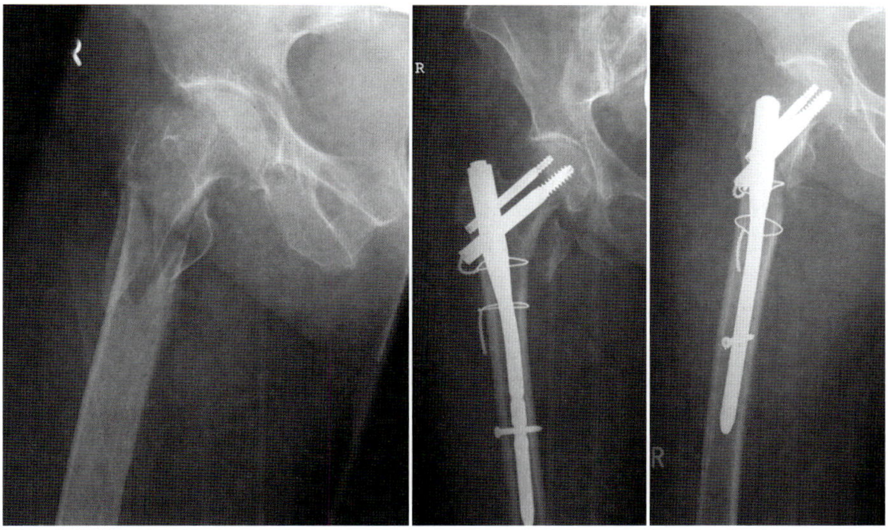

Abb. 7.21 Weiteres Beispiel einer pertrochanteren Fraktur, die mit offen reponiert und mittels Proximalem Femurnagel (PFN, Fa. Synthes®) und Drahtcerclagen stabilisiert wurde

Vorteile dieses Implantattyps bestehen in der einfachen Handhabung durch ausgefeiltes Instrumentarium und, falls die geschlossene Reposition gelingt, wenig invasiver Implantationstechnik, geringerem Weichteiltrauma, minimiertem Blutverlust, Schonung der Fragmentdurchblutung und daraus resultierender geringerer Infektrate (Fritz et al. 1999; Hoffmann et al. 1996; Leung et al. 1992; Wiss und Brien 1992).

Probleme finden sich bei subtrochanteren Frakturen mit weitem Markraum. Hier wird gelegentlich das Einbringen von sog. „Pollerschrauben" notwendig. Diese werden konkavseitig frakturnah im kurzen Fragment angebracht und verhindern ein „Schlackern" des Kraftträgers im Markraum, bilden jedoch nach Implantatentfernung einen weiteren Locus minoris resistentiae.

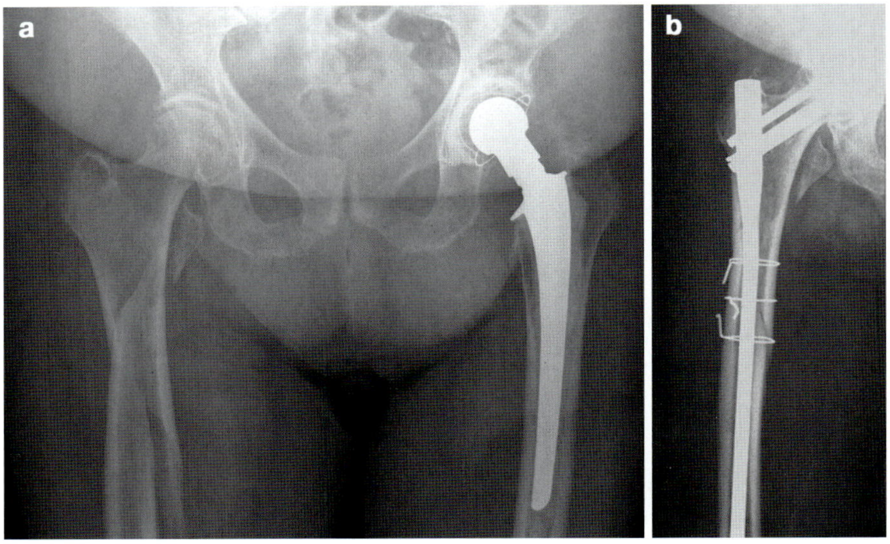

Abb. 7.22 **a** Weit nach subtrochanter auslaufende Fraktur, **b** stabilisiert mit langem Proximalem Femurnagel (PFN, Fa. Synthes®)

Zusätzlich können Cerclagen zur Stabilisierung eingebracht werden. Auf die sichere Schonung aller Gefäß- und Nervenstrukturen ist unbedingt zu achten.

7.7.3 Dynamische Kondylenschraube (DCS) und Kondylenplatte

Bei heute verfügbaren einfacher handhabbaren und biomechanisch günstigeren Osteosyntheseverfahren sollten beide Implantate nur noch speziellen Indikationen, die einen Einsatz von Nagelsystemen nicht zulassen, vorbehalten sein oder als Salvage-Verfahren eingesetzt werden. Trotzdem ist die Kenntnis ihrer Anwendung von Vorteil. Die Operationsprinzipien der dynamischen Kondylenschraube und der Kondylenplatte gleichen sich in wesentlichen Schritten. Ziel beider Implantate ist die Frakturüberbrückung mit Neutralisation der einwirkenden Kräfte auf der lateralen Femurschaftseite. Der Versuch einer direkten anatomischen Reposition einzelner Fragmente bei Mehrfragment- oder Trümmerfrakturen gar mit Spongiosaanlagerung medial führt zu langsamerer Konsolidierung als eine indirekte Reposition ohne Spongiosaanlagerung (Kinast et al. 1989). Im Gegensatz dazu ist bei A-Frakturen eine anatomische Reposition anzustreben. Dann muss eine interfragmentäre Kompression erreicht werden, da es andernfalls zu Plattenermüdungsbrüchen dieser extramedullären Kraftträger kommen kann (Baumgaertel und Gotzen 1994; Bülhoff et al. 1995; Hoffmann et al. 1996; Kinast et al. 1989).

Operatives Vorgehen. Es erfolgt die Rückenlagerung des Patienten auf einem Normaltisch oder auf dem Extensionstisch und die Reposition der Fraktur. Für das Einbringen der DCS gilt Folgendes:

Zunächst wird ein Kirschner-Draht zur Festlegung des Antetorsionswinkels eingebracht. Danach wird parallel dazu in der axialen Ebene ein Führungsdraht am Übergang vom ventralen zum mittleren Drittel des Schenkelhalses vorgebohrt, wobei dessen Spitze im proximalen Drittel des Femurkopfes liegen sollte. Die Längenbestimmung erfolgt auch hier direkt. Für die Schraubenlänge und für die Notwendigkeit des Gewindeschneidens gilt das für die DHS Gesagte. Bei der letzten Umdrehung muss der Griff des Instrumentariums parallel zum Femurschaft stehen, um die DCS-Platte einbringen zu können. Nach Reposition erfolgt das Fixieren der Platte am Schaft, wobei eine Schraube im Kalkar und bei großen Fragmenten eine Zugschraube im Frakturbereich eingebracht werden sollte.

Beim Einsatz von Winkelplatten ist eine Unterscheidung zwischen der 130°-Winkelplatte und der ursprünglich für das distale Femur konzipierten 95°-Kondylenplatte vorzunehmen. Beide sind starre Implantate, die eine höhere Stabilität aufweisen, aber schwierig anzuwenden sind, weil vom Beginn der Implantation an alle drei Raumvektoren vorausgeplant werden müssen.

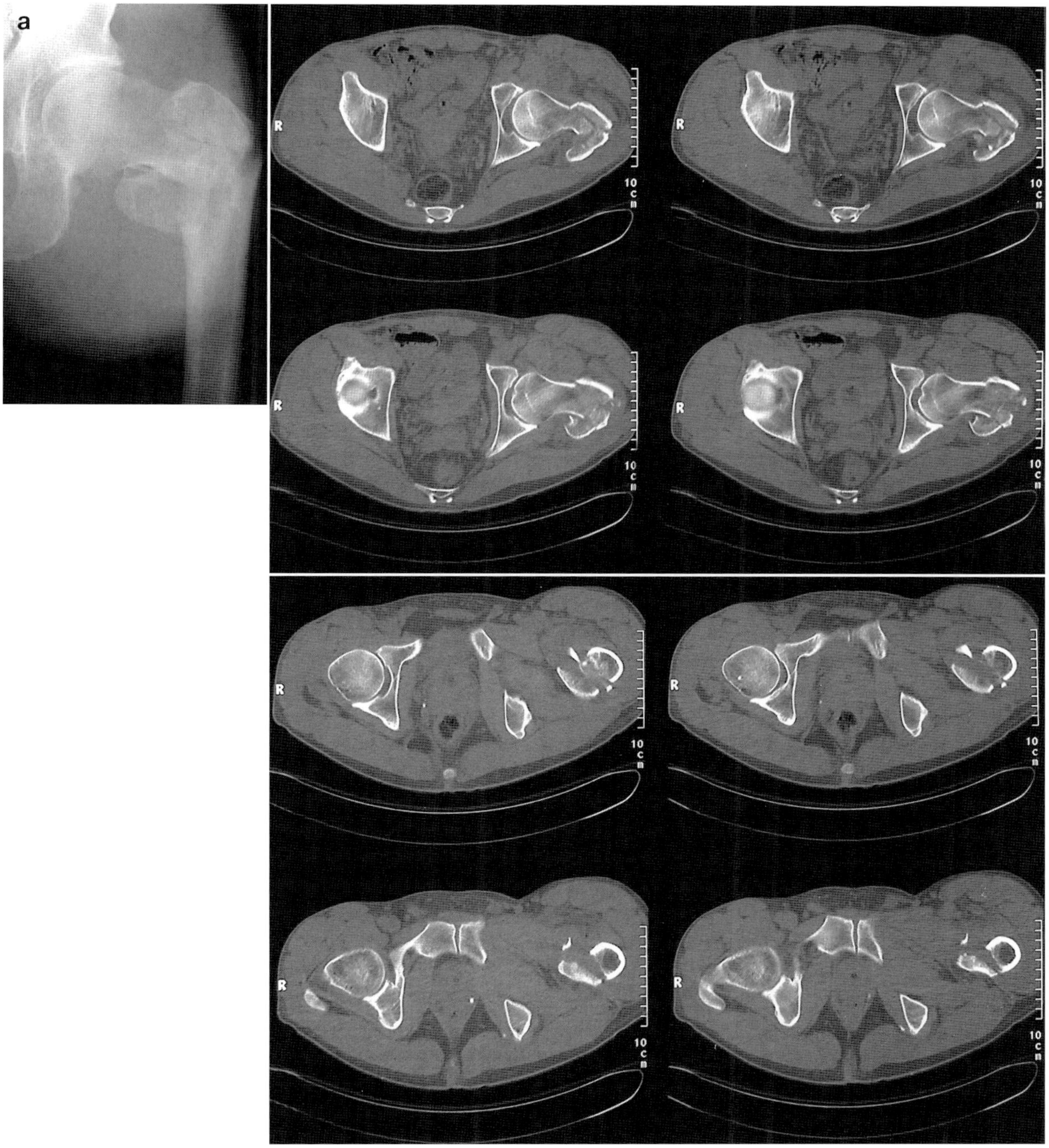

Abb. 7.23 42-jähriger Patient mit hoch instabiler pertrochantären Femurfraktur, Absprengung Trochanter major und minor (AO: 31-A2.3); Unfallmechanismus war ein Absturz aus 4 m Höhe; Mehrfachverletzung (Thorax, Unterarm, Femur) mit präoperativem Becken-CT im Rahmen der Schockraumdiagnostik; Osteosynthese mit PFNA, offene Reposition und Kabelcerclagen der Trochanteren. **a** Präoperativ, **b** postoperativ, **c** 4 Monate postoperativ ist die Fraktur knöchern konsolidiert bei noch unvollständiger Remodellierung

Ein Schlüsselpunkt für den korrekten Implantatsitz ist dabei der Eintrittspunkt des U-profilierten Implantats. Somit steht zu Beginn das Aufsuchen des Klingenlagers: Für die 95°-Kondylenplatte liegt dieses in der ventralen Hälfte der Trochanter-major-Wölbung derart, dass die Klingenspitze in der distalen Femurkopfhälfte zu liegen kommt. Die Klinge verläuft dann knapp distal der proximalen Schenkelhalskortikalis.

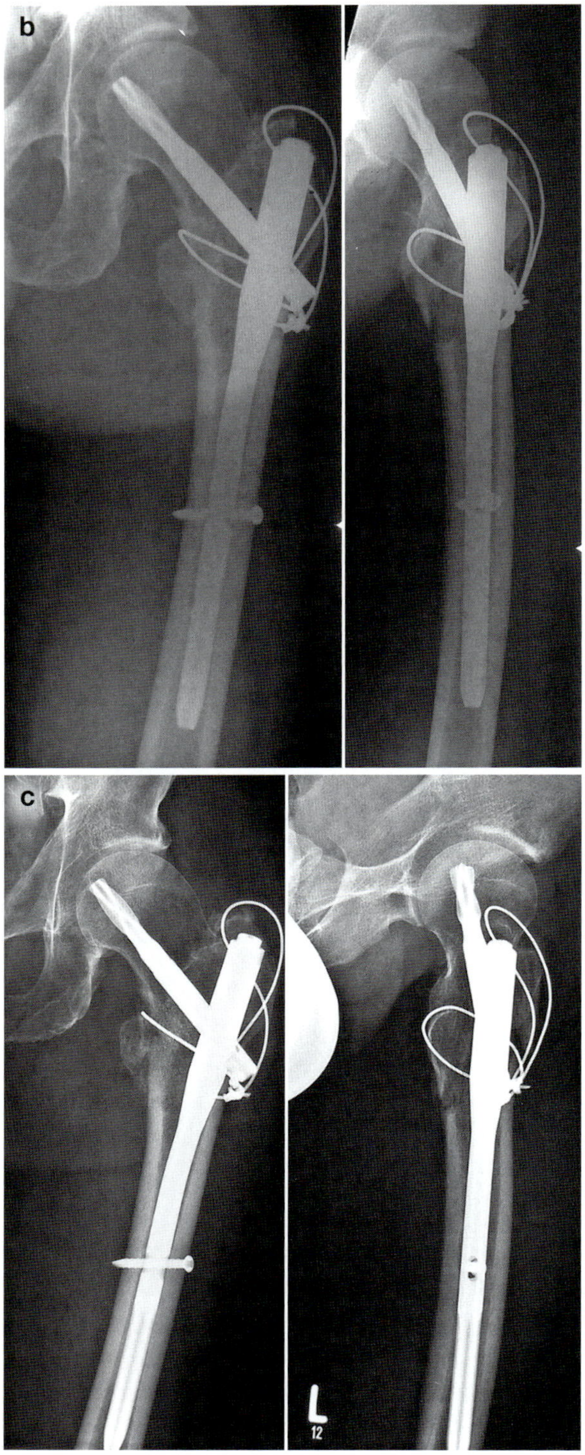

Abb. 7.23 (Fortsetzung)

Für die 130°-Winkelplatte liegt die Klingeneintrittsstelle 3 cm distal des Tuberculum innominatum in der Mitte der lateralen Kortikalis. Die Klinge liegt dann 10 mm distal der kranialen Schenkelhalskortikalis und 7 mm kranial des Kalkar und somit im knochendichtesten Schenkelhalsanteil.

Zunächst wird ein Kirschner-Draht im distalen, ventralen Schenkelhalsanteil bis in den Femurkopf eingebracht. Es folgt die Vorbereitung der Klingeneintrittsstelle. Dies geschieht mit dem Zielgerät und einem dicken Kirschner-Draht, der die Klingenplatzierung simuliert. Ist die richtige Lage unter BV-Kontrolle in 2 Ebenen ermittelt, wird die laterale Kortikalis mit einem 4,5-mm-Bohrer ca. 5 cm tief mit 3 nebeneinander liegenden Löchern perforiert, um anschließend mit einem Meißel auf Klingenbreite gekerbt zu werden. Jetzt wird ein zweiter Kirschner-Draht in der axialen Ebene parallel zum ersten eingebracht.

Es erfolgt die Konnektion von Führungsplatte und Plattensitzinstrumentarium, das im Komplementärwinkel des Implantatwinkels eingestellt wird, und das Einschlagen des Plattensitzinstrumentes parallel zum Kirschner-Draht. Die Frakturreposition wird röntgenologisch und klinisch kontrolliert. Dabei wird auf Achsausrichtung, Korrektur der Femurrotation und Beinlänge geachtet. Nun kann die Winkelplatte eingesetzt werden.

Bei der Kondylenplatte wird zur Verstrebung eine Zugschraube im Adam-Bogen verankert. Die Fixation der Platte wird durch Fassen von mindestens 8 Kortizes des distalen Hauptfragments erreicht. Fakultativ können große Fragmente zusätzlich durch Cerclagen, Platten, oder Schrauben fixiert werden.

▶ Generell gilt: Kleine Fragmente sollten im Verbund belassen werden und finden bei der Frakturheilung meist Anschluss. Es darf keine Fragmentisolation zum Zwecke der Reposition stattfinden!

Die alternativ zur Kondylenplatte eingesetzte dynamische Kondylenschraube (DCS) zeichnet sich durch einfache Applikation mittels spezieller Zielgeräte aus. Ihre größere axiale Steifigkeit lässt allerdings ebenfalls keine unmittelbare postoperative Vollbelastung zu (Bülhoff et al. 1995). Sie kann bei Frakturen, die ins Trochantermassiv einstrahlen, angewandt werden. Die Komplikationsraten beider Implantate gleichen sich (Nungu et al. 1993; Warwick et al. 1995). Bei Trümmerfrakturen bietet sich dieses Verfahren als Überbrückungsosteosynthese (sog. „biologische Osteosynthese") an (Baumgaertel und Gotzen 1994). Bei osteoporotischem Knochen gewährleistet die Kondylenplatte besseren Halt als die DCS.

7.7.4 Lange Femurschaftmarknägel

Implantate, wie z. B. der Femurnagel, eignen sich zur Stabilisierung von Femurschaftfrakturen und bedingt auch von subtrochanteren Frakturen sowie zur Anwendung bei ipsilateralen Femurschaft- und Schenkelhalsfrakturen. Präoperativ erfolgt die Planung zur Nagellängenbestimmung an einer Röntgenaufnahme der gesunden Gegenseite. Exemplarisch kann ein UFN mit der proximalen Verriegelungsoption mittels Spiralklinge (Spiralklingenwinkel 100°, 110°, 120°) zur Versorgung subtrochanterer Frakturen angewandt werden.

Operatives Vorgehen. Die Lagerung des Patienten erfolgt auf dem Extensionstisch, die Reposition der Fraktur wird röntgenologisch kontrolliert ausgeführt. Über einen Hautschnitt proximal des Trochanter major wird der M. tensor fasciae latae gespalten und die Fossa piriformis unter anterior-posteriorer Durchleuchtung mit einem Führungsdraht aufgesucht. Im axialen Strahlengang wird die Lage desselben kontrolliert und der Eintrittspunkt für den Nagel eröffnet. Die natürliche Femurkrümmung sollte berücksichtigt werden. Ist die Verwendung einer Spiralklinge geplant, liegt der Eintritt etwas ventraler als normal und unbedingt zentral in beiden Durchleuchtungsebenen.

Ein relativ kleiner Eröffnungskanal wird geschaffen und der Nagel am Insertionsinstrumentarium eingebracht. Die Spiralklinge wird mittels Zielgerät über einen Führungsdraht in den Schenkelhals bis zum Hüftkopf vorgeschlagen. Dabei liegt ihr Anteil höchster Beanspruchung im Schenkelhals senkrecht zur Femurachse. Eine zusätzliche statische Verriegelung muss proximal eingebracht werden. Zur Vergrößerung der Kontaktfläche aller Fragmente sollte eine leichte Impaktierung der Fraktur angestrebt und erst anschließend die distale Verriegelung durchgeführt werden. Bei Verriegelungsnagelungen von Femurschaftfrakturen bei nicht polytraumatisierten Patienten (ISS < 25) wird heute die milde Aufbohrung empfohlen, da sich hierdurch ein passenderes, dickeres und stabileres Implantat einsetzen lässt und durch die gleichzeitige, durch den Bohrvorgang bedingt, lokale Spongiosaplastik eine sichere knöcherne Konsolidierung erreichbar scheint.

Im speziellen Fall des UFN kann bei der Primärimplantation auf das Aufbohren des Markraums verzichtet werden (Abb. 7.24).

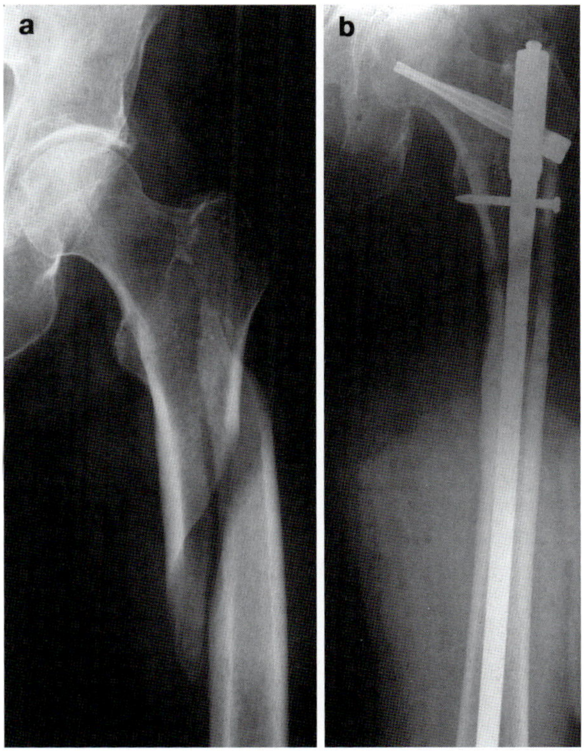

Abb. 7.24 (**a**) Subtrochantere Fraktur (AO 33B.1), (**b**) stabilisiert mit unaufgebohrtem Femurnagel (UFN, Fa. Synthes®) und proximaler Verriegelung mit Spiralklinge

Gleiches gilt für den AFN (antegrader Femurnagel). Hier ist für subtrochantere Frakturen eine sog. Rekonstruktionsverriegelung (6,5-mm-Schraube) vorgesehen (Abb. 7.25).

Der Trochanterfixationsnagel (TFN) eignet sich mit seiner proximalen Verriegelungsoption der Helixklinge auch als Salvage-Verfahren (Abb. 7.26a, b).

7.8 Besonderheiten der subtrochanteren Frakturen

Die subtrochantere Femurfraktur ist wegen ihres hohen Instabilitätsgrades sowie ihrer ausgeprägten Neigung zur Dislokation eine problematische Verletzung. Die Behandlung stellt oft eine Herausforderung für den Operateur dar. Nur durch technisch richtige Anwendung kann die Komplikationsrate niedrig gehalten werden. Ziel ist eine belastungsstabile Osteosynthese und die sichere Verankerung in einem oft osteoporo-

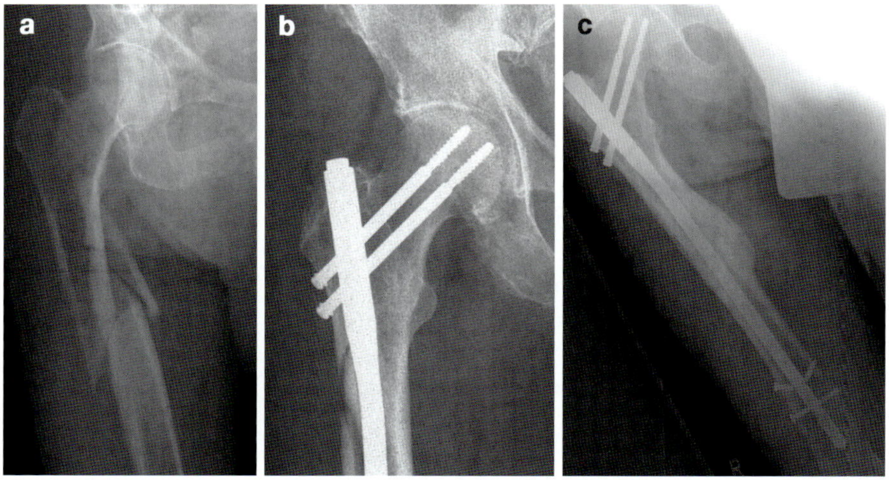

Abb. 7.25 **a** Weitere subtrochantere Fraktur (AO 33B.1), **b**, **c** hier versorgt mit antegradem Femurnagel (AFN, Fa. Synthes®) und Rekon – Verriegelung

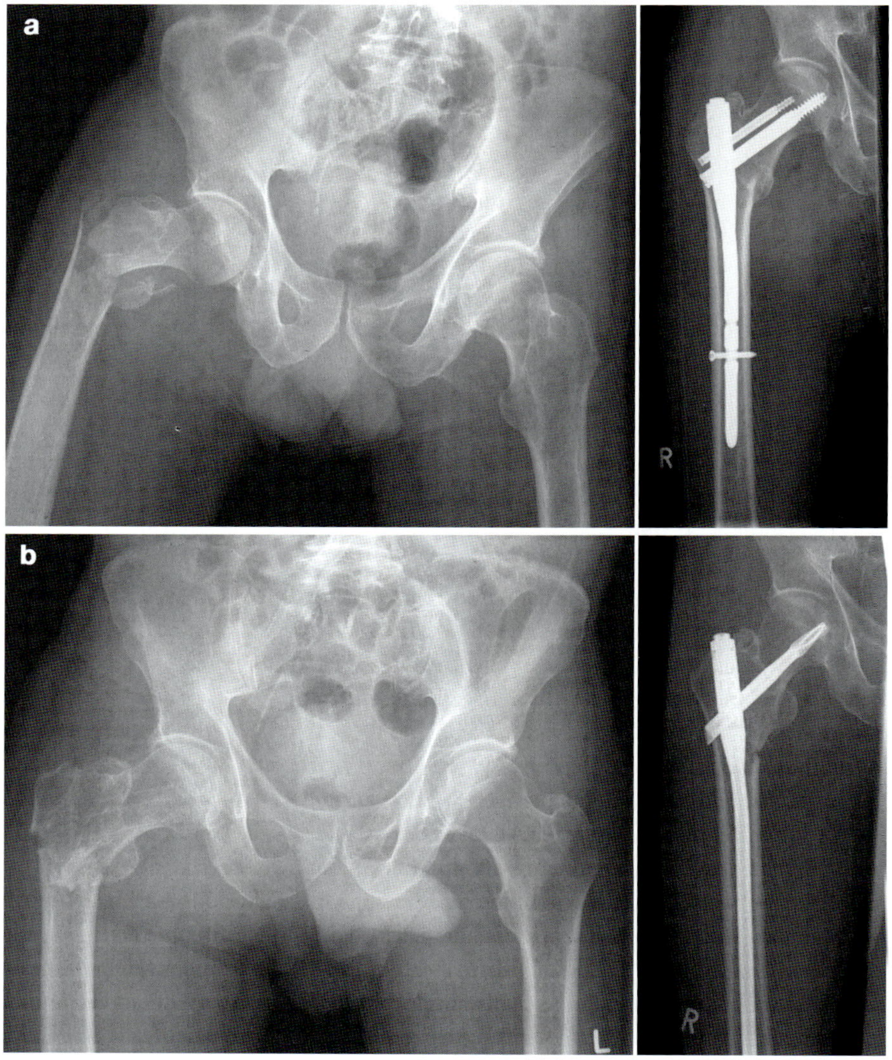

Abb. 7.26 **a–e** Nach der Versorgung eines pertrochanteren Femurfraktur mittels PFN kam es zur Refraktur nach Implantatentfernung. Aufgrund des vorhandenen Substanzverlustes im Schenkelhals durch Trochanter- und Antirotationsschraube des PFN war das „materialsparende" Einbringen der Helix-Klinge von Vorteil. Es kam mit diesem Implantat zur Ausheilung

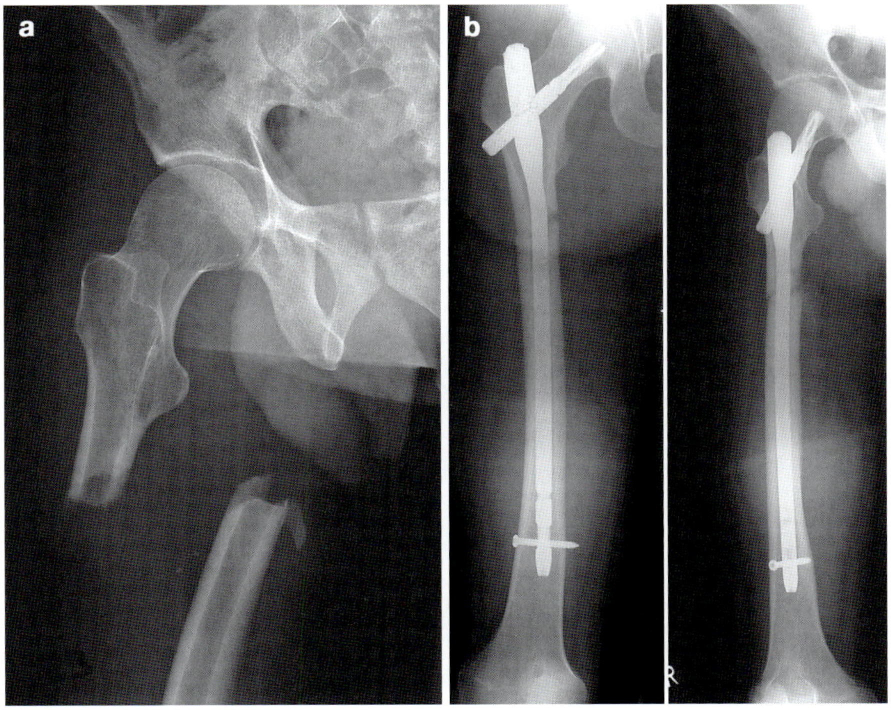

Abb. 7.27 Grob dislozierte, zweitgradig offene subtrochantäre Femurfraktur (AO: 32-A3); die Reposition wurde offen durchgeführt. **a** Präoperativ, **b** postoperativ

tischen Knochen (Hoffmann et al. 1996; Parker et al. 1997; Seinsheimer 1978).

Das Operationstrauma sollte gering sein, die Operationstechnik einfach und sicher. Frühzeitige Operation und Mobilisierung senken die Letalität und Morbidität (Stürmer und Dresing 1995).

Es stehen extra- und intramedulläre Techniken zur Verfügung, die ebenso offen wie geschlossen durchgeführt werden können. Aus biomechanischer Sicht besitzt das intramedulläre Implantat eine höhere Stabilität und ein geringeres Biegemoment (Götze et al. 1998). Zudem haben Nagelsysteme ein kleineres varisierendes Drehmoment und vermindern daher das Risiko einer postoperativen Varusfehlstellung (Warwick et al. 1995). Nägel unterschiedlicher Länge stehen zur Verfügung.

Schwer reponierbare Frakturen mit Weichteilinterposition, Verkeilung oder grober Dislokation machen oft ein offenes Vorgehen über einen lateralen Zugang notwendig (Abb. 7.27).

Als Hilfsmittel können z. B. eine als Joystick verwendete Schanz-Schraube oder ein Einzinkerhaken gewählt werden. Bei langen Schrägfrakturen und Spiralfrakturen werden oftmals Cerclagen eingesetzt, um das Repositionsergebnis zu halten (Abb. 7.28).

Auch bei einfachen Frakturen unmittelbar unterhalb des Trochanter minor wird eher ein langer Nagel gewählt.

Bei Frakturen 3–5 cm unterhalb des Trochanter minor und tiefer ist der Einsatz eines langen Nagelsystems in jedem Fall vorzuziehen. Bei Frakturen mit intakter medialer Abstützung ist eine primär dynamische distale Verriegelung ausreichend, Frakturen ohne mediale Abstützung oder mit einer subtrochanteren Trümmerzone sollten statisch und dynamisch verriegelt werden, um eine spätere Dynamisierung zu ermöglichen (Stürmer und Dresing 1995).

Als Alternative zum Marknagel stehen extramedulläre Osteosyntheseverfahren (Kondylenplatte und DCS, seltener DHS, da hier der Schraubeneintritt oft im Frakturbereich liegt) zur Verfügung (Albrecht und Schmidt 2003). Die dynamische Kondylenschraube (DCS) wurde als Alternative zur Kondylenplatte eingeführt. Die Schraube ersetzt die Klinge der Kondylenplatte. Bei einfachen Frakturformen (Quer- und Schrägfrakturen) sollte, wenn möglich, eine interfragmentäre Kompression, z. B. mittels exzentrischer Bohrung oder Plattenspanner erzielt werden (Weise und Schwab 2002). Bei Trümmerzonen erfolgt eine biologische Überbrückungsosteosynthese (Abb. 7.29).

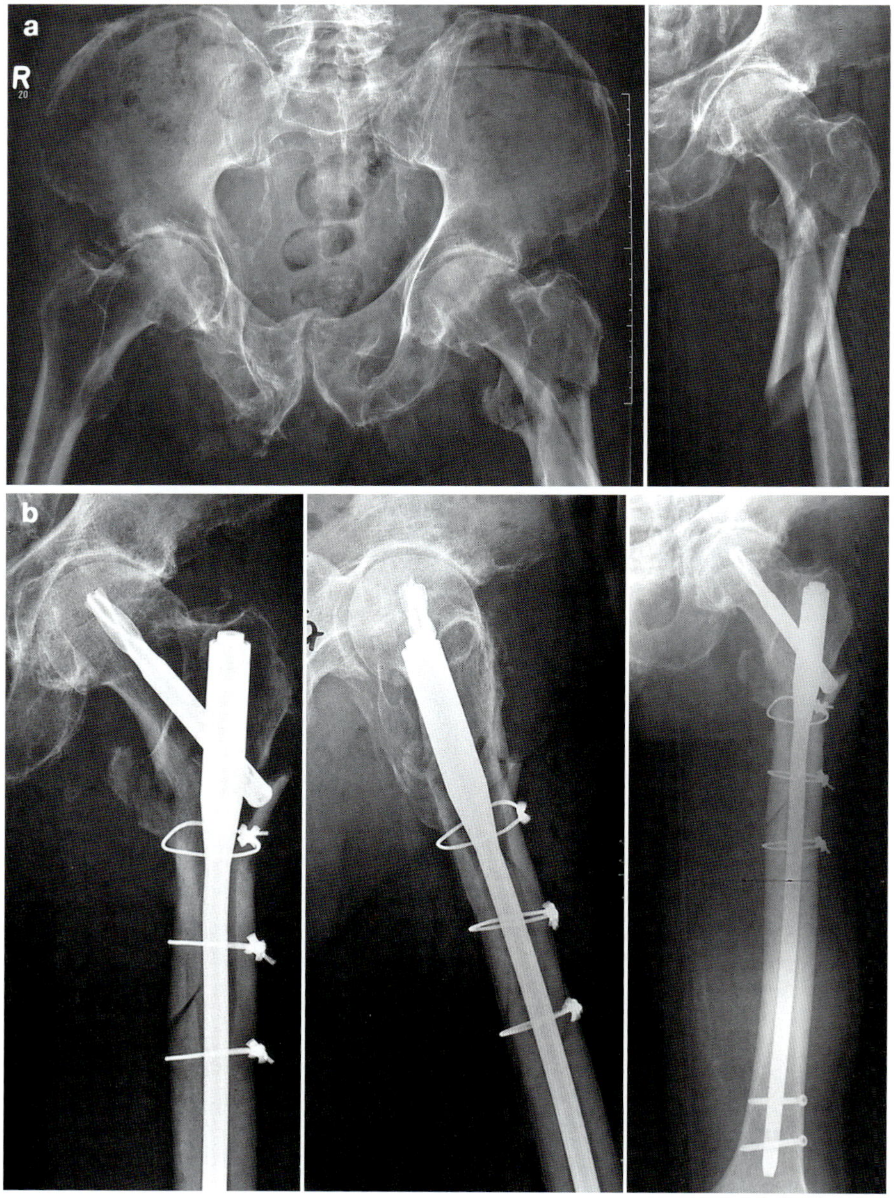

Abb. 7.28 70-jähriger Pat. nach Sturz aus 2 m Höhe; langstreckige subtrochantäre Femurfraktur (AO: 32-B1.1). **a** Präoperativ, **b** nach Osteosynthese mit langem PFNA und Kabelcerclagen

Bei polytraumatisierten Patienten kann in Abhängigkeit von den Begleitverletzungen und dem lokalen Weichteiltrauma vereinzelt nicht primär eine definitive Stabilisierung erfolgen. Eine temporäre Stabilisierung mittels Fixateur externe ist dann indiziert. Proximal erfolgt die Verankerung der Schanz-Schraube entweder im Schenkelhals oder gelenkübergreifend supraazetabulär. Ein früher Verfahrenswechsel ist wegen der Gefahr von Pin-Infekten anzustreben. Offene Frakturen sind selten. Die definitive Versorgung erfolgt auch in diesen Fällen wann immer möglich primär.

7.9 Postoperative Behandlung

Bei langen Marknagelsystemen wird eine Teilbelastung für 4–6 Wochen angestrebt. Gelegentlich ist zur besseren Fraktursinterung und -heilung eine Dynamisierung erforderlich, wobei der distale Verriegelungsbolzen entfernt wird. Erfolgt dies nicht rechtzeitig, kann es zum Bruch des distalen statischen Verriegelungsbolzens oder zur verzögerten Frakturheilung kommen.

Prinzipiell sollte eine Osteosynthese so stabil sein, um einer unmittelbaren postoperativen Beübung

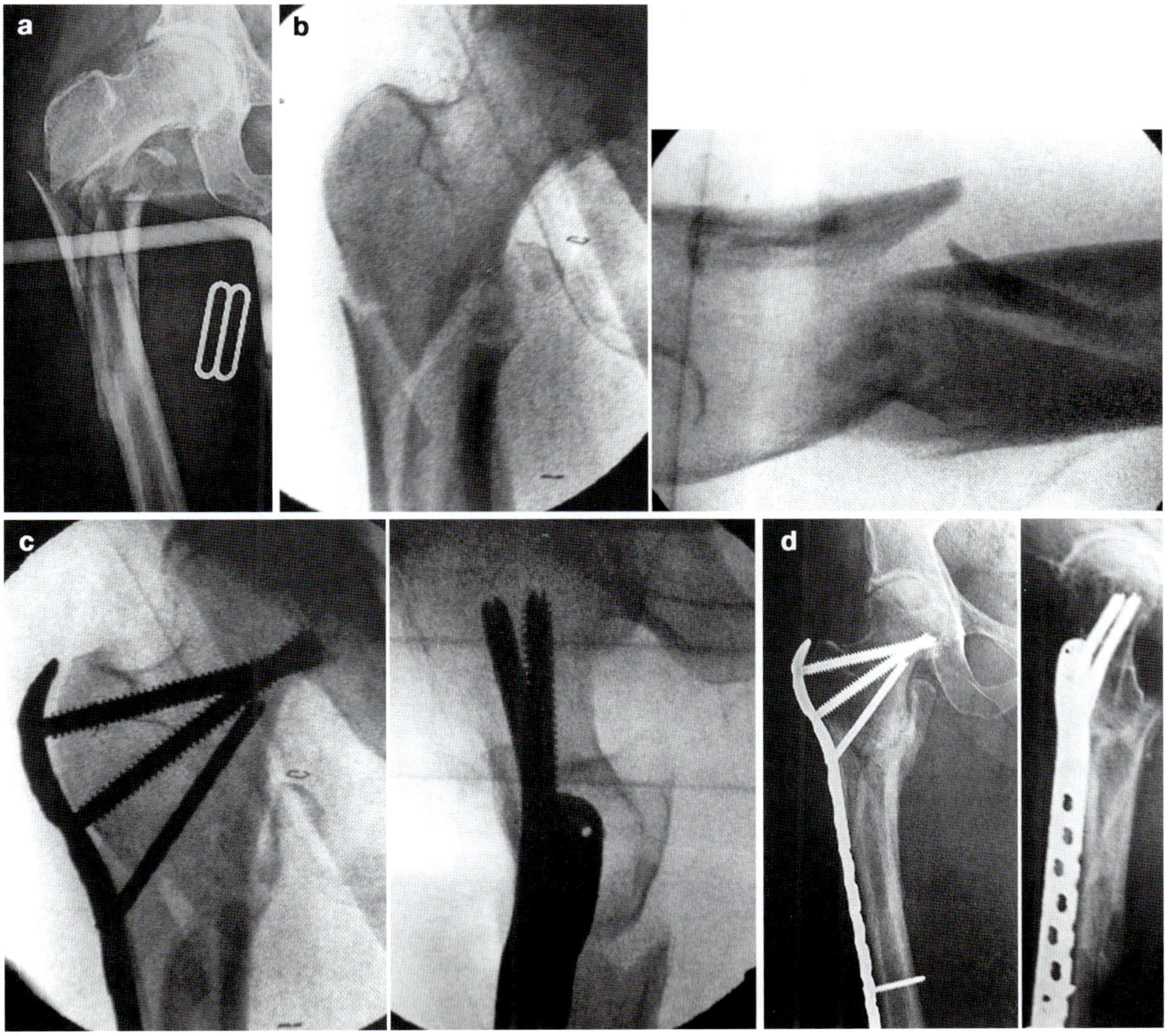

Abb. 7.29 70-jährige Patientin mit subtrochantärer Femurfraktur (AO: 32-C1). **a** Präoperativ; **b** nach geschlossener Reposition durch Traktion zeigt sich in der axialen Ebene noch eine deutliche Dislokation mit dorsalem Abeichen des Schafts und Flexionsfehlstellung des proximalen Hauptfragments; **c** die Osteosynthese erfolgt unter Akzeptanz der Fehlstellung durch einen eingeschobenen internen Plattenfixateur; **d** knöcherne Konsolidierung der Fraktur nach 4½ Monaten. (Aus Wagner et al. 2006; mit freundlicher Genehmigung von AO Publishing, Copyright © 2006, by AO Publishing, Schweiz)

standzuhalten. Um eine Fraktur ohne Implantatversagen konsolidieren zu können, hängt die Implantatwahl vom Fakturtyp aber auch vom Osteoporosegrad des Knochens sowie vom Patienten, dessen Alter und Compliance ab. Jede Entscheidung über die postoperative Belastbarkeit einer Osteosynthese ist individuell vom Operateur nach intraoperativen Kriterien zu fällen.

7.10 Ergebnisse

In der Literatur existieren für die meisten Implantate sowohl zahlreiche biomechanische Untersuchungen als auch klinische Anwendungsbeobachtungen.

Exemplarisch seien an dieser Stelle Untersuchungen für einige gebräuchliche Implantate erwähnt: Biomechanisch Untersuchungen von Götze et al. (1998) zeigen die unterschiedlichen Belastbarkeiten einzelner Implantate bei per- und subtrochanteren Femurfrakturen. Die Testungen erfolgten an Kunst- und Leichen-

Tab. 7.3 Implantatbelastbarkeit in Abhängigkeit der Frakturlokalisation

Subtrochante Fx Implantat	Belastbarkeit Kunst [n]	Belastbarkeit Leiche [n]	Pertrochante Fx Implantat	Belastbarkeit Kunst [n]	Belastbarkeit Leiche [n]
PFN	3398	7447	Gamma	2818	6460
Gamma	2254	7170	PFN	2060	7102
DHS/TrochPlatte	2022	3046	DHS/TrochPlatte	2066	4245
UFN/Spiralklinge	990	–	UFN/Spiralklinge	894	–
95°-Kond.platte	848	–	95°-Kond.platte	812	–

knochen. Hierbei fanden sich die in Tab. 7.3 gezeigten Ergebnisse.

Die für eine stabile Osteosynthese im Bereich der unteren Extremitäten geforderte Mindestbelastbarkeit von 2060 N (300 % des Körpergewichts) wird in den vorbeschriebenen biomechanischen Tests somit durch PFN und Gammanagel, aber auch bei der DHS mit Trochanterabstützplatte erreicht (Götze et al. 1998). Dabei bieten intramedulläre Osteosynthesen eine wesentlich höhere Belastbarkeit und Sicherheit (z. B. beim Stolpern einwirkende Kräfte).

Es wird auch für die DHS ohne Anstützplatte eine hohe statische Belastbarkeit von 4100 N beschrieben (Götze et al. 1998). Allerdings wird bei medial fehlender Abstützung die Problematik der Rotation und Sinterung des medialen Fragments mit der Folge von Trochanterlateralisation und Beinverkürzung berichtet (Bartl et al. 2003).

Dávid et al. (2000) subsumieren, dass bei „relativ stabilen Frakturen beide Implantate" (Nagel-Schrauben-Systeme und Platten-Schrauben-Systeme) „gleichermaßen erfolgreich" anzuwenden sind.

Bei hochgradig instabilen Frakturen sprechen vergleichende klinische Untersuchungen und biomechanische Messungen für eine höhere Stabilität intramedullärer Systeme. Allerdings beschreibt Dávid auch höhere Komplikationsraten bei Verwendung des Gammanagels (Dávid et al. 2000).

Es existieren zahlreiche weitere vergleichende Studien zum Gammanagel als einen der ersten intramedullären Nägel versus DHS.

So fanden Leung et al. (1992) bei vergleichenden Untersuchungen an 186 pertrochanteren Frakturen signifikant kürzere OP-Zeiten, geringeren Blutverlust, kleinere Inzisionen, schnellere Rekonvaleszenz und frühere Vollbelastung. Allerdings fanden sich auch mehr intraoperative Komplikationen durch ein Missverhältnis von Nagelstärke und Markraumdicke (chinesische Patienten).

Andere Autoren wiederum konnten keine signifikanten Vorteile des Gammanagels als intramedulläres Implantat nachweisen (Bridle et al. 1991; Guyer et al. 1991.

Hotz (1999) kommt zu dem Ergebnis, dass der Einsatz des langen Gammanagels bei per- und subtrochanteren Femurfrakturen ein „einfaches und sicheres Verfahren für die Behandlung" darstellt, wobei insbesondere die postoperativ volle Belastbarkeit herausgestellt wird.

Mittlerweile gibt es eine Vielzahl von Studien, die zeigen konnten, dass gerade bei instabilen Frakturen und osteoporotischem Knochen, die proximalen intramedullären Nagelsysteme bezüglich Handling, peri- und postoperativem Blutverlust und zügiger Mobilisierung gerade älterer und betagter Patienten im Vorteil sind (Kristek et al. 2010; Palm et al. 2011)

Baumgaertel konstatiert für den Einsatz der Kondylenplatte: „Gerade dort, wo die subtrochanteren Frakturen mit Bruchfortsetzung in den intertrochanteren Bereich … die Indikation für den Marknagel stark einschränken, ist die biologische Plattenosteosynthese eine einzigartige Möglichkeit, komplikationsfreie Knochenbruchheilung zu erreichen" (Baumgaertel und Gotzen 1994).

7.11 Komplikationen

Typische Komplikationen sind

- Korrekturverlust durch Medialisieren des Schaftes in Relation zum Kopf-Hals-Fragment,
- iatrogene Schaftfraktur bei Marknagelosteosynthese durch Perforation des anterioren Kortex mit der Nagelspitze,
- Implantatversagen, z. B. Cut-out der Tragschraube, Z-Effekt beim PFN, Implantatbruch (Abb. 7.30),
- Pseudarthrose (Abb. 7.31).

Die Behandlung richtet sich im Einzelfall nach dem Beschwerdebild, dem Anspruchsniveau und der Belastbarkeit des Patienten. Bei einer Reosteosynthese werden häufig eine Kondylenplatte und Spongiosaplastik

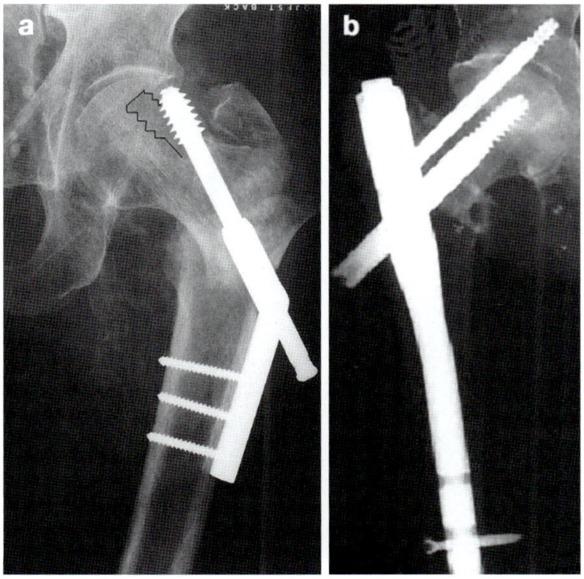

Abb. 7.30 Typische Implantatkomplikationen bei proximalen Femurfrakturen. **a** Repositionsverlust und Cut-out der Tragschraube nach DHS-Osteosynthese einer pertrochantären Femurfraktur (AO: 31-A2.2); die ursprüngliche Schraubenlage (im Bild eingezeichnet) war hier, wie eine Analyse der Röntgenaufnahme zeigt, primär zu weit kranial gewählt worden. **b** So genannter Z-Effekt beim PFN: Durch Zusammensintern der Fraktur gleitet die fest im Kopf-Hals-Fragment sitzende Schenkelhalsschraube nach lateral, während die Antirotationsschraube nach medial wandert und die Kopfkalotte perforiert. Als Ursache wird eine Varusfehlstellung (CCD <125°) des Kopf-Hals-Fragments angesehen (Werner-Tutschku et al. 2002)

angewendet, bei pertrochantärer Fraktur/Pseudarthrose zusätzlich mit valgisierender Umstellungsosteotomie. Beim Gelenkersatz bietet sich eine Totalendoprothese an, bei subtrochanterer Fraktur/Pseudarthrose die Verwendung einer Langschaftprothese.

Bei der Versorgung instabiler Frakturen durch intramedulläre Kraftträger liegen zwar Unterschiede bei der Anwendung einzelner Implantate vor, bei allen besteht jedoch die Gefahr der intraoperativen Fragmentaussprengung beim Einbringen des Implantats. Dabei ist die Eintrittsregion besonders gefährdet, aber auch Schaftsprengungen an der Nagelspitze durch Femurschaftkrümmung oder entstehende Kraftspitzen können vorkommen (Friedl et al. 1994; Josten und Korner 1999). Diese Problematik wurde insbesondere bei der Anwendung des Gammanagels beschrieben (Bridle et al. 1991; Butt et al. 1995; Heinz und Vécsei 1992; Leung et al. 1992). Aber auch bei der Verwendung langer Femurnägel können bei zu geringer Nagellänge Frakturen am Nagelende aufgrund der Stressbelastungsspitzen vorkommen. Deshalb sollen diese Nägel (z. B. UFN, AFN) bis ins Kondylenmassiv des Femurs reichen.

Komplikationen wie distale Fehlverriegelung, Fehlbohrungen und konsekutive Schaftbrüche, aber auch Dislokation des Femurkopfes durch Rotation werden beschrieben (Goldhagen et al. 1994).

Wird die distale Kortikalis z. B. durch Fehlbohrung geschwächt bzw. steht der Nagel ante perforationem, kann es infolge der postoperativ gewünschten Fraktursinterung unter Vollbelastung zu Femurschaftfrakturen kommen.

Intraoperative Durchleuchtung, auch der distalen Verriegelung, sowie technische Hilfen (z. B. röntgendurchlässiges Winkelgetriebe) können das Auftreten solcher Fehler vermindern.

▶ Repositionsverlust beim Einbringen der Implantate stellt eine Fehlerquelle dar, der durch das Einbringen von Repositionshilfen wie dicke Kirchner-Drähte oder Schanz-Schrauben als „Joystick" (über einen kleinen Hilfsschnitt) versucht werden kann zu begegnen. Aufgrund des langen Hebelarms bleibt dieses Problem jedoch insbesondere bei instabilen per- und subtrochanteren Frakturen schwer zu beeinflussen.

Der häufigste Fehler bei der Versorgung von per- und subtrochanteren Frakturen ist ihre ungenügende Reposition, infolge derer eine Fehlplatzierung der Schenkelhalsschrauben, meistens im wenig stabilen posterosuperioren Quadranten, auftreten kann (Abb. 7.32).

Dies vermindert die Osteosynthesestabilität und kann, insbesondere beim osteoporotischen Knochen und bei verminderter Compliance bei alten Menschen unter Vollbelastung zum „Cut out" der proximalen Verriegelungsschraube aus dem Schenkelhals führen. Der sog. Z-Effekt beschreibt die gegenläufige Migration von Antirotationsschraube und unterer Schenkelhalsschraube infolge physiologischer Belastung. Je nach Bewegungsrichtung unterscheidet man den Z-Effekt vom umgekehrten Z-Effekt. Als Ursache geht man von einer unparallelen Schraubenlage sowie einer Varusstellung des Kopf-Hals-Fragments mit einem CCD-Winkel <125° aus. Dasselbe kann bei Fehlplatzierungen und wiederholtem Einbringen der Schenkelhalsschraube (jeweils Verlust von ca. 10 % des Femurkopfvolumens) geschehen (Abb. 7.33). Auch

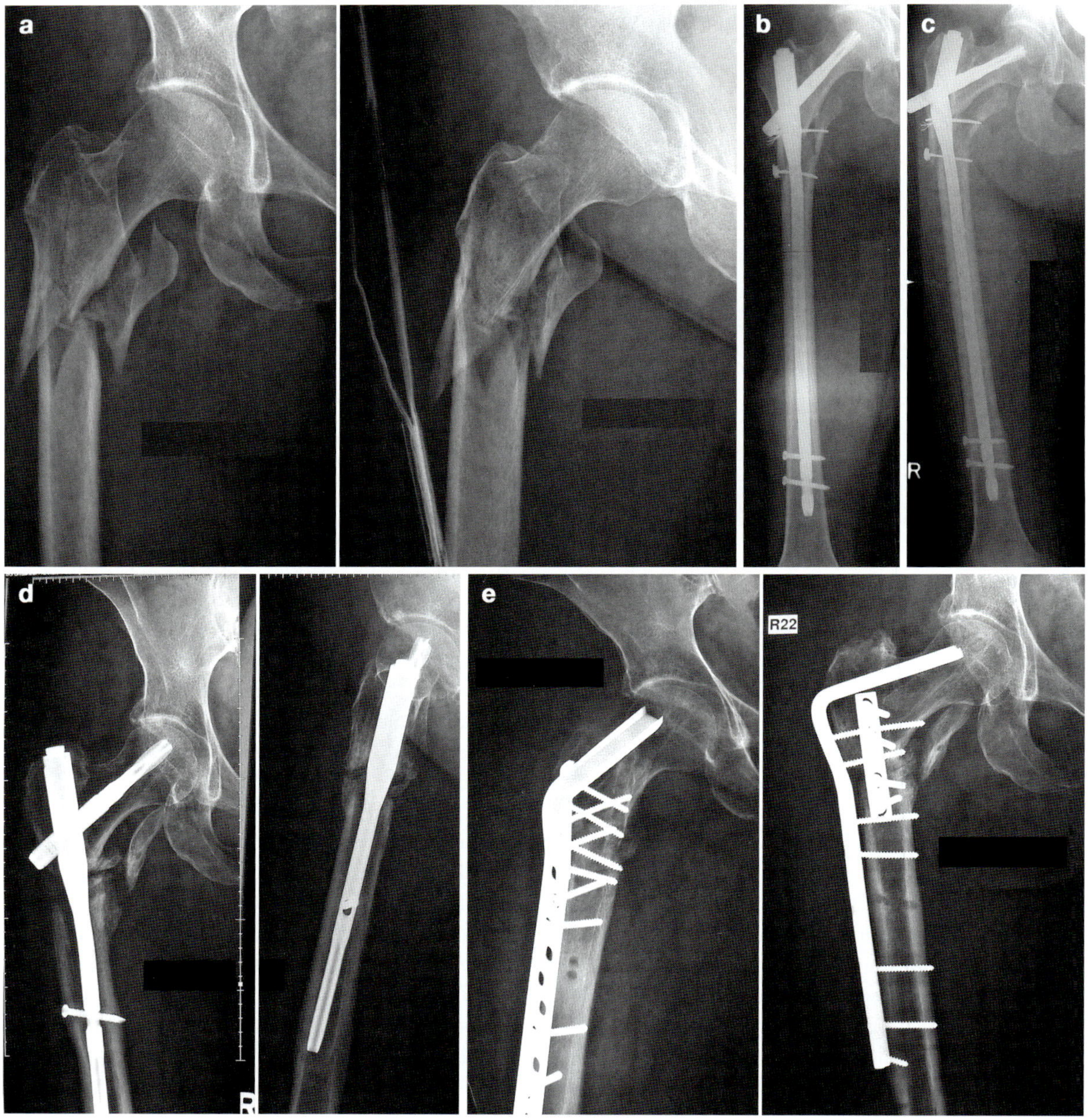

Abb. 7.31 55-jährige Patientin mit intertrochantärer Femurfraktur (AO: 31-A3.3). **a** Unfallbilder; **b** postoperativ nach Versorgung mit langem PFNA; **c** nach 5½ Monaten Implantatbruch mit Varusfehlstellung des proximalen Hauptfragments; **d** 1 Jahr nach Wechsel auf kurzen PFNA und Spongiosaplastik Ausbildung einer Pseudarthrose; **e** nach Reosteosynthese mit 95-Grad-Kondylenplatte und Plattenspanner, additive ventrale Antirotations-Großfragment-DC-Plattenosteosynthese

hier kommt es zur Schwächung der Trabekelstruktur im Schenkelhals und zur Senkung der Osteosynthesestabilität mit der Gefahr des Repositionsverlustes durch Ausbrechen des Implantats. Durch das orientierende Einbringen eines K-Drahts parallel zum Schenkelhals, kann dies vermieden werden.

Wird beim Einbringen der Schenkelhalsschraube zu weit kaudal gebohrt, kommt es zur Schädigung des Kalkars und damit zum Verlust der medialen krafttragenden Struktur im ansonsten häufig durch Osteoporose geschwächten Schenkelhals (Abb. 7.34). Es kommt zur Verminderung der Osteosynthesefestigkeit.

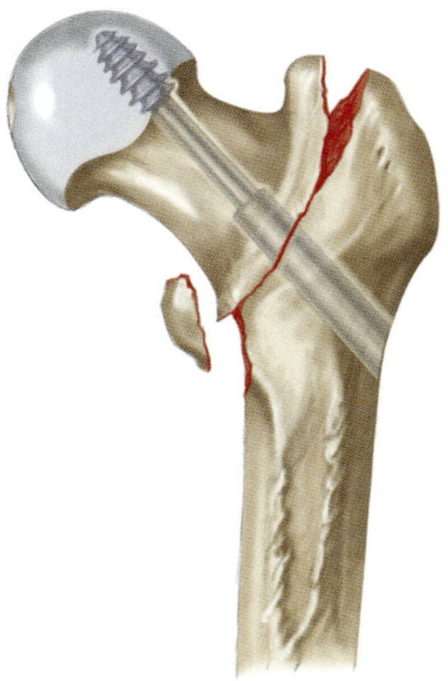

Abb. 7.32 Schraubenfehlplatzierung

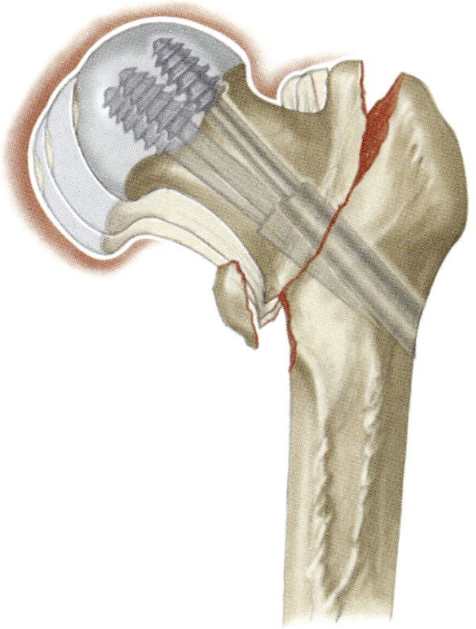

Abb. 7.33 Instabile Osteosynthese infolge mehrfachen Bohrens

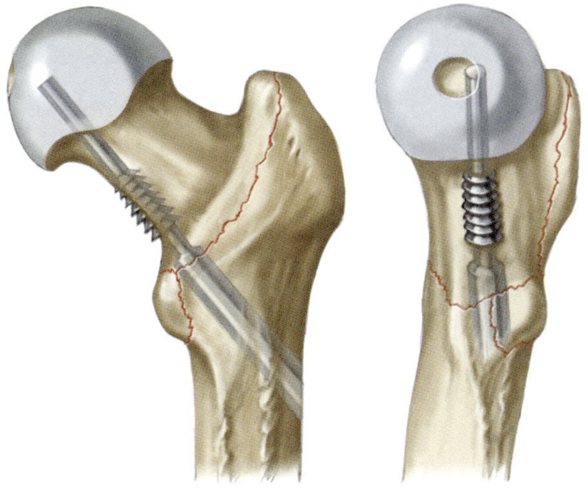

Abb. 7.34 Kalkarschädigung

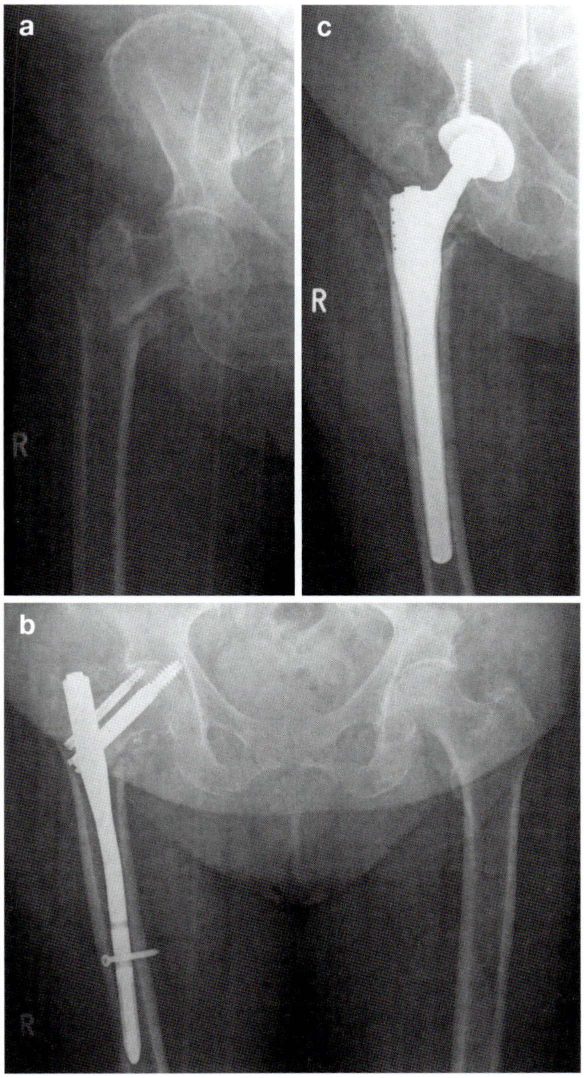

Abb. 7.35 **a** Pertrochantere Femurfraktur, **b** „Cut Out" der Schenkelhalsschraube nach Versorgung mit Proximalen Femurnagel (PFN, Fa. Synthes®), **c** Verfahrenswechsel mit Implantation einer zementfreien Totalendoprothese

Der Gleitmechanismus, der eine dosierte Impaktion der Fraktur ermöglichen soll, kann bei verminderter Knochenqualität, zur Protrusion oder Penetration der Schenkelhalsschraube ins Hüftgelenk führen (Simpson et al. 1989; Abb. 7.35).

Verletzungen innerer Organe (große Gefäße, Rektum, gynäkologische Organe etc.) durch Fehlbohrungen in das kleine Becken können fatale Folgen nach sich ziehen. Besonders gefährdet sind dabei ältere Menschen mit osteoporotischem Knochen. Es ist daher unabdingbar, Führungsdrähte und Bohrer unter Durchleuchtungskontrolle einzubringen.

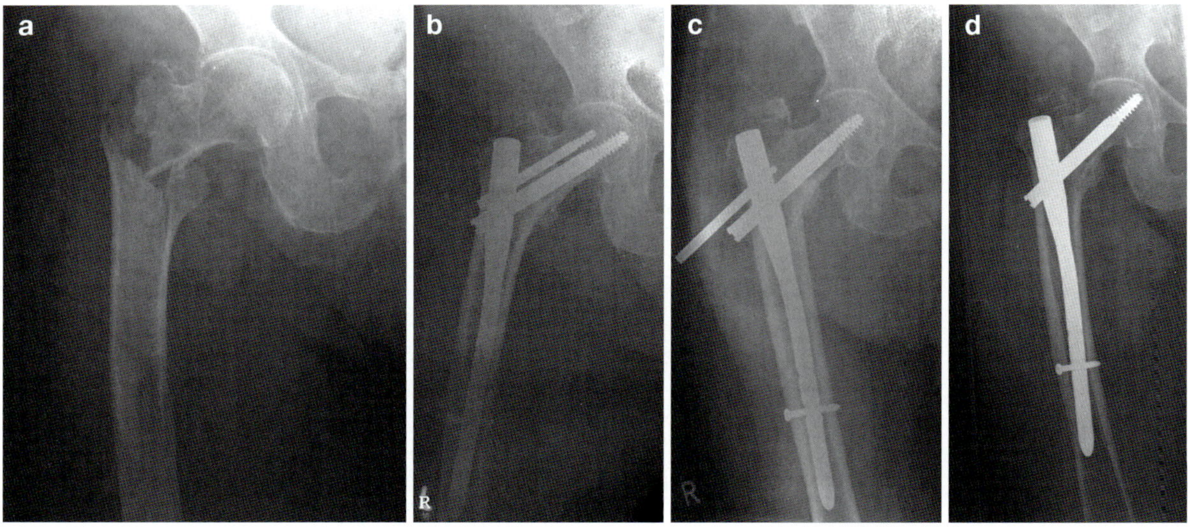

Abb. 7.36 (**a**) Weitere pertrochantere Femurfraktur, (**b**) operativ versogt mit Proximalen Femurnagel (PFN, Fa. Synthes®), (**c**) Schraubenwanderung in den Weichteilmantel, (**d**) nach Entfernung der störenden Antirotationsschraube

Des Weiteren kann es bei einigen Implantaten zum Auswandern proximaler Schrauben in den Weichteilmantel mit entsprechenden Alterationen kommen. Dieser Problematik kann jedoch durch technische Adaptation der Implantate Rechnung getragen werden, wie dies z. B. beim PFN geschah (Abb. 7.36). Dennoch stellt auch der „Cut out" der Klinge nach lateral, unabhängig vom verwendeten Klingen-/Schraubensystem, eine typische Komplikation dar. Prognostisch ungünstig ist ein zu hoher Tip-Apex-Abstand sowie eine anterior-superiore Klingenlage bei osteoporotischem Knochen (Kraus et al. 2011).

Bei Fehlbohrungen mit Schädigung des Implantats hingegen kann es zu Ermüdungsbrüchen des Nagels insbesondere im Bereich der Schenkelhalsschraube kommen (Friedl et al. 1994).

Implantatspezifische Besonderheiten müssen zusätzliche Beachtung finden: Die dynamische Hüftschraube sollte nur bei stabilen pertrochanteren Frakturen eingesetzt werden. Wichtig ist dabei die Auswahl des richtigen Implantatwinkels, da hiervon die Varisierung/Valgisierung des Schenkelhalses abhängt. Die gesunde Gegenseite sollte dabei als Vorlage dienen. Wird der falsche Winkel gewählt, kann es zur Fraktur des Trochanter major kommen, der dann mittels Drahtcerclagen oder einer Trochanterabstützplatte refixiert werden muss. Eine zu große Deviation des Implantatwinkels zum Kollumdiaphysenwinkel, insbesondere beim alten Menschen mit Varisierung des Schenkelhalses, verursacht eine Fehllage des Schraubenkopfes

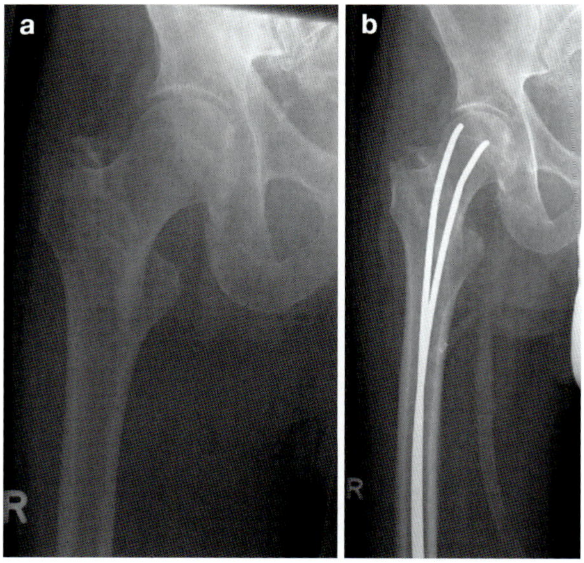

Abb. 7.37 (**a**) Pertrochantere Femurfraktur (AO 33 A2.2), (**b**) atypische Versorgung mit TEN (Titan Elasic Nail – System)

im Femurkopf und kann ebenfalls zur Schwächung der Osteosynthese führen. Dem kann mit der Verwendung eines 135°-Implantats begegnet werden.

Bei instabilen, mehrfragmentären Frakturen besteht bei der operativen Versorgung mittels DHS die Gefahr des lateralen Abrutschens von Fragmenten und des Trochanter major mit Schaftmedialisierung und Repositionsverlust durch Rotationsinstabilitäten. Das Implantat kann ausbrechen.

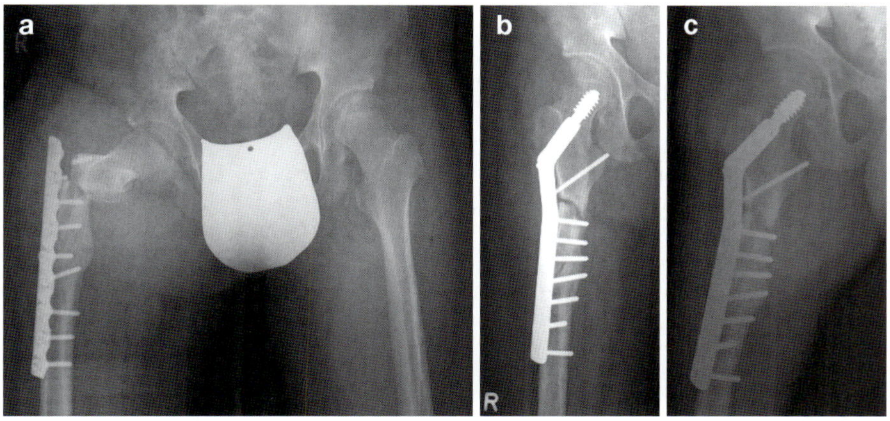

Abb. 7.38 (**a**) Systemversagen bei Versorgung einer subtrochanteren Femurfraktur bei Coxa valga mittels 4,5 mm DC Grossfragmentplatte, (**b**, **c**) Verfahrenswechsel auf individuell gebogene DHS

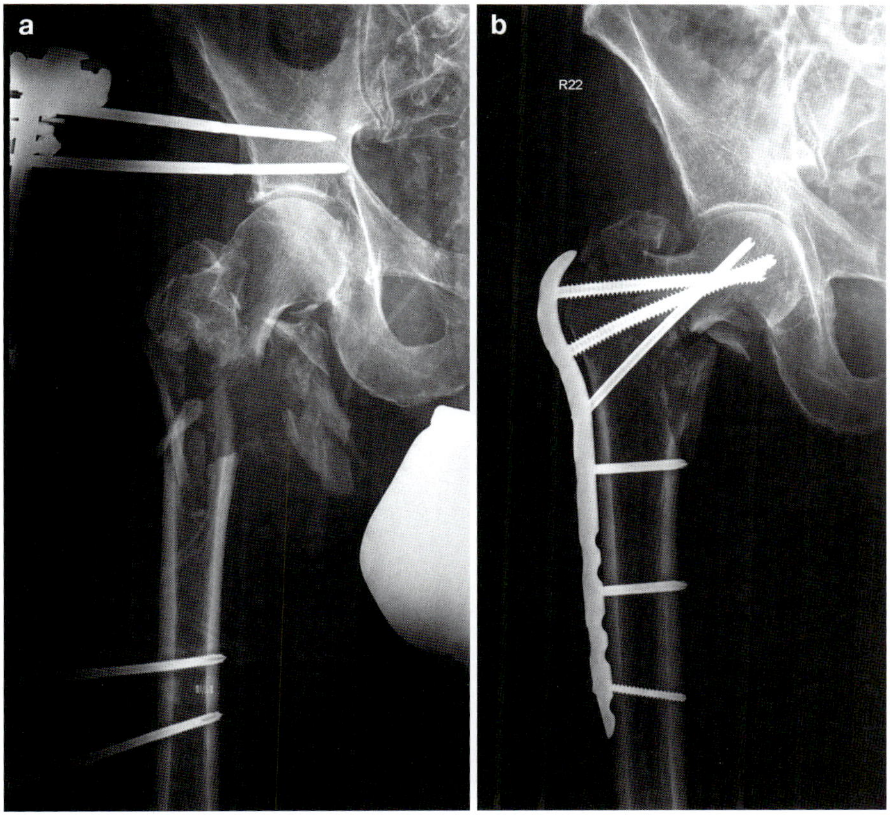

Abb. 7.39 **a**, **b** 68-jähriger polytraumatisierter Patient. Die Fixateur-externe-Anlage erfolgte im Rahmen der Damage Control Surgery. Nach 48 h wurde die definitive Versorgung dann mittels LCP prox. Femur (Fa. Synthes) beim stabilisierten Patienten durchgeführt

Eine mögliche Lösung dieser Problematik wurde bereits mit der Verwendung einer DHS mit Abstützplatte erwähnt (Götze et al. 1998). Wegen der insbesondere in der subtrochanteren Region auf dem Implantat lastenden sehr hohen axialen Hebel- und Biegekräfte ist die DHS zur Stabilisierung subtrochanterer Frakturen ungeeignet.

Ähnliches gilt für den Einsatz der Kondylenplatte und der DCS. Hier kann es bei erhöhtem Zugangstrauma zu verschlechterter Frakturheilung durch Schädigung der Vaskularisierung kommen. Diese Implantate sollten heute daher Einzelfällen vorbehalten bleiben.

7.12 Beispiele individueller Problemlösungen

Bei einem Patienten des eigenen Krankenguts lag eine gering dislozierte pertrochantere Femurfraktur rechts vor. Über den rechten Trochanter major sowohl

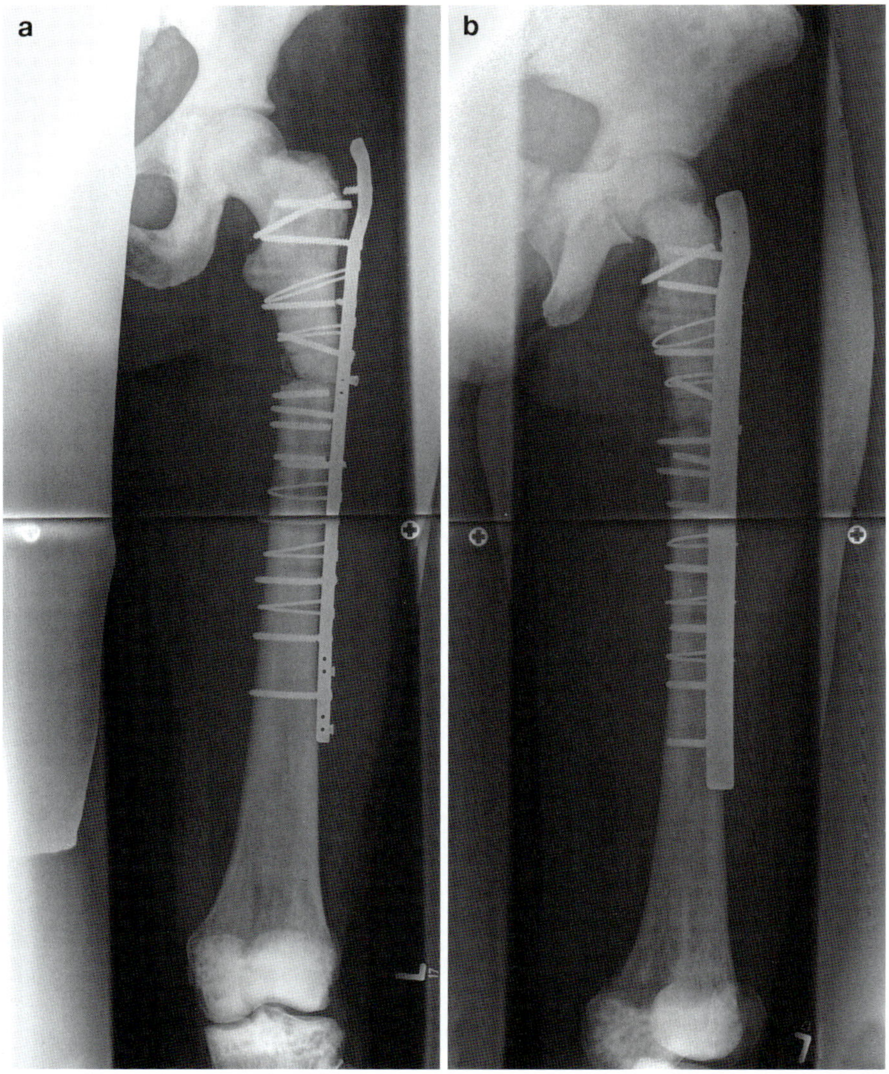

Abb. 7.40 a, b 60-jährige Patientin mit subtrochanterer Femurpseudarthrose mit erneutem Plattenbruch nach 3-maliger auswärtiger Pseudarthrosenrevision innerhalb eines Jahres. Als Grunderkrankung besteht eine Osteopetrosis Typ II (Albers-Schönberg, autosomal-dominanter Erbgang)

nach distal als auch nach proximal erstreckte sich bei dem bettlägerigen Patienten ein superinfiziertes Dekubitalgeschwür. Dadurch wäre die lokoregionäre Implantation eines Kraftträgers mit einer erheblich vergrößerten Infektgefahr einhergegangen. Zur schmerzfreien Lagerung des Patienten wurde jedoch eine Osteosynthese unabdingbar. Wir entschieden uns analog der Ender-Nagelung zur frakturfernen Implantation zweier TEN (Titan-Elastik-Nägel), die eine lagerungsstabile Osteosynthese erreichen. Eine Belastungsstabilität war aufgrund der Grunderkrankung des Patienten nicht erforderlich (Abb. 7.37).

In einem weiteren Fall kam es im Rahmen eines Sturzes bei einem Patienten zu einer implantatnahen Fraktur nach Versorgung einer proximalen Femurfraktur mittels Platte. Hierbei entstand eine subtrochantere Refraktur, die aufgrund des Frakturverlaufs und der Refraktursituation mittels Marknagel nicht optimal zu versorgen gewesen wäre. Deshalb fand hier eine DHS Anwendung, die individuell vorgebogen wurde. So konnte die Zugkraft senkrecht zum Frakturverlauf mittels zusätzlicher Zugschraube eingeleitet werden. Der Frakturspalt wurde angefrischt. Es kam zur problemlosen Kallusbildung (Abb. 7.38).

Auch eine umgedrehte LISS-Platte kann einen Lösungsansatz zur winkelstabilen Versorgung mehrfragmenterer per- und subtrochanterer Frakturen darstellen.

Bei einem polytraumatisierten 69-jährigen Patienten wurde im Rahmen der Damage Control Surgery zunächst

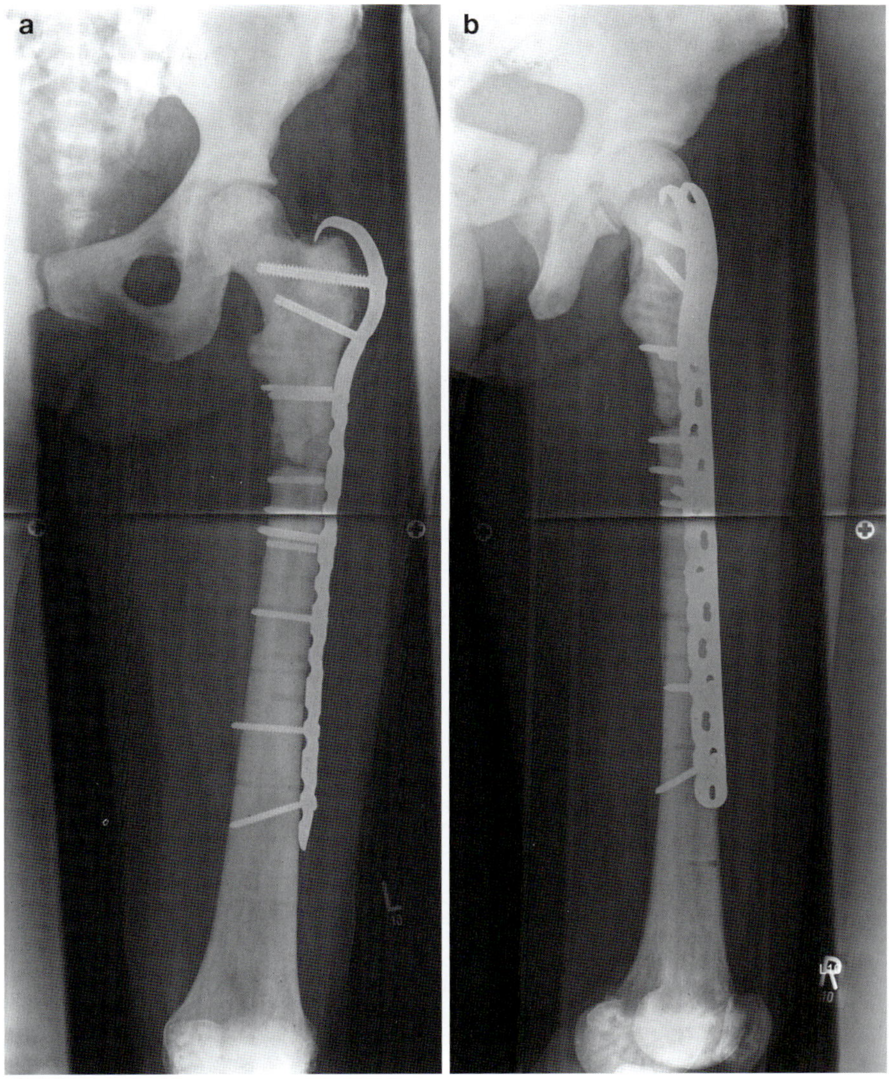

Abb. 7.41 a, b Reosteosynthese mit LCP Proximale Hook Plate (Fa. Synthes®) und Anlage von BMP-7-Knochenwachstumsfaktor

ein gelenküberbrückender Fixateur externe angelegt. Bei Trümmerfraktur der Trochanterregion wurde dann das neue Plattensystem LCP Proximale Femurplatte der Fa. Synthes® implantiert (Abb. 7.39a, b).

Eine 60-jährige Patientin mit Osteopetrosis Typ II (Albers-Schönberg, autosomal-dominant) hatte sich im Oktober 2008 eine subtrochantere Femurfraktur zugezogen. Diese war auswärts sowohl initial als auch bei Revision mit Spongiosaplastik und Plattenosteosynthese, zunächst mittels LISS-Platte, dann mit Cable-Ready-System der Fa. Zimmer® versorgt worden. Nach neuerlichem Plattenbruch (Abb. 7.40a, b) entschieden wir uns zur Reosteosynthese mit der LCP Proximale Femur-Hakenplatte der Fa. Synthes® und Anlagerung von BMP-7 (Abb. 7.41a, b). Bei fehlender Knochenbruchheilung kam es auch hiermit erneut zum Plattenbruch. Wir führten daraufhin nach Aufbohrung der Markhöhle über die Fraktur mit HSS Bohrern eine intramedulläre Stabilisierung mittels Recon T2 Nagel der Fa. Stryker durch. Bei gestatteter Vollbelastung zeigte sich nach 3 Monaten erstmals eine Kallusbildung (Abb. 7.42a, b).

7.13 Zusammenfassung

Ein zunehmender Anteil proximaler Femurfrakturen im unfallchirurgischen Patientengut ist zu erwarten. Die gängigen extra- und intramedullären Implantate stellen sicher durchführbare schonende Operationsver-

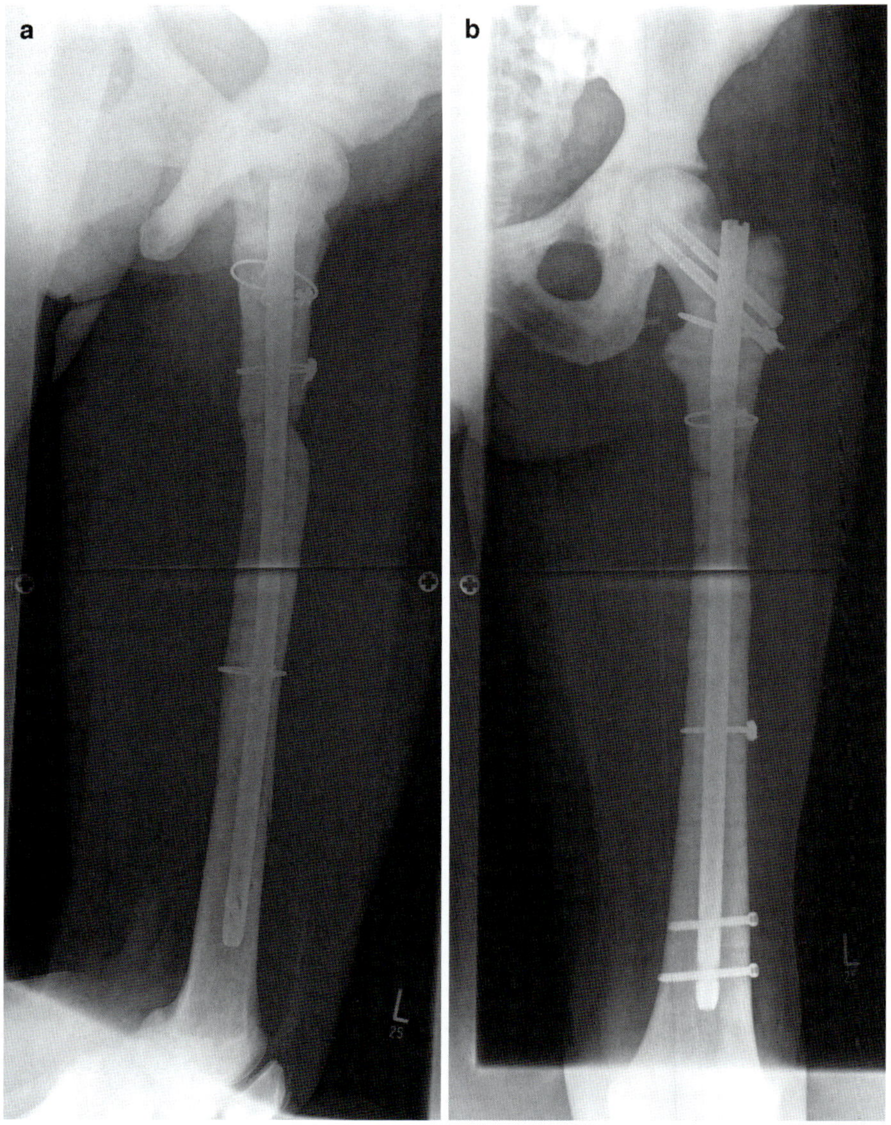

Abb. 7.42 **a**, **b** Bei erneutem Plattenbruch nach 4 Monaten Reosteosynthese mit aufgebohrtem Recon-T2-Nagel (Fa. Stryker®) und nach weiteren 3 Monaten erstmals diskrete Kallusneubildung (aktueller Fall)

fahren dar, die eine zügige Vollbelastung gestatten. Die Individualität per- und subtrochanterer Frakturen muss bei der Implantatwahl berücksichtigt werden. Nur eine exakte präoperative Analyse der Fraktur, unter Berücksichtigung der Gesamtmorbidität des Patienten, führt zur Wahl des richtigen Operationsverfahrens. Besonders schwierig ist die Behandlung von Komplikationen wie Implantatversagen und Pseudarthrose. Für den Einsatz intramedullärer Kraftträger bei der Osteosynthese trochanterer und subtrochanterer Femurfrakturen sprechen ein vermindertes Zugangstrauma bei erhöhter Verankerungsfestigkeit durch günstigere biomechanische Verhältnisse und die Schonung der Fragmentvaskularität. Darin bestehen gerade bei der Fraktur des alten Patienten mit manifester Osteoporose entscheidende Vorteile, wie z. B. unmittelbar postoperative Vollbelastung.

Extramedulläre Kraftträger, wie z. B. die dynamische Hüftschraube als preiswertes Implantat, weisen ein erhöhtes Zugangstrauma auf und können im osteoporotischen Knochen zu Nachteilen in der Osteosynthesestabilität führen, die das Risiko des Implantatversagens, insbesondere beim Vorliegen einer Trümmerzone, bedingt.

Gelegentlich sind alternative, zum Teil aufwendige Operationsverfahren notwendig, die mitunter auch einer längeren Entlastung des Beines bedürfen. Ist der Patient hierzu nicht in der Lage, muss die Implantation einer Totalendoprothese erwogen werden. Als sinnvoll erweist es sich, wenige Alternativimplantate für unterschiedliche Indikationen an einer Klinik bereit zu halten. Nur durch eine flächendeckende, multidisziplinäre Prophylaxe und Sekundärprävention können Inzidenz und Morbidität der proximalen Femurfrakturen gesenkt werden.

Literatur

Ahrengart L, Törnkvist H, Fornander P et al (2002) A randomized study of the compression hip screw and gamma nail in 426 fractures. Clin Orthop Relat Res 401:209–222

Albrecht H, Schmidt J (2003) Complications in the treatment of inter- and subtrochanteric femur fractures. Akt Traumatol 33:205–253

Aune AK, Ekeland A, Odegaard B, Grogaard B, Alho A (1994) Gamma nail versus compression screw for trochanteric femoral fractures. Acta Orthop Scand 65:127–130

Babst R, Martinet O, Renner N, Rosso R, Bodoky A, Heberer M, Regazzoni P (1993) Die DHS-Abstützplatte für die Versorgung der instabilen proximalen Femurfrakturen. Schweiz Med Wochenschr 123:566–568

Bartl R, Bartl C, Mutschler W (2003) Diagnostik und Therapie der Osteoporose. Unfallchirurg 106:526–541

Bartonicek J, Sprindrich J, Skála-Rosenbaum J, Fric V (2007) Diagnosing occult pertrochanteric fractures of proximal femur with MRI. Rozhl Chir 86:379–383

Baumgaertel F, Gotzen L (1994) Die „biologische" Plattenosteosynthese bei Mehrfragmentfrakturen des gelenknahen Femur. Unfallchirurg 97:78–84

Baumgaertner MR, Curtin SL, Lindskog DM, Keggi JM (1995) The value of the Tipp-apex distance in predicting failure of peritrochanteric fractures of the hip. J Bono Joint Surg Am 77:1058–1064

Becker C, Scheible S (1998) Stürze und sturzbedingte Verletzungen älterer Menschen. Fortschr Med 116:22–29

Bergman GD, Winquist RA, Mayo KA, Hansen ST (1987) Subtrochanteric fracture of the femur. Fixation using the Zickel nail. J Bone Joint Surg Am 69:1032–1040

Berufsverband der Fachärzte für Orthopädie e. V. (2004) Weißbuch Osteoporose. Empfehlung zur Diagnostik und Therapie der Osteoporose zur Vermeidung osteoporotischer Folgefrakturen. Mercedes Druck, Berlin

Bonnaire F, Götschin U, Kuner EH (1992) Früh- und Spätergebnisse nach 200 DHS-Osteosynthesen zur Versorgung pertrochanterer Femurfrakturen. Unfallchirurg 95:246–253

Bridle SH, Patel AD, Bircher M, Calver PT (1991) Fixation of intertrochanteric fractures of the femur. A randomised prospective camparison of the gamma nail and the dynamic hip screw. J Bone Joint Surg Br 73:330–334

Bülhoff H, Dávid A, Ekkernkamp A (1995) Versorgungsmöglichkeiten subtrochantärer Frakturen. Zentralbl Chir 120:881–886

Butt MS, Krikler SJ, Nafie S, Ali MS (1995) Comparison of dynamic hip screw and gamma nail: a prospective, randomized controlled trial. Injury 26:615–618

Czerwinski E, Badurski JE, Marcinowska-Suchowierska E, Osieleniec J (2007) Current understanding of osteoporosis according to the position of the world health organization (WHO) and international osteoporosis foundation. Orthop Traumatol Rehabil 9:337–356

Dachverband Osteologie (2006) DVO-Leitlinien zur Prophylaxe, Diagnostik und Therapie der Osteoporose. http://www.dv-osteologie.org/dvo_leitlinien/archiv/Leitlinien-2006

Dávid A, Hüfner T, Lewandrowski K-U, Pape D, Muhr G (1996) Dynamische Hüftschraube (DHS) mit Abstützplatte – eine sichere Osteosynthese für hochinstabile „reverse" trochantere Frakturen? Chirurg 67:1166–1173

Dávid A, Von der Heyde D, Pommer A (2000) Therapiemöglichkeiten trochanterer Frakturen: Sicher – schnell – stabil. Orthopade 29:294–301

Ford CM, Keaveny TM, Hayes WC (1996) The effect of impact direction on the structural capacity of the proximal femur during falls. J Bone Minor Res 1:377–383

Friedl W, Clausen J (2001) Experimentelle Untersuchungen zur Optimierung der Belastungsstabilität von proximalen Femurfrakturen: Intra- versus extramedulläre Lage des Kraftträgers und Untersuchung zur Minimierung des Ausbruchsrisikos des Schenkelhalskraftträgers. Chirurg 72:1344–1352

Friedl W, Colombo-Benkmann M, Docker S, Machens HG, Mieck U (1994) Gammanagel-Osteosynthese per- und subtrochanterer Femurfrakturen. 4-Jahres-Erfahrungen und ihre Konsequenzen für die Implantatentwicklung. Chirurg 65:953–963

Fritz T, Hiersemann K, Krieglstein C, Friedl W (1999) Prospective randomized comparison of gliding nail and gamma nail in the therapy of trochanteric fractures. Arch Orthop Trauma Surg 119:1–6

Ganz R, Thomas RJ, Hammerle CP (1979) Trochanteric fractures of the femur. Treatment and results. Clin Orthop 138:30–40

Götze B, Bonnaire F, Weise K, Friedl HP (1998) Belastbarkeit von Osteosynthesen bei instabilen per- und subtrochanteren Femurfrakturen: Experimentelle Untersuchungen mit PFN, Gamma-Nagel, DHS/Trochanterstabilisierungsplatte, 95°-Condylenplatte und UFN/Spiralklinge. Akt Traumatol 28:197–204

Goldhagen PR, O'Connor DR, Schwarze D, Schwartz E (1994) A prospective comparateive study of the compression hip screw and the Gamma nail. J Orthop Trauma 8:367–372

Guyer P, Landolt M, Keller H, Eberle C (1991) Der Gamma-Nagel bei per- und intertrochanteren Femurfrakturen – Alternative oder Ergänzung zur DHS? Akt Traumatol 21:242–249

Heinz T, Vécsei V (1992) Der Gammanagel. Ein neues Implantat zur Versorgung hüftgelenksnaher Frakturen. Akt Traumatol 22:163–169

Hoffmann R, Südkamp NP, Müller CA, Schütz M, Haas NP (1994) Osteosynthese proximaler Femurfrakturen mit dem modularen Verriegelungssystem des unaufgebohrten AO-Femurmarknagels (UFN). Erste klinische Erfahrungen. Unfallchirurg 97:568–574

Hoffmann R, Südkamp NP, Schütz M, Raschke M, Haas NP (1996) Aktueller Stand der Therapie subtrochanterer Femurfrakturen. Unfallchirurg 99:240–248
Hoffmann R, Haas NP (2007) Femur, proximal. AO Manual of Fracture Management. Thieme, Stuttgart, S 751–754
Hotz TK, Zellweger R, Kach KP (1999) Minimal invasive treatment of proximal femur fractures with the long gamma nail: indication, technique, results. J Trauma 47:942–945
Jönsson B, Christiansen C, Johonell O, Hedbrandt J (1995) Cost effectiveness of fracture prevention in established osteoporosis. Osteoporos Int 5:136–142
Josten C, Korner J (1999) Verletzungen des Hüftgelenkes und des proximalen Femur. In: Mutschler W, Haas N (Hrsg) Praxis der Unfallchirurgie. Thieme, Stuttgart, S 387–423
Kinast C, Bollhofner BR, Mast JW, Ganz R (1989) Subtrochanteric fractures of the femur. Results of the treatment with the 95° condylar blade plate. Clin Orthop 238:122–130
Kraus M, Krischak G, Wiedmann K, Riepl C, Gebhard F, Jöckel JA, Scola A (2011) Klinische Evaluation des PFNA und Zusammenhang zwischen Tip-Apex Distanz und mechanischem Versagen. Unfallchirurg 114:470–478
Kregor PJ, Mitchell EJ (2006) Extraarticular intertrochanterical proximal femur fracture. In: Wagner M, Frigg R (Hrsg) AO manual of fracture management – internal fixators. Thieme, Stuttgart, S 491–498
Krettek C, Miclau T, Grün O, Schandelmaier P, Tscherne H (1998) Intraoperative control of axis, rotation and length in femoral and tibial fractures. Technical note. Injury (Suppl 3):29–39
Krischak G, Augat P, Beck A, Arand M, Gebhard F, Claes L (2007) Zwei parallele Schenkelhalsschrauben bei Versorgung instabiler pertrochantärer Femurfrakturen mit der Percutaneous Compression Plate (PC.C.P) erzielen gegenüber der DHS keine höhere Stabilität. Deutscher Kongress für Orthopädie und Unfallchirurgie, 24.27.10.2007, Berlin, Meeting Abstract: www.egms.de/en/meetings/dkou2007/07dkou034.shtml
Krischak G, Dürselen L, Röderer G (2011) Versorgung pertrochanterer Femurfrakturen-Biomechanische Überlegungen. Unfallchirurg 2011 114:485–490
Kristek D, Lovric I, Kristek J, Biljan M, Kristek G, Sakic K (2010) The proximal femoral nail antirotation (PFNA) in the treatment of proximal femoral fractures. Coll Antropol 34(3):937–940
Küntscher G (1962) Praxis der Marknagelung. Schattauer, Stuttgart
Kwasny O, Fuchs M (1991) Die dynamische Hüftschraube zur Versorgung von per- und subtrochanteren Oberschenkelfrakturen. Unfallchirurg 94:430–435
Kyle RF (1994) Fractures of the proximal part of the femur. J Bone Joint Surg Am 76:924–950
Leung KS, So WS, Shen WY, Hui PW (1992) Gamma nails and dynamic hip screws for peritrochanteric fractures. A randomised prospective study in elderly patients. J Bone Joint Surg Br 74:345–351
Laskin RS, Gruber MA, Zimmermann AJ (1979) Intertrochanteric fractures oft the hip in the elderly. Clin Orthop 141:188
Lohmann R, Haid K, Stöckle U, Raschke M (2007) Epidemiologie und Perspektiven der Alterstraumatologie. Unfallchirurg 110:553–562
Meißner A (1994) Entwicklungen in der Osteosynthese proximaler Femurfrakturen – Rationaler Therapiewandel aufgrund klinischer Ergebnisse und Erfahrungen. Zentralbl Chir 119:81–87
McLellan AR, Gallacher SJ, Fraser M, McQuillian C (2003) The fracture liaison service: success of a program for the evaluation and management of patients with osteoporotic fractures. Osteoporos Eint 14:1028–1034
Müller ME, Allgöwer M, Schneider R, Willenegger H (1991) Manuel of internal fixation. Springer, Berlin
Nungu KS, Olerud C, Rehnberg L (1993) Treatment of subtrochanteric fractures with the AO dynamic condylar screw. Injury 24:90–92
Palm H, Lysèn C, Krasheninnikoff M, Holck K, Jacobsen S, Gebuhr P (2011) Intramedullary nailing appears to be superior in prtrochanteric hip fractures. Acta Orthop 82(2):166–170
Parker MJ, Dutta BK, Sivayi C, Pryor GA (1997) Subtrochanteric fractures oft the femur. Injury 28:91–95
Parker MJ, Handoll HH (2005) Gamma and other cephalocondylic intramedullary nails versus extramedullary implants for extracapsular hip fractures in adults. Cochrane Database Syst Rev (4):CD000093
Parker MJ, Pryor GA (1992) The timing of the surgery for proximal femoral fractures. J Bone Joint Surg Br 74:203–205
Peyser A, Weil YA, Brocke L, Sela Y, Mosheiff R, Mattan Y, Manor O, Liebergall M (2007) A prospective, randomised study comparing the percutaneous compression plate and the compression hip screw for the treatment of intertrochanteric fractures of the hip. J Bone Joint Surg Br 88-B:1210–1217
PROMETHEUS (2005) Lernatlas der Anatomie, Allgemeine Anatomie und Bewegungssystem. Thieme, Stuttgart
Regazzoni P, Rüedi T, Winquist R, Allgöwer M (1985) The dynamic hip screw implant system. Springer, Berlin
Sailer R, Ulmer H, Hrubesch R, Fink C, Hoser C, Rangger C (2000) Operative Stabilisierung von per- und subtrochantären Oberschenkelfrakturen mit dem Gammanagel. Chirurg 71:1380–1384
Schatzker J, Wadell JP (1980) Subtrochanteric fractures of the femur. Orthop Clin North Am 11:539–554
Schütz M, Bühler M (1993) Klassifikation der proximalen Femurfrakturen. Helv Chir Acta 59:947–954
Seinsheimer F (1978) Subtrochanteric fractures oft he femur. J Bone Joint Surg Am 60:300–306
Simmermacher RK, Bosch AM, Werken C van der (1999) The ao/asif-proximal femoral nail (pfn), a new device for the treatment of unstable proximal femoral fractures. Injury 30:327–332
Simpson AHRW, Varty K, Dodd CAF (1989) Sliding hip screws:modes of failure. Injury 20:227–231
Statistisches Bundesamt (2007) Online im Internet. http://www.destatis..de/Bevoelkerung2007/2050
Steinbrich W, Regazzoni P (1999) Frakturen und Luxationen. Thieme, Stuttgart
Stiris MG, Lilleas FG (1997) MR findings in cases of suspected impacted fractures of the femoral neck. Acta Radiol 38:863–866
Stürmer KM, Dresing K (1995) Pertrochantäre Frakturen. Zentralbl Chir 120:862

Verheyden AP, Josten C (2003) Die intramedulläre Osteosynthese der pertrochantären Femurfraktur mit dem proximalen Femurnagel (PFN). Orthop Traumatol 1:20–37

Wagner M, Frigg R, Buckley R (2006) AO manual of fracture management – internal fixators. Thieme, Stuttgart

Warwick DJ, Crichlow TP, Langkamer VG, Jackson M (1995) The dynamic condylar screw in the management of subtrochanteric fractures oft he femur. Injury 26:241–244

Weise K, Schwab E (2002) Osteosynthesen bei subtrochantären Femurfrakturen. Trauma Berufskrankh 4:448–455

Werner-Tutschku W, Lajtai G, Schmiedhuber G, Lang T, Pirkl C, Orthner E (2002) Intra- und perioperative Komplikationen bei der Stabilisierung von per- und subtrochantären Femurfrakturen mittels PFN. Unfallchirurg 105:881–885

Wiss DA, Brien WW (1992) Subtrochanteric fractures of the femur. Results of the treatment by interlocking nail. Clin Orthop 283:231–236

Xu YZ, Geng DC, Mao HQ, Zhu XS, Yang HL (2010) A comparison of the proximal femoral nail antirotation device and dynamic hip screw in the treatment of unstable pertrochanteric fracture. J Int Med Res 38(4):1266–1275

Yelton C, Low W (1986) Iatrogenic subtrochanteric fracture: a complication of Zickel nail. J Bone Joint Surg Am 68:1237–1240

Zha GC, Chen ZL, Qi XB, Sun JY (2011) Treatment of pertrochanteric fractures with a proximal femur locking compression plate. Injury 26 (Epub)

Proximales Femur: Fehlstellungen und Pseudarthrose

8

C. Josten

Inhalt

C. Josten (✉)
Klinik für Unfall-, Wiederherstellungs- und Plastische Chirurgie, Universität Leipzig
20, 04103 Leipzig, Deutschland
E-Mail: christoph.josten@medizin.uni-leipzig.de

8.1 Posttraumatische Fehlstellungen des proximalen Femurs

Fehlstellungen des proximalen Femurs sind auf fehlverheilte Frakturen und (oder inadäquate primäre Repositionen) zurückzuführen. Sie führen auch zu Dysbalancen der glutealen Muskulatur und in der Konsequenz zu Schäden im Bereich des gesamten Bewegungsapparats, vor allem aber in der Lendenwirbelsäule und den Kniegelenken. Somit ist die Klinik durch zunehmende Schmerzen und arthrotische Veränderungen geprägt. Die Grundprinzipien in der Behandlung der Fehlstellungen richten sich immer nach deren Ursache. Grundsätzlich sind vier posttraumatische Folgezustände denkbar, die durch eine korrigierende Osteotomie behandelt werden können. Diese sind: rezidivierende Hüftluxationen oder -subluxationen, Femurkopfnekrosen, Pseudarthrosen und Deformitäten. Die varische Fehlstellung nach pertrochantären Femurfrakturen und Implantatversagen stellt die häufigste sekundäre Fehlstellung dar. Mit der Korrektur der Fehlstellungen werden folgende Ziele verfolgt: Verbesserung der Funktion, Druckentlastung, Verbesserung der Krafteinleitung und die weitgehende Wiederherstellung der originären Anatomie.

8.1.1 Ätiologie und Therapie

8.1.1.1 Rezidivierende Hüftluxationen und -subluxationen

Traumatische Hüftluxationen ohne knöcherne Beteiligung und ohne dysplastische Komponenten sind relativ selten. Diese lassen sich nur durch eine Zerreißung des Kapsel-Labrum-Komplexes erklären. Bei ventralen

N. P. Haas, C. Krettek (Hrsg.), *Tscherne Unfallchirurgie,*
DOI 10.1007/978-3-540-68741-2_8, © Springer-Verlag Berlin Heidelberg 2012

Läsionen werden Luxationen durch Außenrotation des Beines provoziert, bei dorsalen Läsionen prinzipiell durch Innenrotation. Die Kapsel-Labrum-Rekonstruktion insbesondere nach älteren Zerreißungen führt bei hohem operationstechnischem Aufwand oft nicht zum Erfolg. Nach Versagen von konservativen Maßnahmen kann insbesondere bei jüngeren Patienten mit adäquater Knorpelqualität eine subtrochantäre Torsionskorrektur erwogen werden. Ziel dieser Torsionskorrektur ist die Vermeidung einer luxationsauslösenden Grenzrotation. Bei einem ventralen Kapsel-Labrum-Defekt und Hüftluxation, provoziert durch Außenrotation des Beines, bewirkt eine subtrochantäre Außentorsionsosteotomie eine entsprechende Innentorsion von Schenkelhals und Hüftkopf mit konsekutiver Entlastung der ventralen Anteile des Hüftgelenks (Sugioka et al. 1992).

8.1.1.2 Femurkopfnekrosen

Nach inadäquater axialer (Stauchung) oder tangentialer (Scherung) Krafteinwirkung auf den Femurkopf kann es zu posttraumatische Femurkopfnekrosen kommen. Weitere Ursachen sind traumatische oder iatrogene Störungen der lokalen Durchblutung. Hauptursachen sind demnach Hüftluxationen, in Kombination mit Azetabulumfrakturen (dorsales Wandfragment), multiple Repositionsmanöver nach Hüftgelenkluxationen und invasive operative Rekonstruktionen (Matta 1997). Kombinationsverletzungen mit Kalottenfrakturen des Hüftkopfes (Pipkin 1957) können in einzelnen Fällen vorkommen. Bedingt durch den Verletzungsmechanismus sind isolierte traumatisch bedingte Hüftkopfnekrosen ohne Schädigungen des korrespondierenden azetabulären Knorpels selten. Im Verlauf kommt es meist erst nach ca. 2–3 Jahren zur Demaskierung der Femurkopfnekrose. Ein in der Magnetresonanztomographie gesicherter Befund zeigt dann einen bereits avitalen Bereich des Hüftkopfes. Einer kopferhaltenden Therapie sind zu diesem Zeitpunkt nur isolierte Hüftkopfnekrosen, deren Tiefenausdehnung den Kopfdurchmesser nicht um mehr als ein Drittel überschreitet, zugänglich. Osteotomien können zu einer lokalen Druckentlastung führen (Langlais und Fourastier 1997). Weiterhin können zusätzliche Bohrungen mit Perforation einer ossären Sklerosezone zu einer Verbesserung der lokalen Biologie führen.

Weitere Verfahren stellen das Einbringen von lokaler Spongiosa oder mikrovaskulär gestieltem Knochen in die Defektzone dar. Letztendlich orientieren sich Art und Ausmaß von druckentlastenden Osteotomien an Lokalisation und Ausdehnung der Nekrosezone. Liegen intakte anteriore oder posteriore Kopfanteile vor, können diese durch eine Drehosteotomie des Schenkelhalses in die Hauptbelastungszone gebracht werden. Bei der anterioren Drehosteotomie nach Sugioka et al. (1992) wird die apikale Nekrosezone nach ventral gedreht, bei der posterioren Drehosteotomie nach Kempf et al. (1984) nach dorsal.

Die Langzeitergebnisse nach posteriorer Drehosteotomie scheinen erfolgversprechender als nach anteriorer Drehosteotomie (Langlais und Fourastier 1997). Insgesamt ist die Indikation zur Entlastungsosteotomie bei posttraumatischen Hüftkopfnekrosen selbst bei jüngeren Patienten zurückhaltend zu stellen, insbesondere vor dem Hintergrund weiterer Entwicklungen auf dem Gebiet der Endoprothetik.

8.1.1.3 Pseudarthrosen

Die Pseudarthrosen stellen eine für den behandelnden Arzt herausfordernde Aufgabe dar. Sie treten nach fehlgeschlagenen und/oder infizierten Osteosynthesen am proximalen Femur auf und stellen somit eine interventionsbedürftige Situation dar. Die Pseudarthrosen werden in diesem Buch in einem eigenen Kapitel abgehandelt.

8.1.1.4 Deformitäten

Posttraumatische Deformitäten nach Osteosynthesen proximaler Femurfrakturen sind häufig (Bellabarba et al. 2002; Brien et al. 1991; Clauss et al. 2007; Ecke et al. 1980). Einige Autoren beziffern diese auf bis zu 25 %. So entsteht etwa bei jeder 4. Marknagelosteosynthese am Oberschenkel eine Torsionsabweichung im Vergleich zur gesunden Gegenseite von mehr als 15° (Paley et al. 1997). Dieser Trend wurde nach Implementierung der „biologischen Osteosynthese“, einer Form der minimal-invasiven Chirurgie, durch eine höhere Rate posttraumatischer Deformitäten verstärkt.

Bei der Evaluierung der Deformität muss diese im ersten Schritt zunächst durch geometrische Analyse in folgenden räumlichen Ausrichtungen eindeutig definiert werden:

- Achsausrichtung: frontal – sagittal – longitudinal,
- Länge,
- Torsion.

Diese Analyse umfasst zum einen die lokale Deformität und zum anderen die gesamte Beingeometrie. Dabei empfiehlt sich folgender diagnostischer Stufenplan:

Empfohlene Diagnostik

- Klinische Untersuchung der Beingeometrie
- Übersichtsradiographien zur Bewertung der Achsenverhältnisse
- Computertomographische oder sonographische Ermittlung von Längen und Torsionen

8.1.2 Diagnostik bei Fehlstellungen

8.1.2.1 Klinische Untersuchung

Die fehlstellungsbedingten Symptome zeichnen sich hauptsächlich durch Schmerzen sowie funktionelle Gangunsicherheiten im Hüftgelenk und den angrenzenden Gelenken aus. Für die Diagnose der Fehlstellung ist die klinische Untersuchung sehr wichtig, um individuelle Kompensationsmechanismen zu evaluieren. In einem standardisierten Untersuchungsablauf werden neben der Überprüfung des Gangbildes und der Wirbelsäulenstatik die Beurteilung der Beingeometrie im Stehen und Sitzen, in Rücken- und in Bauchlage erfasst (Strecker et al. 1997a). Neben der Bewertung der intraindividuellen Längen- und Torsionsdifferenzen an Ober- und Unterschenkelpaaren ist am proximalen Oberschenkel der Bewegungsumfang der Hüftgelenke genau zu dokumentieren. Von besonderem Interesse sind dabei Streckdefizite und Einschränkungen des Rotationsumfanges in Extension und in 90° Flexion der Hüftgelenke. Generell muss in beiden Positionen der rotatorische Nulldurchgang gewährleistet sein. Trifft dies nicht zu, sind durch endgradige Anschlagphänomene im Hüftgelenk klinisch relevante Beschwerden zu erwarten.

8.1.2.2 Röntgenologische Untersuchungen

Zur Beurteilung der Achsenausrichtung werden Ganzbeinstandaufnahmen und axiale Röntgenaufnahmen des Hüftgelenks durchgeführt. Auf eine exakte und standardisierte Durchführung der Ganzbeinstandaufnahme (Innenrotation 15–20°) ist zu achten. Sie dient zur Ermittlung der Achsenverhältnisse und -winkel. In der Frontalebene muss der Zentralstrahl des Röntgengeräts auf das Kniegelenk fokussiert sein. Dies wird durch frontales Ausrichten der Patellae bei voller Streckung der Unterschenkel erreicht. Diese Position entspricht einer Außenrotation des Fußes von etwa 8° (Keppler et al. 1998). Auch bei diesen Standardprojektionen sind Projektionsfehler auszuschließen bzw. rechnerisch zu berücksichtigen. Neben einer Information über Deformitäten im Varus-/Valgussinn, von Ante- und Rekurvation sowie von Translationen erlauben diese Untersuchungen die Ermittlung der planerisch wichtigen Achs- und Winkelverhältnisse am proximalen Oberschenkel (Keppler et al. 1998). Aufgrund der Komplexität der posttraumatischen Deformitäten ist bei nicht eindeutiger Beingeometrie in Ergänzung ein CT bzw. ein Rotations-CT vorzunehmen.

8.1.2.3 Indikationen zur Korrekturosteotomie

Sofern es der Allgemeinzustand des Patienten zulässt, muss bei klinisch und subklinisch relevanten Fehlstellungen immer eine Korrekturosteotomie erwogen werden. Die unverletzte Gegenseite liefert hierbei wichtige Informationen über die individuelle Anatomie des Patienten und dient als Referenz. Ansonsten orientiert sich die Achsausrichtung an der Mikulicz-Traglinie bzw. den physiologischen Achsen- und Winkelverhältnissen des Beins und ihren jeweiligen Schwankungsbreiten (Strecker et al. 1997b). Für Oberschenkelpaare gelten intraindividuelle Längentoleranzen bis 1,2 cm und Torsionstoleranzen bis 13° als physiologisch (Strecker et al. 1997b). Wichtig ist es, bei posttraumatischen Längendifferenzen fixierte Skoliosen der Wirbelsäule auszuschließen. Zur Prüfung einer Operationsindikation empfiehlt sich ggf. ein probatorischer Längenausgleich durch Schuhsohlenerhöhung für wenigstens 2–3 Monate. Die Indikation zur operativen Torsionskorrektur ist bei fehlendem rotatorischen Nulldurchgang im Hüftgelenk sowohl in Flexion als auch in Extension der Hüfte grundsätzlich gegeben. Bei mehrdimensionalen Deformitäten relativieren sich die jeweiligen indikatorischen Richtgrößen eindimensionaler Deformitäten.

8.1.2.4 Korrekturen der Achsenausrichtungen

Nach Ermittlung der Indikation und Festlegung der Fehlstellung empfiehlt sich folgendes therapeutisches Vorgehen (Strecker et al. 1996, 1998):

Empfohlene Therapie

- Analyse des Problems unter Berücksichtigung von Vorgeschichte, Klinik und bildgebender Diagnostik

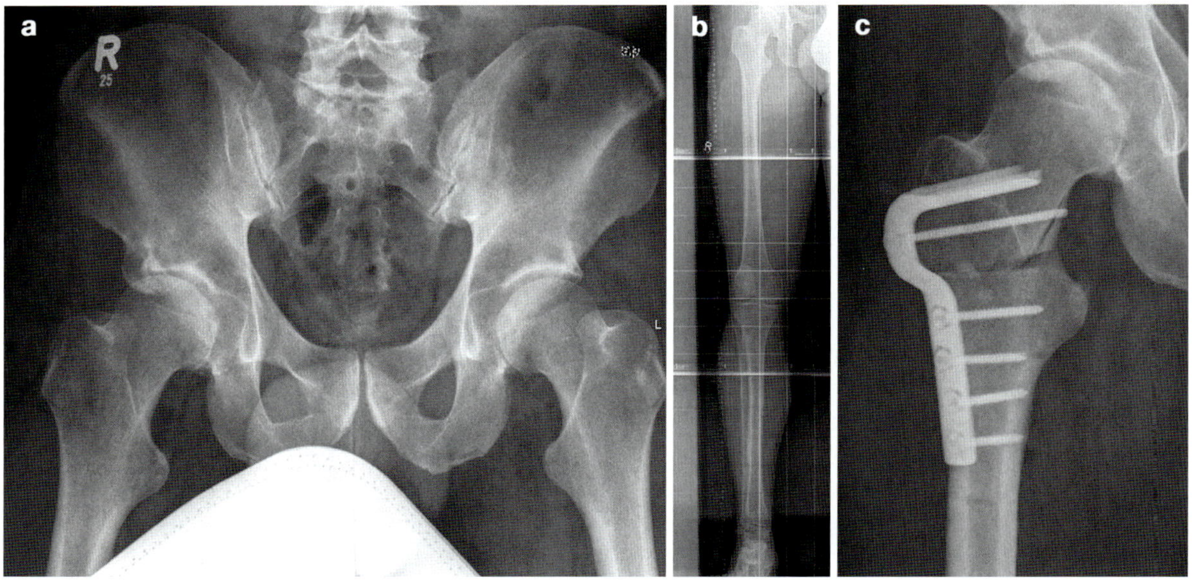

Abb. 8.1 43-jähriger Patient mit idiopatischer Hüftdysplasie und Coxa valga beidseits. Klinisch klagte der Patient über arthrotische Beschwerden vor allem in der rechten Hüfte. Im MRT wurden Chondropathien im Bereich der Hauptbelastungszone nachgewiesen (**a**, **b**). Postoperativ nach varisierender Umstellungsosteotomie mit deutlichem Beschwerdenrückgang (**c**)

- Indikation zur Osteotomie unter Würdigung indikatorischer Grenzen, Kontraindikationen und Alternativverfahren
- Zeichnerische Planung
- Operationstechnik

8.1.2.5 Frontale Achsausrichtung

Posttraumatische Valgusdeformitäten sind eher die Ausnahme. Sie treten idiopathisch und nach valgisierenden Korrekturosteotomien nach Pseudarthrosen des proximalen Femurs auf (Müller et al 1977; Müller 1984). Sie zeichnen sich durch einen zu steilen CCD-Winkel aus. Übertrifft dieser die gesunde Gegenseite um mehr als 10–15°, empfiehlt sich vor allem bei jüngeren Patienten die Varisierung. Damit verbundene Längenverluste sind planerisch und operativ zu berücksichtigen und eventuell vorliegende Torsionsabweichungen sind auszugleichen (Abb. 8.1).

Häufiger als die valgischen Deformitäten sind die posttraumatischen Varusdeformitäten. Sie treten insbesondere nach Osteosynthesen jedweder Form auf. Dabei kommt es aufgrund einer fehlenden medialen Abstützung zu einer varischen Einstauchung und Fehlverheilung. Dieser Effekt wird regelhaft aufgrund einer mangelhaften Frakturreposition und fehlerhaften Implantatlage nach Frakturen des proximalen Femurs beobachtet. Pseudarthrosen und Materialbrüche werden nach operativer Stabilisierung von Schenkelhalsfrakturen in einer Häufung von 10–30 % beschrieben (Lu-Yao et al. 1994). Durch die Varisation kommt es zur Verkürzung des Femurs und zur pelvitrochantären muskuloligamentären Imbalance. Daher muss schon bei der initialen Osteosynthese auf eine optimale anatomische Reposition geachtet werden. Diese sollte auch bei valgisierenden Korrekturosteotomien erzielt werden. Die Indikation zur Korrektur varischer Deformitäten ohne Pseudarthrose orientiert sich am Beschwerdebild des Patienten und seinen funktionellen Problemen, die sich durch das Trendelenburg-Hinken und Einschränkungen des koxalen Bewegungsumfangs auszeichnen. Weiterhin sollten eine laterale Ausladung des Trochanter major und die daraus resultierende mechanische Tragachse mit möglichen Fehlbelastungen von Knie- und Sprunggelenken sowie das Ausmaß der begleitenden Oberschenkelverkürzung und der koxalen Kopf-Pfannen-Relation eruiert werden, um die Indikation zur Korrekturosteotomie zu stellen.

8.1.2.6 Sagittale Achsausrichtung

Singuläre sagittale Deformitäten stellen nur selten eine Indikation zur Korrekturosteotomie dar. Von klinischer Relevanz sind Streckdefizite im Hüftgelenk, die bei eindimensionalen Deformitäten von mehr als 10° eine Korrektur indizieren können. Bei extremen Beugedefiziten im Rahmen einer posttraumatischen Deformität kann bei entsprechender Klinik eine Osteotomie indiziert sein. Meist treten sagittale Deformitäten im Rahmen von mehrdimensionalen Deformitäten auf. Diese lassen sich meist problemlos durch quere oder treppenförmige Osteotomien korrigieren.

8.1.2.7 Longitudinale Achsausrichtung

Longitudinale Abweichungen wirken sich in praxi bevorzugt in der Frontalebene aus. Sie führen zu einer Verschiebung der mechanischen Beinachse und damit zu Fehlbelastungen von Knie- und Sprunggelenken. Eine Medialisierung des Femurschaftes führt tendenziell zu einem Genu valgum, jede diaphysäre Lateralisierung zu einem Genu varum. Je nach Ausmaß der valgischen oder varischen Situation und dem damit verbundenen Schaden an den Gelenken und sollte die Indikation zur Korrekturosteotomie gestellt werden. Unabhängig davon beeinflussen intertrochantäre Translationen die muskuloligamentäre Balance von Becken und Hüftgelenk.

8.1.2.8 Längendifferenzen

Posttraumatische Längendifferenzen treten nach kindlichen Frakturen oder epiphysären Verletzungen auf. Diese können entsprechende Verkürzungsosteotomien indizieren. Beim Erwachsenen hingegen sind posttraumatische Verkürzungen häufiger. Sie betreffen aber meist die Diaphyse. So zeigen 1,7–9,8 % aller Femurfrakturen nach Marknagelung Verkürzungen von mehr als 2 cm (Strecker et al. 1996). Beinlängenunterschiede bis 2 cm können im Allgemeinen konservativ ausgeglichen werden. Differenzen von 2–4 cm werden durch Korrekturosteotomien ausgeglichen. Längenunterschiede der Oberschenkel von bis zu 8 cm lassen sich nur durch unilaterale Verkürzungs- oder kontralaterale Verlängerungsosteotomien korrigieren. Generell stehen bei Differenzen von mehr als 3–4 cm interne (Guichet et al. 1992), kombiniert interne und externe sowie externe Verfahren der Kallusdistraktion zur Verfügung. Als rein internes Implantat bietet sich der Teleskopverlängerungsnagel von Guichet et al. (1992) an. Die kombinierten Verfahren bedienen sich eines Marknagels, der nach abgeschlossener Kallusdistraktion durch unilateralen Distraktionsfixateur statisch verriegelt wird und somit die Achsausrichtung, die Torsion und den erzielten Längengewinn sicherstellt. Diese Kombination erlaubt eine wesentlich frühere Mobilisierung und Vollbelastung als rein externe Distraktionsverfahren. Externe Verfahren sind insbesondere bei infektverdächtigen Knochen- und Weichteilverhältnissen indiziert. Verlängerungsosteotomien, ob einzeitig oder kontinuierlich, sollen diaphysär oder subtrochantär erfolgen.

Der Anteil von Patienten mit posttraumatischen oder auch kongenitalen Beinlängendifferenzen in einer Größenordnung von 2–4 cm ist relativ groß (Paley et al. 1990; Strecker et al. 1997a). Einzeitige Verlängerungsosteotomien am Oberschenkel sind hier eine durchaus gute Option. Aufgrund der besseren knöchernen Heilungspotenz bieten sich lokal die subtrochantäre und suprakondyläre Femurregionen an.

Treten Längenunterschiede bis etwa 3 cm in Kombination mit anderen Fehlstellungen auf kann eine einzeitige treppenförmige Korrekturosteotomie durchgeführt werden. In dieser sind zusätzliche Torsionskorrekturen bis etwa 20° sowie Achskorrekturen in der Frontal- und Sagittalebene bis jeweils etwa 5° korrigierbar. Verlängerungen bis zu etwa 2 cm im Rahmen von mehrdimensionalen Korrekturen können einzeitig auch im Rahmen von queren Osteotomien durchgeführt werden, wobei Defekte durch autogene oder allogene kortikospongiöse Blöcke oder Spongiosa aufgefüllt werden können.

8.1.2.9 Torsionsdifferenzen

Posttraumatische Torsionsabweichungen treten oft nach Marknagelosteosynthesen auf. Die Häufigkeit von Torsionsabweichung von mehr als 15° wird mit bis zu 25 % der Patienten nach Femurmarknagelung angegeben (Strecker et al. 1996). Diese Torsionskorrekturen können postoperativ durch eine Reosteosynthese ausgeglichen werden (Abb. 8.2). Nach knöcherner Konsolidierung erfolgen Torsionskorrekturen im Allgemeinen am Ort der Fehlheilung. Ist dies zu problematisch, bietet sich die subtrochantäre Region an. In Abhängigkeit von Ort und Ursache der Torsionsabweichung können Torsionskorrekturen ausnahmsweise auch intertrochantär indiziert sein. Quere intertrochantäre sowie treppenförmige subtrochantäre Osteotomien erlauben allerdings lediglich Torsionskorrekturen bis maximal 20°. Intraoperativ können Schanz-Schrauben von 4 oder 5 mm Durchmesser eingebracht werden, die als Winkelzeiger zur sicheren Torsionskontrolle der Korrektur dienen. Sie werden

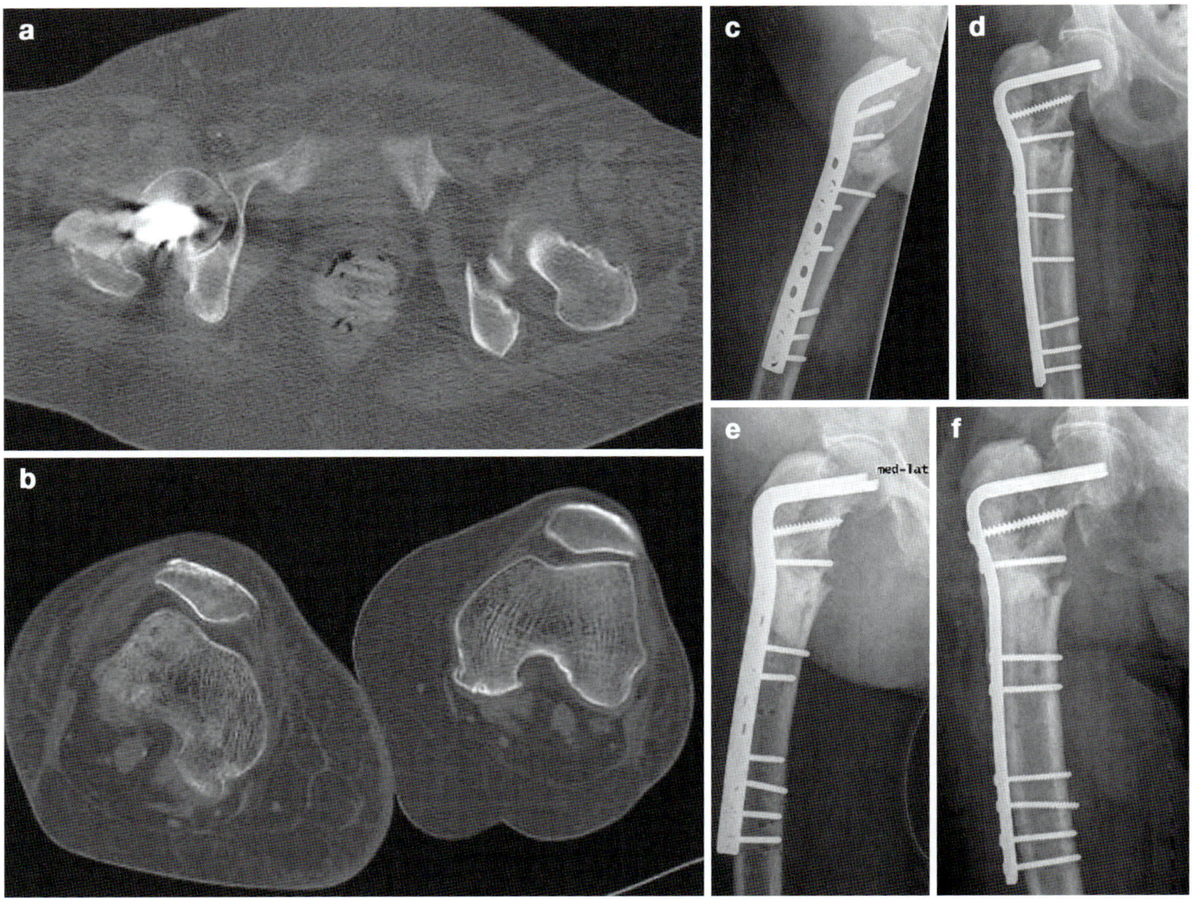

Abb. 8.2 70-jährige Patientin mit Torsionsfehlstellung nach protektiver Verbundosteosynthese bei stabilitätsgefährdender Metastase eines Mammakarzinoms, postoperatives Rotations-CT (**a**, **b**). Konservatives Röntgen vor Korrektur (**c**, **d**) und nach Korrektur eine Woche nach dem Ersteingriff (**e**, **f**)

proximal und distal der geplanten Osteotomie eingedreht (Sugioka et al. 1992).

8.2 Pseudarthrosen im Bereich des proximalen Femurs

Nicht immer ist der Schmerz das führende Symptom der fehlenden Durchbauung einer nicht stattfinden Frakturheilung. Eine hohe Primärstabilität der Implantate ermöglicht oft eine Belastung der Extremität trotz bestehender Frakturinstabilität. Die zusätzlich schwierige radiologische Diagnostik einer Pseudarthrose lässt den richtigen Zeitpunkt der Intervention (Reosteosynthese) verpassen. Das Implantatversagen bzw. der Implantatbruch ist Ausdruck einer chirurgischen Fehleinschätzung. Somit ist die Diagnose „Pseudarthrose der Region des proximalen Femurs" eine fließende und wird letztendlich als eine sich nicht einstellende Frakturheilung bei noch bestehender Implantatstabilität definiert. Das Erkennen dieses biologischen und biomechanischen Versagens verlangt von den behandelnden Chirurgen ein subtiles Einschätzen der Gesamtsituation, große Erfahrung in der Revisionschirurgie und Entschlussfreudigkeit (Josten und Verheyden 1999; Palm et al. 2007).

8.2.1 Inzidenzen

Die durchschnittliche Lebenserwartung 60-Jähriger wird von derzeit 80,0 Jahren für Männer bzw. 84,1 Jahre für Frauen bis 2050 auf etwa 87,1 Jahre bzw. 90,9 Jahre ansteigen. Außerdem wird mit nahezu einer Verdreifachung der über 80-Jährigen von derzeit nicht ganz 4 Mio. auf 10 Mio. im Jahr 2050 gerechnet (Statistisches Bundesamt 2006). Die Häufigkeit von proximalen Femurfrakturen zeigt mit zunehmendem Alter eine deutliche Steigerung mit einem Maximum der Verletzungszahlen um das 82. Lebensjahr. Die Wahrscheinlichkeit für einen über 84-jährigen Patienten, innerhalb der nächsten 5 Jahre einen Krankenhausaufenthalt wegen hüftgelenknaher Fraktur zu erleben, liegt bei etwa 7 % (Lohmann et al. 2007). Die WHO erfasste 1990 weltweit rund 1,7 Mio. Frakturen am proximalen Femur. Für das Jahr 2050 wird von einer Steigerung auf 6,26 Mio. Frakturen jährlich ausgegangen (Melton 1993). In Deutschland kann man bei einer gegenwärtigen jährlichen Zahl von 85.000 proximalen Femurfrakturen in den nächsten Jahrzehnten mit einer Steigerung um fast 100 % rechnen. Damit stellt die Versorgung dieser Verletzung einen der häufigsten operativen Eingriffe in der Medizin dar. Mit zunehmender Zahl operativ versorgter Frakturen des proximalen Femurs wird auch die Inzidenz von Pseudarthrosen in dieser Region steigen. Während die Wahrscheinlichkeit, nach einer osteosynthetisch versorgten Schenkelhalsfraktur eine Pseudarthrose zu entwickeln, mit 10–30 % relativ hoch ist (Lu-Yao et al. 1994; Min et al. 2006), stellt die manifeste Pseudarthrose der operativ stabilisierten pertrochantären Fraktur aufgrund der guten Vaskularisation der pertrochantären Region eine Ausnahme dar. Bei Tucci und Scharplatz (1996) wird sie mit 1 %, bei Gerlach et al. (2002) mit 3–5 % und bei Josten und Verheyden (1999) mit 2 % angegeben. Diese niedrige Inzidenz wirkt bei der Diagnosestellung erschwerend. Auf der anderen Seite ist die Therapie der Pseudarthrose sowohl der Schenkelhals- als auch der pertrochantären Region meist erfolgreich. So konnten z. B. Marti et al. (1996) in über 95 % und Bartoníc¡ek et al. (2003) in über 93 % die Pseudarthrose der pertrochantären Region zur Ausheilung bringen.

8.2.2 Ursachen

Ursachen für Pseudarthrosen des proximalen Femurs lassen sich folgenden Problembereichen zuordnen:

- implantatassoziierte Probleme,
- Störungen der Knochenheilung,
- postoperative Früh- und Spätinfekte,
- inadäquate Reposition.

Implantatassoziierte Probleme aufgrund eines direkten Implantatversagens sind selten. Meistens sind sie auf operationstechnische Engpässe, biomechanische Fehleinschätzungen oder patientenbezogene Probleme zurückzuführen. Diese können zu Instabilitäten, Dislokationen im Frakturbereich, womöglich assoziiert mit Infekten, und konsekutiv zu Pseudarthrosen führen. Sie sollten mit problemadaptierten Reosteosynthesen oder Gelenkersatz behandelt werden (Strecker et al. 2003).

Die Knochenheilung kann durch eine Vielzahl von Faktoren gestört sein. Als die wichtigsten sind die Osteoporose, Osteopathien, die Radionekrose und eine tumoröses Grundleiden zu nennen. Osteoporose ist eine der häufigsten Knochenerkrankungen weltweit, wobei Knochenfrakturen die klinischen Hauptkomplikationen sind (McCann et al. 2008).

8.2.3 Osteoporose

Als Osteoporose bezeichnet man die Rarefizierung der Knochentrabekel, die die Implantatverankerung in Hüftkopf und Schenkelhals biomechanisch negativ beeinflusst. So konnte gezeigt werden, dass bei einer Knochendichte von $<0{,}6$ g/cm^3 (DEXA) die Standardimplantate nicht immer geeignet waren, instabile pertrochantäre und nicht korrekt reponierte Frakturen dauerhaft bis zur knöchernen Ausheilung zu stabilisieren (Bonnaire et al. 2007). Osteopathien unterschiedlicher Ätiologie manifestieren sich chirurgisch als knöcherne Deformitäten, als akute traumainduzierte oder schleichende, also pathologische Fakturen. Die Diagnostik der Osteopathien sollte einem interdisziplinären Ansatz folgen. Allgemeinmediziner sind in einer idealen Position, um Patienten mit erhöhten Risiko für Osteopathien, Osteoporose und Knochenfrakturen frühzeitig zu diagnostizieren und zu therapieren, sie sollten dabei eng mit Internisten und Chirurgen zusammenarbeiten und sich nach den Leitlinien richten, um durch die Behandlung der Grunderkrankung ein sekundäres Implantatversagen zu verhindern (Chenot et al. 2007). Bisphosphonate, die die Knochenresorption durch Osteoklasten hemmen, werden mittlerweile nicht nur in der Primärprophylaxe von Osteoporose verwendet, sondern spielen auch zunehmend in der Sekundärprophylaxe von Frakturen eine wichtige Rolle, da sie die Frakturheilung verbessern sowie das Auftreten einer Pseudarthrose oder Sekundärfrakturen verhindern können (Seebach et al. 2007).

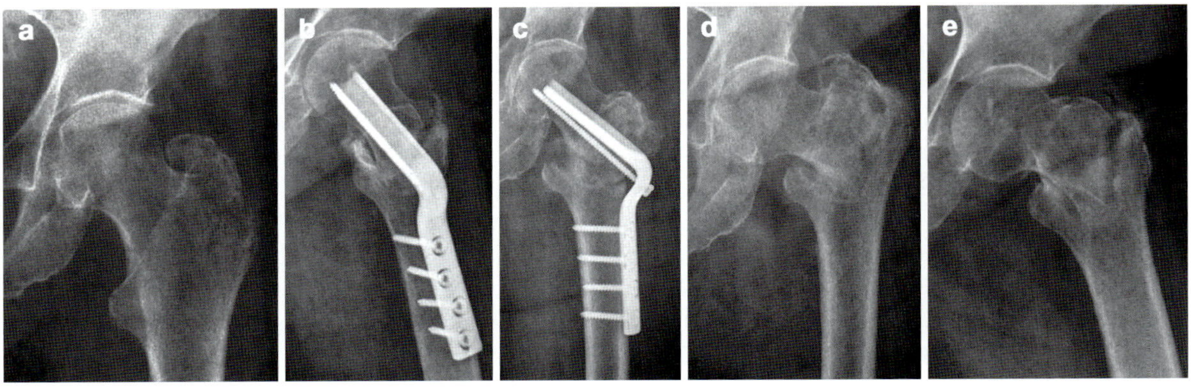

Abb. 8.3 83-jährige Patientin mit einer nicht dislozierten pertrochantären Femurfraktur. **a** Atrophe Pseudarthrose nach konservativem Therapieversuch 3 Monate nach dem Trauma, **b–e** postoperativ nach valgisierender Umstellungsosteotomie

8.2.4 Pathologische Frakturen

Tumorrelevante Strahlendosen gehen immer mit einer Beeinträchtigung der lokalen Biologie einher, dementsprechend ist das Frakturrisiko bestrahlter Körperregionen erhöht. Die Osteoradionekrose tritt in 0,3–4 % von bestrahltem Knochengewebe auf. Histologisch begründet sich die Destruktion des Knochens sowohl in der direkten Toxizität der Strahlung als auch in der Zerstörung der vaskulären Versorgung des Knochens. Der Grenzwert der irreversiblen Knochenschädigung liegt bei 30 Gy. Frakturen sind bekannte Komplikationen bei osseärer Radionekrose (Popowski et al. 1991). Gefürchtete Komplikationen sind außerdem Wundheilungsstörungen, Weichteilnekrosen und -infekte, Pseudarthrosen und Refrakturen.

Die Auswirkungen der Strahlentherapie manifestieren sich oft erst Jahre bis Jahrzehnte post radiatio (Hatano et al. 2004; Korovessis et al. 1995). Bei desolater lokaler Knochenbiologie sind die Möglichkeiten eines Gelenk- und/oder lokalen Knochenersatzes entsprechend den Regeln der Tumorchirurgie zu erwägen (Campanacci 1999a).

Ostesarkome und primäre Metastasen werden oft sehr erst sehr spät erkannt und machen sich durch pathologische Frakturen erstmalig bemerkbar (Ozger et al. 2007). Die Ursachen fehlgeschlagener Osteosynthesen begründen sich z. T. in der Nichterkennung von Tumoren und in der Nichtbeachtung tumorspezifischer Versorgungsstrategien oder biomechanischer Prinzipien (Campanacci 1999b). Auf Grundlage einer präzisen Tumordiagnostik mit Staging, einer konzertierten, adjuvanten, multidisziplinären Tumortherapie und der Abschätzung des individuellen Risikoprofils erlaubt sich ein auf die individuelle Situation zugeschnittenes Vorgehen. Alle Möglichkeiten der Tumorbehandlung sind auszuschöpfen. Ausgedehnte Ersatzoperationen sind entsprechenden Zentren vorbehalten (Abb. 8.3) (Bacci et al. 2007; Camnasio et al. 2008; Rompe et al. 2001).

Die Behandlung von Früh- und Spätinfekten nach Osteosynthesen am proximalen Femur erfolgt nach den anerkannten Regeln der septischen Weichteil- und Knochenchirurgie. Aufgrund der insgesamt guten Durchblutungssituation im Bereich des proximalen Femurs sind Infekte insgesamt relativ selten. Nichtsdestotrotz muss auch hier mit zunehmenden Komplikationsraten aufgrund des höheren Lebensalters und der allgemein wachsenden Komorbidität der Patienten gerechnet werden. Entscheidend sind eine frühe Diagnose und ein rasches Handeln bei ersten Infektzeichen.

► Von besonderer Wichtigkeit ist eine rasche und radikale Revision, um einer tieferen Ausbreitung und Chronifizierung von Infektpseudarthrosen vorzubeugen.

Sollten derartige Maßnahmen nicht zum gewünschten Erfolg führen bzw. zu spät eingeleitet worden sein, bleibt in manchen Fällen nur die radikale Revision mit vollständiger Entfernung des Osteosynthesematerials und einer situationsadaptierten Nekrosektomie. Erst nach sicherer Infektkontrolle können derartige Defektsituationen einer sekundären Rekonstruktion zugeführt werden. Selbstverständlich sind weitere infektbegünstigende Ursachen adäquat zu behandeln, bei entsprechenden Konstellationen ggf. mittels eines multidisziplinären Ansatzes (Abb. 8.4) (Rüter und Mayr 1999; Schmidt et al. 2002).

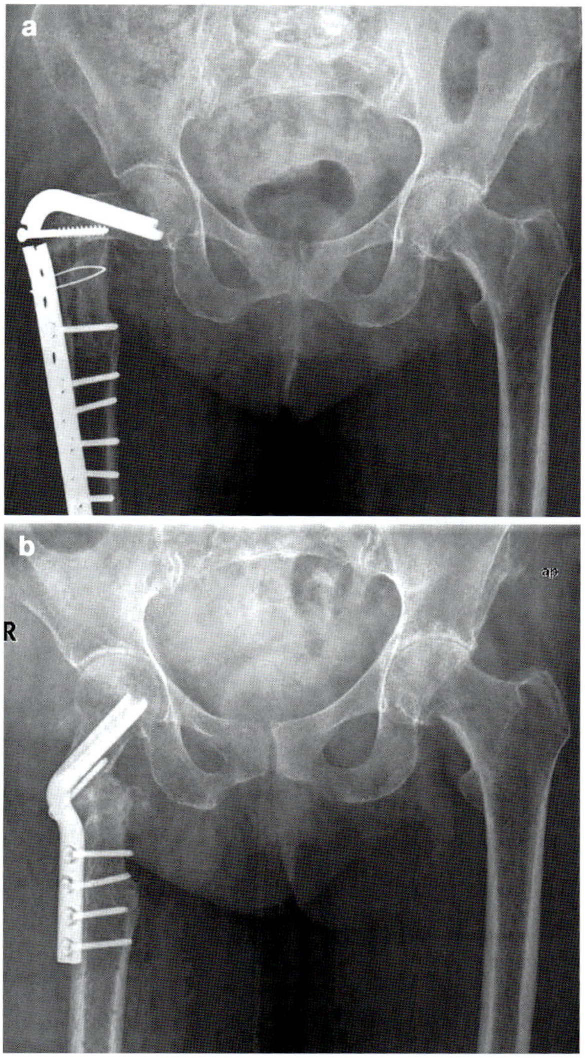

Abb. 8.4 82-jährige Patientin mit Pseudarthrose nach pertrochantärer Femurfraktur, die initial mittels Klingenplatte versorgt wurde. **a** Postoperativ nach valgisierender Umstellungsosteotomie, **b** 6 Monate nach initialem Trauma

8.2.5 Diagnostik bei Pseudarthrose

Eine Pseudarthrose des proximalen Femurs, die durch eine fehlende knöcherne Durchbauung der Frakturzone nach doppelter durchschnittlicher Heilungszeit gekennzeichnet ist, geht fast immer mit chronischen Schmerzen einher. Neben einer ausführlichen klinischen Untersuchung muss immer eine Bildgebung erfolgen (Beck und Rüter 1998; Josten und Verheyden 1999; Marti et al. 1996). Zur röntgenologischen Erhärtung der Verdachtsdiagnose dienen anterioposteriore und axiale Röntgenaufnahmen des jeweiligen Hüftgelenks. Sollte dies keinen definitiven Aufschluss geben, ist auch ein CT der Hüftregion zu erwägen, um auch den genauen Verlauf der Pseudarthrose zu erkennen. Anschließend sollten weiterführende diagnostische Verfahren, wie z. B. die Knochendichtemessung, eingeleitet werden (Tab. 8.1).

8.2.6 Therapie

Grundsätzlich gibt es die Möglichkeit des endoprothetischen Ersatzes oder der Reosteosynthese. Für die Therapieentscheidung sind sicherlich immer der jeweilige Krankheitsverlauf sowie das Alter und der Allgemeinzustand von entscheidender Bedeutung. So handelt es sich bei der Pseudarthrose des Schenkelhalses eher um eine avaskuläre atrophe Pseudarthrose (Anglen 1997; Marti et al. 1996), in denen eine Reosteosynthese nur selten zum Erfolg führt. Demzufolge ist hier meist ein prothetischer Ersatz indiziert (Abb. 8.6). Dagegen sind Pseudarthrosen der pertrochantären Region aufgrund der deutlich besseren Durchblutungssituation seltener avaskulär atropher Natur, sondern auf ungünstige bio-

Tab. 8.1 Diagnostisches Vorgehen bei Diagnostisches Vorgehen bei Fehlstellung/Pseudarthrose

Klinische Diagnostik	Primäre Bildgebung	Weiterführende Diagnostik
Bewegungsumfang Beinlängendifferenz Trendelenburg Beckenkippung Gangbild Trochanter-Druckschmerz Neurologischer Status LWS-Beweglichkeit ISG-Symptomatik Hüfte der Gegenseite Kniegelenke Hernien	Beckenübersicht: 2. Ebene: seitlich oder schräg (Lauenstein, „faux profile" oder „cross table")	CT (besonders posttraumatisch) MRT (Knochennekrose, FAI) Sonographie (bei Verdacht auf Erguss) Punktion (Infektverdacht) Röntgen, ggf. CT der LWS Röntgen Kniegelenk Angiographie der Beine Lokalanästhesie zur Befundfokussierung Rheumadiagnostik

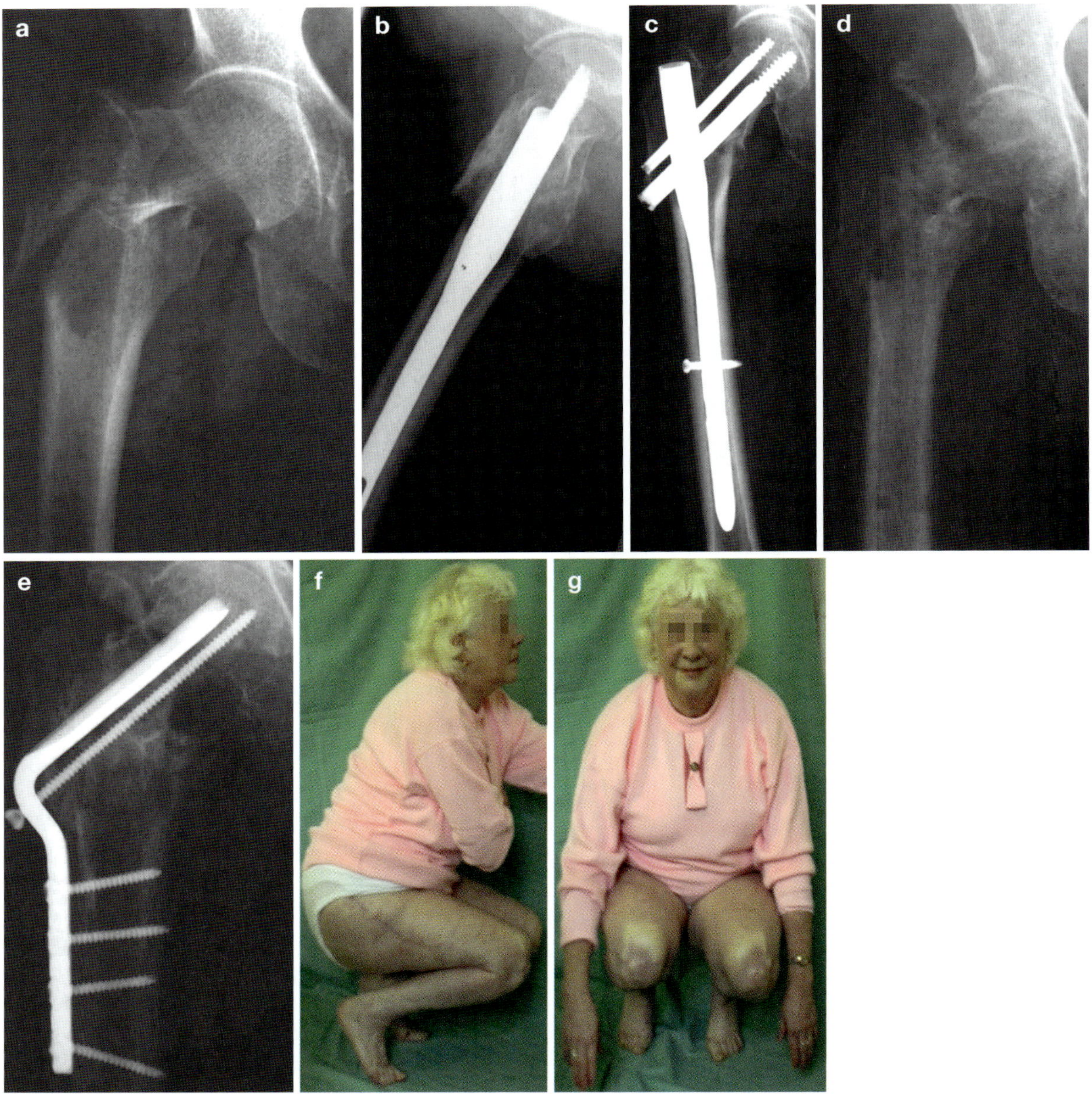

Abb. 8.5 70-jährige Patientin mit einer pertrochantären Femurfraktur rechts (**a**), initiale Versorgung mittels PFN (**b**, **c**), Pseudarthrose nach Materialentfernung sechs Monate nach dem Trauma (**d**), postoperativ 3 Monate nach valgisierender Umstellungsosteotomie röntgenologisch und klinisch (**e–g**)

mechanische Verhältnisse zurückzuführen und deshalb einer Reosteosynthese eher zugänglich (Josten und Verheyden 1999). Weiterhin sollte neben den oben genannten Faktoren auch der Grad der Arthrose des betreffenden Hüftgelenks eine Rolle spielen und sich bei entsprechender Klinik für einen endoprothetischen Ersatz entschieden werden.

Die Art der Reosteosynthese ist abhängig von der Art der Pseudarthrose (atroph, hypertroph, Defektpseudarthrose oder Infektpseudarthrose) und dem klinischen Zustand des Patienten. Das hierbei am häufigsten angewandte Verfahren ist die Reosteosynthese mittels Klingenplatte (z. B. AO-Winkelplatte). Sie erlaubt eine korrekte Planung und Korrektur der eingetretenen Fehlstellung (Halder 1992). In diesem Fall sind die Behandlungsprinzipien für die Schenkelhalspseudarthrosen und die Pseudarthrosen der pertrochantären Region dieselben (Hartford et al. 2005).

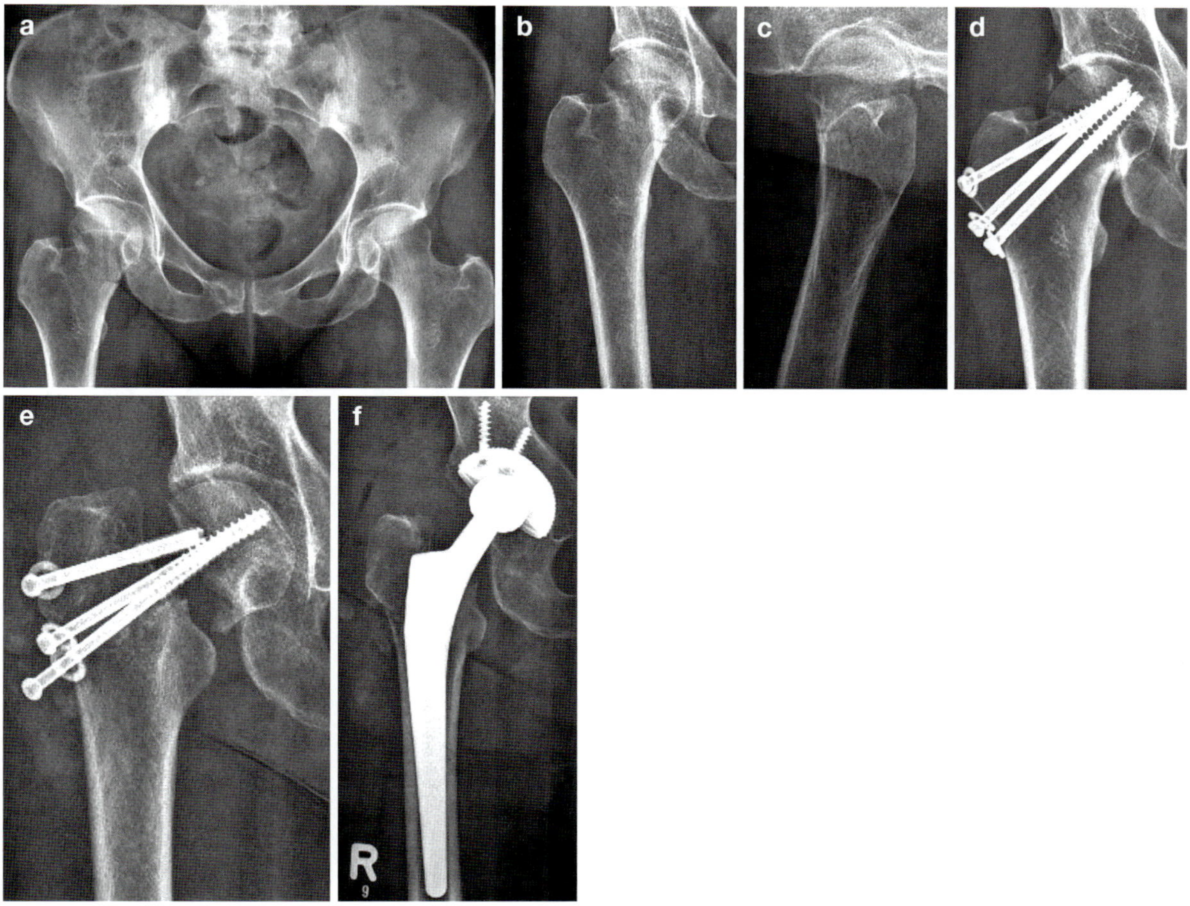

Abb. 8.6 **a–c** 66-jährige Patientin mit einer valgisch eingestauchten medialen Schenkelhalsfraktur; **d** Versorgung mittels 3fach-Verschraubung; **e** atrophe Pseudarthrose 2 Monate nach dem Trauma; **f** definitive Versorgung durch Hüfttotalendoprothese

Abhängig vom Frakturverlauf kann eine intertrochantäre Valgisationsosteotomie vorgenommen werden. (Abb. 8.5) Als Osteosynthesemöglichkeiten stehen neben dynamischen Hüftschrauben (Schoenfeld und Vrabec 2006) hier 120°- oder 130°-Platten sowie leicht aufgebogene 95°-Kondylenplatten zur Verfügung. Diese liegen entsprechend des Alters und der Größe des Patienten in unterschiedlichen Größen vor (Abb. 8.7).

Prinzipiell wird entsprechend den Prinzipien der Pseudarthrosebehandlung versucht, durch eine Veränderung der biomechanischen Situation mit Erhöhung der Kompression im Pseudarthrosenspalt unter Erhalt der Vitalität die Pseudarthrose zur Ausheilung zu bringen. Selten liegen Pseudarthrosen vor, die eine Resektion dieser Region erfordern. Diese Resektionen werden dann unter maximaler Valgisation und damit erforderlicher Medialisierung des Schaftbereichs vollzogen (Sarathy et al. 1995).

8.2.6.1 Operative Durchführung

Präoperativ. Die valgisierende Umstellungsosteotomie ist ein für den Patienten und für den Chirurgen aufwendiger Eingriff und muss gut geplant sein. Im Aufklärungsgespräch müssen neben der Erwähnung der für Hüftfrakturen üblichen Risiken insbesondere der Stellenwert und das zu erwartende Outcome der Operation genau besprochen sein. Weiterhin sollte durch den Chirurgen eine Planungsskizze angefertigt werden, in der der Osteotomiewinkel und der dadurch entstehende Grad der Valgisierung festgelegt sind (Abb. 8.8). Weiterhin sollte sich schon im Vorfeld für das entsprechende Implantat entschieden und dessen Vorhandensein im Krankenhaus überprüft werden.

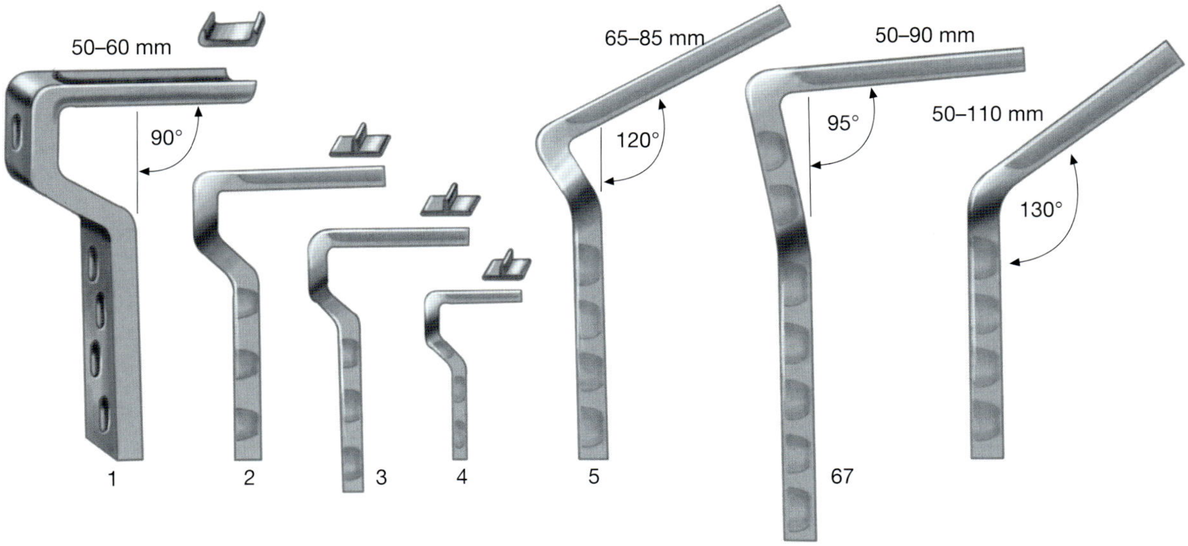

Abb. 8.7 Mögliche Größen und Winkelgrade der AO-Winkelplatte

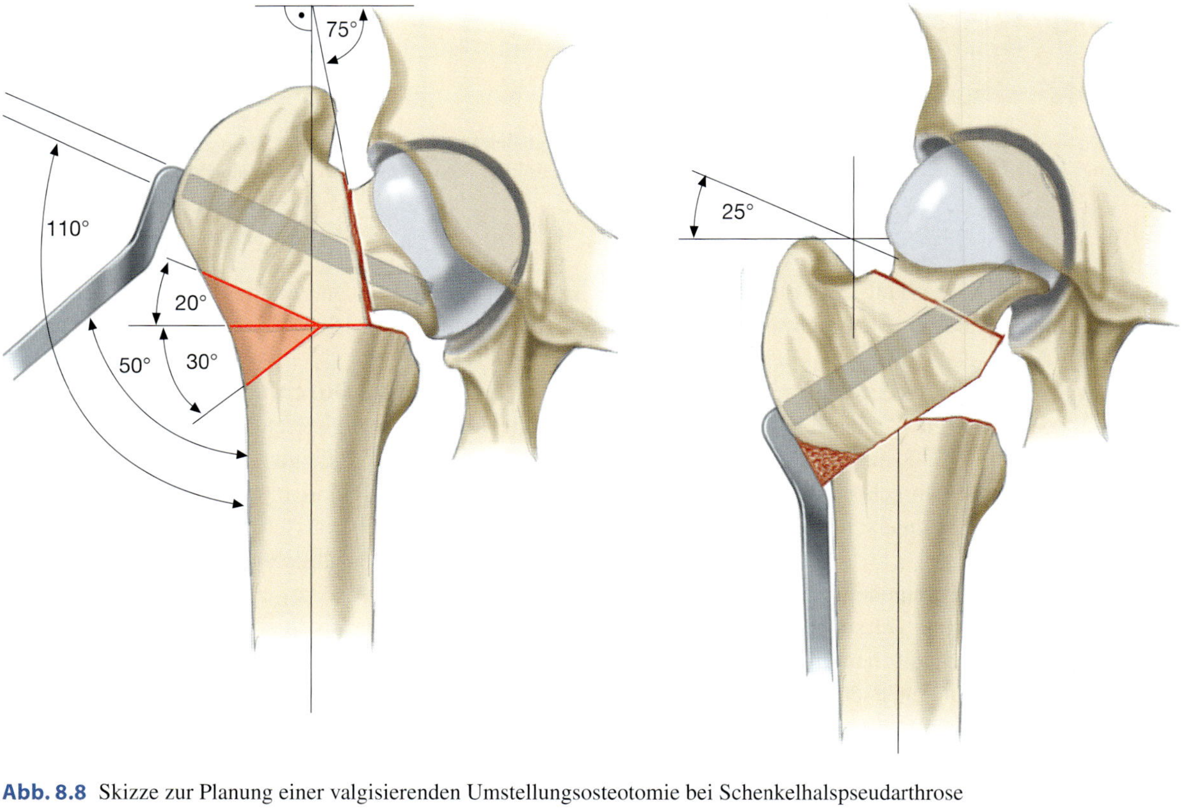

Abb. 8.8 Skizze zur Planung einer valgisierenden Umstellungsosteotomie bei Schenkelhalspseudarthrose

Für den Fall eines intraoperativen Misserfolgs sollten entsprechende Vorkehrungen getroffen werden und beispielsweise die Alternative des endoprothetischen Ersatzes mit dem Patienten besprochen und deren technische Durchführbarkeit gewährleistet sein.

Abbildung 8.8 zeigt ein Beispiel für eine Skizze zur Planung einer valgisierenden Umstellungsosteotomie bei einer vorliegenden Schenkelhalspseudarthrose. Ein zuvor bestehender Winkel von 75° im Sinne einer Pauwels 3 soll in einen Winkel von 25° im Sinne einer Pauwels 1 umgewandelt werden. Diesbezüglich hat man sich für eine Osteotomie von 50° in der in Abb. 8.8a gezeigten Art und Weise entschieden. Abbildung 8.8b zeigt dann das zu erwartende Ergebnis

Intraoperativ. Rückenlagerung des Patienten, Abwaschen und steriles Abdecken in gewohnter Art und Weise, danach Zugang zum proximalen Femur im Bereich der alten Narbe. Anschließend Präparation auf den Tractus iliotibialis und partielles Abpräparieren des Ursprungs des Musculus vastus laterales. Verlagerung des Muskels nach ventral. Nun eventuell Materialentfernung der versagten Osteosynthese.

Im nächsten Schritt wird ein Schlitz in Vorbereitung auf die Plattenklinge eingeschlagen. Hierbei muss die weitere Vorgehensweise entsprechend der zuvor durchgeführten Osteosynthese angepasst werden. Die Verankerung der Plattenklinge aufgrund von vorbestehenden Defekten im Femurkopf und des Schenkelhalses ist mitunter schwierig. Es sollte vermieden werden, den Schraubenkanal als Plattenlager zu wählen. Ist dies in Ausnahmefällen unumgänglich, muss entweder eine Auffüllung mit Spongiosa oder auch mit Knochenzement erfolgen. In der Regel befindet sich der Eintrittspunkt der Klinge kranial des ehemaligen Eintritts der Hüftschraube. Durch die Valgisation ist die optimale Platzierung der Klingenspitze im unteren Quadranten distal des alten Schraubenkanals gelegen (s. Abb. 8.9). Anschießend erfolgt die subtrochantäre Osteotomie entsprechend der Planungsskizze. Mitunter gelingt es nicht immer, eine eingetretene Fehlstellung und einen Teleskopingeffekt komplett zu reponieren. Ziel ist es dann, durch eine inter- bzw. subtrochantäre Osteotomie eine biomechanisch günstigere Situation zu erzielen (Abb. 8.9), wobei auch Rotationsfehler auszugleichen sind. Nun erfolgen das Einbringen der Winkelplatte und das Besetzen der proximalen Schrauben unter maximaler Kompression. Anschließend werden

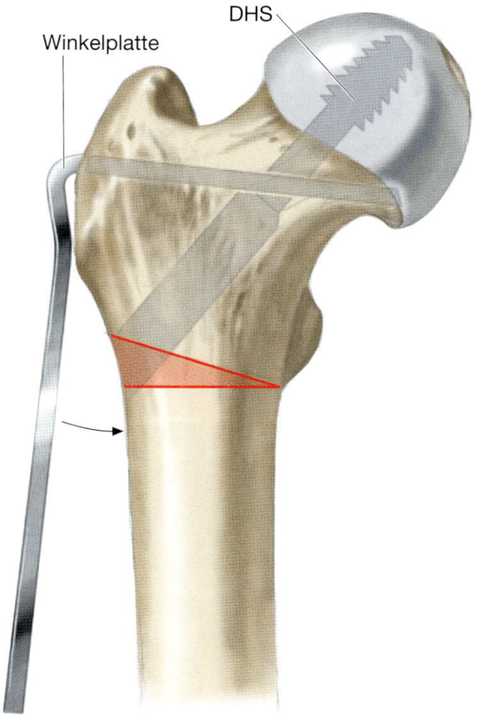

Abb. 8.9 Optimale Verankerung der Winkelplatte

die weiteren Schraubenlöcher besetzt. Wichtig ist auch hier ein hoher Kompressionseffekt, sowohl durch additive Zugschrauben über die Pseudarthrose hinweg, als auch durch Einsatz des Plattenspanngeräts.

Abbildung 8.9 zeigt die optimale Verankerung der Winkelplatte (2) nach zuvor bestehender Osteosynthese mittels DHS (1). Wichtig ist es, den Schraubenkanal als Plattenlager zu vermeiden. Weiterhin sind hier die Art und das Ausmaß der Osteotomie angedeutet.

Abbildung 8.10 zeigt die intraoperativen Bilder der valgisierenden Umstellungsosteotomie. In Abb. 8.10a ist das Einschlagen der Platte dargestellt; Abb. 8.10b zeigt den Einsatz des Plattenspanngeräts und Abb. 8.10c die temporäre Fixation mittel Repo-Zangen. Im nächsten Schritt folgen dann die Besetzung der Plattenlöcher mit Schrauben bzw. das Einbringen einer Zugschraube.

8.2.6.2 Weitere Möglichkeiten der Behandlung von Pseudarthrosen des proximalen Femurs

Nach intramedullärer Stabilisierung ist die Winkelplatte das Implantat der Wahl. Während Korrektur-

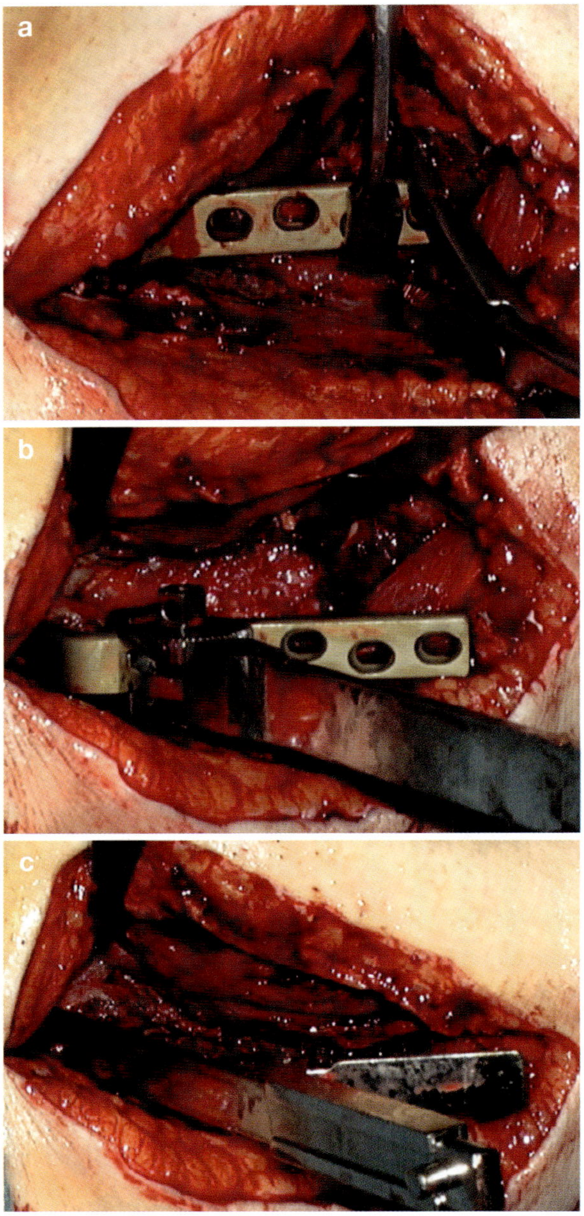

Abb. 8.10 **a–c** Valgisierenden Umstellungsosteotomie (Erläuterungen s. Text)

osteomien nach proximalem Femurnagel noch nicht beobachtet worden sind, sind sie für den Gammanagel beschrieben (unter 1 %). Auch gelten die gleichen Prinzipien der operativen Stabilisierung. Weitere biomechanische Untersuchungen müssen belegen, ob Reosteosynthesen mittels eines intramedullären Systems (lange Implantate) ebenfalls möglich sind.

8.2.6.3 Endoprothetische Versorgung der Pseudarthrose

In der Regel liefert der Gelenkerhalt bei ungestörter Frakturheilung und ohne Femurkopfnekrose das bestmögliche Resultat. Auch bei Pseudarthrosen ist demzufolge primär eine gelenkerhaltende Therapie vorzunehmen, auch wenn eine sekundäre Instabilität zu einer „non-union" oder unakzeptablen „mal-union" führen kann. Allerdings handelt es sich bei der valgisiernden Umstellungsosteotomie um ein ebenso kompliziertes Verfahren wie die Prothesenimplantation (Abb. 8.11). Dies führt dazu, dass man sich auch zunehmend bei jüngeren Patienten eher für eine Prothesenimplantation mit den anfangs sehr guten Ergebnissen entscheidet (Lowell 1980; Walcher und Wiesinger 1983). Dennoch zeigen gerade junge Patienten im Verlauf sehr gute Ergebnisse nach Reosteosynthese. Die Konsolidierungsraten liegen zwischen 80 und 100 % (Anglen 1997; Walcher und Wiesinger 1983; Weber und Cech 1973; Wentzensen und Weller 1983). Weiterhin konnte gezeigt werden, dass diese Behandlung dazu beiträgt, den Zeitpunkt der Prothesenimplantation bestenfalls um viele Jahre aufzuschieben. Außerdem bietet es bezüglich der Funktionalität und Beschwerden gute Ergebnisse (Raaymakers und Schafroth 2002). Somit sollte bei Patienten unter etwa 60 Jahren der primäre Versuch einer valgisierenden Umstellungsosteotomie unternommen werden. In der 7. Lebensdekade muss aufgrund der Vitalität und Mobilität eine Abwägung zwischen Osteotomie und Prothese gemacht werden (Abb. 8.12). Dies gilt insbesondere dann, wenn eine schwere Koxarthrose, eine schwere Osteoporose, eine Destruktion des Hüftgelenks und des Azetabulums oder eine Femurkopfnekrose vorliegen. Dann ist der endoprothetische Eratz schon früher zu erwägen. Zu beachten gilt auch, dass bei der endoprothetischen Versorgung der pertrochantären Pseudarthrosen mit einer hohen Komplikationsrate zu rechnen ist. Diese zeichnet sich dadurch aus, dass vorerst eine mitunter schwierige Materialentfernung stattfinden muss. Weiterhin müssen die mitunter dislozierten Frakturfragmente geborgen und extirpiert bzw. refixiert werden, ohne dabei die umgebenden Strukturen zu verletzen. Außerdem ist mit einem Knochenverlust zu rechnen was die Implantation von langen Schäften notwendig machen kann (Haidukewych und Berry 2003).

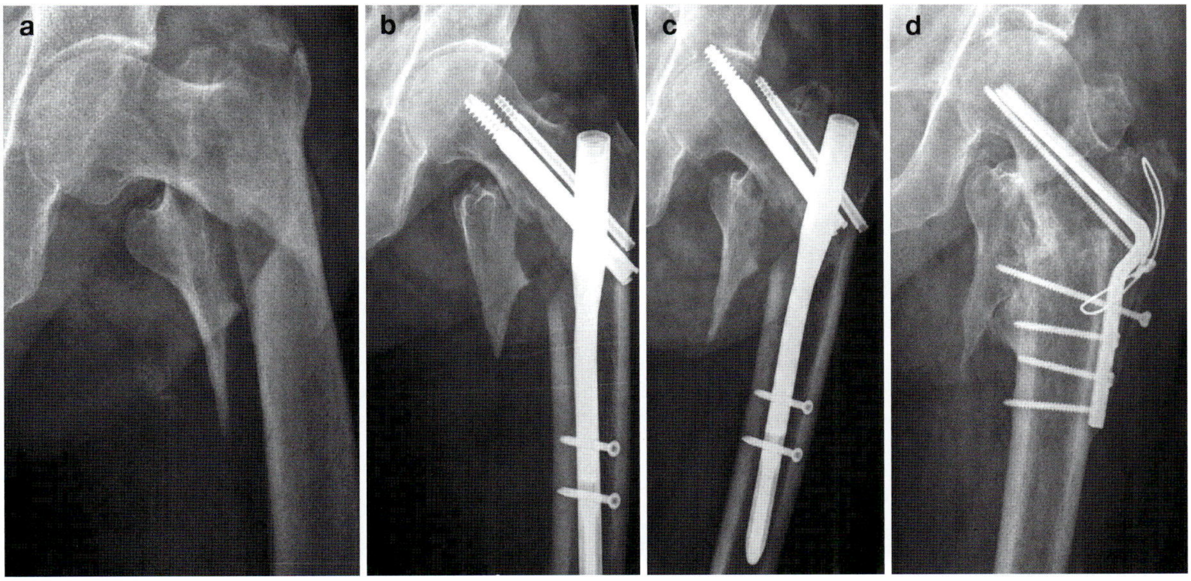

Abb. 8.11 **a** 77-jähriger Patient mit einer pertronantären Fraktur; **b** initiale Versorgung mittels PFN; **c** Cut-out des PFN ein Monat nach Osteosynthese; **d** knöcherne Konsolidierung zwei Jahre nach valgisierender Umstellungsosteotomie

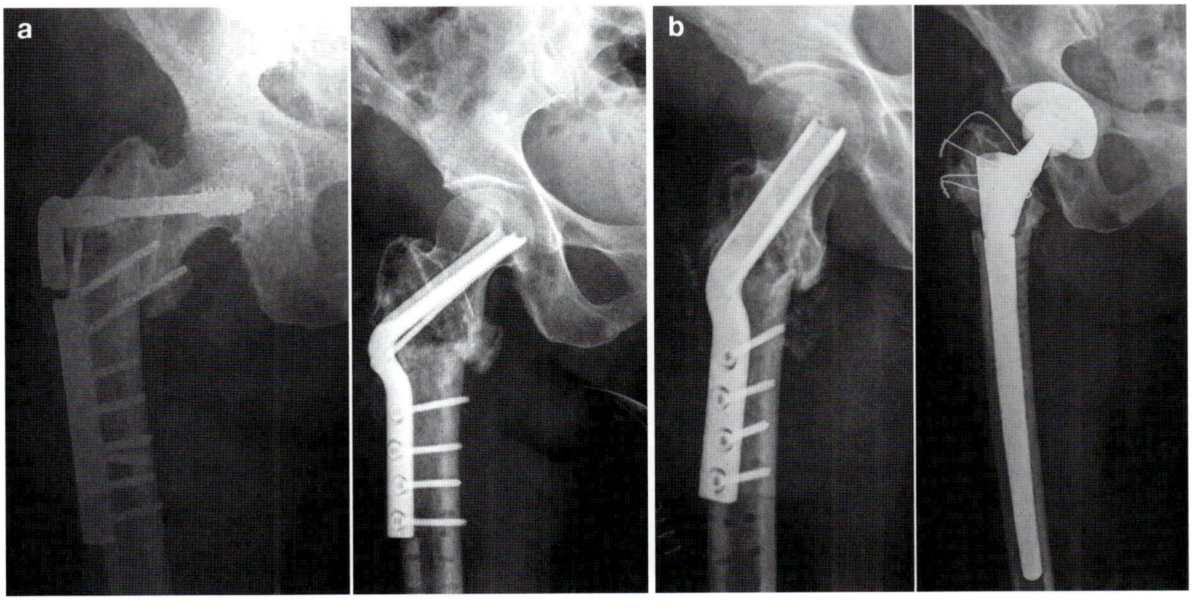

Abb. 8.12 75-jährige Patientin mit Pseudarthrose nach initialer Versorgung mittels Gammanagel und anschließender Klingenplattenimplantation. **a** Postoperativ nach valgisierender Umstellungsosteotomie mittels Klingenplatte; **b** endoprothetischer Ersatz 5 Monate nach Umstellungsosteotomie

Literatur

Anglen JO (1997) Intertrochanteric osteotomy for failed internal fixation of femoral neck fracture. Clin Orthop 341:175–182

Bacci G, Balladelli A, Forni C, Ferrari S, Longhi A, Benassi MS, Briccoli A, Serra M, Picci P (2007), Adjuvant and neo-adjuvant chemotherapy for Ewing's sarcoma family tumors and osteosarcoma of the extremity: further outcome for patients event-free survivors 5 years from the beginning of treatment. Ann Oncol 18:2037–2040

Bartonícjek J, Skála-Rosenbaum J, Douša P (2003) valgus intertrochanteric osteotomy for malunion and nonunion of trochanteric fractures. J Orthop Trauma 17:606–612

Beck A, Rüter A (1998) Schenkelhalsfrakturen – Diagnostik und therapeutisches Vorgehen. Unfallchirurg 101:634–648
Bellabarba C, Ricci WM, Bolhofner BR (2002) Indirect reduction and plating of distal femoral nonunions. J Orthop Trauma 16:287–296
Bonnaire F, Weber A, Bosl O, Eckhardt C, Schwieger K, Linke B (2007) „Cutting out" in pertrochanteric fractures – problem of osteoporosis? Unfallchirurg 110:425–432
Brien WW, Wiss DA, Becker V, Lehman T (1991) Subtrochanteric femur fractures: a comparison of the Zickel nail, 95 degrees blade plate, and interlocking nail. J Orthop Trauma 5:458–464
Camnasio F, Scotti C, Peretti GM, Fontana F, Fraschini G (2008) Prosthetic joint replacement for long bone metastases: analysis of 154 cases. Arch Orthop Trauma Surg 128:787–793
Campanacci M (1999a) Bone and soft tissue tumors. Springer, Berlin
Campanacci M (1999b) The wrong approach to tumors of the musculo-skeletal system: what should not be done. Chir Organi Mov 84:1–17
Chenot R, Scheidt-Nave C, Gabler S, Kochen MM, Himmel W (2007) German primary care doctors' awareness of osteoporosis and knowledge of national guidelines. Exp Clin Endocrinol Diabetes 115:584–589
Clauss M, Ilchmann T, Zimmermann P, Ochsner PE, Mutschler W (2007) Korrekturosteotomien von posttraumatischen Fehlstellungen und Pseudarthrosen im Bereich des Femurs mittels Gabelplatte. Unfallchirurg 110:205–212
Ecke H, Neubert C, Neeb W (1980) Analyse der Behandlungsergebnisse von 1127 Patienten mit Oberschenkelfrakturen aus der Bundesrepublik Deutschland und der Schweiz. Unfallchirurgie 6:38–43
Gerlach U-J, Schmidt H, Fuchs S, Selde K, Jürgens C (2002) Pseudarthrosen und Infektionen. Trauma Berufkrankh 4:482–486
Guichet JM, Grammont PM, Troilloud P (1992) Clou d' allongement progressif ± Experimentation animale avec un recul de deux ans. Chirurgie 118:405
Haidukewych GJ, Berry DJ (2003) Hip arthroplasty for salvage of failed treatment of intertrochanteric hip fractures. J Bone Joint Surg Am 85:899–904
Halder SC (1992) The Gamma nail for peritrochanteric fractures. J Bone Joint Surg Br 74:340
Hartford JM, Patel A, Powell P (2005) Intertrochanteric osteotomy using a dynamic hip screw for femoral neck non-union. J Orthop Trauma 19:329–333
Hatano H, Morita T, Kobayashi H, Ito T, Segawa H, Saito M (2004), Pathological fracture of the femur ten years after successful radiation therapy for metastatic breast cancer. Breast Cancer 11:313–317
Josten C, Verheyden P (1999) Pertrochantäre Pseudarthrose Materialfehler – technische Fehler – naturgegeben? Chirurg 70:1209–1215
Kempf I, Karger C, Bikhalil JA, Kempf JF (1984) L'ostéotomie de retournement en arrière de la tête fémorale dans la nécrose de la tête. Rev Clin Orthop 70:271
Keppler P, Strecker W, Kinzl L (1998) Analyse der Beingeometrie – Standardtechniken und Normwerte. Chirurg 69:1141
Korovessis P, Repanti M, Sidiropoulos P (1995) Refracture of a healed tibial shaft fracture after irradiation for post-traumatic squamous-cell carcinoma. Injury 26:559–561
Langlais F, Fourastier J (1997) Rotation osteotomies for osteonecrosis of the femoral head. Clin Orthop Relat Res 343:110
Lohmann R, Frerichmann U, Stöckle U, Riegel T, Raschke MJ (2007) Proximale Femurfrakturen Auswertung von Krankenkassendaten von über 23 Mio. Versicherten – Teil 1. Unfallchirurg 110:603–609
Lowell JD (1980) Results and complications of femoral neck fractures. Clin Orthop 152:163–169
Lu-Yao GL, Keller RB, Littenberg B, Wennberg JE (1994) Outcomes after displaced fractures of the femoral neck. A meta-analysis of one hundred and six published reports. J Bone Joint Surg Am 76:15–25
Marti R, Raaymakers ELFB, Nolte P, Besselaar PP (1996) Pseudarthrosen am proximalen Femur. Orthopäde 25:454
Matta JM (1997) Definitive surgical treatment of acetabular fractures. Hefte zu der Unfallchirurg, Bd 268. Springer, Berlin, S 1003
McCann RM, Colleary G, Geddis C, Clarke SA, Jordan GR, Dickson GR, Marsh D (2008) Effect of osteoporosis on bone mineral density and fracture repair in a rat femoral fracture model. J Orthop Res 26:384–393
Melton LJ (1993) Hip fractures: a worldwide problem today and tomorrow. Bone 14(Suppl 1):1–8
Min BW, Bae KC, Kang CH, Song KS, Kim SY, Won YY (2006) Valgus intertrochanteric osteotomy for non-union of femoral neck fracture. Injury, Int J Care Injured 37:786–790
Müller ME (1984) Indikation, Lokalisation und zeichnerische Planung hüftgelenksnaher Femurosteotomien bei posttraumatischen Zuständen. In: Hierholzer G, Müller KH (Hrsg) Korrekturosteotomien nach Traumen an der unteren Extremität. Springer, Berlin, S 69
Müller ME, Allgöwer M, Schneider R, Willenegger H (1977) Manual der Osteosynthese, 2. Aufl. Springer, Berlin
Ozger H, Eralp L, Atalar AC et al (2007) Survival analysis and the effects of prognostic factors in patients treated for osteosarcoma. Acta Orthop Traumatol 41:211–219
Paley D, Chaudray M, Pirone AM (1990) Treatment of malunions and mal-nonunions of the femur and tibia by detailed reoperative planning and the Ilizarov techniques. Orthop Clin North Am 21:667–691
Paley D, Herzenberg JE, Paremain G, Bhave A (1997) Femoral lengthening over an intramedullary nail. J Bone Joint Surg Am 79:1464
Palm H, Jacobsen S, Krasheninnikoff M, Bang Foss N, Kehlet H, Gebuhr P (2007) Influence of surgeon's experience and supervision on re-operation rate after hip fracture surgery. Injury 38:775–777
Pipkin G (1957) Treatment of grade IV fracture dislocation of the hip. J Bone Joint Surg Am 39:1027
Popowski G, Gebhart M, Benkirane A, Petein M, Van Houtte P (1991) Osteoradionecrosis at the level of coxo-femoral articulation in the adult. Acta Chir Belg 91:258–264
Raaymakers FB, Schafroth M (2002) Die mediale Schenkelhalsfraktur Kontroversen in der Behandlung. Unfallchirurg 105:178–186
Rompe JD, Rosendahl T, Schöllner C, Riedel C (2001) Lithotripsie bei femoralen oder tibialen Pseudarthrosen. Trauma Berufskrankh 3(Suppl 1):73–75
Rüter A, Mayr E (1999) Pseudarthrosen. Chirurg 70:1239–1245

Sarathy MP, Madhavan P, Ravichandran KM (1995) Nonunion of intertrochanteric fractures of the femur. J Bone Joint Surg Br 77:90

Schmidt HGK, Gerlach U-J, Wurm M (2002) Besonderheiten in der Therapie infizierter Pseudarthrosen. In: Kortmann H-R (Hrsg) Gutachten-Kolloqium. Springer, Berlin

Schoenfeld AJ, Vrabec GA (2006) Valgus osteotomy of the proximal femur with sliding hip screw for the treatment of femoral neck nonunions: the technique, a case series, and literature review. J Orthop Trauma 20:485–491

Seebach C, Kurth A, Marzi I (2007) The influence of bisphosphonates on fracture healing. Orthopäde 36:136–140

Statistisches Bundesamt Bevölkerungsentwicklung in Deutschland bis 2050 Pressekonferenz Nr.464 vom 07.11.2006

Strecker W, Suger G, Kinzl L (1996) Lokale Komplikationen der Marknagelung. Orthopäde 25:274–291

Strecker W, Franzreb M, Kinzl L (1997a) Die klinische Untersuchung der Beingeometrie: Vorschläge zur Untersuchungstechnik und einem standardisierten Vorgehen. In: Strecker W, Keppler P, Kinzl L (Hrsg) Posttraumatische Beindeformitäten; Analyse und Korrektur. Springer, Berlin

Strecker W, Keppler P, Kinzl L (1997b) Posttraumatische Deformitäten – Analyse und Korrektur. Springer, Berlin

Strecker W, Keppler P, Kinzl L, Hehl G (1998) Proximale Femurosteotomien zur Korrektur posttraumatischer Veränderungen. Chirurg 69:1153–1160

Strecker W, Keppler P, Schulte M (2003) Maßnahmen bei fehlgeschlagenen Osteosynthesen. Trauma Berufskrankh (Suppl 2):184–191

Sugioka Y, Hotokebuchi T, Tsutsui H (1992) Transtrochanteric anterior rotational osteotomy for idiopathic and steroid induced necrosis of the femoral head: indications and long term results. Clin Orthop 277:111–120

Tucci M, Scharplatz D (1996) Postoperative Belastung von mit DHS oder Endoprothesen versorgten Schenkelhals- und pertrochanteren Femurfrakturen bei alten Patienten. Swiss Surg 2:67

Walcher K, Wiesinger H (1983) Aufrichtungsosteotomie nach Pauwels oder Alloplastik bei der Schenkelhalspseudarthrose? Akt Traumatol 13:34–41

Weber BG, Cech O (1973) Pseudarthrosen. Huber, Bern

Wentzensen A, Weller S (1983) Die Pseudarthrose als Komplikation der Schenkelhalsfraktur. Akt Traumatol 13:72–76

Femurschaft

9

T. Gösling und C. Krettek

Inhalt

T. Gösling (✉)
Unfallchirurgische Klinik, Medizinische Hochschule Hannover
MHH, Carl-Neuberg-Str. 1, 30625 Hannover, Deutschland
E-Mail: Goesling.thomas@mh-hannover.de

9.1 Epidemiologie von Femurschaftfrakturen

E. Hesse und T. Gösling

Femurschaftfrakturen ereignen sich häufig bei jungen Männern als Folge von Hochrasanztraumata wie beispielsweise Unfällen im Straßenverkehr, Stürzen aus großer Höhe oder Schussverletzungen. Oft sind sie auch Bestandteil des Verletzungsmusters polytraumatisierter Patienten mit potentiell lebensbedrohlichem Charakter und erhöhter Mortalität wie Morbidität. Drei Viertel der jungen männlichen Patienten mit einer Femurschaftfraktur erleiden diese durch ein Hochrasanztrauma, vorwiegend zur sommerlichen Jahreszeit (Taylor et al. 1994). Typisch ist die Frakturlokalisation im mittleren Diaphysendrittel mit einem Quer- oder Schrägbruch.

Moderate Traumata sind bei einem Viertel aller Patienten mit einer Femurschaftfraktur ursächlich und betreffen vorwiegend ältere Frauen. Es handelt sich meistens um geschlossene Frakturen mit einem spiralförmigen Frakturverlauf im mittleren Diaphysendrittel ohne wesentliche Begleitverletzungen. In vielen Fällen liegt zusätzlich eine chronische Erkrankungen oder eine osteoporotische Prädisposition vor (Salminen et al. 1997, 2000; Meisinger et al. 2002; Singer et al. 1998).

Einer amerikanischen Studie der neunziger Jahre zufolge ereignen sich Femurschaftfrakturen mit einer Inzidenz von jährlich ungefähr 13 Fällen pro 100.000 Einwohner (Fakhry et al. 1994). Eine jüngere finnische Studie ermittelte eine etwas niedrigere Inzidenz von knapp 10 Femurschaftfrakturen pro 100.000 Personen und Jahr.

N. P. Haas, C. Krettek (Hrsg.), *Tscherne Unfallchirurgie*,
DOI 10.1007/978-3-540-68741-2_9, © Springer-Verlag Berlin Heidelberg 2012

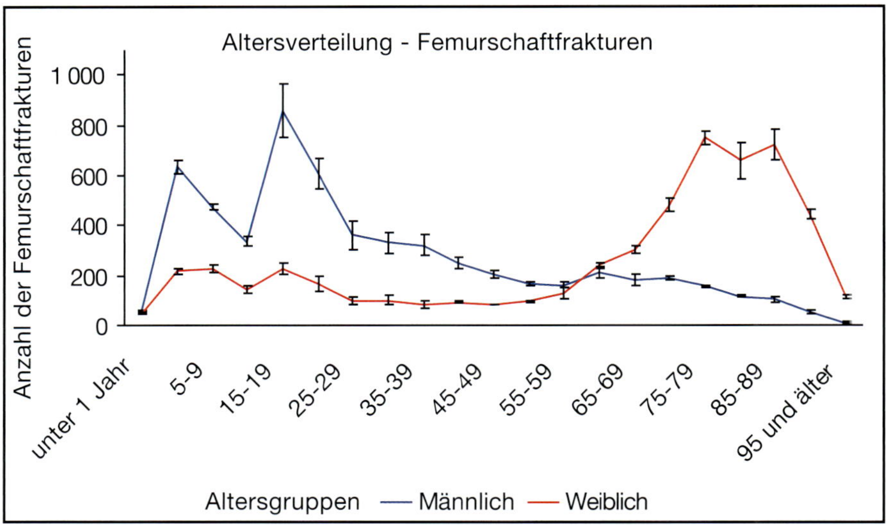

Abb. 9.1 Alters- und geschlechtsspezifische Verteilung von Femurschaftfrakturen. (Quelle: Statistisches Bundesamt, Krankenhausdiagnosestatistik. © Statistisches Bundesamt (ZwSt Bonn), 2004. Vervielfältigung und Verbreitung, auch auszugsweise, mit Quellenangabe gestattet)

In Deutschland wurden vom Statistischen Bundesamt für den Zeitraum von 2000 bis 2002 pro Jahr durchschnittlich 11.200 Femurschaftfrakturen registriert. Die Inzidenz ähnelt mit ungefähr 14 Femurschaftfrakturen pro hunderttausend Einwohner insofern derjenigen in Nordamerika und Skandinavien.

Obwohl das Verhältnis beider Geschlechter insgesamt ausgeglichen ist, zeigt eine nach Geschlechtern getrennte Betrachtung der einzelnen Altersgruppen hingegen eine erhöhte Häufigkeit bei männlichen Patienten im Kindesalter zwischen dem 1. und 4. Lebensjahr sowie im Jugend- und frühen Erwachsenenalter von 15 bis 29 Jahren. Bei weiblichen Patienten liegt der Häufigkeitsgipfelgipfel zwischen dem 70. und 94. Lebensjahr (Abb. 9.1; Statistisches Bundesamt 2004). Auch dies entspricht der für Skandinavien beschriebenen Situation einer für junge Männer und ältere Frauen hohen alters- und geschlechtsspezifischen Inzidenz mit niedriger Inzidenz für beide Geschlechter im mittleren Lebensalter. Unterschiede zwischen einer Stadt- und Landbevölkerung bestehen nicht (Salminen et al. 2000; Hedlund und Lindgren 1986).

In einer Analyse der Unfallforschung der Medizinischen Hochschule Hannover von insgesamt 22.500 Verkehrsunfällen über den Zeitraum von 1985 bis 2003 wurden 447 Femurschaftfrakturen dokumentiert. Dies entspricht einem Anteil von weniger als 2 % aller Unfälle. Von diesen Frakturen waren 90 % uni- und 10 % bilateral. In etwas mehr als der Hälfte der Fälle handelte es sich um Pkw-Insassen. Zu 15 % waren motorisierte Zweiradfahrer und in über 9 % Fahrradfahrer betroffen. Auf die Gruppe der Fußgänger bezogen sich 17 % der Femurschaftfrakturen. Der Hauptteil der durch Verkehrsunfälle bedingten Femurschaftfrakturen entfiel mit ungefähr drei Viertel auf Erwachsene zwischen dem 18. und 64. Lebensjahr. In knapp 70 % war das männliche Geschlecht betroffen. Die Frakturen teilten sich je zur Hälfte auf polytraumatisierte und nicht polytraumatisierte Patienten auf. Lediglich 10 % der durch Unfälle verursachten Femurschaftfrakturen betrafen Kinder unter 12 Jahren. Im Jugendalter ereigneten sich bis zum 17. Lebensjahr 4 % und über 65 Jahre 9 % aller Femurschaftfrakturen.

Eine amerikanische Arbeit ermittelte eine Inzidenz von kindlichen Femurschaftfrakturen um 19 pro 100.000 Einwohner und Jahr mit Betonung des zweiten und 17. Lebensjahres. Bei Jungen ist die Inzidenz höher als bei Mädchen. Die Frakturursache ist altersabhängig. In der Altersgruppe unter 6 Jahre überwiegen Stürze und Unfälle im Straßenverkehr, gefolgt von Unfällen als Fußgänger in der Gruppe der 6- bis 9-Jährigen. Bei Jugendlichen stehen Fahrrad- und Verkehrsunfälle im Vordergrund (Hinton et al. 1999).

Begleitverletzungen im Bereich von Thorax, Kopf, Becken und ipsilateralem Bein erleidet ein Drittel aller Patienten mit einer Femurschaftfraktur aufgrund eines schweren Unfalls im Straßenverkehr. Bei Stürzen aus großer Höhe treten Begleitverletzungen lediglich in 3 % der Fälle auf. Die Mortalität liegt um 6 % und wird vorwiegend durch Pneumonien, myokardiales Pumpversagen, ARDS, Fettembolien und Lungenkontusionen bedingt (s. Abschn. 9.2.2; Taylor et al. 1994). Der Heilungsverlauf hängt von der Frakturursache, dem Frakturtyp und dem Alter des Patienten ab. Hochrasanztraumata und offene Frakturen führen zu einer erhöhten Morbidität mit Heilungsstörungen, Bewegungseinschränkungen sowie einer Beinlängendifferenz (Taylor et al. 1994). In mehr als einem Drittel der Fälle führen Femurschaftfrakturen in der frühen Hospitalisationsphase zu transfusionsbedürftigen Blutverlusten (Lieurance et al. 1992). Die durchschnittliche Hospitalisierungszeit in den USA während der 60er bis 80er Jahre betrug 25 Tage (Statistisches Bundesamt 2004; Arneson et al. 1988). Angaben von 2000 bis 2002 aus Deutschland belegen eine mittlere Krankenhausverweildauer bei einer Femurschaftfraktur als Hauptdiagnose von 15 Tagen für Männer und 21,5 Tagen für Frauen. Die unterschiedliche Liegedauer vermag sich aus der Alterverteilung und der entsprechenden Morbidität erklären (Statistisches Bundesamt 2004).

Untersuchungen berufsgenossenschaftlicher Unfälle für den Zeitraum 2000 bis 2003 zeigen, dass bei gut der Hälfte der Verunfallten mit der Hauptdiagnose einer Fraktur des Femurs unterhalb des Trochanters eine Rentenfeststellung erfolgte, d. h. zumindest zeitweilig eine Minderung der Erwerbsfähigkeit (MdE) von mindestens 20 % bestand (Hauptverband der gewerblichen Berufsgenossenschaften 2008). In 40 % dieser Fälle wird jedoch bereits am Ende des Feststellungsjahres keine laufende Rente mehr bezogen. Der Rentenwegfall begründet sich oft durch eine Abfindung, Gesamtvergütung oder Rückgang der MdE unter 20 %. In der Gruppe der Rentenberechtigten lag in etwas mehr als der Hälfte der Fälle eine MdE unter 20 % vor. Hier sind jedoch auch Stützrentenfälle berücksichtigt, bei denen sich letztendlich eine MdE von 20 % erst zusammen mit Verletzungen aus einem anderen Versicherungsfall ergibt. Bei einem Viertel aller Verunfallten lag eine MdE zwischen 20 und 30 % vor. Lediglich 10 % der Betroffenen bezogen eine Rente mit einer MdE bis 40 % bzw. darüber (Hauptverband der gewerblichen Berufsgenossenschaften 2008).

Protektive Maßnahmen sollten insbesondere an junge Männer im Straßenverkehr und an ältere Frauen im Sinne einer Osteoporoseprophylaxe adressiert sein (Salminen et al. 2000). Stürze sind bei älteren Menschen oft multikausal bedingt und führen häufig aufgrund von Komorbiditäten zu einem komplizierten und prolongierten Heilungsverlauf entstandener Verletzungen mit entsprechend höheren Behandlungskosten. Präventive Maßnahmen spielen deshalb eine besondere Rolle (Richter et al. 2002).

9.2 Pathophysiologie Femurfrakturen

F. Hildebrand

9.2.1 Isolierte Femurfraktur

Femurfrakturen sind im Vergleich zu Frakturen anderer langer Röhrenknochen mit einem erhöhten Risiko für posttraumatische Komplikationen assoziiert. Dies liegt im Wesentlichen darin begründet, dass für die Entstehung von Femurfrakturen eine hohe äußere Gewalteinwirkung nötig ist, die in der Regel neben den knöchernen Läsionen zu einer ausgeprägten Weichteilschädigung und einem erheblichen Blutverlust führt (Hauser et al. 1997). Da das Femur vom größten Weichteilmantel aller langen Röhrenknochen umgeben wird, gewinnen die Weichteilverletzungen im Rahmen der Femurfraktur an zusätzlicher Bedeutung.

Femurfrakturen und die damit assoziierten Verletzungen der umgebenden Weichteile initiieren eine physiologische, lokale Entzündungsreaktion, die im Rahmen der Wundheilung von wesentlicher Bedeutung ist. So kontrollieren diese inflammatorischen Vorgänge über spezifische Mediatoren die Abläufe der Wundheilung und stellen einen signifikanten Initiator für die Zellreplikation dar (Holzheimer und Steinmetz 2000). Unter den Mediatoren scheinen im Besonderen die Zytokine von Bedeutung zu sein, da eine verminderte Expression dieser Botenstoffe im Tiermodell zu Wundheilungsstörungen führte (Hubner et al. 1996).

Die Konzentrationen der Zytokine (Tumor-Nekrose-Faktor-α, Interleukin (IL)-1β, IL-6, IL-8. IL-10) im Wundbereich sind in Abhängigkeit von der Verletzungsschwere und der Art des Gewebes (Knochen, Muskulatur) erhöht (Hauser et al. 1997; Perl et al. 2003; Irie et al. 2003). Diese lokalen Zytokinspiegel sind initial nach einem Trauma zunächst um ein Vielfaches höher als die systemischen Konzentrationen, was für eine lokale Bildung und anschließende systemische Freisetzung der Mediatoren spricht (Hauser et al. 1996, 1997; Perl et al. 2003). Somit muss die Verletzung von Gewebe auch als systemische Belastung des Organismus verstanden werden, durch die sekundär eine systemische Entzündungsreaktion hervorgerufen werden kann (Systemic Inflammatory Response Syndrome, SIRS; Perl et al. 2003; Buzdon et al. 1999).

Der Bestimmung der Zytokinkonzentrationen kann ebenso eine diagnostische Bedeutung zukommen, da insbesondere sowohl lokale als auch systemische

IL-6- und IL-8-Spiegel zur Quantifizierung des Ausmaßes von Weichteilschäden und knöchernen Verletzungen beitragen können (Perl et al. 2003; Strecker et al. 1999).

9.2.2 Femurfraktur beim Polytrauma

Auch im Rahmen eines Polytraumas stellt die Femurfraktur eine signifikante Verletzung dar. Die Inzidenz der Femurfraktur ist beim polytraumatisierten Patienten deutlich höher als die aller anderen langen Röhrenknochen. Des Weiteren zeigt sich die Bedeutung dieser Verletzung für das Outcome beim Polytrauma darin, dass Patienten mit einer bilateralen Femurfraktur eine deutliche höhere Mortalitätsrate aufweisen als Patienten mit einer unilateralen Verletzung (16 % versus 4 % bei isolierter Femurverletzung; Oestern et al. 2001). Im Gegensatz hierzu konnte ein ähnlicher Zusammenhang für Frakturen der übrigen langen Röhrenknochen nicht gezeigt werden.

Die durch ein Polytrauma induzierte Entzündungsreaktion wird dabei nicht nur durch knöcherne oder Weichteilverletzungen bestimmt, obwohl dieses Gewebe mit 87 % den Hauptteil der Körpermasse ausmacht (Bakker und Struikenkamp 1977). Auch Verletzungen anderer Körperregionen tragen signifikant zu der lokalen Synthese und systemischen Freisetzung inflammatorischer Mediatoren bei. So konnte in einer klinischen Studie gezeigt werden, dass die Lungen eine der signifikantesten Quelle für systemisch erhöhtes IL-8 darstellen (Perl et al. 2003). Daraus wird offensichtlich, dass die Gefahr der Entstehung einer systemischen Entzündungsreaktion (SIRS) nach einem Polytrauma im Vergleich zu einer isolierten Femurfraktur signifikant höher ist (Abb. 9.2). Hier setzen die neutrophilen Granulozyten gewebeschädigende Substanzen frei (u. a. Proteasen; McIntyre et al. 1997), wodurch es zu einer erhöhten kapillären Permeabilität und einem damit assoziierten interstitiellen Ödem kommen kann. Alle diese Faktoren sind an der Entwicklung eines Adult-Respiratory-Distress-Syndroms (ARDS) und eines Multi-Organ-Dysfunktion-Syndroms (MODS) beteiligt.

▶ Das Vorliegen einer Femurfraktur erfordert ohne Ausnahme eine operative Intervention. Vor dem Hintergrund des hohen Gefahrenpotentials für posttraumatische Komplikationen gewinnt die operative Versorgungsstrategie dieser Verletzung eine besondere Bedeutung.

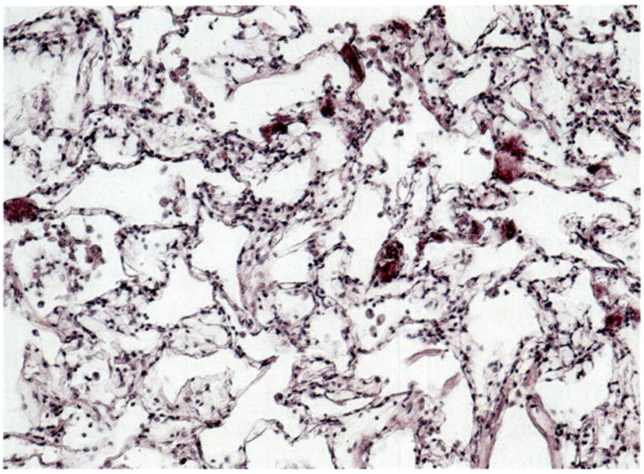

Abb. 9.2 Infiltration von Granulozyten in pulmonales Gewebe nach Lungenkontusion und aufgebohrter Femurnagelung (eigene Schafversuche)

9.2.2.1 Frakturversorgung

Eine inadäquate Stabilisierung von Femurfrakturen kann sowohl zu lokalen (Osteomyelitis, Pseudarthrose) als auch zu systemischen Komplikationen (Sepsis, MODS) im posttraumatischen Verlauf führen. Allerdings kann neben der durch die Femurfraktur selbst ausgelösten lokalen und systemischen Entzündungsreaktion („first hit“) auch die operative Versorgung der Verletzung zu einer weiteren Freisetzung von inflammatorischen Mediatoren führen („second hit“; Hauser et al. 1997; Hildebrand et al. 2004; Pape et al. 2000). Es konnte gezeigt werden, dass durch die operative Versorgung des Patienten die durch das Trauma induzierte systemische Entzündungsreaktion signifikant verstärkt wurde, was im weiteren Verlauf mit einer erhöhten Inzidenz posttraumatischer Komplikationen (ARDS, MODS) assoziiert war (Giannoudis et al. 1999; Pape et al. 1993a). Das Ausmaß des „second hit“ scheint dabei mit dem verwendeten Stabilisierungsverfahren korreliert zu sein. Die Durchführung einer aufgebohrten Marknagelung führte in klinischen und experimentellen Studien im Vergleich zu dem unaufgebohrtem Verfahren zu einer deutlich verstärkten inflammatorischen Reaktion mit erhöhten Zytokinkonzentrationen (IL-6), einer vermehrten Aktivierung von Granulozyten und Endothelzellen sowie einer erhöhten pulmonalen Permeabilität (Giannoudis et al. 1999; Obertacke et al. 1993; Pape et al. 1993b).

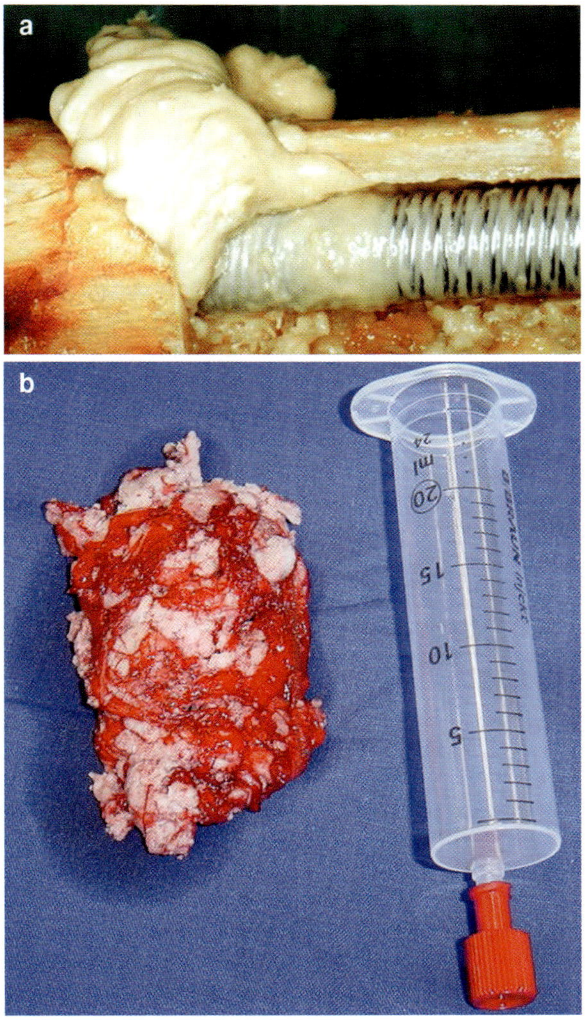

Abb. 9.3 **a** Aufbohrung des Markraums. Obere Kortikalis längs osteotomiert. **b** Darstellung des beim Bohrvorgang freigesetzten intramedullären Inhalts (eigene Schafversuche)

Auch eine verstärkte Aktivierung koagulatorischer und fibrinolytischer Vorgänge nach einer aufgebohrten Marknagelung des Femurs wurden beschrieben (Pape et al. 2000). Diese beobachteten Unterschiede scheinen mit dem signifikant erhöhten intramedullären Druck und der damit assoziierten systemischen Freisetzung von intramedullärem Inhalt im Rahmen der Aufbohrung des Markraums assoziiert zu sein (Christie 1996; Moore und Moore 1995; Pape et al. 1992, 1998; s. Abb. 9.2 und 9.3).

Obwohl diese Einflüsse der operativen Versorgung bei allen Patienten beobachtet werden, erscheint es aber so, als ob der weitere klinische Verlauf nur bei bestimmten Patienten beeinflusst wird. Insbesondere bei polytraumatisierten Patienten in einem kritischen oder einem klinisch unklaren Zustand („Borderline-Patienten") scheinen das verwendete Stabilisierungsverfahren und die Operationsdauer das Outcome der Patienten zu beeinflussen (Pape et al. 1999, Pape und Tscherne 2000). Eine primär definitive Versorgung der Femurfraktur bei diesen Patienten führte zu einer signifikanten Verstärkung der systemischen Entzündungsreaktion (Pape et al. 2000; Giannoudis et al. 1999) mit einer möglicherweise assoziierten erhöhten Inzidenz posttraumatischer Komplikationen. Eine Minimierung des initialen Operationstraumas durch eine primär temporäre Stabilisierung und eine sekundäre, definitive Versorgung resultierten hingegen in keiner deutlichen Exazerbation der Inflammation. Dieses Vorgehen wird im Wesentlichen durch das Konzept „Damage Control Orthopedics" beschrieben (Hildebrand et al. 2004).

Da im Rahmen der Behandlung des Patienten nur der „second hit", nicht aber der „first hit" modifiziert werden kann, sollte die operative Behandlungsstrategie sorgfältig ausgewählt und an den Gesamtzustand des Patienten angepasst werden. Kenntnisse der pathophysiologischen Vorgänge im posttraumatischen Verlauf können dabei von wesentlicher Bedeutung sein. Als Ergebnis der EPOFF-Studie bleibt festzuhalten, dass die intramedulläre Stabilisierung von Femurschaftfrakturen bei mehrfachverletzten Patienten Einfluss auf den Verlauf hat. Stabile Patienten profitieren von einer primären Stabilisierung, da die Beatmungszeit verkürzt ist. Borderline-Patienten zeigen bei primärer Nagelung eine erhöhte Inzidenz an pulmonalen Komplikationen im Vergleich zu primärer externer Stabilisierung (Pape et al. 2007).

▶ Beachte

- Durch primäre Stabilisierung von Femurschaftfrakturen kann die Rate an lokalen und systemischen Komplikationen gesenkt werden.
- Neben dem Trauma („first hit") führt die chirurgische Intervention („second hit") zu einer lokalen und systemischen Reaktion.
- Die Art der primären Stabilisierung hat Auswirkung auf den weiteren Verlauf des Patienten. Gefährdete Patienten (ISS > 16, AIS Thorax > 3) sollten im Rahmen des Damage Control Orthopaedics primär einer externen Fixierung zugeführt werden.

9.3 Diagnostik

T. Gösling

Das Erkennen einer Femurschaftfraktur erfordert in der Regel wenig klinische Expertise. Die Diagnose kann meist bereits präklinisch sicher gestellt werden. Die Eindrücklichkeit des Befundes und die Einfachheit der Diagnosestellung dürfen nicht zu einer Vernachlässigung der Anamneseerhebung und peniblen, klinischen Diagnostik führen. Begleitverletzungen sind häufig und dürfen nicht übersehen werden, da sie häufig mehr Einfluss auf das Langzeitergebnis nehmen als die Femurschaftffraktur selbst. Bei isolierter Extremitätenverletzung ist insbesondere die Untersuchung des angrenzenden Hüft- und Kniegelenks von besonderer Wichtigkeit.

Insbesondere auf Begleitverletzungen im Bereich des Kniegelenks ist zu achten (Vangsness et al. 1993; De Campos et al. 1994). In einer Untersuchung von de Campos et al. (1994) zeigten von 40 eingeschlossenen Patienten 55 % Auffälligkeiten in der Arthroskopie. Bei 5 % der Patienten wurden Verletzungen des vorderen Kreuzbandes, bei 2,5 % Verletzungen des hinteren Kreuzbandes gefunden. Die initiale Überprüfung der Bandstabilität bei instabilem Femur gestaltet sich häufig schwierig, so dass diese Verletzungen leicht übersehen werden. Der unmittelbaren Untersuchung im OP-Saal nach Stabilisierung der Fraktur noch unter Anästhesie kommt daher höchste Priorität zu. Diese Untersuchung sollte unbedingt dokumentiert werden. Auch im weiteren Verlauf sollte durch wiederholte Untersuchungen eine Kniegelenkinstabilität ausgeschlossen werden.

Die Gefahr vaskulärer Verletzungen am Femur ist auch bei geschlossener Fraktur gegeben. Kluger et al. (1994) fanden in ihrer Serie mit 765 Schaftfrakturen eine Quote von 1,6 %. Ein vorhandener Puls schließt eine Gefäßverletzung nicht sicher aus. Unterschiede in der Qualität der Pulse im Seitenvergleich können als Hinweise auf eine Gefäßverletzung gewertet werden. Im angloamerikanischen Raum wird der Brachial-Leg-Index favorisiert.

Der Blutverlust bei einer isolierten Femurschaftfraktur beim Erwachsenen beträgt nach einer Studie an 53 Patienten im Durchschnitt 1250 ml (Lieurance et al. 1992). Die Hälfte der Patienten in dieser Studie bekam Bluttransfusionen. Daher ist auch bei einer isolierten Fraktur ein regelmäßiges Kreislaufmonitoring mit Kontrolle des Hb-Wertes anzuraten.

Der Weichteilschaden hat einen Einfluss auf das Versorgungskonzept (Zalavras und Patzakis 2003; Watson et al. 2000). Die Klassifikationen nach Tscherne (Oestern und Tscherne 1984) sowie Gustilo (s. unten) sind etabliert (Gustilo und Anderson 1976; Gustilo et al. 1984). Zur Beurteilung einer offenen Fraktur empfehlen wir, niemals den präoperativ zu öffnen, da jede Eröffnung des Verbands eine mögliche Kontamination mit Hospitalismuskeimen bedeutet.

Kompartmentsyndrome im Bereich des Femurs sind selten. In einer retrospektiven Studie konnten 21 Kompartmentsyndrome des Oberschenkels gefunden werden. Lediglich die Hälfte (n = 10) dieser Kompartmentsyndrome lag bei Frakturen des Oberschenkels vor. Fünf dieser Frakturen waren offen. Als Risikofaktoren wurden Hypotension, Kompressionsverletzungen, Military Antishock Trousers, Gerinnungsstörungen und Gefäßverletzungen genannt (Schwartz et al. 1989). Es ist fast ausschließlich das anteriore Kompartment betroffen (Mithofer et al. 2004). Auch wenn das Kompartmentsyndrom nach Oberschenkelschaftfraktur selten ist, sollte immer an dieses gedacht werden. Die klinische Diagnostik schließt bei Verdacht ein Kompartmentsyndrom nicht aus. Wir empfehlen zwingend die Messung des Drucks. Bei der Indikation zur Kompartmentspaltung richten wir uns nach den Empfehlungen von McQueen et al. (2000) zur Tibia. Entscheidend ist der Druckunterschied zwischen diastolischem Druck und Kompartmentdruck. Liegt dieser unter 30 mmHg, stellen wir die Indikation zu Spaltung. Vor der Diagnose einer isolierten Schaftfraktur müssen knöcherne Begleitverletzungen ausgeschlossen werden. Im Rahmen der Verletzungskette ist insbesondere an Patellafrakturen, distale Kondylenfrakturen, Hüftkopffrakturen und Azetabulumfrakturen zu denken. Auf eine gleichzeitige Schenkelhalsfraktur ist zu achten, da sich insbesondere hier eine Modifizierung der Stabilisierungstaktik (s. unten) ergibt. Okkulte Schenkelhalsfrakturen sind bei Mehrfachverletzten durch die weite Verbreitung des Polytrauma-Scans selten geworden, bei ausschließlicher konventioneller Diagnostik jedoch weiterhin bestehend (Linnau et al. 2002; Hughes et al. 1991). Primäre Nervenverletzungen bei isolierter Femurschaftfraktur sind Fallbeschreibungen und betreffen fast ausschließlich den N. ischiadicus (Neer et al. 1970; Takami et al. 1999).

9.3.1 Apparative Diagnostik

Das konventionelle Röntgenbild in 2 Ebenen dient weiterhin als Standard der Bildgebung. Es ist wichtig, das ganze Femur mit den abgrenzenden Gelenken abzubilden. Ist dies nicht möglich, müssen Zielaufnahmen der angrenzenden Gelenke durchgeführt werden, um knöcherne Begleitverletzungen auszuschließen. Es empfiehlt sich, die Aufnahmen unter leichtem Repositionszug durchzuführen, da es hier zu weniger Überlagerung der Fragmente kommt und die Fraktur besser analysiert und klassifiziert werden kann.

Die Computertomographie hat sich bei der isolierten Femurschaftfraktur bisher nicht als Routineverfahren der Notfalldiagnostik etabliert. Bei polytraumatisierten Patienten wird in den meisten Zentren heute ein Polytrauma-Scan durchgeführt. Zumindest das proximale Femur wird hierbei mit abgebildet. Okkulte Schenkelhalsfrakturen können hier diagnostiziert werden. Ist eine Gefäßverletzung nicht ausgeschlossen, bietet sich die CT-Angiographie im Rahmen eines Polytrauma-Scans oder isoliert als schnelle, logistisch einfache Alternative zur konventionellen Arteriographie an (Abb. 9.4).

Dem MRT kommt in der Notfalldiagnostik keinerlei Bedeutung bei. Sie ist jedoch eine wertvolle Hilfe bei der Diagnostik von klinisch vermuteten Kniebinnenschäden. Spontanfrakturen des Femurs sollten immer den Verdacht auf ein malignes Geschehen lenken. Ist kein metastasiertes Tumorleiden bekannt, sollte mit der Frakturversorgung bis zum Ausschluss eines primär malignen Geschehens gewartet werden. Unter Umständen ist hier vor der Stabilisierung eine Probeentnahme zum Ausschluss notwendig.

▶ Bei klinischem Verdacht auf eine isolierte Femurschaftfraktur muss an die Begleitverletzungskette gedacht werden. Eine Untersuchung der Kniestabilität sollte am günstigsten intraoperativ, direkt nach der Stabilisierung der Schaftfraktur erfolgen und muss dokumentiert werden. Auch die isolierte Femurschaftfraktur kann zu hämodynamisch wirksamen Blutverlusten führen.

9.4 Klassifikationen

T. Gösling

Klassifikationen sollten die Schwere der Verletzung berücksichtigen, bei der Therapieentscheidung helfen, prognostische Aussagen haben und Therapievergleiche ermöglichen. Des Weiteren soll eine Klassifikation einfach in der Handhabung sein und eine hohe Intra- und Interoberserver-Reproduzierbarkeit aufweisen. Zurzeit gibt es kein Klassifikationssystem für den Femurschaft, das alle Anforderungen erfüllt. Daher müssen mehrere zur Verfügung stehende Klassifikationen herangezogen werden. Neben der rein knöchernmorphologischen Klassifikation ist eine Einordnung des Weichteilschadens und der Gesamtverletzungsschwere für die Femurschaftfraktur unabdingbar.

9.4.1 Frakturklassifikationen

Die Frakturklassifikation der Arbeitsgemeinschaft für Osteosynthese (AO) ist auch bei der Femurschaftfraktur etabliert (Müller et al. 1990). Die Orthopaedic Trauma Association (OTA 1996) hat dieses Klassifikationssystem übernommen und als bindend für Studien und Publikationen unter ihrem Dach erklärt. Die AO-Klassifikation benutzt einen alphanumerischen Code. Das Prinzip der Klassifizierung ist für alle langen Röhrenknochen ähnlich und somit universell anwendbar. Der Code für alle Femurschaftfrakturen beginnt mit 32-, wobei die 3 für das Femur und die 2 für den Schaft steht. Der Femurschaft beginnt in der AO-Klassifikation distal der Transversalen am Unterrand des Trochanter minor und endet am Übergang zur Metaphyse. Dieser Übergang wird mit der Quadratregel festgelegt. Die Kondylenbreite bestimmt die Ausdehnung der Metaphyse nach proximal (Abb. 9.5). Für die Lokalisationszuordnung ist das Frakturzentrum ausschlaggebend. Dieses ist bei einfachen Frakturen leicht zu bestimmen. Bei Keilfrakturen befindet sich das Zentrum auf Höhe des breitesten Keilanteils, also der auf Höhe der Spitze des Keils. Bei komplexen Frakturen kann das Frakturzentrum häufig erst nach Reposition festgelegt werden. Schaftfrakturen mit dislozierter intraartikulärer Frakturkomponente werden als Gelenkfrakturen klassifiziert. Handelt es sich um eine nichtdislozierte intraartikuläre Frakturkomponente, wird die Fraktur als diaphysär oder metaphysär

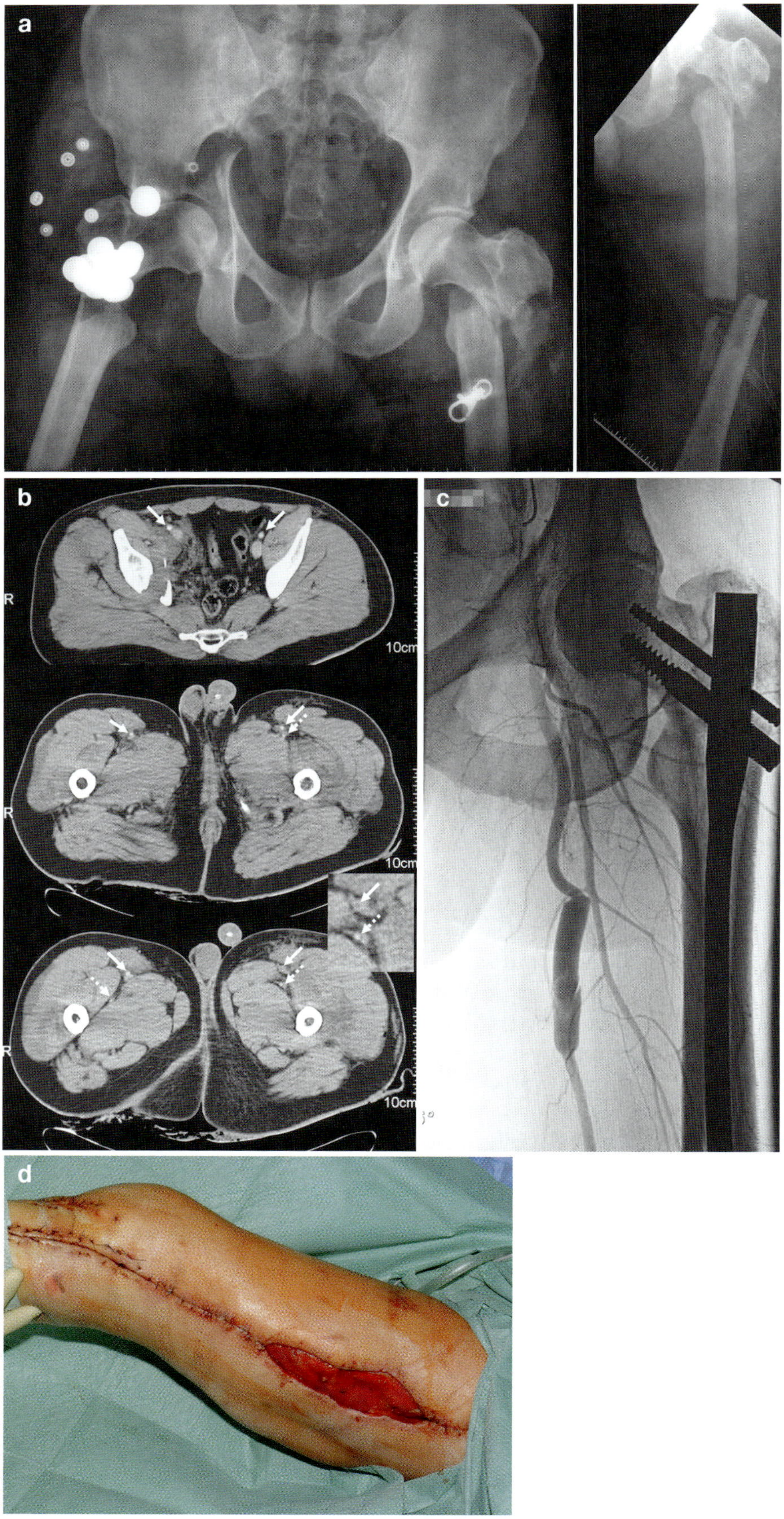

Abb. 9.4 Polytraumatisierter Patient mit bilateralen Lungenkontusionen, Azetabulumfraktur rechts, Oberschenkelfrakturen beidseits, Unterschenkelfraktur links. **a** Zweietagenoberschenkelfraktur links (AO 31-A3.2, 32-B2.2). **b** *Oben:* Darstellung einer Verletzung der linken A. femoralis superficialis. Darstellung der A. femoralis communis. *Mitte:* linksseitig Aufzweigung in A. femoralis superficialis (*durchgehender Pfeil*) und A. femoralis profunda (*gestrichelter Pfeil*). *Unten:* Darstellung A. femoralis superficialis und profunda rechts, linksseitiger Abbruch der A. femoralis superficialis (s. auch Vergrößerung). **c** Angiographie nach Rekonstruktion der A. femoralis superficialis. **d** sukzessiver Verschluss der Haut nach Spaltung eines Kompartmentsyndroms des linken Oberschenkels

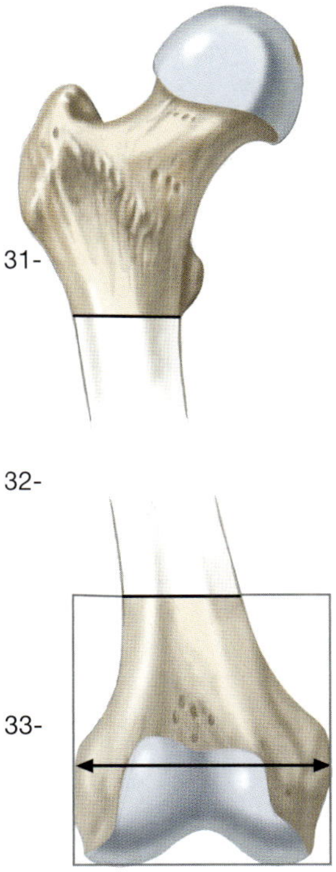

Abb. 9.5 Definition des Schaftanteils am Femur nach der AO-Klassifikations

angesehen. Das Frakturzentrum wird hier, wie bereits beschrieben, zur Lokalisationsbestimmung genutzt. Stehen die Schaftfraktur und die intraartikuläre Fraktur in keinem Zusammenhang, werden beide Frakturen separat klassifiziert. Nach der Lokalisationskodierung erfolgt die alphabetische Zuordnung in die Typen A, B und C (Abb. 9.6). Typ A bezeichnet die „einfache" Zweiteilefraktur. Gelegentlich sind bei diesen Frakturen kleinere Fragmente ausgesprengt. Solange über 90 % der Kortikalisoberfläche intakt sind, werden diese als einfache Fraktur, sprich Typ A, klassifiziert. Typ B und C sind Mehrfragmentfrakturen. Keilfrakturen werden als Typ B klassifiziert. Die Wiederherstellung des (partiellen) Kontakts zwischen den Hauptfragmenten nach Reposition ist charakteristisch. Typ-C-Frakturen weisen nach Reposition keinen Kontakt zwischen den Hauptfragmenten auf. Alle 3 Frakturtypen werden in je 3 Gruppen eingeteilt (s. Abb. 9.6). A1 ist der einfache Spiralbruch, A2 der Schrägbruch und A3 der Querbruch. Ein Frakturwinkel ≥30° führt zum Typ A2, ein Frakturwinkel <30° zum Typ A3. Bei den Keilfrakturen bezeichnet B1 den Spiralkeil, B2 den Biegungskeil und B3 den frakturierten Keil. C1 klassifiziert den Spiralbruch mit mindestens zwei Zwischenfragmenten, wobei definitionsgemäß die Hauptfragmente nach Reposition keinen Kontakt aufweisen dürfen. Die Gruppe C2 beinhaltet die klassischen Mehretagenfrakturen. C3 ist der irreguläre Mehrteilebruch. Die Klassifikation sieht noch eine Subgruppierung vor. Bei den Typen A und B wird hier die Frakturlokalisation innerhalb des Schafts näher eingegrenzt. Die Subgruppe .1 weist auf eine subtrochantäre Lokalisation hin. Das Zentrum einer subtrochantären Fraktur liegt per Definition zwischen der Abgrenzung zum proximalen Segment und einer gedachten Parallelen 3 cm distal hierzu. Die Subgruppen .2 und .3 bezeichnen eine Lage im mittleren bzw. distalen Schaftbereich. Die Subgruppierung bei den Typ-C-Frakturen erfolgt nicht aufgrund der Lokalisation, sondern aufgrund der Morphologie. Femurschaftfrakturen, die keinem Typ zugeordnet werden können, werden mit 32-D1 klassifiziert. Hier ist eine genaue Beschreibung der Frakturmorphologie notwendig. In einer Studie aus den frühen Neunzigern kurz nach Einführung der Klassifikation wurde lediglich ein Drittel der Frakturen korrekt klassifiziert (Johnstone et al. 1993). In einer neueren Studie konnte eine substantielle Interobserver-Reliabilität für den Frakturtyp gefunden werden. Bezüglich der Gruppe und Untergruppe konnte jedoch lediglich eine mäßige Interobserver-Reliabilität nachgewiesen werden. Signifikant schlechter waren die Reliabilitäten für Schussverletzungen (Shepherd et al. 2003).

▶ Es muss festgehalten werden, dass die AO-Klassifikation weitestgehend auf der operativen Frakturversorgung mit der Plattenosteosynthese basiert. Eine Evaluation der Klassifikation mit minimal-invasiven Stabilisierungsverfahren existiert nicht. Der prädiktive Wert der AO-Klassifikation ist daher fraglich. Nichtsdestotrotz erscheint die Klassifikation für die Dokumentation von Frakturen sinnvoll.

Vor allem im amerikanischen Sprachraum wurde über Jahre die Klassifikation der Femurschaftfrakturen nach Winquist und Hansen (1980) gebraucht (Abb. 9.7). Diese richtet sich mit aufsteigendem Grad nach dem Ausmaß der knöchernen Zertrümmerung. Typ-I-Frakturen zeigen keine oder lediglich eine geringe Zertrümmerung. Sie entsprechen im Wesentlichen den Typ-A-Frakturen nach der AO-Klassifikation. Typ-II-Frakturen haben eine moderate Trümmerzone, jedoch mindestens 50 % kortikale Kontaktfläche der Hauptfragmente. Beim Typ III liegt diese Kontaktfläche unter 50 %. Typ II und III entsprechen dem Frakturtyp B der

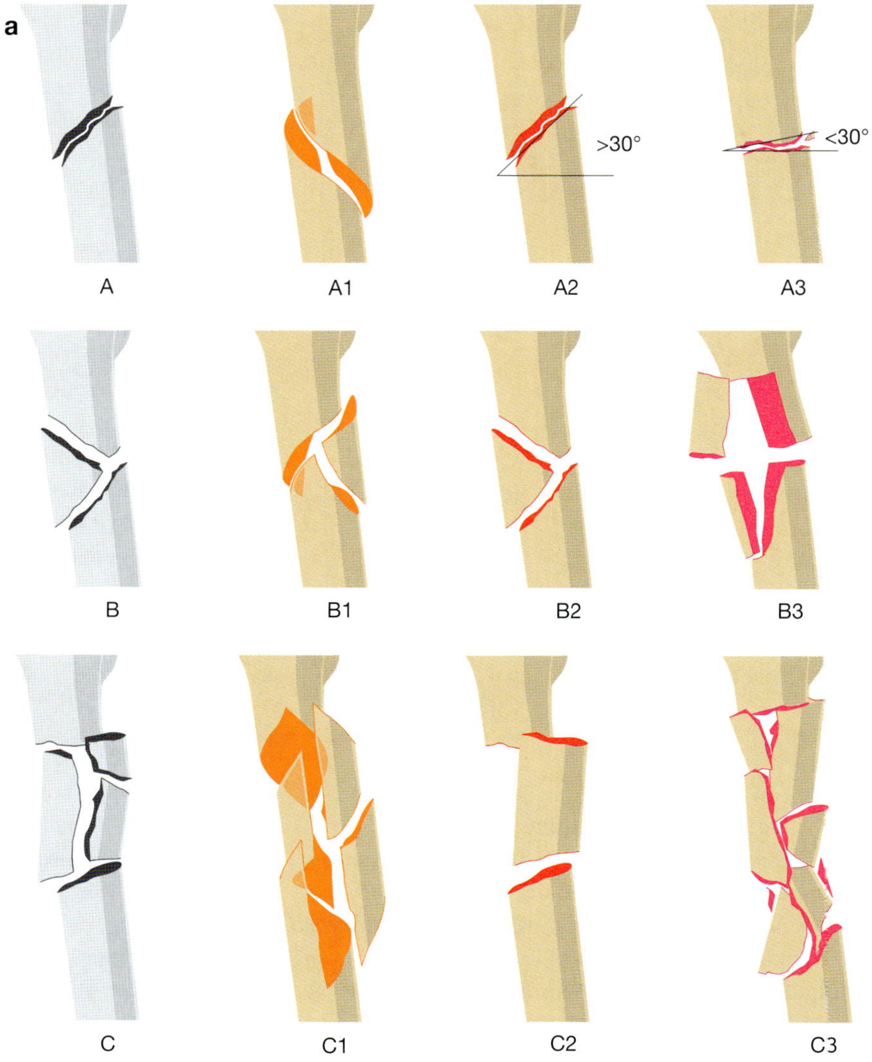

Abb. 9.6 AO-Klassifikation für Frakturen des Femurschaftes. **a** Gruppen: *A* Einfache Fraktur, *A1* spiral, *A2* schräg (≥30°), *A3* quer (<30°), *B* Keifraktur, *B1* Drehkeil, *B2* Biegungskeil, *B3* Mehrfragmentkeil. *C* Komplexe Frakturen, *C1* Spiraltrümmerfraktur, *C2* Segmentfraktur, *C3* Irreguläre Trümmerfraktur. **b** Subgruppen: Für Frakturtyp A und B ergeben sich folgende Untergruppen (ohne Abbildung): 32-XY.1: subtrochantäre Zone, 32-XY.2: mittlere Zone, 32.XY.3: distale Zone. Subgruppen der C-Frakturen: *C1* Spiraltrümmerfraktur, *C1.1* 2 Intermediärfragmente, *C1.2* 3 Intermediärfragmente, *C1.3* mehr als 3 Intermediärfragmente, *C2* Segmentfraktur, *C2.1* 1 Zwischensegment, *C2.2* 1 Zwischensegment + Keilfraktur, *C2.3* 2 Zwischensegmente, *C3* irreguläre Trümmerfraktur, *C3.1* 2 oder 3 Intermediärfragmente, *C3.2* <5 cm Trümmerzone, *C3.3* ≥5 cm Trümmerzone

AO-Klassifikation. Typ IV ist die echte Trümmerfraktur, die keinen Kontakt der Hauptfragmente aufweist.

9.4.2 Weichteilschaden

Für den Weichteilschaden ist sowohl für offene und als auch geschlossene Frakturen eine Reihe an Klassifikationen vorgeschlagen. Etabliert ist für die geschlossenen Frakturen die Klassifikation nach Tscherne (Oestern und Tscherne 1984) und für die offenen Frakturen nach Gustilo mit ihrer Erweiterung für die offenen Frakturen vom Typ 3 (Gustilo et al. 1984; Gustilo und Anderson 1976). Des Weiteren existiert eine überarbeitete Weichteilklassifikation von Tscherne (Regel et al. 1997). Diese beinhaltet 4 Gruppen für die geschlossenen Frakturen und 5 Gruppen für die offenen Frakturen. Die Weichteilschäden OII und OIIIa nach Gustilo sind hier zu einer gemeinsamen Gruppe zusammengelegt, was aus klinischer Erfahrung sicherlich sinnvoll erscheint (Seekamp et al. 2001; Court-Brown 2004; Court-Brown et al. 1991). Die Klassifikation hat bisher jedoch keine Verbreitung gefunden. Von der AO wird ebenfalls eine eigne Klassifikation des Weichteilschadens proklamiert, welche 5 Typen geschlossener und 4 Typen offener Frakturen differenziert (Suedkamp 2000).

Ein Vorschlag zur Klassifikation des Weichteilschadens bei Schussverletzungen des Femurschafts wurde von Long et al. (2003) gemacht. Die Eingrenzung des

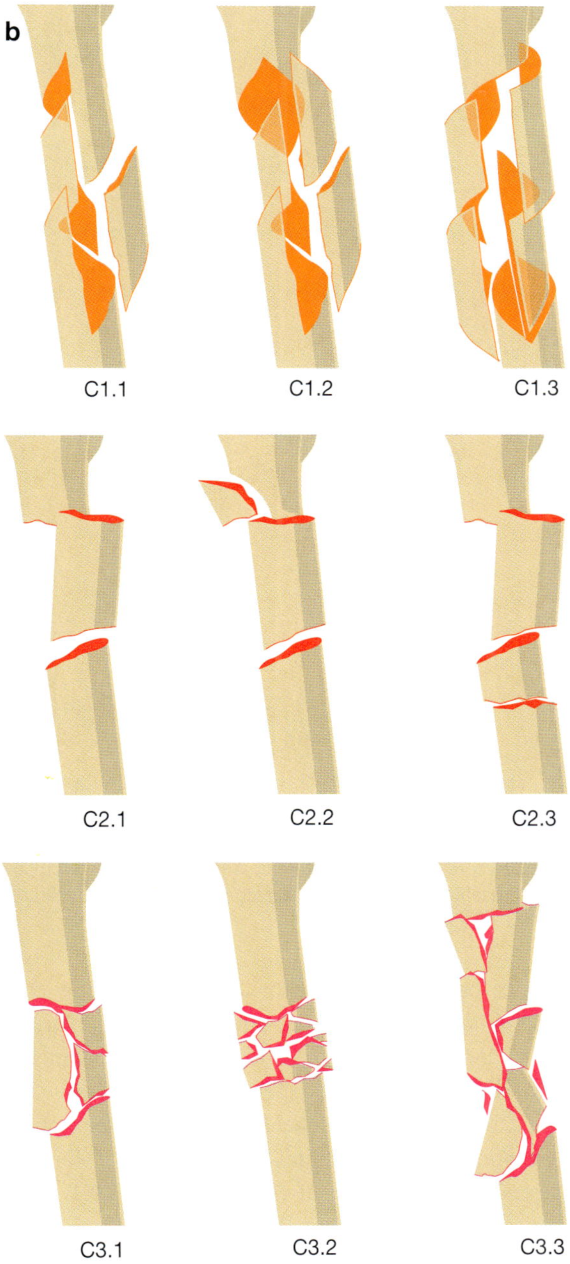

Abb. 9.6 (Fortsetzung)

Schafts ist hier identisch zur AO-Klassifikation. Es existieren 3 Grade:

- Grad 1 entsteht durch einen niederenergetischen Schuss. Es findet sich ein kleiner (<2 cm) Eintritt und Austritt. Die Wundexploration zeigt kein nekrotisches Gewebe. Im Röntgenbild findet sich kein Defekt eines Knochensegments.
- Grad 2 hat einen Ein- und Austritt unter 5 cm. Auf dem Nativröntgenbild sind Zeichen einer Verletzung der tiefen Weichteilstrukturen erkennbar. Die Weichteile sind von Luft, Knochenfragmenten und Geschossresten durchsetzt.
- Grad-3-Verletzungen sind charakterisiert durch nekrotische Muskulatur und/ oder einen Ein- und Austritt >5 cm.

9.4.3 Osteoporose

Schaftfrakturen im osteoporotischen Knochen stellen ein steigendes Problem dar. Der osteoporotische Schaft ist durch einen erweiterten Markraum bei gleichzeitig ausgedünnter Kortikalis charakterisiert. Sowohl für die extramedullären als auch intramedullären Stabilisierungsverfahren bei osteoporotischem Knochen existieren spezielle Techniken und Empfehlungen. Wünschenswert wäre eine Klassifikation, die, basierend auf der konventionellen radiologischen Bildgebung, eine Quantifizierung der Osteoporose erlaubt und eine Entscheidungshilfe für die Therapie bietet. Eine derartige Klassifikation existiert bis dato leider nicht. Am weitesten verbreitet am Femur ist die Klassifikation nach Singh, die sich an der Trabelstruktur des proximalen Femurs orientiert (Singh et al. 1970). Die Intra- und Interobserver-Reliabilität ist jedoch gering (Koot et al. 1996). Eine Korrelation mit der Knochendichtemessung und histomorphologischen Untersuchungen besteht nicht (Hubsch et al. 1992; Koot et al. 1996).

Bei der Behandlungsstrategie von Femurschaftfrakturen spielen Begleitverletzungen eine bedeutende Rolle. Im deutschen Sprachraum fand der Hannoveraner Polytraumaschlüssel (PTS) nach Oestern über Jahre weite Verbreitung (Oestern 1997; Oestern et al. 1985). Er beinhaltet vier Schweregrade und dient zur Abschätzung der Letalität. Der PTS ist ein anatomisch orientierter Score mit differenzierter Bewertung des Patientenalters. Alle Verletzungen werden aufaddiert. Trotz seines prädiktiven Wertes und seiner Einfachheit hat er international keine Anerkennung gefunden.

International hat sich der Injury Severity Score (ISS) zur Einschätzung der Verletzungsschwere etabliert (Baker et al. 1974). Der ISS wurde im Jahr 1997 modifiziert, um seine Anwendung leichter und präziser zu gestalten (Osler et al. 1997). Dem ISS liegt die organspezifische Verletzungsschwere des so genannten AIS (Abbreviated Injury Scale) zugrunde. Alle Einzelverletzungen können einem von sechs

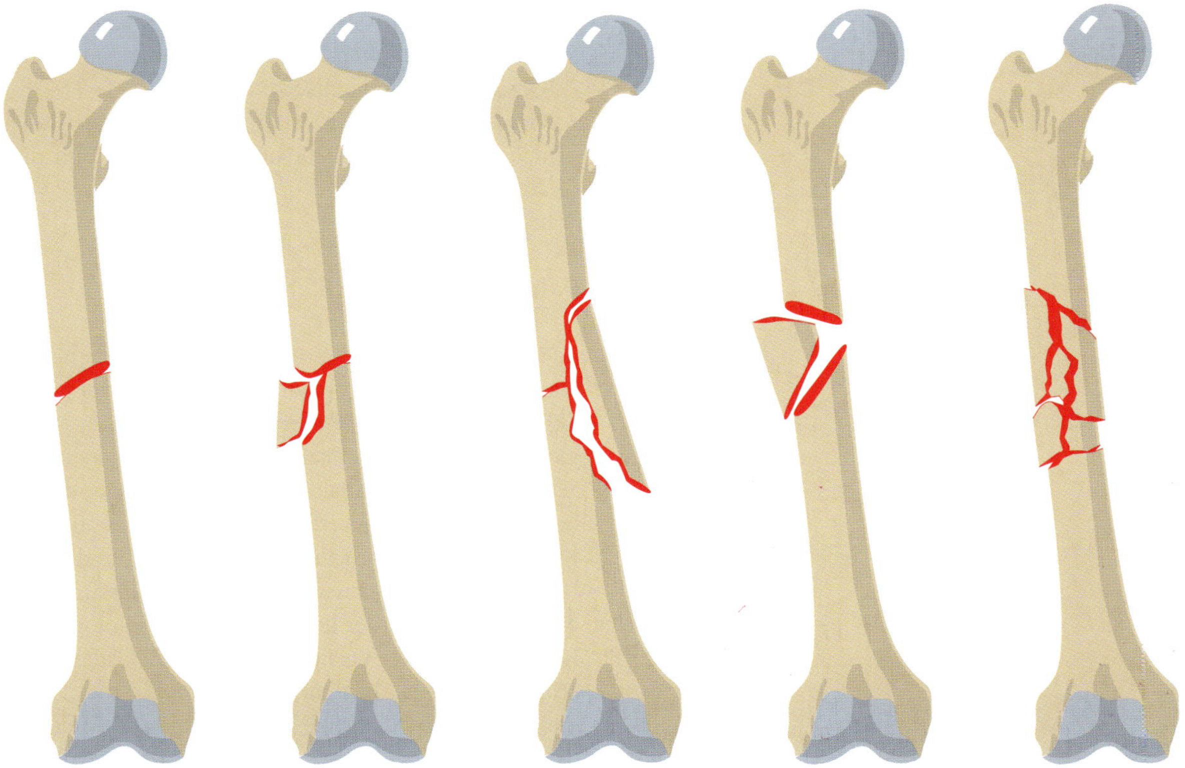

Abb. 9.7 Winquist-Klassifikation zur Einteilung des Trümmergrades bei Frakturen des Femurschafts: *Grad 0:* keine Trümmerzone, *Grad 1:* kleines Keil- oder Trümmerfragment, mindestens 50 % kortikale Kontaktfläche, *Grad 2:* großes Keil oder Trümmersegment, mindestens 50 % kortikale Kontaktfläche, *Grad 3:* großes Keil oder Trümmersegment, weniger als 50 % kortikale Kontaktfläche, *Grad 4:* Trümmersegment, das den kortikalen Kontakt komplett aufhebt

Schweregraden zugeordnet werden. Aus der Summe der Quadrate der höchsten AIS-Schweregrade der drei am schwersten betroffenen Körperregionen (Kopf und Hals, Gesicht, Thorax, Abdomen, knöchernes Becken und Extremitäten, Körperoberfläche) errechnet sich der $ISS = AIS_1^2 + AIS_2^2 + AIS_3^2$. Zur Therapieentscheidung bei der Femurschaftfraktur wird bei gleichzeitigem Thoraxtrauma gelegentlich auch nur der AIS herangezogen. Der AIS für das Thoraxtrauma ist dann wichtiger für den Therapieentscheid als der ISS. Dies gilt besonders bei Verletzungen mit hohem AIS Thorax, aber niedrigem ISS. Zur Einordnung des Schädelhirntraumas im Zusammenhang mit der Femurfraktur wird weiterhin überwiegend der Glasgow Coma Scale (GCS) herangezogen (Teasdale und Jennett 1974).

9.4.4 Extremitätenerhalt

Eine Schwierigkeit im Rahmen von Extremitätenverletzungen mit ausgedehntem Weichteil- und Knochenschaden besteht weiterhin in der Entscheidung zum Extremitätenerhalt oder zur Amputation. Eine Amputation kann grade für den Mehrfachverletzten zum Teil lebensrettend sein. Es existieren mehrere Scores, die dem Chirurgen als Entscheidungshilfe dienen sollen. International am bekanntest ist wohl der Mangled Extremity Severity Score (MESS, s. Tab. 9.1; Helfet et al. 1990). Bei einer Punktzahl >7 sei mit einer 100 %-Wahrscheinlichkeit eine Amputation indiziert. Der MESS wurde von McNamara noch um den Nervenschaden und eine differenzierte Beurteilung des Knochen- und Weichteilschadens zum NISSA-Score erweitert (Nerve Injury, Ischemia, Soft-Tissue Injury, Skeletal Injury, Shock und Age; McNamara et al. 1994). Weitere Scores sind der Predictive Salvage Index (PSI; Howe et al. 1987) und der Limb Salvage Index (LSI; Russell et al. 1991). Allen genannten Scores ist gemein, dass sie lediglich für Verletzungen der unteren Extremität und hier vor allem der Tibia validiert worden sind. Eines der ersten Scoring-Systeme ist der Hannover Fracture Scale (HFS) aus dem

Tab. 9.1 Mangled Extremity Severity Score (MESS)

		Punkte
A-Frakturen	1° Weichteilschaden	1
B-Frakturen	2° Weichteilschaden	2
C-Frakturen	3° Weichteilschaden	3
Amputationsverletzungen		4
Ischämie		
Puls tastbar		0
Puls nicht tastbar bei normalem Kapillarpuls		1*
Kein Puls im Doppler, Kapillarrefill >3 s, inkomplette Parese		2*
Kein Puls, kalte Extremität, komplatte Parese		3*
Kreislauf:		
Systolischer Druck ständig >90 mmHg		0
Zeitweise Hypotonie		1
Anhaltende Hypotonie		2
Alter (Jahre):		
<30		0
30–50		1
>50		2
Gesamt-Score von 7 oder mehr 100 % prädiktiv für Amputation *Doppelt, bei Ischämie >6 h		

Jahr 1983, der 1998 zum HFS-98 modifiziert wurde. Er ist für Verletzungen im Bereich aller Extremitäten entwickelt und validiert. Im eigenen Krankengut zeigte sich eine Sensitivität von 82 % bei einer Spezifität von 99 % im Hinblick auf die Vorhersage einer primären Amputation (Seekamp et al. 2001). Eine Evaluierung aller genannten Scores am Krankengut der LEAP-Study (Lower Extremity Assessment Project) zeigte jedoch, dass eine niedrige Sensitivität zur Entscheidung für eine Amputation vorliegt (Bosse et al. 2001). Die Autoren weisen darauf hin, dass die Scores zwar geeignet erscheinen, den Extremitätenerhalt anzuzeigen, Scores im Bereich des Cut-offs oder darüber jedoch vorsichtig benutzt werden sollten. Als alleinige Entscheidungsbegründung erscheinen die Scores fraglich. Der Spruch „Life before limb" hat weiterhin Geltung. Es sollte jedoch berücksichtigt werden, dass Amputationen oberhalb der Tibia zu einem funktionell deutlich schlechteren Ergebnis führen (MacKenzie et al. 2004).

▶ Beachte

- In der Klassifizierung des Weichteilschadens finden die Einteilung nach Tscherne für die geschlossenen Frakturen und die erweiterte Einteilung nach Gustilo die weiteste Akzeptanz. Die Interobserver-Reliabilität ist jedoch gering.
- Die Klassifizierung der Fraktur sollte entsprechend den Empfehlungen der AO erfolgen. Diese sind von der OTA übernommen worden.
- Die Einschätzung des Verletzungsschwere sollte nach dem ISS bzw. AIS erfolgen.
- Der MESS-Score stellt die wichtigste Entscheidungshilfe für den Extremitätenerhalt dar. Er ist jedoch bei der Indikation zur Amputation mit einer gewissen Vorsicht zu betrachten.

9.5 Konservative Therapie

M. Skutek

Vor der Einführung der internen Osteosynthese stellte die konservative Therapie der Femurschaftfraktur durch Extension die Standardbehandlung dieser schweren Verletzung dar (Böhler 1954; Sarmiento und Latta 1981). Auch heute noch findet die konservative Frakturbehandlung in Ländern mit schwacher medizinischer Infrastruktur und geringen finanziellen Ressourcen Anwendung (Cho et al. 1997; Mandrella 2002).

9.5.1 Indikation

Durch ständig verfügbare operative Versorgungsmöglichkeiten ist die Indikation zur konservativen Behandlung von Femurschaftfrakturen beim Erwachsenen (32 A1-C3, AO-Klassifikation) hierzulande nur noch ausnahmsweise gegeben (Charnley 1968; Sarmiento und Latta 1981). Die erforderliche mehrwöchige Extensionsbehandlung und die sich ggf. anschließende Ruhigstellung im unkomfortablen Becken-Bein-Gips/Brace stellt für den Patienten neben einem hohen Komplikationspotential (s. unten) ein sehr belastendes Verfahren dar. Aufgrund der erhöhten Mortalität und Morbidität (Fakhry et al. 1994) kann die konservative Therapie nur bei klaren allgemeinen Kontraindikationen für Anästhesie und Operation vertreten werden. Femurschaftfrakturen, die primär nicht operativ versorgt werden können, stellen eine Indikation zur Extensionsbehandlung dar. Diese erfolgt nach den

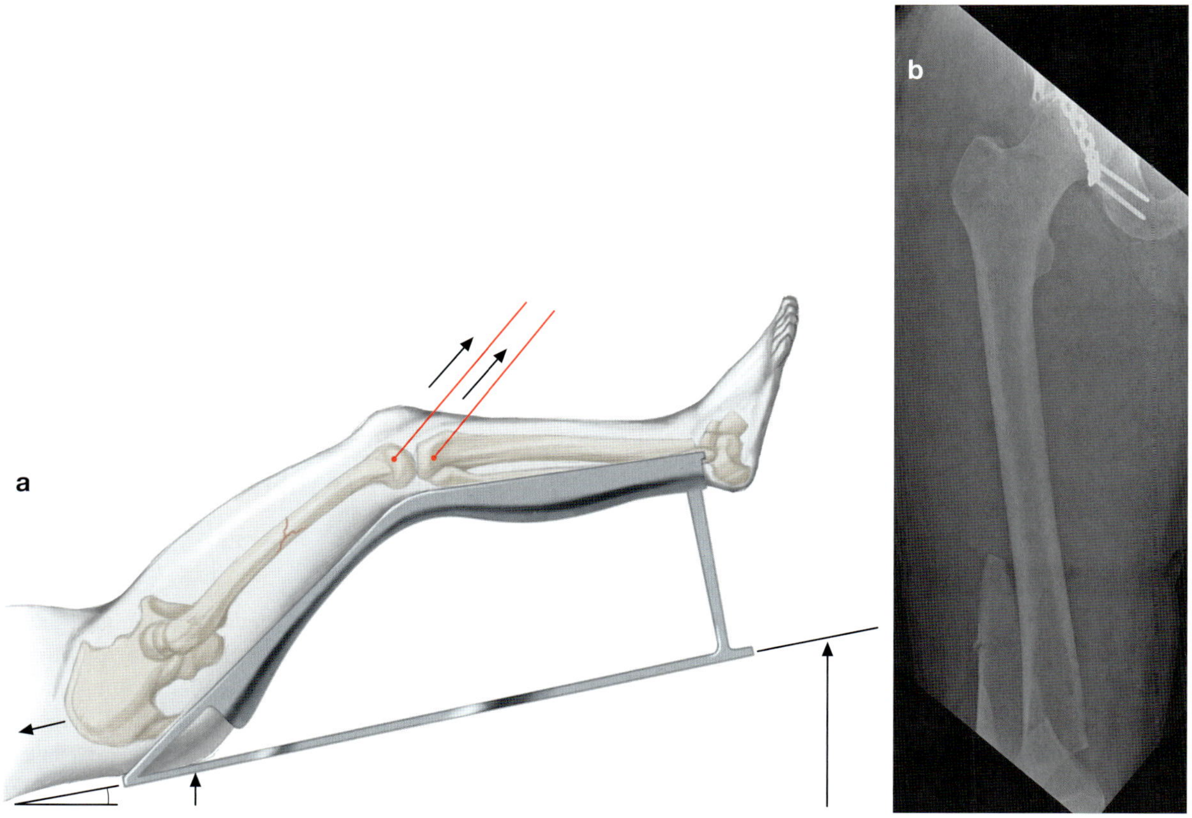

Abb. 9.8 **a** Schematische Darstellung einer Extensionsbehandlung bei Femurschaftfraktur. Alternativ sind eine suprakondyläre und eine Tibiakopfextension dargestellt. Wichtig ist, durch Schrägstellung des Bettes einen Gegenzug durch das Körpergewicht zu erreichen. Eine Abstützung des distalen Anteils (z. B. Fußbrett) muss unterbleiben, da sonst kein Zug auftritt. Die Zugrichtung des Seiles muss in Ausrichtung auf den Schaft erfolgen. **b** Iatrogene Fraktur nach Extensionsbehandlung. Patient mit Azetabulumfraktur, dem bei luxierter hinterer Pfeilerfraktur zunächst eine Femurextension angelegt wurde. Beachte den diaphysären Sitz des Steinmann-Pins (*Pfeil*). Die Fraktur ereignete sich 7 Tage nach Entfernung der Extension

gleichen Prinzipien, als wolle man die Fraktur konservativ ausbehandeln.

9.5.2 Extensionsbehandlung

Die Extensionsbehandlung nach Böhler (Böhler 1954; Charnley 1968) entspricht einer Dauerzugbehandlung bis zur knöchernen Konsolidierung (ca. 8–16 Wochen, Abb. 9.8). Durch den Zug des M. iliopsoas und der Glutealmuskulatur neigt das proximale Fragment zur Abduktion und Flexion. Die Extension am peripheren Hauptfragment (Tibiakopf/distales Femur s. unten) soll diese dislozierenden Muskelkräfte neutralisieren und damit das Repositionsergebnis halten bzw. bestehende Fehlstellungen durch Dauerzug korrigieren. Das frakturierte Bein wird auf einer verstellbaren Lagerungsschiene positioniert und das Extensionsbett am Fußende hochgestellt, damit das Patientengewicht als Gegenzug wirken kann. Die Ausrichtung der Schiene erfolgt anhand der Stellung des proximalen Fragments. Das Extensionsgewicht beträgt in der Regel 1/10 des Patientengewichts. Nach 3–4 Wochen wird der Extensionsnagel in das distale Femur umgesetzt, zusätzlich wird das Extensionsgewicht um 1 kg reduziert (Böhler 1954). Das nichtextendierte Bein wird zur Spitzfußprophylaxe gegen ein Polster gelagert (Tscherne und Trentz 1986). Neben einer Korrektur der Verkürzung gelingt in geringerem Umfang auch eine Achsen- und Rotationskorrektur durch entsprechende Lagerung. Eine tägliche Kontrolle der Extensionsanordnung und kurzfristige radiologische Verlaufskontrollen sind erforderlich. Zur Prophylaxe von Muskelatrophien und Bewegungseinschränkungen wurde die reine Extensionsbehandlung mehrfach modifiziert. Von einigen Autoren wird über gute

Tab. 9.2 Ergebnisse nach nichtoperativer Therapie bei Femurschaftfraktur

	Hardy (1983)	Sarmiento (1981)	Buxton (1981)
Therapie	Extension/Brace	Extension/Brace	Extension
Frakturen [n]	108	245	50
Infektionen [%]	27 (Druckulzera)	k. A.	36 (Pin-Infektionen)
Heilung [Wochen]	10–24	11–24	12–28
Varus/Valgus > 15° [%]	0	13	4
Bewegungseinschränkung	Ja	Ja	ja
Verkürzung > 2 cm [%]	12	20	6

Ergebnisse mit einer Traktionsbehandlung berichtet, bei der eine Bewegungstherapie bei liegender Extension durchgeführt wird (Tab. 9.2; Buxton 1981; Mandrella 2002).

Das Anbringen des Steinmann-Nagels (4 mm Stärke, 18 cm Länge) erfolgt nach Lagerung auf der Schiene in Lokalanästhesie im Bereich der Tuberositas tibiae (spongiöser Knochen). Kontraindikationen hierfür sind Bandverletzungen des ipsilateralen Kniegelenks sowie Verletzungen bei Kindern (Störung der Wachstumsfuge). Der Nagel wird zum Schutz des N. peronaeus von lateral nach medial über eine Stichinzision eingeschlagen. Erfolgt aus o. g. Gründen die Anlage des Extensionsnagels am distalen Femur, so wird der Nagel zum Schutz der A. femoralis von medial nach lateral eingebracht. Das Knie wird dazu gebeugt, um die Kollateralbänder nicht zu fixieren. Der Eintrittspunkt ist etwas oberhalb des Tuberculum adductorium, am Übergang der Dia- zur Metaphyse.

Bei den distalen Femurfrakturen kann es durch den Muskelzug des M. gastrocnemius zu einer Dislokation des distalen Fragments nach dorsal kommen. Die Retention durch alleinige Extension ist schwierig. Aufgrund des Verletzungspotentials neurovaskulärer Strukturen durch das scharfkantige Fragment sollte primär auf ein anderes Retentionsverfahren ausgewichen werden (z. B. Fixateur externe), sofern keine definitive Versorgung möglich ist (Abb. 9.9; Tscherne und Trentz 1986; Howard und Makin 1990).

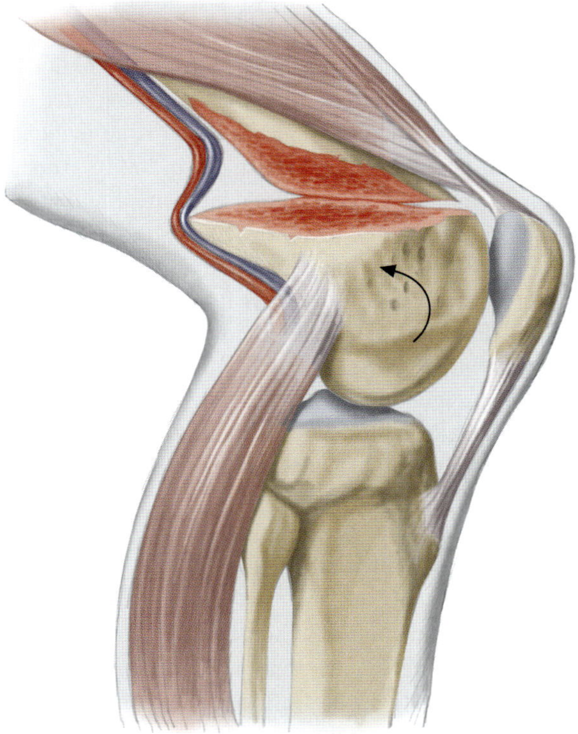

Abb. 9.9 Die Extensionsbehandlung bei distaler Femurfraktur birgt durch Zug der Gastrocnemiusmuskulatur das Risiko einer Kompromittierung der Gefäße

9.5.3 Funktionelle Therapie im Gips/Brace

Ein wesentliches Problem der Behandlung im Gips/Brace besteht in der sicheren Retention. Die erforderlichen Retentionskräfte nehmen zu, je weiter proximal die Fraktur liegt. Zudem erschwert der in diesem Bereich vielfach mächtige Weichteilmantel die sichere Ruhigstellung (Sarmiento und Latta 1981). Der zur Retention erforderliche Becken-Bein-Gips/Brace stellt für den Patienten vor dem Hintergrund der operativen Möglichkeiten ein sehr belastendes Verfahren dar. Die Gips-Brace-Anlage wird nach abgeklungener Schwellung und begonnener Frakturkonsolidierung etwa vier Wochen nach der Fraktur durchgeführt (Hardy 1983; Sarmiento 1972). Typische Komplikationen sind Varusfehlstellungen und Verkürzungen (Tab. 9.2). Deutliche Vorteile hinsichtlich der Frakturheilung und der Gelenkbeweglichkeit zeigten sich gegenüber der Extension nicht (Kuderna 1990; Sarmiento und Latta

1981). Sarmiento schließt, dass sich die funktionelle Brace-Behandlung für proximale Frakturen und Frakturen des mittleren Drittels nicht eignet (Sarmiento und Latta 1981).

9.5.4 Komplikationen

Häufige Komplikationen der konservativen Frakturbehandlung sind Rotationsfehler, fehlende Frakturkonsolidierung und Kontrakturen im Bereich des Kniegelenks (Hardy et al. 1979; Moulton et al. 1981). Fehlstellungen, die vielfach unter der frühfunktionellen Therapie auftreten, sind umso gravierender, da beim Adoleszenten im Gegensatz zum Kind jegliches Korrekturpotential fehlt (Maier et al. 2003). Weitere Komplikationen können durch infizierte Steinmann-Nägel oder durch Druckulzera entstehen. Wichtig ist eine sorgfältige Thromboembolie- und Pneumonieprophylaxe bei insgesamt erhöhtem Risiko (Buxton 1981). Durch die lang dauernde Immobilisation kommt es auch zu vermehrter Osteoporose und Muskelatrophie (Sarmiento und Latta 1981). Im Vergleich zu aktuellen Osteosyntheseverfahren ist die Mortalität und Morbidität deutlich erhöht (Fakhry et al. 1994).

9.5.5 Kontraindikationen

Kontraindikationen für die konservative Therapie sind offene Frakturen, ein manifestes oder drohendes Kompartmentsyndrom sowie Gefäßnervenschäden, da hier eine sichere Ruhigstellung der Fragmente erforderlich ist (Barr et al. 1987; Howard et al. 1990; Kluger et al. 1994). Ein vorhandener Traktionsnervenschaden, unzureichende Retention mit drohender Perforation, eine ipsilaterale Schenkelhalsfraktur sowie Pseudarthrosen stellen weitere Kontraindikationen dar (Alho 1996; Kline et al. 1998; Meggitt et al. 1981; Swiontkowski 1987). Die konservative Therapie periprothetischer Frakturen wird aufgrund des insgesamt hohen Komplikationsrisikos nicht mehr empfohlen (Somers et al. 1998).

▶ Beachte

- Die nichtoperative Therapie der Femurschaftfraktur des Erwachsenen stellt eine Ausnahme dar.
- Die Extensionsbehandlung hat als primäre Stabilisierungsmaßnahme noch ihren Stellenwert.

9.6 Operative Therapie

T. Gösling und C. Krettek

Unter den Möglichkeiten westlicher Industrienationen stellt die Oberschenkelschaftfraktur eine absolute Operationsindikation dar. Zahlreiche Studien haben den Vorteil der operativen Therapie hinsichtlich Morbidität, Mortalität und funktionellem Ergebnis herausgestellt (s. 9.2.1). Einzig die Ablehnung der Operation durch den Patienten rechtfertigt aus unserer Sicht beim ausgewachsenen Patienten noch ein nichtoperatives Therapieverfahren. Auch über die Dringlichkeit des Eingriffs herrscht Klarheit. Die Femurschaftfraktur ist eine Notfallindikation und gehört unverzüglich operativ stabilisiert. Eine verzögerte Frakturstabilisierung des Femurschafts geht mit einer erhöhten Morbidität, insbesondere im Bereich der Lunge, und längeren Krankenhausaufenthalten einher (Behrman et al. 1990; Bone et al. 1989; Charash et al. 1994; Seibel et al. 1985).

In Folgenden werden die wesentlichen Prinzipien und Vor- bzw. Nachteile einzelner operativer Stabilisierungsverfahren dargestellt, wobei das Hauptaugenmerk auf der intramedullären Stabilisierung liegt.

9.6.1 Fixateur externe

Der externe Fixateur ist eines der ältesten, operativen Stabilisierungsverfahren für Frakturen. Der Fixateur externe weist gegenüber allen anderen operativen Stabilisierungsverfahren einige Vorteile auf:

- Es findet sich kein verbindendes Implantat unterhalb der Weichteile.
- Die Fraktur ist vom Implantat bei korrekter Anwendung gänzlich unberührt.
- Implantatassozierte Infektionen (Pin-Infekt) sind auf einen sehr kleinen Bereich begrenzt.
- Der zusätzliche Weichteilschaden durch einen Fixatur externe ist minimal.
- Der Fixateur externe stellt das schnellste Operationsverfahren zur Stabilisierung einer Femurschaftfraktur dar.

Die Nachteile des Fixateur externe liegen im Tragekomfort für den Patienten, häufigen Pin-Infektionen und Steifigkeit der Gelenke durch schmerzhafte transmuskuläre Pins. Als Hauptnachteil wird jedoch die deutlich höhere Rate an Fehlstellungen und Frakturheilungsstörung gegenüber den anderen Techniken genannt.

Der Vorteil der schnellen Fixierung macht den Fixateur externe vor allem attraktiv bei der Notfallstabilisierung mehrfachverletzter und polytraumatisierter Patienten (s. unten, Sekundäre Verriegelungsnagelung). Hier wird der Fixateur als temporäres Implantat genutzt und im Verlauf gegen ein internes, definitiv stabilisierendes Implantat getauscht. Gleiches gilt für Gefäßverletzungen (s. unten, Offene Frakturen). Hier wird zum Schutz der Gefäßrekonstruktion vor dieser ein Fixateur angelegt.

Im Fall einer Kontamination bei offener Fraktur bietet der Fixateur den Vorteil der Stabilisierung ohne durch ein intern liegendes Implantat eine Verschleppung des Infekts herbeizuführen oder durch die Fremdkörperbesiedelung des Implantats zur Unterhaltung des Infekts.

9.6.1.1 Technik der Anlage eines Fixateur externe

Der Fixateur externe kann in jeder Lagerung angelegt werden. Am Femur müssen zumindest 5-mm-Pins ausgewählt werden. Selbstbohrende und selbstschneidende Pins zeigen eine um 20 % geringe Stabilität gegenüber bikortikalen Pins (Frigg et al. 2001), haben aber den Vorteil der Zeitersparnis. Die Anwendung eines Pinless-Fixateurs kommt am Femur nicht in Frage (Thomas et al 2000).

Wir bevorzugen den AO-Fixateur, dessen Technik hier beschrieben ist: Die Pins werden in senkrechter Ausrichtung auf das Femur mittig in den Schaft eingebracht. Es ist eine anteriore, eine anterolaterale oder eine laterale Lage möglich. Die anteriore Lage sollte möglichst vermieden werden, da hier die Durchtrennung der Weichteile die meisten Probleme bezüglich Schmerzen und Steifigkeit bietet. Wird der Tractus iliotibialis durchtrennt, ist eine Längsschlitzung notwendig, um eine Verschiebung des Traktus gegenüber den Pins bei Flexion und Extension des Beins zu gewährleisten. Die Pins sollten in sicherer Entfernung zur Fraktur eingebracht sein (Abb. 9.10), um einer möglichen Kontamination der Fraktur vorzubeugen. Sind die Pins nicht genau auf Linie mit der späteren Ausrichtung, ist es ratsam, die proximalen und distalen Pins über zwei gelenkige Backen zu verbinden, um so eine freie Manipulation in allen sechs Freiheitsgraden vorzuhalten (Abb. 9.11).

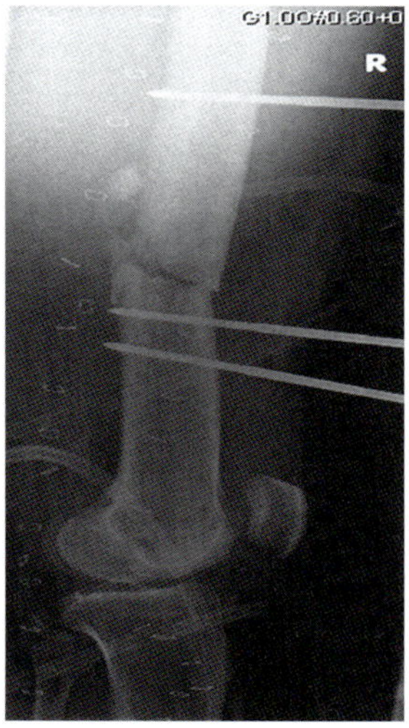

Abb. 9.10 Zu nahe Fixation der Pins an der Fraktur. Die Fixateur-Pins sind anteroposterior eingebracht. Die Empfehlung in unserer Klinik ist ein Mindestabstand von 2–3 cm zwischen Fraktur und Fixateur-Pin

Die Reposition sollte so anatomisch von der Achsausrichtung wie möglich sein. Eine leichte Überdistraktion erleichtert den sekundären, definitiven Eingriff (s. unten, Sekundäre Verriegelungsnagelung). Man sollte bei der Reposition bedenken, dass durch Komplikationen wie anhaltenden Infekt oder Inoperabilität aufgrund der Verletzungsschwere ggf. trotz initial anderer Intention die Fraktur im Fixateur ausbehandelt werden muss. Man sollte sich jedoch beim Schwerverletzten auch nicht zu lange mit der Reposition aufhalten, da diese auch auf der Intensivstation an den folgenden Tagen noch optimiert werden kann.

▶ Beachte
- Der Haupteinsatz des Fixateur externe bei der Schaftfraktur des Femurs ist die temporäre Stabilisierung.
- Nur in Ausnahmefällen wird im Fixateur externe die Oberschenkelfraktur ausbehandelt.

9.6.2 Plattenosteosynthese

9.6.2.1 Konventionelle Plattenosteosynthese

Im Jahr 1979 formulierte Danis drei Anforderungen an die interne Stabilisierung: Übungsstabilität, komplette Wiederherstellung der ursprünglichen Knochenform und direkte Knochenheilung ohne sichtbare Kallusbil-

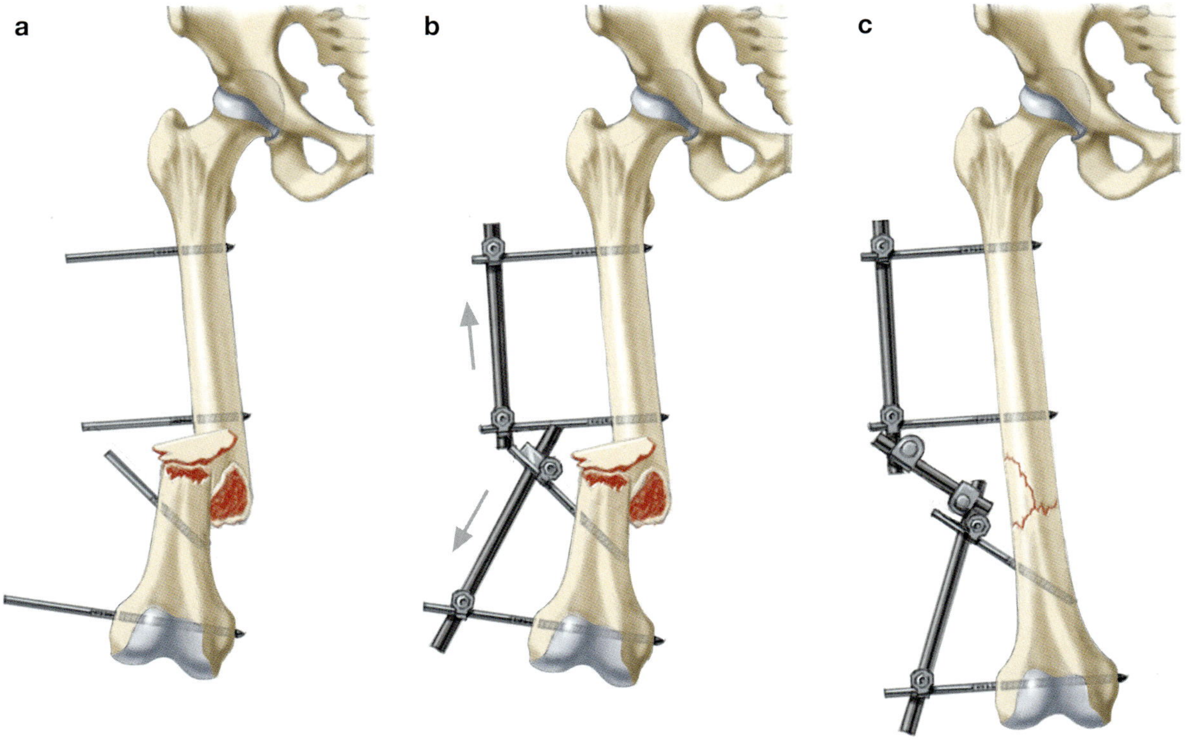

Abb. 9.11 Prinzip der doppelten Tube-to-tube-Fixierung. Diese ermöglicht das Bewegen der beiden fixierten Fragmente in allen sechs Freiheitsgraden. **a** Anbringen der Schanzschrauben im proximalen und distalen Fragment. Beachte, dass die Schrauben im Gegensatz zur Lösung mit einer Längsstange nicht in einer Ebene liegen sollen. **b** Anbringen der doppelten Tube-to-tube-Fixierung. Bei geöffneten Klemmen ist durch die Kombination der beiden Klemmen eine Manipulation in allen sechs Freiheitsgraden möglich. **c** Nach erfolgter Reposition können die Klemmen angezogen werden. Das Anbringen einer weiteren Stange ist optional, erhöht jedoch die Stabilität des Konstrukts

dung (Danis 1979). Letzteres ist durch interfragmentäre Kompression gegeben. Die Arbeitsgemeinschaft für Osteosynthesefragen nahm die Idee von Danis auf und formulierte ihre 4 Axiome (Allgower und Spiegel 1979):

1. anatomische Reposition,
2. absolute stabile Osteosynthese,
3. Gewebe- und knochenschonende Operationstechnik,
4. frühzeitige Übungsstabilität.

Die interfragmententäre Kompression mit absolut rigider Stabilität ist vielleicht das Grundprinzip der frühen AO-Technik gewesen. Das effektivste Implantat zur interfragmentären Kompression stellt die Zugschraube dar. Sie kann die fünffache Kompressionskraft im Vergleich zu einer reinen Plattenosteosynthese aufbringen (Perren und Buchanan 1993). Die maximale interfragmentäre Kompression wird erreicht, wenn die Zugschraube senkrecht zum Frakturspalt verläuft (Robert et al. 2003). Ab einer Abweichung von 22° kommt es zu einem Rutschen der Fragmente gegeneinander (Johner et al. 1983). Unter axialer Last haben Schrauben mit senkrechter Anordnung zur Schaftachse die geringste Verkürzungstendenz (Johner et al. 1983). Der optimale Winkel einer Zugschraube ergibt sich daher bei reiner Zugschraubenosteosynthese aus der Winkelhalbierenden zwischen Schaftasche und der Senkrechten zur Fraktur (Abb. 9.12; Müller et al. 1992). Die alleinige Zugschraubenosteosynthese kann am Femur zwar eine hohe interfragmentäre Kompression aufbringen, sie kann jedoch nicht die wirkenden Kräfte und Momente genügend neutralisieren. Aus diesem Grund ist bei der klassischen Osteosynthesetechnik am Femur das Anbringen einer Neutralisationsplatte unerlässlich. Am Femur werden 4,5-mm-Großfragmentplatten verwendet. Für die Zugschraube(n) können je nach Fragmentgröße 3,5-mm-Kleinfragmentschrauben oder aber Großfragmentschrauben genutzt werden. Kleinfragmentschrauben erzeugen eine höhere Kompression, weisen jedoch eine gerin-

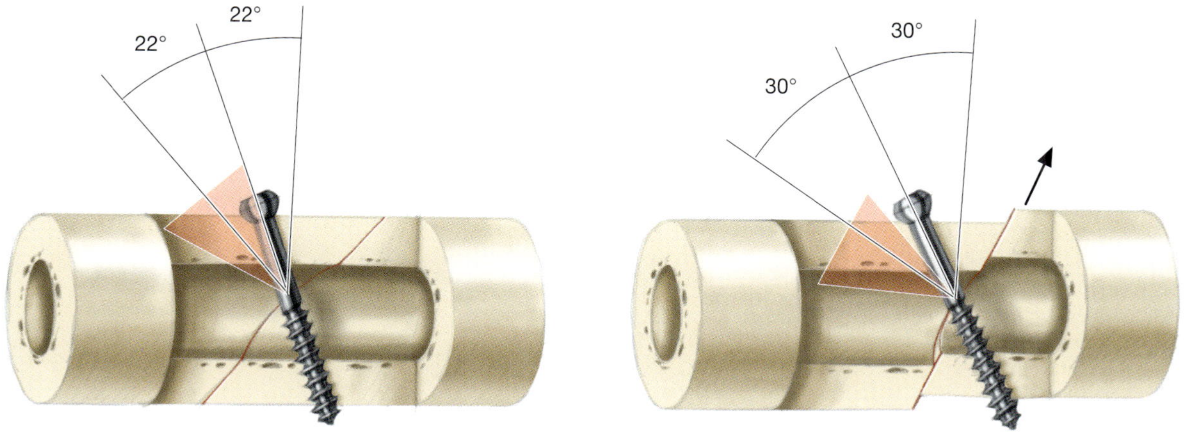

Abb. 9.12 Beziehung zwischen Frakturebene, Schraubenebene und Hauptbelastungsebene bei der Zugschraubenosteosynthese. Die hier gezeigt Situation gilt für die reine Zugschraubenosteosynthese bei der die Schraubenrichtung der Längsbelastung des Knochens und der Frakturebene Rechnung tragen muss (s. Text). Wird eine Neutralisationsplatte zusätzlich zur Zugschraube angebracht, ist lediglich die Frakturebene bezüglich des zu wählenden Schraubenwinkels zu beachten

gere Biegesteifigkeit auf (Breuing und Gotzen 1986; Perren et al. 2000).

Das Stabilisierungsprinzip der konventionellen Plattenosteosynthese beruht auf dem Kraftschluss. Eine Lockerung der Schrauben führt zu einer Abnahme des Kompressionsdruckes der Platte und somit zur Lockerung des gesamten Konstrukts. Durch die Kompression der Platte wird eine kortikale Porose als Zeichen der gestörten periostalen Durchblutung beobachtet (Klaue et al. 2000). Dieser Effekt wir durch die Limited Contact-Dynamic Compression Plate (LC-DCP) deutlich verringert, was der Heilung zugute kommt (Perren 1991). Die Standardplatte für den Femurschaft ist die breite 4,5-mm-LC-DCP. Am Femur müssen pro Hauptfragment 7 Kortices von Schrauben gefasst sein (Müller et al. 1992). Bei Osteoporose muss je nach „gefühltem" Schraubenhalt die Anzahl der Kortices angepasst werden.

Die Platte kann bei Verwendung einer Zugschraube als reine Neutralisationsplatte wirken. Kann aufgrund des Frakturverlaufs keine Zugschraube eingebracht werden, besteht die Möglichkeit, über die Platte durch einen Plattenspanner oder aber exzentrisches Bohren in den Gleitlöchern Kompression in axialer Richtung zu erzeugen. Dies ist bei kurzen Schrägfrakturen und Querfrakturen notwendig. Wird bei Schrägfrakturen Kompression über die Platte ausgelöst, ist die Reihenfolge der Fragmentstabilisierung wichtig (Abb. 9.13), um ein Gleiten der Fragmente gegeneinander zu vermeiden.

Der Femurschaft hat eine gerade Form. Trotzdem muss bei Verwendung einer Platte als Kompressionsplatte, eine Biegung erfolgen, um eine gleichmäßige Kompression über der Fraktur zu ermöglichen (Abb. 9.14).

Es wird dringend empfohlen, sich vor Durchführung einer Plattenosteosynthese eine genaue Zeichnung seiner Operation zu erstellen (Müller et al. 1992). Eine gute Planung beinhaltet zwei Ziele:

1. das gewünschte Resultat,
2. eine schrittweise Anleitung, wie man zu diesem Resultat gelangt.

Häufig bekommt man während der Planung erst ein richtiges Verständnis der Fraktur. In der Planung kann man die verschiedensten Schritte durchproben, bis man zum gewünschten Endergebnis gelangt. „Trial and Error" ist hier möglich. In der Planung wird die Position und Länge der Platte festegelegt. Ebenso die Lage der Zugschrauben und Plattenschrauben. Die von der AO empfohlene Planung basiert auf zwei orthogonalen Röntgenbildern der Extremität. Im Bereich des Schaftes ist in der Regel eine CT-Untersuchung nicht notwendig. Jedes Fragment, das für die Rekonstruktion benutzt wird, muss identifiziert und markiert werden. Durch die 2D-Darstellung des Röntgenbildes kommt es zu Überlagerungen. Hierdurch hat jedes Fragment einen filmnahen und filmfernen Rand. Beide Ränder müssen unterschiedlich umfahren werden (Abb. 9.15). Es existieren verschiedene Techniken der Planung. Große Fragmente können mittels Überlagerungstrans-

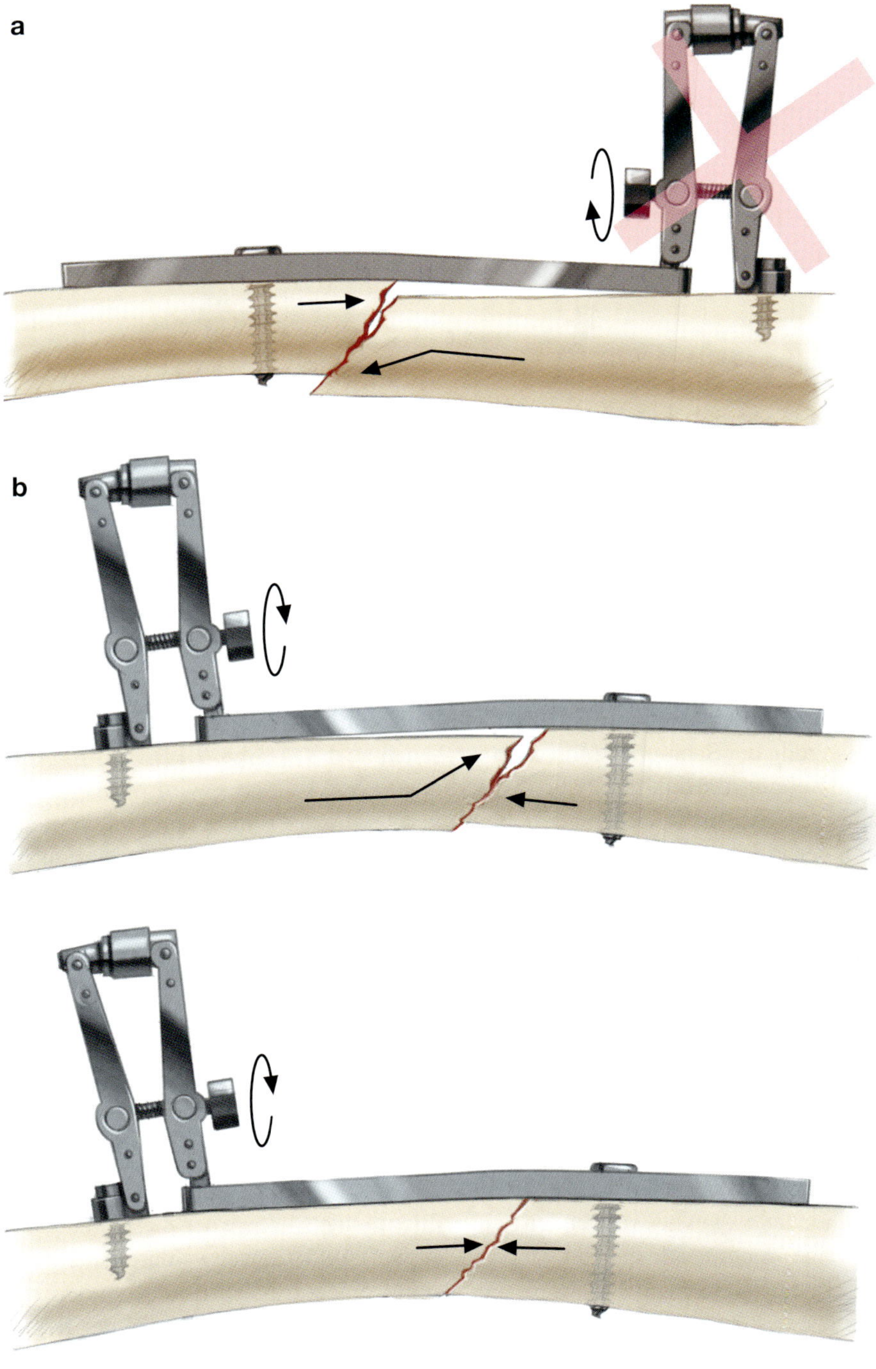

Abb. 9.13 Beim Ausüben von Kompression gilt für den Plattenspanner und das exzentrische Bohren das gleiche Prinzip bezüglich des „fixen" und des „komprimierenden" Fragments. **a** Wird die Kompression am „unterlappenden" Fragment ausgeübt, kommt es zu einem Übergleiten des fixen Fragments mit der Platte. **b** Bei richtiger Technik hakt sich das fixe Fragment unter der Platte ein

parenzfolien zueinander gefügt werden. Die Gegenseite kann als Schablone dienen (s. Abb. 9.15). Sind die Fragmente zueinander geordnet, kann nach Defekten gefahndet werden, die ggf. mit Spongiosa oder kortikalem Keil gefüllt werden können. Diese und die Platte mit allen Schrauben werden zum Ende der Planung aufgemalt. Die Planung am Computer mit unterstützender Software ist ebenfalls möglich (Abb. 9.16).

Der große Nachteil der konventionellen Plattenosteosynthese liegt in der großflächigen Freilegung der Fraktur. Als Zugang für die konventionelle Plattenosteosynthese wird der laterale Subvastus-Zugang

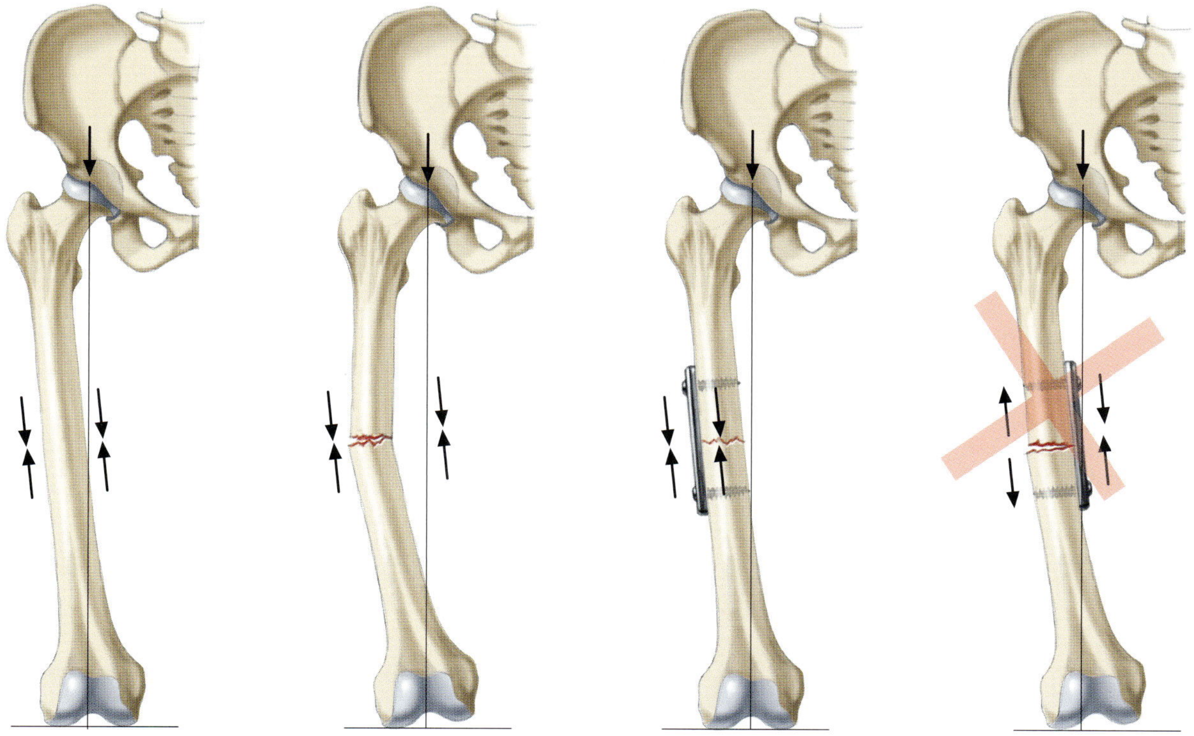

Abb. 9.14 Das Femur ist bei axialer Belastung exzentrisch belastet. Hierdurch tritt lateral eine Zug-, medial eine Druckbelastung auf. Hieraus ergibt sich das Zuggurtungsprinzip der lateralen Platte. Eine medial platzierte Platte würde permanenten Biegemomenten ausgesetzt sein und letztlich brechen

genutzt (Abb. 9.17). Hierbei kommt es auf der Länge der Präparation zur Durchtrennung der Aa. perforantes an (Abb. 9.18; Farouk et al. 1997). Die Fraktur muss zunächst reponiert und mit Zangen retiniert werden, bevor die definitive Stabilisierung durch Eindrehen der Zugschraube und der Plattenschraube erfolgt. Die Platte kann hier in die temporäre Fixation mit eingebracht sein. Eine Reposition gegen die Platte ist in einigen Fällen von Vorteil.

Die Nachteile der konventionellen Plattenosteosynthese liegen in der Schädigung der Durchblutung. Folgen sind ein erhöhtes Risiko für Infekt, gestörte Heilung und Refraktur.

Trümmerfrakturen des Schaftes, die einer anatomischen Rekonstruktion nicht zugänglich waren, wurden mit einer überbrückenden Plattenosteosynthese stabilisiert (Heitemeyer et al. 1987; Müller et al. 1992). Die Fixierung erfolgte im proximalen und distalen Hauptfragment, während die eigentliche Trümmerzone unberührt belassen wurde (s. Abb. 9.18). Die Osteosynthese wurde als instabil bezeichnet und heilte ähnlich der Marknagelung über Kallus aus.

9.6.2.2 Biologische Plattenosteosynthese

Die Erfahrungen mit der überbrückenden Plattenosteosynthese (Blatter und Weber 1990; Brunner und Weber 1981; Heitemeyer et al. 1987) führte in die Ära der biologischen Plattenosteosynthese (Ganz et al. 1991; Gerber et al. 1990). Das Augenmerk wurde nun auf eine minimal-invasive Fixationstechnik ähnlich dem Nagel gelegt. Die Anforderung der absoluten Stabilität im Frakturspalt wurde verlassen. Die Fraktur wurde unter Wiederherstellung der Achsen überbrückt. Eine Exposition mit Weichteilschädigung im Bereich der Fraktur unterblieb. Ziel war eine Verbesserung der Knochenheilung und eine Verringerung von Infektion, Refraktur und Spongiosaplastiken (Miclau und Martin 1997).

Mit der minimal-invasiven Plattenosteosynthese (MIPO) wird die Fraktur nicht eröffnet. Ein weiterer Schaden der Durchblutung unterbleibt somit. Der Zugang für die eingeschobene Platte liegt entfernt von der eigentlichen Fraktur (Abb. 9.19). Die Fixierung erfolgt ebenfalls frakturfern. Es werden längere Platten mit der gleichen Anzahl an Kortices benutzt. Die

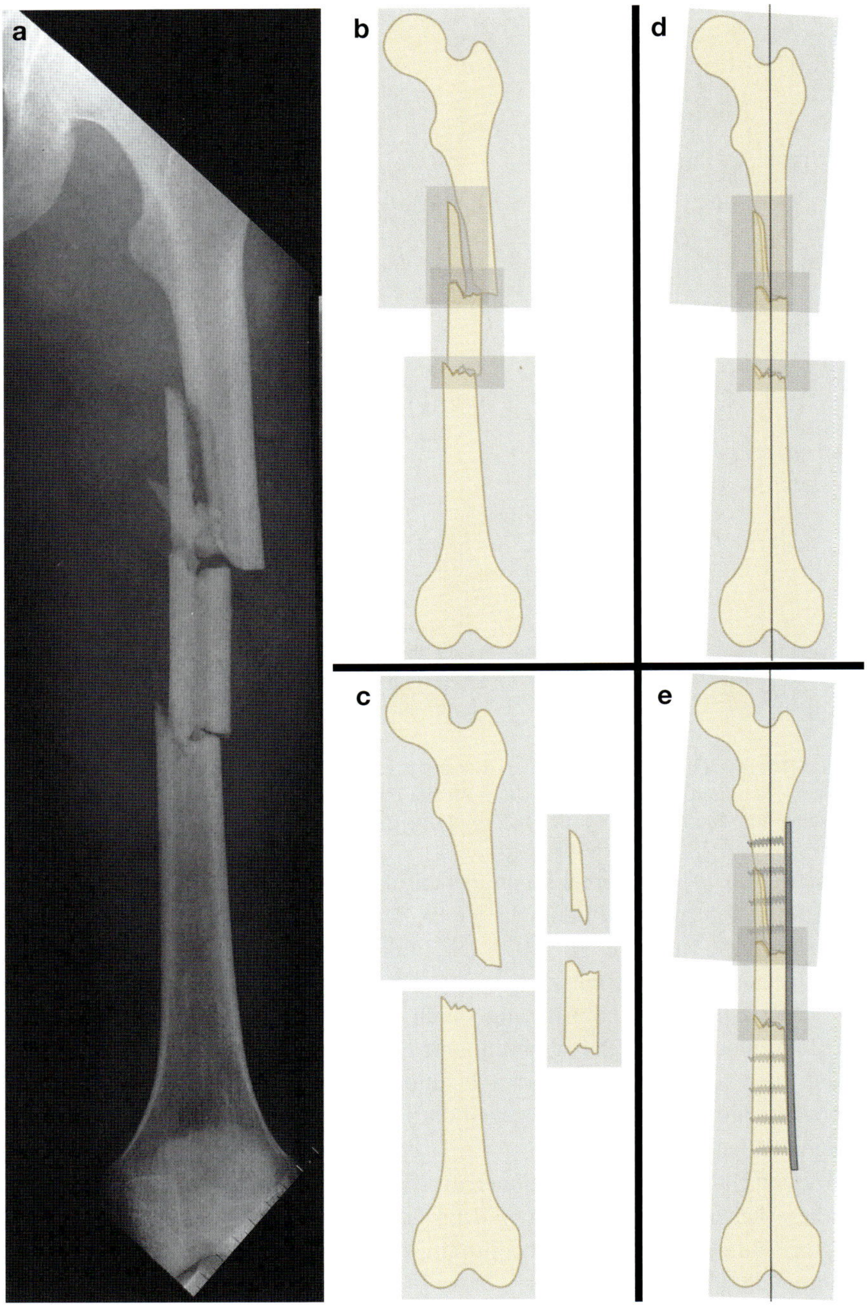

Abb. 9.15 Präoperative Planung durch Überlagerung von Folien (so genannte „overlay technique". **a** Als Beispiel dient die a.p.-Abbildung einer Segmentfraktur (AO 32-C2.2). **b** Alle Fragmente, die aufgrund ihrer Größe für eine spätere Reposition und Fixierung genutzt werden, werden auf separaten Folien umzeichnet. **c** In diesem Beispiel wurden 4 Hauptfragmente abgezeichnet. **d** Die Femurschaftachse ist als gerade Linie gezeichnet und die 4 Fragmente zueinander unter Einbeziehung dieser Achse reponiert. **e** Plattenposition, Plattenlänge und Schraubenkonfiguration werden auf einer weiteren Folie hinzugefügt

biologische Plattenosteosynthese führt zur indirekten Frakturheilung über Kallus.

Die Reposition erfolgt rein perkutan. Die Operation kann in Rücken- oder Seitlage durchgeführt werden. Alle für die manuelle Marknagelung angegebenen Repositionshilfen (s. unten, Technik der Verriegelungsnagelung) kommen auch bei der perkutanen Plattenosteosynthese zum Einsatz. Man ist gut beraten, große Repositionszangen am Tisch zu haben, mit denen man perkutan Platte und Knochen temporär miteinander stabilisieren kann. Das Anbringen eines Distraktors ist deutlich einfacher als bei der Marknagelung, da hier die Pin-Position aufgrund der fehlenden Markraumpassage einfacher zu setzen sind. Prinzipiell ist zunächst eine Reposition der Fraktur notwendig, bevor eine Stabilisierung mit der Platte

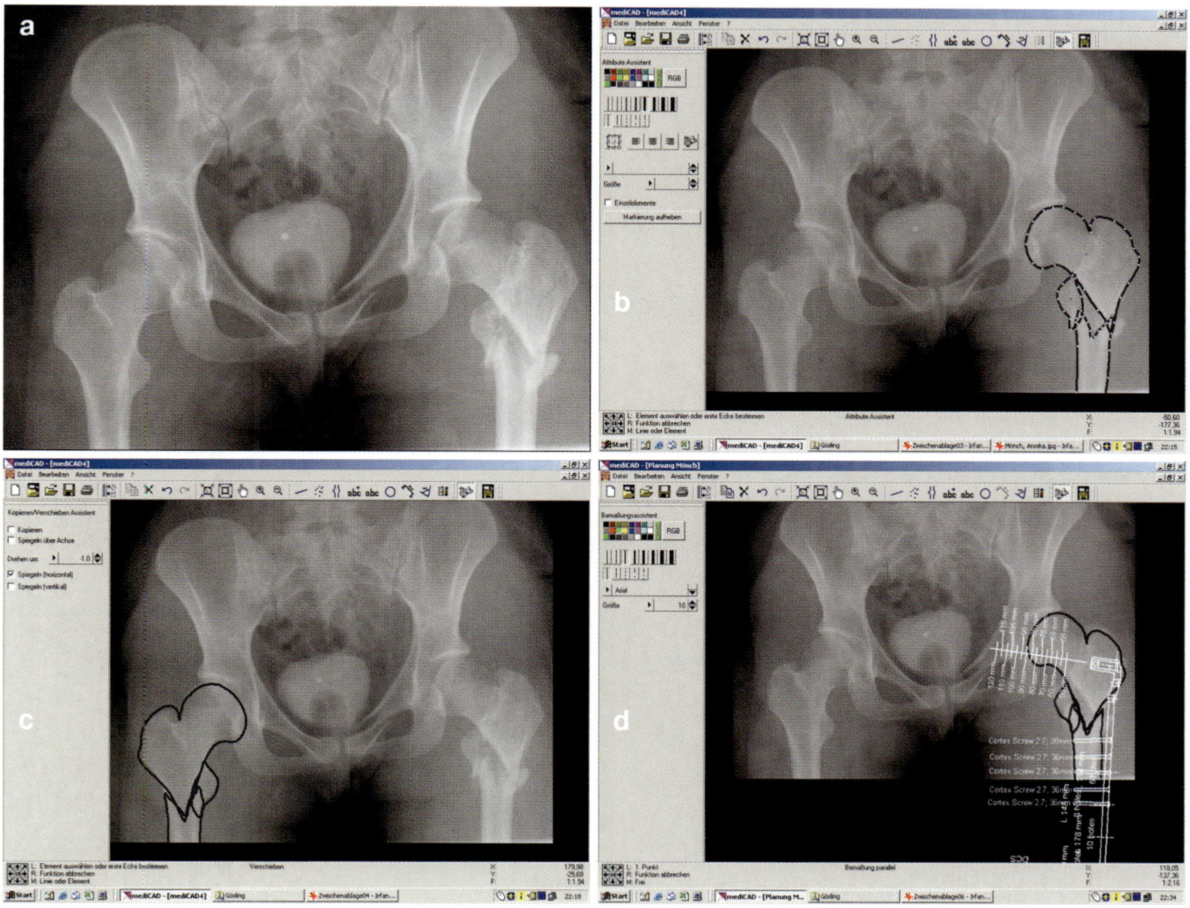

Abb. 9.16 Overlay-Technik unter Nutzung der Gegenseite: Die Planung erfolgt digital mit einer speziellen Software. **a** Proximale Mehrfragmentfraktur des proximalen Femurs einer 18-jährigen Patientin. Nach Hochladen des Bilds erfolgt zunächst dessen Kalibrierung. **b** Die Hauptfragmente werden auf dem Computer manuell umfahren. **c** Alle Fragmente werden horizontal gespiegelt und mit dem intaktem Femur abgeglichen. **d** Die Fragmente werden durch die Software zu einem einzelnen Fragment zusammengefasst, erneut gespiegelt und als Resultat der Reposition auf das frakturierte Femur geschoben. Nun können verschiedene Implantate angebracht werden. Hier ist z. B. eine 8-Loch-DCS mit einer 85-mm-Gleitschraube und 4 distalen bikortikalen Schrauben geplant

erfolgen kann. Die Platte kann hierbei als Wiederlager dienen. Auf die definitive Stabilisierung eines Hauptfragments vor Reposition der Fraktur sollte man nach Möglichkeit verzichten. Der Effekt der Selbstreposition durch Eintauchen des Nagels in die Markhöhle ist bei der Plattenosteosynthese leider nicht gegeben. Die perkutane Plattenosteosynthese ist technisch deutlich anspruchsvoller als die Marknagelung.

Eine Erleichterung für die perkutane Plattenosteosynthese stellt die Entwicklung der internen Plattenfixateure dar. Der erste Plattenfixateur war das sog. ZESPOL-System, das noch für die offene Plattenosteosynthese entwickelt wurde (Ramotowski und Granowski 1984). Das mechanische Prinzip der Plattenfixateure ist der Formschluss, der durch die Winkelstabilität zwischen Schraube und Plattenfixateur erreicht wird. Die Stabilität beruht nun nicht mehr auf Kompression zwischen dem Knochen und der Platte. Ein Hauptvorteil der winkelstabilen Plattenfixateure liegt in der Tatsache, dass beim Einbringen der Schrauben die Position der Fragmente exakt gehalten werden kann (Abb. 9.20). Bei der konvetionellen Plattenosteosynthese führt hingegen bei einem Formunterschied zwischen Platte und Knochen das Festziehen der Schrauben zu einer sekundären Dislokation (Abb. 9.21). Dies kann gelegentlich gewünscht sein. Für diesen Fall bieten die meisten Plattenfixateure die Möglichkeit, temporär über eine Kompressionsschraube den gleichen Effekt zu erreichen.

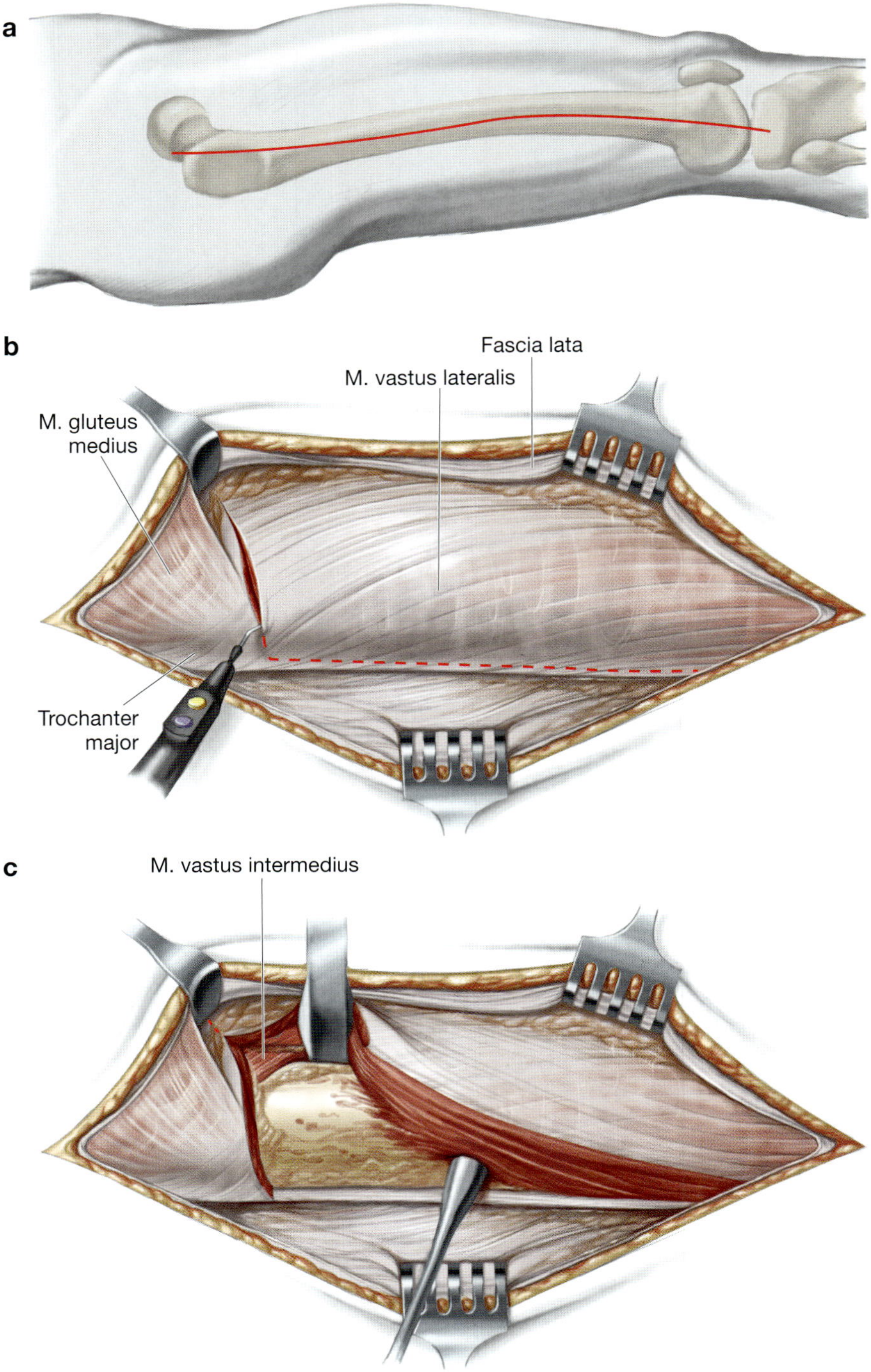

Abb. 9.17 Lateraler Zugang zum Oberschenkel. **a** Die Hautinzision erfolgt entsprechend der Lokalisation und der notwendigen Länge auf einer Linie mittig durch den Trochanter major und den Epicondylus lateralis. Die Subkutis und der Tractus iliiotibialis werden unter Vermeidung des Kulissenphänomens in gleicher Richtung gespalten. Hierbei bietet sich für den Traktus die Spaltung mit der Schere an. **b** Der Vastus lateralis wird im dorsalem Anteil scharf längs gespalten. Bei entsprechend proximalem Zugang kann es notwendig sein, den Vastus lateralis L-förmig vom Trochanter major abzulösen. Man sollte hierbei ein wenig Sehnenursprung am Trochanter major belassen, um später den Vastus lateralis hier wieder mit kräftigen Nähten adaptieren zu können. **c** Mit dem Raspatorium wird der Vastus lateralis dann stumpf vom Septum intermusculare abgeschoben. Hierbei ist die Ligatur der Vv. perforantia notwendig. **d** Durch das Einsetzen von Hohmann-Haken hat man nun eine hervorragende Exposition des Femurs. **e** Die Querschnittszeichnung zeigt den sicheren lateralen Zugang oberhalb des Septums. Die Hauptgefäßnervenbahnen verlaufen im dorsalen und medialem Kompartiment weit entfernt

Durch die biologische Plattenosteosynthese sind deutliche Vorteile hinsichtlich Heilung, Infektion, Refraktur und Spongiosaplastik im Vergleich zur konventionellen Platte erreicht. Die Technik der geschlossenen Reposition erfordert viel Erfahrung und technisches Geschick. Aus diesem Grunde sollte, wenn möglich, immer der technisch leichteren Marknagelung im Schaftbereich der Vorzug gegeben werden. Aus unserer Sicht bestehen folgende Indikationen zur Plattenosteosynthese:

- sehr enger Markraum (s. unten, Aufgebohrte und unaufgebohrte Marknagelung),
- verschlossener Markraum (Sklerose, Implantat),

Abb. 9.17 (Fortsetzung)

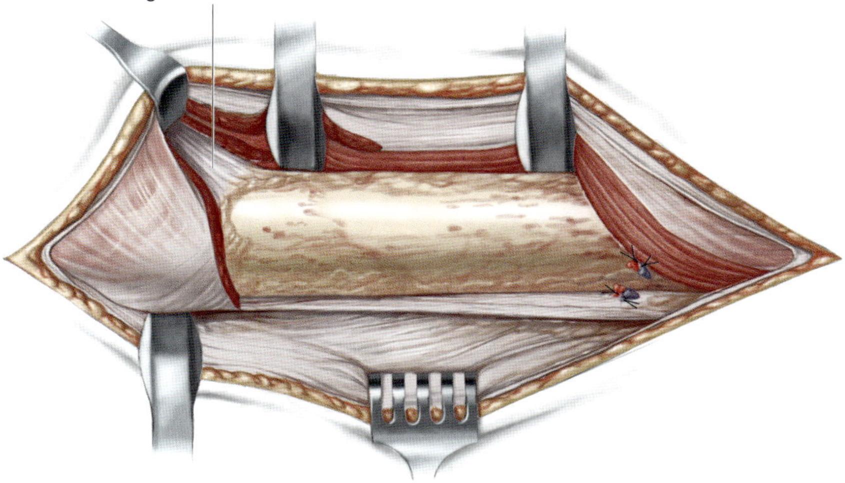

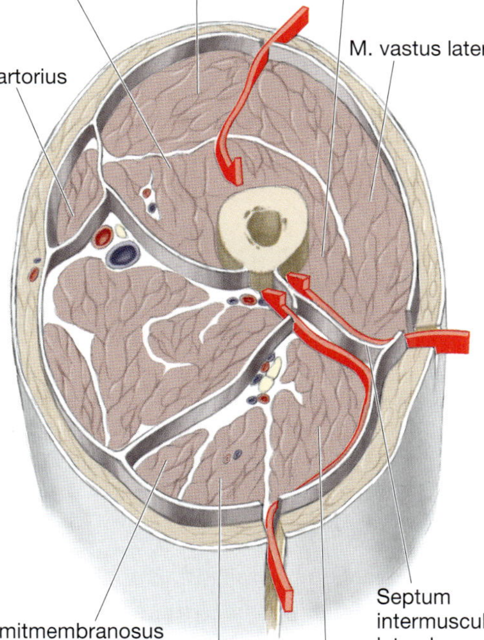

- vorbestehende Achsstellung des Femurs, die ein intramedulläres Implantat nicht zulässt,
- Kontamination im Bereich der Marknagelzugänge mit Infektrisiko.

▶ Beachte
- Mit der Plattenosteosynthese könne alle Frakturtypen im Bereich des Femurs stabilisiert werden.
- Eine exakte Planung der Fragmentstellung und der Schrauben- und Plattenlage ist präoperativ notwendig.
- Die Plattenosteosynthese ist nach der Verriegelungsnagelung nur das Verfahren der 2. Wahl.
- Der perkutanen Technik ist der Vorzug zu geben.
- Die perkutane Plattenosteosynthese ist technisch anspruchsvoll.

9.6.3 Femurmarknagelung

Die intramedulläre Verriegelungsnagelung gilt heute aufgrund der höchsten Rate an Ausheilung und nied-

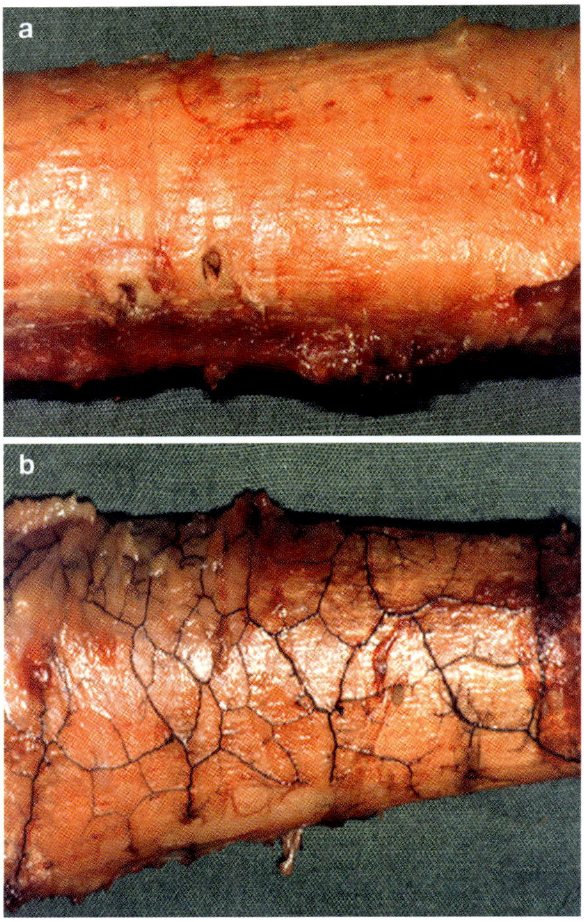

Abb. 9.18 Die Abbildungen zeigen Spenderfemora, denen nach Plattenosteosynthese Silikonfarbstoff über die A. profunda injiziert wurde. **a** Gefäßdarstellung nach konventioneller offener Plattenosteosynthese. **b** Gefäßdarstellung nach eingeschobener Plattenosteosynthese

rigen Rate an Infekten als Mittel der Wahl zur Stabilisierung einer Femurschaftfraktur. Intramedulläre Stabilisierungstechniken nutzen die Möglichkeit, einen Kraftträger in die zentrale Markhöhle eines Knochens einzubringen. Der Insertionspunkt ist hierbei gewöhnlich von der Fraktur entfernt. Die intramedullären Techniken haben den Vorteil eines geschlossenen Stabilisierungsverfahrens. Verschiedene Techniken und Prinzipien haben sich über die Jahre hinweg entwickelt. Für die Versorgung der Femurschaftffraktur des Erwachsenen hat sich die Marknagelung durchgesetzt.

9.6.3.1 Geschichte der Marknagelung

Die erste Beschreibung über die intramedulläre Stabilisierung einer Fraktur geht wahrscheinlich auf Stimson (1883) zurück, der in seinem Lehrbuch über die Frakturversorgung einen Elfenbeinzapfen in einen Markkanal hineinbrachte. Die Idee der intramedullären Frakturstabilisierung wurde von Nicolysen (1897), Delbet (1906) und Lambotte (1907) aufgegriffen (Küntscher 1962). Hey-Groves (1918) führte zunächst eine Reihe an Tierexperimenten durch und erprobte dann verschiedene Implantate zur intramedullären Stabilisierung von Frakturen des Femurschafts. Er sah die Vorteile des intramedullären Verfahrens in einer schnellen Fixierungstechnik unter Schonung der Weichteile und des Periosts. Dies führte zu schnellerer Heilung und den Verzicht auf zusätzliche, längere Schienung. Die optimale Form eines intramedullären Implantats sei ein Stab (Hey-Groves 1918). 1927 präsentierten die amerikanischen Brüder Rush erstmalig ihr Konzept der intramedullären Schienung („intramedullary pinning").

Die wichtigste Arbeit auf dem Gebiet der intramedullären Frakturversorgung basiert auf dem Kieler Chirurgen Prof. Gerhard Küntscher. Er erfand die Technik der Marknagelung. Basierend auf den Arbeiten von Hey-Groves und den Brüdern Rush erkannte er die Vorteile des gedeckten Verfahrens für die Frakturheilung. Die Verfahren erfüllten aber nicht die von ihm an eine innere Schienung gestellten zwei Grundforderungen:

1. Die Schiene muss einer Belastung von mehreren 100 kg standhalten.
2. Die Verbindung von Schiene und Bruchstücken darf während der gesamten Heilungsdauer auch unter größter Belastung keine Bewegungen zulassen.

Küntscher prägte den Begriff der „stabilen Osteosynthese". Er verband die intramedulläre Schienung mit der Nagelung, die v. Dieffenbach und v. Langenbeck bereits Mitte des 19. Jahrhunderts zur Behandlung von Schenkelhalsfrakturen angewendet hatten. Nach ausgiebigen tierexperimentellen Untersuchungen erfolgte im Jahre 1939 die erste Marknagelung eines Oberschenkelbruchs (Küntscher 1940a, b). Er erreichte die stabile Osteosynthese, indem er einen Nagel mit größtmöglichem Durchmesser in den Markraum einschlug. Die hierzu verwendete „Einschlagenergie" führte seiner Meinung nach sowohl zu einer Verformung des Knochenrohres als auch des Nagels, wobei die Verformung des Nagels deutlich dominierte. Die beiden resultierenden, entgegen gerichteten Kräfte führten so zu einem gegenseitigen Anpressen, was er als „elastische Verklemmung" bezeichnete (Küntscher 1955). Da der Markraum die Form einer Sand-

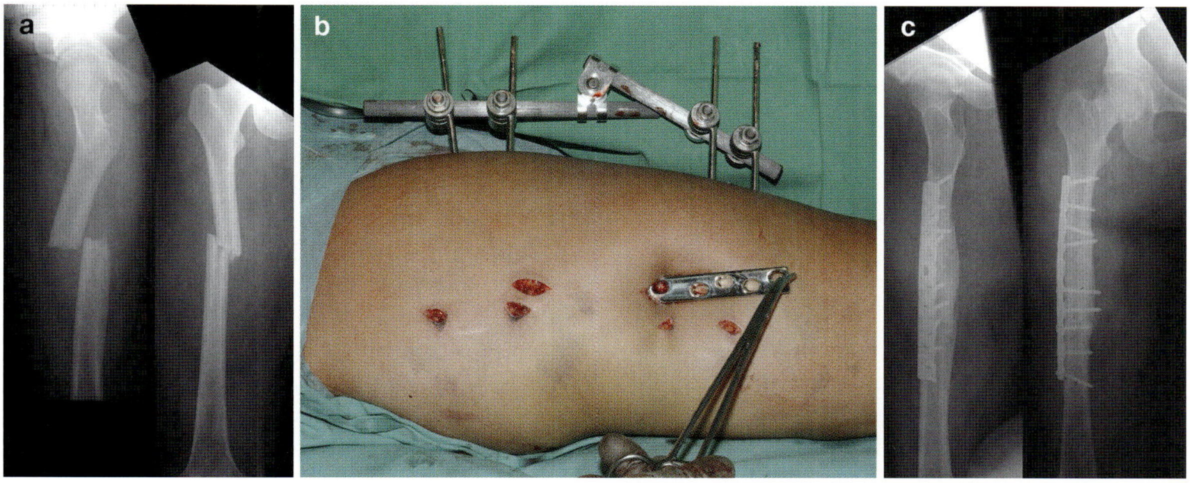

Abb. 9.19 **a** 19-jährige Patientin mit einer geschlossenen Schrägfraktur des proximalen Femurschaftes (G2, AO 32-A2.1). **b** Nach initialer Stabilisierung mittels Fixateur externe als Damage-Control-Verfahren erfolgte die definitive interne Stabilisierung. Aufgrund eines Markraumdurchmessers von 6 mm wurde sich gegen ein intramedulläres Verfahren und für eine perkutane Plattenosteosynthese mit einer breiten 4,5 mm LC-DCP entschieden. Als Repositionshilfe wurde ein externer Fixateur genutzt. Der initial lateral angebrachte Fixateur musste bei Interferenz mit der Platte gegen einen anterioren Fixateur ausgetauscht werden. Beachte die frakturfernen Inzisionen. **c** Ausheilung der Fraktur über indirekte Frakturheilung

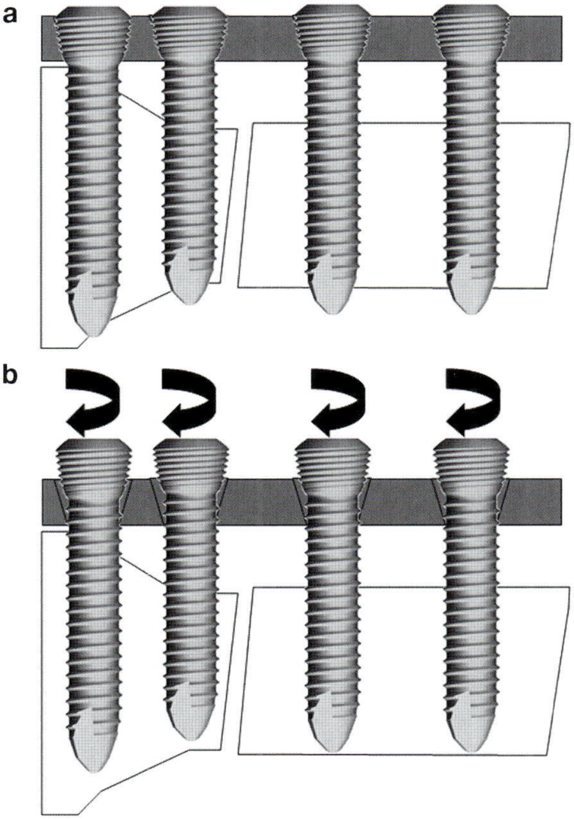

Abb. 9.20 **a, b** Beachte die Diskrepanz zwischen Knochenoberfläche und Form des Plattenfixateurs. Beim Festziehen der winkelstabilen Kopfverriegelungsschrauben verblocken sich die Schrauben im Loch des Plattenfixateurs. Hierdurch entfällt die Zugwirkung der Schrauben auf den Knochen. Die Fragmente werden nicht zum Plattenfixateur hingezogen. Eine Dislokation unterbleibt somit auch bei nicht vorhandener Passgenauigkeit

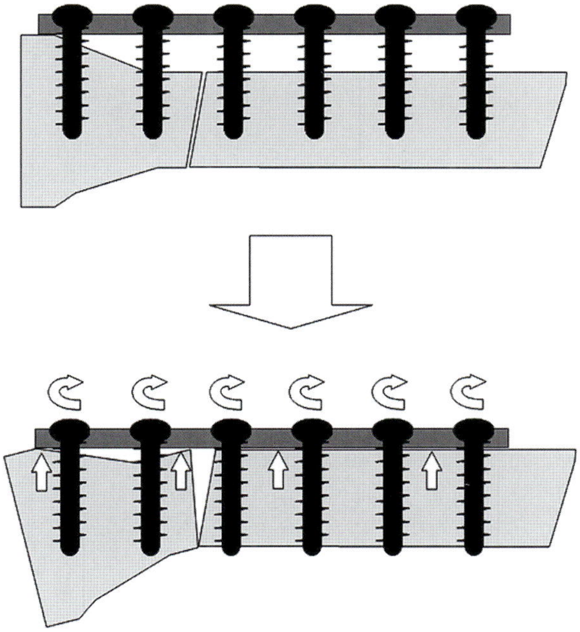

Abb. 9.21 Darstellung der sekundären Dislokation bei ungenauer Passform zwischen den Knochenfragmenten und der konventionellen Kompressionsplattenosteosynthese. Die Fragmente werden beim Festziehen der Schrauben entsprechend der Kompressionsosteosynthese gegen die Platte gedrückt. Es erfolgt eine nicht gewünschte Ausrichtung hieraus resultierender primärer Dislokation

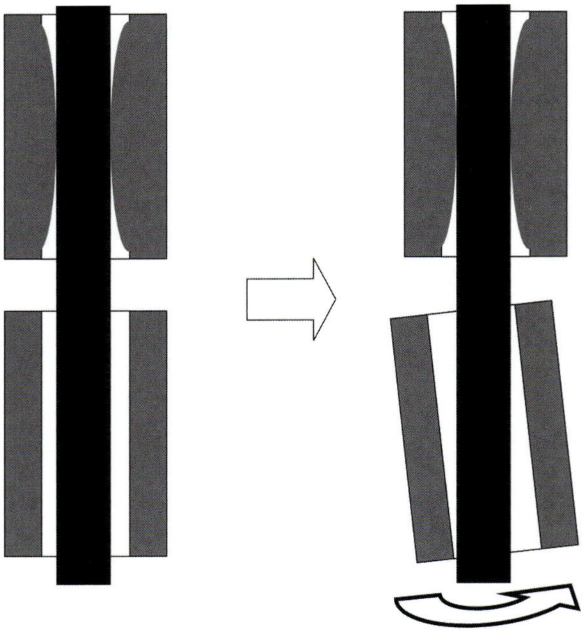

Abb. 9.22 Darstellung des sog. Sanduhrphänomens. Der unaufgebohrte Nagel verklemmt sich an der engsten Stelle des Markraums. Diese gibt den Nageldurchmesser vor. Liegt diese Enge außerhalb der Fraktur, kommt es zu einer unausreichenden Schienung und Verklemmung des distalen Fragmentes (*rechts*)

uhr hat, war eine elastische Verklemmung zwischen Nagel und Knochen nur im Bereich dieses Isthmus möglich (Abb. 9.22). Somit konnten mit der Technik nur Frakturen der Isthmus Region stabil versorgt werden. Um die Indikation zu erweitern, führte Küntscher eine Aufbohrung des Markraumes durch (Küntscher 1959). Er erreichte hiermit eine Angleichung des Markraumdurchmessers. Somit konnten sich Nagel und Knochen nun über eine längere Strecke verklemmen. Problematisch war jedoch weiterhin die Stabilisierung von Trümmerfrakturen, die nach Stabilisierung bei Belastung zu Verkürzung neigten. Kurz vor seinem Tod präsentierte Küntscher 1968 den sog. „Distensor", der eine Stabilisierung der Trümmerfrakturen ermöglich sollte. Auf der Grundlage des Distensors erfanden Klemm und Schellmann in Zusammenarbeit mit der Firma Orthopedia® ein Nagelsystem, das sie 1972 als Verriegelungsnagel vorstellten. Etwa zeitgleich entwickelten in Frankreich Grosse und Kempf ebenfalls ein Verriegelungsnagelsystem (Kempf et al. 1976). Trotz vieler Veränderungen im Design und der Technik ist das Grundprinzip der Verriegelungsnagelung von Klemm-Schellmann bis heute erhalten geblieben.

9.6.3.2 Mechanische Eigenschaften

Markdrahtung. Die Markdrahtung muss von der eigentlichen Marknagelung unterschieden werden. Die Markdrahtung führt im Bereich des Femurschafts beim Erwachsenen nicht zu einer belastungsfähigen Osteosynthese und sollte daher Adoleszenten vorbehalten bleiben (Metaizeau 2004; Jubel et al. 2004). Die Markdrähte unterscheiden sich nicht nur durch ihren kleineren Durchmesser und durch die hiermit verbundene erhöhte Flexibilität von einem Marknagel. Die Mechanik der Stabilisierung der Markdrahtung ist verschieden. In der Literatur finden sich eine Reihe verschiedener Markdrähte wie etwa Lottes Nagel, Rush-Pin, Ender-Nagel, Morote-Nagel, Nancy-Nagel oder Bündelnagel, deren mechanische Prinzipien bis auf die Bündelnagelung gleich sind (Ender 1975; Levy et al. 1990; Ligier et al. 1988; Lottes 1951; Pankovich et al. 1981; Waseem und Paton 1999; Wiss 1986). Die Stabilisierung erfolgt bei den flexiblen Drähten über eine Drei- bzw. Vierpunktabstützung. Die elastische Verspannung der Drähte im Knochen sorgt für die Stabilität der Osteosynthese. Die höchste Stabilität wird erreicht, wenn der Scheitelpunkt des gebogenen Drahts auf Höhe des Frakturzentrums zu liegen kommt. Die Stabilität ist ferner von der Steifigkeit des Drahts abhängig, die durch das Material, den Durchmesser und die Länge gegeben ist. Die Drähte dürfen jedoch nicht zu steif sein, um eine einfache Insertion und vor allem die elastische Drei- bzw. Vierpunktverspannung zu ermöglichen.

Das Prinzip der Bündel-Nagelung nach Hackethal (1961) beruht auf einer Verklemmung der Markdrähte im Isthmusbereich. Hierbei wird jedoch nicht ein einzelner Nagel eingeschlagen, sondern mehrere Drähte. Schlägt man genügend viele Drähte ein, kommt es an der engsten Stelle zu einer Verklemmung der Drähte mit dem Markrohr.

Marknagelung. Die Stabilisierung von Frakturen durch den klassischen Küntscher-Marknagel beruht auf zwei verschiedenen mechanischen Prinzipien. Zum einen stabilisiert der Nagel durch symmetrische Innenschäftung gegen Biegemomente. Mechanisch wäre eine symmetrische Aussßenschäftung zwar günstiger, ist aber aufgrund der biologischen Vorgaben nicht zu realisieren. Im idealisierten Fall passt sich der Nagel genau der Form des Markrohres an, so dass eine 100 %ige Kontaktfläche existieren würde. In diesem idealisierten Fall würden Biegungen zu keiner relativen Bewegung des Knochens gegenüber dem Nagel führen. Aber auch eine Innenschäftung ohne 100 %ige Kontaktfläche führt zu einer genügenden Stabilisierung von Biegekräften. Die Steifigkeit des Nagel-Knochen-Verbundes gegenüber Biegemomenten ist hierbei im Wesentlichen von der Steifigkeit des Nagels bestimmt. Ein weiteres Stabilisierungsprinzip des klassischen Küntscher-Nagels ist die elastische Verklemmung. Ein Zimmermannsnagel führt beim Einschlagen zu einer radial orientierten Deformierung des Holzes. Zu einem geringeren Anteil wird der Nagel selbst deformiert. Das Einschlagen des Nagels erzeugt also Spannung. Diese Spannung bewirkt eine radiär wirkende Kraft. Die resultierende Kraft ist proportional der Kontaktfläche zwischen dem Holz und dem Nagel. Diese Kraft steht senkrecht zu Fläche und ist somit die Normalkraft, die eine Reibungskraft zwischen den Partnern induziert. Diese Reibungskraft verhindert, dass sich der Nagel bei Zug aus dem Holz löst. Im Gegensatz zum Zimmermannsnagel ist der klassische Küntscher-Nagel der Part, der sich bei Einschlagen mehr deformiert. Das Stabilisierungsprinzip der elastischen Verklemmung ist jedoch gleich. Um die Elastizität eines Hohlnagels zu erhöhen, wies der Nagel einen kleeblattförmigen Querschnitt auf. Zudem wurde ein longitudinaler Schlitz zugefügt. Dieser führt zwar nicht zu einer signifikanten Verringerung der Biegesteifigkeit, jedoch zu einer Reduktion der Torsionssteifigkeit auf 15 % seines Ausgangswerts (Tarr und Wiss 1986; Regoort et al. 1993). Durch diesen Effekt sind geschlitzte Nägel leichter einzuschlagen.

Sowohl die Innenschäftung als auch die elastische Verklemmung sind vom Kontakt des Nagels mit dem Knochen abhängig. Bei unbehandeltem Markraum würde ein Küntscher-Nagel daher nur den Bereich des Isthmus stabilisieren (Abb. 9.23).

Durch Aufbohren kann der Durchmesser des Schafts angeglichen werden. Für die Marknagelung hat das zwei wesentliche mechanische Effekte. Zum einen wird die Kontaktfläche zwischen Nagel und Knochen vergrößert. Die Stabilisierung kann nun vom Isthmus auf den Bereich der gesamten Diaphyse erweitert werden. Als weiterer Effekt können Marknägel mit größerem Durchmesser und somit erhöhter Stabilität implantiert werden. Der klassische Küntscher-Nagel neutralisiert durch seine langstreckige Innenschäftung sehr effizient Biegungskräfte. Axialen Stauchungskräften steht alleinig die Reibungskraft zwischen Knochen und Implantat entgegen. Bei Frakturen, die nach

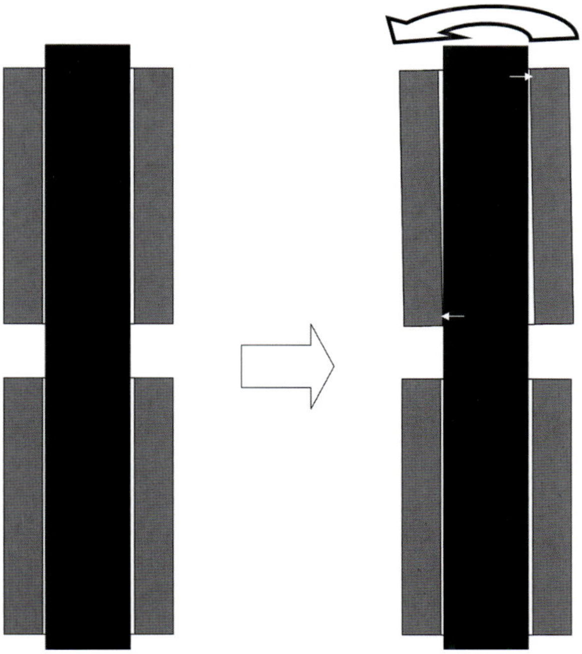

Abb. 9.23 Darstellung der Innenschäftung des Marknagels. Trotz fehlender Verklemmung bei nicht genauer Passung (*links*) zwischen Marknagel und Markrohr kommt es bei Biegebeanspruchung (*rechts*) lediglich zu einer minimalen Bewegung zwischen Marknagel und Knochen, da Knochen sich gegen den Nagel abstützt (s. *Pfeile* im rechten Bild)

Reposition einen zumindest partiellen Kontakt der Hauptfragmente erlangen (AO-Typ 32-A und 32-B), stellt dies kein Problem dar. Die Stabilisierung gegen Verkürzung bei Belastung erfolgt hauptsächlich durch den sog. Stumpfstoß. Bei Trümmerfrakturen ist dieser Stumpfstoß nicht gegeben. Die Stabilität hängt allein von der Reibung ab. Diese ist bei größerer Trümmerzone durch die herabgesetzte Kontaktfläche noch weiter vermindert. Auch die Rotationsstabilität hängt von der Reibungskraft ab. Bei direktem Knochenkontakt kommt die Reibungskraft zwischen den beiden Knochenfragmenten noch hinzu. Dies bedeutet eine geringere Rotationsstabilität der Typ-B-Frakturen im Vergleich zu den Typ-A-Frakturen.

Die Verriegelungsnagelung löst das Problem, indem über Bolzen eine Verbindung zwischen Nagel und Knochen hergestellt wird. Das Prinzip der elastischen Verklemmung ist nur noch von untergeordneter Bedeutung. Die Innenschäftung als stabilisierendes Prinzip bleibt jedoch. Die Stabilität gegenüber Torsionskräften und axialen Kräften ist nun weitestgehend von der Stabilität der Schrauben und der Verbindung der Schrauben zum Knochen abhängig. Durch die

Verriegelungsschrauben können nun auch Trümmerfrakturen unter Beibehaltung der Länge stabilisiert werden. Im osteoporotischen Knochen ist die Knochen-Bolzen-Verbindung jedoch der Schwachpunkt der Verriegelungsnagelung. Spezielle Bemühungen gehen nun dorthin, die Stabilität der Bolzen durch Oberflächenvergrößerung zu erhöhen (Vecsei 1980; Krettek et al. 1997). Einige Nägel bieten die Möglichkeit, eine Spiralklinge anstelle des Verriegelungsbolzens einzubringen (Krettek et al. 1997; Grass et al. 2002). Untersuchungen in osteoporotischem Knochen am distalem Femur haben eine durch den Einsatz der oberflächenvergrößernden Klinge eine Erhöhung der Steifigkeit um 41 % und der Stabilität um 20 % gegenüber konventionelle Bolzen gezeigt (Ito et al. 2001).

Für die Tibia konnte gezeigt werden, dass ein Bruch der Verriegelungsschrauben mit einer höheren Rate an Fehlstellungen assoziiert ist (Court-Brown et al. 1996). Mechanische Tests zeigen, dass der Bolzendurchmesser signifikanten Einfluss auf das Ermüdungsverhalten des Knochen-Bolzen-Nagel-Vebundes hat. Eine 20 %ige Vergrößerung des Nageldurchmessers führte zu einer Zunahme des Ermüdungsstärke von über 70 % (Gaebler et al. 1999).

In den letzen Jahren wurden expandierbare Nägel auch für die Stabilisierung der Femurschaftfraktur propagiert. Die Mechanik der expandierbaren Nägel ist ähnlich dem klassischen Küntscher-Nagel. Die axiale Stabilität und Torsionsstabilität beruht erneut auf Reibungskräften zwischen dem Nagel und dem Knochen. Anders als beim klassischen Küntscher-Nagel kommt es jedoch nicht beim Einschlagen zu einer Verklemmung zwischen Knochen und Nagel. Der Nagel ist hier zunächst vom Durchmesser unterdimensioniert und kann einfach in den Markraum eingeführt werden. Die elastische Verklemmung erfolgt dann sekundär durch Expansion des Nagels über eingebrachte Kochsalzlösung. Biomechanisch Testungen zeigten jedoch eine deutlich geringere Torsionssteifigkeit gegenüber dem Verriegelungsnagel (Blum et al. 2003). In einer größeren klinischen Studie konnte gezeigt werden, dass speziell Trümmerfrakturen nicht suffizient stabilisiert werden (Smith et al. 2003).

Ein wichtiges mechanisches Charakteristikum des Marknagels ist seine Arbeitslänge. Die Arbeitlänge ist die Distanz vom ersten Stabilisierungspunkt proximal der Fraktur zum ersten Stabilisierungspunkt distal der Fraktur. Je nach Frakturausdehnung und Verklemmung kann die Arbeitslänge bei unverriegelten Nägeln erheblich schwanken. Bei der Verriegelungsnagelung ist die Arbeitslänge der Abstand zwischen den frakturnahen Verriegelungsbolzen. Die Arbeitslänge beeinflusst die Steifigkeit des Systems bezüglich Biegung und Torsion. Die Biegesteifigkeit in invers proportional zum Quadrat der Arbeitslänge. Die Torsionssteifigkeit ist einfach invers proportional zur Arbeitslänge (Regoort et al. 1993). Die Biegesteifigkeit ist abhängig vom äußeren Durchmesser des Nagels. Geschlitzte, ungeschlitzte und solide Nägel unterscheiden sich nicht signifikant hinsichtlich. ihrer Biegesteifigkeit. Solide Nägel zeigen jedoch eine signifikant höhere Torsionssteifigkeit (Schandelmaier et al. 1996).

Während der Nagelinsertion kommt es zu Deformierungen des Nagels. Diese betragen in der frontal Ebene bis zu 20 mm, unabhängig davon. ob es sich um einen soliden oder geschlitzten Nagel handelt (Krettek et al. 1998b). Geschlitzte Nägel zeigten jedoch eine Torsionsdeformation von 10°, die bei soliden Nägeln nicht zu beobachten war (Krettek et al. 1998b).

▶ Beachte

- Der Marknagel als internes Implantat funktioniert nach dem Prinzip der Innenschäftung.
- Die Verriegelungsbolzen und die Verklemmung des Nagels wirken den Torsionmomenten und axialen Kräften entgegen.
- Geschlitzte Nägel und hohle Nägel haben eine geringe Torsionsstabiliät.
- Die Biegesteifigkeit des Nagels hängt primär vom Außendurchmesser ab.

9.6.3.3 Aufgebohrte und unaufgebohrte Marknagelung

Lokale Auswirkungen. Sowohl die unaufgebohrte Nagelung als auch die aufgebohrte Nagelung beeinträchtigen die endostale Durchblutung (Brinker et al. 1999). Die kortikale Perfusion ist jedoch signifikant nach aufgebohrter Nagelung erniedrigt (Klein et al. 1990), was sowohl für die initiale Phase als auch nachfolgend zutrifft. Zwar ist die Abnahme der kortikalen Perfusion reversibel, jedoch im Vergleich zur unaufgebohrten Nagelung noch nach 12 Wochen signifikant vermindert (Schemitsch et al. 1994). Bei intaktem Weichteilmantel hat die aufgebohrte Nagelung trotz dieser kortikalen Minderperfusion einen positiven Effekt auf die Frakturheilung. Durch den Aufbohrvorgang wird die Durchblutung der umliegenden Weichteile erhöht, was sich experimentell bis zur 11. Woche nachweisen lässt (Hupel et al. 1998). Dem Bohrmehl wurde schon lange osteogene Potenz zugeschrieben. Jüngste experimentelle Studien konnten zeigen, dass es im Bereich des Frakturspaltes zu einer signifikant erhöhten Ansammlung des Bohrmehls kommt (Frolke et al. 2000). Die Vitalität und osteogene Potenz dieser Bohrpartikel konnte nachgewiesen werden (Frolke et al. 2001, 2004; Hammer et al. 2007; Hoegel et al. 2004). Im Serum lässt sich nach Markraumbohrung eine signifikant erhöhte Konzentration an Wachstumsfaktoren nachweisen (Giannoudis et al. 2008). Klinische Studien belegen den Vorteil der aufgebohrten Nagelung bei Frakturen mit niedrigem Weichteilschaden (Bhandari et al. 2000; Canadian Orthopaedic Trauma Society 2003; Tornetta und Tiburzi 1997). Eine Metaanalyse kam zu dem Schluss, dass die aufgebohrte Nagelung an der unteren Extremität niedrigere Pseudarthrosenraten und weniger Implantbrüche aufweist (Bhandari et al. 2000). In einer prospektiv-randomisierten Studie mit 225 Femurschaftfrakturen betrug die Pseudarthrosenrate nach unaufgebohrter Nagelung 7,5 % und nach aufgebohrter Nagelung 1,7 %. Der Unterschied war signifikant. Es ergab sich für die unaufgebohrte Nagelung ein 4,5-mal höheres Pseudarthrosenrisiko (Canadian Orthopaedic Trauma Society 2003).

Die Daten sind jedoch nicht auf offene Frakturen übertragbar. Das Bohrmehl wird hier in der Regel aus der Komplikationswunde herausgespült. Bei Deperiostierung hat nun die kortikale Durchblutung wieder einen erhöhten Stellenwert. Hier hat die unaufgebohrte Nagelung ihren Vorteil. So konnte im Tierexperiment eine signifikante Erniedrigung der Infektionsrate zugunsten unaufgebohrten gegenüber aufgebohrten und soliden gegenüber hohlen Verriegelungsnägeln zeigen (Melcher et al. 1995). Verlässliche klinische Daten liegen hier lediglich für die Tibia vor. Nach aufgebohrter Nagelung von Gustilo-OIIIb-Frakturen werden hier Infektionsraten zwischen 18 und 23 % beobachtet (Court-Brown et al. 1991; Keating et al. 2000), wohingegen die Inzidenz in der unaufgebohrten Technik zwischen 6 und 7 % angegeben wird (Schandelmaier et al. 1997; Tornetta et al. 1994).

Beim Aufbohrvorgang kommt es zur Erzeugung von Wärme. Bei regelgerechtem Vorgehen erzeugt dies jedoch keine thermischen Schäden (Muller et al. 2006). Es sind in der Literatur jedoch Fälle von segmentaler Nekrose durch Hitzeentwicklung beschrieben (Leunig und Hertel 1996; Ochsner et al. 1998). Vorwiegendes Problem ist hier die Größendiskrepanz zwischen Markraum und kleinstem Bohrerdurchmesser. Bei Markraumdurchmessern unter 9 mm sollte daher zunächst mit Handbohrern der Markraum erweitert werden, bis letztlich mit dem kleinsten Bohrkopf des Maschinenbohrers gestartet werden kann (Muller et al. 2006). Gegebenfalls sollte in wenigen Fällen bevorzugt ein extramedulläres Verfahren gewählt werden.

Kompartmentsyndrome im Bereich des Femurs sind selten (s. 9.4.2). Im Bereich der Tibia führt das Aufbohren des Markraums jedoch nicht zu einem erhöhten Risiko zur Entwicklung eines Kompartmentsyndroms (Bhandari et al. 2000; Court-Brown 2004). Der höchste Druck resultiert hier aus der Insertion des Nagels, wobei stramm sitzende Nägel den höchsten Anstieg des Kompartmentdrucks bewirken (Nassif et al. 2000; Tornetta und French 1997).

Systemische Auswirkungen. Das Problem der Fettembolie war bereits Gerhard Küntscher bekannt. Er empfahl, bei schwerer Gesamtverletzung oder bereits vorliegender Fettembolie auf eine intramedulläre Nagelung zu verzichten (Küntscher 1962). Neben der reinen Embolie kann durch Komplementaktivierung das Einschwemmen von Markrauminhalt in den Kreislauf speziell beim polytraumatisierten Patienten fatale Folgen haben (s. 9.4.2). Ziel beim Aufbohren der Markhöhle muss es daher sein, den intramedullären Druck möglichst niedrig zu halten. Nicht zu beeinflussende Faktoren sind der Frakturtyp und die Frakturlokalisation. Bei langem Hauptfragment, wenig oder gar nicht dislozierter Fraktur, Schräg- oder Querfraktur kommt es experimentell zu einer Druckerhöhung (Küntscher 1962).

Folgende Details sind vom Chirurgen zu beachten, um den intramedullären Druck beim Aufbohren möglichst gering zu halten:

- Behutsames möglichst druckarmes Vorbohren: Der Chirurg kann durch maximal ausgeübten Vorantrieb des Bohrers den Druck über das 4fache erhöhen (Muller et al. 1993b).
- Verwenden scharfer Bohrköpfe und regelmäßiges Austauschen: Durch stumpfe Bohrer kann sich der Druck verdoppeln (Muller et al. 1993a).
- Hochtouriges Bohren: Weniger Umdrehungen bedeuten nicht vorsichtiges Bohren, da jenes zu einem Druckanstieg führt (Mousavi et al. 2000; Muller et al. 2006).

- Dünne Bohrwelle und Bohrköpfe mit tiefen Fluten: Der alleinige Einsatz neuerer Köpfe bringt keinen Vorteil (Muller et al. 2006).

Durch den Einsatz eines Spül-Saug-Bohrers (Suction-Irrigation Reamer) kann der intramedulläre Druckanstieg deutlich gesenkt werden (Joist et al. 2004; Husebye et al. 2006). In experimentellen Studien konnte nur noch ein minimaler Anstieg des intrapulmonalen Drucks beobachtet werden (Joist et al. 2004) und eine verminderte systemische Antwort (Pape et al. 2005).

▶ Beachte

- Durch Aufbohren des Markraums kann der Nageldurchmesser vergrößert und somit die Stabilität erhöht werden.
- Aufgebohrte Nägel zeigen am Femurschaft bei geschlossenem Weichteilschaden eine höhere Heilungsrate.
- Bei offenen Frakturen scheint die unaufgebohrte Nagelung Vorteile zu haben.
- Das Aufbohren des Markraums löst kein Kompartmentsyndrom aus.
- Bei sehr engen Markräumen (ab ca. 8 mm) besteht die Gefahr von Hitzenekrosen. Hier sollte zunächst mit der Hand aufgebohrt oder aber ein extramedulläres Verfahren angewandt werden.
- Auch die Technik des Aufbohrens muss erlernt werden.

9.6.3.4 Dynamische oder statische Verriegelung

Verriegelungsnägel können entweder statisch oder dynamisch verriegelt werden. Zu Beginn der Verriegelungsnagelung wurden bei dynamischer Verriegelung die proximalen oder distalen Schrauben ausgelassen (Klemm und Schellmann 1972; Kempf et al. 1985). Neuere Nägel wiesen dann im proximalen Anteil ein Schlitzloch auf, dass ein Gleiten in axialer Richtung erlauben sollte unter Beibehaltung der Torsionssteifigkeit (Krettek et al. 1994, 1998b). Für die dynamische Nagelung eignen sich Querfrakturen (A3), der kurze Schrägbruch (A2) und einige Keilfrakturen, die durch den Nagel so weit von intramedullär abgestützt sind, dass ein Telescoping unterbleibt. Prinzipiell führt die dynamische Verriegelung zu einer Stimulierung der Frakturheilung (Georgiadis et al. 1990). Aus diesem Grunde wurde in den ersten Jahren der Verriegelungsnagelung 6–8 Wochen nach statischer Verriegelung die routinemäßige Dynamisierung durchgeführt (Klemm und Schellmann 1972; Brumback 1996). Experimentelle und klinische Studien konnten jedoch zeigen, dass ohne routinemäßige Dynamisierung keine schlechteren Heilungsraten auftraten (Dagrenat et al. 1993; Wu und Shih 1993). Aus diesem Grund sollte man mit der routinemäßigen Dynamisierung zurückhaltend sein, vor allem wenn die Fraktur durch die Rückschlagtechnik im OP (s. unten) unter Kompression gebracht wurde. Bei verzögerter Frakturheilung ist die Dynamisierung nach wie vor ein probates Mittel.

9.6.3.5 Technik der Verriegelungsnagelung

Antegrade Verriegelungsnagelung. Die antegrade Insertion ist auch heute als die Standardtechnik der Verriegelungsnagelung anzusehen. Mit der antegraden Technik können Frakturen in jeder Lokalisation des Schafts stabilisiert werden. Grenzindikationen stellen subtrochantäre Frakturen und distal, metaphysäre Frakturen (s. Kap. 12) dar. Speziell die Nagelung distal metaphysärer Frakturen in antegrader Technik erfordert viel Erfahrung und technisches Geschick (s. unten, Rolle der Pollerschrauben bei der Verriegelungsnaglung), so dass hier bei entsprechender Indikation die retrograde Nagelung deutliche Vorteile aufweist (s. unten, retrograde Verriegelungsnagelung). Die antegrade Technik zur Stabilisierung von Schaftfrakturen kommt sowohl als primäres Verfahren als auch als sekundäres Verfahren nach primärer Stabilisierung durch Fixateur externe oder Extension im Rahmen des DCO-Konzepts zur Anwendung (s. 9.2.2 und Sekundäre Verriegelungsnagelung). Die primäre Stabilisierung des Femurschafts stellt einen unfallchirurgischen Notfall dar. Trotz dieser Notfallsituation ist eine präoperative Planung unumgänglich.

Präoperative Planung: Eine genaue Analyse der Fraktur ist unumgänglich. Röntgenbilder des gesamten Femurschafts in 2 Ebenen sind zwingend notwendig. Erst diese ermöglichen eine Klassifikation und eine exakte Lokalisation der Fraktur. Die Art der Fraktur und die Lokalisation sind entscheidend für das gewählte Implantat und die Art der Verriegelung. Eine intraoperative Darstellung mittels Bildverstärker erreicht nicht die Qualität einer konventionellen Röntgenaufnahme. Des Weiteren ist intraoperativ nur ein begrenzter Anteil des Oberschenkels aufgrund des Bildausschnitts darstellbar. Sind die angrenzenden Gelenke im präoperativen Röntgen nicht mit abgebildet, ist eine gesonderte Darstellung des Hüft- und Kniegelenks unumgänglich. Das Vorliegen einer Schenkelhalsfraktur oder einer Kondylenfraktur ändert das operative Vorgehen entscheidend. Speziell die Schenkelhalsfissur ist intraoperativ mit dem Bildverstärker häufig nur sehr schwierig zu erkennen.

Anhand der Röntgenbilder ist eine erste Abschätzung von Nagellänge und Nageldurchmesser möglich. Eine Auswahl anhand der Bilder ist nur zulässig, wenn es sich um eine CT-Untersuchung handelt oder eine Kalibrierungsnorm (z. B. Kalibrierungskugel) im Röntgenbild vorhanden ist. Eigene Ergebnisse an 100 Ober- und Unterschenkelnagelungen haben gezeigt, dass die Verwendung von Schablonen mit Vergrößerungsfaktor zum Ausmessen der Nagellänge unzulässig ist (Krettek et al. 1996a). Die intraoperative Ausmessung der Nagellänge ist unumgänglich. Ein zu kurzer Nagel kann die Fraktur nicht richtig stabilisieren, ein zu langer Nagel führt bei proximalem Überstehen zu Irritationen der Weichteile, heterotopen Ossifikationen und Schmerzen. Im distalen Bereich besteht die Gefahr der Penetration und somit der iatrogenen Kondylenfraktur. Die Auswahl des Nageldurchmessers bereitet vor allem bei der unaufgebohrten Verriegelungsnagelung Probleme. Ein zu dicker Nagel kann zu einer Sprengung des Markraums führen, ein zu dünner Nagel verklemmt sich nicht im Kanal und gibt dem Nagel zu viel Spiel. Hieraus können aufgrund der geringeren Steifigkeit Probleme mit der Frakturheilung auftreten. Durch den sog. „Scheibenwischereffekt" ist des Weiteren eine Achs- und Seitverschiebung von distalem und proximalem Fragment bei liegendem Nagel möglich.

Der nicht bewusstlose Patient ist neben den allgemeinen Risiken über spezifische Risiken der antegraden Nagelung aufzuklären. Dies sind:

- Hüftschmerzen,
- Glutealinsuffizienz,
- Bewegungseinschränkungen im Hüftgelenk,
- heterotope Ossifikationen,
- iatrogene Schenkelhalsfraktur,
- Rotationsdifferenz.

Die Wirksamkeit der perioperativen Antibiotikaprophylaxe ist belegt (Gosselin et al. 2004). Bei geschlossenen Frakturen ist in der Regel ohne vorliegende Risikofaktoren die Einzelgabe mit einem Cephalosporin der 2. Generation ausreichend. Bei offenen Frakturen stellt sich dies jedoch anders dar (s. unten, Offene Frakturen).

Lagerung: Der Lagerung kommt bei der antegraden Nagelung eine entscheidende Bedeutung zu. Eine schlechte Lagerung kann eine suffiziente Operation deutlich erschweren oder gar unmöglich machen. Prinzipiell sind vier verschiedene Lagerungstechniken etabliert:

- Rückenlage,
- Rückenlage mit Extensionstisch,
- Seitenlage,
- Seitenlage mit Extensionstisch.

Die Rückenlage ohne Extensionstisch stellt die einfachste und schnellste Lagerungsart dar. Sie weist gerade bei mehrfach verletzten Patienten die größte Bandbreite für zusätzliche Operationen ohne erneutes Abdecken oder Umlagern auf. Auch können parallele Operationen in mehreren Teams durchgeführt werden. Der Extensionstisch wurde bereits von Gerhard Küntscher zur Marknagelung eingesetzt. Befürworter sehen einen Vorteil in der permanenten und nicht ermüdenden Traktion durch die Extension. Das Repositionsmanöver soll erleichtert werden. Daten hierzu existieren jedoch nicht. Gegenüber der manuellen Reposition kann bei der Nagelung im Extensionstisch in der überwiegenden Anzahl der Fälle auf einen Assistenten verzichtet werden. Unterstützung findet sich hierfür in der Literatur jedoch nicht (Stephen et al. 2002). Der Extensionstisch zeigt in prospektiv randomisierten Studien folgende Nachteile gegenüber der manuellen Reposition (Stephen et al. 2002; Wolinsky et al. 1998):

- längere OP-Vorbereitungszeit,
- längere OP-Zeit,
- längere Anästhesiezeit,
- höhere Rate an postoperativen Rotationsdifferenzen.

In der Literatur sind Fallberichte über Schädigungen des N. pudendus beschrieben, die bis zu erektiler Dysfunktion reichen (Amarenco et al. 2001; Chan et al. 1999; Hofmann et al. 1982; Kao et al. 1993; Lyon et al. 1993). Sowohl beim Extensionstisch, als auch bei der manuellen Technik wird das kontralaterale Bein häufig in einer gynäkologischen Stütze ausgelagert, um die Bildwandlerdurchleuchtung des proximalen Femurs im axialen Strahl zu erleichtern (Abb. 9.24). Das kontralaterale Bein ist durch die Auslagerung dem Risiko eines Kompartmentsyndroms ausgesetzt (s. Abb. 9.36), was ist in der Literatur bestens belegt ist (Anglen und Banovetz 1994; Dugdale et al. 1989; Meldrum und Lipscomb 2002). Es konnte hier ein direkter Zusammenhang zwischen Auslagerung des

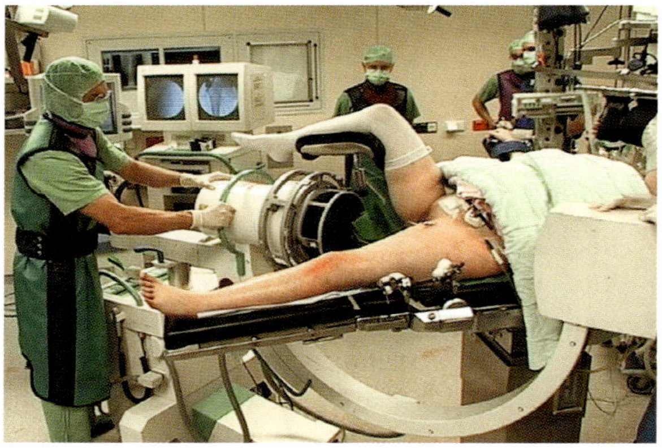

Abb. 9.24 Lagerung bei der antegraden Femurnagelung in manueller Technik. Der Patient liegt auf dem Rücken. Um den Zugang zum proximalen Femur zu erleichtern, wird das Becken durch einen Tuchstapel im Rücken leicht erhöht gelagert. Die kontralaterale Beinplatte wird entfernt. Das kontralaterale Bein wird in einer unterpolsterten Beinstütze (gynäkologische Stütze) in Abduktion, Flexion und Außenrotation gelagert. Nach Möglichkeit sollte die Hüfte nicht über 70° flektiert werden, um den venösen Rückstrom nicht zu kompromittieren. Auf Druckentlastung des N. peronaeus am Fibulaköpfchen ist zu achten. Der ipsilaterale Arm muss frontal des Körpers gelagert werden, um ein Durchschwenken des Bildverstärkers zu ermöglichen. Vor Abdeckung des OP-Gebiets sollten die notwendigen Bildverstärkereinstellungen überprüft werden. Insbesondere das Hüftgelenk sollte sich in zwei orthogonalen Ebenen darstellen lassen. Des Weiteren sollte darauf geachtet werden, dass die Beinstütze eine exakt seitliche Einstellung des distalen Femurs für die spätere Verriegelung zulässt

Beins und Anstieg der Unterschenkelkompartmentdrücke gezeigt werden (Tan et al. 2000). Die Autoren dieser Studie konnten einen höheren Kompartmentdruck bei übergewichtigen Patienten feststellen. Als Alternative zur Auslagerung des Beins steht die bewegliche Abdeckung der kontralateralen Seite zur Verfügung. Dies erfordert etwas mehr Aufwand bei der Lagerung, bietet jedoch den Vorteil, jederzeit den kontralateralen Oberschenkel als Referenz für Länge und Rotation nutzen zu können. Für die axiale Durchleuchtung des proximalen Femurs muss das kontralaterale Bein kurzfristig angehoben werden. Soll auf eine Auslagerung des Beins nicht verzichtet werden, ist es speziell bei adipösen Patienten und längerer OP-Dauer zwingend notwendig, das ausgelagerte Bein auf Druckerhöhung zu untersuchen und ggf. das Bein während der Operation duchzubewegen oder die strikte Steinschnitt-Lagerung zu lockern.

Die Seitenlage bietet den Hauptvorteil des einfacheren Zugangs zum Trochanter major. Des Weiteren ist die sterile Abdeckung des proximalen Bereichs deutlich einfacher. Studien, die die Seitenlage mit der Rückenlage vergleichen, liegen nicht vor. Ein großer Nachteil der Seitenlage ist die Rotationskontrolle des Femurs. Da die individuellen Unterschiede der Antetorsion des Oberschenkels erheblich sein können (Strecker et al. 1994, 1997b), kann hier nicht ein Mittelwert genommen werden. Die Orientierung an der kontralateralen Extremität ist nicht möglich. Als weiterer Nachteil der Seitenlage findet sich der erhöhte Zeitbedarf der Lagerung. Die Seitenlage ist für das Monotrauma geeignet, für den Mehrfachverletzten oder polytraumatisierten Patienten jedoch nur bedingt. Für Patienten mit Wirbelsäulenverletzung, Schädelhirntrauma oder Thoraxtrauma stellt die Seitenlage in manchen Fällen sogar eine Gefahr dar.

▶ Beachte

- Die manuelle Reposition in Rückenlage stellt die universellste Lagerung bei der antegraden Nagelung dar.
- Die Auslagerung des gesunden Beins auf einer gynäkologischen Stütze birgt die Gefahr eines Kompartmentsyndroms.
- Die Seitenlage ist speziell für das Monotrauma gut geeignet.
- Die Seitenlage ermöglicht einen einfacheren Zugang zum Trochanter major.
- Die Rückenlage ohne Extensionstisch bietet die beste klinische Antetorsionskontrolle.

Eintrittspunkt: Als konventioneller Eintrittspunkt für die antegrade Verriegelungsnagelung galt über Jahre die Fossa piriformis. Der Ansatz der Sehne des M. piriformis an der medialen Begrenzung des Trochanter major hat diesem Region ihren Namen gegeben (Abb. 9.25). Der Eintrittspunkt ist jedoch nicht durch den Ansatz des M. piriformis definiert, sondern als Schnittpunkt der Schaftachse des Femurs in der frontalen und lateralen Betrachtung. Zu beachten ist hierbei, dass das Femur eine Antekurvation aufweist und hierdurch der Schnittpunkt dorsal im Bereich der Fossa piriformis zu liegen kommt (Abb. 9.26). Je steifer der Nagel ist, umso mehr ist der korrekte Insertionspunkt von Bedeutung, da der Nagel sich nur gering der divergierenden Achse des Markraums anpassen kann. Frakturen in Schaftmitte können eher einen gering abweichenden Eintrittspunkt kompensieren als sehr nah subtrochantär gelegene Frakturen (Abb. 9.27).

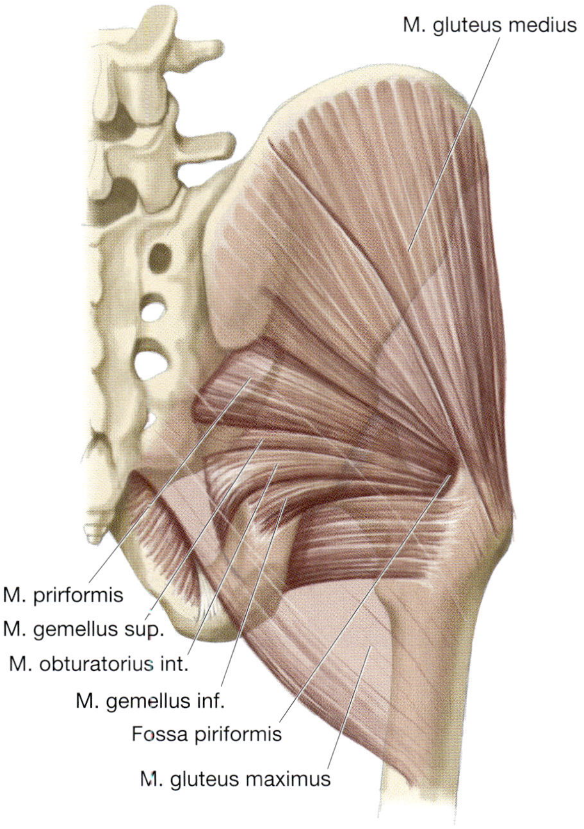

Abb. 9.25 Darstellung des Trochanter major, der Fossa piriformis, des M. glutaeus medius und der M. piriformis

Ein zu medialer Eintrittspunkt birgt das Risiko einer iatrogenen Fraktur des Schenkelhalses. Ein zu lateral gewählter Eintrittspunkt kann zu einer Aussprengung der medialen Kortikalis führen. Wie bereits erwähnt, ist speziell bei Frakturen des proximalen Schafts der korrekte Eintrittspunkt essentiell. Ein zu lateraler Eintrittspunkt führt hier zu einer Varusstellung (s. Abb. 9.38) mit hieraus resultierenden ungünstigen biomechanischen Bedingungen für die Frakturheilung und die Implantatbeanspruchung. Die Bestimmung des korrekten Eintrittspunkts intraoperativ ist von mehreren Schwierigkeiten geprägt. Der Zugang zur Fossa piriformis bedingt eine möglichst ausgeprägte Adduktion im Hüftgelenk, um mit dem Startdraht der Beckenschaufel auszuweichen (Abb. 9.28). Hierdurch kommt es jedoch zu einer erheblichen Spannung des Tractus ilitiobialis. Um an die gewünschte Eintrittstelle zu gelangen, ist eine Spaltung des M. glutaeus medius notwendig. Durch die notwendige Aufbohrung des proximalen Anteils kommt es hier zu einem zusätzlichen Trauma der Muskulatur und Verschleppung von Markrauminhalt in die Muskulatur. In einer eigenen retrospektiven Studie zur Nagelentfernung zeigten von 147 Patienten 60 % heterotope Ossifikationen am Hüftgelenk, wobei der Hauptanteil Brooker 1 und 2 entsprach (Gosling et al. 2004). Bei Langzeitnachbeobachtung konnte eine leicht verminderte Abduktionskraft der betroffenen Seite gefunden werden (Helmy et al. 2008). Erschwerend kommt beim Auffinden des korrekten Eintrittspunkts hinzu, dass die anatomischen Gegebenheiten sich unterscheiden. In einer Kadaverstudie an 100 Femora wurde in 37 Fällen zumindest ein mehr al 50 % knöcherner Überhang der medialen Trochnater-major-Anteile über dem korrekten Eintrittspunkt gefunden (Grechenig et al. 2006).

Schwierigkeiten mit dem Aufsuchen des korrekten, konventionellen Eintrittspunkts haben das Augenmerk auf einen mehr lateralen Eintrittspunkt im Bereich des Trochanter major gerichtet. Wie bereits oben erwähnt, ist jedoch die Verwendung eines geraden Nagels bei lateralem Eintritt gefährlich. Erstmals wurden im Jahr 2005 Daten zu einem modifizierten sog. antegradem Trochanter-Nagel publiziert (Ricci et al. 2005). Durch eine spezielle Krümmung des Nagels im proximalen Bereich war nun ein mehr lateraler Einstieg am Trochanter major ohne die o. g. Probleme möglich. Experimentelle Untersuchungen konnten eine geringere Weichteilschädigung insbesondere des M. glutaeus medius im Vergleich zum konventionellen Eintrittspunkt zeigen (Moein et al. 2005). Heute existieren Modelle verschiedener Hersteller (Abb. 9.29), was ein neuerliches Problem aufwirft. Der konventionelle Eintrittspunkt ist bei geraden Nägeln unabhängig vom Hersteller. Für den lateralen Eintrittspunkt finden sich je nach Nagel und hiermit verbundener proximaler Krümmung verschiedene Eintrittspunkte (Ostrum et al. 2005). Abweichungen vom exakten Eintrittspunkt führen zu den gleichen Problemen bezüglich Auflaufen der Nagelspitze und Fehlstellung. Speziell bei proximalen Frakturen sollte im Zweifelsfall lieber ein leicht medialerer Eintrittspunkt gewählt werden, um ein Ausweichen des Femurs in Varusposition zu vermeiden (Ostrum et al. 2005). In einer prospektiven Kohortenstudie konnten für den trochantären Eintrittspunkt eine signifikant geringere Durchleuchtungszeit sowie ein Trend zu kürzerer Operationszeit bei gleichen klinischen und radiologischen Ergebnissen gezeigt werden (Ricci et al. 2006).

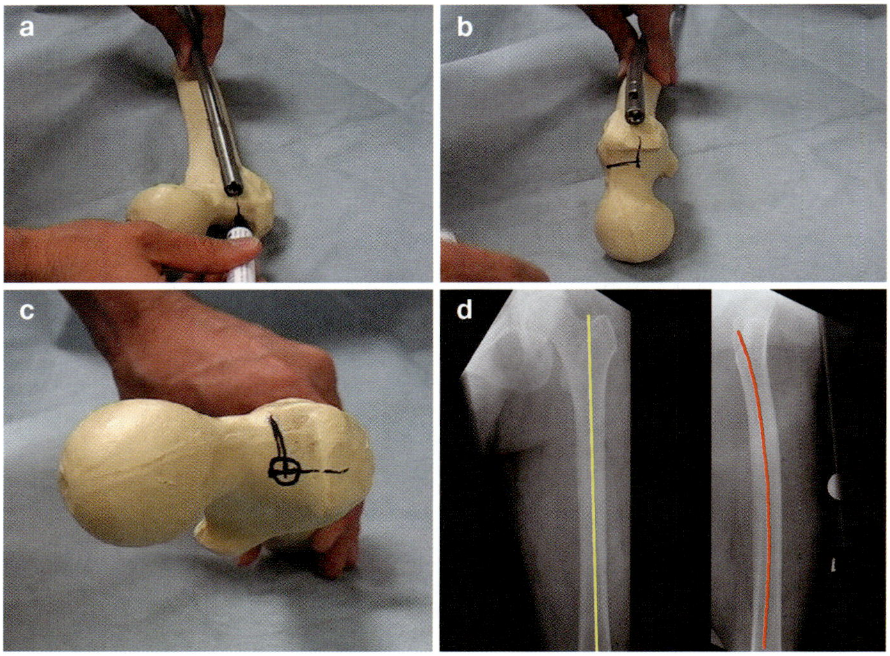

Abb. 9.26 Der konventionelle Eintrittspunkt im Bereich des proximalen Femurs ergibt sich als Schnittpunkt der Femurachse in der a.p.-Ebene und seitlichen Ebene. Legt man einen konventionellen Marknagel mit Krümmung in der Frontalebene in a.p.-Projektion auf den Femurschaft (**a**) und in lateraler Projektion auf den Femurschaft (**b**), so ergibt sich aus dem Schnittpunkt beider Linien der exakte Eintrittpunkt im Bereich der Fossa piriformis (**c**). Radiologisch kann dies ebenfalls im a.p.- und seitlichen Bild bestimmt werden (**d**)

► Beachte
- Ein falscher Eintrittspunkt kann zu Achsfehlstellungen führen. Dies gilt umso mehr, je weiter proximal die Fraktur lokalisiert ist.
- Der konventionelle Eintrittspunkt im Bereich der Fossa piriformis ist durch die Längsachse des Femurs definiert.
- Laterale Femurnägel scheinen eine Erleichterung beim Aufsuchen des Eintrittspunkts zu sein. Ihr genauer Eintrittspunkt ist nicht durch anatomische Gegebenheiten, sondern durch die vorgegebenen Krümmung des Nagels definiert.

Operationsablauf einer antegrade Nagelung: Es existieren verschiedene Techniken zur Durchführung einer antegraden Verriegelungsnagelung. Jeder Chirurg hat seine eigenen Erfahrungen, Tipps und Tricks. Die im Folgenden dargestellte Technik kommt in der Klinik der Autoren zur Anwendung und stellt eine Möglichkeit der suffizienten Verriegelungsnagelung dar.

Nach Analyse der Röntgenbilder und Indikationsstellung zur antegraden Nagelung wird die Operation in Rückenlage ohne Extensionstisch durchgeführt.

Der Patient wird im Bereich des Sakrums mit einem ca. 3–5 cm hohen Polster mittig unterstützt. Hierdurch fallen die glutealen Weichteile leicht nach dorsal. Die geringe Erhöhung gegenüber dem Operationstisch erleichtert die leicht dorsal gelegene Insertion. Zunächst wird bei kontralateral unverletztem Femur eine klinische Rotationsprüfung des Hüftgelenks in 90°-Flexion durchgeführt. Die Werte für Außen- und Innenrotation werden notiert und für den klinischen Antetorsionsvergleich herangezogen. Eine Veränderung der Antetorsion führt zu einer Verschiebung des Rotationsfensters (Abb. 9.30). (Mehr Antetorsion führt zu mehr Innenrotation, weniger Antetorsion zu mehr Außenrotation.) Als radiologischer Parameter des Antetorsionsvergleichs wird die sog. Trochanter-minor-Methode angewandt (Krettek et al. 1999a; Abb. 9.31). Es wird zunächst unsteril die Referenzseite untersucht und die Darstellung des Trochanter minor gespeichert. Liegt eine Trümmerfraktur des Femurschafts vor, kann an der kontralateralen Seite die Beinlänge radiologisch ausgemessen werden. Hierzu wird ein metallener Messstab verwandt. Als Referenzpunkte für das Ausmessen können im proximalen Bereich das Azetabulumdach, das Hüftkopfzentrum oder die Spitze des Trochanter major dienen, im distalen Bereich wird in der Regel der mediale Kniegelenkspalt gewählt. Wichtig ist, dass der Messpunkt im Zentrum des Bildwandlerausschnitts positioniert wird, da sonst durch Projektionsphänomene eine falsche Länge bestimmt wird (Abb. 9.32). Es bietet sich an, die Nagellänge und den Durchmesser mit den Röntgenschablonen des Herstellers am kontralateralen Bein

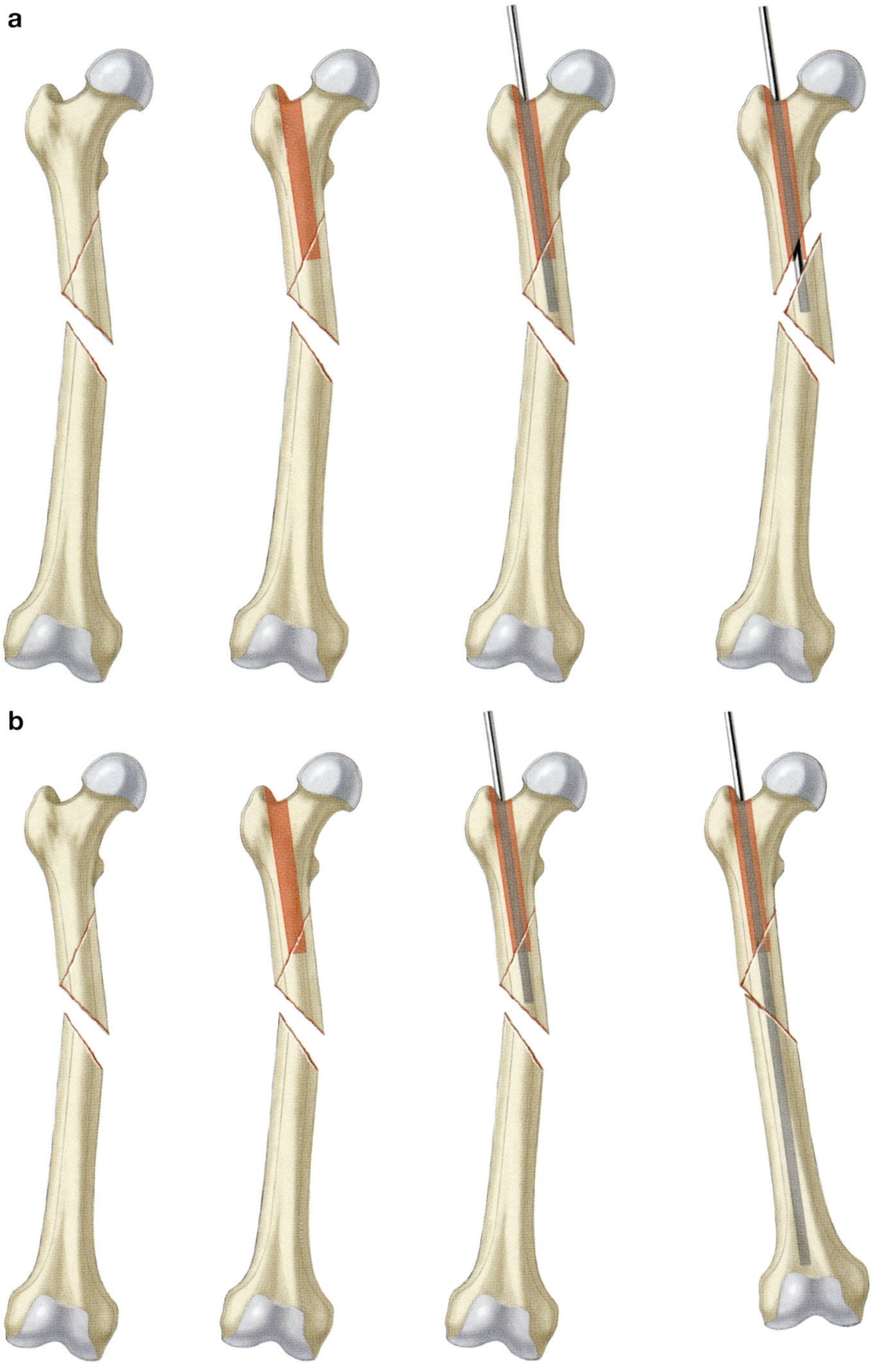

Abb. 9.27 **a** Bei zu weit lateral gewähltem Eintrittspunkt besteht die Gefahr der Aussprengung eines medialen Keilfragments. **b** Bei zu lateralem Eintritt zielt der Nagel auf die mediale Kortikalis. Im distalen Fragment kommt es zu einer Selbstzentrierung des Marknagels im Markraum. Aus dieser resultiert dann eine sukzessive Varusausrichtung des proximalen Fragments

auszumessen. Auch hier ist auf eine mittige Projektion im Bildverstärker zu achten. Bei der Bestimmung des Durchmessers ist daran zu denken, dass ohne Vergrößerungsfaktor das in der Regel empfängerferne Femur in Relation zur Schablone vergrößert dargestellt wird. Bei der unaufgebohrten Nagelung sollte man daher im Grenzfall lieber auf den nächstkleineren Durchmesser zurückgreifen. Das kontralaterale Bein wird, wenn gewünscht, anschließend in einer gynäkologischen Stütze ausgelagert (s. Abb. 9.35). Alternativ bietet sich die bewegliche Abdeckung beider Beine an. Der Bildverstärker wird auf der gegenüberliegenden Seite

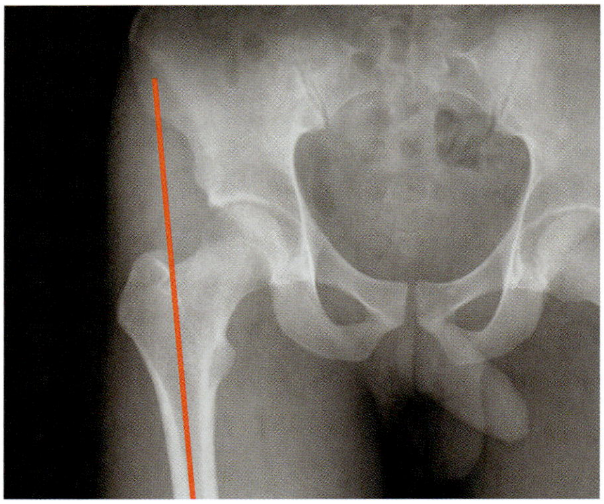

Abb. 9.28 Lagebeziehung der Längsachse des Femurs zum Becken. Ein gerader Nagel kann daher nur in Adduktion des proximalen Fragments eingebracht werden. Beachte, dass bei Frauen die Beckenschaufeln weiter nach lateral ausladend sind

positioniert. Vor der Operation werden alle in der Operation notwendigen Bildeinstellungen überprüft.

Die Abdeckung muss in Adduktion des zu operierenden Beines angebracht werden, um diese möglichst dorsal zu fixieren (Abb. 9.33). Wird ein unaufgebohrter, solider Nagel ausgewählt und sind Länge und Durchmesser des Nagels nicht kontralateral gemessen, müssen diese nun bestimmt werden.

Es empfiehlt sich, den Trochanter major und die Schaftachse in Projektion auf die Haut zu skizzieren. Die Schaftachse wird mit der vorgegebenen Antekurvatur des Femurs über die Trochanterspitze hinweg fortgezeichnet (s. Abb. 9.33).

Wird ein konventioneller Eintrittspunkt gewählt, muss der Assistent das proximale Femur in größtmögliche Adduktion bringen. Je nach Weichteildicke des Patienten erfolgt ca. 5–8 cm proximal der Trochanterspitze in Verlängerung der Längsachse der Hautschnitt. Für den Geübten reichen hier 2 cm (Abb. 9.34). Die Subkutis und die Faszie werden mit dem Messer scharf mit einem Stich auf die Spitze des Trochanter major zielend gespalten. Über diesen kleinen Kanal kann dann mit einer Schere stumpf auf den medialen Rand des Trochanter major gegangen werden. Die Fasern des M. glutaeus medius werden durch leichtes Spreizen der Schere beim Zurückziehen gespalten. Die Spitze des Trochanter major wird mit dem Zeigefinger palpiert und der Eröffnungsdraht entlang des Zeigefingers medialseitig in die Fossa piriformis geschoben

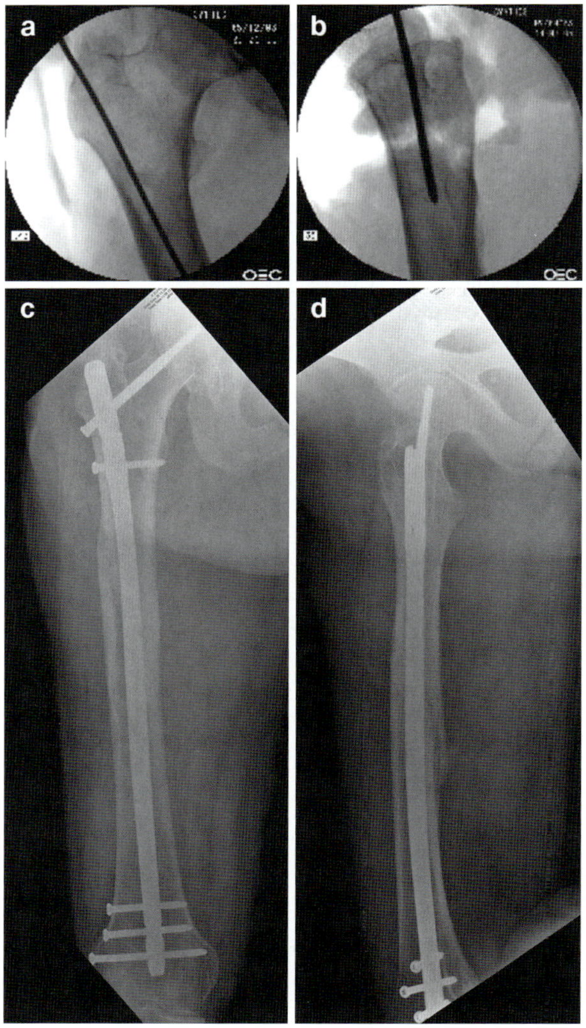

Abb. 9.29 Eintrittspunkt eines lateralen Femurnagels. **a** Im a.p.-Bild ist der Eintrittspunkt um einen Winkel X gegen die Schaftachse nach lateral geneigt. Dieser Betrag x orientiert sich an der Krümmung des verwendeten Modells. Im Falle des hier verwendeten Nagels beträgt der Neigungswinkel 10°. **b** Der Eintrittspunkt liegt im lateralen Bild am Übergang vom mittleren zum dorsalen Drittel. **c, d** Beispiel eines lateralen Femurnagels bei proximaler Schaftfraktur. Der hier gezeigte Nagel ermöglicht die Option des Einbringens von 2 proximalen Schenkelhalsschrauben

und durch Rotationsbewegungen der Markraum eröffnet. Die korrekte Lage des Drahtes wird unter orthogonaler Bildverstärkerkontrolle geprüft (Abb. 9.35). Bei inkorrekter Lage verbleibt der Draht im proximalen Femur und dient als Orientierungshilfe für den nächsten zu platzierenden Draht (s. Abb. 9.35). Der erste Draht wird entfernt und die korrekte Lage erneut kontrolliert (s. Abb. 9.35). Nun wird über den Draht

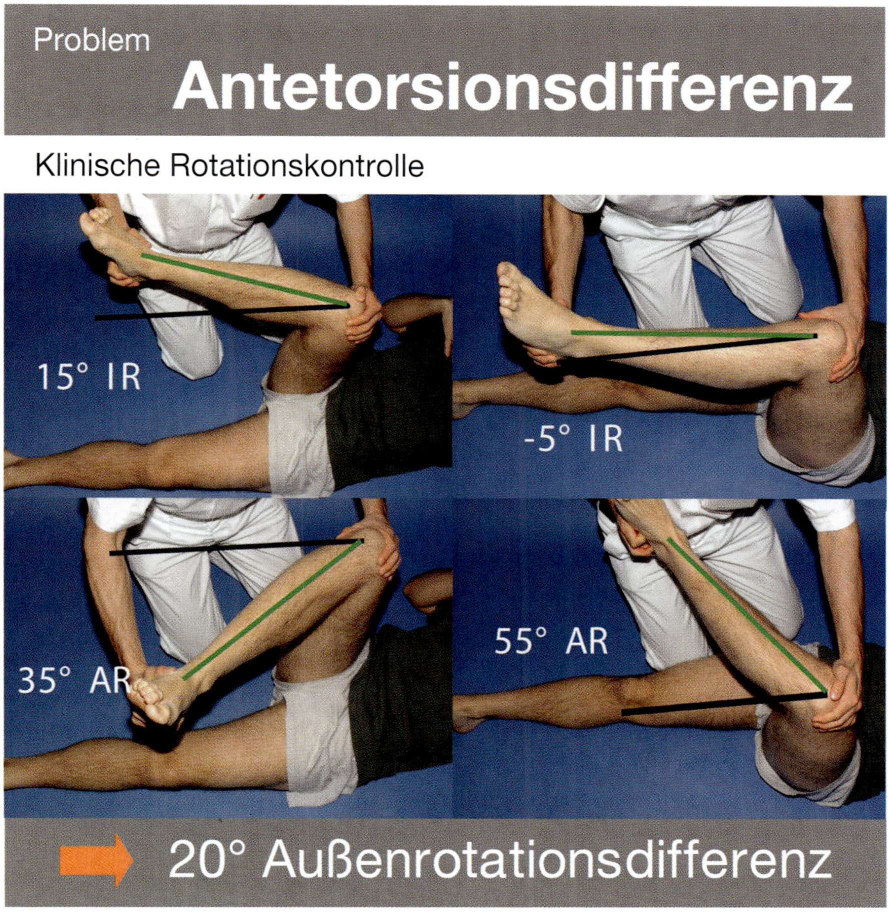

Abb. 9.30 Vergleich der Rotationsdifferenzen beider Femora klinisch. Am rechten Bein sind 15° Innenrotation und 35° Außenrotation möglich. Am linken Bein sind −5° Innenrotation und 55° Außenrotation möglich. Es besteht somit linksseitig eine vermehrte Außenrotation von 20°. Intraoperativ kann dies zwischen distaler und proximaler Verriegelung zur Rotationskorrektur genutzt werden

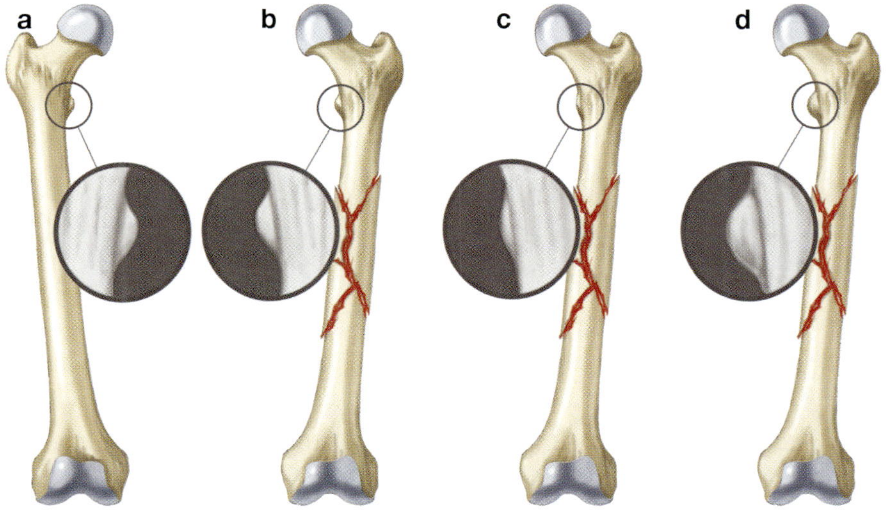

Abb. 9.31 Intraoperative, radiologische Bestimmung der Femurrotation unter Berücksichtigung der radiologischen Kontur des Trochanter minor auf der kontra- und ipsilateralen Seite (Trocnater-minor-Zeichen). **a** Präoperativ wird vor der definitiven Lagerung des Patienten die Kontur des Trochanter minor bei zentral eingestellter Patella abgebildet. Wichtig ist, den Trochanter minor im Zentrum des Bildes darzustellen. Das Bild wird im Bildverstärker gespeichert und ist für den Seitenvergleich abrufbar. **b** Vor der Verriegelung des zweiten Hauptfragments wird bei ebenfalls zentraler Patella der Trochanter minor der frakturierten Seite abgebildet. Beide Trochanteren werden dann bezüglich ihrer Form verglichen. Sind diese nicht deckungsgleich, muss die Rotation noch einmal korrigiert werden. **c** Eine verkleinerte Kontur spricht für eine vermehrte Außenrotationdifferenz des distalen Fragments (beim Zentrieren der Patella dreht sich der Trochanter minor teilweise hinter das Femur). **d** Eine vergrößerte Kontur spricht für eine vermehrte Innenrotationsdifferenz des distalen Fragments. (Aus Krettek 2001)

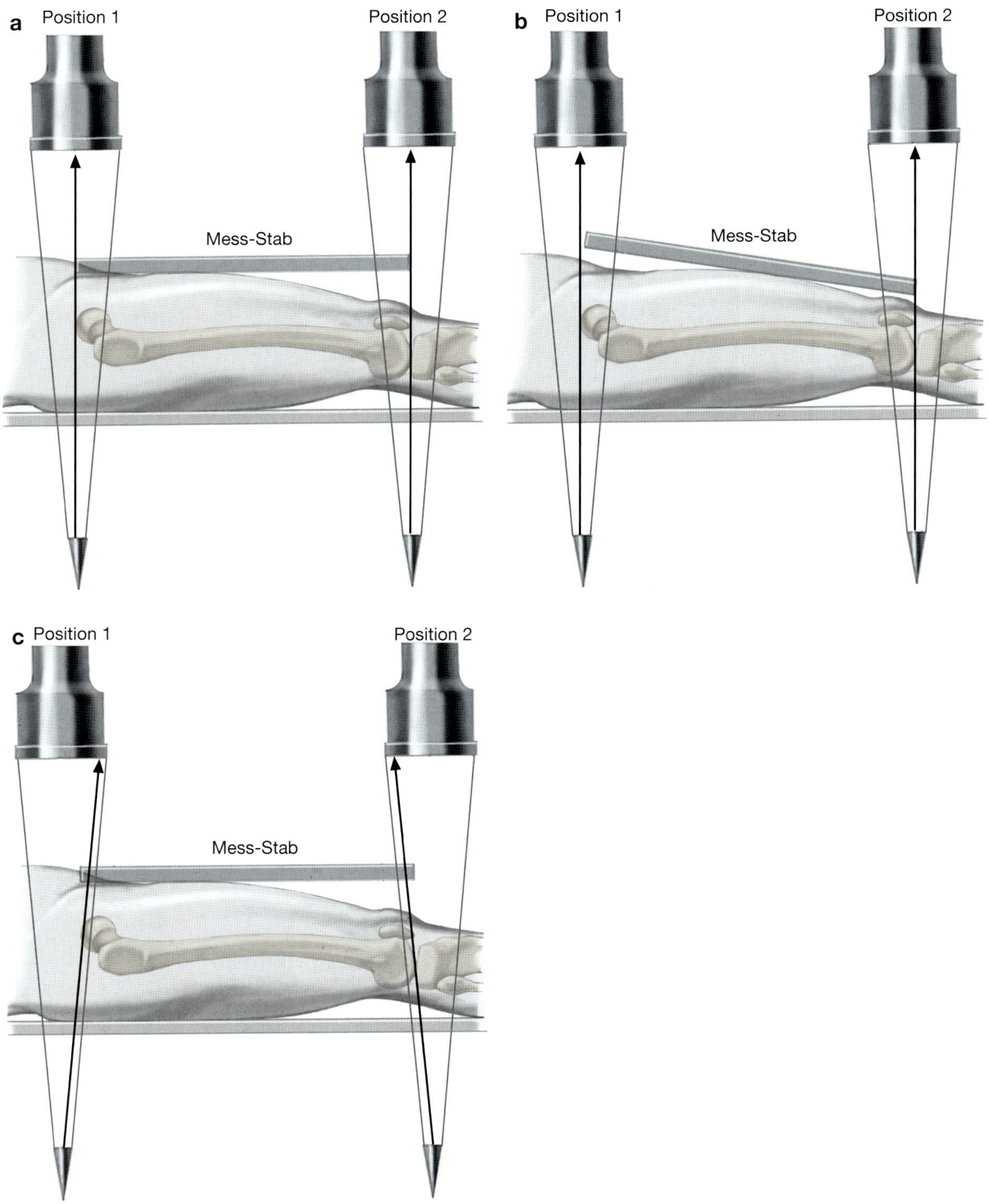

Abb. 9.32 Intraoperative, radiologische Längenbestimmung mit Hilfe des Bildverstärkers und mögliche Fehlerquellen (zu beachten ist, dass sich die Fehler, siehe **b** und **c**, addieren können). **a** Korrekte Position, Messstab und Bildverstärker. **b** Eine schräge Position des Messstabes führt zu zu kurzen Messergebnissen. **c** Exzentrische Bildverstärkerplatzierungen bewirken ebenfalls zu kurze Messergebnisse. (Aus Krettek 2001)

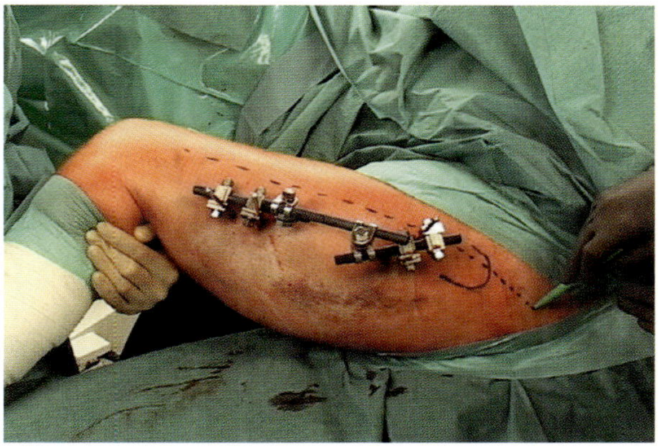

Abb. 9.33 Aufzeichnen der Verlängerungslinie der gekrümmten Femurschaftachse in der lateralen Betrachtung. Beachte die weit proximale und dorsale Abklebung

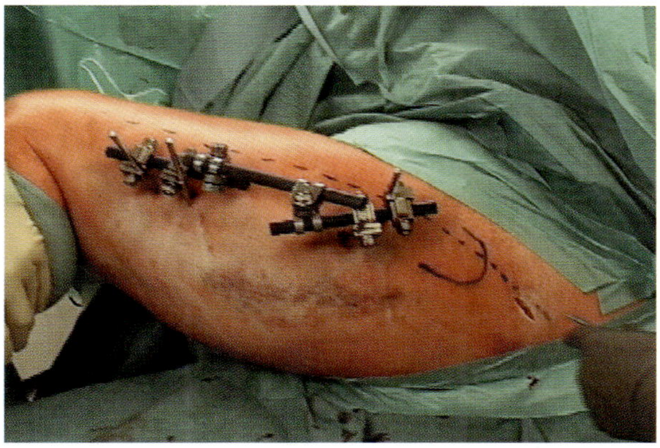

Abb. 9.34 Hautschnitt zur Insertion des Eröffnungsdrahtes

mit dem Eröffnungsbohrer bis zum Oberrand des Trochanter minor aufgebohrt.

Bei lateralem Eintrittspunkt wird der Schnitt je nach Nagelmodell und Weichteilmantel ca. 2 cm oberhalb der Trochanterspitze angelegt. Die Subkutis und Faszie über dem Trochanter werden gespalten. Gegebenenfalls ist eine geringe Adduktion des Beins notwendig. Der Eintrittspunkt kann direkt unter Bildverstärkerkontrolle mit dem Zieldraht aufgesucht werden. Einige Nagelhersteller liefern auch ein Zielgerät, um das Auffinden des korrekten Startpunkts zu erleichtern.

Wird ein unaufgebohrter, nicht kanülierter Nagel verwendet, wird dieser nun in das proximale Fragment eingebracht und bis kurz vor die Fraktur vorgeschlagen. Bei aufgebohrter Nagelung und/oder Verwendung eines kanülierten Nagels wird der Führungsdraht nun entsprechend bis kurz vor die Fraktur vorgeschoben.

Die nun anschließende Reposition stellt eine der schwierigsten Aufgaben der Verriegelungsnagelung am Femur dar. Die Vorteile der geschlossenen Marknagelung hinsichtlich Frakturheilung und Infektionsrate sollten nicht durch ein Eröffnen der Fraktur zum Zweck der Reposition gefährdet werden. Bei offenen Frakturen darf selbstverständlich nach erfolgtem gründlichem Debridement der vorgegebene Weichteilzugang zur Reposition genutzt werden. Eine Erweiterung des Zugangs mit weiterer Weichteilablösung sollte zur Vereinfachung der Reposition nicht erfolgen. Durch den kräftigen Weichteilmantel kommt es bei jeder dislozierten Femurschaftfraktur zu einer Verkürzung, die durch axialen Zug ausgeglichen werden muss. Eigene Untersuchungen ergaben bei sekundärer Marknagelung intraoperative Kraftspitzen von über 400 N (Gosling et al. 2006b). Häufig reicht ein alleiniger Längszug zur Reposition nicht aus. Durch die inserierenden Muskeln ergeben sich je nach Lokalisation der Fraktur verschiedene Dislokationsmuster. Man sollte sich diese bewusst machen, um durch gezielte Lagerung und Bewegungen die Kräfte und Momente zu minimieren. Bei Frakturen des proximalen Drittels kann die Flexion des proximalen Fragments durch leichtes Anheben des Oberkörpers verringert werden, da es hier zu einer Entlastung des M. iliopsoas als stärkstem Hüftbeuger kommt. Ähnliches gilt für distale Frakturen. Durch den Zug der Gastrocnemiusköpfe gerät das distale Fragment fast immer in Retroflexion. Durch leichte Kniebeugung (z. B. durch eine Tuchrolle) wird die Muskulatur entspannt und die Retroflexion beseitigt. Im Schaftbereich wird der kräftige Tractus iliotibialis als eine der kräftigsten retinierenden Strukturen diskutiert (Krettek et al. 1998c). Es empfiehlt sich daher, durch leichte Valgusposition des Oberschenkels den Tracktus zu entspannen und in dieser Valgusposition durch axialen Zug die korrekte Längenbeziehung der Hauptfragmente zu erreichen. Stehen die Hauptfragmente aneinander, kann der Nagel leicht vorgeschlagen bzw. der Führungsstab leicht vorgeschoben werden, bis die Spitze im distalen Fragment eintaucht. Leider ist aufgrund des dicken Weichteilmantels eine direkte Manipulation des Knochens nicht einfach möglich. Der axiale Zug kann durch Umfassen der proximalen Tibia recht gut hergestellt werden. Manipulationen entlang der anderen Freiheitsgrade sind jedoch deutlich schwieriger. Zur Manipulation

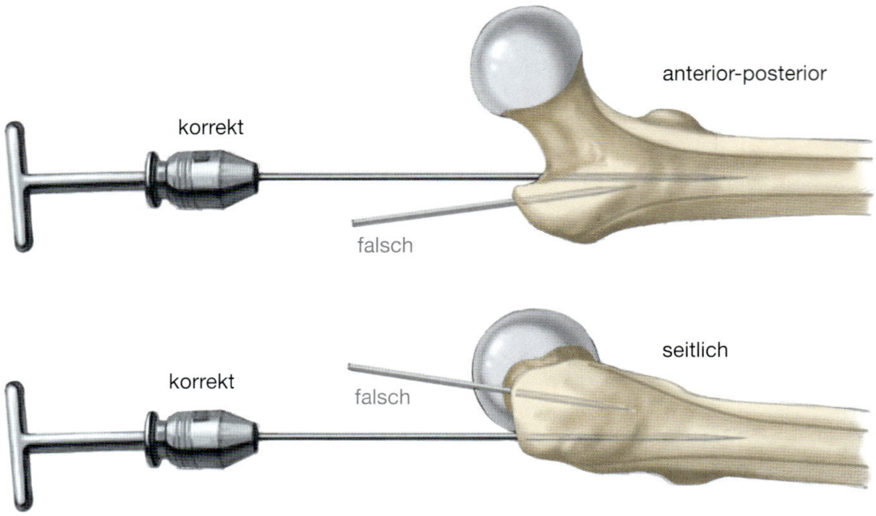

Abb. 9.35 Technik für die Platzierung des Führungsdrahtes für die Markraumeröffnung. Die Position des Führungsdrahtes wird mit dem Bildverstärker in 2 Ebenen kontrolliert. Falls die Position nicht korrekt ist, muss sie korrigiert werden. Dazu wird der fehlplazierte Draht zunächst belassen. Er wird als Orientierung für den neuen Draht genutzt. Des Weiteren verhindert er, dass der neue Draht wieder in die alte Öffnung rutscht. (Aus Krettek 2001)

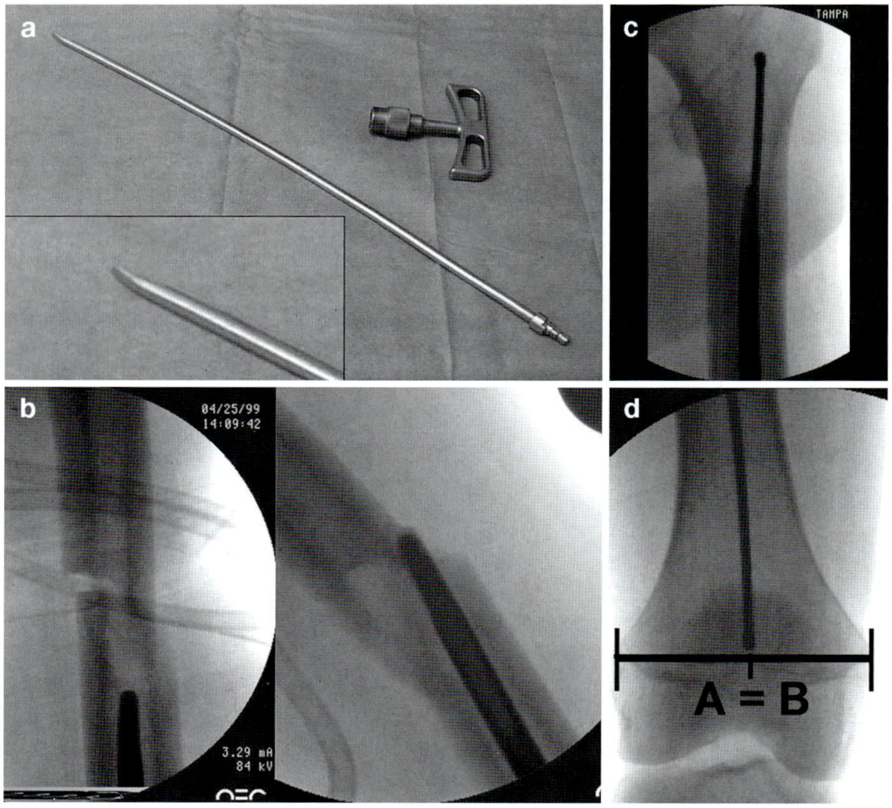

Abb. 9.36 **a** Abbildung des so genannten „Fingers" (Smith and Nephew, Memphis, TN). Er besteht aus einem am Ende gebogenen kanülierten Stab. Das Ende ist abgeflacht, um das Auffädeln des zweiten Hauptfragments zu erleichtern. Zum Set gehört ein Handgriff, der das Manipulieren des Stabs erleichtert. **b** Darstellung des „Fingers", wie er bei retrogradem Gebrauch in das proximale Hauptfragment eintaucht. **c** Nach korrekter Platzierung des „Fingers" wird ein Führungsdraht durch diesen vorgeschoben. Der „Finger" wird entfernt. Der Führungsdraht wird nun zum Aufbohren und/ oder Vorschieben eines kanülierten Nagels genutzt. **d** Mit Hilfe des „Fingers" ist eine exakte Platzierung des Führungsdrahtes im distalen Fragment möglich. (Mit freundlicher Genehmigung von R. Sanders and T. Russel)

des proximalen Fragments kann bei der unaufgebohrten Nagelung der bereits proximal inserierte Nagel dienen. Ein ähnliches Instrument stellt der sog. „Finger" für die aufgebohrte Nagelung dar (Abb. 9.36). Eine hohle Gleitschiene mit leicht gekrümmter Spitze wird in das proximale Fragment eingebracht. Dieses lässt sich nun über diese Leitschiene manipulieren. Mit der gekrümmten Spitze „tatstet" man sich anschließend in den Kanal des distalen Fragments. Über diesen hohlen „Finger" kann dann der Führungsstab für die Aufbohrung bzw. Nagelinsertion eingebracht werden. Das Instrument eignet sich ebenfalls sehr gut zur zen-

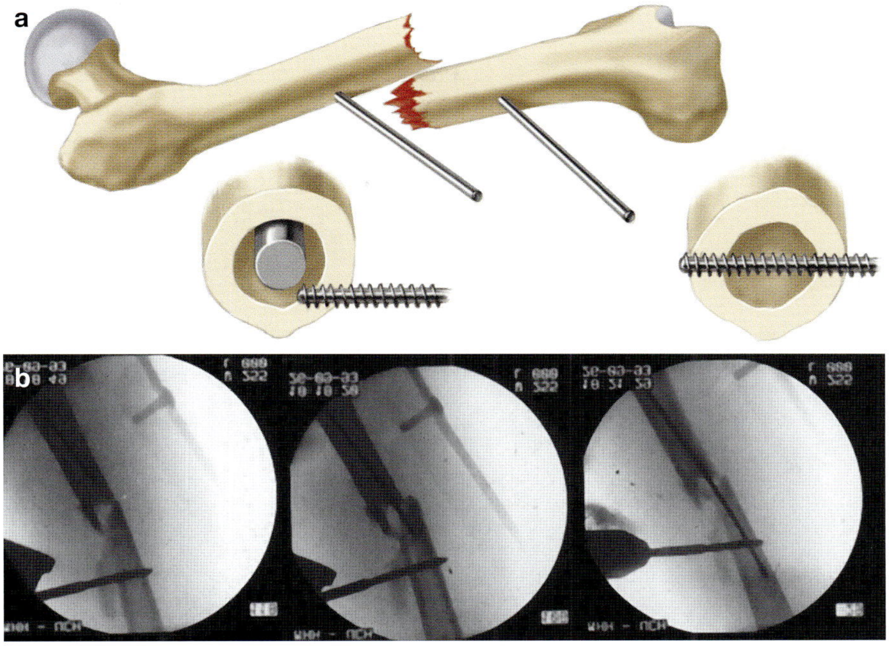

Abb. 9.37 **a** Prinzip der Joystick-Methode. Hierbei ist im proximalen Fragment darauf zu achten, dass die Schanz-Schraube nicht den Markraum versperrt. Im distalen Fragment muss die Schanz-Schraube nach Auffädelung des Fragments durch den Nagel bzw. den Führungsdraht unbedingt entfernt werden, um beim Vorschlagen des Nagels oder beim Aufbohren eine iatrogene Penetration der Kortikalis zu vermeiden. **b** Klinisches Beispiel der Anwendung. Der Führungsdraht kann im distalen Fragment häufig an der Schanz-Schraube vorbeigeschoben werden. (Aus Krettek 2001)

tralen Drahtplatzierung im distalen Fragment. Auch der alleinige Führungsdraht lässt sich häufig durch geschicktes Manövrieren in das distale Fragment einbringen. Als Hilfsmittel zur Manipulation des distalen Fragments können weiterhin eine Tuchschlinge zum Ziehen oder ein Hammer zum Drücken verwendet werden. Auch ein Pfriem kann hierzu genutzt werden. Eine bessere Kontrolle über die Hauptfragmente erhält man durch die sog. Joystick-Technik (Georgiadis und Burgar 2001). Hierbei wird im distalen Fragment eine Schanz-Schraube bikortikal eingebracht und über den T-Handgriff die Manipulation des distalen Fragments vorgenommen (Abb. 9.37). Korrekturen in der Frontalebene lassen sich hierdurch sehr gut durchführen, während durch die Rotation der Schraube Korrekturen in der sagittalen Ebene schwerer fallen. Ein weiterer Joystick kann auch in das proximale Fragment eingebracht werden. Der Operateur kann dann mit beiden Händen die Fragmente gegeneinander bewegen und die taktilen Informationen durch den Fragmentkontakt zur Reposition nutzen. Es empfiehlt sich, die proximale Schanz-Schraube erst nach Einbringen des Nagels bzw. des Führungsdrahts an diesen vorbei in der dorsalen Kortikalis einzubringen. Lässt sich trotz aller Bemühungen die Fraktur nicht „auf Länge" bringen, sollte man nicht zögern, den sog. Distraktor einzusetzen (Baumgaertel et al. 1994). Hier ist eine sehr genaue Planung der Pin-Platzierung notwendig (Abb. 9.38).

Eine exakte anatomische Reposition ist bei Schaftfrakturen nicht notwendig. Der Nagel ist ein selbstreponierendes Implantat. Im Schaftbereich richtet sich beim Vorschlagen des Nagels der Röhrenknochen entsprechend aus. Im metaphysären Bereich trifft dies jedoch nicht zu.

Bei der aufgebohrten Nagelung wird nach Platzierung des Führungsdrahts im distalen Bereich mit der Aufbohrung begonnen. Einige Hersteller bieten die Möglichkeit, die Nagellänge direkt über den eingebrachten Führungsdraht zu messen, was die Schwierigkeiten mit den Schablonen beseitigt. Es empfiehlt sich, immer mit dem kleinsten Bohrkopf zu beginnen. Frühere Empfehlungen sahen ein Überbohren von 2 mm vor. In der Regel reicht 1 mm, da hierdurch eine bessere Verklemmung des Nagels erreicht wird.

Der Nagel wird anschließend in das distale Fragment unter Röntgenkontrolle vorgeschlagen. Die Nagelposition wird proximal und distal im Bildverstärker kontrolliert. Wir empfehlen zunächst die Durchführung der distalen Verriegelung. Da der Nagel während des Einschlagens eine Deformierung erfährt, haben die distalen Verriegelungslöcher im Knochen eine abweichende Position. Eigene Studien konnten hier durchschnittliche Abweichungen im Bereich von 20 mm zeigen (Krettek et al. 1998b). Aus diesem

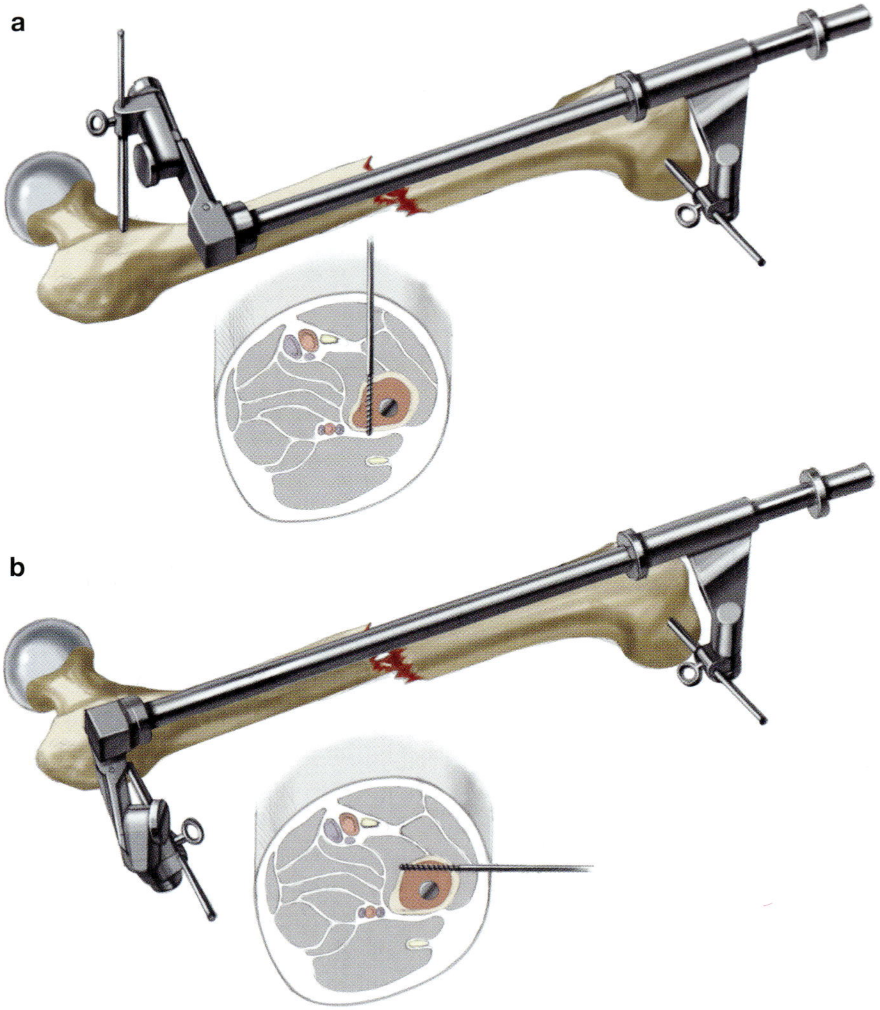

Abb. 9.38 Verwendung des Distraktors zur Reposition bei der Femurmarknagelung. **a** Standardanordnung mit einer proximalen a.p.-Schraube. **b** Alternative Anordnung mit beiden Schrauben von lateral. Beachte, dass die Schanz-Schrauben nicht mit der Passage des Marknagels interferieren. Die proximale a.p.-Schraube ist extramedullär etwas einfacher unter BV-Kontrolle zu setzen als die laterale Schraube. (Aus Krettek 2001)

Grund können Zielgeräte, die nur proximal Kontakt mit dem Nagel haben, nicht funktionieren. Neben der Möglichkeit der Freihandverriegelung, gibt es auch mechanische, röntgenfreie Zielgeräte. Die Freihandverriegelung erfolgt unter Bildverstärkerkontrolle. Es existieren hier verschiedene Techniken (Kempf et al. 1985, 1993; Pennig und Brug 1989). Wir nutzen das strahlendurchlässige Winkelgetriebe (Höntzsch et al. 1992). Es bietet den Vorteil, dass der Chirurg während des Bohrvorgangs die Relation von Bohrerposition und Lochposition über den Bildverstärker kontrollieren kann, ohne dass seine Hände im Strahlengebiet zu finden sind. Von der Arbeitsgemeinschaft für Osteosynthese ist in Zusammenarbeit mit unserer Klinik ein mechanisches Zielgerät für die distale Verriegelung konstruiert worden (Abb. 9.39; Krettek et al. 1998a; Pardiwala et al. 2001). Durch Kontaktherstellung im Bereich der Spitze gleicht das Zielgerät sich der Deformität an. Obwohl einige Autoren bei Schaftfrakturen am Femur das Einbringen eines Bolzens für ausreichend halten (Grover und Wiss 1995; Hajek et al. 1993), sollten unserer Meinung nach immer mindestens zwei Verriegelungsbolzen eingebracht werden. Bei Frakturen des distalen Drittels sollten, so vorhanden, die zusätzlichen Verriegelungsoptionen genutzt werden. Verriegelungsbolzen im metaphysären Bereich führen bei medialem Überstand durch Irritation der Weichteile zu extraartikulären Knieschmerzen. Diese werden in der Literatur mit bis zu 10 % angegeben (Moed und Watson 1995; Ostrum et al. 2000). Die alleinige a.p.-Röntgenkontrolle reicht nicht aus, da der Femurkondylus trapezförmig zugeschnitten ist (Abb. 9.40). Daher ist es wichtig, das

Bein in Innenrotation abzubilden, um die Relation von Schraubenspitze und medialer Kortikalis darzustellen.

Im Anschluss an die distale Verriegelung wird die Rotation des Beins kontrolliert. Anzeichen einer Rotationsdifferenz kann ein sog. Kortikalissprung sein (Abb. 9.41). Zur weiteren Einordnung einer Rotationsdifferenz wird nach der Trochanter-minor-Methode (s. oben) der Vergleich zur Gegenseite hergestellt. Bei Vorliegen einer Trümmerfraktur wird nun mit dem Messstab an den vorher definierten Messpunkten die Länge des Femurs radiologisch bestimmt und mit der Gegenseite verglichen. Entsprechend der Länge wird dann unter Beibehaltung der Rotation das distale Hauptfragment über den Nagel entweder vor oder zurückgeschlagen. Bei Vorliegen einer Typ-A- oder Typ-B-Fraktur sollte der Nagel auf jeden Fall zurückgeschlagen werden, um die Fraktur auf direkten Kontakt zu bringen (Abb. 9.42). Die proximale Verriegelung erfolgt dann über den Zielbügel entweder dynamisch oder statisch. Zum Schluss wird noch die korrekte Lage und Länge aller Verriegelungsbolzen mit dem Bildverstärker kontrolliert. Anschließend erfolgen die erneute Rotationskontrolle mit der Trochanter-major-Methode und die klinische Kontrolle der Hüftrotation. Sollte hier eine relevante Rotationsdifferenz entdeckt werden, sollte man auf keinen Fall scheuen, diese zu korrigieren. Die frühe Rotationskorrektur ist immer am einfachsten.

Retrograde Verriegelungsnagelung. Die retrograde Nagelung ist prinzipiell ein bereits seit Jahrzehnten praktiziertes Verfahren. Bei der Ender-Nagelung (s. oben, Geschichte der Marknagelung) wurde zur Behandlung von subtrochantären Frakturen bereits eine retrograde Insertion mehrerer Nägel über die Kondlyenregion durchgeführt (Kuderna et al. 1976). Wie bereits oben beschrieben, entspricht das Prinzip jedoch nicht der von Küntscher propagierten Marknagelung. In den 1970er Jahren wurde von Zickel ein Nagel zu Behandlung distaler Femurfrakturen vorgestellt (Zickel et al. 1977). Auch dieser war nicht an die strengen Prinzipien der Marknagelung bzw. Verriegelungsnagelung angelehnt. Swiontkowski et al. (1984) berichteten über die Implantation eines retrograd über den extraartikulären Anteil der medialen Kondyle eingebrachten Küntscher-Nagels zur Stabilisierung von Femurschaftfraktur in Kombination mit der Verschraubung einer Schenkelhalsfraktur. Sanders et al. (1993) berichteten über eine Serie von 29 retrograden Nagelungen über ein mediales Kodylenportal bei Patienten, die einer antegraden Stabilisierung nicht oder nur sehr schlecht zugänglich waren. Um den medialen Einstieg zu kompensieren, wechselten sie im Verlauf ihrer Serie von einem AO-Universal-Femurnagel auf einen AO-Universal-Tibianagel. Dreimal kam es zu einer iatrogenen Fraktur im Bereich der medialen Kondyle. Vier Patienten zeigten eine Fehlstellung postoperativ. Erstmalig wurde Ende der 1980er Jahre eine Serie von retrograden Nagelungen, die einen mittigen Einstieg durch die interkondyläre Notch aufwiesen, zur Stabilisierung suprkondylärer Femurfrakturen publiziert (Lucas et al. 1993). Hiermit war der Grundstein für die neue Ära retrograder Femurnagelungen gelegt. Spezifische Implantatanpassungen erlaubten die Stabilisierung von distalen Femurfrakturen und Schaftfrakturen. Die retrograde Verriegelungsnagelung stellt heute ein etabliertes Verfahren zur Stabilisierung von Frakturen des Femurschafts dar (Holmenschlager et al. 2002; Moed und Watson 1995; Ostrum et al. 2000; Ricci et al. 2001a; Tornetta und Tiburzi 2000). Zur retrograden Nagelung eignen sich alle Frakturen des distalen Femurs und des mittleren Schaftdrittels. Subtrochantäre Frakturen sollten nur in Ausnahmefällen retrograd genagelt werden, da die Arbeitslänge des Nagels im proximalem Fragment sehr kurz und die kortikale Führung eher gering ist.

Präoperative Planung: Die präoperative Planung unterscheidet sich nicht von der antegraden Nagelung (s. oben). Als spezifische Risiken der retrograden Naglung sind aufzuklären:

- Kniegelenksinfekt: Dieser dürfte nach Berichten aus der Literatur zwischen 0,5 und 1 % liegen,
- postoperativer Knieschmerz,
- Retropatellararthrose,
- Bewegungseinschränkung des Kniegelenks.

Die letzten drei Punkte sind aufgrund der Datenlage nicht eindeutig (s. auch unten, Antegrade oder retrograde Nagelung?). Der Patient sollte jedoch unserer Meinung nach über diese kontrovers diskutierten Risiken aufgeklärt werden.

Lagerung: Die Lagerung nimmt bei der retrograden Nagelung nicht den entscheidenden Stellenwert wie bei der antegraden Nagelung ein. Einigkeit herrscht über die Tatsache, dass die Operation in Rückenlage durchgeführt werden sollte. Hier findet sich der beste Zugang zum Kniegelenk. Zumindest der anteriore und

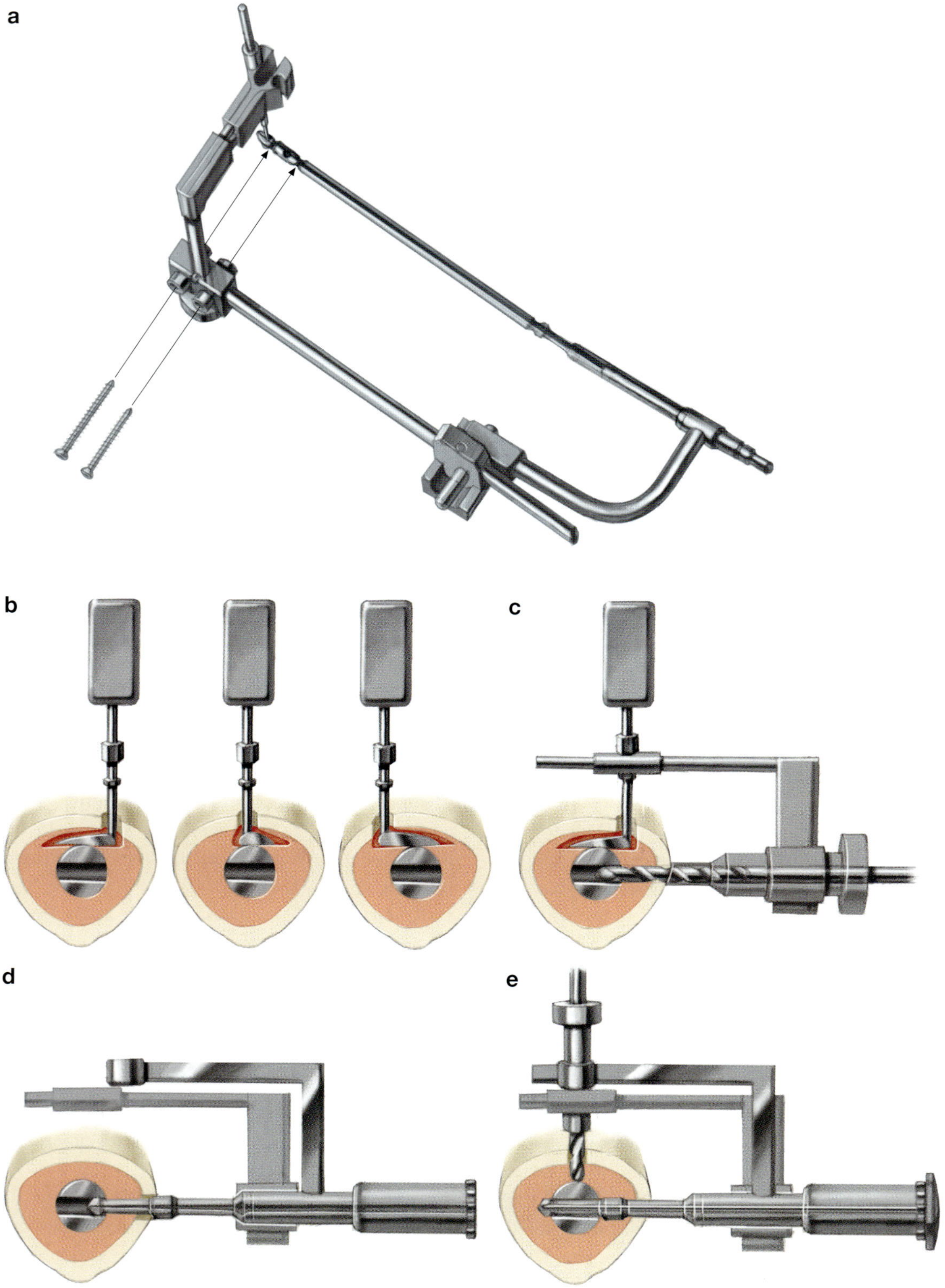
a
b
c
d
e

laterale Teil des Oberschenkels sollte nach der Abdeckung für den Operateur zugänglich sein. Die Verwendung einer Extension ist nicht notwenig. In der Literatur existieren jedoch Empfehlungen, dass durch eine tibiale Extension auf einen Assistenten verzichtet werden kann (Garcia et al. 2004). Eine Auslagerung des kontralateralen Beins auf einer gynäkologischen Stütze ist nicht empfohlen. Möchte man den proximalen Oberschenkel im seitlichen Strahlengang ohne Überlagerung beurteilen, sollte das kontralaterale Bein beweglich abgedeckt werden. Die Möglichkeit des Absenkens der Beinhalterung der Gegenseite erleichtert die seitliche Durchleuchtungskontrolle.

▶ Beachte
- Die retrograde Nagelung wird in Rückenlage durchgeführt.
- Die Verwendung einer Extension ist nicht üblich

Eintrittspunkt: Der extraartikuläre distale Zugang im Bereich der seitlichen Kondyle ist aufgrund der oben beschriebenen Probleme mit iatrogener Fraktur und Fehlstellung verlassen worden. Der optimale Eintrittspunkt für den transartikulären Zugang liegt in Verlängerung der Schaftachse in der interkondylären Region (s. Abb. 9.42). Bezogen auf die Kondylenoberfläche zeigt der Punkt individuelle Schwankungen. Der Eintrittspunkt ist weiterhin für verschiedene Implantate leicht divergierend (Morgan et al. 2008). Sicher ist, dass der Eintritt anterior des Ursprungs des hinteren Kreuzbandes liegt. Die mittlere Distanz zwischen optimalem Eintrittspunkt und hinterem Kreuzband schwankt je nach Studie zwischen 6 und 12 mm (Carmack et al. 2003; Krupp et al. 2003; Morgan et al. 2008). Bezogen auf die Kondylenbreite in frontaler Projektion wird ein zentraler bzw. leicht medialer Eintritt empfohlen (Carmack et al. 2003; Krupp et al. 2003; Morgan et al. 2008). Der Operateur sollte auf jeden Fall versuchen, den Eintritt nach Kontrolle im Bildverstärker so gut wie möglich der individuellen Schaftgeometrie anzupassen. Als gute Landmarke im lateralen Bild dient die Blumensaath-Linie. Der Eintrittspunkt des Führungsdrahts sollte hier ca. 2–4 mm anterior des Schnittpunktes mit der distalen Kortikalis liegen (Abb. 9.43). Wichtig zu beachten ist, dass im a.p.-Bild der Draht nicht senkrecht zur Kondylenebene verläuft (Abb. 9.44). Da diese gegenüber dem Schaft eine um ca. 6–8° gerichtete Valgusposition einnimmt, muss der Draht mit der Kondylenebene einen Spitzenwinkel bilden. Trotz der relativen Nähe ist in der Literatur bisher keine Verletzung des hinteren Kreuzbandes durch den Nageleintritt beschrieben. Die Studien mit arthroskopischer Kontrolle nach retrograder Nagelung zeigten kein Anhalt auf eine Verletzung der zentralen ligamentären Strukturen (Gebhard et al. 2000; Holmenschlager et al. 2002). Der Zugang liegt in der sog. „safe zone" des patellofemoralen Gelenks (Carmack et al. 2003). Experimentelle Studien zur Druckverteilung konnten lediglich beim Herausstehen des Nagels ab 1 mm über Knorpelniveau eine retropatellare Druckerhöhung feststellen (Morgan et al. 1999). Ein Herausstehen des Nagels sollte natürlich auf jeden Fall unterbleiben. Am sichersten versenkt man die Nagelspitze knapp subchondral. Tierexperimentell füllt sich bei retrograder Insertion der Eintrittpunkt über dem Implantat mit fibrösem Gewebe. Veränderungen des Knorpels oder der Synovia wurden im Beobachtungszeitraum bis 12 Monate nicht gefun-

Abb. 9.39 Funktionsweise des Distal Aiming Device (DAD). Das DAD funktioniert bei massiven oder kanülierten Nägeln. Bei diesen ist, anders als bei Hohlnägeln oder geschlitzten Nägeln, die Torsionsdeformierung zu vernachlässigen. Das Prinzip beruht zunächst darauf, einen Kontakt zwischen Nagelende und dem Zielgerät herzustellen. **a** Der Nagel ist fixiert am Einschlagbügel. Der DAD-Zielbügel wird auf die korrekte Länge über die Hülsen der distalen Verriegelungsbolzen justiert. Anschließend kann der Nagel in antegrader oder retrograder Technik inseriert werden. **b** Mit Hilfe des DAD-Zielbügels wird durch eine Stichinzision mit einem 6-mm-Bohrer eine Kontaktbohrung durchgeführt. Bei Anwendung am Femur sollte der Kontakt proximal der distalen Verriegelungsbolzen hergestellt werden. Die Kontaktbohrung eröffnet die ventrale Kortikalis. Der spongiöse Knochen zwischen ventraler Kortikalis und Nagel wird mit einer L-förmigen Kürette im Bereich der Kontaktbohrung entfernt. Der Kontakt zwischen Nagel und Kürette kann durch den metallischen Klang verifiziert werden. **c** Die Kürette wird dann gegen einen ähnlich konfigurierten L-Abstandhalter ausgetauscht. Dieser ist am Unterrand geriffelt. Durch diese Riffelung kann der Kontakt mit dem Nagel gefühlt werden. Abstandhalter, Zielgerät und Nagel bilden nun eine Einheit. Wichtig ist, dass der Abstandhalter fest gegen den Nagel gedrückt wird. Im nächsten Schritt werden die Querbohrungen gesetzt. Die Bohrer verbleiben zunächst im Knochen. Wenn der Nagel eine zusätzliche a.p.-Verriegelungsoption zulässt, wird die proximale Bohrung mit dem Stufenbohrer erweitert. In die geschaffene Bohrung wird nun ein Zielbügel eingebracht. **d** Dieser wird mit einem Spreizdorn im Nagel verklemmt. Bei korrektem Sitz im Nagel lässt sich der Zielbügel nun nicht herausziehen. **e** Über den Zielbügel kann dann die a.p.-Verriegelung durchgeführt werden. Nach Freigabe der Löcher kann die laterale Verriegelung erfolgen. (Aus Krettek 2001)

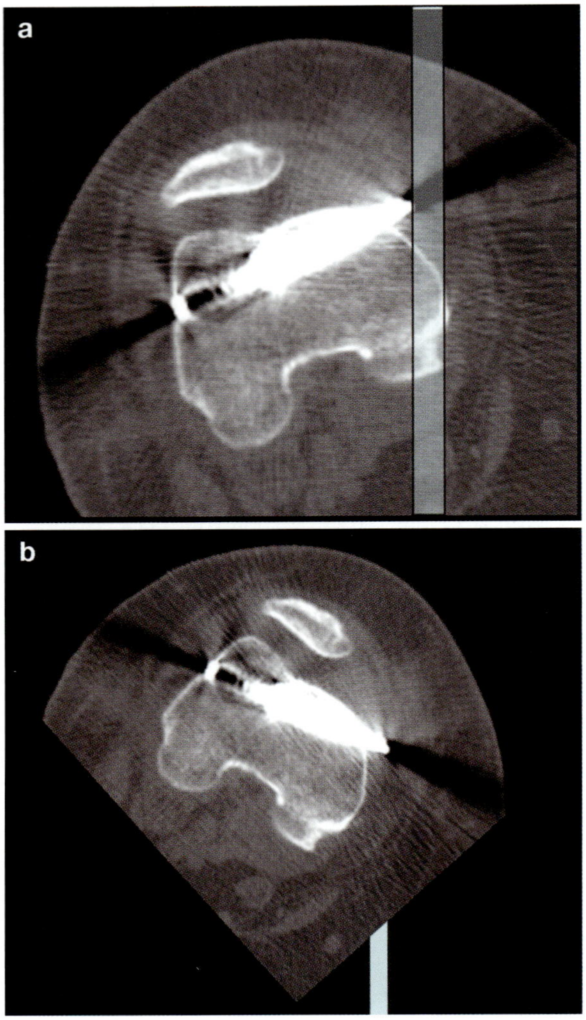

Abb. 9.40 Einfluss der Rotation des suprakondylären Bereichs auf das Verhältnis der Schraubenspitze zur medialen Kortikalis bei a.p.-Durchleuchtung. **a** In Neutralstellung projiziert sich die Schraubenspitze lateral der Kortikalis, d. h., es wird vorgetäuscht, dass die Schraubenspitze innerhalb des Knochens liegt. **b** Wird das trapezförmige distale Femur nun soweit innen gedreht, bis die mediale Kortikalis parallel zum BV ausgerichtet ist, zeigt sich die wahre Beziehung von Schraubenspitze zu medialer Kortikalis. Die Schrauben überragen in diesem Bild die mediale Kortikalis um mehrere Millimeter, was zu Weichteilirritation mit Schmerzen führen kann

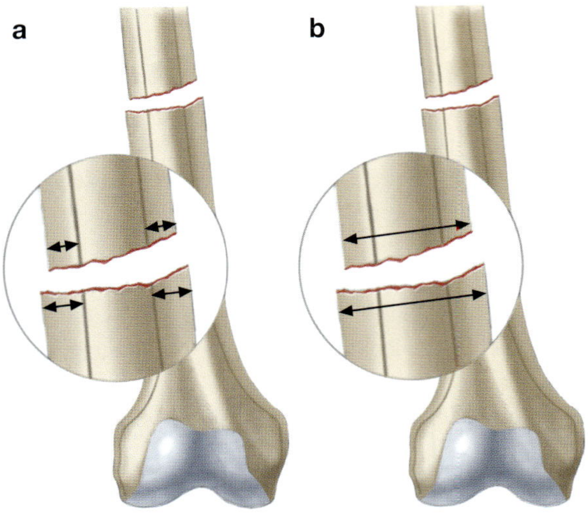

Abb. 9.41 Radiologische Hinweise auf das Vorhandensein eines Rotationsfehlers unter Verwendung des „Kortikalissprung- und „Durchmesserdifferenzzeichens". Dieses ist lediglich bei großen Rotationsfehlern positiv. **a** Kortikalissprungzeichen: Bei vorhandenen Drehfehlern können die kortikalen Strukturen des proximalen und distalen Hauptfragmentes mit unterschiedlicher Dicke abgebildet werden. **b** Durchmesserdifferenzzeichen: Dieses Zeichen kann vor allem im Bereich eines ovalären Knochenrohrs anwendet werden

den. Untersuchungen des Schaftknorpels, der im Vergleich zum menschlichen Kniegelenk deutlich dünner ist, zeigen bereits in der Frühphase nach retrograderer Nagelung eine patellofemorale Arthrose (Pingsmann et al. 2005). Einschränkend ist jedoch zu sagen, dass in dieser Studie ein prozentual großer, quadratischer Knochenknorpeldeckel entnommen und nach Nagelinsertion wieder reponiert wurde.

Zu Beginn der retrograden Nagelung wurde noch von manchen Autoren die Lagerung des Kniegelenks in 90° Flexion empfohlen (Grass et al. 2002). Hier interferiert man jedoch mit der Patellaspitze, so dass eine Kniebeugung zwischen 30 und 45° den optimalen Zugang zum Eintrittspunkt bietet (Abb. 9.45). Der korrekte Eintrittspunkt ist immens wichtig, um Achsabweichungen durch die Selbstzentrierung des Nagels im proximalen Fragment zu vermeiden. Dies trifft umso mehr zu, je distaler die Fraktur lokalisiert ist.

▶ Beachte

- Der korrekte Eintrittspunkt für die retrograde Nagelung ist anatomisch durch die Längsachse des Femurs definiert.
- Bei korrekter Durchführung sind Verletzungen der zentralen Bandstrukturen ausgeschlossen.
- Die Verbindung von patellofemoraler Arthrose und retrograder Nagelung ist nicht abschließend geklärt

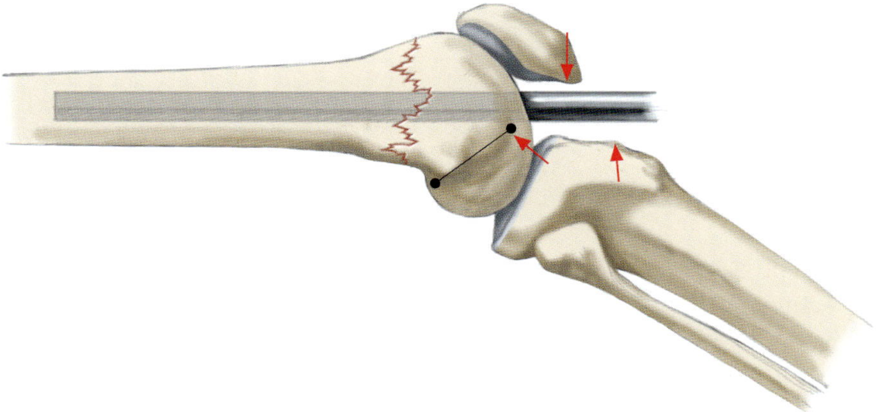

Abb. 9.42 Eintrittspunkt des retrograden Nagels im seitlichen Strahlengang. Dieser liegt vor der Blumensaath-Linie. Beachte die Beziehung der Patellaspitze zum Nagel

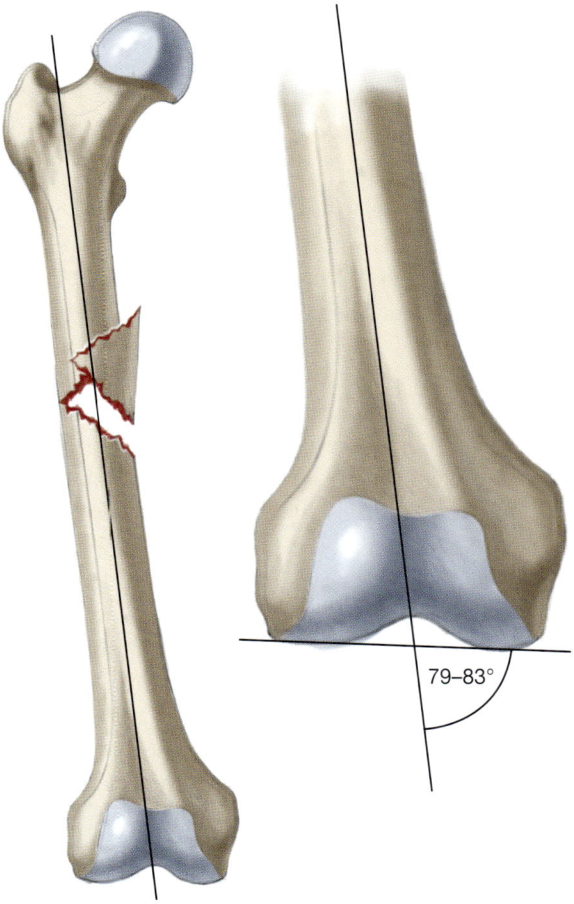

Abb. 9.43 Eintrittspunkt des Nagels in der Frontalebene in Verlängerung des Schaftes. Da die Kondylenebene nicht senkrecht zur Schaftachse steht, muss der Nagel leicht schräg zur Kondylenebene eingebracht werden

Operationsablauf einer retrograden Nagelung: Auch hier wird lediglich *eine* Möglichkeit der Durchführung, wie sie in der Klinik der Autoren praktiziert wird, dargestellt.

Der Patient wird in Rückenlage gelagert. Es wird ein Tisch mit getrennt absenkbaren Beinplatten ausgewählt. Der Bildverstärker steht auf der kontralateralen Seite. Eine gesonderte Abstützung oder Unterstützung im sakralen Bereich ist nicht notwendig. Entsprechend der beschriebenen Technik für die antegrade Technik (s. oben) wird die klinische und radiologische Rotations- und Längenbestimmung der Gegenseite durchgeführt. Es wird lediglich das betroffene Bein abgedeckt. Es reicht, dorsalseitig distal der Glutealfalte abzukleben. Wichtig ist der anteriore und laterale Zugangsbereich zum proximalen Oberschenkel. Auch bei der retrograden Nagelung müssen alle in der Operation notwendigen Bildeinstellungen zuvor überprüft werden.

Die Technik der Nagelausmessung verläuft analog der Ausmessung bei antegrader Technik. Die Nagelspitze sollte gewöhnlich leicht proximal des Trochanter minor enden. Liegt keine Fraktur des Schenkelhalses oder der pertrochantären Region vor, kann der Nagel bei sehr proximaler Fraktur auch bis kurz unterhalb der kranialen Schenkelhalsbegrenzung eingebracht werden.

Zur Entspannung der Gastrocnemicusköpfe, die das distale Femur immer in Rekurvationsstellung ziehen, und um den ungehinderten Zugang vorbei an der Patella zum Eintrittspunkt zu gewährleisten, wird das Knie in ca. 40° Flexion gebracht. Dies kann durch Abknicken der Tischplatte, eine unterstützende Tuchrolle oder, wie von uns praktiziert, durch Lagerung

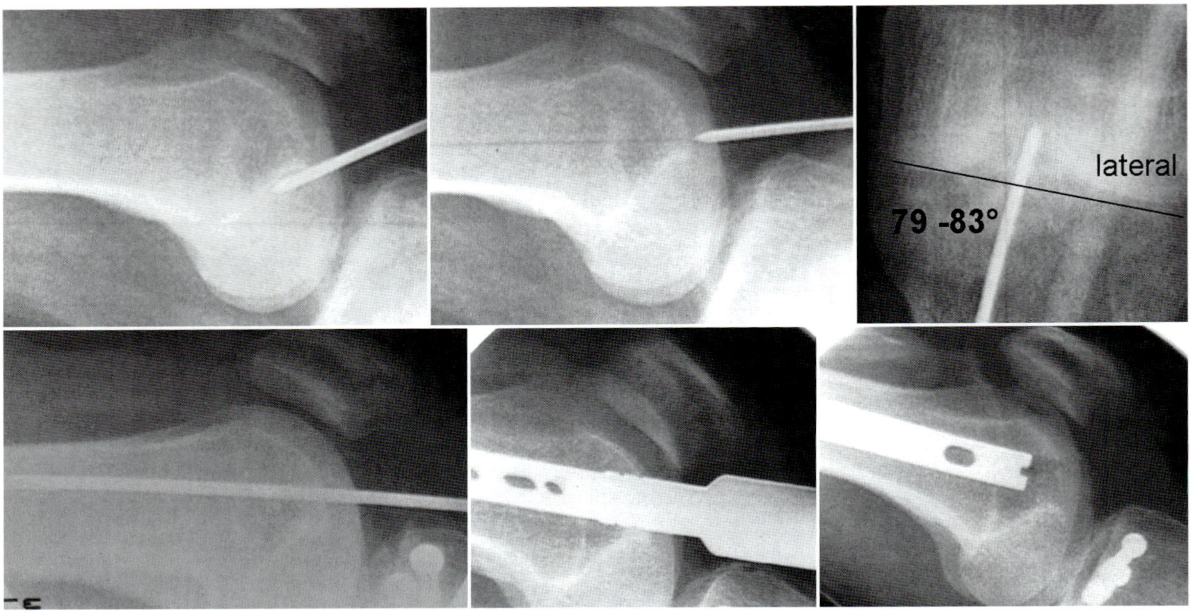

Abb. 9.44 Bildfolge von oben links nach unten rechts. Klinisches Beispiel der Insertion eines retrograden Nagels

auf einem kleinen Dreieck mit Ausrichtung der Spitze nach proximal geschehen.

Es genügt je nach Nageldurchmesser ein 15–20 mm langer Hautschnitt. Wir haben den Zugang mittig durch das Ligamentum patellae verlassen und setzen den Schnitt aufgrund der leicht medialen Winkelung des Führungsdrahts zu Kondylenebene direkt paraligamentär. Die Gelenkkapsel wird scharf längs gespalten und der Zugang durch Aufspreizen der Schere leicht geweitet. Das Kondylenmassiv lässt sich mit dem Finger palpieren.

Die Präparation des Eintritts kann nur unter orthogonaler Bildverstärkerkontrolle erfolgen. Hierbei sind die o. g. Kriterien zu beachten. Wichtig ist die exakte Ausrichtung des Drahtes auf die Längsachse. Eine falsche Ausrichtung führt unumgänglich zu Fehlstellung (s. Abb. 9.45). Das Überbohren muss zwingend mit Gewebeschutz erfolgen. Dieser muss direkten Kondylenkontakt haben. Andernfalls läuft man Gefahr, die Patellaspitze bzw. Rückfläche zu abradieren. Nach Überbohren des Eröffnungsdrahts wird bei der unaufgebohrten Nagelung der Nagel bis kurz vor die Fraktur geschlagen. Nun erfolgt unter Bildverstärkerkontrolle die Reposition mit den gleichen Hilfsmitteln wie für die antegrade Nagelung beschrieben (s. oben). Die Manipulation des distalen Fragments über den einliegenden Nagel gelingt jedoch deutlich leichter, so dass durch Manipulation unter leichtem Längszug sich der Nagel häufig allein durch Palpation in das distale Fragment vorschieben lässt. Bei Verwendung eines kanülierten Nagels oder bei gewünschter Aufbohrung wird der entsprechend erst der Führungsdraht vorgeschoben.

Die Lage der Nagelspitze und des Nagelendes ist im Bildverstärker zu kontrollieren. Besonders das Nagelende bedarf einer subtilen orthogonalen Kontrolle, um nicht eine suprachondrale Lage zu haben. Ein prophylaktisch zu weites Einschlagen des Nagels kann bezüglich der Stabilität Probleme bringen (Abb. 9.46).

Es empfiehlt sich auf jeden Fall, mit der distalen Verriegelung zu beginnen. Hier sollten die Nagellöcher immer so besetzt sein, dass eine statische Verriegelung durchgeführt ist. Hier ist streng auf die korrekte Länge der Bolzen zu achten (s. oben).

Entsprechend der für die antegrade Nagelung angegebenen Kriterien ist dann die Rotation im Seitenvergleich zu prüfen und ggf. zu korrigieren. Entsprechend der antegraden Nagelung wird bei Trümmerfrakturen die Länge durch leichtes Zurück- oder Vorschlagen des verriegelten distalen Fragmentes korrigiert. A- und B-Frakturen werden durch Vorschlagen des Nagels eingestaucht.

Die proximale Verriegelung erfolgt mit den o. g. Techniken. Auch hier steht für einige Nägel ein mechanisches Zielgerät zur Verfügung. Für kurze suprakondyläre Nägel ist der Kontakt mit dem Nagel

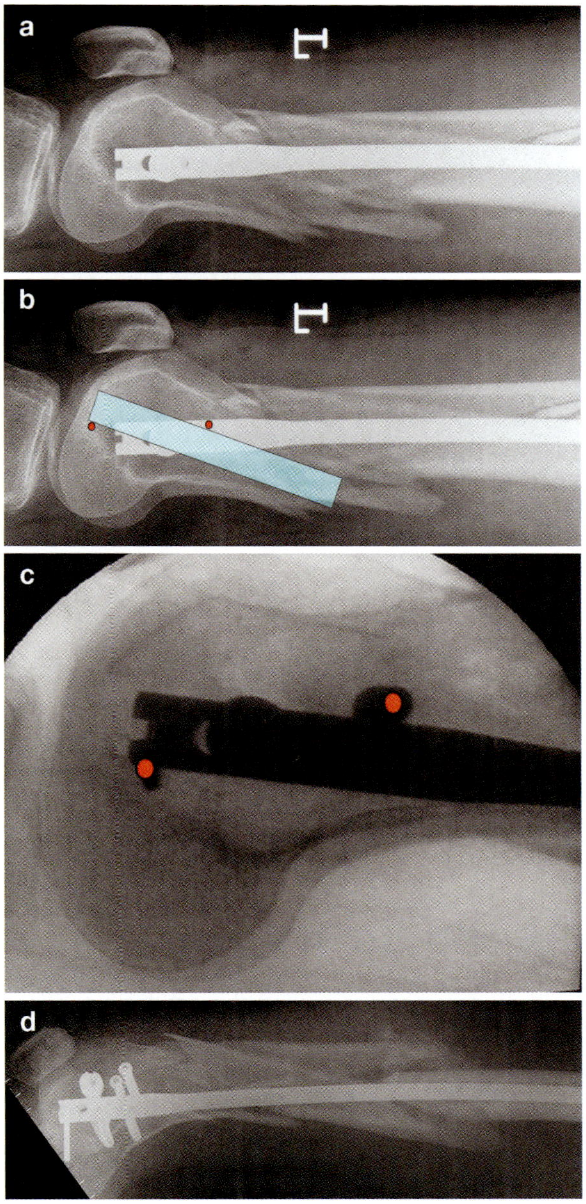

Abb. 9.45 **a** Auswärtig durchgeführte retrograde Nagelung. Der nach anterior zielende Verlauf im distalen Fragment führte zwangsläufig beim Eintauchen des Nagels im proximalen Schaftfragment durch die Selbstzentrierung zu einem Rekurvatum mit hieraus resultierender, störender Hyperextension des Kniegelenks. **b** Der *blaue Balken* zeigt den korrekten Verlauf des Nagels im distalen Fragment. Um diesen Verlauf zu erreichen sind zwei Pollerschrauben (*rot*) geplant. **c** Abbildung des distalen Fragmente nach Korrektur. Distal wurde statt einer Schraube ein Spickdraht zum Pollern genutzt. **d** Abbildung des Femurschaftes. Das Zwischenfragment ist verkippt. Die korrekte Ausrichtung zwischen distalem und proximalem Hauptfragment ist jedoch gegeben

nicht unbedingt zwingend notwendig. Bei der Stabilisierung von Schaftfrakturen kommt es jedoch auch in der retrograden Technik zu den o. g. Deformierungen, so dass nur Zielgeräte mit distalem Nagelkontakt zur Anwendung kommen können. Vor allem bei lateromedialer Verriegelung profitiert man vom mechanischen Zielgerät. Die passgenaue Bildverstärkereinstellung der seitlichen Verriegelungslöcher ist im proximalen Bereich durch die Überlagerung des kontralateralen Beins auch bei Verwendung einer gynäkologischen Stütze schwierig. Die meisten Nagelhersteller bieten daher eine Verriegelungsmöglichkeit im proximalen Anteil in anteroposteriorer Richtung an. Die zusätzliche lateromediale Verriegelung erscheint nur bei Grenzfällen (subtrochantäre Fraktur, frustraner Versuch der a.p.-Verriegelung) notwendig. Bei der anterioposterioren Verriegelung besteht prinzipiell die Verletzungsgefahr von Hauptästen des N. femoralis (Abb. 9.46b). Diese ist im proximalen Bereich geringer als distal des Trochanter minor. Wichtig ist eine stumpfe Präparation direkt auf den Knochen. Aufgrund der prominenten proximalen Weichteile besteht die Gefahr, die Schraube vom Eindreher zu verlieren. Steht kein Schraubendreher mit Sicherung zur Verfügung, empfehlen wir, die Schraube mit einer Fadenschlaufe zu sichern.

Nach Entfernung des Einschlagbügels muss die Eintrittsstelle palpiert werden, um ein Überstehen des Nagels auszuschließen. Bei der retrograden Nagelung kommt es auch bei der unaufgebohrten Technik unweigerlich zur Verdrängung von Markrauminhalt und Bohrmehl in das Gelenk. Daher ist vor Verschluss der Weichteile zwingend eine ausgiebige Spülung des Kniegelenks notwendig.

9.6.3.6 Antegrade oder retrograde Nagelung?

Die retrograde Nagelung ist aufgrund der einfacheren Lagerung, des einfacheren Zugangs und häufig auch der einfacheren Reposition eine verlockende Alternative zur antegraden Nagelung. Es gibt Zentren, die die retrograde Nagelung bei isolierter Schaftfraktur des Femurs empfehlen (Holmenschlager et al. 2002). Zum Vergleich der antegraden und der retrograden Stabilisierung von Schaftfrakturen mit einem Verriegelungsnagel finden sich vergleichende Studien in der Literatur. In allen Studien konnte kein Unterschied hinsichtlich Frakturheilungsrate und Kniegelenksbeweglichkeit festgestellt werden (Ostrum et al. 2000; Ricci et al. 2001a; Tornetta et al. 1994). Die antegra-

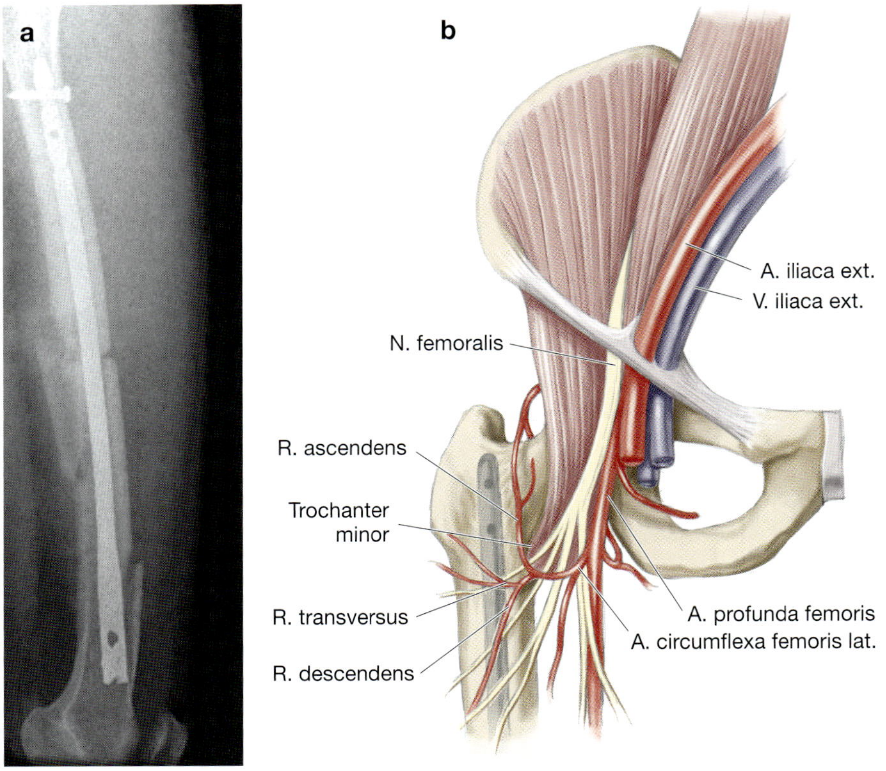

Abb. 9.46 **a** Zu weit eingeschlagener retrograder Femurnagel. Beachte: Die kraniale der distalen Schrauben ist proximal des distalen Frakturausläufers. **b** Beziehung der Gefäße und Nerven zum proximalen Femur

den Gruppen zeigten einen signifikant erhöhten Anteil an Hüftschmerzen, während die retrograden Gruppen signifikant mehr Knieschmerzen aufwiesen (Ricci et al. 2001a; Tornetta et al. 1994). Bei Kniebeugung von 90° kommt die Rückfläche der Patella mit der Nageleintrittstelle in Kontakt. Die Bedeutung der Nagelinsertion als Präarthrose wird kontrovers diskutiert (s. auch oben). Trotz der geringen Infektionsrate besteht die Gefahr eines septischen Kniegelenks. Da bis heute Langzeitstudien zur retrograden Nagelung fehlen, sollte die antegrade Verriegelungsnagelung weiterhin als primäres Verfahren der Stabilisierung von Schaftfrakturen des Femur gelten. Unsere Empfehlungen

Tab. 9.3 Indikationen zur retrograden Nagelung

Bilaterale Frakturen	+/–
Adipositas per magna	++
Distal metaphysäre Frakturen	+
Distale Schaftfrakturen	+/–
Ipsilaterale Schenkelhalsfraktur/ pertrochantäre Frakturen (s. Abb. 9.53)	++
Ipsilaterale Tibiafraktur	+
Ipsilaterale Patellafraktur	++
Beckenzwinge	++

zu Stabilisierung mittels retrogradem Nagel sind in Tab. 9.3 aufgelistet.

▶ Beachte

- Der antegraden Nagelung ist gegenüber der retrograden Nagelung als Standardverfahren der Vorzug zu geben, bis Langzeitergebnisse vorliegen.
- Bei gesonderten Indikationen bietet sich die retrograde Nagelung an.

9.6.3.7 Rolle der Pollerschrauben bei der Verriegelungsnaglung

Pollerschrauben sind aus den Problemen bei der Nagelung metaphysärer Frakturen entstanden (Krettek et al. 1999a, b). Die Nagelung metaphysärer Frakturen ist mit einer höheren Rate an Fehlstellungen behaftet (Freedman und Johnson 1995; Lang et al. 1995; Ricci et al. 2001b). Sowohl primäre als auch sekundäre Fehlstellungen sind beschrieben. Im engen Schaftbereich zentriert sich der Nagel und führt zu einer Ausrichtung der Fragmente. Am Übergang zur Metaphyse weitet sich der Markraum trompetenförmig auf. Der

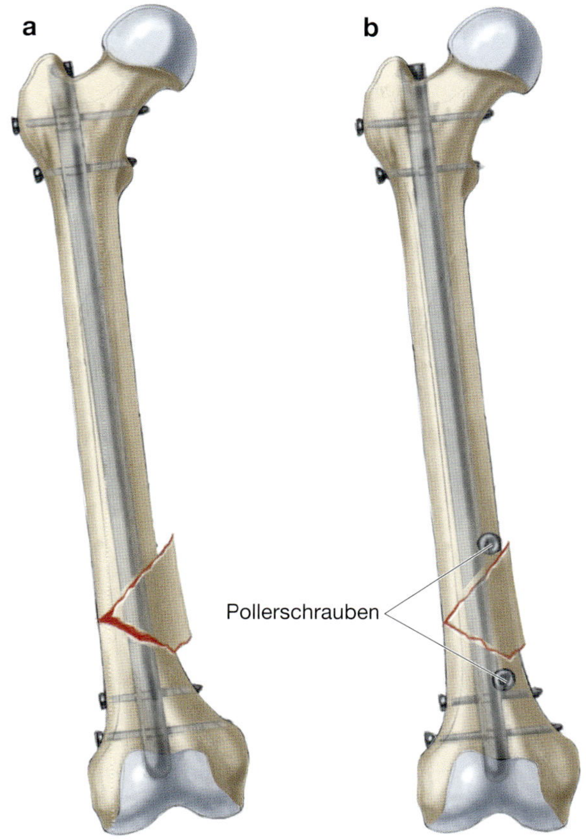

Abb. 9.47 **a** Durch die Aufweitung im metaphysären Bereich fehlt die enge kortikale Führung des Nagels mit hieraus resultierender Selbstzentrierung. **b** Die medial eingebrachten Pollerschrauben führen zu einer Lateralisierung des Nagels, der sich nun zentriert. Die medialen Schrauben stützen den Nagel gegen eine erneute Verkippung ab. (Aus Krettek 2001)

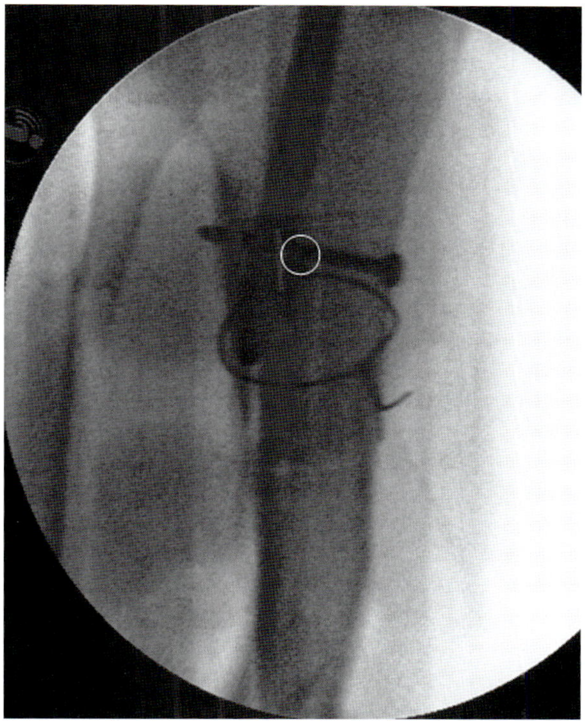

Abb. 9.48 Seltene Komplikation bei der Verwendung einer Pollerschraube (hier im Bereich der proximalen Tibia). Der Nagel gleitet auf der falschen Seite über die Schraube und penetriert die Kortikalis, statt sich zu zentrieren

Nagel verliert hier seine selbstzentrierende Eigenschaft (s. Abb. 9.47). Pollerschrauben sind eine künstliche Verengung des Markraums. Der Name Poller stammt aus der Seefahrt. Hier führen die Poller durch Anstoßen des Schiffes zu seiner Umlenkung. Die Pollerschraube funktioniert nach demselben Prinzip. Der Nagel trifft auf die bei Vorschlagen auf die Schraube und wird von dieser abgelenkt (s. Abb. 9.47). Bei weiterem Vorschlagen des Nagels gleitet dieser seitlich an der Schraube vorbei. Die Schraube übernimmt die Abstützfunktion der Kortikalis. Die Pollerschraube hat zwei wesentliche Effekte:

- Der Nagel kann durch eine geschickte Lage der Schrauben in jede Richtung gelenkt werden. Limitierend ist natürlich die Steifigkeit des Nagels.
- Durch die „Verengung" des Markraumes erreicht der Nagel in diesem Segment eine bessere Abstützung und somit höhere Stabilität.

Als Pollerschrauben können gewöhnliche Kortikalisschrauben (die Autoren empfehlen Großfragmentschrauben) oder auch Verriegelungsbolzen genutzt werden. Möchte man eine Pollerschraube sehr exakt platzieren, empfiehlt sich als Zielvorrichtung das strahlendurchlässige Winkelgetriebe (s. oben). Pollerschrauben können sowohl in a.p.-Richtung als auch in lateromedialer Richtung platziert werden. Der korrekte Umgang mit Pollerschrauben bedarf einiger Erfahrung. Die Schraube darf den Kanal nicht derart einengen, dass das Risiko einer Schaftsprengung entsteht. Die Anwendung von Pollerschrauben im Schaftanteil ist bei nicht osteoporösem Knochen äußerst zurückhaltend durchzuführen, da hier schnell eine Fissurierung des Schafts auftreten kann. Wichtig ist, die Pollerschraube leicht exzentrisch vom Nagel abgewandt zu platzieren, damit der Nagel beim Auftreffen auf dem Scheitel der Schraube nicht zu falschen Seite abgleitet (Abb. 9.48).

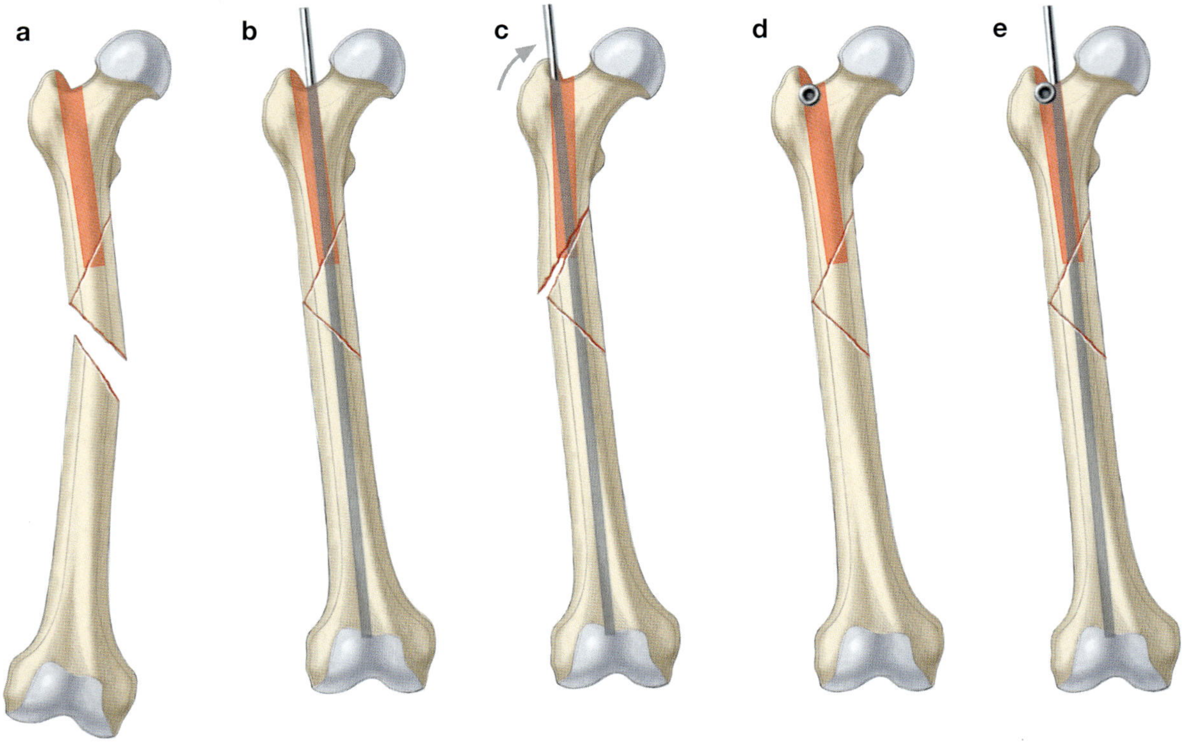

Abb. 9.49 **a** Zu lateraler Eintrittspunkt bei der antegraden, konventionelle Marknagelung. **b** Es wird nun ein korrekter, weiter medial gelegener Eintrittspunkt gewählt. **c** Bei Belastung folgt der Nagel dem geringsten Widerstand und weicht in seine ursprüngliche Lage aus. Hieraus resultiert eine erneute Varusstellung. **d** Der laterale Kanal wird nun mit einer Pollerschraube geblockt. Der Nagel gleitet in den medialeren Kanal. **e** Ein erneutes Abweichen des Nagels wird durch die laterale Pollerschraube verhindert

Neben der Umlenkung im metaphysären Fragment und damit der Vermeidung von Fehlstellungen können Pollerschrauben auch sehr effektiv zur Beseitigung eines falschen Eintrittspunktes eingesetzt werden (Abb. 9.49). Bei deutlich falschem Eintritt ist es häufig möglich, durch Neuplatzierung des Führungsdrahts einen komplett neuen Kanal zu bohren. Leider ist die optimale Position des Eintrittes für den Führungsdraht jedoch genau am äußeren Rand des vorgegebenen Bohrloches und man rutscht mit dem Führungsdraht immer wieder mittig in das Loch. Hier hilft es, den alten Eintrittskanal mit einer Pollerschraube zu verschließen und mit dem Führungsdraht an dieser vorbeizugleiten (Abb. 9.50). Durch vorsichtiges Aufbohren entsteht nun ein zweites Loch mit dem gewünschten Seitversatz. Die Pollerschraube verhindert, dass das Nagelende am Ende der Stabilisierung wieder in den vorgebohrten Kanal driftet. Schaft man es auch ohne Pollerschraube, einen zweiten korrekten Kanal zu bohren, kann bei sehr schmaler Knochenbrücke zwischen den beiden Bohrkanälen eine prophylaktische Pollerschraube den Durchbruch des Nagels in den alten Kanal verhindern.

Scherkräfte haben einen negativen Effekt auf die Frakturheilung. Schrägfrakturen bei weiter Markhöhle weisen solche Scherkräfte auf. Hier können durch die richtige Platzierung der Pollerschrauben die Scherkräfte in positive Kompression umgewandelt werden (Abb. 9.51). Die Verkürzung der Hauptfragmente gegeneinander ist des Weiteren verhindert. Hier kann durch den richtigen Einsatz der Pollerschrauben eine dynamische Verriegelung durchgeführt werden.

9.6.3.8 Sekundäre Verriegelungsnagelung

Die primäre Stabilisierung einer Femurschaftfraktur stellt einen chirurgischen Notfall dar. Die primäre definitive Stabilisierung durch ein intramedulläres Implantat kann aber unter bestimmten Bedingungen zu einer Gefährdung des Patienten führen. Im Rahmen des Damage Control Orthopaedic (DCO, s. oben) sollten Patienten mit hohem ISS, schwerem Thoraxtrauma, schwerem Schädelhirntrauma oder Hypothermie

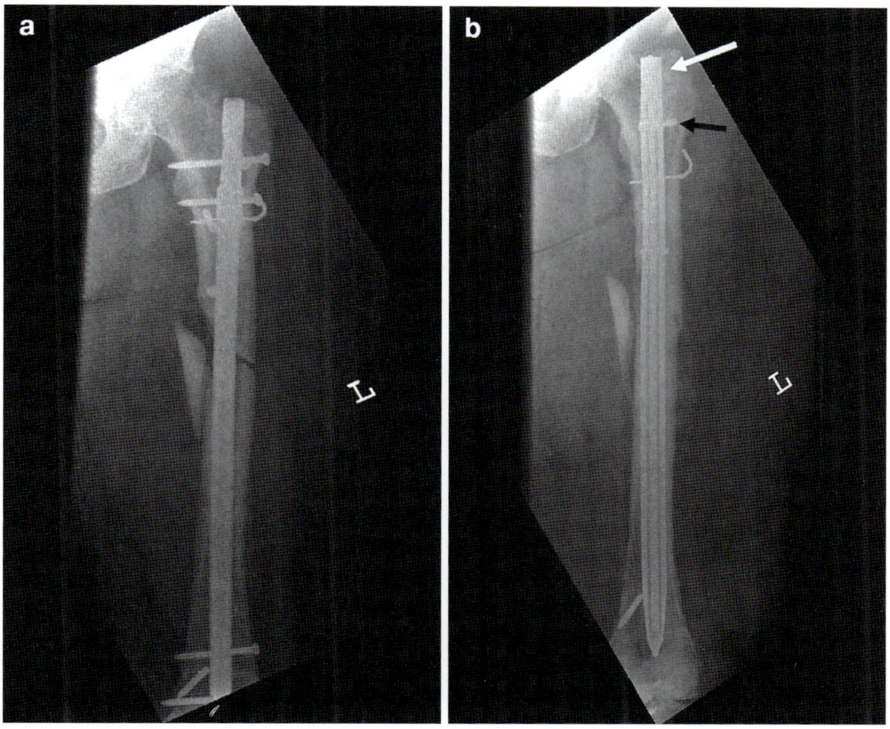

Abb. 9.50 Klinisches Beispiel einer Verriegelungsnagelung bei falschem Nageleintritt. **a** Bei zu lateralem Nageleintritt findet sich die mechanisch ungünstige Varusfehlstellung. **b** Es wurde ein Wechsel auf einen expandierbaren Nagel durchgeführt. Beachte die nun korrekte Stellung des proximalen Fragments. Der korrekte Eintrittspunkt wird durch eine laterale Pollerschraube (*schwarzer Pfeil*) erreicht. Ein proximalerer Sitz der Schraube wäre zu bevorzugen. Die Schraube fand bei ausgehöhltem Trochanter jedoch keinen Halt. Um die laterale Abstützung zu erhalten, erfolgte hier das Einbringen von PMMA-Zement. Bei jüngeren Patienten kann alternativ ein trikortikaler Span eingebracht werden. Die Fraktur kam 8 Monate nach der Vernagelung zur Ausheilung

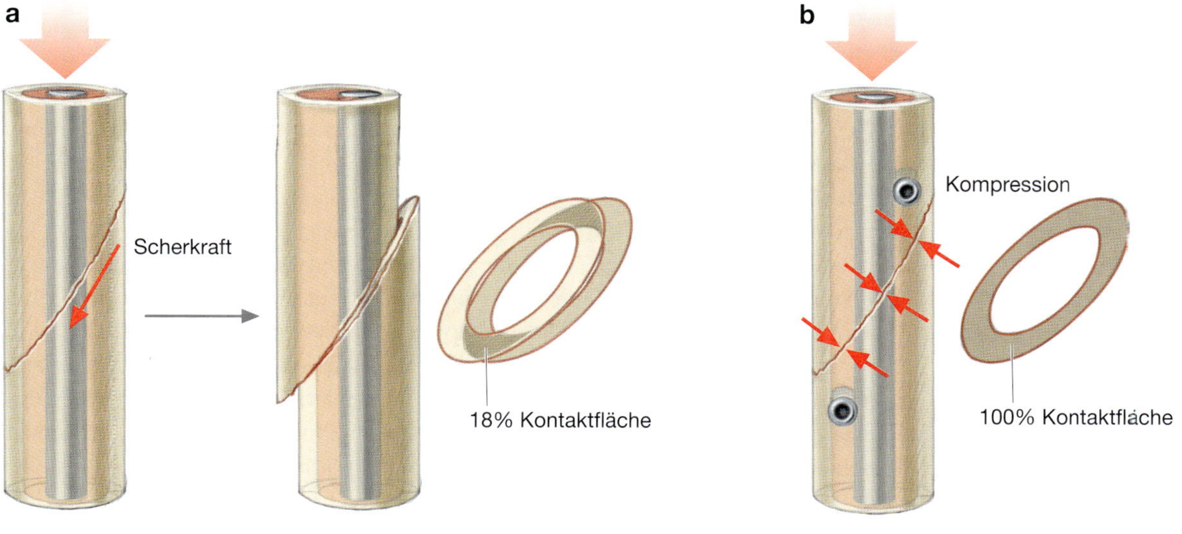

Abb. 9.51 **a** Bei weitem Markraum und dünnem Nagel kommt es bei Schrägfrakturen zu einem Abgleiten der Fraktur. Die Folge sind ungünstige Scherkräfte sowie eine verringerte Kontaktfläche. **b** Durch das Einbringen von zwei Pollerschrauben kann das Abgleiten verhindert werden. Die Kontaktfläche ist nun maximal. Die Scherkräfte werden in Kompressionskräfte umgelenkt

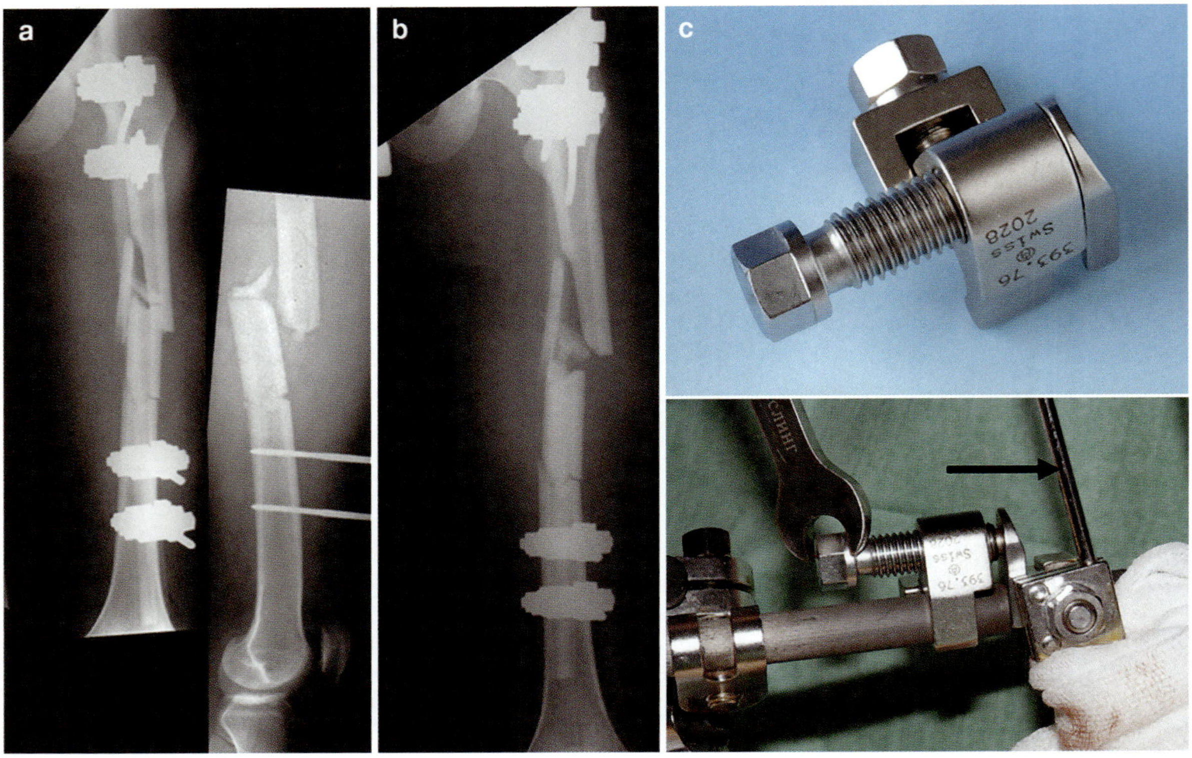

Abb. 9.52 **a** Beispiel einer zunächst in Verkürzung stabilisierten Femurschaftfraktur. Die Anlage des Fixateur externe erfolgte im Rahmen des DCO. **b** Bei unkritischen Weichteilen erfolgte dann die sukzessive Distraktion. **c** Für den AO-Fixateur steht hier ein spezieller Backenaufsatz zur Verfügung

zunächst mittels externem Fixateur stabilisiert werden. Die definitive Frakturversorgung sollte dann im Intervall erfolgen (Pape et al. 1993a, 2002, 2003; Scalea et al. 2004). Der optimale Zeitpunkt für die Konversion vom externen Fixateur auf ein intramedulläres Verfahren liegt unserer Meinung nach zwischen dem 5. und 12. Tag nach Trauma. Bei verzögerter Verriegelungsnagelung kann die Reposition durch Fehlstellung oder Verkürzung im Fixateur deutlich erschwert sein. Es sollte daher zwei Regeln beachtet werden:

- Die primäre Stabilisierung im Fixateur sollte so achsengerecht wie möglich erfolgen. Hier sollte jedoch aus Zeitgründen kein übertriebener Ehrgeiz entwickelt werden.
- Durch leichte Überdistraktion wird die Reposition bei der definitiven Stabilisierung erleichtert. Wir konnten dies in einer klinischen Serie mit intraoperativer Kraftmessung nachweisen (Gosling et al. 2006a). Um nicht in die Gefahr eines Kompartmentsyndroms zu laufen, sollte die Überdistraktion nicht im akuten Stadium erfolgen. Die Distraktion sollte abhängig vom Weichteilbefund ab dem 2. Tag kontinuierlich erfolgen (Abb. 9.52). Für die Distraktion stehen spezielle Spindeln zur Verfügung. Eine Überdistraktion von wenigen Millimetern reicht aus. Ein Traktionsschaden des N. ischiadicus tritt in dieser Größenordnung nicht auf.

Die Gefahr der Keimverschleppung durch die perkutanen Fixateur-Pins nach intramedullär mit hieraus resultierender Infektion ist am Oberschenkel durch den dicken Weichteilmantel und bei korrekter Pflege äußerst gering (Nowotarski et al. 2000). Selbstverständlich sollen offensichtlich infizierte Pins einige Tage vor der definitiven Stabilisierung entfernt werden. Wir empfehlen, den Fixateur zur Lagerung und Abdeckung bei definitiver Stabilisierung zunächst zu belassen. Die Pins können dann erneut desinfiziert werden. Wir entfernen lediglich die frakturfernen Pins, da die anderen beiden Pins als Joystick für die Reposition genutzt werden können. Die freien Pinstellen werden während der Operation abgeklebt, am Ende ausgeschnitten und lediglich adaptierend genäht.

9.6.3.9 Offene Frakturen

Offene Frakturen des Femurschafts unterscheiden sich aufgrund des dicken Weichteilmantels von Frakturen des Unterschenkels. Der Weichteilschaden wird nach Gustilo (s. 9.4.2) klassifiziert. Die offene Femurschaftfraktur stellt einen chirurgischen Notfall dar und muss so früh wie möglich operativ therapiert werden. Ist abzusehen, dass ein Patient nicht in den ersten 6–8 h nach Trauma stabilisiert werden kann, muss eine sofortige Verlegung erfolgen.

Das primäre Ziel muss die Vermeidung eines tiefen Infekts sein. Patienten, die mit einer offenen Fraktur eingeliefert werden, erhalten die übliche Diagnostik. Ein am Unfallort aufgebrachter Verband sollte nicht in der Aufnahme eröffnet werden. In einer Studie mit 117 offenen Frakturen fanden sich im Verlauf 7 Infektionen (Valenziano et al. 2002). Fünf dieser 7 Infektionen hatten jedoch keinen initialen Keimnachweis. Man muss davon ausgehen, dass diese Keime durch Kontamination im Krankenhaus entstanden sind. Jedes unnötige Inspizieren der Wunde sollte daher unterbleiben. Der Verband sollte erst in der OP-Vorbereitung eröffnet werden. Man ist bis dahin auf die Informationen des Notarztes bzw. Rettungsdienstes angewiesen. In der Notaufnahme sollte bereits ein Antibiotikum verabreicht werden. Hier ist in der Regel ein Cephalosporin der 2. Generation genügend. Der häufigste Keim bei offenen Frakturen ist *Staphylococcus aureus*. Bei Frakturen mit höherem Weichteilschaden treten jedoch Anaerobier und gramnegative Keime in den Vordergrund (Dellinger et al. 1988). Erst- und zweitgradig offene Frakturen mit geringer Verschmutzung können mit einer Monotherapie über 24 Stunden behandelt werden (Dellinger et al. 1988). Alle anderen Frakturen sollten mit einer Kombinationsantibiose (z. B. Cephalosporin 3. Generation + Lincosamid) für zunächst 5 Tage behandelt werden. Art und Dauer der Antibiose ist an das Antiobiogramm und den aktuellen Infektionsstatus anzupassen.

Der wichtigste Stellenwert in der Behandlung offener Frakturen kommt dem chirurgischen Debridement zu und hier vor allem dem initialen Debridement. Das Debridement muss nicht radikal, aber gründlich sein. Totes Gewebe trägt nicht zur Heilung bei und bildet einen idealen Nährboden für Bakterien. Der Körper kann nur mit vitalem Gewebe eine Infektion bekämpfen. Systemische Antibiotika erreichen kein avitales Gewebe. Ein oberflächliches Debridement der Hautränder reicht nicht aus. Die Komplikationswunde muss bis auf die Faszie ausgeschnitten werden. Die Wunde muss so weit eröffnet werden, dass die Muskulatur und die Fraktur inspiziert werden können. Gerade beim Oberschenkel kann man ohne Inspektion der Fraktur nicht sicher sein, dass durch die Reposition nicht Schmutz und Bakterien in die Tiefe verschleppt sind. Avitales, verschmutztes oder stark kontusioniertes Muskelgewebe sollte entfernt werden. Ausgelöste Knochenfragmente müssen entfernt werden. Sind die Hauptfragmente großflächig deperiostiert ist hier ggf. eine Nachresektion notwendig, bis man auf blutende Kortikalis stößt. Es muss noch einmal die Wichtigkeit des ersten Debridements hervorgehoben werden. Ein stückweises nachdebridieren („Salamitaktik") erschwert und verzögert den Heilverlauf.

Nach erfolgtem Debridement ist eine ausgiebige Spülung des Operationsgebietes notwendig. Die niedrig-pulsatile Jet-Lavage hat sich hier als effektivstes Mittel herausgestellt (Bahrs et al. 2003; Bhandari et al. 1999). Bei gleicher Wirksamkeit in den ersten 3 Stunden hat sie nicht die negativen Effekte der Hochdruck-Lavage mit Gewebsschaden, intramedullärer Keimverschleppung und Störung der Kallusbildung (Bhandari et al. 1998, 1999; Dirschl et al. 1998; Boyd und Wongworawat 2004). Die antibiotische Spülung zeigte keine Vorteile (Anglen 2005). Auch die zusätzliche Gabe von lokalen Antibiotikadepots brachte keinen Vorteil (Moehring et al. 2000).

Die gewählte Stabilisierungstechnik hängt von der Einschätzung des Debridements ab. Bei sicherem Debridement kann eine primär definitive Stabilisierung durch einen Verriegelungsnagel erfolgen (Brumback et al. 1989; Lhowe und Hansen1988; Williams et al. 1995; Krettek et al. 1996b). Die Autoren empfehlen wegen der o. g. vermeintlichen Vorteile hierfür einen unaufgebohrten Nagel. Die Rolle von antibiotikabeschichteten Nägeln ist noch nicht hinreichend evaluiert (Schmidmaier et al. 2006). Experimentelle Studien weisen jedoch auf ihren möglichen Nutzen hin (Lucke et al. 2003). Wie bereits erwähnt, sollte avitaler Knochen entfernt werden. Eine infektfreie Ausheilung in Verkürzung kann heute mit modernen Distraktionsnägeln im Verlauf elegant ausgeglichen werden (Cole et al. 2001; Hankemeier et al. 2004). Bei zweifelhaftem Debridement oder erheblicher Verschmutzung sollte zunächst über ein externes Verfahren die Stabilisierung erfolgen. Hier sollte sich ein frühzeitiger „second look" am besten in den ersten 48 Stunden anschließen. Bei infektfreien Verhältnissen kann dann die sekundäre Nagelung erfolgen.

Anders als an der Tibia sind durch den dicken Weichteilmantel des Oberschenkels selten freie Lappenplastiken notwendig. Durch lokale Maßnahmen ist in der Regel ein primärer Wundverschluss möglich. Für den

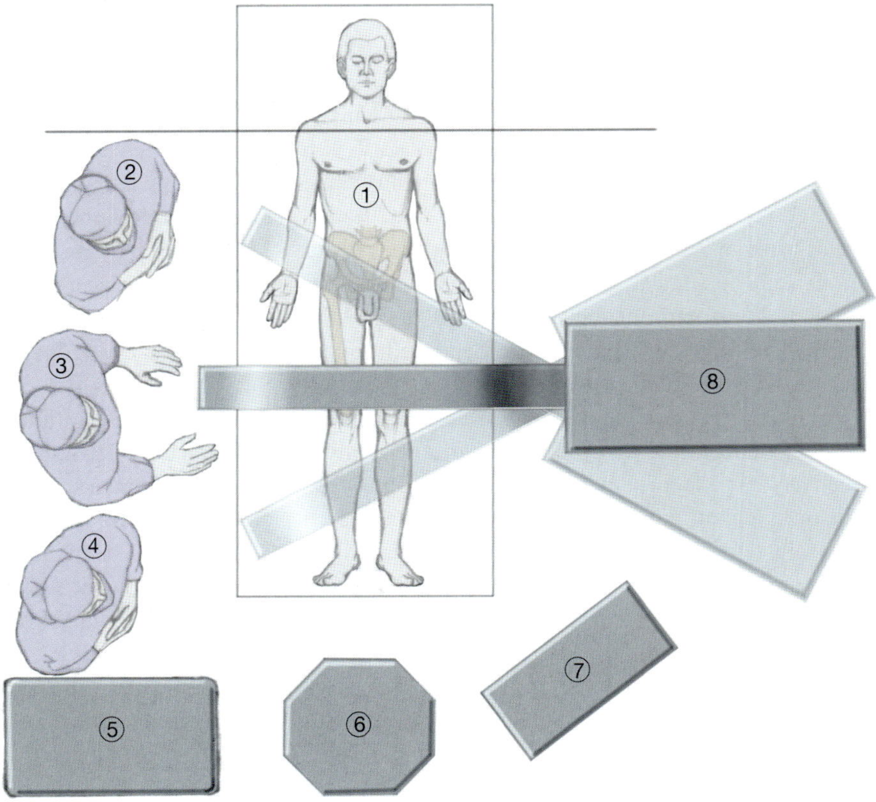

Abb. 9.53 Empfehlung zur Positionierung zur navigierten, antegraden Femurmarknagelung. 1 Patient in Rückenlage. Rechtes Bein frakturiert. Das kontralaterale Bein kann alternativ ausgelagert werden. 2,3 Operateur und Assistent. 4 Instrumentenschwester. 5 Instrumententisch. 6 Navigationssystem. 7 Bildschirm des Bildverstärkers. 8 C-Bogen des Bildverstärkers

primären Wundverschluss gelten die gleichen Maßstäbe wie für die definitive Stabilisierung. Für den temporären Weichteilverschluss hat sich die Vakuumtherapie als vorteilhaft herausgestellt (Parrett et al. 2006).

Offene Frakturen mit Gefäßverletzung werden entsprechend den o. g. Richtlinien debridiert. Um durch Instabilität die Gefäßrekonstruktion nicht zu gefährden, sollte als erster Schritt eine Stabilisierung mittels Fixateur externe erfolgen: Die definitive Stabilisierung sollte erst bei sicherem Gefäßstatus im Intervall in Rücksprache mit dem Gefäßchirurgen erfolgen. Indikationsrichtlinien zur Amputation finden sich unter Abschn. 9.4.4. Die primäre Amputation sollte in der Notfallsituation als Guillotine-Amputation erfolgen. Ein primärer Stumpfverschluss sollte nur in Ausnahmefällen erfolgen, da sich im Verlauf fast regelmäßig nekrotische Anteile demarkieren.

Schussverletzungen vom Grad 1 und 2 können ohne Knochendebridement nach sparsamen Weichteildebridement primär mittels Verriegelungsnagelung stabilisiert werden (Nowotarski und Brumback 1994; Wright et al. 1993). Anderes gilt für Schussverletzungen vom Grad 3, die in der Regel durch Hochgeschwindigkeitsgeschosse oder Schrotschuss entstehen. Diese haben ein hohes Risiko für Infektionen und müssen wiederholt debridiert werden, bevor eine definitive Stabilisierung erfolgen kann.

▶ Beachte
- Infektfreiheit ist das oberste Ziel bei offenen Frakturen.
- Das initiale Debridement ist entscheidend.
- Das Debridement muss nicht radikal, aber gründlich sein.
- Die primäre Nagelung offener Schaftfrakturen ist sicher.

9.6.3.10 Mehrfachverletzung im Bereich der unteren Extremitäten

Mehrfachverletzungen der unteren Extremitäten stellen eine logistische Herausforderung für den Chirurgen dar. Bei geschlossenen Weichteilverhältnissen wird von proximal nach distal stabilisiert. Entscheidend bei der Stabilisierung von Mehrfachverletzungen ist der Gesamtzustand des Patienten, der regelmäßig reevaluiert werden muss. In der Planung muss einkalkuliert werden, dass der Patient sich akut verschlechtern und die geplante Versorgung nicht stattfinden kann.

Abbildung 9.60 zeigt unsere Empfehlungen für das Vorgehen bei Kombinationsverletzungen.

9.6.3.11 Ipsilaterale Schenkelhals-/pertrochantäre Fraktur

Die ipsilaterale Schenkelhalsfraktur unterscheidet sich von der isolierten Schenkelhalsfraktur hinsichtlich ihres Dislokationsgrades, ihres Frakturverlaufs und ihrer Prognose. Die Frakturen sind in der Regel gering disloziert, der Frakturverlauf ist extrakapsulär und die Prognose bezüglich avaskulärer Nekrose ist gut (Alho 1996; Bennett et al. 1993). In der Vorära des Trauma-Scans wurden viele Schenkelhalsfrakturen erst postoperativ nach bereits antegrader Femurnagelung festgestellt (s. Abb. 9.58 und 9.59). Trotz der verspäteten Diagnose ist die Prognose gut. Bei sekundärer Feststellung kann meistens durch Einbringen von zwei anterioren Schnekelhalsschrauben die zusätzliche Stabilisierung durchgeführt werden.

Ist eine Schenkelhalsfraktur bereits initial diagnostiziert, sollte man mit der antegraden Nagelung sehr zurückhaltend sein. Durch das Einbringen des Nagels besteht die Gefahr der sekundären Dislokation. Hier hat der retrograde Nagel deutliche Vorteile.

Wir lagern den Patienten ohne Extensionstisch in Rückenlage. Zunächst wird die Schaftfraktur stabilisiert, um dann über Zug am Knie gezielt die Reposition der proximalen Fraktur durchführen zu können. Alternativ zur Schraubenosteosynthese setzen wir die dynamische Hüftschraube ein, die bei lateralen Schenkelhalsfrakturen bzw. pertrochantären Frakturen aus unserer Sicht mehr Stabilität bietet. Um Stress-Riser zu verhindern, sollten Platte und Nagel sich leicht überlappen (s. Abb. 9.60).

9.6.3.12 Navigierte Nagelung

Die Reposition unter orthogonaler Bildverstärkerkontrolle ist eine redundante Tätigkeit, in der so lange versucht wird, zwei Zylinder aufeinander zu stellen, bis diese durch einen Marknagel stabilisiert sind. In der Literatur werden Durchleuchtungszeiten für die Reposition zwischen 158 und 316 Sekunden angegeben (Kempf et al. 1985; Sugarman et al. 1988). Redundante Bewegungen lassen sich bei referenzierten Körpern im Raum abbilden. Die computerassistierte Nagelung auf Basis einer fluoroskopiegestützten Referenzierung soll eine Reposition mit permanenter Darstellung der Hauptfragmente ohne erneute Bildverstärkerkontrolle ermöglichen. Ein Hauptvorteil der Navigation besteht in der Möglichkeit, einen direkten Vergleich der Antetorsion beider Femora durchzuführen, und so die Rate an Torsionsdifferenzen deutlich zu senken. Experimentelle Studien konnten dies bestätigen (Weil et al. 2007). Es liegen jedoch wenige klinische Erfahrungsberichte vor (Kendoff et al. 2007).

Die Navigation kann sowohl in retrograder als auch in antegrader Technik erfolgen. Für die Navigation

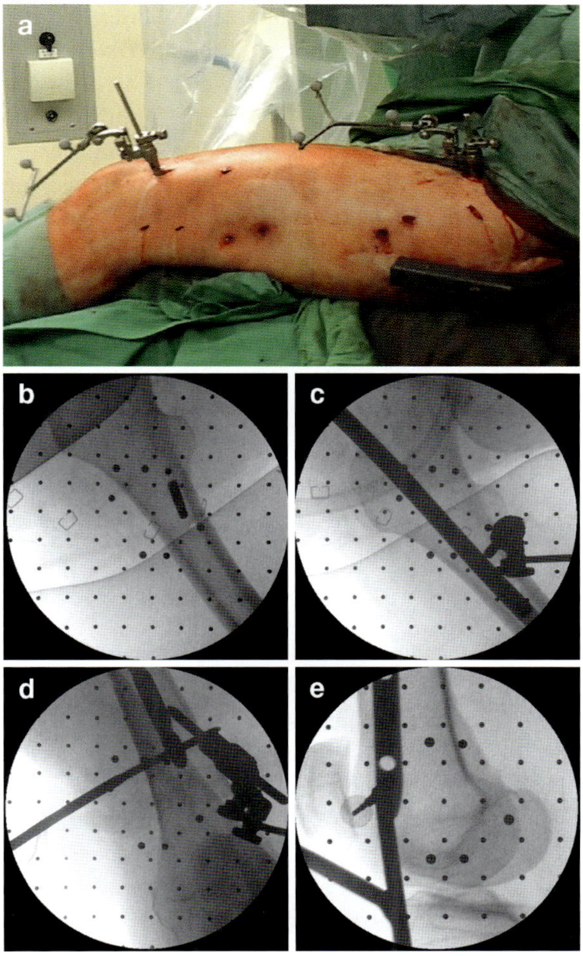

Abb. 9.54 Die Position der Schanz-Schrauben wird am Anfang der Operation festgelegt und ist für den Erfolg der Nagelung essentiell. Unsere Empfehlung für die antegrade Nagelung ist wie folgt: **a** Beide Referenzbasen (T- and Y-Geometrie) sind distal und leicht medial geschwenkt. **b** Die Schanz-Schraube für die proximale Referenz ist rein intrakortikal in der medialen Kortikalis. Es empfiehlt sich, die Schraubenlage unter Bildverstärker genau zu kontrollieren. **c** The Schanz-Schraubenlage muss eine leichte Nagelpassage und ein Aufbohren gestatten. **d** Die Schanz-Schraube für die distale Referenz wird leicht medial, knapp proximal des Recessus suprapatellaris eingebracht. Bei metaphysärer Aufweitung des distalen Femurs ist eine ungehinderte Nagelpassage leicht zu erreichen. **e** Die Position der Geometrie muss eine distale Durchleuchtung der Verriegelungslöcher zulassen

der Reposition benötigt man einen kalibrierten Bildverstärker, das Navigationssystem und zwei Referenzbasen (Abb. 9.53). Wir verwenden das optische Navigationsgerät VectorVison (Fa. Brainlab). Die Navigation startet unsteril mit dem Ausmessen der Gegenseite. Da hier das Bein nicht bewegt werden muss, ist eine Verankerung der Referenzbasis im Knochen nicht notwendig. Die Referenzbasis wird über ein sog. Headband um den Oberschenkel fixiert; Kendoff et al. 2007). Es werden die unten beschriebenen Standardaufnahmen mit dem Bildverstärker angefertigt. Diese erlauben eine Ausmessung der Antetorsion der gesunden Seite. Der Aufbau für die Navigation ist in Abb. 9.53 gezeigt. Wir verwenden die Navigation als Hilfe bei der manuellen Reposition in Rückenlage. Bevor mit der Nagelung begonnen wird, müssen Schanzschrauben für die Referenzbasen in den Knochen eingebracht werden (Abb. 9.54). Es ist hierbei von äußerster Wichtigkeit, die Schanzschrauben so zu platzieren, dass sie nicht mit dem Nagel und den einzubringenden Verriegelungsschrauben interferieren. Die proximale Schanzschraube bringen wir knapp auf Höhe des Trochanter minor intrakortikal medial ein. Sie darf auf keinen Fall den Markraum sperren. Die richtige Lage muss im Bildverstärker kontrolliert werden (s. Abb. 9.54). Im distalen Fragment fällt die Positionierung leichter. Die Schanzschraube wird medial im metaphysären Anteil außerhalb des Recessus suprapatellaris platziert. Auf die Schanzschrauben werden die entsprechenden optischen Referenzbasen für das entsprechende Fragment geschraubt. Ein fester Sitz der Referenzbasen ist essentiell. Bei einem optischen System müssen die Referenzbasen für das Kamerasystem des Navigationssystems sichtbar sein. Es empfiehlt sich die Referenzbasen nach kaudal und medial auszurichten (s. Abb. 9.54). Nach Montage der Referenzbasen werden analog zur Gegenseite folgende 5 Bildverstärkerabbildungen generiert:

1. Hüftgelenk a.p.,
2. Hüftgelenk axial,
3. Fraktur a.p.,
4. Fraktur seitlich,
5. Kniegelenk mit exakt übereinander projizierten Kondylen (Abb. 9.55).

Nach Akquisition dieser Bilder erfolgt die Bestimmung der Achsen und die Markierung des distalen Hauptfragments (Abb. 9.56). Aus der Schenkelhalsachse und der posterioren Kondylenebene beider Seiten berechnet das Navigationssystem die relative Antetorsionsdifferenz. Auf dem Monitor ist die Fraktur im a.p. und seitlichen Bild abgebildet. Das distale markierte Fragment bewegt sich in Relation zum proximalen Schaft. Nach Eintauchen des Nagels in das distale Fragment wird analog zunächst verriegelt und nach Anpassung der Rotation der Nagel zurückgeschlagen und proximal verriegelt. Das Navigationssystem erlaubt über die Markierung des Hüftzentrums und des posterioren Scheitelpunktes im Bereich der Kondylen auch einen Längenvergleich. Prinzipiell ist die Navigation des Eintrittspunktes und der distalen Verriegeleungsbolzen ebenfalls möglich.

9.7 Implantatentfernung

T. Gösling

Die Frage der routinemäßigen Entfernung von Implantaten im Bereich des Femurschafts ist unzureichend geklärt. Auch in den Leitlinien der Deutschen Gesellschaft für Unfallchirurgie fehlen harte Indikationslinien. Einigkeit herrscht, dass bei implantatbezogenen Beschwerden dieses entfernt werden sollte. Befürworter der routinemäßigen Entfernung verweisen auf Allergien durch Metalle, die sich erst nach Jahren manifestieren. Ekzeme und Urtikariaschübe sowie Vaskulitiden können auftreten (Cramers und Lucht 1977; Dujardin et al. 1995; Rostoker et al. 1987). Nicht immer verschwinden diese Symptome nach der Metallentfernung (Rostoker et al. 1987). Meist ist schon während des Zeitraums, der zur knöchernen Konsolidierung nötig ist, mit einer Allergieentstehung zu rechnen. Daher kann in diesem Fall eine Allergie durch Implantatentfernung nicht verhindert werden. In der Literatur ist allerdings kein Fall einer Allergie gegen Titan beschrieben. Gegenüber Stahl hat Titan eine deutlich bessere Biokompatibilität (Arens et al. 1996; Head et al. 1995).

Als weiteres Argument für die Implantatentfernung wird die Tumorgenese durch liegende Metallimplantate angeführt. Es tauchen in der Literatur immer wieder Fallberichte von Tumoren auf, die mit Metallimplantaten assoziiert sind (Dube und Fisher 1972; Dunham und Wilborn 1979; Coleman 1996). Jedoch ist die Zahl der über die Jahre beschriebenen Fälle verglichen mit der Zahl der implantierten Metallteile (allein Endoprothesen) vernachlässigbar gering, so dass sich eine direkte Ursache-Wirkungs-Beziehung nicht beweisen lässt.

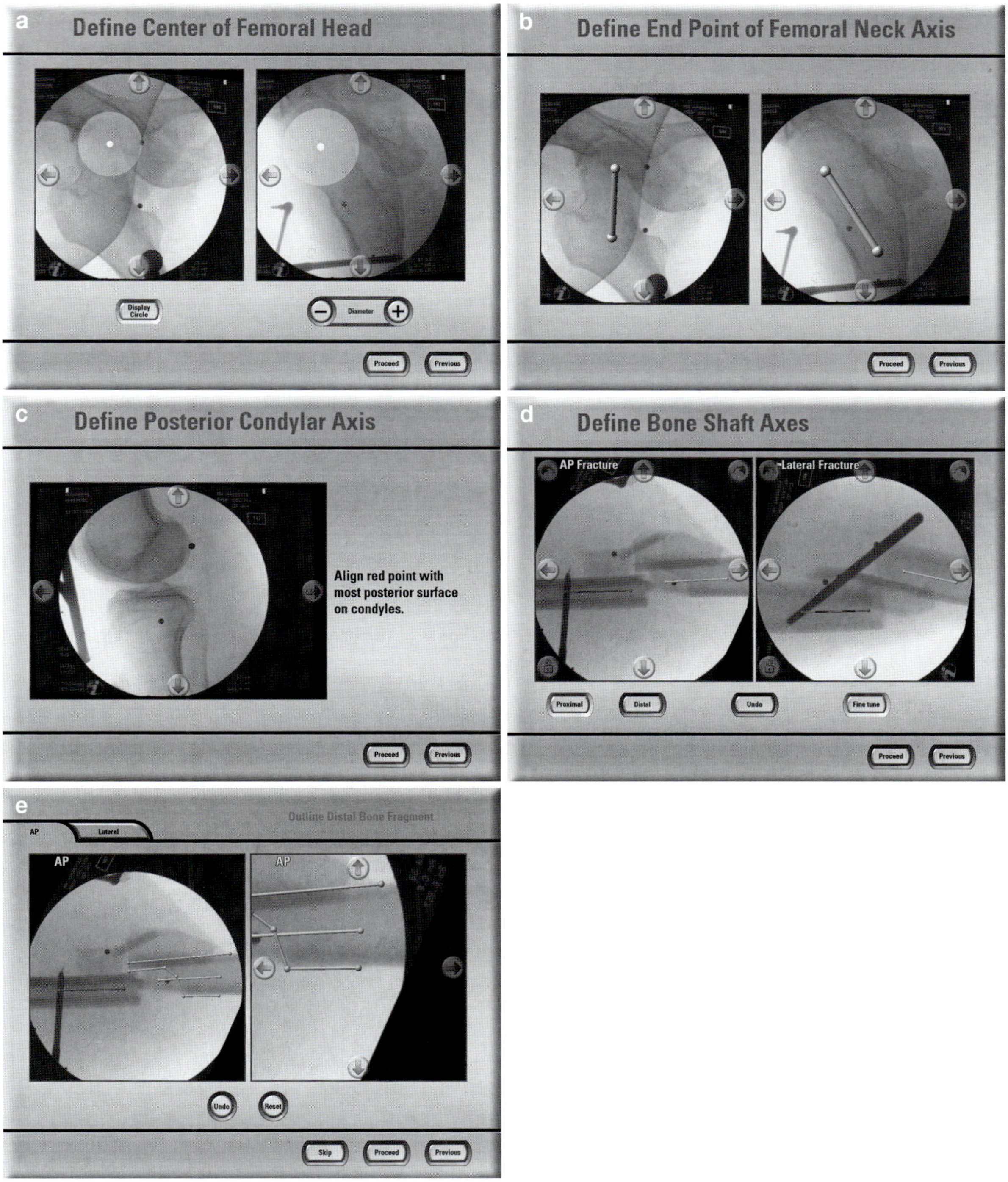

Abb. 9.55 Initialisierung der Navigation. **a** Bestimmung des Mittelpunkts des Femurkopfes im a.p.- und lateralen Strahlengang. **b** Festlegung der Schenkelhalsachse im a.p.- and lateralen Strahlengang. **c** Bei exakt übereinander projizierten Kondylen wird der am weitesten posteriore Punkt markiert. **d** Festlegung der Schaftachsen der beiden Hauptfragmente im a.p.- und lateralen Bild. **e** Manuelle Festlegung der äußeren Fragmentgrenzen und Frakturlinie (Beispiel der a.p.-Abbildung)

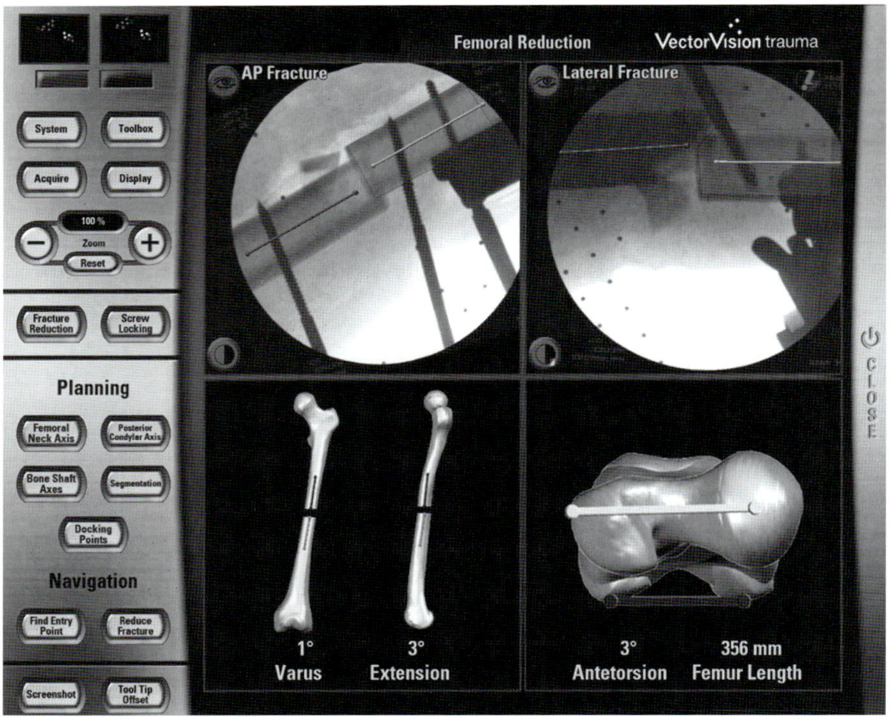

Abb. 9.56 Anzeige des Navigationssystems während der Reposition. Gleichzeitige Darstellung in a.p.- und lateraler Ansicht. Das markierte distale Fragment bewegt sich in Relation zum proximalen Fragment (*obere Bildreihe*). Die Achsabweichung für Varus/Valgus, Extension/Flexion and Antetorsion/Retrotorsion ist graphisch und numerisch abgebildet (*untere Bildreihe*). Die Länge des Femurs ist eine weitere Messgröße. Diese wird zwischen dem Mittelpunkt des Hüftkopfes und dem posterioren Kondylenpunkt gemessen

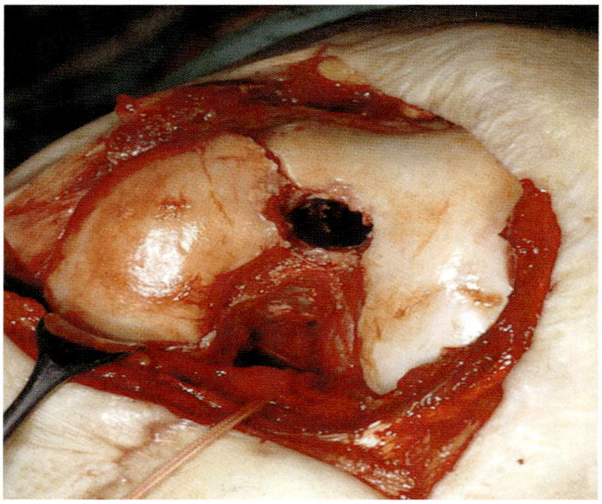

Abb. 9.57 Beispiel einer intraoperativen Kondylenfraktur nach Ausschlagen eines retrograden Nagels. Die Eröffnung des Kniegelenkes erfolgte nach Feststellung der Fraktur

In einer eigenen Studie (Gosling et al. 2004) mit 109 interviewten Patienten nach Entfernung eines antegraden Femurmarknagels, gaben 78 % der symptomatischen Patienten eine Besserung durch den Eingriff an. Es fanden sich bei 58 asymptomatischen Patienten jedoch in 20 % der Fälle Beschwerden nach dem Eingriff als Langzeitfolge. Wir haben hieraus den Schluss gezogen, bei Patienten ohne Beschwerdesymptomatik mit der Metallentfernung eines antegraden Nagels sehr zurückhaltend zu sein. Andere Studien aus dem angloamerikanischen Bereich sehen aufgrund beobachteter Komplikationen die Indikation zur Implantatentfernung kritisch (Boerger et al. 1999; Husain et al. 1996; Miller et al. 1992; Toms et al. 2002).

Die routinemäßige Entfernung eines asymptomatischen Patienten mit retrogradem Nagel ist gut zu überdenken. In der Literatur existiert der Fallbericht einer Kondylenfraktur nach Entfernung eines retrograden Nagels (Abb. 9.57; Grimme et al. 2004). Wahrscheinlich war diese durch Knochenüberwachs des Nagels verursacht. Gebhard et al. (2000) berichten über die arthroskopisch gestützte Entfernung von retrograden Nägeln. Wir würden uns dieser Empfehlung auf jeden Fall anschließen, zumal bei Symptomatik eine Evaluierung des Knorpelzustands miterfolgen kann. Alle Patienten sind im Rahmen einer Metallentfer-

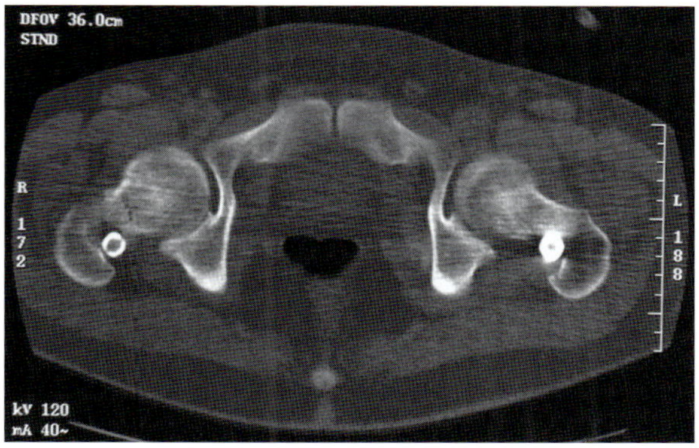

Abb. 9.58 Rechtsseitige Schenkelhalsfraktur, die erst bei der postoperativen Rotationsdifferenzmessung aufgefallen ist

nung über das Risiko der Befundverschlechterung aufzuklären.

▶ Beachte

- Die Entfernung von Marknägeln bei Beschwerdefreiheit ist mit dem Patienten kritisch zu diskutieren.
- Die retrograde Nagelentfernung sollte unter Arthroskopieassistenz erfolgen.

9.8 Intraoperative Komplikationen

S. Hankemeier und T. Gösling

9.8.1 Nervenverletzungen

9.8.1.1 Traktionsschaden

Zur Marknagelung von Femurfrakturen erfolgt die Reposition vorzugsweise manuell oder alternativ mit Hilfe eines Extensionstisches. Eine übermäßige Traktion auf dem Extensionstisch kann einen Überdehnungsschaden insbesondere des Nervus peroneus communis hervorrufen (Britton und Dunkerley 1990; Bucholz und Jones 1991; Riew et al. 1996; Winquist et al. 1984). Daher ist es empfehlenswert, bei starkem Zug den Steinmann-Pin im Femur suprakondylär zu platzieren. Hierdurch wird eine Flexion des Kniegelenks ermöglicht und der N. ischiadicus bzw. N. peroneus entspannt (Winquist et al. 1984). Es sollte nur ein möglichst geringer Zug während der erforderlichen Operationsphasen erfolgen, wie der Passage der Fraktur mit dem intramedullären Führungsdraht bzw. dem Marknagel. Während des Abdeckens, der Präparation der Weichteile oder nach Einbringen des Nagels kann der Extensionszug und somit die Spannung der Weichteile und Nerven reduziert werden. Eine suffiziente Muskelrelaxation erleichtert deutlich die Reposition. Eine Diastase im Frakturbereich ist intraoperativ auszuschließen (Wolinsky et al. 2002).

Ebenso können brüske und schwierige manuelle Repositionsmanöver einen Überdehnungsschaden verursachen. Häufig ist die Reposition bei Patienten mit ausgeprägtem Weichteilmantel sowie bei sekundärer Versorgung von Frakturen, die primär mit einem Fixateur externe unter Verkürzung stabilisiert worden waren, erschwert. Als Repositionshilfe haben sich hierzu perkutan eingebrachte Schanz-Schrauben, die mit einem T-Handgriff verbunden werden, oder Distraktoren bewährt (Krettek 2001).

Distraktionsbedingte Nervensschäden weisen überwiegend eine gute Prognose auf. Im Patientengut von Winquist et al. (1984) und Riew et al. (1996) bildete sich in 9 von insgesamt 10 Fällen der Nervenschaden innerhalb eines Jahres vollständig zurück.

9.8.1.2 Druckschaden

Der zur Oberschenkelmarknagelung dem Damm anliegende Poller kann zu einer Druckschädigung des N. pudendus führen. Das Risiko eines Nervenschadens erhöht sich mit zunehmender Traktion sowie unzureichender Polsterung des Pollers (Amarenco et al. 2001; Brumback et al. 1992; France und Aurori 1992; Kao et al. 1993). Folgen einer Schädigung des N. pudendus sind Gefühlsstörungen im Genitalbereich, aber auch erektile Dysfunktionen (Gibson 2000). Meist wird postoperativ eine Schädigung des N. pudendus nicht eruiert. Brumback et al. (1992) fanden in einer prospektiven Studie nach Oberschenkelmarknagelung auf einem Extensionstisch in 9 % eine Schädigung des N. pudendus. Von den insgesamt 10 Nervenläsionen hatten sich 9 nach 3 Monaten vollständig zurückgebildet.

Der N. peroneus communis ist intra- und postoperativ aufgrund seines subkutanen Verlaufs am Fibulaköpfchen beim analgesierten Patienten der Gefahr einer Druckschädigung ausgesetzt. Auf eine korrekte Lagerung des Beins und suffiziente Polsterung gefährdeter Stellen z. B. mit Gelkissen ist sorgfältig zu achten.

9.8.1.3 Zugangsbedingte Nervenverletzungen

Nervus gluteus superior. Zur Insertion eines antegraden Femurmarknagels wird über eine kurze Inzision in Verlängerung des Markraums die Glutealmuskulatur stumpf gespalten. Der N. gluteus superior kann bei ausgedehnter Traumatisierung der Weichteile lädiert werden und somit können der M. gluteus medius, der M. gluteus minimus sowie der M. tensor fasciae latae geschwächt werden (Bain et al. 1997). Bain et al. haben nach antegrader Marknagelung die Kraft der Hüftabduktoren gemessen, und fanden gegenüber gesunden Probanden eine signifikante Schwächung der Muskulatur (Bain et al. 1997). Da in dieser Studie keine elektrophysiologischen Untersuchungen erfolgten, sind neben einer zugangsbedingten Läsion des N. gluteus superior als weitere Ursachen eine Traumatisierung der Glutealmuskulatur, Fehlstellungen, Beinverkürzungen sowie mechanische Irritationen durch prominente Nagelenden oder heterotope Ossifikationen als Ursache möglich. Nach Vorschlag der Autoren sollte der Zugang bei der antegraden Marknagelung in Flexion des Hüftgelenks erfolgen, um Nerv und Muskulatur möglichst zu schonen (Bain et al. 1997). In jedem Fall ist eine vorsichtige, minimal-invasive Präparation der Weichteile indiziert (Krettek 2001).

Ramus infrapatellaris des N. saphenus. Der R. infrapatellaris innerviert die Haut distal der Patella. Er wird distal des Adduktorenkanals vom N. saphenus abgegeben, verläuft zunächst auf Höhe des distalen Patellapols nach medial und teilt sich in seine drei Endäste auf. Seine beiden oberen Äste verlaufen schräg nach distal-lateral über die Patellarsehne. Der untere Ast des R. infrapatellaris verläuft nach distal zur Tuberositas tibiae (Tennent et al. 1998).

Verletzungen des R. infrapatellaris können Sensibilitätsstörungen unterhalb der Patella und schmerzhafte Neurombildungen mit Beschwerden z. B. beim Hinknien verursachen (Mochida und Kikuchi 1995), die eine Revision mit Exzision des Neuroms erfordern können (Tennent et al. 1998). Läsionen des R. infrapatellaris im Rahmen von Kniegelenksarthroskopien oder Arthrotomien sind in der Literatur beschrieben worden (Mochida und Kikuchi 1995; Chambers 1972). Beim Zugang zur retrograden Marknagelung ist eine Schädigung des R. infrapatellaris insbesondere bei ausgedehnten Längsinzisionen möglich. Minimal-invasive Zugänge direkt unterhalb des distalen Patellapols und sorgfältige Präparation hingegen reduzieren das Risiko einer Schädigung (Ebraheim und Mekhail 1997).

Äste des N. femoralis. Bei der proximalen, sagittalen Verriegelung retrograder Femurmarknägel können Äste des N. femoralis geschädigt werden. Nachdem der N. femoralis sich distal des Leistenbandes in multiple Äste verzweigt, verläuft ein Teil der Äste ventral des Femurs nach lateral. Kadaveruntersuchungen zeigten, dass bei 30 % der Präparate proximal des Trochanter minor keine Äste des Nervus femoralis verlaufen (Riina et al. 1998). Werden lange retrograde Marknägel gewählt, sollte daher nach Ansicht von Riina et al. (1998) die proximale Verriegelung möglichst proximal des Trochanter minor durchgeführt werden. Die Funktionseinbuße bei Verletzung kleinerer Äste wird allerdings als weniger schwerwiegend angesehen. Eine vorsichtige, schonende Präparation der Weichteile und die Verwendung von Bohrhülsen sind in jedem Fall empfehlenswert.

9.8.2 Gefäßverletzungen

2 % aller Femurfrakturen sind mit einer Gefäßverletzung assoziiert. Sie treten am häufigsten bei dislozierten Frakturen im distalen Schaftdrittel auf, da die A. und V. femoralis im Adduktorenkanal fixiert sind (Barr et al. 1987). Ist ein gefäßchirurgischer Eingriff indiziert, wird dieser durch eine rasche Stabilisation der Fraktur mit einem externen Fixateur erleichtert, der die Gefäßnaht vor einer Verletzung durch Knochenfragmente schützt und gegebenenfalls das Ausmessen der zu rekonstruierenden Gefäßlänge erleichtert. Bei fortgeschrittener Ischämiezeit können allerdings eine sofortige Gefäßrekonstruktion und die anschließende Stabilisation der Fraktur erforderlich sein.

Intraoperative Gefäßverletzungen bei Femurschaftfrakturen werden nur in Einzelfällen beschrieben (Handolin et al. 2004; Coupe und Beaver 2001; Barnes und Higgins 2002). Die Inzidenz revisionspflichtiger Hämatome nach aufgebohrter Marknagelung wird in der Literatur mit 0–1,6 % angegeben (Lies et al. 1993; Strecker et al. 1996; Stromsoe et al. 1990). Bei unaufgebohrter Femurmarknagelung beträgt der durchschnittliche Blutverlust 250 ml, bei aufgebohrter Marknagelung 400 ml (Tornetta und Tiburzi 1997). Die Blutverluste nach ante- und retrograder Marknagelung unterscheiden sich nicht signifikant (Tornetta und Tiburzi 2000).

Beim lateralen Zugang zum Femurschaft können, nach Abheben des M. vastus lateralis vom Septum intermusculare laterale, in der Tiefe Perforansgefäße verletzt werden, die im Bereich der Linea aspera in den Femur einstrahlen. Da die Verletzung zu ausgedehnten Blutungen führen kann, sollten die Perforansgefäße sorgfältig dargestellt und ligiert werden (Laing 1953).

Äste der A. profunda femoris sowie A. femoralis sind bei der proximalen, sagittalen Verriegelung retrograder Marknägel gefährdet (Barnes und Higgins 2002; Coupe und Beaver 2001; Handolin et al. 2003). Riina et al. (1998) zeigten, dass die Äste der A. femoralis den Femurschaft ab 4 cm distal des Trochanter minor zu kreuzen beginnen. Die Autoren empfehlen daher, die Verriegelungsbolzen möglichst auf Niveau des Trochanter minor zu platzieren. Die Verwendung von Bohrhülsen ist ratsam, um Avulsionsverletzungen der Gefäße zu vermeiden (Handolin et al. 2003). Fehlplatzierte Bolzen oder Bohrer erhöhen das Risiko einer Gefäßläsion (Coupe und Beaver 2001). Wird die Gefäßverletzung postoperativ diagnostiziert, kann im Rahmen einer Angiographie eine selektive Embolisation erfolgen (Handolin et al. 2003).

Bei Verletzung der A. femoralis sind die frühzeitige Diagnose sowie die Gefäßrekonstruktion von entscheidender Bedeutung, um die Dauer der Ischämie zu limitieren. Nach 6-stündiger Ischämiezeit ist mit irreversiblen Muskelischämien und Nekrosen zu rechnen (Starr et al. 1996). Klinische Zeichen der Ischämie sind Blässe, Pulslosigkeit, Temperaturdifferenz im Seitenvergleich, Gefühlsstörungen und Paralyse. Ein suffizienter Kapillarpuls oder palpable Pulse schließen allerdings aufgrund von kollateralen Gefäßverbindungen eine Gefäßverletzung nicht generell aus. Drapanas et al. (1970) gaben an, dass bei 128 Patienten mit einer Gefäßverletzung in 27 % bei der Erstuntersuchung Pulse palpabel waren. Zur Lokalisierung nicht palpabler, offener Arterien oder Venen erweist sich die Dopplersonographie als sehr hilfreich (Anderson et al. 1990). Die exakte Lokalisationsdiagnostik kann gegebenenfalls durch Angiographie oder Angio-CT erfolgen.

9.8.2.1 Avaskuläre Hüftkopfnekrose

Die Inzidenz der avaskulären Hüftkopfnekrose nach antegrader Femurmarknagelung bei Kindern zwischen 8 und 15 Jahren beträgt 3–4 % (Astion et al. 1995; Buford et al. 1998; Mileski et al. 1994; Orler et al. 1998; Thometz und Lamdan 1995). Als Langzeitfolge drohen eine Hüftgelenksversteifung oder ein künstlicher Gelenkersatz. Verletzungen der Trochanterapophyse können zudem in bis zu 50 % zu einer Coxa valga führen (Galpin et al. 1994; Gonzalez-Herranz et al. 1995; Raney et al. 1993).

Ursache für die Entstehung einer Hüftkopfnekrose ist eine Verletzung der Femurkopfblutversorgung, insbesondere nach aufgebohrter Markraumaufbohrung und Verwendung dicker Marknägel. Bei älteren Kindern und Jugendlichen ist der R. profundus der A. circumflexa femoris medialis die Hauptquelle der arteriellen Blutversorgung des Hüftkopfes (Orler et al. 1998; Trueta 1957). Durch Verletzung des R. profundus bei der Aufbohrung des Markraums bzw. beim Einschlagen des Marknagels kann eine avaskulären Hüftkopfnekrose entstehen (Astion et al. 1995; Mileski et al. 1994; Orler et al. 1998; Thometz und Lamdan 1995). Wegen der offenen Wachstumsfugen fehlen zudem ossäre Anastomosen, wodurch möglicherweise das Risiko einer Kopfnekrose gegenüber Erwachsenen erhöht ist.

Aufgrund der potentiellen Langzeitfolgen ist bei Kindern und Jugendlichen trotz der relativen Seltenheit der Femurkopfnekrose von der antegraden Femurmarknagelung mit konventionellem Nageleintrittspunkt abzuraten. Sinnvoll sind daher Modifikationen des Eintrittspunkts und des Marknageldesigns, so dass der Nagel möglichst distal der Trochanterapophyse eingebracht wird. Gordon et al. (2004) haben derart 15 Femurschaftfrakturen bei Patienten zwischen 8 und 17 Jahren mit einem Humerusnagel stabilisiert und nach durchschnittlich 2,7 Jahren bei keinem Patienten eine Hüftkopfnekrose oder Coxa valga festgestellt.

9.8.3 Kompartmentsyndrom

Das Kompartmentsyndrom tritt am Oberschenkel im Vergleich zum Unterschenkel relativ selten auf. Die Inzidenz bei Femurfrakturen beträgt 1–2 % (Kladny und Nerlich 1991). Ursache des Kompartmentsyndroms ist ein kritischer Druckanstieg in einem räumlich begrenzten Gewebebereich. Dieser reduziert die Gewebeperfusion, verursacht eine Gewebehypoxie mit Bildung von Nekrosen und führt unbehandelt zu Narbenbildungen mit Kontrakturen und sensomotorischen Ausfällen (Mubarak und Owen 1975). Offene Frakturen können ebenso wie geschlossene Frakturen ein Kompartmentsyndrom entwickeln (Kladny und Nerlich 1991; Schwartz et al. 1989).

Am Oberschenkel werden eine Extensorenloge mit A., V. und N. femoralis, eine Adduktorenloge mit A. und V. femoris profunda sowie eine Flexorengruppe mit dem N. ischiadicus unterschieden. Verglichen mit den Kompartmentlogen der Tibia weisen die 3 Kompartmente des Oberschenkels ein größeres Volumen auf (Kladny und Nerlich 1991; Tarlow et al. 1986): Während in der Extensorenloge des Unterschenkels bei 50 ml Volumenzunahme ein Kompartmentdruck von 30 mmHg messbar ist, wird bei der Auffüllung der Extensorenloge des Oberschenkels dieser Wert erst bei 300 ml Volumenzunahme erreicht (Richter und Machan 1986).

Bewusstseinsklare Patienten mit einem Kompartmentsyndrom klagen über heftige, spontane Schmerzen, die sehr sensibel auf Druck und Dehnung reagieren. Bei der klinischen Untersuchung imponieren deutlich gespannte, geschwollene Weichteile. Sensomotorische Ausfälle treten beim Kompartmentsyndrom des Oberschenkels selten auf (Kladny und Nerlich 1991). Die Messung der Gewebedrücke in den betroffenen Kompartmentlogen bestätigt den klinischen Verdacht (Kladny und Nerlich 1991; Schwartz et al. 1989): Ergibt die Differenz des diastolischen Blutdrucks und des jeweiligen Kompartmentdrucks Werte unter 30 mmHg, besteht die Indikation zur notfallmäßigen Fasziotomie über eine laterale Hautinzision mit vollständiger Spaltung der Fascia lata und des lateralen Septum intermusculare (McQueen und Court-Brown 1996). Die Spaltung der Adduktorenloge ist in der Regel nicht erforderlich. In unklaren Fällen wird intraoperativ in Anschluss an die laterale Dekompression der Logendruck der Adduktoren gemessen und gegebenenfalls das Kompartment über einen separaten medialen Zugang gespalten (Kladny und Nerlich 1991; Schwartz et al. 1989).

Bei polytraumatisierten Patienten ist zu beachten, dass bei Gabe von Katecholaminen zwar der systemische Blutdruck erhöht, die Mikrozirkulation in der Muskulatur allerdings nicht verbessert wird. Die genannte Differenz von 30 mmHg zwischen diastolischem und Kompartmentdruck ist daher nicht als das einzige Kriterium zur Operation anzusehen (Echtermeyer und Horst 1997). Beim drohenden Kompartmentsyndrom sind regelmäßige Kontrolluntersuchungen erforderlich, idealerweise durch kontinuierliche Gewebedruckmessung.

Schwartz et al. (1989) analysierten 21 Kompartmentsyndrome des Oberschenkels bei 17 Patienten. Prädisponierend waren Hypotension, Koagulopathie, Gefäßverletzungen sowie Mehrfachverletzungen. Bei 13 der 21 Kompartmentsyndrome hatte sich an anderen Lokalisationen ebenfalls ein Kompartmentsyndrom ausgebildet. Bei 5 Patienten entstand das Kompartmentsyndrom nach aufgebohrter Marknagelung. Nicht selten bleiben Sensibilitätsstörungen und Muskelschwächen zurück (Echtermeyer und Horst 1997; Holbein et al. 2000; Kladny und Nerlich 1991; Mithofer et al. 2004; Schwartz et al. 1989). Das Infektionsrisiko der offenen Wundbehandlung kann durch die Anlage einer Vakuumversiegelung reduziert werden (Fleischmann et al. 1996; Kladny und Nerlich 1991).

Weitere Risikofaktoren für ein Kompartmentsyndrom sind die prolongierte Traktion des Oberschenkels auf einem Extensionstisch, lange Operationszeiten, inadäquate Lagerung sowie Reperfusion nach Gefäßrekonstruktion (Anglen und Banovetz 1994; Echtermeyer und Horst 1997; Tischenko und Goodman 1990; Tornetta und Templeman 1997). Ferner ist die Marknagelung angeschuldigt worden, durch die induzierte Blutung und Ausschwemmung von Markrauminhalt die Entstehung eines Kompartmentsyndroms zu begünstigen, insbesondere wenn die Marknagelung in aufgebohrter Technik erfolgt (Kladny und Nerlich 1991; Schwartz et al. 1989). Am Oberschenkel gibt es diesbezüglich allerdings keine verlässlichen Daten, die diese Hypothese unterstützen. Am Unterschenkel wurde im Rahmen der aufgebohrten Tibiamarknagelung eine temporäre Erhöhung der Kompartmentdrücke gemessen, ohne allerdings einen signifikanten Anstieg an Kompartmentsyndromen nachzuweisen (Moed und Strom 1991; Tornetta und French 1997).

9.8.4 Iatrogene Fraktur

Femurschaftfrakturen sind in bis zu 9 % mit ipsilateralen Frakturen der Trochanterregion oder des Schenkelhalses assoziiert (Alho 1997; Daffner et al. 1991). Andererseits wurden Schenkelhalsfrakturen als Folge der Krafteinwirkung auf den proximalen Femur beim gewaltsamen Einschlagen des Nagels oder als Folge misslungener Bohrversuche beim Einbringen des Führungsdrahtes beschrieben (Khan et al. 1995; Konig et al. 2002). Daher ist im Einzelfall zu klären, ob es sich bei Schenkelhalsfrakturen nach Marknagelung um eine nicht erkannte vorbestehende Fraktur oder um eine iatrogene, intraoperative Fraktur handelt.

Yang et al. (1998) analysierten 8 Patienten mit einer Schenkelhalsfraktur, die nach antegrader Marknagelung diagnostiziert worden waren. Hierzu wurden präoperative Abdomen-CTs herangezogen, die aufgrund von Mehrfachverletzungen angefertigt worden waren, und retrospektiv der mit abgebildete proximale Femur untersucht. Während 6 Schenkelhalsfrakturen bereits präoperativ bestanden hatten, die nativ-radiologisch nicht diagnostiziert worden waren, waren 2 Frakturen im Rahmen der Marknagelung aufgetreten (s. Abb. 9.58 und 9.59; Yang et al. 1998). Daher ist es ratsam, unmittelbar nach Marknagelung noch beim analgesierten Patienten ein Röntgenbild des gesamten Oberschenkels inklusive des Schenkelhalses zu fordern. Im Rahmen der Marknagelung ist es wichtig, den Knochen exakt in Verlängerung des Markraums zu eröffnen, um Sollbruchstellung durch unnötige Knochenperforationen zu vermeiden (Krettek 2001). Als hilfreich hat sich erwiesen, im Zweifel den korrekten Eintrittspunkt mit einem K-Draht unter Bildwanderkontrolle zu identifizieren. Im Falle einer Schenkelhalsfraktur wird die Schraubenosteosynthese empfohlen (Bennett et al. 1993).

Aussprengungen und Frakturierungen im Schafbereich im Rahmen der Marknagelung werden in bis zu 9 % bzw. 11 % beobachtet (Sim und Hocker 1992). Sofern sie nicht in den Bereich der Verriegelungsbolzen einstrahlen, ist eine statische Verriegelung des Marknagels ausreichend (Strecker et al. 1996).

9.8.5 Fehlstellungen

Als signifikant wird eine Fehlstellung in der Frontal- oder Sagittalebene ab 5° deklariert. Auch wenn eindeutig ist, dass Fehlstellungen zu einer Veränderung der Biomechanik führen, sind die direkten Auswirkungen noch unzureichend untersucht. Fehlstellungen nach geschlossener Femurmarknagelung von mehr als 5° in der Frontal- oder Sagittalebene werden in einer Größenordnung zwischen 2 und 18 % angegeben (Grover und Wiss 1995; Prevot et al. 1998; Strecker et al. 1996; Winquist et al. 1984; Wolinsky et al. 1999). Ricci et al. (2001b) fanden bei 355 Patienten eine Rate an Fehlstellungen von 9 %. Aufgeteilt auf die verschiedenen Lokalisationen fanden sich bei Frakturen im proximalen Drittel 30 % Fehlstellungen, bei Frakturen im mittleren Drittel 2 % und bei Frakturen im distalen Drittel von 10 %. Fehlstellungen können intra-

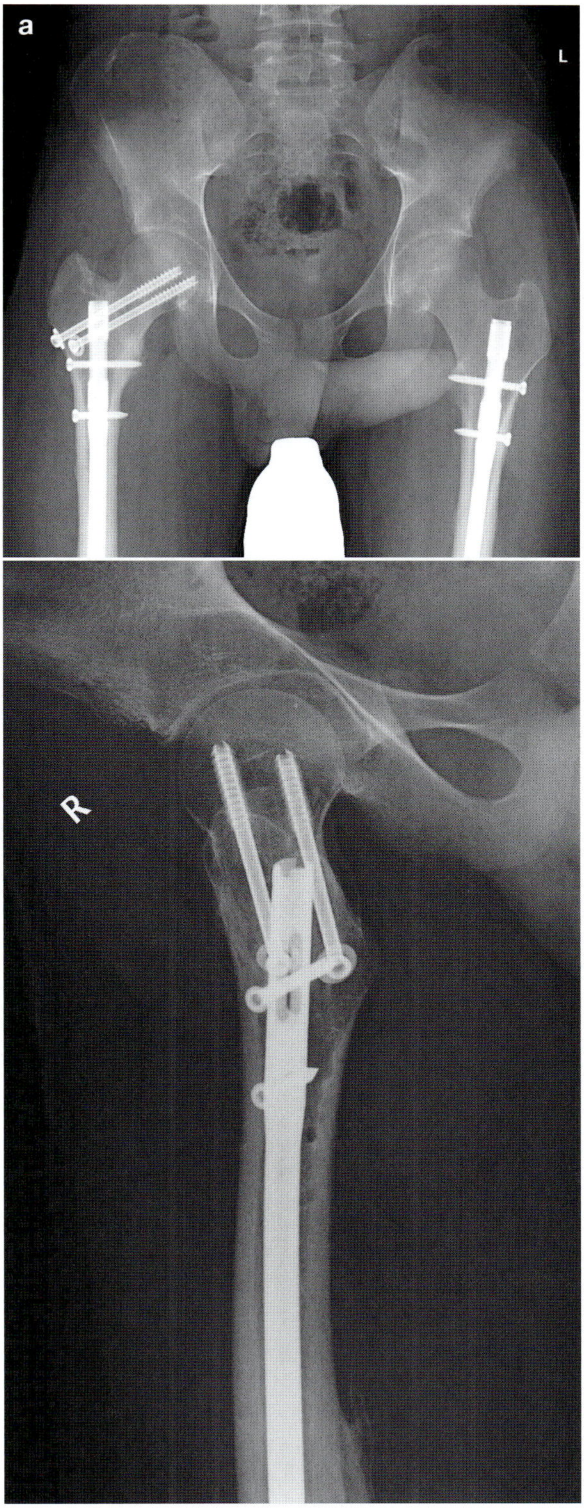

Abb. 9.59 Beispiel der Verschraubung einer iatrogenen Schenkelhalsfraktur. Diese trat bei Rotation des Nagels über den Zielübel auf. Die Schenkelhalsschrauben sind vor und hinter dem Nagel eingebracht

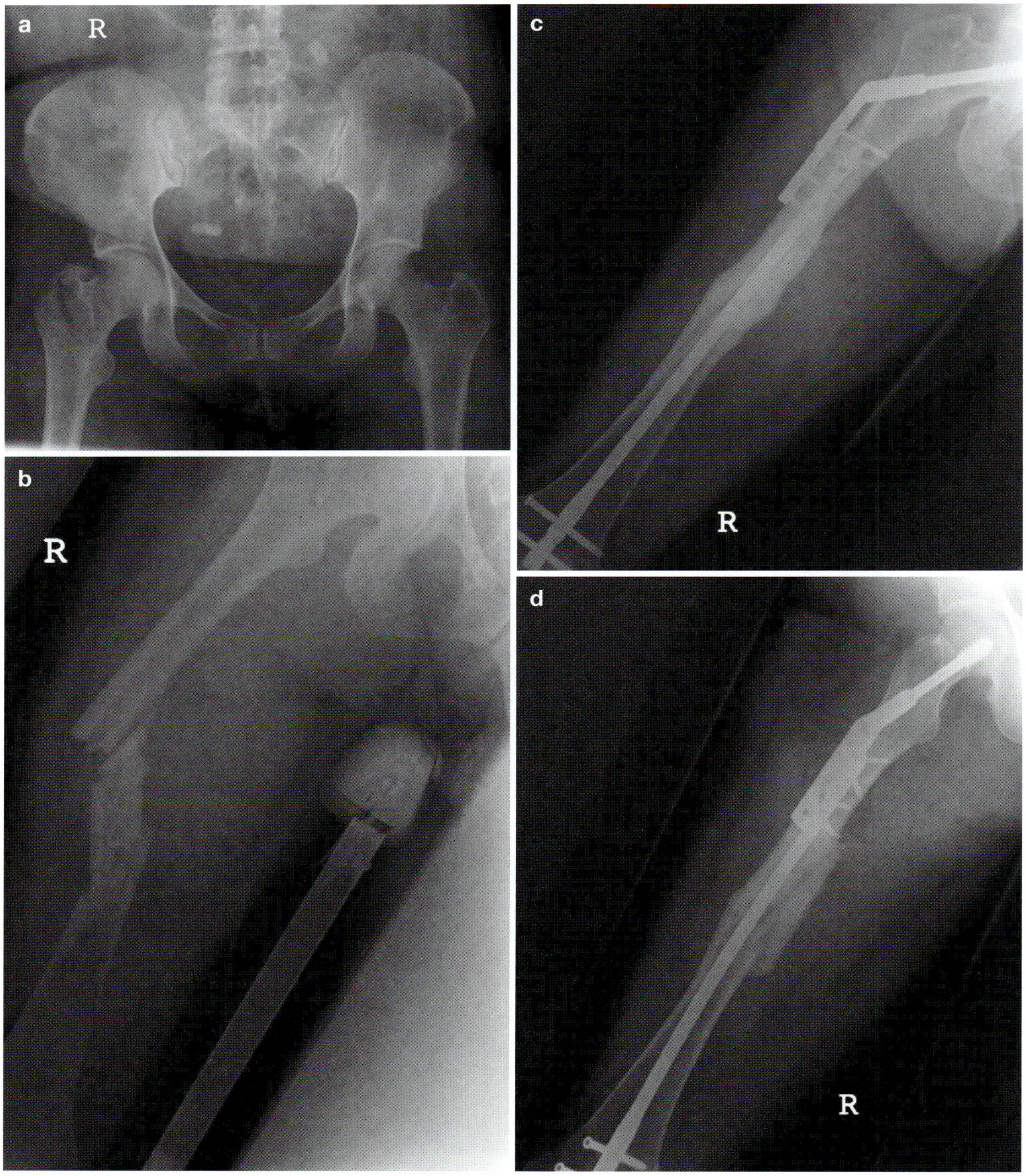

Abb. 9.60 **a, b** Beispiel einer 2-Etagen-Schaftfraktur mit ipsilateraler pertrochantärer Fraktur. **c, d** Ausheilung der Frakturen nach retrograder Nagelung und dynamischer Hüftschraube. Beachte das Überlappen der Implantate. Die DHS wurde im Verlauf entfernt

operativ als primäre Fehlstellung durch Fehlreposition oder postoperativ als sekundäre Fehlstellung durch Dislokation auftreten. Als eines der effektivsten Mittel zur Beseitigung der intraoperativen Fehlstellung nach Marknagelung gelten Pollerschrauben (s. oben). Auf die Wichtigkeit des korrekten Eintrittspunkts wurde wiederholt hingewiesen.

Tab. 9.4 Ergebnisse nach operativer Stabilisierung

Autor	n	Definitive Stabilisierung	Anteil offener Frakturen	Knöcherne Heilung[1]	Radiologisches Ergebnis (Verkürzung/Achse)	Implantatbruch[2]	Tiefer Infekt	Sonstiges	Level of evidence
Alonso et al. 1989	24	Fixateur externe	13/24 (54 %)	21/24 (88 %)	>2 cm: 2/24 (8 %)		1/24 (4 %)	Eingeschränkte Kniebeweglichkeit: 11/24 (46 %)	IV
Bonnevialle et al. 2005	49 (34 FU)	Fixateur externe	40/49 (82 %)	25/34 (74 %)	1–2 cm: 53 % Frontal >5°: 14 % Frontal >10°: 2 % Sagittal >5°: 86 % Sagittal >10°: 2 %			Eingeschränkte Kniebeweglichkeit: 28/34 (82 %) 14 Narkosemob. 14 Arthrolyse	IV
Rüedi und Lüscher 1979	131	Konventionelle Plattenosteosynthese	28/131 (21 %)	122/131 (93 %)	≥5°: 7 (5 %) ≥10°: 1 (1 %) ≥1 cm: 5 (4 %)	9/131 (7 %)	8/131 (6 %)	Spongiosaplastik dringend empfohlen	IV
Magerl et al. 1979	67	Konventionelle Plattenosteosynthese	9/67 (13 %)			7/67 (10 %)	2/67 (3 %)	9 sekundäre Spongiosaplastiken	IV
Geissler et al. 1995	71	Konventionelle Plattenosteosynthese	13/71 (18 %)	66/71 (93 %)	≥10°: 1 (1 %) ≥1 cm: 5 (7 %)	1/71 (1 %)	0	69 % Spongiosaplastik	IV
Apivatthakakul und Chiewcharntanakit (2009)	36	MIPO	0	33/36 (92 %)	≥1 cm: 2 (6 %) Frontal ≥10°: 1 (3 %) Sagittal >10°: 2 (6 %)	0	0		IV
Angelini et al. 2010	57	MIPO	6/57 (11 %)	54/57 (95 %)	Frontal >5°: 6 (11 %)	2/57 (4 %)	1/57 (2 %)	Nur Frakturtyp A	IV
Wolinsky et al. 1999	551	Aufgebohrter Marknagel	90/551 (13 %)	534/551 (97 %)	>5°: 16/418 (4 %)	1 (0,2 %)	3/551 (0,5 %)		IV
Tornetta und Tiburzi 2000	83	Aufgebohrter Marknagel	6/83 (7 %)	83/83 (100 %)	>5°: 2 (2 %)	0	0	37/83 Schussverletzungen	II
Canadian Orthopaedic Trauma Society 2003	121	Aufgebohrter Marknagel	14/121 (12 %)	119/121 (98 %)					I
Hersovici et al. 2000	125	Unaufgebohrter Marknagel		120/125 (96 %)	>5°: 44/125 (35 %)	1 (1 %)	0		IV
Tornetta und Tiburzi 2000	89	Unaufgebohrter Marknagel	48 8 39 (Schuss)	0	>5°: 4/89 (4 %)	0	0	39/89 Schussverletzungen	II
Canadian Orthopaedic Trauma Society 2003	107	Unaufgebohrter Marknagel	12/107 (11 %)	99/107 (93 %)					I

Weitaus häufiger als Fehlstellungen in der Frontal- oder Sagittalebene treten Antetorsionsdifferenzen auf. Die einzige anerkannte Methode zur Bestimmung einer Antetorsionsdifferenz ist die Computertomographie (Hernandez et al. 1981). Die Inzidenz von Rotationsdifferenzen kann nur bei routinemäßiger Durchführung einer postoperativen Computertomographie angegeben waren. Studien mit routinemäßiger postoperativer Antetorsionsmessung zeigen, dass bis zu 40 % eine Abweichung von mehr als 10° aufweisen

(Jaarsma et al. 2004a; Prevot et al. 1998; Stephen et al. 2002; Strecker et al. 1996). Die physiologische Toleranz wurde mit 15° festgelegt (Strecker et al. 1997a, b). Neuere Studien zeigen eine direkte Korrelation zwischen femoraler Antetorsion und der Fußstellung beim Laufen. Patienten, die ihre Antetorsionsdifferenz nicht kompensieren können, haben mehr Beschwerden und eine schlechtere Funktion (Jaarsma et al. 2004b). Die Fähigkeit zur Kompensation ist jedoch leider nicht vorauszusagen. Patienten mit einer Differenz von mehr als 15° haben deutliche Probleme bei der Durchführung anspruchsvoller Tätigkeiten. Da in den wenigsten Operationssälen eine CT zur intraoperativen Antetorsionsmessung zur Verfügung steht, muss auf andere Hilfsmittel (s. auch oben „Aufgebohrte und unaufgebohrte Marknagelung" und „Navigierte Nagelung") inklusive der computerassistierten Chirurgie zurückgegriffen werden.

Diagnostizierte Fehlstellungen sollten nach Möglichkeit so früh wie möglich, am besten intraoperativ korrigiert werden. Spätere Korrekturen im Rahmen eines erneuten Eingriffs sind mit einem zusätzlichen anästhesiologischen und unfallchirurgischen Risiko verbunden. Die mit der einsetzenden Gewebeheilung verbundene Hypervaskularisierung und Narbenbildung erschweren die Präparation und erhöhen das Risiko einer Verletzung neurovaskulärer Strukturen. Narbenbildungen im Frakturbereich können eine physiologische Achsenausrichtung behindern. Sekundäre Korrektureingriffe verzögern die Rehabilitation und den Wiedereintritt ins Arbeitsleben.

Bei der Entscheidung zur Korrektur sind neben dem Ausmaß der Fehlstellung vor allem patientenbezogene Faktoren wie Aktivitätsniveau, Beruf, Alter und Begleiterkrankungen mit einzubeziehen. Für die Antetorsionsdifferenzen gilt, dass Patienten ohne jeglichen Nulldurchgang im Hüftgelenk korrigiert werden sollten. Für aktive Patienten liegt unsere Korrekturdifferenz bei 15°. Die Korrektur kann durch manuelle Kontrolle oder navigiert erfolgen (Kendoff et al. 2007). Bei der manuellen Methode wird je ein Spickdraht in das proximale und distale Fragment gebracht. Diese werden in dem entsprechenden Korrekturwinkel gegeneinander versetzt. Es ist fast immer leichter, distal die Korrektur vorzunehmen, unabhängig davon, ob eine antegrade oder eine retrograde Nagelung vorliegt. Es wir so lange gedreht, bis beide Spickdrähte zur Deckung kommen. Um die Drehung durchzuführen, kann es manchmal notwendig sein, eine Schanzschraube zur Manipulation einzubringen. Eine präoperative Analyse und Planung ist immens wichtig. Bei größeren Fehlstellungen muss beachtet werden, dass durch Derotation die distalen Verriegelungslöcher sich evtl. auf die retropatellare Gelenkfläche oder sogar die Patella projizieren. Hier muss natürlich proximal entriegelt und korrigiert werden. Für die Korrektur der frontalen und sagittalen Fehlstellung sehen wir 5° als Grenze für den jungen Patienten. Hier gilt: Je mittiger die Fehlstellung auf den Schaft bezogen ist, desto weniger besteht die Notwendigkeit einer Korrektur. In der Regel ist bei der frühen Korrektur kein Verfahrenswechsel notwendig. Durch Repositionierung der Eintrittstelle und/oder den Einsatz von Pollerschrauben können die meisten Fehlstellungen behoben werden (s. oben „Rolle der Pollerschrauben bei der Verriegelungsnaglung").

9.9 Ergebnisse nach operativer Stabilisierung

Siehe Tab. 9.4.

Literatur

Alho A (1996) Concurrent ipsilateral fractures of the hip and femoral shaft: a meta-analysis of 659 cases. Acta Orthop Scand 67:19–28

Alho A (1997) Concurrent ipsilateral fractures of the hip and shaft of the femur. A systematic review of 722 cases. Ann Chir Gynaecol 86:326–336

Allgower M, Spiegel PG (1979) Internal fixation of fractures: evolution of concepts. Clin Orthop 138:26–29

Alonso J, Geissler W, Hughes JL (1989) External fixation of femoral fractures. Indications and limitations. Clin Orthop 241:83–88

Amarenco G, Ismael SS, Bayle B, Denys P, Kerdraon J (2001) Electrophysiological analysis of pudendal neuropathy following traction. Muscle Nerve 24:116–119

Anderson RJ, Hobson RW, Lee BC et al (1990) Reduced dependency on arteriography for penetrating extremity trauma: influence of wound location and noninvasive vascular studies. J Trauma 30:1059–1063

Angelini AJ, Livani B, Flierl MA, Morgan SJ, Belangero WD (2010) Less invasive percutaneous wave plating of simple femur shaft fractures: A prospective series. Injury 41:624–628

Anglen JO (2005) Comparison of soap and antibiotic solutions for irrigation of lower-limb open fracture wounds. A prospective, randomized study. J Bone Joint Surg Am 87:1415–1422

Anglen J, Banovetz J (1994) Compartment syndrome in the well leg resulting from fracture-table positioning. Clin Orthop 301:239–242

Apivatthakakul T, Chiewcharntanakit S (2009) Minimally invasive plate osteosynthesis (MIPO) in the treatment of the

femoral shaft fracture where intramedullary nailing is not indicated. Int Orthop 33:1119–1126
Arens S, Schlegel U, Printzen G, Ziegler WJ, Perren SM, Hansis M (1996) Influence of materials for fixation implants on local infection. An experimental study of steel versus titanium DCP in rabbits. J Bone Joint Surg Br 78:647–651
Arneson TJ, Melton LJ III, Lewallen DG, O'Fallon WM (1988) Epidemiology of diaphyseal and distal femoral fractures in Rochester, Minnesota, 1965–1984. Clin Orthop 234:188–194
Astion DJ, Wilber JH, Scoles PV (1995) Avascular necrosis of the capital femoral epiphysis after intramedullary nailing for a fracture of the femoral shaft. A case report. J Bone Joint Surg Am 77:1092–1094
Bahrs C, Schnabel M, Frank T, Zapf C, Mutters R, Garrel T von (2003) Lavage of contaminated surfaces: an in vitro evaluation of the effectiveness of different systems. J Surg Res 112:26–30
Bain GI, Zacest AC, Paterson DC, Middleton J, Pohl AP (1997) Abduction strength following intramedullary nailing of the femur. J Orthop Trauma 11:93–97
Baker SP, O'Neill B, Haddon W Jr, Long WB (1974) The injury severity score: a method for describing patients with multiple injuries and evaluating emergency care. J Trauma 14:187–196
Bakker HK, Struikenkamp RS (1977) Biological variability and lean body mass estimates. Hum Biol 49:187–202
Barnes CJ, Higgins LD (2002) Vascular compromise after insertion of a retrograde femoral nail: case report and review of the literature. J Orthop Trauma 16:201–204
Barr H, Santer GJ, Stevenson IM (1987) Occult femoral artery injury in relation to fracture of the femoral shaft. J Cardiovasc Surg 28:193–195
Baumgaertel F, Dahlen C, Stiletto R, Gotzen L (1994) Technique of using the AO-femoral distractor for femoral intramedullary nailing. J Orthop Trauma 8:315–321
Behrman SW, Fabian TC, Kudsk KA, Taylor JC (1990) Improved outcome with femur fractures: early vs. delayed fixation. J Trauma 30:792–797
Bennett FS, Zinar DM, Kilgus DJ (1993) Ipsilateral hip and femoral shaft fractures. Clin Orthop 296:168–177
Bhandari M, Adili A, Lachowski RJ (1998) High pressure pulsatile lavage of contaminated human tibiae: an in vitro study. J Orthop Trauma 12:479–484
Bhandari M, Schemitsch EH, Adili A, Lachowski RJ, Shaughnessy SG (1999) High and low pressure pulsatile lavage of contaminated tibial fractures: an in vitro study of bacterial adherence and bone damage. J Orthop Trauma 13:526–533
Bhandari M, Guyatt GH, Tong D, Adili A, Shaughnessy SG (2000) Reamed versus nonreamed intramedullary nailing of lower extremity long bone fractures: a systematic overview and meta-analysis. J Orthop Trauma 14:2–9
Blatter G, Weber BG (1990) Wave plate osteosynthesis as a salvage procedure. Arch Orthop Trauma Surg 109:330–333
Blum J, Sternstein W, Hessmann MH, Karagul G, Hansen MM, Rommens PM (2003) Self-locking expandable intramedullary nails offer low rotational stability in biomechanical testing. Poster, OTA
Boerger TO, Patel G, Murphy JP (1999) Is routine removal of intramedullary nails justified. Injury 30:79–81
Böhler L (1954) Oberschenkelschaftbrüche im oberen und mittleren Drittel. In: Böhler L (Hrsg) Die Technik der Knochenbruchbehandlung. Verlag für Medizinische Wissenschaften. Wilhelm Maudrich, Wien, S 1445–1471
Bone LB, Johnson KD, Weigelt J, Scheinberg R (1989) Early versus delayed stabilization of femoral fractures. A prospective randomized study. J Bone Joint Surg Am 71:336–340
Bonnevialle P, Mansat P, Cariven P, Bonnevialle N, Ayel J, Mansat M (2005) La fixation externe monoplan dans les fractures récentes du fémur. Rev Chir Orthop Reparatrice Appar Mot 91:446–456
Bosse MJ, MacKenzie EJ, Kellam JF et al. (2001) A prospective evaluation of the clinical utility of the lower-extremity injury-severity scores. J Bone Joint Surg Am 83-A:3–14
Boyd JI III, Wongworawat MD (2004) High-pressure pulsatile lavage causes soft tissue damage. Clin Orthop 427:13–17
Breuing KH, Gotzen L (1986) Biomechanische Untersuchungen zur Haltekraft der neuen 3,5-mm-AO-Corticalisschraube. Hefte Unfallheilkd 181:40–46
Brinker MR, Cook SD, Dunlap JN, Christakis P, Elliott MN (1999) Early changes in nutrient artery blood flow following tibial nailing with and without reaming: a preliminary study. J Orthop Trauma 13:129–133
Britton JM, Dunkerley DR (1990) Closed nailing of a femoral fracture followed by sciatic nerve palsy. J Bone Joint Surg Br 72:318
Brumback RJ (1996) The rationales of interlocking nailing of the femur, tibia, and humerus. Clin Orthop 324:292–320
Brumback RJ, Ellison PS Jr, Poka A, Lakatos R, Bathon GH, Burgess AR (1989) Intramedullary nailing of open fractures of the femoral shaft. J Bone Joint Surg Am 71:1324–1331
Brumback RJ, Ellison TS, Molligan H, Molligan DJ, Mahaffey S, Schmidhauser C (1992) Pudendal nerve palsy complicating intramedullary nailing of the femur. J Bone Joint Surg Am 74:1450–1455
Brunner CF, Weber BG (1981) Wellenplatte. In: Brunner CF, Weber BG (Hrsg) Besondere Osteosynthesetechniken. Springer, Berlin, S 148–152
Bucholz RW, Jones A (1991) Fractures of the shaft of the femur. J Bone Joint Surg Am 73:1561–1566
Buford D Jr, Christensen K, Weatherall P (1998) Intramedullary nailing of femoral fractures in adolescents. Clin Orthop 350:85–89
Buxton RA (1981) The use of Perkins traction in the treatment of femoral shaft fractures. J Bone Joint Surg 63-B:362–366
Buzdon MM, Napolitano LM, Shi HJ, Ceresoli DM, Rauniya R, Bass BL (1999) Femur fracture induces site-specific changes in T-cell immunity. J Surg Res 82:201–208
Canadian Orthopaedic Trauma Society (2003) Nonunion following intramedullary nailing of the femur with and without reaming. Results of a multicenter randomized clinical trial. J Bone Joint Surg Am 85-A:2093–2096
Carmack DB, Moed BR, Kingston C, Zmurko M, Watson JT, Richardson M (2003) Identification of the optimal intercondylar starting point for retrograde femoral nailing: an anatomic study. J Trauma 55:692–695
Chambers GH (1972) The prepatellar nerve. A cause of suboptimal results in knee arthrotomy. Clin Orthop 82:157–159
Chan PT, Schondorf R, Brock GB (1999) Erectile dysfunction induced by orthopedic trauma managed with a fracture table: a case report and review of the literature. J Trauma 47:183–185

Charash WE, Fabian TC, Croce MA (1994) Delayed surgical fixation of femur fractures is a risk factor for pulmonary failure independent of thoracic trauma. J Trauma 37:667–672
Charnley J (1968) Schaftbrüche des Oberschenkels. In: Charnley J (Hrsg) Die konservative Therapie der Extremitätenfrakturen. Ihre wissenschaftlichen Grundlagen und Technik. Springer, Berlin, S 159–187
Cho HO, Kwak KD, Cho SD, Yang IJ (1997) Treatment for the femoral shaft fractures in adolescents. J Korean Orthop Assoc 32:376–383
Christie J (1996) The coagulatory effects of fat embolization during intramedullary manipulative procedures. Tech Orthop 11:14–21
Cole JD, Justin D, Kasparis T, DeVlught D, Knobloch C (2001) The intramedullary skeletal kinetic distractor (ISKD): first clinical results of a new intramedullary nail for lengthening of the femur and tibia. Injury 32(Suppl 4):SD129–SD139
Coleman MP (1996) Cancer risk from orthopedic prostheses. Ann Clin Lab Sci 26:139–146
Coupe KJ, Beaver RL (2001) Arterial injury during retrograde femoral nailing: a case report of injury to a branch of the profunda femoris artery. J Orthop Trauma 15:140–143
Court-Brown CM (2004) Reamed intramedullary tibial nailing: an overview and analysis of 1106 cases. J Orthop Trauma 18:96–101
Court-Brown CM, McQueen MM, Quaba AA, Christie J (1991) Locked intramedullary nailing of open tibial fractures. J Bone Joint Surg Br 73:959–964
Court-Brown CM, Will E, Christie J, McQueen MM (1996) Reamed or unreamed nailing for closed tibial fractures. A prospective study in Tscherne C1 fractures. J Bone Joint Surg Br 78:580–583
Cramers M, Lucht U (1977) Metal sensitivity in patients treated for tibial fractures with plates of stainless steel. Acta Orthop Scand 48:245–249
Daffner RH, Riemer BL, Butterfield SL (1991) Ipsilateral femoral neck and shaft fractures: an overlooked association. Skeletal Radiol 20:251–254
Dagrenat D, Moncade N, Cordey J, Rahn BA, Kempf I, Perren SM (1993) An experimental study of dynamization following static medullary nailing in comminuted diaphyseal fractures. Hefte Unfallchirurg 229:50–58
Danis R (1979) The aims of internal fixation. Clin Orthop 138:23–25
De Campos J, Vangsness CT Jr, Merritt PO, Sher J (1994) Ipsilateral knee injury with femoral fracture. Examination under anesthesia and arthroscopic evaluation. Clin Orthop 300:178–182
Dellinger EP, Miller SD, Wertz MJ, Grypma M, Droppert B, Anderson PA (1988) Risk of infection after open fracture of the arm or leg. Arch Surg 123:1320–1327
Dirschl DR, Duff GP, Dahners LE, Edin M, Rahn BA, Miclau T (1998) High pressure pulsatile lavage irrigation of intraarticular fractures: effects on fracture healing. J Orthop Trauma 12:460–463
Drapanas T, Hewitt RL, Weichert RF III, Smith AD (1970) Civilian vascular injuries: a critical appraisal of three decades of management. Ann Surg 172:351–360
Dube VE, Fisher DE (1972) Hemangioendothelioma of the leg following metallic fixation of the tibia. Cancer 30:1260–1266
Dugdale TW, Schutzer SF, Deafenbaugh MK, Bartosh RA (1989) Compartment syndrome complicating use of the hemi-lithotomy position during femoral nailing. A report of two cases. J Bone Joint Surg Am 71:1556–1557
Dujardin F, Fevrier V, Lecorvaisier C, Joly P (1995) Dermatoses d´intolérance aux implants métalliques en chirurgie orthopédique. Rev Chir Orthop Reparatrice Appar Mot 81:473–484
Dunham WK, Wilborn WH (1979) Malignant fibrous histiocytoma of bone. Report of two cases and review of the literature. J Bone Joint Surg Am 61:939–942
Ebraheim NA, Mekhail AO (1997) The infrapatellar branch of the saphenous nerve: an anatomic study. J Orthop Trauma 11:195–199
Echtermeyer V, Horst P (1997) Compartment syndrome. Exclusively the result of increased pressure in the muscular compartment? Unfallchirurg 100:924–937
Ender HG (1975) Die Behandlung von per- und subtrochanteren Bruchen beim alten Menschen mit Federnageln. Hefte Unfallheilkd 67–71
Fakhry SM, Rutledge R, Dahners LE, Kessler D (1994) Incidence, management, and outcome of femoral shaft fracture: a statewide population-based analysis of 2805 adult patients in a rural state. J Trauma 37:255–260
Farouk O, Krettek C, Miclau T, Schandelmaier P, Guy P, Tscherne H (1997) Minimally invasive plate osteosynthesis and vascularity: preliminary results of a cadaver injection study. Injury 28(Suppl 1):A7–A12
Fleischmann W, Lang E, Kinzl L (1996) Vacuum-assisted wound closure after dermatofasciotomy of the lower extremity. Unfallchirurg 99:283–287
France MP, Aurori BF (1992) Pudendal nerve palsy following fracture table traction. Clin Orthop 276:272–276
Freedman EL, Johnson EE (1995) Radiographic analysis of tibial fracture malalignment following intramedullary nailing. Clin Orthop 315:25–33
Frigg R, Appenzeller A, Christensen R, Frenk A, Gilbert S, Schavan R (2001) The development of the distal femur Less Invasive Stabilization System (LISS). Injury 32(Suppl 3):SC24–SC31
Frolke JP, Van de KH, Bakker FC, Patka P, Haarman HJ (2000) Destination of debris during intramedullary reaming. An experimental study on sheep femurs. Acta Orthop Belg 66:337–340
Frolke JP, Bakker FC, Patka P, Haarman HJ (2001) Reaming debris in osteotomized sheep tibiae. J Trauma 50:65–69
Frolke JP, Nulend JK, Semeins CM, Bakker FC, Patka P, Haarman HJ (2004) Viable osteoblastic potential of cortical reamings from intramedullary nailing. J Orthop Res 22:1271–1275
Gaebler C, Stanzl-Tschegg S, Heinze G, Holper B, Milne T, Berger G, Vecsei V (1999) Fatigue strength of locking screws and prototypes used in small-diameter tibial nails: a biomechanical study. J Trauma 47:379–384
Galpin RD, Willis RB, Sabano N (1994) Intramedullary nailing of pediatric femoral fractures. J Pediatr Orthop 14:184–189
Ganz R, Mast JW, Weber BG, Perren SM (1991) Clinical aspects of biological plating. Injury 22(Suppl 1):4–5
Garcia CR, Moro E, Dominguez I, Marco F, Lopez-Duran L (2004) Retrograde nailing of femur: surgical technique with tibial traction. J Orthop Trauma 18:310–311

Gebhard F, Pokar S, Hehl G, Strecker W, Kinzl L, Arand M (2000) Minimal-invasive Implantatentfernung nach retrograder Marknagelung am distalen Femur. Unfallchirurg 103:1116–1120

Geissler WB, Powell TE, Blickenstaff KR, Savoie FH (1995) Compression plating of acute femoral shaft fractures. Orthopedics 18:655–660

Georgiadis GM, Burgar AM (2001) Percutaneous skeletal joysticks for closed reduction of femoral shaft fractures during intramedullary nailing. J Orthop Trauma 15:570–571

Georgiadis GM, Minster GJ, Moed BR (1990) Effects of dynamization after interlocking tibial nailing: an experimental study in dogs. J Orthop Trauma 4:323–330

Gerber C, Mast JW, Ganz R (1990) Biological internal fixation of fractures. Arch Orthop Trauma Surg 109:295–303

Giannoudis PV, Smith RM, Bellamy MC, Morrison JF, Dickson RA, Guillou PJ (1999) Stimulation of the inflammatory system by reamed and unreamed nailing of femoral fractures. An analysis of the second hit. J Bone Joint Surg Br 81:356–361

Giannoudis PV, Pountos I, Morley J, Perry S, Tarkin HI, Pape HC (2008) Growth factor release following femoral nailing. Bone 42:751–757

Gibson RJ (2000) Erectile dysfunction induced by orthopedic trauma managed with a fracture table. J Trauma 48:576

Gonzalez-Herranz P, Burgos-Flores J, Rapariz JM, Lopez-Mondejar JA, Ocete JG, Amaya S (1995) Intramedullary nailing of the femur in children. Effects on its proximal end. J Bone Joint Surg Br 77:262–266

Gordon JE, Khanna N, Luhmann SJ, Dobbs MB, Ortman MR, Schoenecker PL (2004) Intramedullary nailing of femoral fractures in children through the lateral aspect of the greater trochanter using a modified rigid humeral intramedullary nail: preliminary results of a new technique in 15 children. J Orthop Trauma 18:416–422

Gosling T, Hufner T, Hankemeier S, Zelle BA, Muller-Heine A, Krettek C (2004) Femoral nail removal should be restricted in asymptomatic patients. Clin Orthop 423:222–226

Gosling T, Westphal R, Faulstich J, Sommer K, Wahl F, Krettek C, Hufner T (2006a) Forces and torques during fracture reduction: intraoperative measurements in the femur. J Orthop Res 24:333–338

Gosling T, Hufner T, Westphal R, Faulstich J, Hankemeier S, Wahl F, Krettek C (2006b) Overdistraction of the fracture eases reduction in delayed femoral nailing: results of intraoperative force measurements. J Trauma 61:900–904

Gosselin RA, Roberts I, Gillespie WJ (2004) Antibiotics for preventing infection in open limb fractures. Cochrane Database Syst Rev CD003764

Grass R, Biewener A, Rammelt S, Zwipp H (2002) Die retrograde Verriegelungsnagelosteosynthese distaler Femurfrakturen mit dem distalen Femurnagel DFN. Unfallchirurg 105:298–314

Grechenig W, Pichler W, Clement H, Tesch NP, Grechenig S (2006) Anatomy of the greater femoral trochanter: clinical importance for intramedullary femoral nailing. Anatomic study of 100 cadaver specimens. Acta Orthop 77:899x–901x

Grimme K, Gosling T, Pape HC, Schandelmaier P, Krettek C (2004) Fraktur des medialen Femurkondylus als Komplikation bei der Entfernung eines retrograden Femurnagels. Unfallchirurg 107:532–536

Grover J, Wiss DA (1995) A prospective study of fractures of the femoral shaft treated with a static, intramedullary, interlocking nail comparing one versus two distal screws. Orthop Clin North Am 26:139–146

Gustilo RB, Anderson JT (1976) Prevention of infection in the treatment of one thousand and twenty-five open fractures of long bones: retrospective and prospective analyses. J Bone Joint Surg Am 58:453–458

Gustilo RB, Mendoza RM, Williams DN (1984) Problems in the management of type III (severe) open fractures: a new classification of type III open fractures. J Trauma 24:742–746

Hackethal KH (1961) Bundle nailing. A method of marrow nailing of long tubular bones. Langenbecks Arch Klin Chir Ver Dtsch Z Chir 298:1001–1003

Hajek PD, Bicknell HR Jr, Bronson WE, Albright JA, Saha S (1993) The use of one compared with two distal screws in the treatment of femoral shaft fractures with interlocking intramedullary nailing. A clinical and biomechanical analysis. J Bone Joint Surg Am 75:519–525

Hammer TO, Wieling R, Green JM, Sudkamp NP, Schneider E, Muller CA (2007) Effect of re-implanted particles from intramedullary reaming on mechanical properties and callus formation. A laboratory study. J Bone Joint Surg Br 89:1534–1538

Handolin L, Pajarinen J, Tulikoura I (2003) Injury to the deep femoral artery during proximal locking of a distal femoral nail – a report of 2 cases. Acta Orthop Scand 74:111–113

Handolin L, Pajarinen J, Lindahl J, Hirvensalo E (2004) Retrograde intramedullary nailing in distal femoral fractures – results in a series of 46 consecutive operations. Injury 35:517–522

Hankemeier S, Pape HC, Gosling T, Hufner T, Richter M, Krettek C (2004) Improved comfort in lower limb lengthening with the intramedullary skeletal kinetic distractor. Principles and preliminary clinical experiences. Arch Orthop Trauma Surg 124:129–133

Hardy AE (1983) The treatment of femoral fractures by cast-brace application and early ambulation. J Bone Joint Surg 65-A:56–65

Hardy AE, White P, Williams J (1979) The treatment of femoral fractures by cast-brace and early walking. J Bone Joint Surg 61-B:151–154

Hauptverband der gewerblichen Berufsgenossenschaften (2008) HVBG, St. Augustin

Hauser CJ, Joshi P, Zhou X, Kregor P, Hardy KJ, Devidas M, Scott P, Hughes JL (1996) Production of interleukin-10 in human fracture soft-tissue hematomas. Shock 6:3–6

Hauser CJ, Zhou X, Joshi P, Cuchens MA, Kregor P, Devidas M, Kennedy RJ, Poole GV, Hughes JL (1997) The immune microenvironment of human fracture/soft-tissue hematomas and its relationship to systemic immunity. J Trauma 42:895–903

Head WC, Bauk DJ, Emerson RH Jr (1995) Titanium as the material of choice for cementless femoral components in total hip arthroplasty. Clin Orthop Relat Res 311:85–90

Hedlund R, Lindgren U (1986) Epidemiology of diaphyseal femoral fracture. Acta Orthop Scand 57:423–427

Heitemeyer U, Kemper F, Hierholzer G, Haines J (1987) Severely comminuted femoral shaft fractures: treatment by bridging-plate osteosynthesis. Arch Orthop Trauma Surg 106:327–330
Helfet DL, Howey T, Sanders R, Johansen K (1990) Limb salvage versus amputation. Preliminary results of the mangled extremity severity score. Clin Orthop 256:80–86
Helmy N, Jando VT, Lu T, Chan H, O'Brien PJ (2008) Muscle function and functional outcome following standard antegrade reamed intramedullary nailing of isolated femoral shaft fractures. J Orthop Trauma 22:10–15
Hernandez RJ, Tachdjian MO, Poznanski AK, Dias LS (1981) CT determination of femoral torsion. AJR Am J Roentgenol 137:97–101
Herscovici D Jr, Ricci WM, McAndrews P, DiPasquale T, Sanders R (2000) Treatment of femoral shaft fracture using unreamed interlocked nails. J Orthop Trauma 14:10–14
Hey-Groves EW (1918) Ununited fractures with special reference to gunshot injuries and the use of bone grafting. J Bone Joint Surg Br 6:203–228
Hildebrand F, Giannoudis P, Kretteck C, Pape HC (2004) Damage control: extremities. Injury 35:678–689
Hinton RY, Lincoln A, Crockett MM, Sponseller P, Smith G (1999) Fractures of the femoral shaft in children. Incidence, mechanisms, and sociodemographic risk factors. J Bone Joint Surg Am 81(4):500–509
Hoegel F, Mueller CA, Peter R, Pfister U, Suedkamp NP (2004) Bone debris: dead matter or vital osteoblasts. J Trauma 56:363–367
Hofmann A, Jones RE, Schoenvogel R (1982) Pudendal-nerve neurapraxia as a result of traction on the fracture table. A report of four cases. J Bone Joint Surg Am 64:136–138
Holbein O, Strecker W, Rath SA, Kinzl L (2000) Compartment syndrome of the thigh with sciatic nerve paralysis. Unfallchirurg 103:275–280
Holmenschlager F, Piatek S, Halm JP, Winckler S (2002) Retrograde Marknagelung von Femurfrakturen mit dem langen Nagel. Unfallchirurg 105:1100–1108
Holzheimer RG, Steinmetz W (2000) Local and systemic concentrations of pro- and anti-inflammatory cytokines in human wounds. Eur J Med Res 5:347–355
Höntzsch D, Frigg R, Perren SM (1992) Das besondere Instrument: Das Röntgenstrahlendurchlässige Winkelgetriebe der AO (für die distale Verriegelung von Marknägeln). Operat Orthop Traumatol 4:286–289
Howard PW, Makin GS (1990) Lower Limb fractures associated with vascular injury. J Bone Joint Surg 72-B:116–120
Howe HR Jr, Poole GV Jr, Hansen KJ, Clark T, Plonk GW, Koman LA, Pennell TC (1987) Salvage of lower extremities following combined orthopedic and vascular trauma. A predictive salvage index. Am Surg 53:205–208
Hubner G, Brauchle M, Smola H, Madlener M, Fassler R, Werner S (1996) Differential regulation of pro-inflammatory cytokines during wound healing in normal and glucocorticoid-treated mice. Cytokine 8:548–556
Hubsch P, Kocanda H, Youssefzadeh S, Schneider B, Kainberger F, Seidl G, Kurtaran A, Gruber S (1992) Comparison of dual energy X-ray absorptiometry of the proximal femur with morphologic data. Acta Radiol 33:477–481
Hughes SS, Voit G, Kates SL (1991) The role of computerized tomography in the diagnosis of an occult femoral neck fracture associated with an ipsilateral femoral shaft fracture: case report. J Trauma 31:296–298
Hupel TM, Aksenov SA, Schemitsch EH (1998) Muscle perfusion after intramedullary nailing of the canine tibia. J Trauma 45:256–262
Husain A, Pollak AN, Moehring HD, Olson SA, Chapman MW (1996) Removal of intramedullary nails from the femur: a review of 45 cases. J Orthop Trauma 10:560–562
Husebye EE, Lyberg T, Madsen JE, Eriksen M, Roise O (2006) The influence of a one-step reamer-irrigator-aspirator technique on the intramedullary pressure in the pig femur. Injury 37:935–940
Irie K, Uchiyama E, Iwaso H (2003) Intraarticular inflammatory cytokines in acute anterior cruciate ligament injured knee. Knee 10:93–96
Ito K, Hungerbuhler R, Wahl D, Grass R (2001) Improved intramedullary nail interlocking in osteoporotic bone. J Orthop Trauma 15:192–196
Jaarsma RL, Ongkiehong BF, Gruneberg C, Verdonschot N, Duysens J, Kampen A van (2004a) Compensation for rotational malalignment after intramedullary nailing for femoral shaft fractures. An analysis by plantar pressure measurements during gait. Injury 35:1270–1278
Jaarsma RL, Pakvis DF, Verdonschot N, Biert J, Kampen A van (2004b) Rotational malalignment after intramedullary nailing of femoral fractures. J Orthop Trauma 18:403–409
Johner R, Joerger K, Cordey J, Perren SM (1983) Rigidity of pure lag-screw fixation as a function of screw inclination in an in vitro spiral osteotomy. Clin Orthop 178:74–79
Johnstone DJ, Radford WJ, Parnell EJ (1993) Interobserver variation using the AO/ASIF classification of long bone fractures. Injury 24:163–165
Joist A, Schult M, Ortmann C, Frerichmann U, Frebel T, Spiegel HU, Kropfl A, Redl H (2004) Rinsing-suction reamer attenuates intramedullary pressure increase and fat intravasation in a sheep model. J Trauma 57:146–151
Jubel A, Andermahr J, Prokop A, Bergmann H, Isenberg J, Rehm KE (2004) Pitfalls and complications of elastic stable intramedullary nailing (ESIN) of femur fractures in children. Unfallchirurg 107:744–749
Kao JT, Burton D, Comstock C, McClellan RT, Carragee E (1993) Pudendal nerve palsy after femoral intramedullary nailing. J Orthop Trauma 7:58–63
Keating JF, Blachut PA, O'Brien PJ, Court-Brown CM (2000) Reamed nailing of Gustilo grade-IIIB tibial fractures. J Bone Joint Surg Br 82:1113–1116
Kempf I, Jaeger JH, North J, Grosse A, Paty J, Boyoud A, Schmidt R (1976) L'enclouage centro-medullaire du femur et du tibia selon la technique de Kuntscher. Interet du verrouillage du clou. Etude experimentale. Acta Orthop Belg 42(Suppl 1):29–43
Kempf I, Grosse A, Beck G (1985) Closed locked intramedullary nailing. Its application to comminuted fractures of the femur. J Bone Joint Surg Am 67:709–720
Kempf I, Grosse A, Taglang G (1993) Das Straßburger Material – der Grosse-Kempf-Nagel. Hefte Unfallchir 229:75–78
Kendoff D, Citak M, Gardner MJ, Gosling T, Krettek C, Hufner T (2007) Navigated femoral nailing using noninvasive registration of the contralateral intact femur to restore anteversion. Technique and clinical use. J Orthop Trauma 21:725–730

Khan FA, Ikram MA, Badr AA, al Khawashki H (1995) Femoral neck fracture: a complication of femoral nailing. Injury 26:319–321
Kladny B, Nerlich M (1991) Compartment syndrome of the thigh. Unfallchirurg 94:249–253
Klaue K, Fengels I, Perren SM (2000) Long-term effects of plate osteosynthesis: comparison of four different plates. Injury 31(Suppl 2):S-62
Klein MP, Rahn BA, Frigg R, Kessler S, Perren SM (1990) Reaming versus non-reaming in medullary nailing: interference with cortical circulation of the canine tibia. Arch Orthop Trauma Surg 109:314–316
Klemm K, Schellmann WD (1972) Dynamische und statische Verriegelung des Marknagels. Monatsschr Unfallheilkd Versicher Versorg Verkehrsmed 75:568–575
Kline DG, Kim D, Midha R, Harsh C, Tiel R (1998) Management and results of sciatic nerve injuries: a 24-year experience. J Neurosurg 89:13–23
Kluger Y, Gonze M, Paul DB, DiChristina DG, Townsend RN, Raves JJ, Young JC, Diamond DL (1994) Blunt vascular injury associated with closed mid shaft femur fracture: a plea for concern. J Trauma 36:222–225
Konig G, Bergen P van, Suren EG (2002) Femoral shaft fracture and secondary diagnosis of ipsilateral femoral neck fracture. Typical constellation or a complication of the distal femoral nail (DFN)? Unfallchirurg 105:656–659
Koot VC, Kesselaer SM, Clevers GJ, Hooge P de, Weits T, Van Der WC (1996) Evaluation of the Singh index for measuring osteoporosis. J Bone Joint Surg Br 78:831–834
Krettek (2001) Prinzipien der intramedullären Knochenbruchstabilisierung. Teil 2: Operationstechnik. Unfallchirurg 104:748–771
Krettek C, Schulte-Eistrup S, Schandelmaier P, Rudolf J, Tscherne H (1994) Osteosynthese von Femurschaftfrakturen mit dem unaufgebohrten AO-Femurnagel (UFN). Operative Technik und erste klinische Ergebnisse mit Standardverriegelung. Unfallchirurg 97:549–567
Krettek C, Blauth M, Miclau T, Rudolf J, Konemann B, Schandelmaier P (1996a) Accuracy of intramedullary templates in femoral and tibial radiographs. J Bone Joint Surg Br 78:963–964
Krettek C, Gluer S, Schandelmaier P, Tscherne H (1996b) Marknagelung offener Frakturen. Orthopäde 25:223–233
Krettek C, Schandelmaier P, Tscherne H (1997) Neue Entwicklungen bei der Stabilisierung dia- und metaphysärer Frakturen der langen Röhrenknochen. Orthopäde 26:408–421
Krettek C, Konemann B, Miclau T, Kolbli R, Machreich T, Kromm A, Tscherne H (1998a) A new mechanical aiming device for the placement of distal interlocking screws in femoral nails. Arch Orthop Trauma Surg 117:147–152
Krettek C, Mannss J, Miclau T, Schandelmaier P, Linnemann I, Tscherne H (1998b) Deformation of femoral nails with intramedullary insertion. J Orthop Res 16:572–575
Krettek C, Schandelmaier P, Tscherne H (1998c) Treatment of femoral shaft fractures with an unreamed solid nail (UFN) and standard locking. Operat Orthop Traumatol 6:179–192
Krettek C, Miclau T, Berghahn S, Köppen G, Tscherne H (1999a) Analysis of the fluoroscopic shape of the lesser trochanter as an intraoperative sign for the prevention of malrotation in femoral nailing. OTA Orthopaedic Trauma Association 15th Annual meeting, Charlotte, 22.–24.10.1999
Krettek C, Miclau T, Schandelmaier P, Stephan C, Mohlmann U, Tscherne H (1999b) The mechanical effect of blocking screws („Poller screws") in stabilizing tibia fractures with short proximal or distal fragments after insertion of small-diameter intramedullary nails. J Orthop Trauma 13:550–553
Krettek C, Stephan C, Schandelmaier P, Richter M, Pape HC, Miclau T (1999c) The use of Poller screws as blocking screws in stabilising tibial fractures treated with small diameter intramedullary nails. J Bone Joint Surg Br 81:963–968
Krupp RJ, Malkani AL, Goodin RA, Voor MJ (2003) Optimal entry point for retrograde femoral nailing. J Orthop Trauma 17:100–105
Kuderna H (1990) Konservative Frakturbehandlung des Femur. Chirurg 61:761–766
Kuderna H, Bohler N, Collon DJ (1976) Treatment of intertrochanteric and subtrochanteric fractures of the hip by the Ender method. J Bone Joint Surg Am 58:604–611
Küntscher G (1940a) Die Marknagelung von Knochenbrüchen. Langenbecks Arch Chir 200:443–455
Küntscher G (1940b) Die Marknagelung von Knochenbrüchen. Tierexperimenteller Teil. Klin Wochenschr 1:6–10
Küntscher G (1955) Fünfzehn Jahre Marknagel. Langenbecks Arch Chir 282:211–227
Küntscher G (1959) Die Technik des Aufweitens der Markhöhle. Chirurg 30:28–35
Küntscher G (1962) Praxis der Marknagelung. Schattauer, Stuttgart
Küntscher G (1968) Die Marknagelung des Trümmerbruches. Langenbecks Arch Chir 322:1063–1069
Laing PG (1953) The blood supply of the femoral shaft: anatomical study. J Bone Joint Surg Br 35:462–466
Lang GJ, Cohen BE, Bosse MJ, Kellam JF (1995) Proximal third tibial shaft fractures. Should they be nailed? Clin Orthop 315:64–74
Leunig M, Hertel R (1996) Thermal necrosis after tibial reaming for intramedullary nail fixation. A report of three cases. J Bone Joint Surg Br 78:584–587
Levy AS, Levitt LE, Gunther SF, Wetzler MJ (1990) The role of Ender rodding in tibial fractures with an intact fibula. J Orthop Trauma 4:75–80
Lhowe DW, Hansen ST (1988) Immediate nailing of open fractures of the femoral shaft. J Bone Joint Surg Am 70:812–820
Lies A, Josten C, Muhr G (1993) Complications of intramedullary nailing and their prevention. Zentralbl Chir 118:342–350
Lieurance R, Benjamin JB, Rappaport WD (1992) Blood loss and transfusion in patients with isolated femur fractures. J Orthop Trauma 6:175–179
Ligier JN, Metaizeau JP, Prevot J, Lascombes P (1988) Elastic stable intramedullary nailing of femoral shaft fractures in children. J Bone Joint Surg Br 70:74–77
Linnau KF, Schildhauer TA, Henley MB (2002) An occult ipsilateral vertical fracture of the femoral neck associated with high-energy mid shaft femur fracture. AJR Am J Roentgenol 178:428
Long WT, Chang W, Brien EW (2003) Grading system for gunshot injuries to the femoral diaphysis in civilians. Clin Orthop 408:92–100
Lottes JO (1951) Treatment of fractures of the femur with a heavy, large cored, three-flanged medullary nail. Surgery 29:868–884

Lucas SE, Seligson D, Henry SL (1993) Intramedullary supracondylar nailing of femoral fractures. A preliminary report of the GSH supracondylar nail. Clin Orthop 296:200–206
Lucke M, Schmidmaier G, Sadoni S, Wildemann B, Schiller R, Haas NP, Raschke M (2003) Gentamicin coating of metallic implants reduces implant-related osteomyelitis in rats. Bone 32:521–531
Lyon T, Koval KJ, Kummer F, Zuckerman JD (1993) Pudendal nerve palsy induced by fracture table. Orthop Rev 22:521–525
MacKenzie EJ, Bosse MJ, Castillo RC et al (2004) Functional outcomes following trauma-related lower-extremity amputation. J Bone Joint Surg Am 86-A:1636–1645
Magerl F, Wyss A, Brunner CH, Binder W (1979) Plate osteosynthesis of femoral shaft fractures in adults—a follow-up study Clin Orthop 138:62–73
Maier M, Maier-Heidkamp P, Lehnert M, Marzi I (2003) Ausheilungsergebnisse konservativ und operativ versorgter kindlicher Femurfrakturen. Unfallchirurg 106:48–54
Mandrella B (2002) Die konservative Behandlung von Oberschenkelbrüchen nach Perkins. Unfallchirurg 105:923–931
McIntyre TM, Modur V, Prescott SM, Zimmerman GA (1997) Molecular mechanisms of early inflammation. Thromb Haemost 78:302–305
McNamara MG, Heckman JD, Corley FG (1994) Severe open fractures of the lower extremity: a retrospective evaluation of the Mangled Extremity Severity Score (MESS). J Orthop Trauma 8:81–87
McQueen MM, Court-Brown CM (1996) Compartment monitoring in tibial fractures. The pressure threshold for decompression. J Bone Joint Surg Br 78:99–104
McQueen MM, Gaston P, Court-Brown CM (2000) Acute compartment syndrome. Who is at risk? J Bone Joint Surg Br 82:200–203
Meggitt BF, Juett DA, Smith JD (1981) Cast-bracing for fractures of the femoral shaft. A biomechanical and clinical study. J Bone Joint Surg 63-B:12–23
Meisinger C, Wildner M, Stieber J, Heier M, Sangha O, Doring A (2002) Epidemiologie der Extremitätenfrakturen. Orthopäde 31:92–99
Melcher GA, Metzdorf A, Schlegel U, Ziegler WJ, Perren SM, Printzen G (1995) Influence of reaming versus nonreaming in intramedullary nailing on local infection rate: experimental investigation in rabbits. J Trauma 39:1123–1128
Meldrum R, Lipscomb P (2002) Compartment syndrome of the leg after less than 4 hours of elevation on a fracture table. South Med J 95:269–271
Metaizeau JP (2004) Stable elastic intrmedullary nailing for fractures of the femur in children. J Bone Joint Surg Br 86:954–957
Miclau T, Martin RE (1997) The evolution of modern plate osteosynthesis. Injury 28(Suppl 1):A3–A6
Mileski RA, Garvin KL, Crosby LA (1994) Avascular necrosis of the femoral head in an adolescent following intramedullary nailing of the femur. A case report. J Bone Joint Surg Am 76:1706–1708
Miller R, Renwick SE, DeCoster TA, Shonnard P, Jabczenski F (1992) Removal of intramedullary rods after femoral shaft fracture. J Orthop Trauma 6:460–463
Mithofer K, Lhowe DW, Vrahas MS, Altman DT, Altman GT (2004) Clinical spectrum of acute compartment syndrome of the thigh and its relation to associated injuries. Clin Orthop 425:223–229
Mochida H, Kikuchi S (1995) Injury to infrapatellar branch of saphenous nerve in arthroscopic knee surgery. Clin Orthop 320:88–94
Moed BR, Strom DE (1991) Compartment syndrome after closed intramedullary nailing of the tibia: a canine model and report of two cases. J Orthop Trauma 5:71–77
Moed BR, Watson JT (1995) Retrograde intramedullary nailing, without reaming, of fractures of the femoral shaft in multiply injured patients. J Bone Joint Surg Am 77:1520–1527
Moehring HD, Gravel C, Chapman MW, Olson SA (2000) Comparison of antibiotic beads and intravenous antibiotics in open fractures. Clin Orthop 372:254–261
Moein CM, Verhofstad MH, Bleys RL, Van Der WC (2005) Soft tissue injury related to choice of entry point in antegrade femoral nailing: piriform fossa or greater trochanter tip. Injury 36:1337–1342
Moore FA, Moore EE (1995) Evolving concepts in the pathogenesis of postinjury multiple organ failure. Surg Clin North Am 75:257–277
Morgan E, Ostrum RF, DiCicco J, McElroy J, Poka A (1999) Effects of retrograde femoral intramedullary nailing on the patellofemoral articulation. J Orthop Trauma 13:13–16
Morgan SJ, Hurley D, Agudelo JF, Meyers T, Lyons R, Parekh A, Smith WR (2008) Retrograde femoral nailing: an understanding of the intercondylar insertion site. J Trauma 64:151–154
Moulton A, Agunwa WCR, Hopkins JS (1981) Closed femoral fractures: why not simple traction? Injury 13:244–248
Mousavi M, David R, Ehteshami J, Pajenda G, Vecsei V (2000) Pressure changes during reaming with different parameters and reamer designs. Clin Orthop 373:295–303
Mubarak S, Owen CA (1975) Compartmental syndrome and its relation to the crush syndrome: a spectrum of disease. A review of 11 cases of prolonged limb compression. Clin Orthop 113:81–89
Müller ME, Nazarian S, Koch P, Schatzker J (1990) Classification of fractures. Springer, Berlin
Müller ME, Allgöwer M, Schneider E, Willenegger H (1992) Manual of internal fixarion, 3. Aufl. Springer, Berlin
Muller C, McIff T, Rahn BA, Pfister U, Perren SM, Weller S (1993a) Influence of the compression force on the intramedullary pressure development in reaming of the femoral medullary cavity. Injury 24(Suppl 3):S36–S39
Muller C, McIff T, Rahn BA, Pfister U, Weller S (1993b) Intramedullary pressure, strain on the diaphysis and increase in cortical temperature when reaming the femoral medullary cavity – a comparison of blunt and sharp reamers. Injury 24(Suppl 3):S22–S30
Muller CA, Green J, Sudkamp NP (2006) Physical and technical aspects of intramedullary reaming. Injury 37(Suppl 4):S39–S49
Nassif JM, Gorczyca JT, Cole JK, Pugh KJ, Pienkowski D (2000) Effect of acute reamed versus unreamed intramedullary nailing on compartment pressure when treating closed tibial shaft fractures: a randomized prospective study. J Orthop Trauma 14:554–558
Neer CS, Grantham SA, Foster RR (1970) Femoral shaft fracture with sciatic nerve palsy. JAMA 214:2307–2311

Nowotarski P, Brumback RJ (1994) Immediate interlocking nailing of fractures of the femur caused by low- to mid-velocity gunshots. J Orthop Trauma 8:134–141
Nowotarski PJ, Turen CH, Brumback RJ, Scarboro JM (2000) Conversion of external fixation to intramedullary nailing for fractures of the shaft of the femur in multiply injured patients. J Bone Joint Surg Am 82:781–788
Obertacke U, Kleinschmidt C, Dresing K, Bardenheuer M, Bruch J (1993) Wiederholbare Routinebestimmung der pulmonal-mikrovaskulären Permeabilität nach Polytrauma. Unfallchirurg 96:142–149
Ochsner PE, Baumgart F, Kohler G (1998) Heat-induced segmental necrosis after reaming of one humeral and two tibial fractures with a narrow medullary canal. Injury 29(Suppl 2):B1–B10
Oestern HJ (1997) Scoring – criteria for operability. Zentralbl Chir 122:943–953
Oestern HJ, Tscherne H (1984) Pathophysiology and classifcation of soft tissue injuries associated with fractures. In: Tscherne H, Gotzen L (Hrsg) Fractures with soft tissue injury. Springer, Berlin, S 1–9
Oestern HJ, Tscherne H, Sturm J, Nerlich M (1985) Klassifizierung der Verletzungsschwere. Unfallchirurg 88:465–472
Oestern HJ, Rieger G, Wittke M, Polytrauma AG (2001) Lehren und Konsequenzen aus Sammelregistern: Das. Polytraumaregister der DGU. Kongressbd Dtsch Ges Chir Kongr 118:712–715
Orler R, Hersche O, Helfet DL, Mayo KA, Ward T, Ganz R (1998) Avascular femur head necrosis as severe complication after femoral intramedullary nailing in children and adolescents. Unfallchirurg 101:495–499
Orthopaedic Trauma Association Committee for Coding and Classification (1996) Fracture and dislocation compendium. J Orthop Trauma 10(Suppl 1):v–154
Osler T, Baker SP, Long W (1997) A modification of the injury severity score that both improves accuracy and simplifies scoring. J Trauma 43:922–925
Ostrum RF, Agarwal A, Lakatos R, Poka A (2000) Prospective comparison of retrograde and antegrade femoral intramedullary nailing. J Orthop Trauma 14:496–501
Ostrum RF, Marcantonio A, Marburger R (2005) A critical analysis of the eccentric starting point for trochanteric intramedullary femoral nailing. J Orthop Trauma 19:681–686
Pankovich AM, Tarabishy IE, Yelda S (1981) Flexible intramedullary nailing of tibial-shaft fractures. Clin Orthop 160:185–195
Pape HC, Dwenger A, Regel G, Schweitzer G, Jonas M, Remmers D, Krumm K, Neumann C, Sturm JA, Tscherne H (1992) Pulmonary damage after intramedullary femoral nailing in traumatized sheep – is there an effect from different nailing methods? J Trauma 33:574–581
Pape HC, Auf'm'Kolk M, Paffrath T, Regel G, Sturm JA, Tscherne H (1993a) Primary intramedullary femur fixation in multiple trauma patients with associated lung contusion – a cause of posttraumatic ARDS? J Trauma 34:540–547
Pape HC, Regel G, Dwenger A, Krumm K, Schweitzer G, Krettek C, Sturm JA, Tscherne H (1993b) Influences of different methods of intramedullary femoral nailing on lung function in patients with multiple trauma. J Trauma 35:709–716
Pape HC, Bartels M, Pohlemann T, Werner T, Glinski S von, Baur H, Tscherne H (1998) Coagulatory response after femoral instrumentation after severe trauma in sheep. J Trauma 45:720–728
Pape H, Stalp M, Dahlweid M, Regel G, Tscherne H (1999) Arbeitsgemeinschaft „Polytrauma“ der Deutschen Gesellschaft für Unfallchirurgie: Welche primäre Operationsdauer ist hinsichtlich eines „Borderline-Zustandes“ polytraumatisierter Patienten vertretbar? Unfallchirurg 102:861–869
Pape HC, Schmidt RE, Rice J, Griensven M van, Das GR, Krettek C, Tscherne H (2000) Biochemical changes after trauma and skeletal surgery of the lower extremity: quantification of the operative burden. Crit Care Med 28:3441–3448
Pape HC, Tscherne H (2000) Early definitive fracture fixation, pulmonary function and systemic effects. In: Baue AE, Faist E, Fry M (Hrsg) Multiple organ failure. Springer, Berlin, S 279–290
Pape HC, Hildebrand F, Pertschy S, Zelle B, Garapati R, Grimme K, Krettek C, Reed RL (2002) Changes in the management of femoral shaft fractures in polytrauma patients: from early total care to damage control orthopedic surgery. J Trauma 53:452–461
Pape HC, Grimme K, Griensven M van, Sott AH, Giannoudis P, Morley J, Roise O, Ellingsen E, Hildebrand F, Wiese B, Krettek C (2003) Impact of intramedullary instrumentation versus damage control for femoral fractures on immunoinflammatory parameters: prospective randomized analysis by the EPOFF Study Group. J Trauma 55:7–13
Pape HC, Zelle BA, Hildebrand F, Giannoudis PV, Krettek C, Griensven M van (2005) Reamed femoral nailing in sheep: does irrigation and aspiration of intramedullary contents alter the systemic response? J Bone Joint Surg Am 87:2515–2522
Pape HC, Rixen D, Morley J et al (2007) Impact of the method of initial stabilization for femoral shaft fractures in patients with multiple injuries at risk for complications (borderline patients). Ann Surg 246:491–499
Pardiwala D, Prabhu V, Dudhniwala G, Katre R (2001) The AO distal locking aiming device: an evaluation of efficacy and learning curve. Injury 32:713–718
Parrett BM, Matros E, Pribaz JJ, Orgill DP (2006) Lower extremity trauma: trends in the management of soft-tissue reconstruction of open tibia-fibula fractures. Plast Reconstr Surg 117:1315–1322
Pennig D, Brug E (1989) Das Einbringen der distalen Bolzen bei der Verriegelungsnagelung mit einem neuen Freihand-Zielgerät. Unfallchirurg 92:331–334
Perl M, Gebhard F, Knoferl MW, Bachem M, Gross HJ, Kinzl L, Strecker W (2003) The pattern of preformed cytokines in tissues frequently affected by blunt trauma. Shock 19:299–304
Perren SM (1991) The concept of biological plating using the limited contact-dynamic compression plate (LC-DCP). Scientific background, design and application. Injury 22(Suppl 1):1–41
Perren SM, Buchanan J (1993) Biomechanical aspects of the AO/ ASIF Technique. In: Texhammar R, Colton C (Hrsg) AO/ ASIF instruments and implants, 2. Aufl. Springer, Berlin, S 19–22
Perren SM, Frigg R, Hehli M, Tepic S (2000) Lag screw. In: Ruedi TP, Murphy WM (Hrsg) AO Principles of fracture management. Thieme, Stuttgart, S 157–167
Pingsmann A, Lederer M, Wullenweber C, Lichtinger TK (2005) Early patellofemoral osteoarthritis caused by an osteochon-

dral defect after retrograde solid nailing of the femur in sheep. J Trauma 58:1024–1028
Prevot N, Charissoux JL, Fiorenza F, Arnaud JP, Pecout C (1998) Utilisation d'un clou non fendu de Russel-Taylor pour la stabilisation des fractures du femur. A propos de 57 fractures avec 30 etudes tomodensitometriques de la rotation. Rev Chir Orthop Reparatrice Appar Mot 84:33–40
Ramotowski W, Granowski R (1984) Das „Zespol"-Osteosynthesesystem: Mechanische Grundlage und klinische Anwendung. Orthop Prax 9:750–758
Raney EM, Ogden JA, Grogan DP (1993) Premature greater trochanteric epiphysiodesis secondary to intramedullary femoral rodding. J Pediatr Orthop 13:516–520
Regel G, Pohlemann T, Tscherne H (1997) Verzögerte Primärversorgung. In: Tscherne H, Regel G (Hrsg) Trauma Managemen. Springer, Berlin, S 299–333
Regoort M, Raaymakers ELFB, Klopper PJ (1993) Mechanical aspects of interlocked nailing. Hefte Unfallchir 229:41–46
Ricci WM, Bellabarba C, Evanoff B, Herscovici D, DiPasquale T, Sanders R (2001a) Retrograde versus antegrade nailing of femoral shaft fractures. J Orthop Trauma 15:161–169
Ricci WM, Bellabarba C, Lewis R, Evanoff B, Herscovici D, DiPasquale T, Sanders R (2001b) Angular malalignment after intramedullary nailing of femoral shaft fractures. J Orthop Trauma 15:90–95
Ricci WM, O'Boyle M, Borrelli J, Bellabarba C, Sanders R (2001c) Fractures of the proximal third of the tibial shaft treated with intramedullary nails and blocking screws. J Orthop Trauma 15:264–270
Ricci WM, Devinney S, Haidukewych G, Herscovici D, Sanders R (2005) Trochanteric nail insertion for the treatment of femoral shaft fractures. J Orthop Trauma 19:511–517
Ricci WM, Schwappach J, Tucker M, Coupe K, Brandt A, Sanders R, Leighton R (2006) Trochanteric versus piriformis entry portal for the treatment of femoral shaft fractures. J Orthop Trauma 20:663–667
Richter B, Machan FG (1986) Gibt es in jeder Muskelloge ein Kompartmentsyndrom? Beitr Orthop Traumatol 33:161–164
Richter M, Becker C, Seifert J, Gebhard F, Pieske O, Holch M, Lob G (2002) Prävention von Verletzungen im Alter. Unfallchirurg 105:1076–1087
Riew KD, Sturm PF, Rosenbaum D, Robertson WW Jr, Yamaguchi K (1996) Neurologic complications of pediatric femoral nailing. J Pediatr Orthop 16:606–612
Riina J, Tornetta P III, Ritter C, Geller J (1998) Neurologic and vascular structures at risk during anterior-posterior locking of retrograde femoral nails. J Orthop Trauma 12:379–381
Robert KQ III, Chandler R, Baratta RV, Thomas KA, Harris MB (2003) The effect of divergent screw placement on the initial strength of plate-to-bone fixation. J Trauma 55:1139–1144
Rostoker G, Robin J, Binet O, Blamoutier J, Paupe J, Lessana-Leibowitch M, Bedouelle J, Sonneck JM, Garrel JB, Millet P (1987) Dermatitis due to orthopaedic implants. A review of the literature and report of three cases. J Bone Joint Surg Am 69:1408–1412
Russell WL, Sailors DM, Whittle TB, Fisher DF Jr, Burns RP (1991) Limb salvage versus traumatic amputation. A decision based on a seven-part predictive index. Ann Surg 213:473–480
Rüedi TP, Lüscher JN (1979) Results after internal fixation of comminuted fractures of the femoral shaft with DC plates. Clin Orthop 38:74–76
Salminen S, Pihlajamaki H, Avikainen V, Kyro A, Bostman O (1997) Specific features associated with femoral shaft fractures caused by low-energy trauma. J Trauma 43:117–122
Salminen ST, Pihlajamaki HK, Avikainen VJ, Bostman OM (2000) Population based epidemiologic and morphologic study of femoral shaft fractures. Clin Orthop 372:241–249
Sanders R, Koval KJ, DiPasquale T, Helfet DL, Frankle M (1993) Retrograde reamed femoral nailing. J Orthop Trauma 7:293–302
Sarmiento A (1972) Functional bracing of tibial and femoral shaft fractures. Clin Orthop 82:2–13
Sarmiento A, Latta LL (1981) Fractures of the femur. In: Sarmiento A, Latta LL (Hrsg) Closed functional treatment of fractures. Springer, Berlin, S 297–338
Scalea TM, Boswell SA, Scott JD, Mitchell KA, Kramer ME, Pollak AN (2004) External fixation as a bridge to intramedullary nailing for patients with multiple injuries and with femur fractures: damage control orthopedics. J Orthop Trauma 18:S2–S10
Schandelmaier P, Krettek C, Tscherne H (1996) Biomechanical study of nine different tibia locking nails. J Orthop Trauma 10:37–44
Schandelmaier P, Krettek C, Rudolf J, Kohl A, Katz BE, Tscherne H (1997) Superior results of tibial rodding versus external fixation in grade 3B fractures. Clin Orthop 342:164–172
Schemitsch EH, Kowalski MJ, Swiontkowski MF, Senft D (1994) Cortical bone blood flow in reamed and unreamed locked intramedullary nailing: a fractured tibia model in sheep. J Orthop Trauma 8:373–382
Schmidmaier G, Lucke M, Wildemann B, Haas NP, Raschke M (2006) Prophylaxis and treatment of implant-related infections by antibiotic-coated implants: a review. Injury 37(Suppl 2):S105–S112
Schwartz JT, Brumback RJ, Lakatos R, Poka A, Barthon GH, Burgess AR (1989) Acute compartment syndrome of the thigh. J Bone Joint Surg Am 71:392–400
Seekamp A, Kontopp H, Tscherne H (2001) Hannover Fracture Scale '98 – Neuevaluierung und neue Perspektiven eines etablierten Scoresystems. Unfallchirurg 104:601–610
Seibel R, LaDuca J, Hassett JM, Babikian G, Mills B, Border DO, Border JR (1985) Blunt multiple trauma (ISS 36), femur traction, and the pulmonary failure-septic state. Ann Surg 202:283–295
Shepherd LE, Zalavras CG, Jaki K, Shean C, Patzakis MJ (2003) Gunshot femoral shaft fractures: is the current classification system reliable? Clin Orthop 408:101–109
Sim E, Hocker K (1992) Interlocking nailing of the femur – analysis of problems and errors based on 80 fractures. Unfallchirurg 95:626–633
Singer BR, McLauchlan GJ, Robinson CM, Christie J (1998) Epidemiology of fractures in 15,000 adults: the influence of age and gender. J Bone Joint Surg Br 80:243–248
Singh M, Nagrath AR, Maini PS (1970) Changes in trabecular pattern of the upper end of the femur as an index of osteoporosis. J Bone Joint Surg Am 52:457–467
Smith WR, Ziran BH, Morgan SJ, Lahti Z, Lowe S, Vanderhagen T, Krumrey JJ (2003) Expandable intramedullary nailing for long bone fractures: analysis of results and complications. Ingenix St. Anthony Publishing, Salt-Lake City
Smith WR, Ziran BH, Agudelo JF, Morgan SJ, Lahti Z, Vanderheiden T, Williams A (2006) Expandable intramedul-

lary nailing for tibial and femoral fractures: a preliminary analysis of perioperative complications. J Orthop Trauma 20:310–314
Somers JF, Suy R, Stuyck J, Mulier M, Fabry G (1998) Conservative treatment of femoral shaft fractures in patients with total hip arthroplasty. J Arthroplasty 13:162–171
Starr AJ, Hunt JL, Reinert CM (1996) Treatment of femur fracture with associated vascular injury. J Trauma 40:17–21
Statistisches Bundesamt (2004) Krankenhausdiagnosestatistik. Statistisches Bundesamt, Wiesbaden
Stephen DJ, Kreder HJ, Schemitsch EH, Conlan LB, Wild L, McKee MD (2002) Femoral intramedullary nailing: comparison of fracture-table and manual traction. a prospective, randomized study. J Bone Joint Surg Am 84-A:1514–1521
Stimson LA (1883) A treatise on on fractures and dislocations. Lea Brothers & Co, Philadelphia, S 593
Strecker W, Franzreb M, Pfeiffer T, Pokar S, Wikstrom M, Kinzl L (1994) Computertomographische Torsionswinkelbestimmung der unteren Extremität. Unfallchirurg 97:609–613
Strecker W, Suger G, Kinzl L (1996) Local complications of intramedullary nailing. Orthopade 25:274–291
Strecker W, Hoellen I, Keppler P, Suger G, Kinzl L (1997a) Torsionskorrekturen nach Marknagelosteosynthesen der unteren Extremität. Unfallchirurg 100:29–38
Strecker W, Keppler P, Gebhard F, Kinzl L (1997b) Length and torsion of the lower limb. J Bone Joint Surg Br 79:1019–1023
Strecker W, Gebhard F, Rager J, Bruckner UB, Steinbach G, Kinzl L (1999) Early biochemical characterization of soft-tissue trauma and fracture trauma. J Trauma 47:358–364
Stromsoe K, Thoresen BO, Ekeland A, Folleras G, Alho A (1990) Experiences with interlocking nails in the femur. A retrospective analysis of 99 operated femur shaft fractures. Chirurg 61:430–433
Suedkamp NP (2000) Soft-tissue injury. In: Ruedi TP, Murphy WM (Hrsg) AO Principles of fracture management. Thieme, Stuttgart, S 59–77
Sugarman ID, Adam I, Bunker TD (1988) Radiation dosage during AO locking femoral nailing. Injury 19:336–338
Swiontkowski MF (1987) Ipsilateral femoral shaft and hip fractures. Ortho Clin North Am 18:73–84
Swiontkowski MF, Hansen ST Jr, Kellam J (1984) Ipsilateral fractures of the femoral neck and shaft. A treatment protocol. J Bone Joint Surg Am 66:260–268
Takami H, Takahashi S, Ando M (1999) Sciatic nerve injury associated with fracture of the femoral shaft. Arch Orthop Trauma Surg 119:103–104
Tan V, Pepe MD, Glaser DL, Seldes RM, Heppenstall RB, Esterhai JL Jr (2000) Well-leg compartment pressures during hemilithotomy position for fracture fixation. J Orthop Trauma 14:157–161
Tarlow SD, Achterman CA, Hayhurst J, Ovadia DN (1986) Acute compartment syndrome in the thigh complicating fracture of the femur. A report of three cases. J Bone Joint Surg Am 68:1439–1443
Tarr RR, Wiss DA (1986) The mechanics and biology of intramedullary fracture fixation. Clin Orthop 212:10–17
Taylor MT, Banerjee B, Alpar EK (1994) The epidemiology of fractured femurs and the effect of these factors on outcome. Injury 25:641–644
Teasdale G, Jennett B (1974) Assessment of coma and impaired consciousness. A practical scale. Lancet 2:81–84
Tennent TD, Birch NC, Holmes MJ, Birch R, Goodman SB (1998) Knee pain and the infrapatellar branch of the saphenous nerve. J R Soc Med 91:573–575
Thomas SR, Giele H, Simpson AH (2000) Advantages and disadvantages of pinless external fixation. Injury 31:805–809
Thometz JG, Lamdan R (1995) Osteonecrosis of the femoral head after intramedullary nailing of a fracture of the femoral shaft in an adolescent. A case report. J Bone Joint Surg Am 77:1423–1426
Tischenko GJ, Goodman SB (1990) Compartment syndrome after intramedullary nailing of the tibia. J Bone Joint Surg Am 72:41–44
Toms AD, Morgan-Jones RL, Spencer-Jones R (2002) Intramedullary femoral nailing: removing the nail improves subjective outcome. Injury 33:247–249
Tornetta P III, French BG (1997) Compartment pressures during nonreamed tibial nailing without traction. J Orthop Trauma 11:24–27
Tornetta P III, Templeman D (1997) Compartment syndrome associated with tibial fracture. Instr Course Lect 46:303–308
Tornetta P III, Tiburzi D (1997) The treatment of femoral shaft fractures using intramedullary interlocked nails with and without intramedullary reaming: a preliminary report. J Orthop Trauma 11:89–92
Tornetta P III, Tiburzi D (2000) Antegrade or retrograde reamed femoral nailing. A prospective, randomised trial. J Bone Joint Surg Br 82:652–654
Tornetta P III, Bergman M, Watnik N, Berkowitz G, Steuer J (1994) Treatment of grade-IIIb open tibial fractures. A prospective randomised comparison of external fixation and non-reamed locked nailing. J Bone Joint Surg Br 76:13–19
Trueta J (1957) Normal vascular anatomy of the human femoral head during growth. J Bone Joint Surg Br 39:358–394
Tscherne H, Trentz O (1986) Allgemeine Frakturenlehre. In: Heberer G, Köle W, Tscherne H (Hrsg) Chirurgie, 5. Aufl. Springer, Berlin, S 638–673
Valenziano CP, Chattar-Cora D, O'Neill A, Hubli EH, Cudjoe EA (2002) Efficacy of primary wound cultures in long bone open extremity fractures: are they of any value? Arch Orthop Trauma Surg 122:259–261
Vangsness CT Jr, DeCampos J, Merritt PO, Wiss DA (1993) Meniscal injury associated with femoral shaft fractures. An arthroscopic evaluation of incidence. J Bone Joint Surg Br 75:207–209
Vecsei V (1980) Der Dübelbolzen – eine Ergänzung zu Verriegelungsnagelung. Unfallchirurgie 6:193–198
Waseem M, Paton RW (1999) Percutaneous intramedullary elastic wiring of displaced diaphyseal forearm fractures in children. A modified technique. Injury 30:21–24
Watson JT, Moed BR, Karges DE, Cramer KE (2000) Pilon fractures. Treatment protocol based on severity of soft tissue injury. Clin Orthop 375:78–90
Weil YA, Gardner MJ, Helfet DL, Pearle AD (2007) Computer navigation allows for accurate reduction of femoral fractures. Clin Orthop Relat Res 460:185–191
Williams MM, Askins V, Hinkes EW, Zych GA (1995) Primary reamed intramedullary nailing of open femoral shaft fractures. Clin Orthop 318:182–190
Winquist RA, Hansen ST Jr (1980) Comminuted fractures of the femoral shaft treated by intramedullary nailing. Orthop Clin North Am 11:633–648

Winquist RA, Hansen ST Jr, Clawson DK (1984) Closed intramedullary nailing of femoral fractures. A report of five hundred and twenty cases. J Bone Joint Surg Am 66:529–539

Wiss DA (1986) Flexible medullary nailing of acute tibial shaft fractures. Clin Orthop 212:122–132

Wolinsky PR, McCarty EC, Shyr Y, Johnson KD (1998) Length of operative procedures: reamed femoral intramedullary nailing performed with and without a fracture table. J Orthop Trauma 12:485–495

Wolinsky PR, McCarty E, Shyr Y, Johnson K (1999) Reamed intramedullary nailing of the femur: 551 cases. J Trauma 46:392–399

Wolinsky P, Tejwani N, Richmond JH, Koval KJ, Egol K, Stephen DJ (2002) Controversies in intramedullary nailing of femoral shaft fractures. Instr Course Lect 51:291–303

Wright DG, Levin JS, Esterhai JL, Heppenstall RB (1993) Immediate internal fixation of low-velocity gunshot-related femoral fractures. J Trauma 35:678–681

Wu CC, Shih CH (1993) Effect of dynamization of a static interlocking nail on fracture healing. Can J Surg 36:302–306

Yang KH, Han DY, Park HW, Kang HJ, Park JH (1998) Fracture of the ipsilateral neck of the femur in shaft nailing. The role of CT in diagnosis. J Bone Joint Surg Br 80:673–678

Zalavras CG, Patzakis MJ (2003) Open fractures: evaluation and management. J Am Acad Orthop Surg 11:212–219

Zickel RE, Fietti VG Jr, Lawsing JF, Cochran GV (1977) A new intramedullary fixation device for the distal third of the femur. Clin Orthop 125:185–191

Verletzungen des Femurschafts im Kindesalter

10

H. G. Dietz

Inhalt

H. G. Dietz (✉)
Kinderchirurgische Klinik im Dr. von Haunerschen Kinderspital, Klinikum München der Universität, Lindwurmstr. 4, 80337 München, Deutschland
E-Mail: hgdietz@med.uni-muenchen.de

10.1 Allgemeines

Oberschenkelschaftfrakturen sind nach den Frakturen des Unterschenkelschafts die zweithäufigsten Schaftfrakturen an der unteren Extremität. Ätiologisch liegen massive direkte Traumen vor. Von den zwei Altersgipfeln betrifft der erste das Kleinkindesalter, die Inzidenz ist hier bei Knaben (vor 2 Jahren) dreimal so hoch wie bei Mädchen. Jenseits des 10. Lebensjahres ist ein zweiter Anstieg bis zum 16. Lebensjahr zu registrieren. Es betreffen 70 % der Frakturen das mittlere Drittel der Diaphyse, 22 % entfallen auf das proximale und 8 % auf das distale Drittel der Diaphyse. Es handelt sich meist um ein schweres Trauma. Der Weichteilschaden ist zu bedenken (Hinton et al. 1999).

10.2 Klassifikation

Die neue Klassifikation der PCCF (Slongo und Audigé 2007) beginnt mit der Extremität (Oberschenkel entspricht 3), es folgen die Lokalisation der Segmente (proximal = 1, Mitte = 2, distal = 3) und die Lokalisation im Knochen (Epiphyse, Metaphyse, Diaphyse). Es findet dann speziell für die Schaftfraktur die Unterteilung in Querfraktur, Schräg-, Torsions- bzw. Mehrfragmentfraktur sowie Grünholzfraktur statt. Die Komplexität wird in 3 Stufen angegeben (einfach/3 Fragmente/> 3 Fragmente; Abb. 10.1).

10.3 Indikation

Die Diagnostik einer Femurschaftfraktur ist unproblematisch, Deformierung, Schwellung und schmerzhafte Bewegungseinschränkung machen die Diagnose schon

N. P. Haas, C. Krettek (Hrsg.), *Tscherne Unfallchirurgie*,
DOI 10.1007/978-3-540-68741-2_10, © Springer-Verlag Berlin Heidelberg 2012

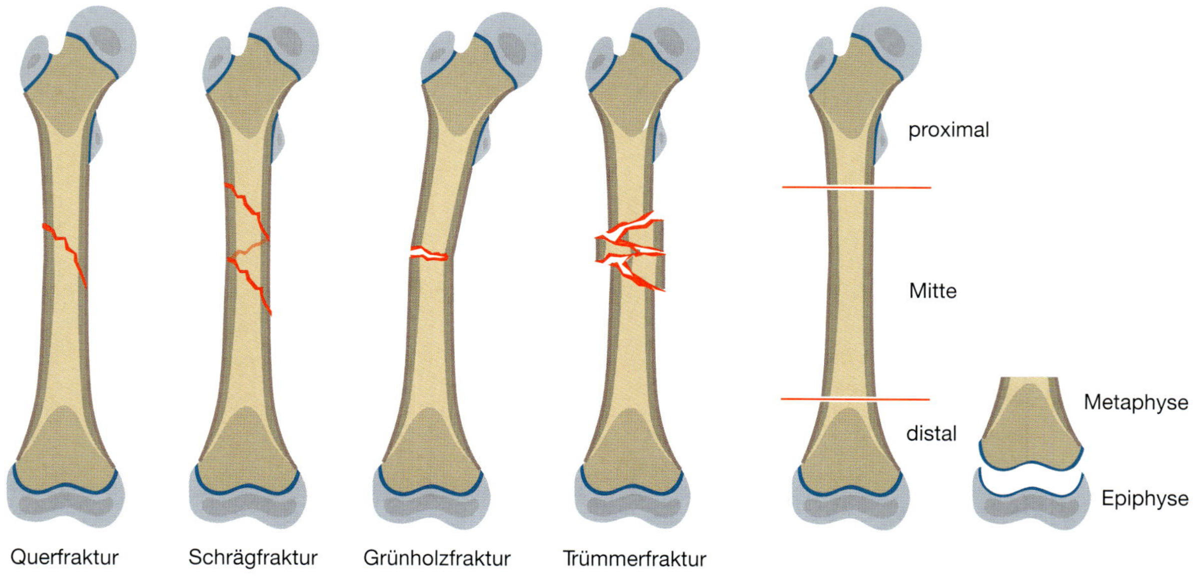

Abb. 10.1 Kinderklassifikation

bei Anamnese und der Inspektion offensichtlich. Die weitere Diagnostik erfolgt durch die Röntgenuntersuchung a.p. und seitlich, wobei speziell bei kleineren Kindern und bei Säuglingen (männlich!) auf den richtig platzierten Gonadenschutz geachtet werden soll. Eine weitere bildgebende Methode ist verzichtbar.

Die Indikation zum therapeutischen Vorgehen bei der Femurschaftfraktur hängt entscheidend vom Alter des Patienten und der Frakturklassifikation ab.

Indikation Femurschaftfraktur
Indikation abhängig von
- Alter des Kindes
- Frakturklassifikation
- Begleitverletzung
- soziale Situation

Da die Heilung der Oberschenkelfraktur im Kindesalter unter den möglichen Therapieoptionen weitgehend unproblematisch ist, müssen vornehmlich die für den Patienten angenehmste und die hinsichtlich der Folgeprobleme am wenigsten beeinträchtigende Methode ausgewählt werden. Es sollte ein Therapieziel formuliert werden (s. Übersicht). Wesentliche Probleme in der Behandlung von Oberschenkelfrakturen sind resultierende Achsenfehler sowie die Beinlängenalteration. Die konservative Therapie, die prinzipiell in jedem Alter möglich ist, relativiert sich durch die Beeinträchtigung der Patienten, ist allerdings bei einem Beckenbeingips in ambulanter Betreuung die kostengünstigste Methode (Newton und Mubarak 1994). Die operativen Techniken werden hinsichtlich ihrer Praktikabilität für die pädiatrischen Patienten genau evaluiert.

Therapieziel
- minimale Beeinträchtigung des Kindes
  - wenig Narkosen
  - wenig Röntgen
  - wenig Komplikationen
- kurze Hospitalisierung
- rasche funktionelle und statische Belastbarkeit
- Heilung in adäquater Stellung („in range“)

10.3.1 Achsfehlstellungen, sagittale oder frontale Ebene

Achsenfehler können vom wachsenden Skelett korrigiert werden, es soll dies aber wegen der unkontrollierten weiteren Wachstumsvorgänge nicht provoziert oder kalkuliert werden. Valgusfehlstellungen werden am Femur nur schlecht ausgeglichen, Varusfehlstellungen deutlich besser, jedoch je weiter sie am proximalen Ende lokalisiert sind, desto schlechter. Ante- und Rekurvationsfehlstellungen sind seltener und korrigieren sich – da sie in der Bewegungsachse liegen – etwas besser als die frontalen Achsenfehler (von Laer 1982, 1984, 1996). Prinzipiell sollten keine Achsenfehler über 10° in der frontalen und in der sagittalen Ebene belassen bleiben und dies auch nur bei der konservativen Behandlung im Säuglings- und Kleinkindesalter. Operative Verfahren müssen grundsätzlich anatomische Achsenverhältnisse anstreben, Fehlstellungen bis 5° können akzeptiert werden.

10.3.2 Seit-zu-Seit-Fehlstellung

Seit-zu-Seit-Fehlstellungen und deren Korrekturen im weiteren Wachstum können bei konservativer Behandlung sowohl im Beckengips als auch in der Overhead-Extension akzeptiert werden, sollten möglichst aber nicht über halbe Schaftbreite hinausgehen (von Laer 1982, 1984).

10.3.3 Torsionsfehler

Torsionsfehlstellungen wurden viel diskutiert und können nach neuen Erkenntnissen bis zu einem gewissen Grad durch die Detorsionsvorgänge am Schenkelhals ausgeglichen werden. Dennoch sollten sie initial möglichst nicht belassen bleiben. Der Torsionsfehler ist allerdings äußerst schwierig festzustellen, da mit der konventionellen Röntgenuntersuchung eine exakte Messung der Rotationsfehlstellung nicht möglich ist. Es verbleiben aufwendige CT- und MRT-, ggf. Ultraschalluntersuchungen. Torsionsfehler über 20° sollten nicht akzeptiert werden (Brouwer 1981; von Laer 1982, 1984, 1996).

10.3.4 Spontankorrekturen

Es werden somit die „Spontankorrekturen" an der unteren Extremität nur in Ausnahmefällen in das Behandlungskonzept einbezogen, möglichst sollte eine in Länge und Achse anatomische Stellung in der Retention erreicht werden (von Laer 1996).

10.3.5 Beinlängenalteration

Beinlängendifferenzen sind ein häufig diskutiertes Phänomen nach Femurschaftfrakturen. Von wesentlicher Bedeutung ist es, dass Beinlängendifferenzen im Ausmaß bis annähernd 1 cm idiopathisch vorliegen können und dass erst ab 1 cm bei Beinlängendifferenzen Probleme zu erwarten sind. Die Theorien über die Ursache der Beinlängendifferenzen sind unterschiedlich und letztendlich ist dieses Phänomen noch ungeklärt. Das zerrissene Periost, die Durchblutungssteigerung im Bereich der Wachstumsfuge sowie operative Maßnahmen, Repositionen etc., werden für diese Längendifferenzen verantwortlich gemacht. Es ist inzwischen unbestritten, dass von den operativen Verfahren die Plattenosteosynthese in Einzelfällen zur größten Beinlängenalteration führt. Die konservativen Behandlungsmaßnahmen mit komplikationslosem Verlauf führen zu Beinlängendifferenzen, die meist um 5 mm bestehen bleiben. Mit zunehmendem Alter nimmt das Ausmaß der Beinlängendifferenz nach Oberschenkelschaftfrakturen ab (Clement und Colton 1986; Golser et al. 1991; Holschneider et al. 1985).

Fazit

Fehlstellungen, Spontankorrekturen und Beinlängendifferenzen: Die Potenz des wachsenden Skeletts, Achsenfehler auszugleichen, sollte nicht überstrapaziert werden. Achsenfehler über 10° sollten nicht akzeptiert werden. Die Seit-zu-Seit-Stellung ist bis zum Kleinkindesalter zu akzeptieren. Rotationsfehler können bis zu 20° akzeptiert werden. Beinlängendifferenzen sind umso größer, je jünger das Kind und umso invasiver die operative Technik ist.

10.4 Konservative Therapie

Von wesentlicher Bedeutung für die Wahl des konservativen Behandlungsverfahrens ist das Alter des Patienten. Neben dem Beckengips ist die Overhead-Extension eine Alternative. Als therapeutische Option für Neugeborene (geburtstraumatische Verletzung) und Säuglinge im ersten halben Lebensjahr bietet sich als Minimalvariante einer konservativen Therapie eine modifizierte „Pavlik"-Bandage (Abb. 10.2) an, wie sie bei der Behandlung der Hüftluxation verwendet wird. Die Abbildung zeigt den Fall eines Neugeborenen mit Therapie einer Pavlik-Bandage (Abb. 10.3). Jenseits des 1. Lebenshalbjahres bis zum 3.–5. Lebensjahr kann, abhängig von Größe, Gewicht und Weichteilver-

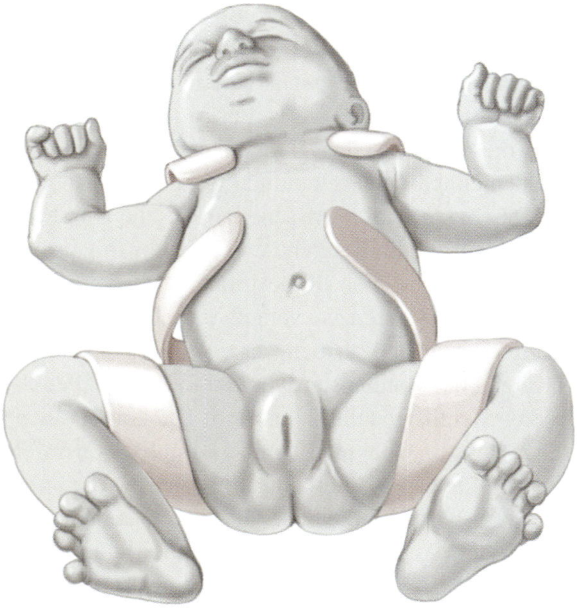

Abb. 10.2 Skizze einer Pavlik-Bandage

hältnissen des Patienten, die Beckenbeingipsbehandlung durchgeführt werden.

Konservative Therapie
- Bandage („Pavlik")
- Beckengips
- Extension
- Pflaster („over head")
- obsolet: K-Draht („Weber-Bock")

Vorteil sind die Möglichkeit der ambulanten Betreuung, wobei hier als Nachteile hygienische Probleme und ggf. die Reposition in Narkose angesprochen werden müssen (Heyworth et al. 2004; Stans et al. 1999).

Die Anlage des Beckengipses erfolgt meist in Sedation. Achsenfehler über 10° sollten nur in Ausnahmefällen toleriert werden, sonst ist eine Narkose zur Reposition der Fraktur und dann zur Anlage des Beckengipses notwendig. Schaftfrakturen im Säuglings- und Kleinkindesalter benötigen bis zur Ausheilung 2 bis 4 Wochen, wobei nach Reposition dann pro Woche ein Röntgenbild die Frakturstellung dokumentiert (Abb. 10.4). In dieser Technik werden exzellente Ergebnisse mit wenigen Komplikationen erzielt (Ferguson und Nicol 2000). Die Alternative zum Beckengips ist die Overhead-Extension. Dabei werden beide Beine mit einem Pflasterzügel fixiert und mit einem Extensionsgewicht, das etwa ein Sechstel des Körpergewichts beträgt, belastet (Abb. 10.5). Die Kombination von kurzzeitiger Overhead-Extension (bis 8 Tage) und dann dem Beckenbeingips für 10 Tage kann ohne Narkose und mit gutem Erfolg eingesetzt werden. Extensionseinrichtungen wie der Weber-Tisch werden heute nicht mehr angewandt (von Laer 1982).

Für Patienten jenseits des 5. Lebensjahres und bei sehr großen und adipösen Patienten auch vor diesem Zeitpunkt sind die konservativen Behandlungsmodalitäten nicht mehr geeignet, so dass hier heute nur die operative Therapie in Frage kommt (Dietz et al. 1997, 2001). In den USA sind auch bei älteren Kindern konservative Techniken etabliert, die operativen Techniken sind erst in neuen Zeiten stärker verbreitet (Yandow et al. 1999).

Fazit
Die konservative Therapie ist bei Patienten bis zum 5. Lebensjahr an erster Stelle der therapeutischen Optionen zu sehen.

10.5 Operative Therapie

Bei Kindern jenseits des 5. Lebensjahres sind operative Maßnahmen die erste Wahl. Aufgrund der anatomischen Einheit der Wachstumszone am proximalen Femur scheidet die klassische antegrade Marknagelung bis zum Fugenschluss aus. Es besteht das unvertretbare Risiko, dass Wachstumsstörungen am proximalen Femur eintreten, wie z. B. die Coxa vara, aber auch die Femurkopfnekrose als die gefährlichste Komplikation ist bekannt (Chung et al. 1976). Die Marknagelung, insbesondere die Verriegelungsnagelung, ist eine hervorragende Methode für die Behandlung von Femurschaftfrakturen der Jugendlichen, wenn die Wachstumsfugen bereits verschlossen sind (Baety et al. 1994; Gonzalez-Herranz et al. 1995).

Operative Therapie
- ESIN
- Fixateur externe
- Verriegelungsnagel
- winkelstabile Platte

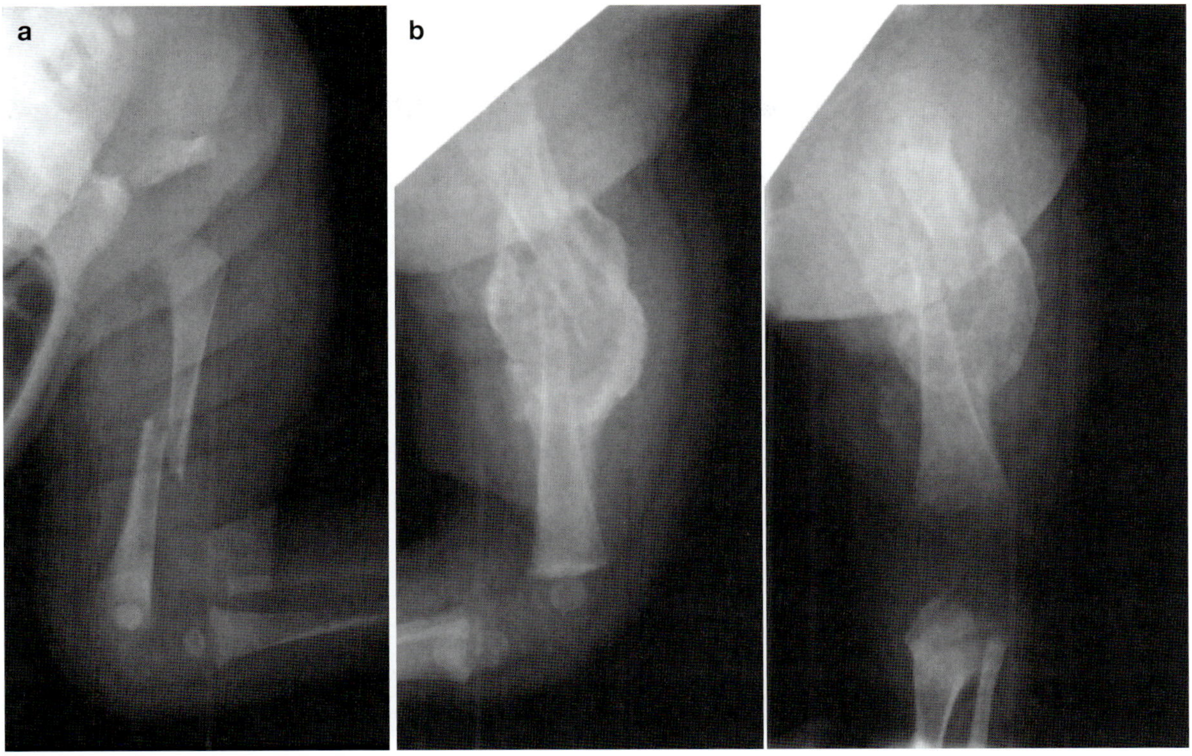

Abb. 10.3 Oberschenkelfraktur bei einem Neugeborenen. **a** Unfallbild, **b** Kallusbildung nach 2 Wochen

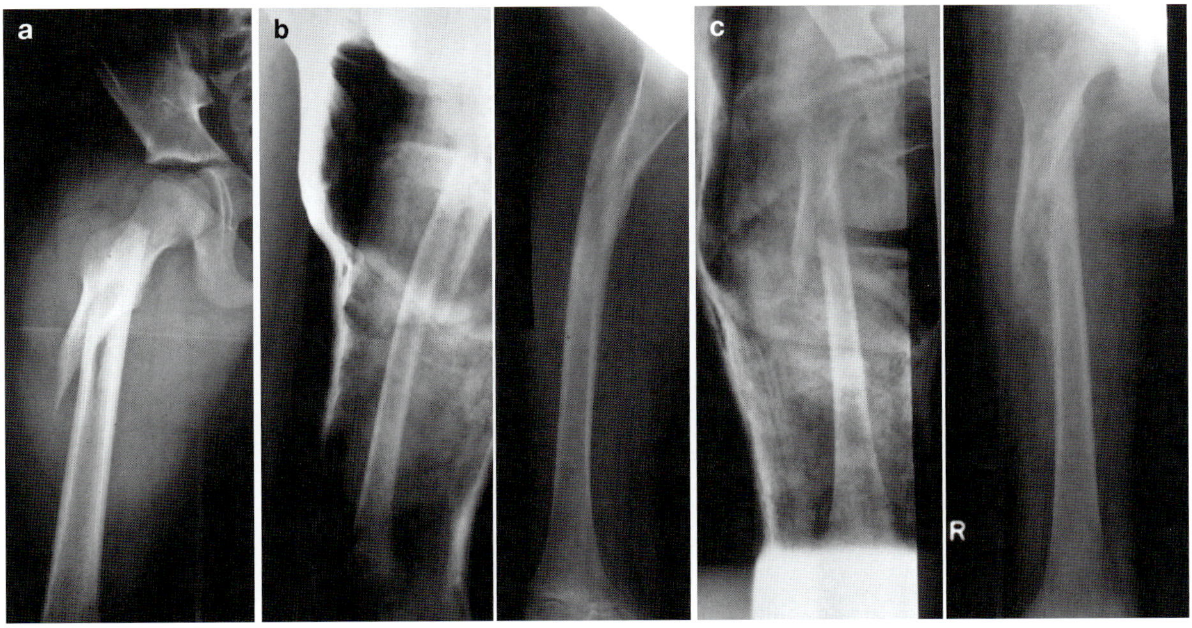

Abb. 10.4 Femurfraktur im proximalen Schaftbereich bei 7 Jahre altem Mädchen. **a** Unfallbild, **b** im Beckengips, **c** Ausheilung nach 2 Monaten

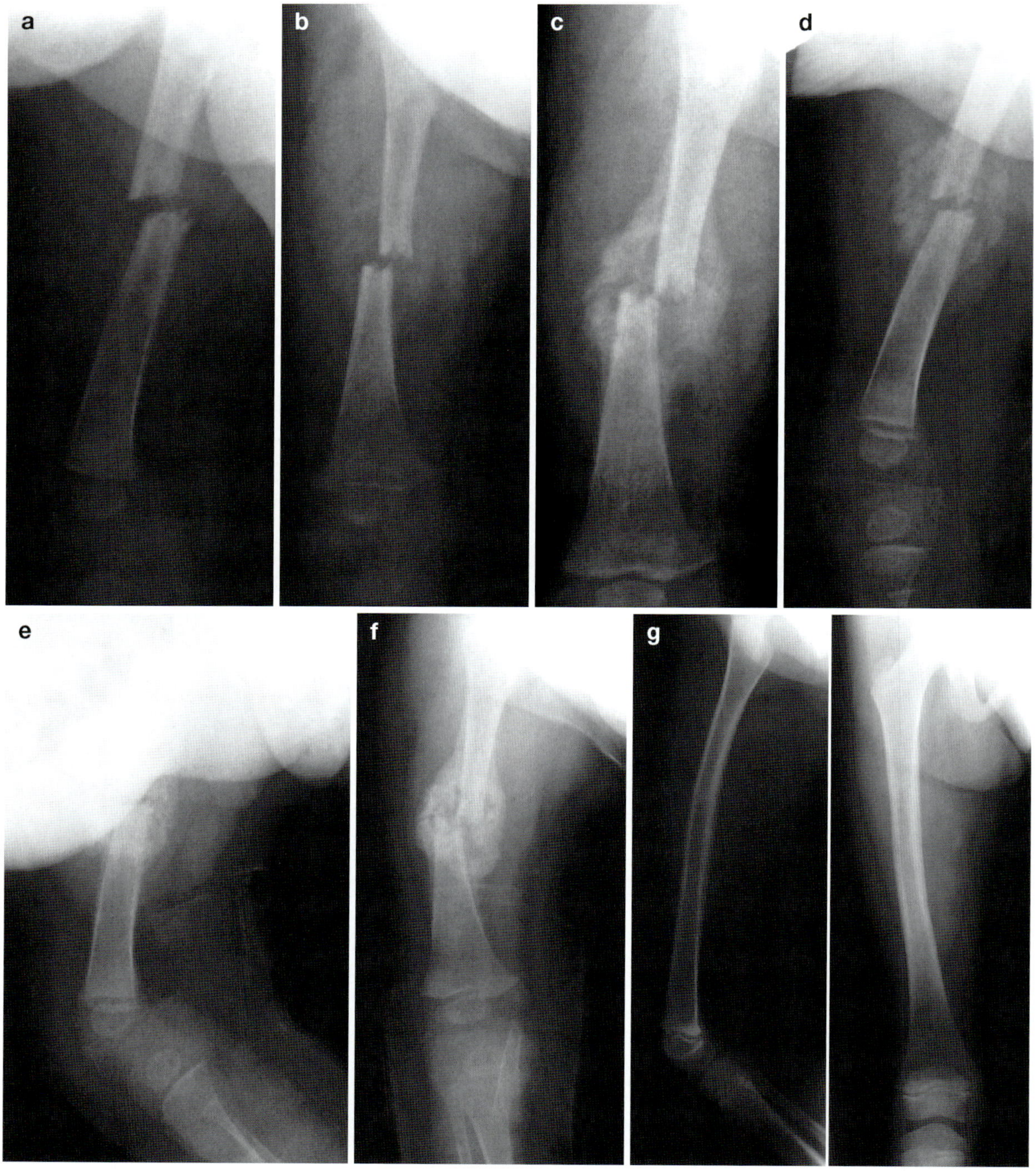

Abb. 10.5 Querfraktur bei einem 4 Monate alten Säugling. **a**, **b** Unfallbild, **c**, **d** nach 10 Tagen Extension, **e**, **f** nach 1 Monat, **g** Spätuntersuchung nach 4 Jahren

10.5.1 Plattenosteosynthese

Die in den 80er Jahren bevorzugte Plattenosteosynthese ist am Femur heute weitgehend verlassen, einige Arbeitsgruppen verlassen sich dennoch auch heute noch auf diese Technik (Fyodorov et al. 1999). Zwar erlaubt die Plattenosteosynthese die anatomische Retention der Fraktur (Abb. 10.6), sie bedarf aber eines großen Zugangs und eines aufwendigen Zweiteingriffs zur Metallentfernung (Kuner et al. 1989). Die lange

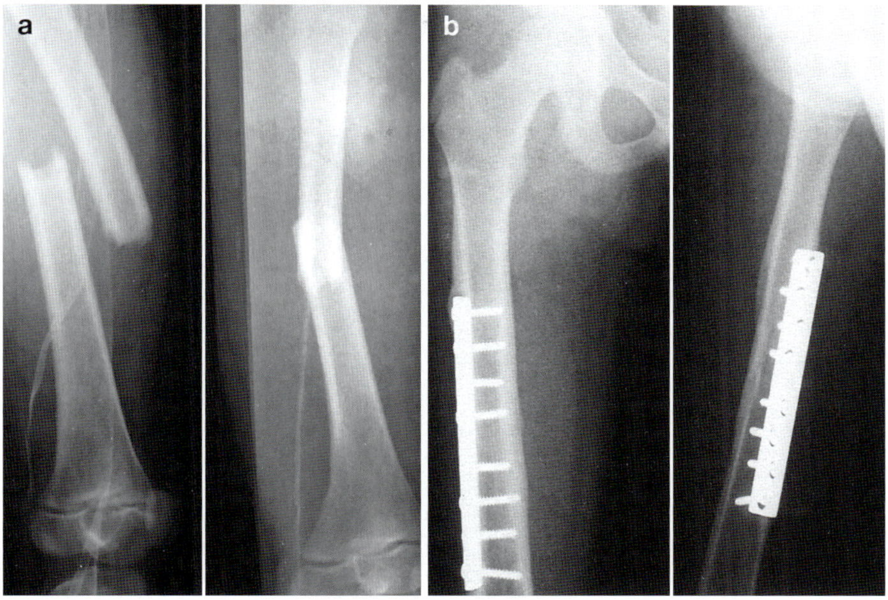

Abb. 10.6 Oberschenkelfraktur bei einem 9 Jahre alten Knaben. **a** Unfallbild, **b** nach Plattenosteosynthese

hypertrophe Narbe stört die Patienten (und es ist weitgehend unmöglich, hier ein ästhetisch ansprechendes Ergebnis zu erzielen). Neben dem ebenso aufwendigen Folgeeingriff sind vor allem auch die Spätresultate von mit Plattenosteosynthese versorgten Femurfrakturen den anderen operativen Verfahren unterlegen. Studien haben gezeigt, dass Plattenosteosynthesen bei den Patienten vor dem 10. Lebensjahr Beinverlängerungen bis zu 3 cm und mehr bis nach Wachstumsabschluss zur Folge haben (Holschneider et al. 1985; Kuner et al. 1989). Neue winkelstabile Platten, minimal-invasiv eingebracht, werden derzeit in einigen Kliniken angewendet.

10.5.2 Fixateur externe

Neben den unbestrittenen und wichtigen Indikationen des Fixateur externe für zweit- und drittgradig offene Frakturen, ggf. Frakturen mit Gefäß- oder Nervenschaden oder zur Stabilisierung von Femurfrakturen bei Polytraumen wird die Fixateur-externe-Behandlung auch für geschlossene Femurschaftfrakturen bis zum 12. und 13. Lebensjahr eingesetzt (Abb. 10.7). Die resultierende Beinlängendifferenz nähert sich der der konservativen Behandlung und auch die Achsabweichungen und Rotationsfehler sind in größeren Serien nicht von wesentlicher Bedeutung. Problematisch aber sind die verzögerte oder verlängerte Knochenbruchheilung vor allem bei Querfrakturen sowie die Refrakturen bei zu kurzer Fixation. Für die geschlossenen Schaftfrakturen ist der Fixateur externe daher heute verlassen, ideal ist er bei Trümmerfrakturen und Frakturen mit Verkürzungstendenz (Gregory et al. 1996; Klein et al. 1989; Krettek et al. 1989; Weinberg et al. 1994).

10.5.3 Intramedulläre Nagelung (elastisch-stabile intramedulläre Nagelung, ESIN)

Die intramedulläre retrograde Nagelung ist bei den Quer- und Schräg- sowie Torsionsbrüchen ohne weitere Fragmente, bei denen die Länge gehalten werden kann, gut geeignet, um die Frakturen zu versorgen (Abb. 10.8 und 10.9). Neben der Kettenfraktur (Femur- und Tibiafraktur ipsilateral) sind auch Etagenfrakturen gut zu versorgen (Abb. 10.10). Frakturen im distalen Fünftel sollten antegrad genagelt werden, ggf. kann die Länge mit Anwendung der „end caps" gehalten werden (Dietz et al. 2001; Firica et al. 1981; Hedin 2004; Houshian et al. 2004; Heinrich et al. 1992; Ligier et al. 1988; Maurer und Parsch 2000; Metaizeau und Ligier 1984; Metaizeau 2004).

Fazit

Die elastisch-stabile intramedulläre Nagelung ist heute das Vorgehen der ersten Wahl bei Frakturen des Femurs im Wachstumsalter. Alternativ

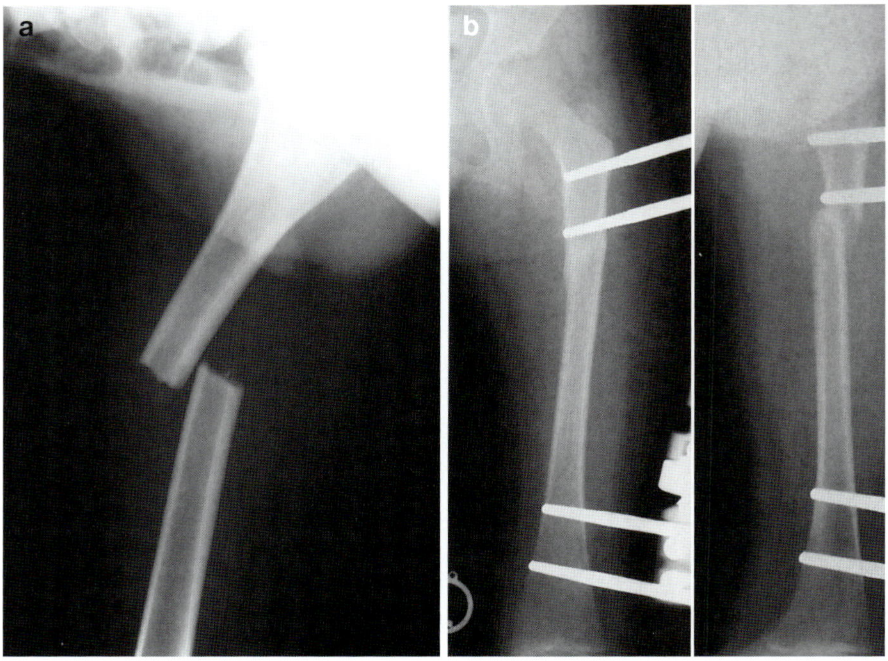

Abb. 10.7 Oberschenkelfraktur bei einem 3 Jahre alten Knaben. **a** Unfallbild, **b** Versorgung mit dem Fixateur externe

dazu kann der Fixateur externe ggf. in Kombination eingesetzt werden, wie auch bei speziellen Indikationen ausschließlich. Die Plattenosteosynthese ist weitgehend verlassen.

10.5.4 Technik

Der Eingriff erfolgt in Intubationsnarkose in Rückenlagerung. Nach Bedarf kann ein Extensionstisch verwendet werden. In der Regel gelingt aber die Reposition unter manueller Extension und nach Relaxierung. Für die Reposition ist vor Lagerung ein Dreieckstuch inguinal zu platzieren. Für die retrograde Nagelung werden beidseits medial und lateral am distalen Femur in Fugenhöhe parallele Inzisionen durchgeführt, die ca. 2 cm lang sein sollen. Das proximale Ende entspricht dem Eintrittsort des Nagels. Nach stumpfer Präparation des Knochens kann dann die Kortikalis mit dem Pfriem oder Bohrer perforiert werden. Eine Durchleuchtung hier ist nicht notwendig, am distalen Femur ist die Fuge zu tasten und daher auch problemlos zu schonen, ggf. kann mit dem gepulsten Bildwandler eine Momentaufnahme durchgeführt werden; zur Orientierung dient auch die Oberkante der Patella (Abb. 10.11a, b). Es werden nun beidseits medial und lateral die Nägel eingeführt, wobei als Nagelstärke ein Drittel der Markraumdicke an der schmalsten Stelle gewählt wird. Wichtig ist, dass die Bohrlöcher bzw. Perforationen der Kortikalis in gleicher Höhe platziert werden, um eine symmetrische Aufspannung beider Nägel zu erreichen. Die Nägel werden mit dem Universalhandgriff unter kleinen Drehbewegungen zur Frakturregion vorgeschoben. Nach Reposition der Fraktur können die Nägel in das proximale Fragment eingeschlagen und in der proximalen Metaphyse respektive im Schenkelhals verankert werden. Durch abschließendes geringes Drehen der Nagelspitze kann ggf. die anatomische Stellung erreicht und die Aufspannung optimiert werden. Es ist darauf zu achten, dass die Nägel mindestens in einer Ebene aufgespannt sind. Die Verwindung der Nägel ist zu vermeiden. Bei geringer Distraktion der Fragmente kann durch Druck auf das Knie vor Fixation des proximalen Femurfragments die Distraktion beseitigt werden. Es muss beachtet werden, dass eine anatomisch exakte Reposition vorliegt und bei Varus- oder Valgusstress durch die Elastizität der Verspannung die Ausgangssituation (Stellung) wieder erreicht wird. Eine Perforation des Nagels proximal ist zu unterlassen, die axiale Durchleuchtung gibt darüber Aufschluss! (Dietz et al. 2006)

Bei distal gelegenen Frakturen (distales Fünftel des Schaftes) soll antegrad genagelt werden. Hier wird

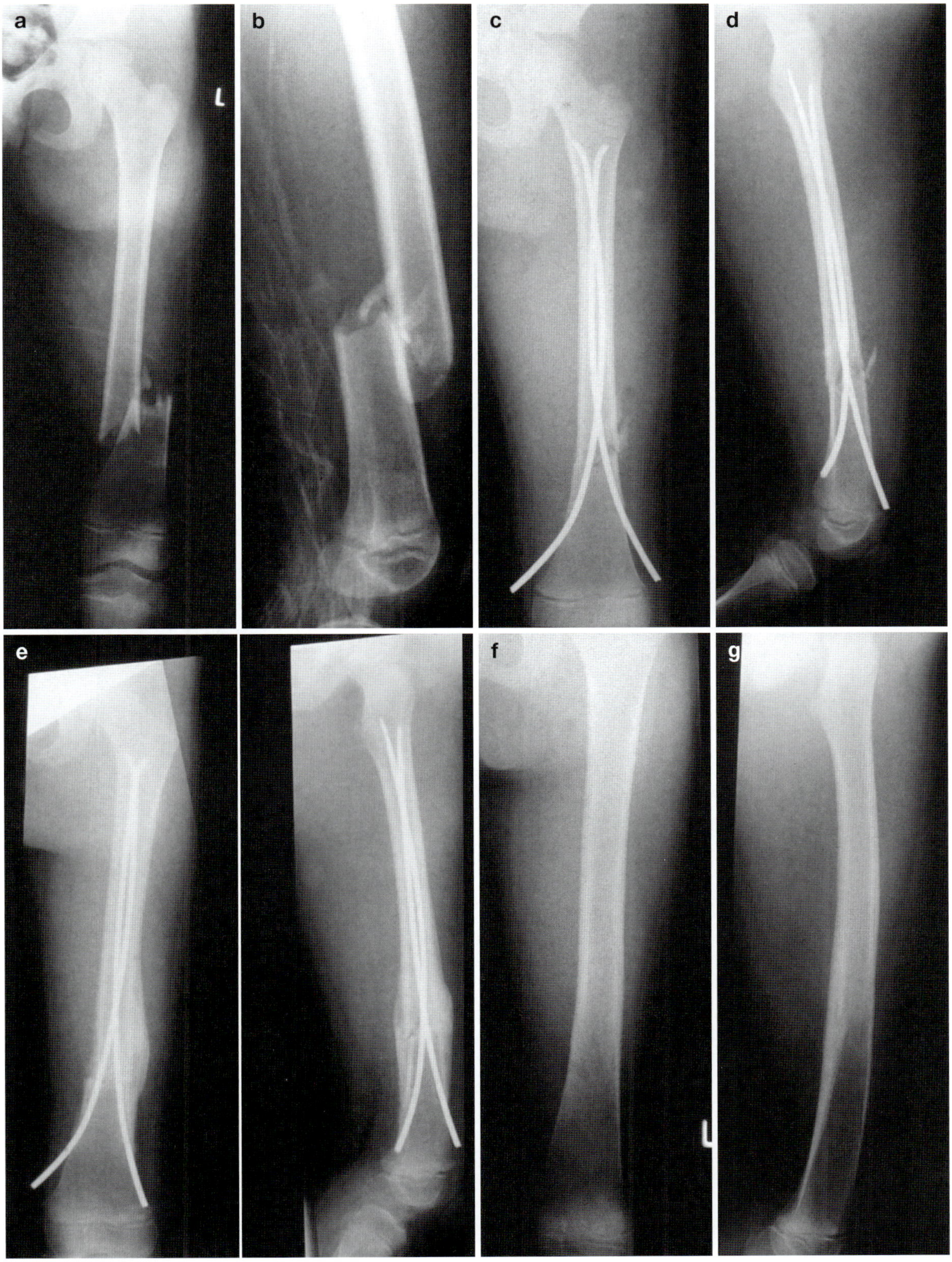

Abb. 10.8 Querfraktur Femurschaftbereich distal. **a**, **b** Unfallbild, **c**, **d** nach intramedullärer Nagelung, **e** Ausheilung vor Metallentfernung, f, **g** 1 Jahr nach Unfallereignis

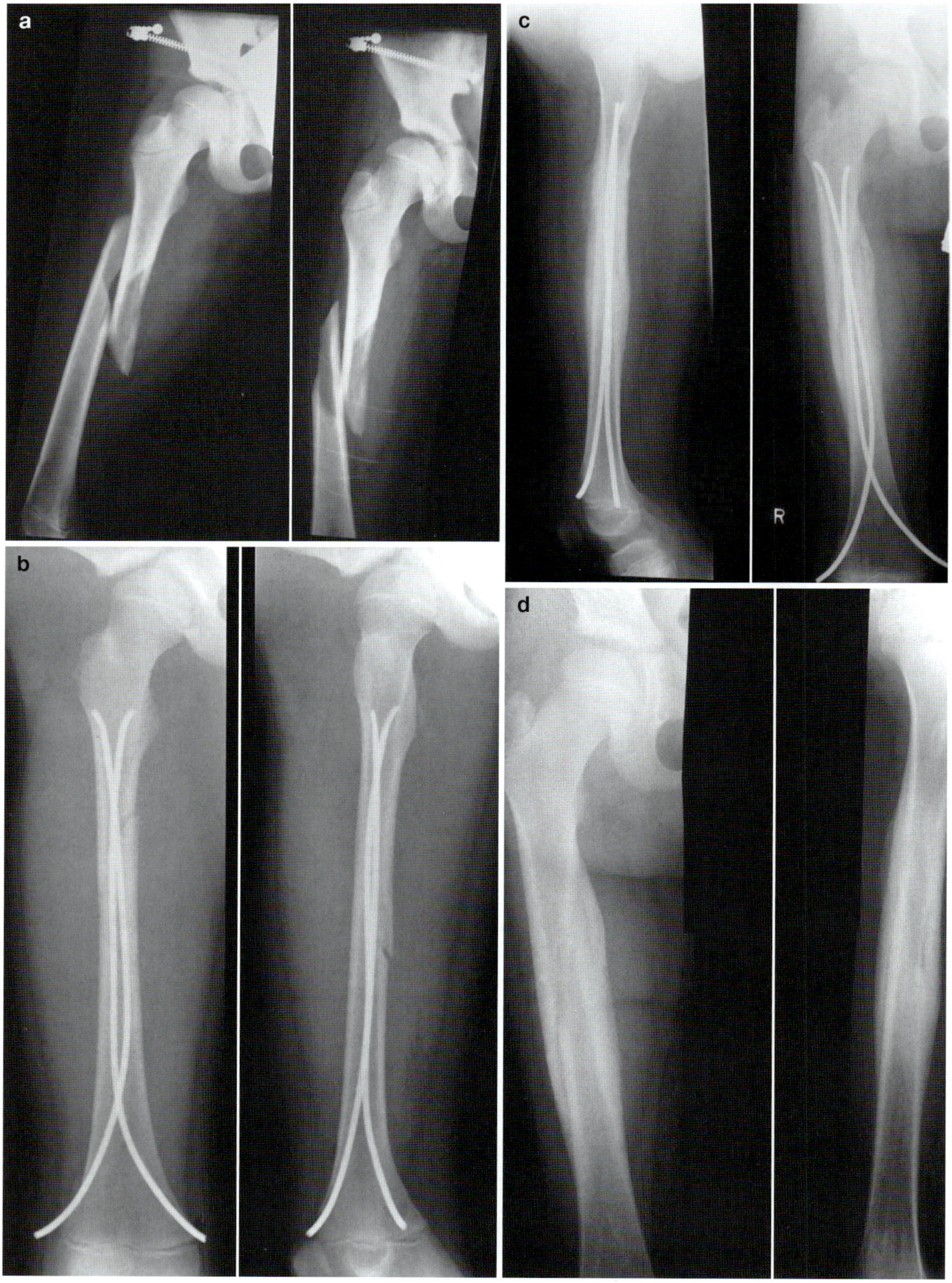

Abb. 10.9 Oberschenkelschrägfraktur bei einem 9 Jahre alten Mädchen. **a** Unfallbild, **b** nach intramedullärer Nagelung, **c** nach Ausheilung nach 3 Monaten, **d** nach 1 Jahr

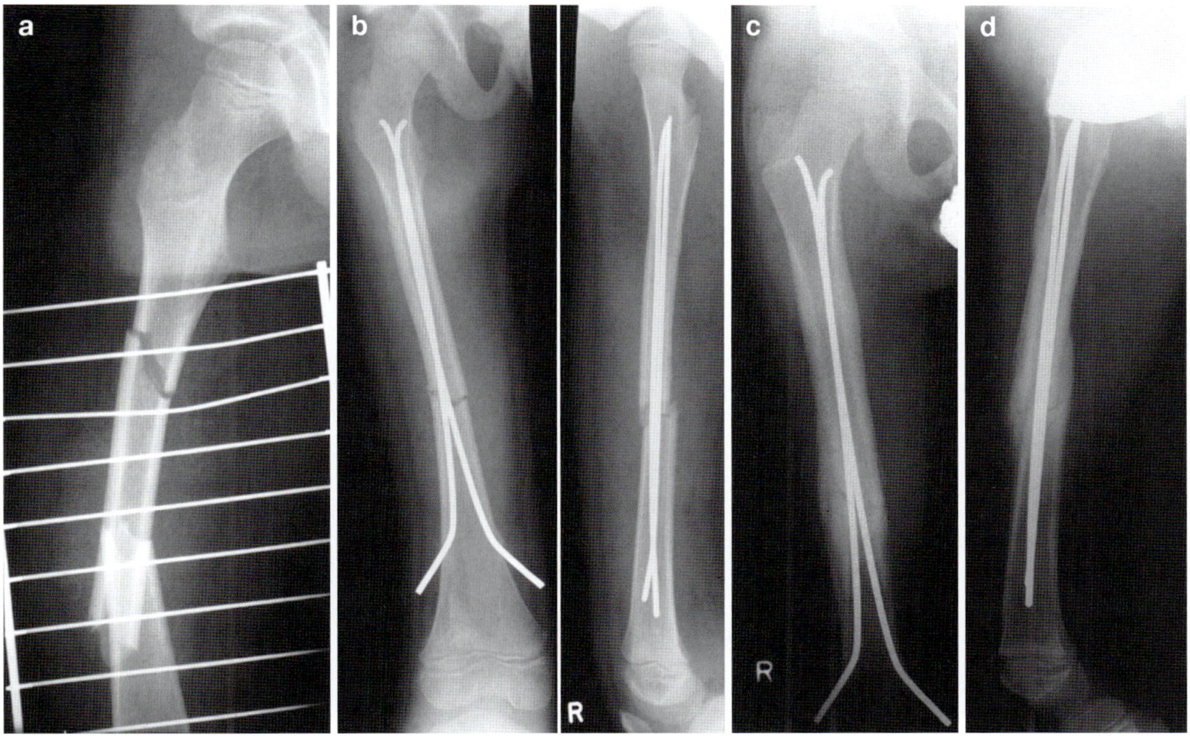

Abb. 10.10 Oberschenkelfraktur 2 Etagen bei einem 8 Jahre alten Knaben. **a** Unfallbild, **b** Versorgung mit intramedullärer Nagelung, **c**, **d** Ausheilung nach 3 Monaten

unterhalb des Trochanter major eine Längsinzision von ca. 4 cm durchgeführt und im Abstand von ca. 2 cm die Nägel durch getrennte Bohrlöcher eingeführt. Der untere Nagel wird an der Gegenkortikalis dermaßen platziert, dass er medial endet, der kranial davon eingebrachte muss durch eine 180°-Drehung so verwunden werden, dass die Spitze lateral zu liegen kommt. Wichtig ist, dass hier die beiden Nägel, die ebenfalls ein Drittel des Markraumdurchmessers haben, über separate Stichinzision eingeführt werden (Dietz et al. 1997; Metaizeau und Ligier 1984; Abb. 10.11c, d).

10.6 Nachbehandlung

Die Nachbehandlung bei konservativer Therapie ist unproblematisch, hier kann nach Entfernen des Gipses bzw. der Extension der Patient spontan mobilisiert werden. Krankengymnastische Übungsbehandlungen sind nicht notwendig und auch nicht sinnvoll. Bei den operierten Frakturen kann sowohl beim Fixateur externe, wie der Platte, als auch bei intramedullärer Nagelung die verletzte Extremität entweder zunächst auf Kissen gelagert und dann der Patient innerhalb der ersten Woche durch Physiotherapie entsprechend unterstützt zur Mobilisierung gebracht werden. Hilfreich ist bei größeren Kindern auch die Bewegungsschiene (CPM), wobei hier vor allem dann für Schmerzfreiheit zu sorgen ist. Entscheidend sind die Belastung sowie die Belastbarkeit und mit dem Fixateur externe und der intramedullären Nagelung sind diese bei einer exakten Osteosynthese bei Querfrakturen gegeben. Schräg- und Spiralfrakturen aber, die eine Tendenz zur Verkürzung haben, können nach Nagelung erst nach 2–3 Wochen belastet werden; ggf. ist hier die Kombination mit dem Fixateur externe erforderlich. Entsprechendes gilt für die Platte.

10.7 Ergebnisse

Die Behandlungsergebnisse bei Femurschaftfrakturen werden limitiert durch Achsenfehler und Beinlängendifferenzen. Während die Achsenfehler bei der konservativen Behandlung in der Altersgruppe bis zum 5. Lebensjahr einer spontanen Korrektur prinzipiell

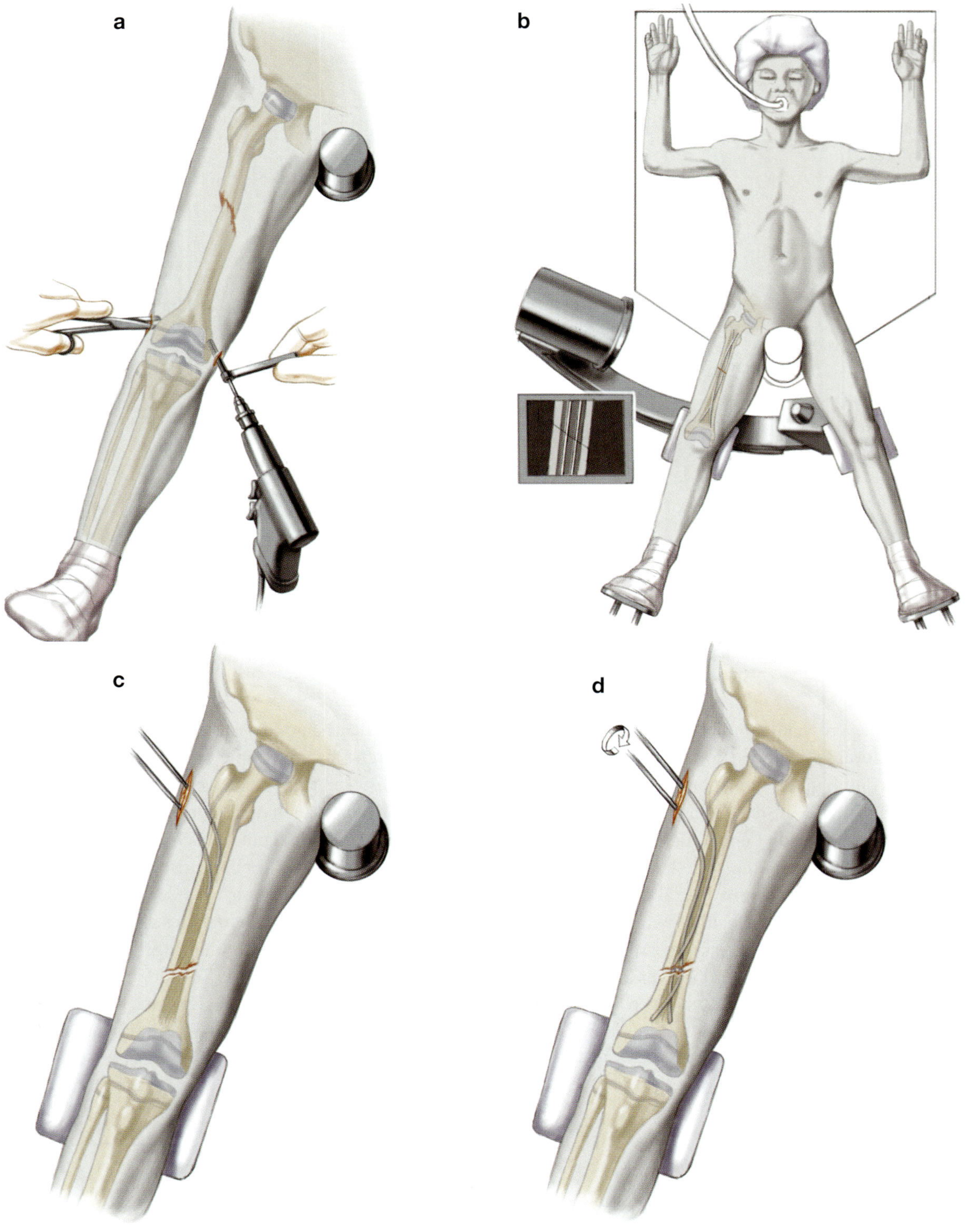

Abb. 10.11 Technik der Elastisch Stabilen Intramedullären Nagelung (ESIN). **a** Implantation der Nägel, **b** Lage der Implantate, **c**, **d** antegrade Nagelung

zugänglich sind, sollten speziell Valgusfehlstellungen möglichst nicht belassen bleiben. Die Beinlängenalterationen spielen in der konservativen Behandlung keine gravierende Rolle und bleiben in der Regel klinisch ohne Bedeutung. Unter konservativer Therapie für Neugeborene in der Pavlik-Bandage, für Kleinkinder im Beckengips bzw. in der Overhead-Extension zeigen die publizierten Kollektive hervorragende Spätergebnisse. Ein wesentlicher Vorteil, methodenbezogen, kann nicht gefunden werden.

Für die Gruppe der 5- bis 16-Jährigen steht im Wesentlichen die operative Therapie zur Verfügung, wobei die Ergebnisse der intramedullären Nagelung bei den Quer- und kurzen Schrägfrakturen denen des Fixateur externe überlegen sind. Bei langen Schrägbrüchen, wo die Länge nicht gehalten werden kann, bzw. bei Trümmerfrakturen ist der Fixateur externe oder die intramedulläre Nagelung in Kombination vorzuziehen. Der Verriegelungsnagel wird dann jenseits des Fugenschlusses am proximalen Femur zur Methode der Wahl. Die Plattenosteosynthese hat aufgrund des großen operativen Eingriffs und der kosmetisch störenden Narbenbildung weit an Bedeutung verloren und nur noch geringe Akzeptanz. Trotzdem wird sie von einigen Arbeitsgruppen noch verwendet, speziell nun die neuen winkelstabilen Platten. Bei der Plattenosteosynthese sind allerdings nicht nur das Operationstrauma und die unschöne Narbe zu kalkulieren, auch die größten Längendifferenzen werden hier beschrieben (Kuner 1991; Kuner et al. 1989). Die Ergebnisse nach der elastisch-stabilen intramedullären Nagelung sind mit denen der konservativen Behandlung zu vergleichen, insbesondere konnten bei dieser operativen Methode keine Fälle von Osteomyelitis nachgewiesen werden. Die Zahl der Refrakturen ist unter 1 % und entsprechend die Zahl der Patienten mit verzögerter Bruchheilung. Kleinere Probleme wie Serome und passagere Einschränkung der Kniegelenksbeweglichkeit müssen allerdings angesprochen werden. Die Hauptprobleme der intramedullären Nagelung resultieren aus falscher Indikationsstellung (Ligier et al. 1988; Mazda et al. 1997; Schmittenbecher und Dietz 1995a, b; Schmittenbecher et al. 2000; Till et al. 2000). Bei Fixateur-externe-Behandlung sind ebenfalls sehr gute Ergebnisse zu verzeichnen, wobei Pin-Trakt-Infektionen von bis zu 32 % berichtet werden. Auch hier können zum Teil unschöne Narben resultieren.

Fazit
Die konservative Therapie bis zum 5. Lebensjahr und die elastisch-stabile intramedulläre Nagelung bei den Klein- und Schulkindern führt zu hervorragenden Ergebnissen. Die konservative Therapie und ESIN dürfen aber nicht unkritisch und ausschließlich eingesetzt werden.

10.8 Komplikationen

Die Komplikationen der Therapie der Femurschaftfrakturen sind behandlungsabhängig.

10.8.1 Konservative Behandlung

Frühkomplikationen der konservativen Behandlung sind Achsfehlstellungen sowie Hautalterationen im Beckenbeingipsverband. Frühkomplikationen der Extension sind ebenfalls Hautalterationen sowie als ernsthafteste Komplikation ein Kompartmentsyndrom durch zu straffes Anwickeln der Extensionsbinden. Spätkomplikationen sind neben verbliebenen Achsfehlstellungen (extrem selten), Beinlängendifferenzen, die sich allerdings im Rahmen der physiologischen Differenz bewegen.

10.8.2 Plattenosteosynthese

Die Plattenosteosynthese hat als Frühkomplikation Blutungen, Infektionen sowie Plattenausriss bei frühzeitiger Belastung. Spätkomplikationen sind Pseudarthrosen und Beinlängendifferenzen (Fyodorov et al. 1999; Kuner et al. 1989).

10.8.3 Fixateur externe

Frühkomplikationen beim Fixateur externe sind Pin-Trakt-Infektionen mit bis zu 30 % sowie die verzögerte Bruchheilung und die Refraktur. Spätkomplikationen sind Achsfehlstellungen.

10.8.4 Intramedulläre Nagelung

Die wenn auch selten, aber dennoch auch bei offenen Fugen noch durchgeführte Marknagelung führt zur Femurkopfnekrose und zum Coxa vara.

Technische Komplikationen der ESIN sind die Verwindung der Nägel oder die Perforation eines Nagels. Weitere Komplikationen der intramedullären retrograden oder antegraden Nagelung sind Serome um die Nageleintrittsstelle sowie Bewegungseinschränkung im Kniegelenk bei retrograder Nagelung. Spätkomplikationen sind in seltenen Fällen Achsenfehler sowie Beinlängendifferenzen. Osteomyelitis und Pseudarthrosen wurden am Oberschenkel in dieser Technik nicht beobachtet (Jubel et al. 2004; Maurer und Parsch 2000; Parsch 1997).

Fazit
Die Komplikationen der konservativen Therapie wie ein Kompartmentsyndrom sind extrem selten und immer als Behandlungsfehler zu werten. Komplikationen der intramedullären Nagelung sind auf technische Fehler zurückzuführen.

Literatur

Baety JH, Austin SM, Warner WC, Canale ST, Nichols L (1994) Interlocking intramedullary nailing of the femoral shaft fractures in adolescents. Preliminary results and complications. J Pediatr Orthop 14:178–183

Brouwer KJ (1981) Torsional deformities after fractures in femoral shaft in childhood. Act Orthop Scand Suppl 195:1–167

Chung SMK (1976) The arterial supply of the developing proximal end of the human femur. J Bone Joint Surg Am 58:961–970

Clement DA, Colton CL (1986) Overgrowth of the femur after fracture in childhood. An increased effect in boys. J Bone Joint Surg Br 68:534–536

Dietz HG, Schmittenbecher PP, Illing P (1997) Intramedulläre Osteosynthese im Wachstumsalter. Urban & Schwarzenberg, München

Dietz HG, Joppich I, Marzi I, Parsch K, Schlickewei W, Schmittenbecher PP (2001) Treatment of femoral fractures in childhood. Consensus Report of the 19th Meeting of the Child Traumatology Section of the DGU, Munich, 23–24 June 2000. Unfallchirurg 104:788–790

Dietz HG, Schmittenbecher PP, Slongo T, Wilkins KE (2006) Elastic Stable Intramedullary Nailing (ESIN) in Children. Thieme, Stuttgart

Ferguson J, Nicol RO (2000) Early spica treatment of pediatric femoral shaft fractures. J Pediatr Orthop 20:189–192

Firica A, Popescu R, Scarlet M, Dimitriu M, Jonescu V (1981) L'osteosynthese stable elastique, nouveau concept biomechanique. Etude experimentale. Rev Chir Orthop 67:82–91

Fyodorov I, Sturm PF, Robertson WW Jr (1999) Compression-plate fixation of femoral shaft fractures in children aged 8 to 12 years. J Pediatr Orthop 19:578–581

Golser K, Resch H, Spernre G, Thoni H (1991) Das Längenwachstumsverhalten nach Oberschenkelschaftfraktur im Kindesalter. Unfallchirurgie 17:93–99

Gonzalez-Herranz P, Burgos-Flores J, Rapariz JM, Lopez-Mondejar JA, Ocete JG, Amaya S (1995) Intramedullary nailing of the femur in children. Effects on its proximal end. J Bone Joint Surg Br 77:262–266

Gregory P, Pevny T, Teague D (1996) Early complications with external fixation of pediatric femoral shaft fractures. J Orthop Trauma 10:191–198

Hedin H (2004) Surgical treatment of femoral fractures in children. Comparison between external fixation and elastic intramedullary nails: a review. Acta Orthop Scand 75:231–240

Heinrich SD, Drvaric DM, Darr K, MacEwen GD (1992) Stabilization of pediatric diaphyseal femur fractures with flexible intramedullary nails. J Orthop Trauma 6:452–459

Heyworth BE, Galano GJ, Vitale MA, Vitale MG (2004) Management of closed femoral shaft fractures in children, ages 6 to 10: national practice patterns and emerging trends. J Pediatr Orthop 24:455–459

Hinton RY, Lincoln A, Crockett MM, Sponseller P, Smith G (1999) Fractures of the femoral shaft in children. Incidence, mechanism, and sociodemographic risk factors. J Bone Joint Surg Am 81:500–509

Holschneider AM, Vogl D, Dietz HG (1985) Differences in leg length following femoral shaft fractures in childhood. Z Kinderchir 40:341–350

Houshian S, Gothgen CB, Pedersen NW, Harving S (2004) Femoral shaft fractures in children: elastic stable intramedullary nailing in 31 cases. Acta Orthop Scand 75:249–251

Jubel A, Andermahr J, Prokop A, Bergmann H, Isenberg J, Rehm KE (2004) Pitfalls and complications of elastic stable intramedullary nailing (ESIN) of femur fractures in children. Unfallchirurg 107:744–749

Klein W, Pennig D, Brug E (1989) Die Anwendung eines unilateralen Fixateur externe bei der kindlichen Femurschaftfraktur im Rahmen des Polytraumas. Unfallchirurg 92:282–286

Krettek C, Haas N, Tscherne H (1989) Versorgung der Femurschaftfraktur im Wachstumsalter mit dem Fixateur externe. Akt Traumatol 19:255–261

Kuner EH (1991) Die Plattenosteosynthese zur Behandlung von Femurschaftfrakturen bei Kindern. Operat Orthop Traumatol 3:227–237

Kuner EH, Schlickewei W, Grossmann U (1989) Plate osteosynthesis in femoral shaft fractures. Z Unfallchir Versicherungsmed Berufskr 82:243–251

Laer LR von (1982) Die klinische Bedeutung des posttraumatischen Rotationsfehlers nach Oberschenkelschaftfrakturen im Wachstumsalter. Hefte Unfallheilkd 158:159–162

Laer LR von (1984) Skelett-Trauma im Wachstumsalter. Hefte Unfallheilkd 166: 18–23

Laer LR von (1996) Frakturen und Luxationen im Wachstumsalter. Thieme, Stuttgart

Ligier JN, Metaizeau JP, Prevot J, Lascombes P (1988) Elastic stable intramedullary nailing of femoral shaft fractures in children. J Bone Joint Surg Br 70:74–77
Maurer G, Parsch K (2000) Surgical treatment of pediatric femoral shaft fractures. Techn Orthop 15:67–78
Mazda K, Khairouni A, Pennecot GF, Bensahel H (1997) Closed flexible intramedullary nailing of the femoral shaft fractures in children. J Pediatr Orthop B 6:198–202
Metaizeau JP (2004) Stable elastic intrmedullary nailing for fractures of the femur in children. J Bone Joint Surg Br 86:954–957
Metaizeau JP, Ligier JN (1984) Surgical treatment of fractures of the long bones in children. Interference between osteosynthesis and the physiological processes of consolidation. Therapeutic indications. J Chir (Paris) 121:527–537
Newton PO, Mubarak SJ (1994) Financial aspects of femoral shaft fracture treatment in children and adolescents. J Pediatr Orthop 14:508–512
Parsch KD (1997) Modern trends in internal fixation of femoral shaft fractures in children. A critical review. J Pediatr Orthop 6:117–125
Schmittenbecher PP, Dietz HG (1995a) Die Osteosynthese der Femurschaftfraktur im Kindesalter mit elastisch-stabiler Markraumschienung (Nancy-Nagelung). Operat Orthop Traumatol 7:215–224
Schmittenbecher PP, Dietz HG (1995b) Elastic stable intramedullary nailing of femur fractures in children („Nancy-Nagelung"). Orthop Traumatol 4:201–210
Schmittenbecher PP, Dietz HG, Linhart WE, Slongo T (2000) Complications and problems in intramedullary nailing of children's fractures. Eur J Trauma 6:287–293
Slongo TF, Audigé L (2007) Fracture and dislocation classification compendium for children: the AO pediatric comprehensive classification of long bone fractures (PCCF). J Orthop Trauma (10 Suppl) 135–160
Stans AA, Morrissy RT, Renwick SE (1999) Femoral shaft fracture treatment in patients age 6 to 16 years. J Pediatr Orthop 19:222–228
Till H, Huttl B, Knorr P, Dietz HG (2000) Elastic stable intramedullary nailing (ESIN) provides good long-term results in pediatric long-bone fractures. Eur J Pediatr Surg 10:319–322
Weinberg AM, Reilmann H, Lampert C, Laer LR von (1994) Erfahrungen mit dem Fixateur externe bei der Behandlung von Schaftfrakturen im Kindesalter. Unfallchirurg 97:107–113
Yandow SM, Archibeck MJ, Stevens PM, Shultz R (1999) Femoral-shaft fractures in children: a comparison of immediate casting and traction. J Pediatr Orthop 19:55–69

Femurschaft: Fehlstellungen, Pseudarthrosen und Infektionen

11

M. J. Raschke und R. Stange

Inhalt

11.1 Posttraumatische Fehlstellungen am Oberschenkel

Das Erkennen und Behandeln von Fehlstellungen ist fester Bestandteil der Unfall- und Wiederherstellungschirurgie. Die exakte Diagnostik und Berechnung des Ausmaßes von Fehlstellungen ist unerlässlich für die präoperative Planung und das spätere Operationsergebnis. Die Indikation zur Korrektur ist von verschiedenen Faktoren abhängig und muss im Vorfeld sorgfältig abgewogen und individuell entschieden werden. Da es sich hierbei fast ausschließlich um elektive Eingriffe handelt, müssen Risiken und Nutzen sowie die operative Umsetzbarkeit kritisch abgewogen werden. Eine umfassende Aufklärung über die meist langwierige postoperative Behandlung und die genaue Beurteilung der Compliance des Patienten sind ausschlaggebend für den Erfolg dieser Therapie.

11.1.1 Ätiologie und Epidemiologie

Fehlstellungen wie Längendifferenzen insbesondere Verkürzungen (> 1 cm), Rotationsfehler (> 10°), achsabweichende Deformitäten (> 15°) oder deren Kombinationen können verschiedene Ursachen haben (Browner et al. 1998). Biologische und mechanische Faktoren spielen dabei eine Rolle. So können Verletzungen der Wachstumsfugen bei kindlichen Epiphysenfrakturen zu einer *biologischen* Störung des Wachstums und zu Fehlstellungen führen. Insbesondere Verletzungen vom Typ Salter III–V können Wachstumsstörungen und unproportionales Wachstum auslösen.

Im Schaftbereich können dagegen auch größere postoperative Fehlstellungen im weiteren Wachstum spontan ausgeglichen werden (Abb. 11.1).

M. J. Raschke (✉)
Klinik für Unfall-, Hand- und Wiederherstellungschirurgie, Universitätsklinikum, Waldeyerstr. 1, 48149 Münster, Deutschland
E-Mail: michael.raschke@uni-muenster.de

N. P. Haas, C. Krettek (Hrsg.), *Tscherne Unfallchirurgie*,
DOI 10.1007/978-3-540-68741-2_11, © Springer-Verlag Berlin Heidelberg 2012

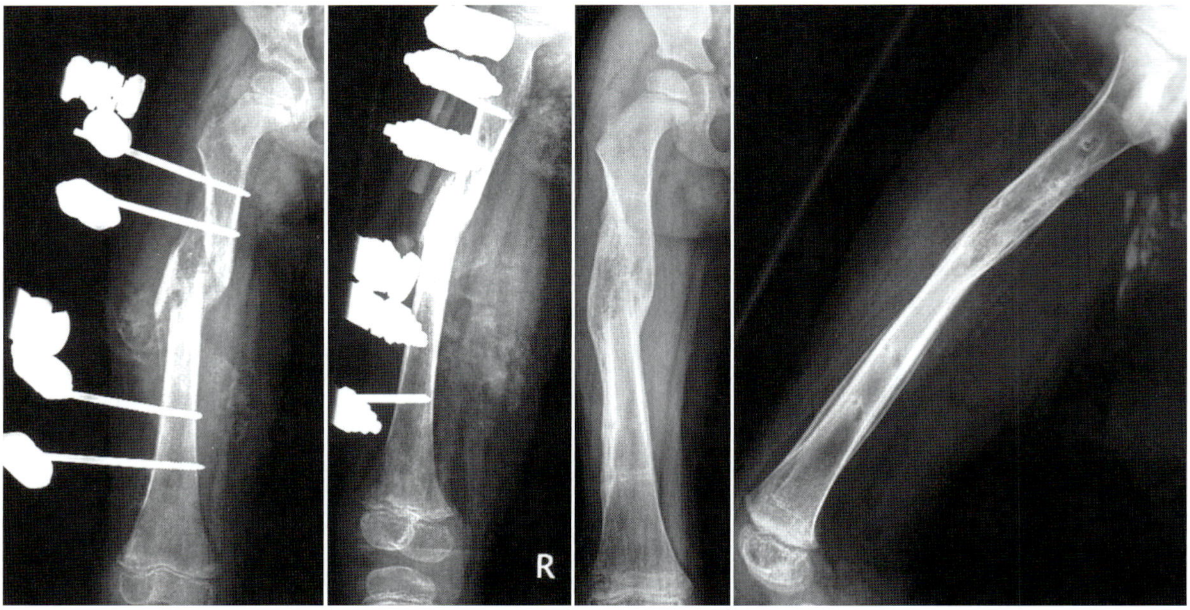

Abb. 11.1 Ad-latus-Fehlstellung bei kindlicher Oberschenkelfraktur mit schwerem Weichteilschaden. Spontankorrektur nach 12 Monaten

Die weitaus häufigeren Probleme ergeben sich jedoch aus traumatisch bedingten *mechanischen* Faktoren bzw. deren operativer oder konservativer Versorgung. Mögliche Ursachen sind mangelnde Reposition und unzureichende Osteosyntheseverfahren besonders im Bezug auf Stabilität und Knochenqualität. Verschiedene Osteosynthesetechniken können unterschiedliche Formen von Fehlstellungen nach sich führen. So treten nach Marknagelung gehäuft Torsionsfehler und weniger Achsabweichungen im Sinne von Varus- und Valgusfehlern auf (s. Abb. 11.8). Die konservative Behandlung im Gips und Ruhigstellung führt aufgrund der wirkenden Muskelkräfte häufig zu Achsabweichungen und Verkürzung (Browner et al. 1998). Insbesondere Varus- und Valgusdeformitäten sowie Torsionsfehler bedingen Fehlstellungen, die zu Fehlbelastungen der benachbarten Gelenke, vorzeitigen Verschleiß und später zu beträchtlichen körperlichen Beeinträchtigung führen können (s. Abb. 11.3)

Längendifferenzen können nach traumatisch bedingten Substanzverlusten, nach Infektionen oder als Folge von radikalen Debridements bei offenen Frakturen und Trümmerzonen entstehen (Abb. 11.2).

Diese Längendifferenzen müssen gelegentlich im Rahmen der Primärversorgung temporär akzeptiert und ggf. später ausgeglichen werden, da das spontane Korrekturpotential beim Erwachsenen sehr begrenzt ist.

Diaphysär lokalisierte Fehlstellungen treten seltener auf als gelenknahe epi- und metaphysäre Fehlstellungen. Tornetta et al. (1995) konnten bei Messungen mittels Computertomographie zeigen, dass es im Rahmen der Marknagelosteosynthese zu durchschnittlichen Torsionsfehlstellungen von 16° kommt, in 19 % resultierten sogar größere Torsionsfehlstellungen (Braten et al. 1993).

11.1.2 Biomechanik und Pathophysiologie

Um die Auswirkungen von posttraumatischen Fehlstellungen und Deformitäten adäquat zu therapieren, ist es notwendig, sowohl die Anatomie als auch die biomechanischen Gesetzmäßigkeiten zu kennen. Nicht nur die Deformität muss erkannt werden, sondern auch ihr Einfluss auf die Statik und die Funktion, um zu entscheiden, ob und wie eine operative Behandlung durchgeführt werden kann. Dabei sind auch die Konsequenzen dieser Behandlung auf die angrenzenden Gelenke und die Gesamtstatik des Körpers zu bedenken. Eine in Fehlstellung fixierte Fraktur kann durch die unphysiologische Belastung mit mechanischer Überbeanspruchung zu einem Versagen der Osteosynthese führen (Abb. 11.3).

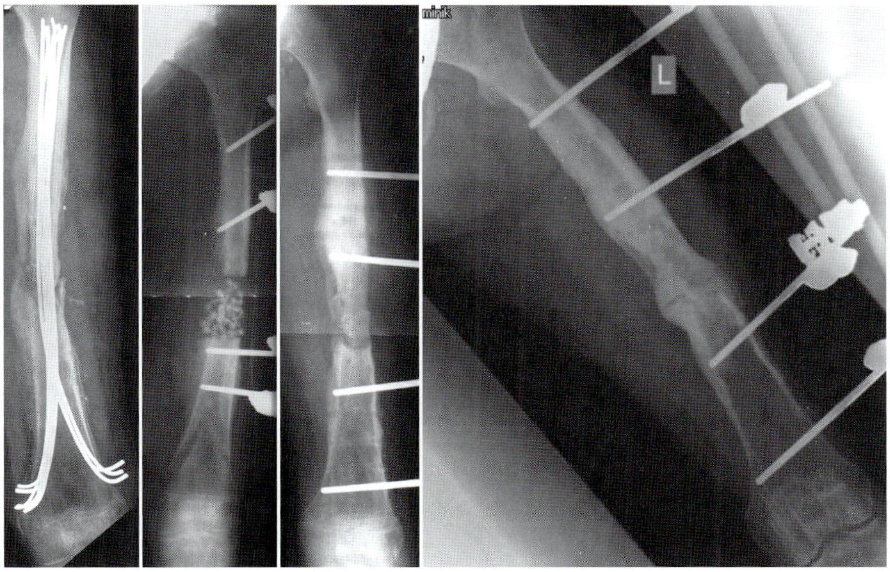

Abb. 11.2 Atrophe Infektpseudarthrose bei Z. n. Femurschaftfraktur und Bündelnagelung. Zunächst radikale Resektion und Antibiotikaketteneinlage, im Verlauf Spongiosa- und BMP-2-Anlage und Ausheilung im Fixateur externe

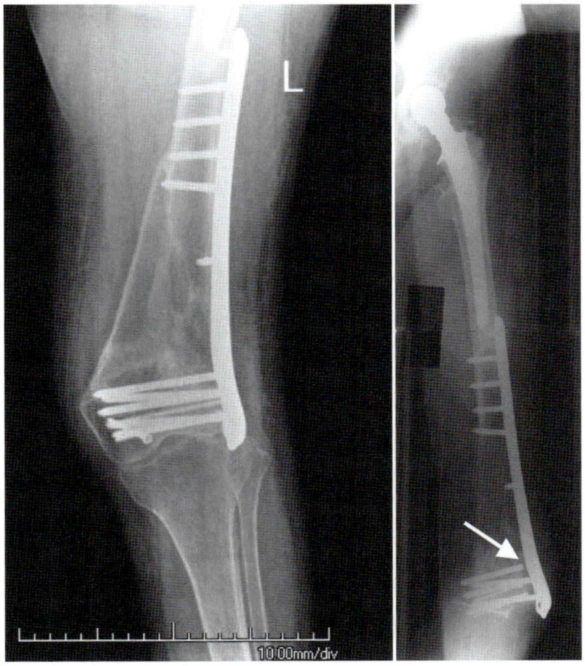

Abb. 11.3 In Valgusfehlstellung verheilte distale Femurfraktur führte zu einem Versagen der distalen metaphysären Schrauben (*Pfeil*)

Ziel von Prävention und Behandlung muss aus biomechanischer Sicht die Beseitigung funktioneller Schädigungen und die Vermeidung von arthrotischen Spätfolgen sein.

11.1.2.1 Mechanische und anatomische Achsen

Am Femur unterscheidet man eine anatomische und eine mechanische Achse. Die mechanische Achse ist definiert als die gerade Linie zwischen den Punkten des Zentrums des proximal und distal gelegenen Gelenks (Abb. 11.4a, b). Die Belastungsachse der unteren Extremität führt im Gehen durch das mediale Kompartiment des Kniegelenks; dadurch wird insbesondere bei Varusdeformitäten die mediale Druckbeanspruchung zusätzlich gesteigert (Hsu et al. 1990). Durch die mangelnde Ab- und Adduktionsfähigkeit des Kniegelenks sind auch die Muskeln des Oberschenkels nicht in der Lage, Varus- oder Valgusfehlstellungen auszugleichen.

▶ **Cave:** Bei Korrekturen dieser Fehlstellungen ist darauf zu achten, dass es zu keiner Überkorrektur kommt, die zu einer Fehl- und Mehrbelastung der angrenzenden Gelenke führen kann.

Torsionsfehler des Femurs können bis zu einem gewissen Grad durch das angrenzende Hüftgelenk kompensiert werden, zudem variiert in der Bevölkerung die Anteversion erheblich bis zu 15°. Der Unterschied zwischen beiden Seiten eines Individuums ist jedoch klein (Hoaglund und Low 1980; Murphy et al. 1987).

Ebenso können *Ante- und Rekurvationsfehlstellungen* des Femurs zu erheblichen Beeinträchtigungen der Gehfähigkeit, Einschränkung des Bewegungsausmaßes im Kniegelenk (Streckdefizit) oder auch zu einer

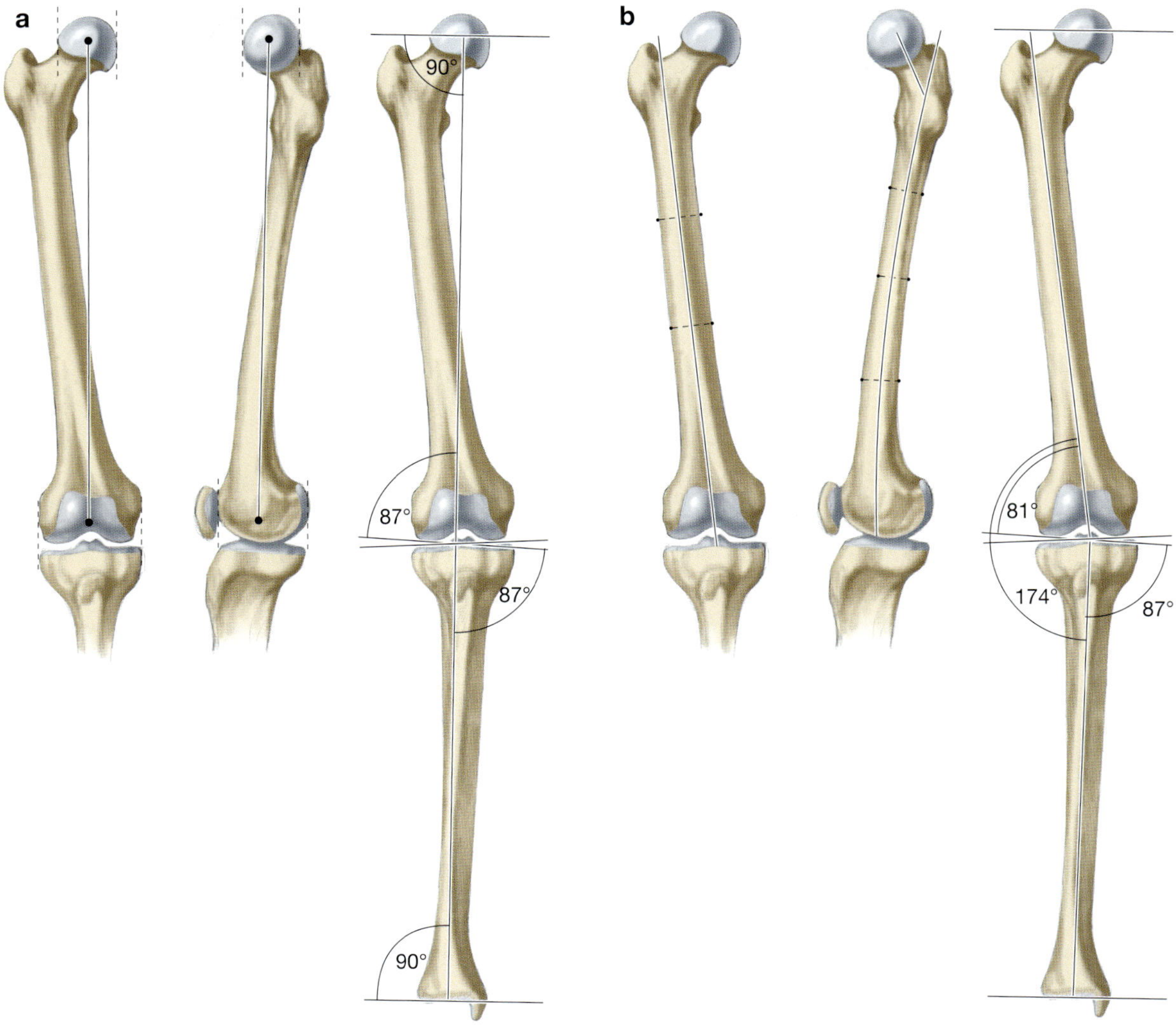

Abb. 11.4 **a** Femur: mechanische Achse (Paley 2002). Die anatomische Achse eines Knochens ist seine mittdiaphysäre Linie, **b** Femur: anatomische Achse. (Paley 2002)

Verlagerung der Belastungsachse mit konsekutiver Arthrose führen (Paley 2002).

Längendifferenzen können lange unbemerkt bleiben. Seitendifferenzen im Rechts-Links-Vergleich können beim Gesunden im Oberschenkel bis zu 1,2 cm toleriert werden (Strecker et al. 1997c). Mit zunehmender Verkürzung kommt es jedoch zu Störungen des Gangbilds, muskulären Dysbalancen und skoliotischen Deformitäten der Wirbelsäule.

▶ Bis zum Beweis des Gegenteils muss eine posttraumatische Fehlstellung immer als *multidimensional* aufgefasst werden; dies muss auch bei der präoperativen Diagnostik und Planung berücksichtigt werden.

Vor der operativen Intervention und Korrektur sollte immer die genaue Abklärung eventueller anderer Funktionsstörungen wie weichteilbedingter Gelenkkontrakturen, Wirbelsäulendeformitäten oder Stoffwechselkrankheiten erfolgen, um den Therapieerfolg zu gewährleisten.

11.1.3 Diagnostik

Vor der *klinischen Diagnostik* einer posttraumatischen Fehlstellung sollte eine ausführliche Anamnese erhoben werden, in der Beschwerdesymptomatik, bisheriger Behandlungsverlauf und Voroperationen sowie die

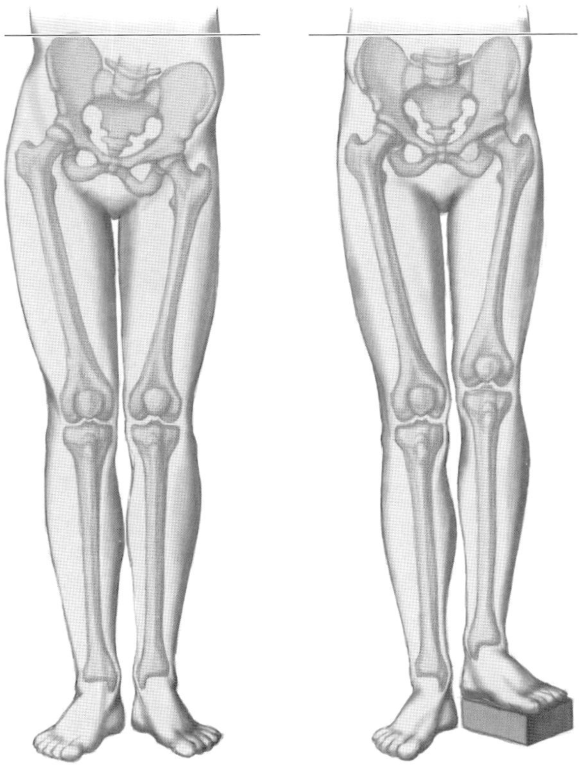

Abb. 11.5 Brettchenmethode zur Bestimmung von Beinlängendifferenzen

Erwartungen des Patienten erfasst und dokumentiert werden sollten. Grobe Fehlstellungen fallen bereits bei der klinischen Untersuchung im Rahmen der Inspektion auf. Insbesondere Achsfehler in der frontalen und sagittalen Achse lassen sich orientierend abschätzen. Geachtet werden muss im Stand auf eine Parallelstellungen der Beine zueinander und die Streckstellung von Hüft- und Kniegelenken. Eine Innenrotations- oder Antekurvationsfehlstellung kann ein Genu valgum vortäuschen, umgekehrt kann eine Außentorsions- oder Rekurvationsfehlstellung ein Genu varum vortäuschen (Keppler et al. 1998). Die Stellung der Wirbelsäule und die Höhe der Beckenkämme muss besonders beobachtet werden, um diskrete Fehlstellungen zu erkennen. Beinlängendifferenzen lassen sich durch Auflage der Hände auf die Beckenkämme und Vergleich des Beckenstandes sowie Höhenvergleich der Gesäßfalte erkennen. Durch die Brettchenmethode (Abb. 11.5) und Beckenübersichtsaufnahme im Stehen mit dem Kassettenrand parallel zum Fußboden kann eine genaue Messung der Beinlängenunterschiede durchgeführt werden.

Torsionale Fehlstellungen lassen sich klinisch anhand der Fußstellung und deren Zeigerfunktion im Seitenvergleich abschätzen. Dabei ist darauf zu achten, die Fußstellung im Stehen und im Sitzen zu betrachten, da sich hier Unterschiede je nach Höhe des Rotationsfehlers der unteren Extremität ergeben.

Weiterer Bestandteil der klinischen Untersuchung der unteren Extremität sollte die Dokumentation der Bewegungsausmaße von Hüft- und Kniegelenken und die Erfassung von Kontrakturen und Weichteilsituation sein.

Bei der Beurteilung des Gangbildes muss auf Verkürzungs- oder Schonungshinken, Außen- oder Innenrotationsgang und ein harmonisches Zusammenspiel der Gelenke geachtet werden.

Die Röntgenaufnahmen und Computertomographie sind neben der klinischen Diagnostik ein wichtiges Hilfsmittel für die präoperative Planung, die anhand einer Zeichnung durchgeführt werden sollte. Nach einer Bestimmung der beschriebenen Achsen und Winkelmaße werden Korrekturwinkel und spätere Osteotomiehöhe bzw. Lokalisation festgelegt. Die Kenntnis der Normwerte und -varianten ist unerlässlich bei der Beurteilung der Beingeometrie und Differenzierung pathologischer Befunde (Hoaglund und Low 1980; Keppler et al. 1998; Paley 2002; Strecker et al. 1997c).

Basis der bildgebenden Diagnostik ist die *Röntgenaufnahme* des gesamten Femurs mit angrenzenden Gelenken sowie die Ganzbeinaufnahme beider Beine im Stehen in Frontalprojektion und mit Messlatte auf dem Röntgenbild. Hier lassen sich Abweichungen in der Frontal- und Sagittalebene sowie Längenunterschiede erkennen und quantifizieren. Für die präoperative Planung und Messungen sind sie zudem unerlässlich. Bei den Ganzbeinstandaufnahmen ist darauf zu achten, beide Patellae nach frontal auszurichten, zentral zwischen beiden Femurkondylen. Dies muss unabhängig von der Fußstellung erfolgen, da es bei paralleler Fußstellung zu einer Innen- oder Außenrotation des gesamten Beins kommen kann, wenn tibialen Rotationsfehlern vorliegen und die physiologische Streuung bei 12–53° liegt (Strecker et al. 1997c). Die Ganzbeinstandaufnahme bietet zudem den Vorteil, alle Gelenke der unteren Extremität einzeln, im Seitenvergleich und in Kombination beurteilen zu können. Bei Verfügbarkeit kann die Ganzbeinstandaufnahme auch durch einen CT-Scout abgelöst werden, bei dem ebenfalls exakte Messungen möglich sind. Nachteil

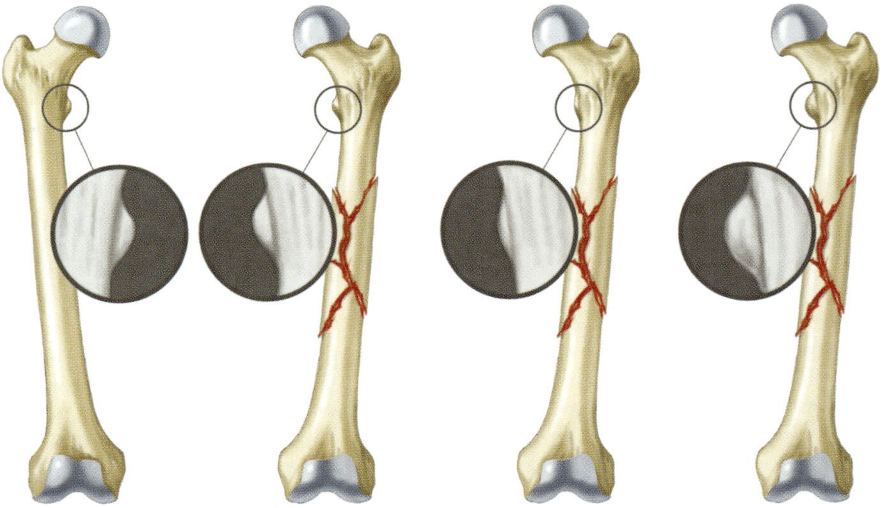

Abb. 11.6 Radiographische Darstellung des Trochanter minor zur Rotationskontrolle

der CT-Messung ist, dass diese Aufnahmen nicht im Stehen erfolgen.

Bei den Röntgenaufnahmen des Femurs ist besonders auf den Seitenvergleich zu achten, diese sollten bei 10° Innenrotationsstellung der Füße erfolgen. Hinweise auf Rotationsfehler kann die projektionsbedingte Darstellung des Trochanter minor geben (Abb. 11.6).

Zur Analyse knöcherner Fehlstellungen gibt es in der Literatur bewährte Normwinkelmaße (Paley 2002).

Die Identifizierung von Torsionsfehlstellungen ist im nativen Röntgen schwierig. Im eigenen Vorgehen wird nach jeder Marknagelosteosynthese eine Rotations-CT-Untersuchung durchgeführt. Diese Maßnahme erlaubt einerseits eine frühzeitige Erfassung und wenig invasive Korrekturoption, andererseits dient sie der Qualitätskontrolle (Dugdale et al. 1992). Dabei werden anhand axialer Schnittaufnahmen insbesondere der Femurkondylen und der Region des Hüftkopfes standardisierte und reproduzierbare Messungen durchgeführt (Grutzner et al. 1999). Zur Bestimmung der Antetorsion müssen die Zentren von Hüftkopf und Trochanterregion bestimmt werden; ein einziger Schnitt durch den Schenkelhals ist nicht ausreichend reproduzierbar (Waidelich et al. 1992). Anhand des CT-Scans lässt sich zudem die exakte Längenbestimmung durchführen mit einer Abweichung von bis zu unter 1 mm (Abb. 11.7; Carey et al. 1987; Keppler et al. 1999; Waidelich et al. 1992).

Um die Strahlenbelastung zu reduzieren, werden zukünftig ultraschallunterstützte Systeme zur Verfügung stehen, mit denen sich insbesondere bei Kindern die Möglichkeit bietet, dreidimensionale Längen- und Winkelmessungen durchzuführen (Keppler et al. 2002).

Eine weitere Option bietet in Zukunft die 2D- oder 3D-Navigation, mit der intraoperativ die Achsverhältnisse kontrolliert werden können (Hesser et al. 2002). Aufgrund der zurzeit noch deutlich verlängerten OP-Zeit bei hohen Anschaffungskosten haben sich solche Verfahren noch nicht in der klinischen Routine durchgesetzt.

Bei geplanten Umstellungsosteotomien des Femurs kann es sinnvoll sein, im Vorfeld eine Arthroskopie des Kniegelenks durchzuführen, um den Grad einer Knorpelschädigung bei medialer oder lateraler Gonarthrose zu beurteilen. Bei zu ausgeprägten Schäden und fehlender Möglichkeit, die mechanische Achse auf die gesunde Seite zu verlagern, sollte von einer Korrekturosteotomie Abstand genommen werden und stattdessen ein prothetischer Ersatz erwogen werden.

11.1.4 Indikation

Bei der Indikationsstellung zur Korrektur einer posttraumatischen Fehlstellung des Femurs müssen verschiedene Gesichtspunkte einfließen und sorgfältig gegeneinander abgewogen werden. Biomechanik, funktionelle Störungen, kosmetische Gesichtspunkte, die subjektiven Beschwerden des Patienten sowie seine Vorerkrankungen und Erwartungshaltung müssen einbezogen werden.

Im Bereich der unteren Extremitäten führen Fehlstellungen besonders häufig zu einer erhöhten Druck-

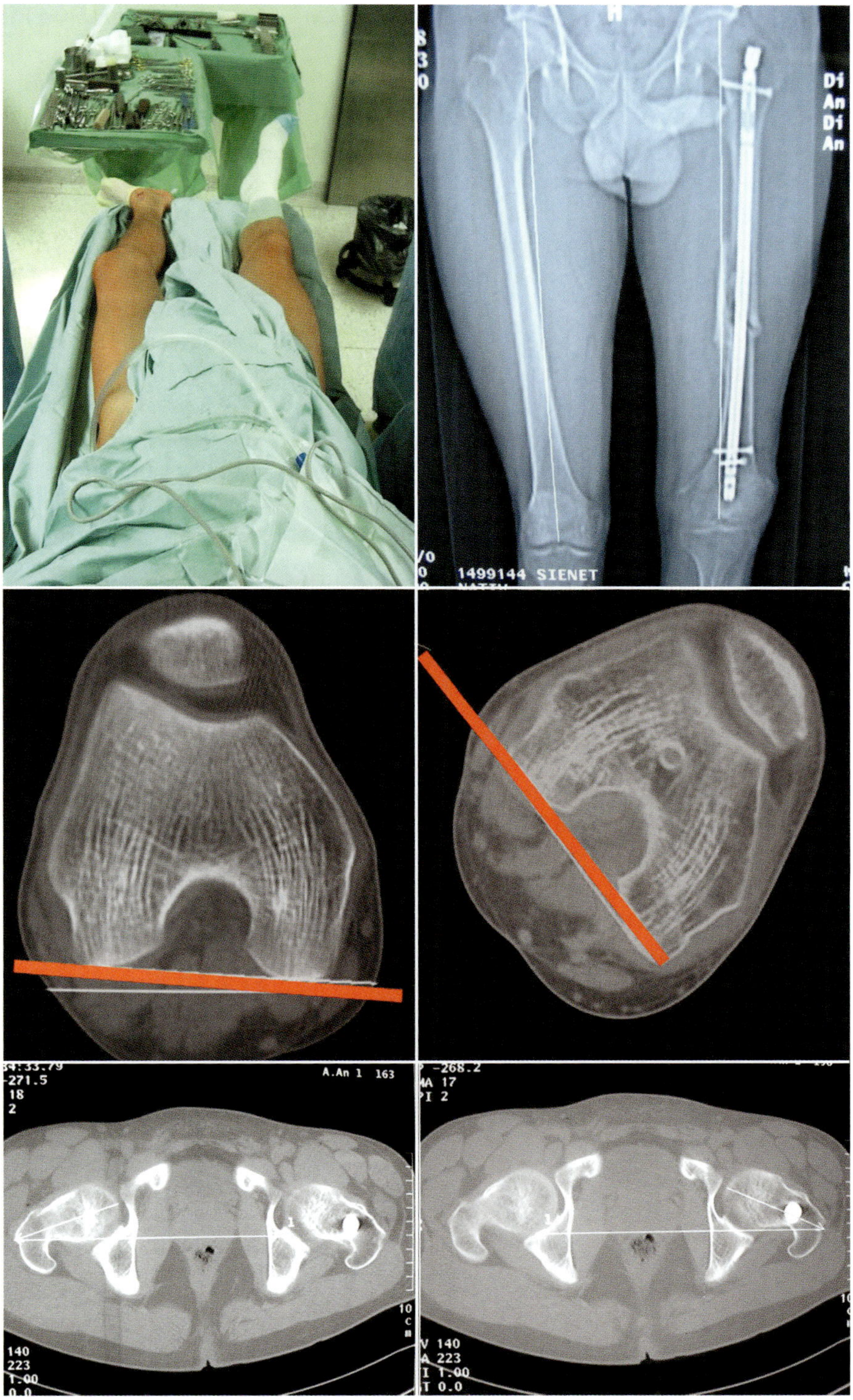

Abb. 11.7 Torsionsfehler nach Femurschaftfraktur links und Marknagelosteosynthese

belastung der angrenzenden Gelenke. Dabei kommt es zu einer Induktion arthrotischer Vorgänge mit konsekutivem Gelenksverschleiß. Bei Fehlstellungen des Femurs kommt es besonders häufig zu einer Mehrbelastung des Kniegelenks, das nicht in der Lage ist, diese Fehlstellungen auszugleichen. Insbesondere Varusdeformitäten steigern die Druckbeanspruchung zusätzlich und sind behandlungspflichtig (Hsu et al. 1990; Knopp et al. 1989).

Hier kann eine Korrektur präventiv wirken, im Falle bereits manifester arthrotischer Deformierungen des Gelenks ist sie jedoch kontraindiziert. Es gilt deshalb, frühzeitig zu intervenieren, um dem Patienten weitere Folgeeingriffe zu ersparen oder den Zeitpunkt der später erforderlichen Endoprothese hinauszuschieben. Nicht jede Fehlstellung zieht jedoch einen erhöhten Gelenkverschleiß nach sich. Wedge et al. (1989) konnten in anatomischen Studien keine Korrelation zwischen Antetorsion und Coxarthrose nachweisen.

▶ Die Indikation zur Korrektur einer Fehlstellung nach einem Trauma aus kosmetischen Gesichtspunkten sollte nicht unterschätzt werden. Die Patienten, die plötzlich und unmittelbar aus der körperlichen Unversehrtheit gerissen wurden, stehen zumeist unter einem hohen Leidensdruck und leiden zum Teil unter psychischer und physischer Isolation. Insbesondere Verkürzungen und starke Achsabweichungen führen zum Wunsch einer Korrektur.

Hier gilt es, die Indikation besonders streng zu stellen und den Patienten ausführlich über den meist mühsamen und langwierigen Verlauf einer Korrekturbehandlung, Folgeoperationen und Komplikationen aufzuklären. Nur bei guter Compliance sollte dann eine operative Korrektur erfolgen, ansonsten kann eine orthethische Versorgung erwogen werden.

▶ Richtwerte zur Korrektur von Fehlstellungen sind Längendifferenzen, insbesondere Verkürzungen (> 1 cm), Rotationsfehler (> 15°), achsabweichende Deformitäten (> 15°) oder deren Kombinationen (Browner et al. 1998).

Schon geringe Verkürzungen bzw. Längendifferenzen der Beine können eine Beschwerdesymptomatik des Patienten auslösen. Weniger als 2 cm können konservativ einfach durch orthopädisches Schuhwerk ausgeglichen werden.

Allgemein sind bei jeder Indikationsstellung zu einer Korrektur einer posttraumatischen Fehlstellung der allgemeine Gesundheitszustand des Patienten, sein Alter, seine Anamnese sowie seine persönliche Leistungsfähigkeit und Leistungsbereitschaft zu berücksichtigen.

11.1.5 Operative Planung und Behandlung

Grundlage jeder operativen Planung müssen die klinischen, radiologischen und gegebenenfalls arthroskopischen gesammelten Befunde sein.

▶ Die Operationsplanung sollte anhand einer Zeichnung oder Planungssoftware durchgeführt werden und ist nicht nur für die Konzeption von Implantatwahl und Osteotomie, sondern auch aus forensischer Hinsicht sinnvoll.

Im Allgemeinen sollte aus biomechanischer Sicht die Korrektur im Scheitelpunkt der Achsfehlstellung (Center of Rotation and Angulation, CORA; Paley 2002) vorgenommen werden, um neben der mechanischen Achse auch die anatomische wieder herzustellen. Bei posttraumatischen Fehlstellungen jedoch kann eine Osteotomie häufig nicht im Bereich des Frakturkallus liegen, da diese Gebiet durch die umgebenden Weichteile oder Infektionen nach offenen Frakturen schlechte Voraussetzungen für die Frakturheilung bieten kann.

Der Korrekturwinkel sollte jedoch auch nicht zu weit vom Scheitelpunkt entfernt werden, da mit steigendem Abstand der benötigte Korrekturwinkel vergrößert wird. Die Translation der anatomischen Achse muss bei der Korrektur ebenfalls berücksichtigt und entsprechend ausgeglichen werden (Paley und Pfeil 2000; Paley und Tetsworth 1992).

11.1.5.1 Lagerung

Bei Korrekturen von Fehlstellungen des Femurs befindet sich der Patient zumeist in Rückenlage. Das betroffene Bein und auch die Gegenseite zur Kontrolle werden bis zum Beckenkamm beweglich abgedeckt. Bei Fehlstellungen im Bereich des Femurschafts ist es wichtig, beide Seiten in Hinblick auf die Rotation und Längendifferenz intraoperativ vergleichen zu können (Abb. 11.8). Eine Durchleuchtung muss gewährleistet sein.

Alle Röntgenbilder, CT und Planungszeichnung müssen vorhanden sein.

11.1.5.2 Operationstechniken

Zur Korrektur der posttraumatischen Fehlstellungen des Femurs können alle Techniken genutzt werden, die auch bei der Primärversorgung einer Fraktur zur Stabilisierung und Korrektur verwendet werden.

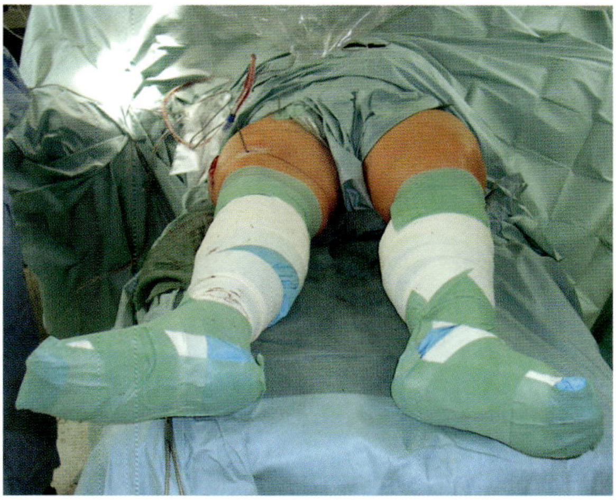

Abb. 11.8 Lagerungstechnik bei Korrekturoperationen des Femurschaftes

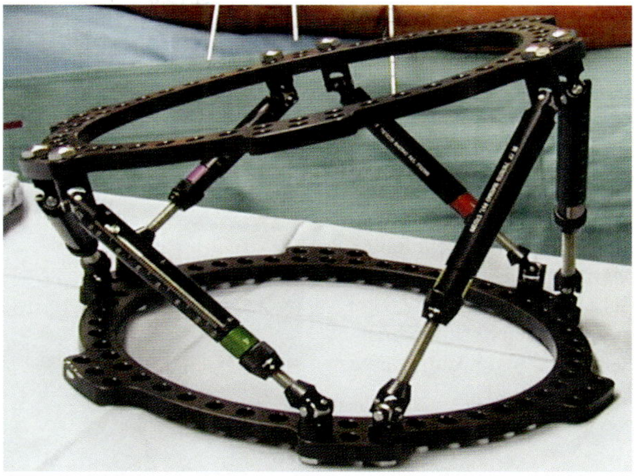

Abb. 11.9 Hexapodenfixateur (Fa. Smith & Nephew)

Anzustreben ist eine Korrektur im Bereich der Hauptfehlstellungsebene (CORA).

Bei unauffälliger sonstiger Knochensituation und fehlendem Infekt wird man bei Korrektur im Schaftbereich, wenn möglich, einen Marknagel verwenden (Kempf et al. 1986; Pihlajamaki et al. 2002). Ist dies nicht möglich, muss fehlstellungsfern korrigiert werden. Dabei sind die bereits genannten größeren Korrekturwinkel und damit verbundene Probleme zu beachten (Paley und Tetsworth 1992).

Größere Korrekturen der Translation und Achsabweichung lassen sich nur schwer oder gar nicht mithilfe von Plattenosteosynthesen und Marknägeln korrigieren. Hier muss auf externe Hilfsmittel wie dreidimensionale Fixateursysteme (Hexapode) zurückgegriffen werden (Abb. 11.9).

11.1.5.3 Korrekturen im Schaftbereich

Im Bereich des Femurschafts sind Fehlrotationen und Verkürzungen die häufigsten posttraumatisch anzutreffenden Fehlstellungen (Strecker et al. 1997b; Suger et al. 1998). Substanzdefekte, die eine Verkürzung nach sich ziehen, können primär traumatisch bedingt sein, aber auch postoperativ bei verzögerter Frakturheilung bei externen oder internen Osteosyntheseverfahren auftreten. Im Rahmen von Infektionen kann ein ausgedehntes Debridement mit konsekutiver Verkürzung des Femurs die einzige effektive Behandlung darstellen, die den Übergang einer akuten Entzündung in eine chronische verhindert (Browner et al. 1998).

Bei fehlenden Beschwerden stellen Beinverkürzungen bis 1,5 cm keine Operationsindikation dar und werden durch orthopädische Schuheinlagen behandelt.

Bei vorliegender Operationsindikation kann eine einseitige Verlängerung des Femurs bis zu 3,5 cm eventuell in Kombination mit leichten Rotationsfehlern durch eine treppenförmige Osteotomie im Bereich der Metaphyse erfolgen. Hier ist die Durchblutungssituation günstiger als diaphysär (Strecker et al. 1997a). Dabei werden autogene kortikospongiöse Späne angelagert und die Osteotomie mittels Plattenosteosynthese stabilisiert. Vollbelastung ist hier erst nach 3 Monaten möglich.

Längendifferenzen, die mit Achsfehlstellungen kombiniert sind, sollten, soweit möglich, am Ort der Fehlstellung (CORA) korrigiert werden. Je nach Typ der Fehlstellung kommen verschiedene interne oder externe Verfahren zur Anwendung. Akute Verlängerungen größer als 2 cm können Nervenläsionen nach sich ziehen. Daher sollte bei Verkürzungen die Kallusdistraktion mit kontinuierlicher Verlängerung angestrebt werden.

Korrekturoptionen mit intramedullärer Schienung

Verkürzungsosteotomie. Bei posttraumatischer Beinlängendifferenz kann auch eine Verkürzung der kontralateralen Seite in Erwägung gezogen werden. Die Indikation hierzu muss jedoch streng gestellt werden, da auch die bisher unverletzte Seite durch einen Eingriff einem perioperativen Risiko ausgesetzt ist. Zusätzlich wird bei mittelgroßen Patienten dies vorrangig abgelehnt. Die Verkürzung stellt jedoch im Gegensatz zur Verlängerung der verletzten Extremität häufig die

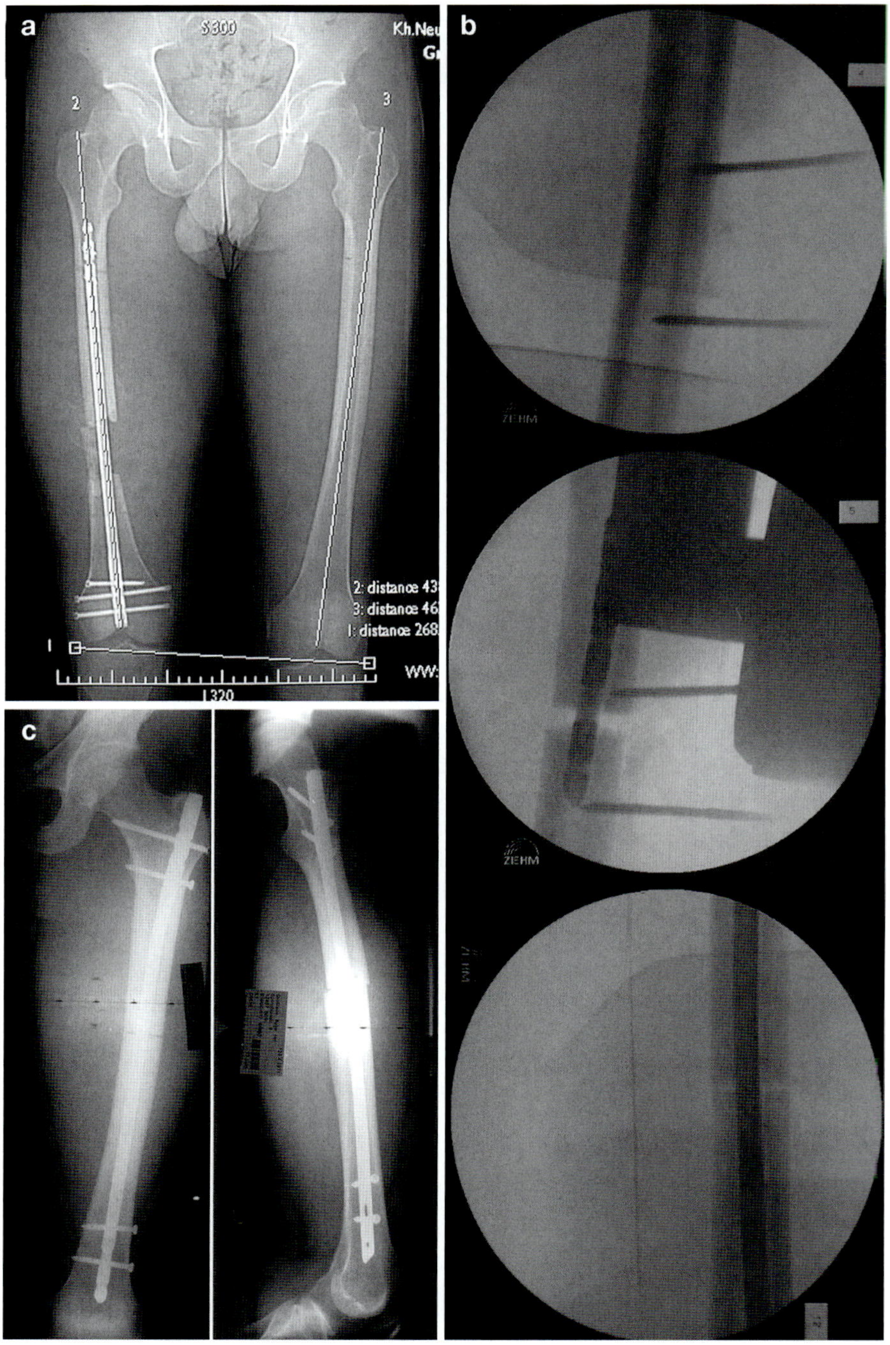

Abb. 11.10 **a** Posttraumatische Beinverkürzung rechts von 2,5 cm. Verkürzungsosteotomie der kontralateralen Seite mit anatomisch präformiertem Marknagel links (**c**). **b** Intraoperative Markierung der Rotationsebene mit monokortikalen Schanzschrauben. Marknagelosteosynthese nach Schaftverkürzung um 2,5 cm bei liegenden Schanzschrauben. Intra- und postoperatives Ergebnis (**b, c**)

schnellere und mit weniger Morbidität behaftete Maßnahme dar und sollte daher immer in die therapeutischen Überlegungen mit einbezogen werden (Abb. 11.10).

Monorailverfahren. Eine Option zur Torsions- und Längenkorrektur stellt die *Kombination von internen und externen Stabilisationssystemen* dar (Raschke et al. 1993a, b, 2002). Intramedulläre Kraftträger können mit externen Distraktionssystemen kombiniert werden. Insbesondere im Bereich des Oberschenkels sind sie zu bevorzugen, weil sie die Zeit externer Fixation reduzieren und damit die Nachteile der externen Fixation mit Beeinträchtigung der Weichteile, eingeschränkter Mobilisationsfähigkeit und Infektionsgefahr verringern.

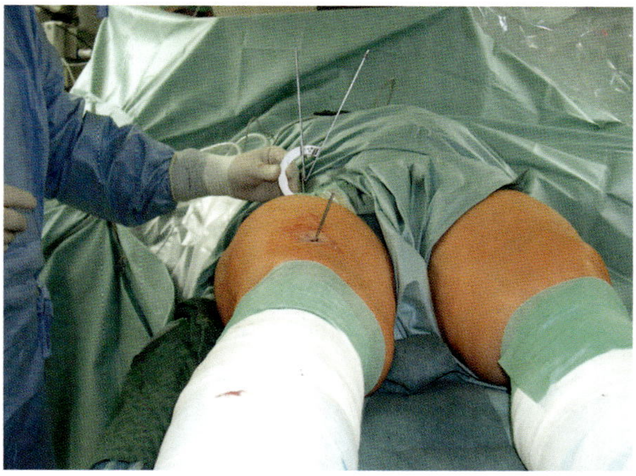

Abb. 11.11 Rotationskontrolle bei posttraumatischer Fehlstellung nach Marknagelosteosynthese

Die Stabilisierung kann durch einen Verriegelungsmarknagel erfolgen (Kempf et al. 1986; Weise und Winter 1996). Im Hinblick auf die Nachbehandlung ist die gebohrte Marknagelung mit dicken Kraftträgern vorteilhaft; hier wird eine zügiger Übergang zur Vollbelastung angestrebt (Brumback und Virkus 2000). Dabei ist auf die genaue Einstellung der korrekten Torsion zu achten. Hilfsmittel sind hier die kontralaterale, mitabgedeckte Seite, zusätzlich kann nach Korrektur der Rotation im oberen und unteren Knochenfragment ein Steinmann-Nagel eingebracht werden, über den die Rotation bei Einbringen des Nagels sowie die Verriegelung überwacht und mit Winkelschablonen kontrolliert werden kann (Abb. 11.11). Dies kann jedoch nur ein grobes Hilfsmittel sein; die operative Sicherung des Derotationswinkels ist nach wie vor ein nicht gelöstes Problem (Grutzner et al. 1999). Navigationssysteme werden zukünftig wertvolle Dienste leisten und die intraoperative Präzision erhöhen.

Nach Abschluss der Längen- und ggf. Rotationskorrektur wird der Nagel verriegelt und der Fixateur kann entfernt werden. Die Zeit der Rehabilitation wird dabei deutlich verkürzt (Paley et al. 1997).

Von Nachteil ist das erhöhte Infektionsrisiko bei der möglichen Verbindung potentiell infizierter Fixateurpins mit einem intramedullären Kraftträger (Oedekoven et al. 1996). Bei der Planung dieser Technik muss besonders auf die Lage der Fixateurpins geachtet werden; ein genügender Abstand zwischen ihnen und den Verriegelungslöchern sollte unbedingt eingehalten werden (>5 cm).

Unilaterale und ringförmige Fixateur-externe-Systeme können zur Anwendung kommen, je nachdem, in welchen Ebenen korrigiert werden soll. Am Oberschenkel ist aus Gründen des Tragekomforts ein unilaterales System zu bevorzugen.

Als intramedulläre Kraftträger werden zumeist antegrade Nägel verwendet. Bei sehr weit distal geplanter Osteotomie kann jedoch auch ein retrograder Marknagel zur Anwendung kommen.

Bei multiplanaren posttraumatischen Fehlstellungen, schlechter Weichteilsituation, schlechten Durchblutungsverhältnissen, Knochenheilungsstörungen oder Infektionen müssen eine *externe Fixation* und eine frakturferne Osteotomie gewählt werden. Neben einer ausreichenden Stabilität bieten diese Systeme den Vorteil, dass postoperativ Stellungskorrekturen und Verlängerungen ohne einen erneuten Eingriff vorgenommen werden können. Gerade bei komplexen Achsfehlstellungen können im Verlauf der Korrektur Abweichungen durch Muskelzug oder asymmetrische Heilung auftreten. Auch hier empfiehlt es sich, einfache Fehlstellungen mit einem unilateralen Fixateur externe zu behandeln (Abb. 11.12 und 11.13).

Der Ringfixateur nach Ilizarov ist besonders bei Weichteilproblemen und für Korrekturen während der Distraktions- und Korrekturphase von Bedeutung. Durch den zirkulären Angriffspunkt des Fixateurs können während der Korrekturphase auftretende Fehlstellungen leichter korrigiert werden (Paley 2002; Paley et al. 1997; Shtarker et al. 2002). Er lässt sich zudem nahezu an alle Fehlstellungen anpassen, ist aber auch technisch sehr anspruchsvoll und erfordert eine gewisse Erfahrung sowie sorgfältige präoperative Planung, insbesondere bei komplexen mehrdimensionalen Umstellungen. Nachteilig ist jedoch besonders im Bereich des Oberschenkels der geringe Tragekomfort für den Patienten.

Bei der Kombination der von Marknägeln mit externer Fixation ist, besonders im Schaftbereich, die Platzierung der Pins problematisch. Sie sollen einerseits fest in der Kortikalis verankert sein, andererseits darf es zu keiner Behinderung einer geplanten Verlängerung kommen.

Distraktionsmarknagel. Interne Fixationsverfahren bieten den Vorteil eines höheren Komforts für den Patienten. Wenn es die lokale Situation zulässt, können interne Distraktionsverfahren wie der Distraktionsnagel verwendet werden (Abb. 11.14). Verschiedene Systeme mit teils elektrischem, teils mechanischem Antrieb sind hier auf dem Markt. Vorteile sind eine

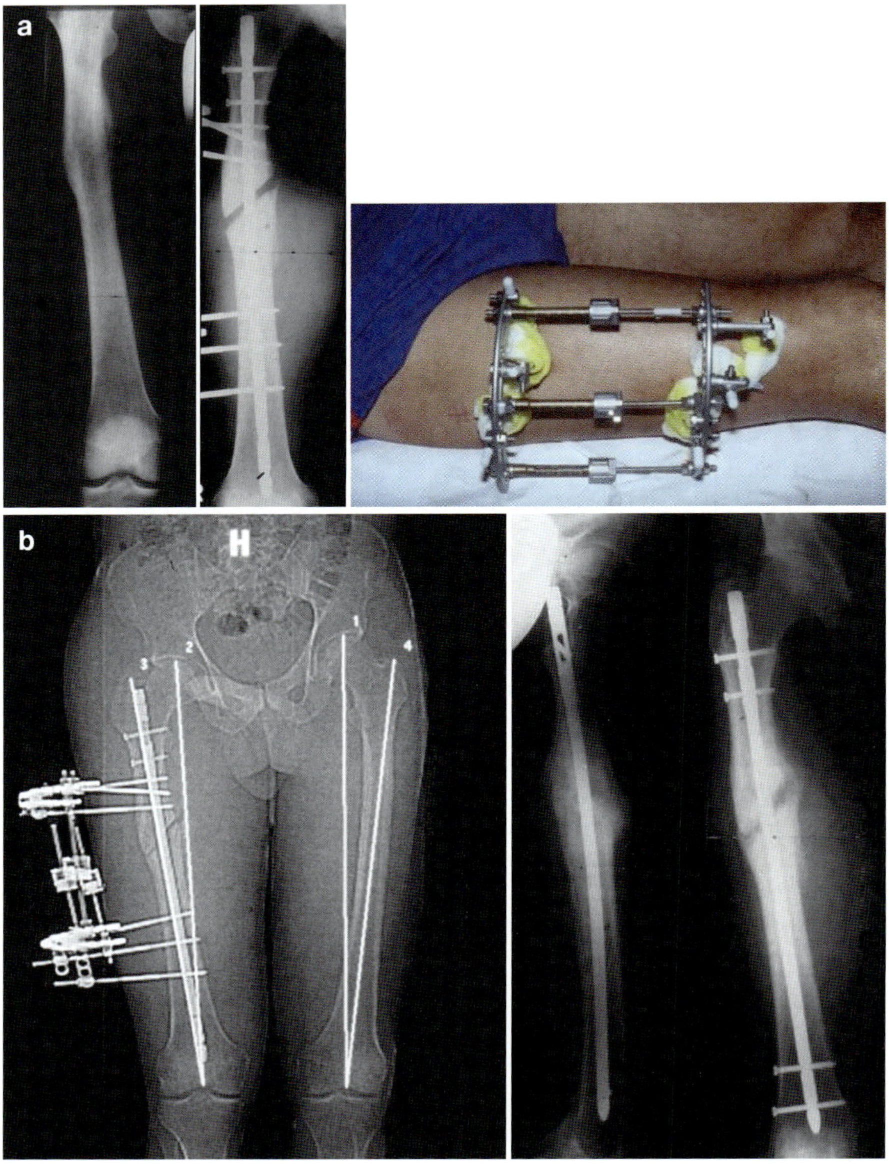

Abb. 11.12 **a** Posttraumatische Varusfehlstellung mit 2,5 cm Verkürzung 20 Jahre nach Femurschaftfraktur. Distraktion bei liegendem Marknagel mit Hybridfixateur in der Distraktionsphase. **b** CT-Scout während der Verlängerungsphase. Vor Entfernung des Fixateur externe erfolgt die distale Verriegelung, die Konsolidierung des Regenetats kann jetzt im geschlossenen System erfolgen

fehlende Verbindung nach außen wie beim Fixateur externe und eine bessere physiotherapeutische Mobilisationsfähigkeit. Nachteile sind die z. T. hohen Kosten und die eingeschränkten möglichen Distraktionsstrecken. Diese Femurnägel sind gerade und imitieren nicht den natürlichen Antekurvationsradius von 1500 mm. Dies scheint jedoch klinisch nicht von Bedeutung zu sein (Hankemeier et al. 2004).

Metaphysäre Korrekturen

Fehlstellungen im Übergang von Dia- zu Metaphyse und metaphysäre Fehlstellungen können durch (anatomisch vorgeformte) Plattensysteme korrigiert werden (Abb. 11.15). Die korrigierende Osteotomie kann dabei je nach Fehlstellung in Open- oder Closed-Wedge Technik durchgeführt werden.

Osteotomietechniken

Je nach Art der posttraumatischen Fehlstellung werden unterschiedliche Osteotomietechniken angewandt (Tab. 11.1). Sie können entweder perkutan oder über eine kleine Inzision mit der Gigli-Säge bzw. durch Bohrlochosteoklastie bei einfachen Querosteotomien oder offen mit der oszillierenden Säge bei komplexen Schräg- oder „Dome"-Osteotomien erfolgen.

Zusätzlich zu den genannten Methoden können verschiedene Techniken eingesetzt werden, um einen Heilungserfolg zu unterstützen, wie z. B. die Spongio-

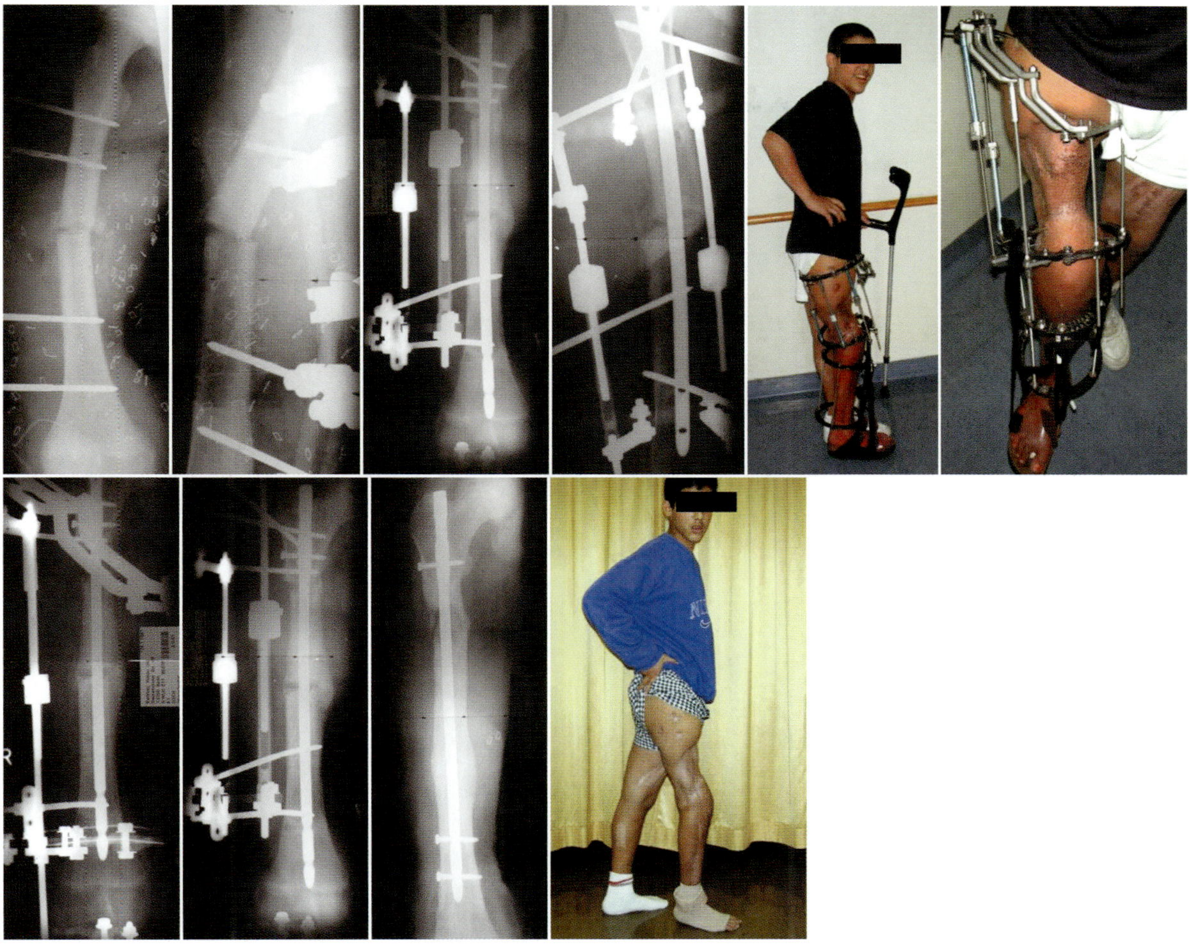

Abb. 11.13 Varusfehlstellung und Verkürzung bei schwerem Weichteilschaden; Korrektur der Fehlstellung durch anterograde Marknagelung und anschließender konsekutiver Verlängerung via Fixateur externe. Hierbei muss der Marknagel sehr tief platziert werden, um eine ausreichende Distraktionsstrecke zu gewährleisten. Nach Abschluss der Distraktion erfolgt die zweizeitige Verriegelung mit Demontage des Fixateurs

saanlagerung, gestielte Knochenspäne, Knochentransport oder Wachstumsfaktoren (Raschke et al. 1999; Schmidmaier et al. 2001).

11.1.6 Komplikationen

Die Komplikationen von posttraumatischen Fehlstellungskorrekturen entsprechen im Allgemeinen denen der primären Versorgung. Aufgrund der Vorgeschichte des Patienten, Voroperationen, Weichteilsituation und Lokalisation müssen jedoch bei diesen Operationen einige Besonderheiten bedacht werden.

Bei einer Längenkorrektur des Femurschafts kommt es meist zu einer Weichteildehnung, die, wenn sie zu schnell ausgeführt wird (Akutverlängerung über 3 cm), zu einer Dehnungsschädigung des Nervus ischiadicus führen kann. Hier ist im Falle einer solchen Indikation eher zu einem kontinuierlichen Verfahren wie dem Fixateur externe zu raten (Suger et al. 1998).

Eine Korrektur von Fehlstellungen birgt zudem immer die Gefahr der Über- oder Unterkorrektur mit konsekutiven Revisionseingriffen.

11.2 Pseudarthrosen und Infektionen

11.2.1 Einleitung und Definition

Die Frakturheilung wird von zahlreichen Faktoren, teils unfallbedingt (Weichteilschaden), teils konstitutionsbedingt, beeinflusst. Die herkömmliche Definition

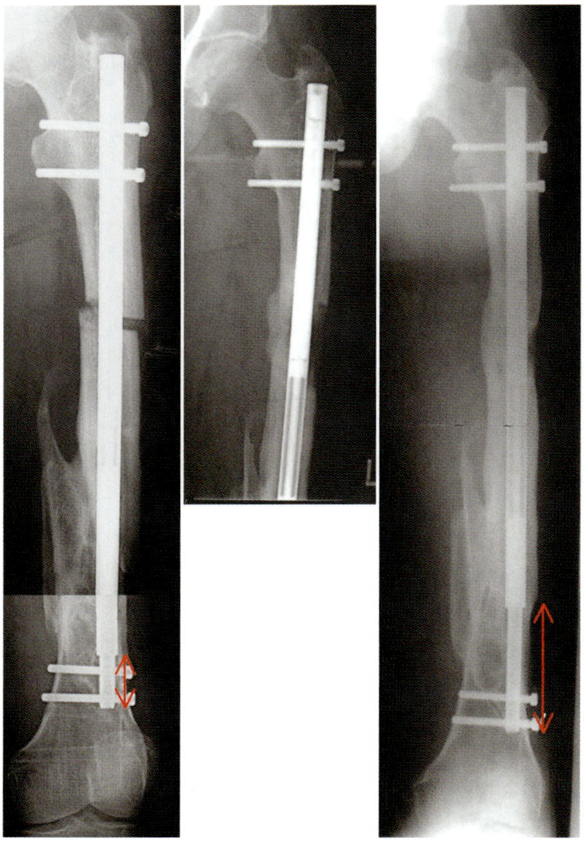

Abb. 11.14 Distraktionsnagel nach OP – nach 2 und 3 Jahren (*roter Pfeil:* Distraktionsstrecke)

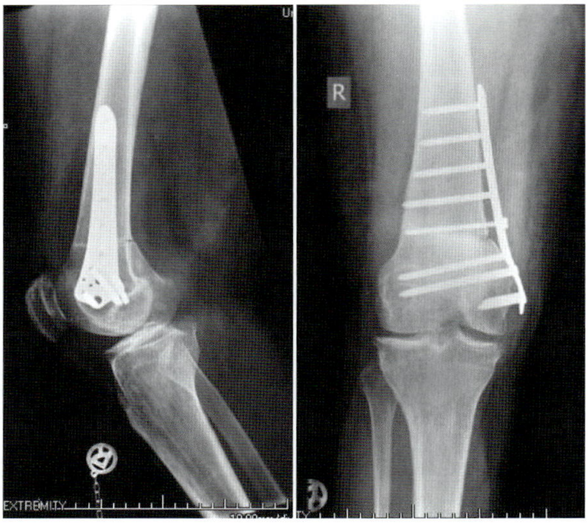

Abb. 11.15 Closed-wedge-Korrekturosteotomie mit anatomisch präformierter Platte am distalen Femur

der Pseudarthrose mit der ausbleibenden Frakturheilung nach einem Zeitraum von 9 Monaten sollte heute nicht mehr aufrecht erhalten werden. In den meisten Fällen wird bereits frühzeitiger interveniert. In Abhängigkeit von der Frakturform und der Lokalisation des Knochens sind die meisten Frakturen des Femur nach 3–4 Monaten verheilt. Ist dies nach 4–6 Monaten noch nicht erfolgt, spricht man zunächst von einer verzögerten Frakturheilung. Ist darüber hinaus nach 6–8 Monaten keine Heilung erfolgt, geht man von einer Pseudarthrose aus (Runkel u. Rommens 2000). Zahlreiche Faktoren beeinflussen diese Prozesse, weshalb diese Übergänge nicht starr, sondern fließend sind und für jeden Patienten ein individuelles Therapiekonzept festgelegt werden muss.

Infektionen, die im Anschluss an elektive unfallchirurgische und orthopädische Operationen entstehen, sind selten und in der Größenordnung von 0,7–4,2 % (Lucke et al. 2003) abhängig von der Art der Operation, der Lokalisation, der Weichteilstatus, der Allgemeinzustand und der begleitenden Antibiotikatherapie. Offene Frakturen besitzen ein deutlich höheres Risiko einer Infektion durch bakterielle Kontamination und Weichteilschaden.

Infektionen im Bereich des Femurschafts können primär im Zusammenhang mit offenen Frakturen oder sekundär nach Reposition und Osteosynthese entstehen. Die Behandlung derartiger Infektionen ist langwierig.

Die Osteomyelitis ist eine durch spezifische Erreger hervorgerufene Entzündung, die vor allem in den gefäßreichen Markanteilen des Knochens auftritt. Häufigste Form ist die durch Staphylococcus areus hervorgerufene eitrige Form (Lang 1996).

Nach der Entstehungsweise unterscheidet man hämatogene (endogene) von traumatischen (exogenen) Osteomyelitiden. Der Verlauf kann akut oder chronisch sein, oder bei insuffizienter Behandlung ineinander übergehen. Nach Cierny et al. (2003) werden die adulten Osteomyelitiden in medulläre, oberflächliche, lokalisierte und diffuse klassifiziert (Abb. 11.16).

11.2.2 Ätiologie und Epidemiologie

Biologische und mechanische Faktoren, können zu einer Störung oder zu einem Ausbleiben der Frakturheilung führen. *Mechanische Faktoren* die eine verzögerte Frakturheilung oder Pseudarthrose hervor-

Tab. 11.1 Osteotomieformen

Methode	Vorteile	Nachteile
Lineare Osteotomie	Einfache Technik „Minimal invasiv" möglich	Geringe Knochenkontaktfläche Schlechte Rotationskontrolle
Schrägosteotomie	Multiplane Korrektur möglich Großer interfragmentärer Kontakt Gute Heilungstendenz	Technisch anspruchsvoll Größerer Zugang
Pendelosteotomie/ Domosteotomie	Großflächiger interfragmentärer Kontakt Vermeidung der Beinlängenänderung	Technisch anspruchsvoll Schwierige operative Umsetzung
Treppenosteotomie	Zur einseitigen Femurverlängerung Zusätzlich Torsionskorrektur möglich	Technisch anspruchsvoll Zusätzliche Spongiosaanlagerung

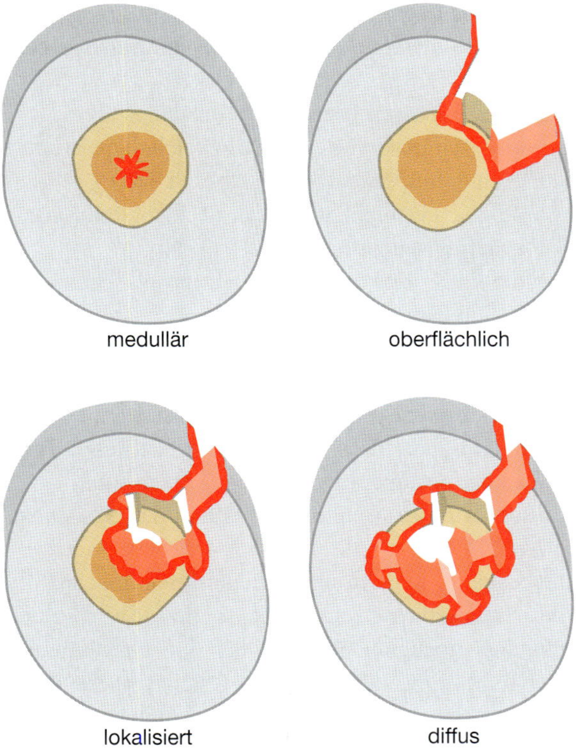

Abb. 11.16 Anatomische Klassifikation adulter Osteomyelitis. (Cierny et al. 2003)

rufen können, sind eine unzureichende Reposition mit mangelndem Knochenkontakt oder Interposition von Weichteilen, mangelnde Stabilität oder zu große Defektzonen. *Biologische Faktoren* sind lokale Vaskularisationsstörungen und traumatisch bedingte insuffiziente Durchblutung der Knochenfragmente, Nekrosezonen im Knochen nach Frakturen, Infektionen und andere prädisponierende Faktoren wie Alter des Patienten, Nebenerkrankungen, Begleitmedikationen oder Bestrahlung (Runkel u. Rommens 2000).

Posttraumatisch begünstigen ausgedehnte Knochendefekte und Weichteilschäden das Auftreten einer Pseudarthrose. Beim polytraumatisierten Patienten besteht zudem ein erhöhtes Risiko einer Pseudarthrosenbildung, bedingt durch fehlende Belastung und fehlenden Muskeltonus (Runkel u. Rommens 2000). Nicht selten führt iatrogener Einfluss, z. B. Durchblutungsstörungen nach ausgedehnter Markraumaufbohrung im Rahmen einer Marknagelung (Strecker et al. 1996; Weise u. Winter 1996), zur Ausbildung einer avaskulären Nekrose am Femurschaft, die eine Pseudarthrose nach sich ziehen kann. Im Bereich des Femurschafts besteht der Knochen zum weitgehenden Teil aus Kortikalis, die eine schlechtere Durchblutung aufweist und so die Entstehung von Frakturheilungsstörung in diesem Bereich im Vergleich zum spongiösen oder metaphysären Knochen begünstigt (Schweiberer et al. 1999).

Bakterielle Infektionen können nach offenen Frakturen oder operativen Eingriffen auftreten. Zusätzliche Weichteilschäden und Nekrosen sowie Durchblutungsstörungen sind weitere prädisponierende Faktoren (Ekkernkamp u. Muhr 1996). Alle oben genannten Faktoren begünstigen durch eine Schwächung des Knochens auch das Auftreten einer Infektion.

Pseudarthrosen treten aus mechanischen Gründen häufiger an den unteren Extremitäten als an den oberen auf. Wegen der paarig angelegten Knochen sind sie am Unterschenkel häufiger als am Oberschenkel. 80 % aller Pseudarthrosen sind posttraumatisch, 10–15 % Folge von Operationen und etwa 3 % angeboren. Von den posttraumatischen Pseudarthrosen der unteren Extremitäten entfallen aufgrund der besseren Weichteildeckung am Oberschenkel lediglich 25 % auf das Femur und 50 % auf die Tibia (Kasperczyk et al. 1996; Pfeil et al. 1996). Kommt es innerhalb von 12 Wochen bei den langen Röhrenknochen zu keiner radiologisch nachweisbaren Kallusbildung, kann dies ein Hinweis

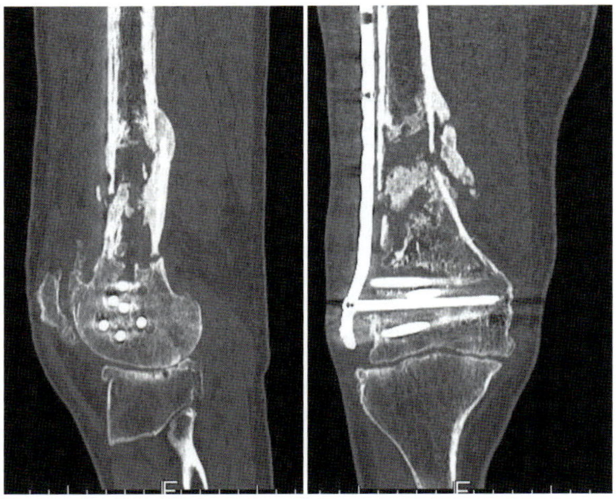

Abb. 11.17 Ausbleibende Frakturheilung nach distaler Femurfraktur und Plattenosteosynthese

für eine verzögerte Frakturheilung sein. Bisher gibt es noch keine validen diagnostischen Parameter, die auf die Ausbildung einer Pseudarthrose hinweisen. Mit Hilfe der Dünnschicht-Computertomographie kann das Ausbleiben der Frakturheilung dreidimensional dargestellt werden (Abb. 11.17). Biologische Aussagen hinsichtlich lokaler Durchblutung, Stabilität und Qualität der Frakturheilung sind nur sehr bedingt möglich.

Bei Verdacht auf ausbleibende oder verzögerte Frakturheilung – besonders an der unteren Extremität – ist die Indikation zur CT-Untersuchung großzügig zu stellen und therapeutische Konsequenzen sind einzuleiten.

Je nach Studie variiert die postoperative Häufigkeit einer Pseudarthrose des Femurschafts zwischen 1 % (Winquist 1986) und bis zu 12,5 % (Pihlajamaki et al. 2002). Hierbei scheinen die unaufgebohrten Marknägel eine leicht erhöhte Pseudarthroserate im Vergleich zu den aufgebohrten Marknägeln aufzuweisen (Canadian Orthopaedic Trauma Society 2003; Brumback u. Virkus 2000).

Bei minimal-invasiven, eingeschobenen Osteosyntheseverfahren kann zwar das Weichteiltrauma minimiert werden, jedoch darf dieses therapeutische Prinzip nicht zu Lasten der Qualität der Reposition gehen.

Die Behandlung von Pseudarthrosen, insbesondere der infizierten, kann in langwierigen Behandlungsverläufen mit wiederholten Operationen, lang andauernder Arbeitsunfähigkeit und bleibender Minderung der Erwerbsfähigkeit resultieren.

Der immense therapeutische Aufwand zur Sanierung von Frakturheilungsstörungen und Pseudarthrosen findet im heutigen DRG-System noch keine adäquate Abbildung.

11.2.3 Klassifikation

Prinzipiell wird zwischen angeborenen und erworbenen Pseudarthrosen unterschieden. Die erworbenen Frakturheilungsstörungen werden nach Weber und Cech (Weber und Cech 1973) in die die *reaktiven, vitalen* und die *avitalen, inaktiven* Pseudarthrosen unterteilt (Abb. 11.18).

Zu den *reaktiven* Pseudarthrosen zählen

1. biologisch reaktive (vital, kallusreich, hypertroph – Elefantenfußpseudarthrose, Abb. 11.18a)
2. biologisch weniger stark reaktiv (vital, kallusarm – Pferdefußpseudarthrose, Abb. 11.18b)
3. biologisch reaktionslos (oligothroph, kalluslos, Abb. 11.18c)

Bei den *inaktiven* Pseudarthrosen unterteilt man

1. Drehkeilpseudarthrose (schwerst durchblutungsgestörtes bzw. nekrotisches Fragment, Abb. 11.18d)
2. Defektpseudarthrose (Substanzverlust durch Trauma oder postoperativ, Abb. 11.18e); atrophe
3. Pseudarthrose (fehlende Vitalität des Knochens, Abb. 11.18f).

Die reaktive, hypertrophe Pseudarthrose macht 90 % aller Pseudarthrosen aus (Abb. 11.19). Sie resultiert aus einer mangelnden Stabilität im Frakturgebiet. Hier führt eine suffiziente Re-Osteosynthese meistens zu einer guten Ausheilung. Avitale, atrophe Pseudarthrosen sind meist Folge einer gestörten Biologie (Abb. 11.20 und 11.21). Diese sind prognostisch ungünstiger und schwieriger zu therapieren. Sie entsteht auch bei langstreckigen Knochendefekten, bei denen keine biologische Substanz zur Heilung mehr vorhanden ist (Abb. 11.22).

Die exakte Analyse der Frakturheilungsstörung ist von fundamentaler Bedeutung für die Wahl der weiteren Behandlung. Die dargestellten Pseudarthrosentypen erfordern jeweils unterschiedliche Therapiekonzepte.

Sämtliche Pseudarthrosentypen können zusätzlich mit einer Infektion einhergehen. Man bezeichnet diese dann entsprechend als *aseptische oder septische* bzw. infizierte Pseudarthrosen.

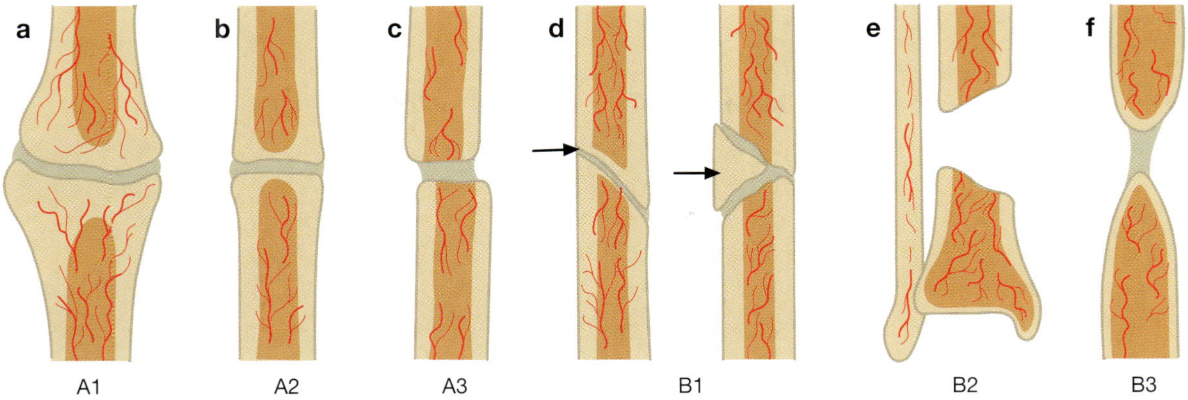

Abb. 11.18 Klassifikationen der Pseudarthrosen nach Weber und Cech (Schmidmaier et al. 2001; Weise und Winter 1996). **a** Reaktiv, hypertroph, **b** kallusarm, **c** oligothroph, kalluslos, **d** avital, Drehkeilpseudarthrose, **e** Defektpseudarthrose, **f** atroph

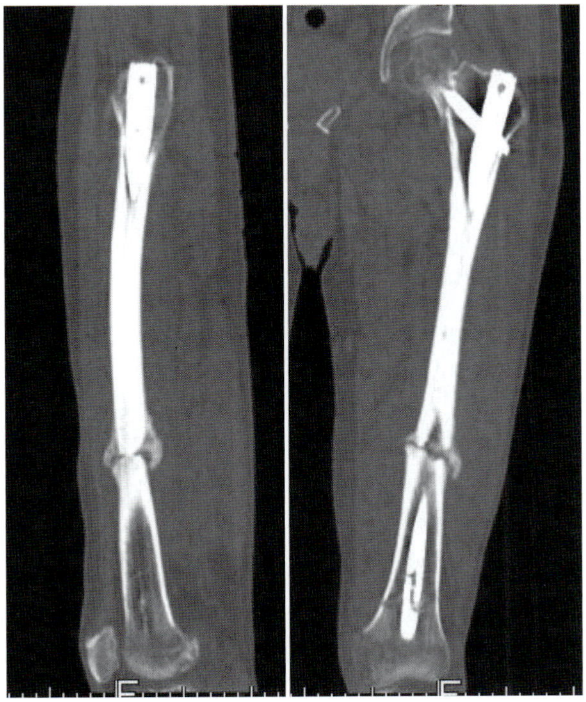

Abb. 11.19 Hypertrophe Pseudarthrose im Bereich des Femurschaftes bei Z. n. Femurschaft- und ipsilateraler Schenkelhalsfraktur und Marknagelosteosnthese mit antegradem Verriegelungsmarknagel

11.2.4 Diagnostik

Klinische Symptome der Pseudarthrose des Femurschafts können *Belastungsschmerzen, Instabilitätsgefühl, Schwellung, Überwärmung oder Reizung der Weichteile* im Bereich der Frakturzone sein. Es ist jedoch auch möglich, dass die Patienten wenige Symptome aufweisen.

Eine ausführliche Anamneseerhebung und umfassende körperliche Untersuchung sind obligat. Dabei ist besonders auf systemische Begleiterkrankungen, Medikamenteneinnahme (z. B. Kortikosteroide, NSAR u. a.) oder sonstige Hinweise zu achten, die eine Verzögerung der Frakturheilung bewirken können.

Lokal müssen am Oberschenkel und der gesamten unteren Extremität die Bewegungsausmaße, Längenverhältnisse, eventuelle Achsfehlstellungen, Voroperationen, Weichteilverhältnisse, Gefäßstatus und Neurologie erfasst und dokumentiert werden. Bei Infektpseudarthrosen ist auf Fistelungen und septische Allgemeinzeichen zu achten.

Auffällige Befunde sollten mit Photo auch im Verlauf dokumentiert werden (Pfeil et al. 1996) (Abb. 11.23).

Laborchemisch sollten neben der präoperativen allgemeinen Basisdiagnostik Infektionsparameter wie CRP und Leukozyten bestimmt werden und Funktionsparameter für Niere und Leber abgenommen werden, um prädisponierende Vorschäden des Organismus frühzeitig zu erkennen.

Neben der klinischen Untersuchung und Labordiagnostik können verschiedene Untersuchungstechniken zur Diagnosefindung beitragen. Als Standard sollten Röntgenaufnahmen des Femurs in 2 Ebenen erfolgen. Sie können bereits zur Klassifizierung des Pseudarthrosentyps beitragen. Konventionelle Tomographien, nur noch selten angewandt, können den Grad der

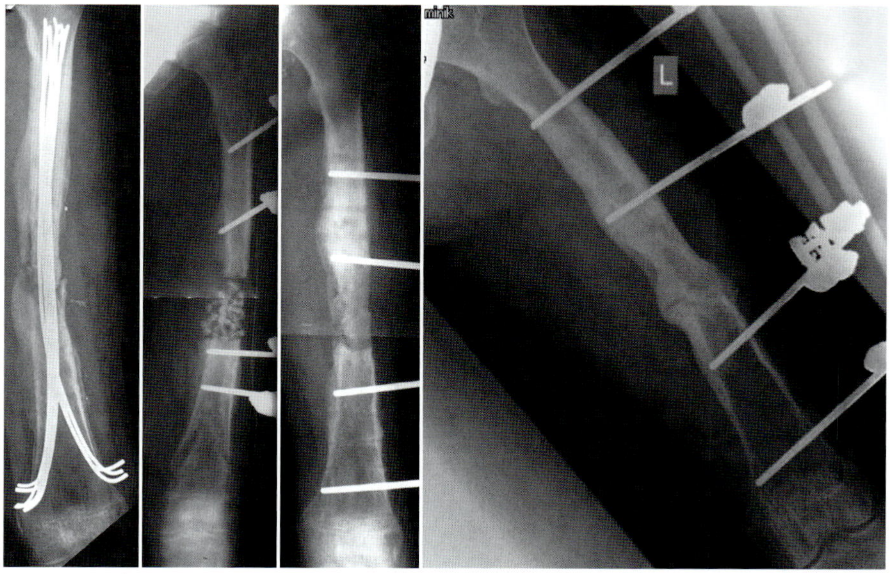

Abb. 11.20 Atrophe (Infekt-)pseudarthrose bei Z. n. Femurschaftfraktur und Bündelnagelung. Zunächst radikale Resektion und Antibiotikaketteneinlage, im Verlauf Spongiosa- und BMP-2 Anlage und Ausheilung im Fixateur externe

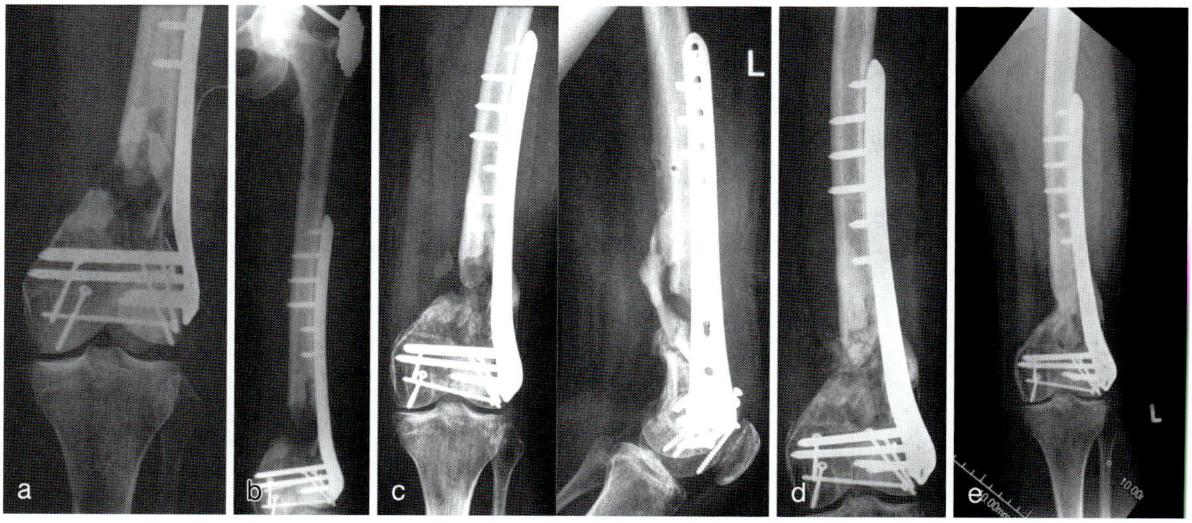

Abb. 11.21 Atrophe Pseudarthrose bei Z. n. distaler Femurfraktur, mit distalem Femur LISS versorgt, im Verlauf BMP-2 und mehrmaliger Spongiosaanlagerung: **a** post OP; **b** nach 6 Monaten; **c** nach BMP-2 und Spongiosaanlagerung; **d** erneute Spongiosaanlagerung; **e** Ausheilung nach 2,5 Jahren

Durchbauung sichtbar machen. An ihre Stelle ist heute die Computertomographie gerückt, die es erlaubt, den Durchbauungsgrad der Fraktur genau zu monitoren. Mit der Magnetresonanztomographie können angrenzende Strukturen und Weichteile insbesondere im Falle einer infizierten Pseudarthrose beurteilt werden. Hier kann auch eine Szintigraphie klären, ob es sich um eine aktive oder inaktive Pseudarthrose handelt. Besteht der Verdacht auf eine Infektpseudarthrose ist die Leukozytenszintigraphie indiziert (Abb. 11.24).

Bei Verdacht auf eine Infektion, die sich trotz aller apparativer und laborchemischer Verfahren nicht eindeutig nachweisen lässt, ist eine lokale diagnostische Punktion mit Langzeitbebrütung zu fordern. Dieses sollte in enger Kooperation mit den mikrobiologischen Partnern erfolgen, um eine adäquate antibiotische Therapie einzuleiten.

11.2.5 Therapie

Beim Auftreten einer verzögerten Frakturheilung oder Pseudarthrose muss die Ätiologie analysiert und eine entsprechende Therapie eingeleitet werden. Prädispo-

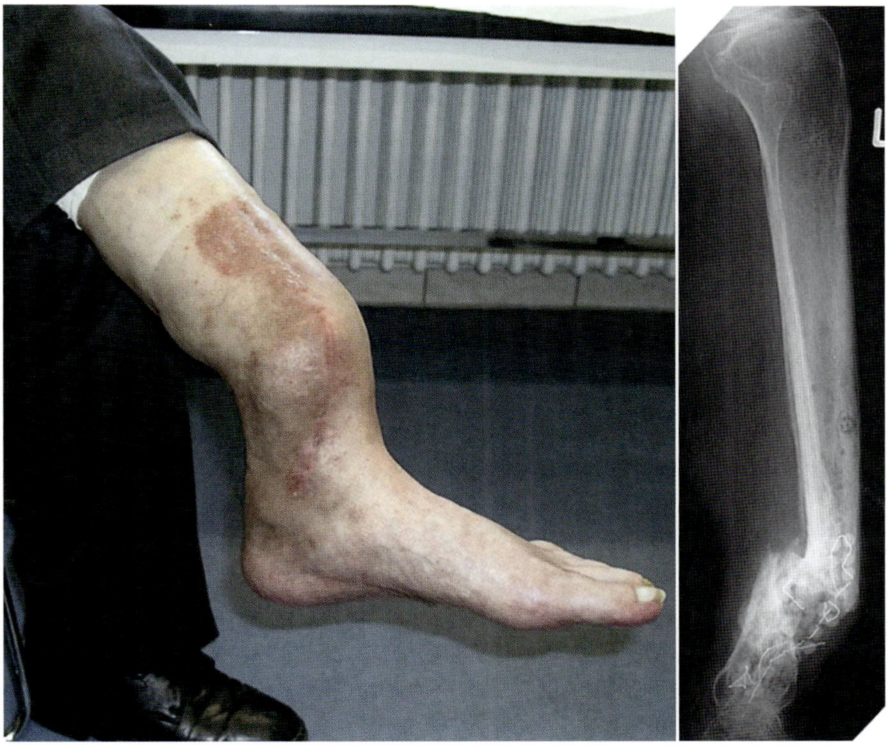

Abb. 11.22 Klinische Fehlstellung bei Pseudarthrose des linken Unterschenkels

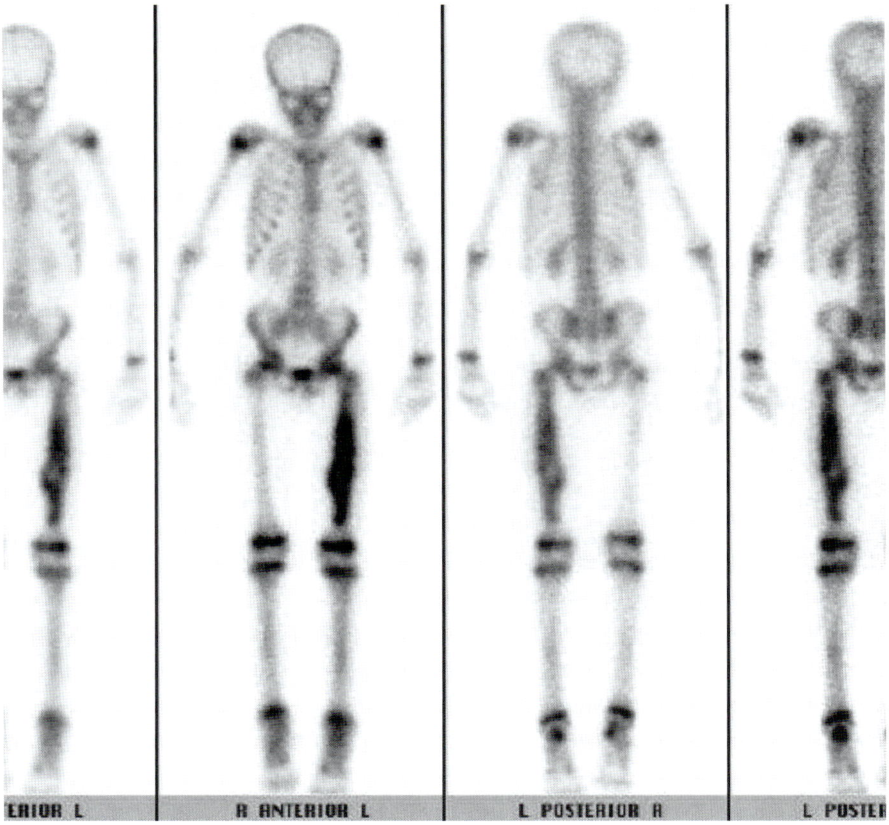

Abb. 11.23 Leukozytenszintigrafie zur Darstellung einer Infektpseudarthrose des linken Oberschenkels

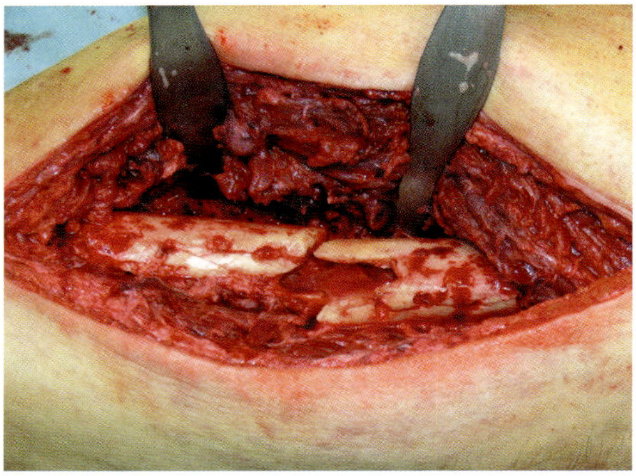

Abb. 11.24 Avitale Pseudarthrose des Femurschaftes bei Z. n. Plattenosteosynthese

nierende Faktoren müssen erkannt und ggf. beseitigt werden. Die Therapieoptionen beinhalten die Stabilisierung von Defektzonen, die Korrektur von Fehlstellungen und Längenunterschieden, Verbesserung der biologischen Rahmenbedingungen oder die eventuell erforderliche Infektsanierung.

Hypertrophe Pseudarthrosen benötigen in der Regel eine erhöhte Stabilität. Atrophe Pseudarthrosen profitieren von einer Knochentransplantation bzw. Spongiosaanlagerung oder der Anlagerung von bioaktiven Substanzen (z. B. BMPs), um die Knochenheilung zu stimulieren.

Bei Infektpseudarthrosen muss zudem die Infektzone nach „onkologischen Kriterien" radikal ausgeräumt werden, zur Not unter Inkaufnahme großer Defekte. Erst nach gesicherter Infektfreiheit können Maßnahmen zur Wiederherstellung der ossären Kontinuität eingeleitet werden.

Hypertrophe Pseudarthrosen werden vermehrt bei der Verwendung dünnkalibriger ungebohrter Nagelsysteme gesehen (Abb. 11.20). Im Schaftbereich des Femurs sollte daher die Therapie von hypertrophen Pseudarthrosen vorzugsweise mit der aufgebohrten Verriegelungsmarknagelung erfolgen (Kempf et al. 1986; Weise u. Winter 1996; Wiss et al. 1986). Bei weiter metaphysär gelegenen Pseudarthrosen können auch Plattensysteme verwendet werden.

Atrophe Pseudarthrosen des Femurschafts sind meist die Folge ausgedehnter Defekte oder schwer gestörter lokaler Durchblutung (Abb. 11.21). Hier muss die operative Behandlung die Stimulation der Knochenbildung zum Ziel haben.

Das avitale Gewebe muss reseziert werden (Abb. 11.25), die verbliebenen Fragmente angefrischt und gegebenenfalls autologe Spongiosa angelagert werden, um Defektzonen aufzufüllen und die Frakturheilung zu stimulieren (Ekkernkamp u. Muhr 1996). Neue intramedulläre Bohrsysteme (z. B. RIA, Synthes) ermöglichen die Gewinnung und Aufbereitung des Bohrmehls, das eine hohe Konzentration biologisch aktiver, körpereigener Wachstumsfaktoren und Stammzellen aufweist (Schmidmaier et al. 2006). Diese können anstelle einer autologen Spongiosatransplantation verwendet werden und weisen im Vergleich zur Beckenkammspongiosa eine deutlich reduzierte Entnahmemorbidität auf. Weitere Therapieoptionen der *„biologischen Stimulation"* sind die Anlagerung von lokal osteoinduktiv wirksamen Wachstumsfaktoren wie BMP-2, BMP-7 oder Parathormon (Johnson u. Urist 1998; Raschke et al. 1999; Schmidmaier et al. 2001, 2003).

Diese sind zwar derzeit nur für begrenzte Lokalisationen zugelassen, eigene klinische Erfahrungen weisen jedoch darauf hin, dass diese (auch in Kombination mit Spongiosatransplantationen) sehr effektiv sind, um diesen komplexen klinischen Situationen zu begegnen (Abb. 11.26). Bei größeren Defektzonen kann es erforderlich werden, das Femur zunächst zu verkürzen und damit einen ausreichenden Weichteilmantel mit guter Durchblutung zu gewährleisten. Anschließend kann in einem zweiten Schritt eine erneute Verlängerung mittels Kallusdistraktion erfolgen. In seltenen Fällen ist die Distraktion von hypertrophem Kallusgewebe zum Längenausgleich möglich (Raschke et al. 2000) Alternativ bietet sich bei Längendifferenzen insbesondere bei groß gewachsenen Patienten eine Verkürzungsosteotomie des kontralateralen Oberschenkels an. Die Techniken wie Fixateur externe nach Ilizarov, Marknagel oder kombinierte Systeme (Oedekoven et al. 1996; Paley et al. 1997; Raschke et al. 1993a, b) sind im Buch an anderer Stelle erläutert (s. Kap. 11.1).

Bei der *infizierten Pseudarthrose* ist eine differenzierte Therapie notwendig, die in mehreren Schritten vorgenommen werden muss:

- Sanierung des Infekts,
- Stabilisierung der Pseudarthrose,
- Deckung des Defekts mit gut vaskularisiertem Weichteilgewebe,
- Rekonstruktion des Knochens und gegebenenfalls Korrektur von Fehlstellungen.

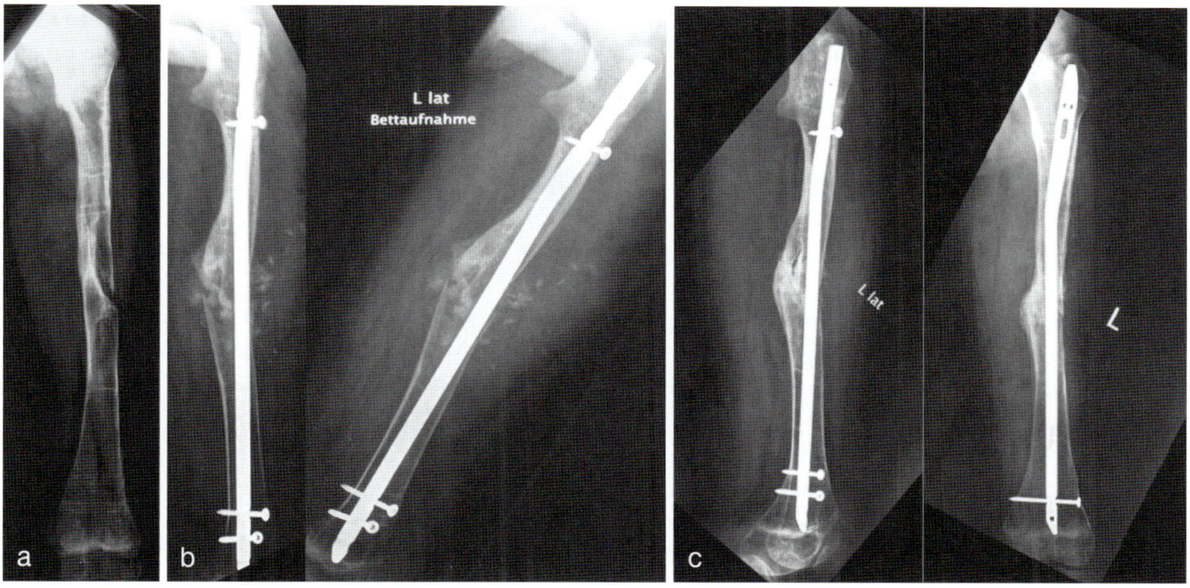

Abb. 11.25 Z. n. II offener Femurschaftfraktur links mit atropher Infektpseudarthrose; **a** Osteosynthese mit Antibiotikabeschichtetem Marknagel, BMP-2- und Spongiosaanlagerung, **b** Verlauf nach 4 Monaten post OP

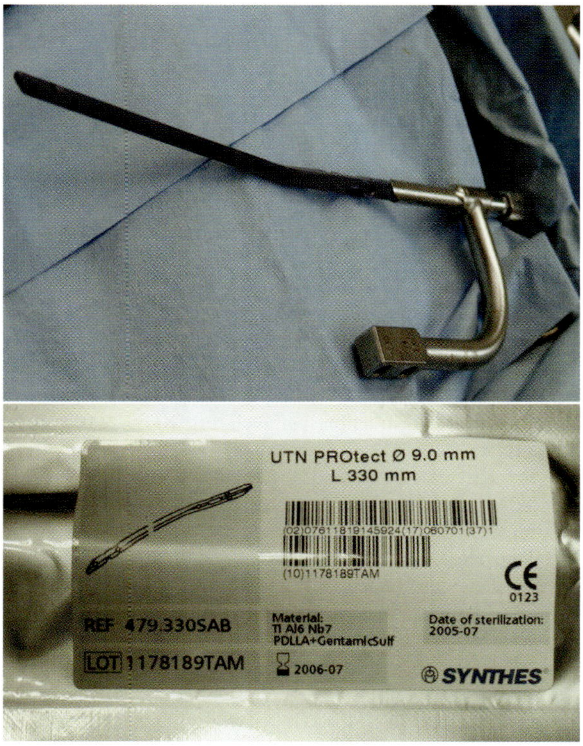

Abb. 11.26 Gentamicin-beschichteter Marknagel UTN PROtect, Fa. Synthes©

Vorrangiges Ziel ist die Sanierung der Weichteile. Infizierte, nekrotische Regionen müssen radikal nach „onkologischen Kriterien" entfernt werden. Meistens sind mehrere Sitzungen mit wiederholtem radikalen Debridement, Spülungen und Abstrichkontrollen notwendig, begleitet von einer spezifischen antibiotischen Therapie, die systemisch und lokal durch Einlage von Antibiotikaketten, -schwämmen oder antibiotikahaltigem Zement erfolgt. In der Regel muss ein bereits liegendes Implantat, z. B. Marknagel, entfernt sowie ein radikales Debridement des Femurs durch Überbohren des Markraums durchgeführt werden.

Im Bereich der infizierten Pseudarthrose müssen stabile mechanische Verhältnisse geschaffen werden. Dies kann im Bereich des Femurs am besten mit einem Fixateur externe erreicht werden, der pseudarthrosenfern angebracht werden muss und eine weitere Versorgung der Weichteile zulässt (s. Kap. postoperative Fehlstellungen).

Erst nach dem mikrobiologischem Nachweis einer Keimfreiheit darf mit der Rekonstruktion des Knochens und der Weichteile begonnen werden.

Die sanierte Infektpseudarthrose ist nun als aseptisch anzusehen. Bei knöchernen Defekten unter 2 cm sind meist autologe Knochentransplantate ausreichend. Das bevorzugte Stabilisierungsverfahren im Bereich der Diaphyse ist der Verriegelungsmarknagel (Ebraheim et al. 2002; Klemm 1986). Bei größeren Defekten bieten sich Segmenttransport und Kallusdistraktion an (Raschke et al. 1993a, b, 2002). Im Hinblick auf den Tragekomfort und die Fixateur-externe-typischen Komplikationen (Pin-Lockerung, Pin-Infekt, eingeschränkte Mobilität) sollte so früh wie möglich ein Verfahrenswechsel stattfinden und auf ein internes System umgestiegen werden. Dieses aber unter den strengen Voraussetzungen von reizlosen Weichteilen, fehlenden Infektzeichen und kompletter Weichteildeckung. Die aufgebohrte Marknagelung bietet hohe Frakturstabilität, bedingt durch das Aufbohren aber auch ein höheres Infektionsrisiko.

▶ Neue Techniken mit antibiotikabeschichteten Implantaten, die sich im Moment in der klinischen Erprobungsphase befinden, können hier in Zukunft zur Anwendung kommen (Lucke et al. 2003). (Abb. 11.26).

Die Behandlung der infizierten Pseudarthrose am Femur kann einen langwierigen und komplexen Verlauf mit zahlreichen Operationen beinhalten. Dieses ist mit dem Patienten ausführlich zu besprechen und seine Compliance im Vorfeld abzuschätzen.

Dem Patienten sollten die Konsequenzen und möglichen Alternativen – auch die Amputation – dargestellt werden und eine individuelle Lösung gefunden werden.

11.2.6 Nicht operative Maßnahmen

Die isolierte konservative Behandlung der Pseudarthrose am Femurschaft durch Gipsschienung und Teilbelastung ist wenig Erfolg versprechend und nicht mehr zeitgemäß. Lediglich bei Kontraindikation oder Ablehnung der operativen Therapie muss hierauf zurückgegriffen werden.

Zahlreiche Methoden werden zur adjuvanten Stimulierung der Frakturheilung angewandt.

Niederenergetische extrakorporale Stoßwellen (ESWL) werden zur Stimulation bei atrophen Pseudarthrosen eingesetzt (nicht bei infizierten und hypertrophen Pseudarthrosen; Rompe et al. 1997). Kontraindikationen sind floride Osteomyelitis, kindliche Frakturen, Gerinnungsstörungen und Gravidität.

Ein anderes Verfahren zur Stimulation der Pseudarthrosenheilung ist die niedrig intensive, gepulste Ultraschalltherapie (Mayr et al. 1999).

Der klinische Stellenwert dieser Methoden ist noch nicht eindeutig geklärt und kann allenfalls eine Ergänzung der Therapie darstellen.

Literatur

Braten M, Terjesen T, Rossvoll I (1993) Torsional deformity after intramedullary nailing of femoral shaft fractures. Measurement of anteversion angles in 110 patients. J Bone Joint Surg Br 75:799–803

Browner BD, Jupiter JB, Levine AM (1998) Skeletal Trauma. Saunders, Philadelphia, S 2017–2031

Brumback RJ, Virkus WW (2000) Intramedullary nailing of the femur: reamed versus nonreamed. J Am Acad Orthop Surg 8:83–90

Canadian Orthopaedic Trauma Society (2003) Nonunion following intramedullary nailing of the femur with and without reaming. Results of a multicenter randomized clinical trial. J Bone Joint Surg Am 85-A(11):2093–2096

Carey RP, de Campo JF, Menelaus MB (1987) Measurement of leg length by computerised tomographic scanography: brief report. J Bone Joint Surg Br 69:846–847

Cierny G 3rd, Mader JT, Penninck JJ (2003) A clinical staging system for adult osteomyelitis. Clin Orthop Relat Res 414:7–24

Dugdale TW, Degnan GG, Turen CH (1992) The use of computed tomographic scan to assess femoral malrotation after intramedullary nailing. A case report. Clin Orthop Relat Res 279:258–263

Ebraheim NA, Sabry FF, Elgafy H (2002) Intramedullary fibular allograft and nail for treatment of femoral shaft nonunion. Am J Orthop 31(5):270–272

Ekkernkamp A, Muhr G (1996) Infected pseudarthrosis. Unfallchirurg 99(12):913

Grutzner P, Hochstein P, Simon R, Wentzensen A (1999) Determination of torsion angle after shaft fractures of the lower extremity – clinical relevance and measurement techniques. Chirurg 70:276–284

Hankemeier S, Bastian L, Gosling T, Krettek C (2004) Principles of callus distraction. Unfallchirurg 107:945–958; quiz 959

Hesser J, Krivonos O, Manner R, Keppler P, Gebhard F, Kinzl L (2002) Operation planning of correction osteotomies in 3D. Biomed Tech (Berl) 47(Suppl 1 Pt 1):90–92

Hoaglund FT, Low WD (1980) Anatomy of the femoral neck and head, with comparative data from Caucasians and Hong Kong Chinese. Clin Orthop Relat Res 152:10–16

Hsu RW, Himeno S, Coventry MB, Chao EY (1990) Normal axial alignment of the lower extremity and load-bearing distribution at the knee. Clin Orthop Relat Res 255:215–227

Johnson EE, Urist MR (1998) One-stage lengthening of femoral nonunion augmented with human bone morphogenetic protein. Clin Orthop Relat Res 347:105–116

Kasperczyk WJ, Mahlke L, Tscherne H (1996) Diaphyseal pseudarthroses. Epidemiology and outcome. Orthopäde 25(5):416–428

Kempf I, Grosse A, Abalo C (1986a) Locked intramedullary nailing. Its application to femoral and tibial axial, rotational,

lengthening, and shortening osteotomies. Clin Orthop Relat Res 212:165–173
Kempf I, Grosse A, Rigaut P (1986b) The treatment of noninfected pseudarthrosis of the femur and tibia with locked intramedullary nailing. Clin Orthop Relat Res 212:142–154
Keppler P, Strecker W, Kinzl L (1998) Analysis of leg geometry – standard techniques and normal values. Chirurg 69:1141–1152
Keppler P, Strecker W, Kinzl L (1999) CT determination of leg length and torsion in children and adolescents. Unfallchirurg 102:936–941
Keppler P, Suger G, Kinzl L, Strecker W (2002) Osteotomies in malalignments of the lower extremities. Chirurg 73:982–989
Klemm KW (1986) Treatment of infected pseudarthrosis of the femur and tibia with an interlocking nail. Clin Orthop Relat Res 212:174–181
Knopp W, Muhr G, Rehn J (1989) „Prognostic" analysis of late results of trochanteric femoral osteotomy following posttraumatic malalignment. Unfallchirurg 92:577–583
Lang S (1996) Osteomyelitis. A pathomorphologic overview. Radiologe 36(10):781–785
Lucke M, Schmidmaier G, Sadoni S, Wildemann B, Schiller R, Haas NP, Raschke M (2003) Gentamicin coating of metallic implants reduces implant-related osteomyelitis in rats. Bone 32(5):521–531
Mayr E, Wagner S, Ecker M, Ruter A (1999) Ultrasound therapy for nonunions. Three case reports. Unfallchirurg 102(3):191–196
Murphy SB, Simon SR, Kijewski PK, Wilkinson RH, Griscom NT (1987) Femoral anteversion. J Bone Joint Surg Am 1169–1176
Oedekoven G, Jansen D, Raschke M, Claudi BF (1996) The monorail system–bone segment transport over unreamed interlocking nails. Chirurg 67(11):1069–1079
Paley D (2002) Principles of deformity correction. Springer, Berlin
Paley D, Pfeil J (2000) Principles of deformity correction around the knee. Orthopäde 29:18–38
Paley D, Tetsworth K (1992) Mechanical axis deviation of the lower limbs. Preoperative planning of uniapical angular deformities of the tibia or femur. Clin Orthop Relat Res 280:48–64
Paley D, Herzenberg JE, Paremain G, Bhave A (1997) Femoral lengthening over an intramedullary nail. A matched-case comparison with Ilizarov femoral lengthening. J Bone Joint Surg Am 79(10):1464–1480
Pfeil J, Grill F, Graf R (1996) Extremitätenverlängerung, Deformitätenkorrektur, Pseudarthrosenbehandlung. Springer, Berlin
Pihlajamaki HK, Salminen ST, Bostman OM (2002) The treatment of nonunions following intramedullary nailing of femoral shaft fractures. J Orthop Trauma 16(6):394–402
Raschke M, Ficke J, Freisleben C, Jansen D, Oedekoven G (1993a) Posttraumatic segmental and soft tissue defects of the tibia treated with the Ilizarov method. Injury 24(Suppl 2):S45–S53
Raschke M, Oedekoven G, Ficke J, Claudi BF (1993b) The monorail method for segment bone transport. Injury 24(Suppl 2):S54–S61
Raschke MJ, Bail H, Windhagen HJ, Kolbeck SF, Weiler A, Raun K, Kappelgard A, Skiaerbaek C, Haas NP (1999) Recombinant growth hormone accelerates bone regenerate consolidation in distraction osteogenesis. Bone 24(2):81–88
Raschke MJ, Stosch-Wiechert K, Weiler A, Khodadadyan C, Haas NP (2000) Distraction of hypertrophic callus in the treatment of segmental bone loss in the femur. A case report. J Bone Joint Surg Am 82(1):101–104
Raschke M, Steenlage ES, Stange R, Schmidmaier G (2002) External fixation, intramedullarx nailing and bone transport: indications and limitations. Techn Orthop 17:197–206
Rompe JD, Eysel P, Hopf C, Vogel J, Kullmer K (1997) Extracorporeal shockwave treatment of delayed bone healing. A critical assessment. Unfallchirurg 100(10):845–849
Runkel M, Rommens PM (2000) Pseudoarthrosis. Unfallchirurg 103(1):51–63; quiz 63
Schmidmaier G, Wildemann B, Bail H, Lucke M, Fuchs T, Stemberger A, Flyvbjerg A, Haas NP, Raschke M (2001) Local application of growth factors (insulin-like growth factor-1 and transforming growth factor-beta1) from a biodegradable poly(D,L-lactide) coating of osteosynthetic implants accelerates fracture healing in rats. Bone 28(4):341–350
Schmidmaier G, Wildemann B, Gabelein T, Heeger J, Kandziora F, Haas NP, Raschke M (2003) Synergistic effect of IGF-I and TGF-beta1 on fracture healing in rats: single versus combined application of IGF-I and TGF-beta1. Acta Orthop Scand 74(5):604–610
Schmidmaier G, Herrmann S, Green J, Weber T, Scharfenberger A, Haas NP, Wildemann B (2006) Quantitative assessment of growth factors in reaming aspirate, iliac crest, and platelet preparation. Bone 39(5):1156–1163
Schweiberer L, Baumgart R, Deiler S (1999) The biological reaction in atrophic and hypertrophic pseudarthrosis of diaphysis of long bone. Causes and forms of appearance. Chirurg 70(11):1193–1201
Shtarker H, Volpin G, Stolero J, Kaushansky A, Samchukov M (2002) Correction of combined angular and rotational deformities by the Ilizarov method. Clin Orthop Relat Res 402:184–195
Strecker W, Suger G, Kinzl L (1996) Local complications of intramedullary nailing. Orthopäde 25(3):274–291
Strecker W, Becker U, Hehl G, Hoellen I, Kinzl L (1997a) Unilateral stepwise lengthening osteotomy of the femur. Unfallchirurg 100:124–132
Strecker W, Hoellen I, Keppler P, Suger G, Kinzl L (1997b) Correcting torsion after intramedullary nailing osteosynthesis of the lower extremity. Unfallchirurg 100:29–38
Strecker W, Keppler P, Gebhard F, Kinzl L (1997c) Length and torsion of the lower limb. J Bone Joint Surg Br 79:1019–1023
Suger G, Liener U, Schmelz A, Kinzl L (1998) Correction of post-traumatic diaphyseal malalignment of the lower extremity. Chirurg 69:1167–1177
Tornetta P 3rd, Ritz G, Kantor A (1995) Femoral torsion after interlocked nailing of unstable femoral fractures. J Trauma 38:213–219
Waidelich HA, Strecker W, Schneider E (1992) Computed tomographic torsion-angle and length measurement of the lower extremity. The methods, normal values and radiation load. Rofo 157:245–251

Weber BG, Cech O (1973) Pseudarthrosen, Pathophysiologie, Biomechanik, Therapie, Ergebnisse. Hans Huber, Bern
Wedge JH, Munkacsi I, Loback D (1989) Anteversion of the femur and idiopathic osteoarthrosis of the hip. J Bone Joint Surg Am 71:1040–1043
Weise K, Winter E (1996) Role of intramedullary nailing in pseudarthrosis and malalignment. Orthopade 25:247–258
Winquist RA (1986) Closed intramedullary osteotomies of the femur. Clin Orthop Relat Res 212:155–164
Wiss DA, Fleming CH, Matta JM, Clark D (1986) Comminuted and rotationally unstable fractures of the femur treated with an interlocking nail. Clin Orthop Relat Res 212:35–47

Distale Femurfrakturen

12

M. Schütz und M. J. Kääb

Inhalt

12.1 Epidemiologie

Distale Femurfrakturen treten mit einer Inzidenz von 12 pro 100.000 Einwohner auf, der Anteil an allen Femurfrakturen beträgt 6–7 % (Arneson et al. 1988; Martinet et al. 2000; Regazzoni et al. 1986). Sie betreffen vornehmlich zwei Altersgruppen: Jugendliche Patienten zwischen dem 20. und 35. Lebensjahr sowie Patienten im höheren Lebensalter.

Die jungen zumeist männlichen Patienten erleiden eine distale Femurfraktur vor allem im Rahmen von Hochrasanztraumata, meistens handelt es sich um Auto- oder Motorradunfälle, wobei die Fraktur als Folge direkter Krafteinwirkung auf das flektierte Kniegelenk entsteht. Neben Stürzen aus großer Höhe stellen Verkehrsunfälle mit nahezu 53 % die häufigste Unfallursache dar. Über 30 % dieser Patienten sind polytraumatisiert und haben neben Verletzungen des Körperstammes und des Schädels häufig noch Zusatzverletzungen der betroffenen Extremität. In der Literatur wird übereinstimmend mit Beobachtungen am eigenen Patientengut in 10–15 % der Fälle eine begleitende Patellafraktur, in 20–30 % eine therapiebedürftige Kniebandinstabilität und in insgesamt 20–25 % der Fälle eine weitere knöcherne Läsion des ipsilateralen Beines beobachtet (Tab. 12.1). Ein besonderes Verletzungsmuster stellt das „floating knee" dar. Diese Kombination einer distalen Femurfraktur mit einer proximalen Tibiafraktur wird mit ca. 5 % aller distalen Femurfrakturen angegeben (Funovics et al. 2003; Jawadi und Letts 2003). Hingegen sind begleitende Gefäß- oder Nervenverletzungen zwar eher selten, müssen aber immer erst ausgeschlossen werden.

Ein häufiger Pathomechanismus bei Verkehrsunfällen ist die so genannte Armaturenbrettverletzung („dashboard injury"), bei der die Patella durch den

M. Schütz (✉)
Trauma Institute of Health and Biomedical Innovation (IHBI), Princess Alexandra Hospital, Queensland University of Technology, Brisbane, Australien
E-Mail: m.schuetz@qut.edu.au

N. P. Haas, C. Krettek (Hrsg.), *Tscherne Unfallchirurgie*,
DOI 10.1007/978-3-540-68741-2_12, © Springer-Verlag Berlin Heidelberg 2012

Tab. 12.1 Verletzungsmuster und Begleitverletzungen bei distalen Femurfrakturen

Verletzung	Häufigkeit [%]	Autor
Polytrauma	44	Schmit-Neuerburg et al. 1989
Schwere, geschlossene Weichteilverletzungen	20	Tscherne et al. 1977
Offene Frakturen	24–40	Krettek et al. 1998
Nerven- und Gefäßverletzungen	3	Tscherne et al. 1977
Bandverletzungen	10–19	Siliski et al. 1989
Meniskusschäden	4	Tscherne et al. 1977
Knorpelverletzungen (flake fractures)	7 %	Tscherne et al. 1977
Patellafrakturen	4–19	Siliski et al. 1989
Kettenverletzungen der ipsilateralen Extremität	17–27	Schmit-Neuerburg et al. 1989; Tscherne et al. 1977
Verletzungen der kontralateralen Extremität	10–1[92]	Tscherne et al. 1977; Yang et al. 1990

Aufprall des Knies wie ein Keil zwischen die Femurkondylen getrieben wird. Hierdurch erklärt sich auch die Kombinationsverletzung zwischen Patellafrakturen und intraartikulären distalen Femurfrakturen. Bei Gewalteinwirkungen auf die Längsachse des Beins bei gestrecktem Kniegelenk wird das Tibiaplateau gegen die Kondylen getrieben. Dadurch kommt es zu einer suprakondylären Femurfraktur und anschließend zu einer fakultativen Sprengung des Kondylenmassivs durch den Femurschaft. Dieser Unfallmechanismus wird bei Stürzen aus großer Höhe, aber auch bei Verkehrsunfällen gesehen.

Der zweite Altersgipfel findet sich bei zumeist weiblichen Patienten zwischen dem 60. und 75. Lebensjahr. So steigt die Inzidenz distaler Femurfrakturen bis auf 170 pro 100.000 Einwohner bei den über 85-Jährigen an (Bengner et al. 1990). Als Unfallursache findet sich in dieser Patientengruppe überwiegend ein niederenergetisches Trauma. Begünstigend für die Frakturentstehung liegt oftmals eine osteoporotische Knochenstruktur vor.

12.2 Anatomie

Die Femurkondylen bilden zusammen mit dem Tibiaplateau und der Patella eine funktionelle Einheit. Alle Anteile des Kapselbandapparats, die maßgeblich für das funktionelle Zusammenspiel des Kniegelenks sind, inserieren am inneren und äußeren Kondylenmassiv. Interkondylär setzt das vordere Kreuzband im dorsomedialen Aspekt des lateralen Kondylus, das hintere Kreuzband im ventrolateralen Bereich des medialen Kondylus an. An der Rückfläche des distalen Femurs inserieren die Mm. gastrocnemii, die im Falle einer Fraktur das distale Fragment in eine Hyperextension dislozieren. Am medialen Kondylus inseriert der M. adductor magnus und am lateralem Kondylus ein Teil des M. popliteus. In dorsoventraler Richtung konvergieren die äußeren Kondylenschultern trapezförmig, was bei der Implantation von Osteosynthesematerial berücksichtigt werden muss. In der Frontalebene bildet die Kondylenebene einen Winkel von etwa 7° zum Femurschaft (Paley und Pfeil 2000). Insbesondere Achsfehlstellungen in dieser Ebene sowie Gelenkstufen bei intraartikulären Frakturen führen zu posttraumatischen Arthrosen. Die Kniegelenksbeweglichkeit ist vor allem von den Rezessus abhängig, die oftmals posttraumatisch zu Verwachsungen neigen und dann die Beweglichkeit einschränken. Entscheidende vorbeugende Maßnahmen sind frühfunktionelle Bewegungsübungen des Kniegelenks.

Von Bedeutung sind die in der Kniekehle verlaufenden Gefäße, die A. und V. poplitea sowie der N. tibialis (Abb. 12.1 und 12.2).

12.3 Diagnostik

Bei Hochrasanztraumata und potentieller Mehrfachverletzung hat die Diagnostik zur Abklärung von Verletzungen der Körperhöhlen und des -stammes zunächst Vorrang. Liegt keine unmittelbar lebensbedrohliche Verletzung vor, kann die Diagnostik der Femurfraktur fortgesetzt werden.

12.3.1 Klinische Diagnostik

Die klinische Diagnostik der distalen Femurfraktur entspricht dem üblichen Vorgehen bei akuten Frakturen. Primär müssen immer der Gefäßstatus und der

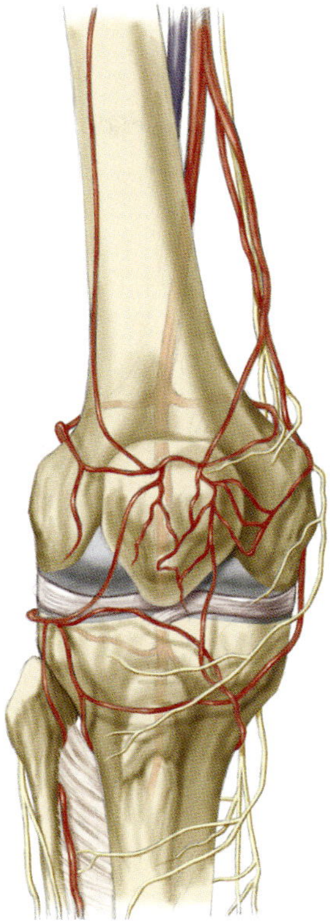

Abb. 12.1 Blutgefäße und Nerven von Femur und Knie, Ansicht von ventral

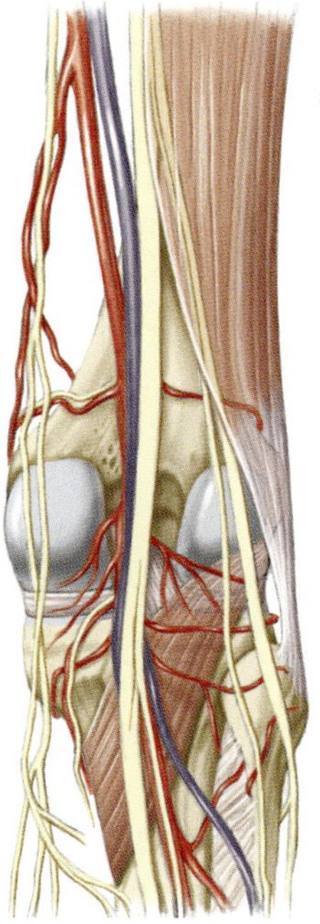

Abb. 12.2 Blutgefäße und Nerven von Femur und Knie, Ansicht von dorsal

sensomotorische Status erhoben werden. Bei unklarer Gefäßsituation muss unverzüglich eine Dopplersonographie erfolgen. Falls keine Prüfung der peripheren Nervenversorgung durchgeführt werden kann, sollte dies ausdrücklich im Befundbogen vermerkt werden. Bei der Inspektion ist auf Achsabweichungen und Weichteilverletzungen zu achten. Die Untersuchung auf Kniebinnenverletzungen ist in der Primärdiagnostik wegen unnötiger Schmerzprovokation und der Gefahr von Fragmentdislokation, Gefäß- und Nervenschäden zu unterlassen. Auch in Narkose ist die Kapsel-Band-Stabilität schwer zu beurteilen, da eine Fragmentverschieblichkeit eine Knieinstabilität vortäuschen kann. Die Kapsel-Band-Stabilität muss jedoch unbedingt nach operativer Versorgung und im weiteren klinischen Verlauf beurteilt werden. Die Schwere des begleitenden Weichteilschadens ist für das weitere Vorgehen von entscheidender Bedeutung, deshalb sollte die Beurteilung durch einen erfahrenen Chirurgen erfolgen. Im Falle eines offenen Weichteilschadens sind die Prinzipien der Behandlung offener Frakturen einzuhalten. Wegen des häufigen Auftretens einer Kettenverletzung ist die Diagnostik der gesamten Extremität von großer Wichtigkeit. Die mögliche Entwicklung eines Kompartmentsyndroms ist zu berücksichtigen.

Hilfreiche Zusatzuntersuchungen zur klinischen Diagnostik sind die Dopplersonographie bei der Evaluation der peripheren Durchblutung und der Einsatz eines Kompartmendruckmessgeräts, das aber nur in Ausnahmefällen erforderlich sein wird.

12.3.2 Bildgebende Diagnostik

Für die Basisdiagnostik sind konventionelle Röntgenbilder des gesamten Femurs und ggf. eine Zielaufnahme des distalen Femurs zunächst ausreichend. Bei intraartikulären Frakturen oder fraglicher artikulärer Beteiligung sind immer zusätzliche Knieaufnahmen in zwei Ebenen zu fordern. Bei Vorliegen einer Femurfraktur ist auch immer eine Beckenübersichtsaufnahme anzufertigen.

In Abhängigkeit vom Frakturtyp (insbesondere bei intraartikulären Trümmerfrakturen) und dem Gesamtzustand des Patienten sollte jedoch zur präoperativen Planung eine Computertomographie (CT) mit zwei- und dreidimensionaler Rekonstruktion großzügig durchgeführt werden. Die Indikation zur MRT-Untersuchung ist ggf. bei Vorliegen von pathologischen Frakturen oder intraartikulären Abscherfrakturen

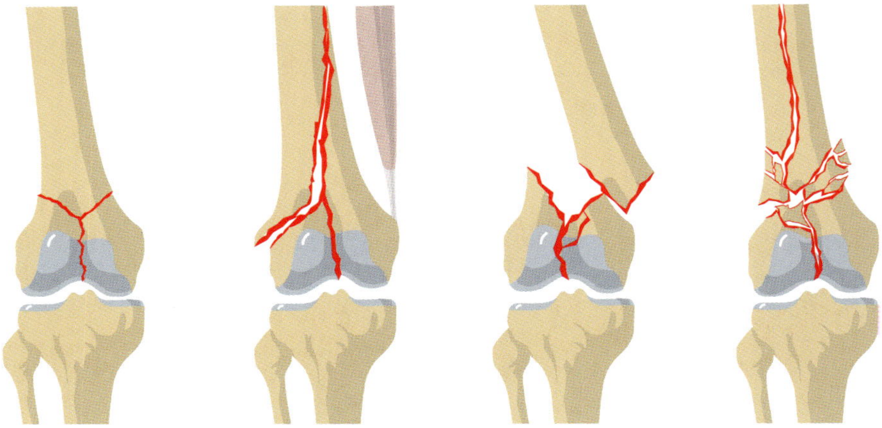

Abb. 12.3 Neer-Klassifikation der distalen Femurfrakturen. (Neer et al. 1967)

gegeben, weiterhin ist es für die Diagnostik von Kniebinnenläsionen indiziert.

Eine Angiographie ist bei Verdacht auf Gefäßläsionen bzw. pathologischem Dopplerbefund erforderlich.

12.4 Klassifikation

Viele verschiedene Klassifikationen stehen für distale Femurfrakturen zur Verfügung, wie von Stewart et al. (1966), Neer et al. 1967; Abb. 12.3), Seinsheimer (1980) oder Schatzker und Lambert (1979). Bewährt und durchgesetzt hat sich die AO-Klassifikation.

Der Vorteil der AO-Klassifikation (Müller et al. 1992) ist, dass sie im Vergleich mit anderen Klassifikationen eine genauere Einteilung der Frakturen und eine schärfere Prognose des Verletzungstyps erlaubt (Sanders et al. 1989; Siliski et al. 1989). Die fünfstellige alphanumerische Kodierung umfasst die Frakturlokalisation und -typisierung basierend auf einer umfangreichen Frakturevaluation. Mit der Unterteilung in extraartikuläre (Typ A), partiell artikuläre bzw. unikondyläre (Typ B) und artikuläre Frakturen (Typ C) wird diese Klassifikation wesentlichen Gesichtspunkten des therapeutischen Vorgehens und der Prognose gerecht. Von A bis C steigt die Schwere der Fraktur mit Verschlechterung der Prognose für die komplikationslose Heilung, dieses gilt auch von 1 bis 3 in den Untergruppen (Abb. 12.4).

12.5 Konservative Therapie

12.5.1 Indikationen

Die konservative Therapie distaler Femurfrakturen stellt mittlerweile eine absolute Ausnahme dar. Bis in die sechziger und siebziger Jahre wurde das konservative Verfahren aber noch favorisiert, da die Ergebnisse des operativen Vorgehens (höhere Komplikationsraten bei Infektion, Pseudarthrose und Fehlstellung; Neer et al. 1967) durch inadäquate Stabilisierung und sehr invasive Operationstechnik (Stewart et al. 1966) deutlich schlechter waren. Erst mit den verbesserten Ergebnissen nach operativer Therapie entsprechend den Richtlinien der AO verlor die konservative Therapie an Bedeutung (Chiron et al. 1974; Olerud 1972; Schatzker et al. 1974).

Minimal oder nicht dislozierte Frakturen des distalen Femurs, höchstgradige Osteoporose und ein hohes allgemeines Operationsrisiko stellen heute noch gelegentlich Indikationen zum konservativen Vorgehen dar. Zu den seltenen Indikationen zählen am ehesten noch die minimal dislozierten Femurfrakturen Typ A und einige kindliche Frakturen (s. folgendes Kapitel).

Der wesentliche Nachteil des konservativen Vorgehens ist eine erhöhte Inzidenz von Komplikationen wie Fehlstellung, verzögerte Frakturheilung und Pseudarthrose (Butt et al. 1996; Healy und Brooker 1983). Auch die Häufigkeit von allgemeinen Komplikationen wie Thrombosen (Butt et al. 1996; Healy und Brooker

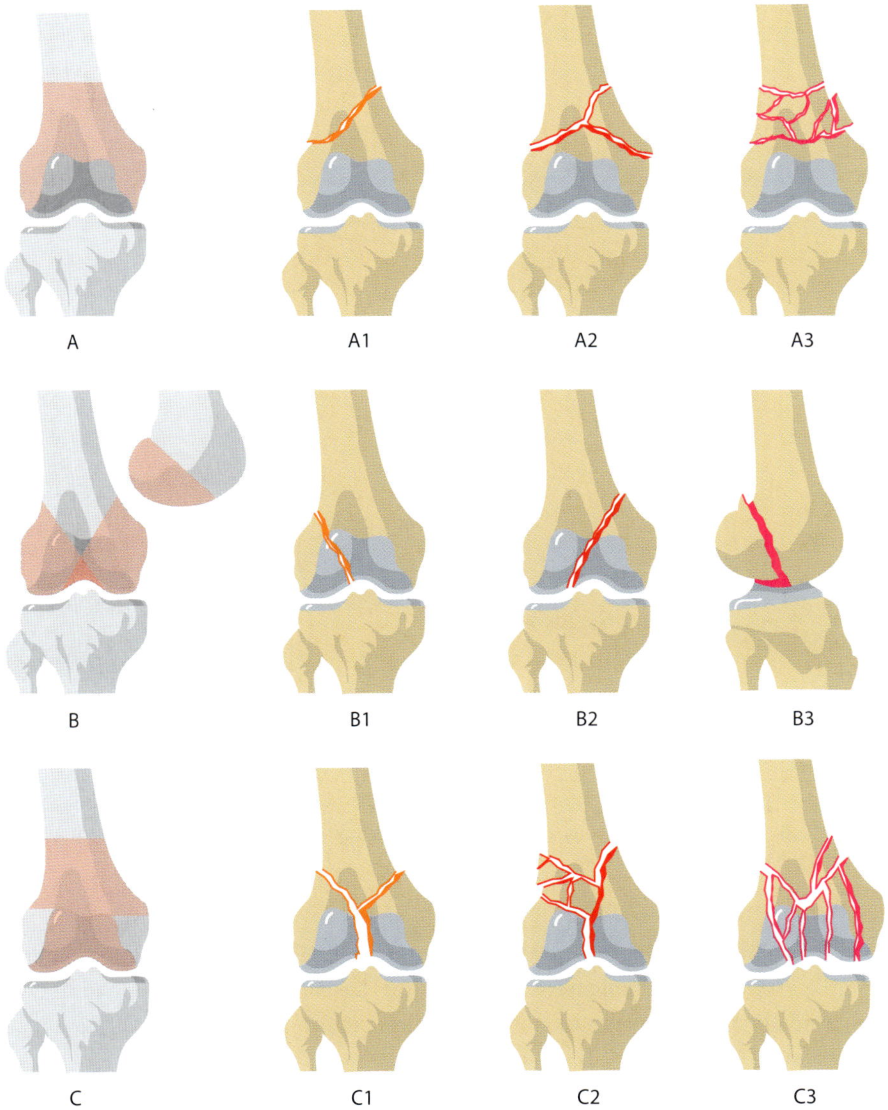

Abb. 12.4 AO-Klassifikation des distalen Femurs. (Müller et al. 1991)

1983) oder pulmonale Komplikationen (Daluga et al. 1991) sind unter der konservativen Therapie erhöht.

12.5.2 Behandlungstechnik

Zunächst erfolgt eine temporäre Ruhigstellung im gespaltenen Oberschenkeltutor oder auch, bei weitgehend stabiler Fraktursituation, nur mit einer dorsalen Oberschenkellongette. Nach einigen Tagen kann dann nach Rückgang der Schwellung ein zirkulärer Tutor angelegt werden, der im Laufe der Behandlung mehrfach gewechselt werden muss. Abhängig von der Lokalisation der Fraktur im kortikalen oder im spongiösen Knochen beträgt die Dauer der Konsolidierung in aller Regel zwischen 8–12 Wochen. Während dieser Zeit sind regelmäßig radiologische Verlaufskontrollen durchzuführen (nach Gipsanlage, zu jedem Zeitpunkt des Gipswechsels, nach 4, 8 und 12 Wochen). Abhängig von der Fraktursituation muss während dieser Zeit eine Teilbelastung eingehalten werden. Bei artikulären Frakturen beträgt die Zeit der Teilbelastung (15 kg) 8–12 Wochen, bei extraartikulären Frakturen mindestens 6–8 Wochen. Erst bei beginnender Konsolidierung mit radiologischem Nachweis von Kalluszeichen kann die Belastung gesteigert werden.

Die Extensionsbehandlung als definitive Therapie ist heute als obsolet anzusehen. Als initiale Therapie

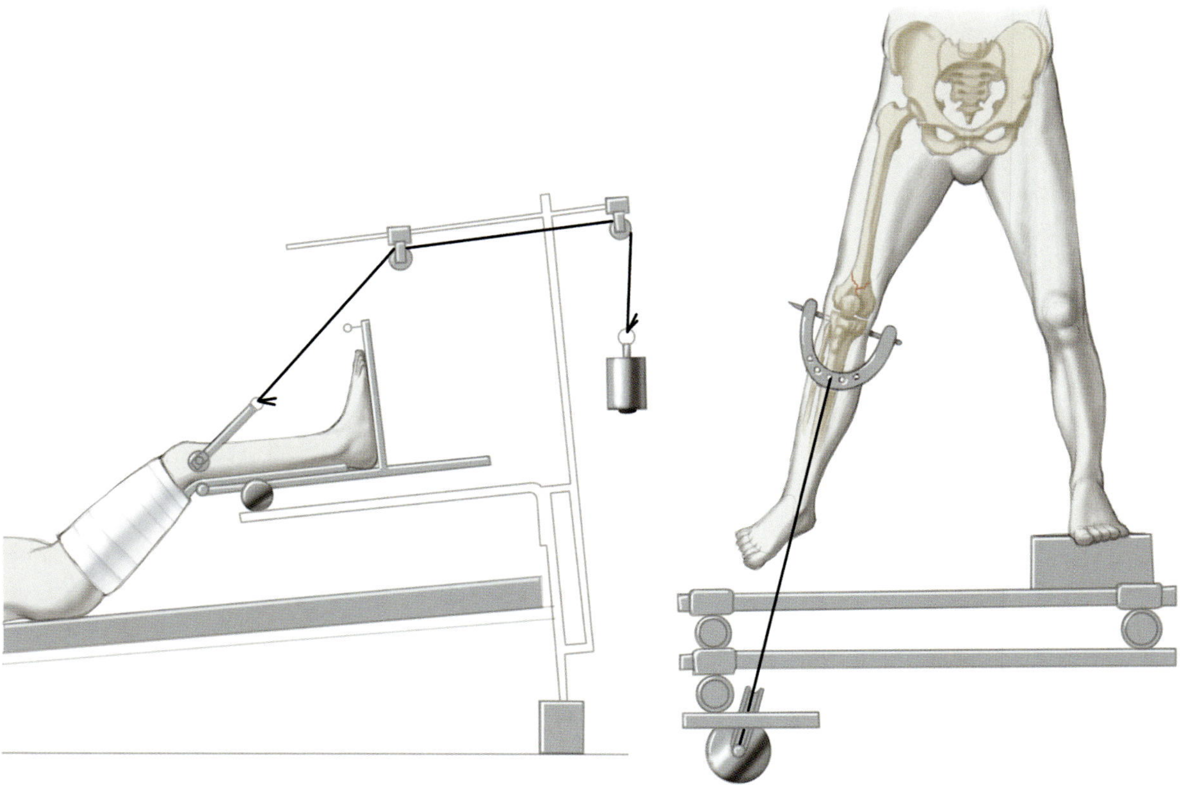

Abb. 12.5 Extensionsbehandlung einer distalen Femurfraktur – heutzutage zumeist temporär – mit Hilfe eines Steinmann-Nagels im Bereich der Tuberositas tibiae

vor einer Gipsbehandlung wird sie in Ausnahmefällen (starke Schwellung, fehlende Impaktierung) anstatt einer temporären Transfixation im Fixateur externe verwendet, weiterhin wird sie angewendet, falls die definitive Osteosynthese nur verzögert erfolgen kann. Die Extensionsbehandlung wird üblicherweise als 1-Pin-Extension durchgeführt. Dazu wird der Kirschner-Draht in Höhe der Tuberositas tibiae eingebracht. Das Bein wird in einem Thomas-Splint in 20° Flexion gelagert (Abb. 12.5).

12.6 Operative Therapie

12.6.1 Indikation und deren Wandel

Die Behandlung von distalen Femurfrakturen wird heute fast ausnahmslos operativ durchgeführt, wobei ein breites Spektrum von unterschiedlichen Operationstechniken und Implantaten zur Verfügung steht. Unabhängig hiervon bleibt das Behandlungsziel gleich. Die Versorgung soll eine optimale Wiederherstellung der Gelenkfläche und eine achsgerechte Ausrichtung des distalen Fragments an den Schaft erreichen, um eine frühfunktionelle, gipsfreie Nachbehandlung der verletzten Extremität zu erlauben.

Nachdem bis in die sechziger Jahre die operative Therapie zur Behandlung distaler Femurfrakturen nicht empfohlen wurde (Neer et al. 1967; Stewart et al. 1966), konnte 1970 eine erste AO-Sammelstudie von 112 Patienten publiziert werden, in der über deutlich bessere Ergebnisse der operativen Therapie berichtet wurde (Wenzl et al. 1970). In nahezu 75 % der Fälle wurde das erzielte Ergebnis als gut bis sehr gut gewertet. Dies war nach den von Stewart et al. (1966) und Neer et al. (1967) publizierten Daten in den sechziger Jahren, die ein befriedigendes Ergebnis in lediglich 50 % nach operativer Behandlung erzielten, ein wesentlicher Fortschritt. Weitere Publikationen, die über bessere Ergebnisse bei operativer Versorgung berichteten, folgten (Chiron et al. 1974; Kregor et al. 2004; Olerud 1972; Schatzker et al. 1974).

Tab. 12.2 Mögliche Implantate zur definitiven Frakturversorgung distaler Femurfrakturen

AO*	Schrauben	Platte	Fixateur interne	Marknagel
A1–A3		Kondylenplatte, DCS	„locked plate" (z. B. LISS)	Retrograder Femurnagel, antegrader Femurnagel
B1, B2	3,5 mm Kleinfragmentschrauben, 6,5 mm Spongiosaschrauben, Differentialgewindeschrauben	Kondylenplatte[1]	„locked plate" (z. B. LISS)[1]	
B3	3,5 mm Kleinfragmentschrauben, Differentialgewindeschrauben			
C1, C2		Kondylenplatte, DCS	„locked plate" (z. B. LISS)	Retrograder Femurnagel
C3		Kondylenabstützplatte (Burri-Platte)	„locked plate" (z. B. LISS)	

[1] Additiv zur Schraubenosteosynthese bei ausgeprägter Osteoporose möglich
LISS Less Invasive Stabilization System; *DCS* Dynamic Compression System
* AO-Klassifikation des distalen Femurs

Bei der operativen Versorgung waren lange Zeit eine anatomische Rekonstruktion aller Fragmente einschließlich des metaphysären Übergangsbereichs und eine hohe Primärstabilität Ziel der Behandlung. Dies wurde durch eine großzügige Freilegung des Operationsgebiets und die zahlreiche Verwendung von freien Zug- und Plattenschrauben erreicht. Einer potentiellen Komplikation dieser Technik, der Frakturheilungsstörung, wurde mit der großzügigen Anwendung der primärer Spongiosaplastik begegnet, die in einzelnen veröffentlichten Serien in bis zu 86 % der Fälle durchgeführt wurde (Mize 1989).

Heute kann im Rahmen der „biologischen" Osteosynthesen mit indirekten Repositionstechniken unter Beachtung der Weichteile auf eine anatomische Reposition jedes einzelnen Fragments im nicht gelenksbildenden Anteil verzichtet werden. Die „wiederentdeckte" Bedeutung des iatrogenen Weichteiltraumas und der Vaskularisation der Fragmente führten zu neuen Zugangskonzepten [MIPPO: minimal-invasive perkutane Plattenosteosynthese (Krettek et al. 1997b), TARPO: transartikuläre Gelenksrekonstruktion und indirekte Plattenosteosynthese (Krettek et al. 1997a)]. Es konnte experimentell nachgewiesen werden, dass mit den minimal-invasiven Zugangskonzepten eine geringere iatrogene Durchblutungsstörung (Baumgaertel und Gotzen 1994; Farouk et al. 1997, 1999; Krettek et al. 1997b) und eine höhere Bruchfestigkeit, Fragmentvitalität und Kallusanbindung resultierte (Baumgaertel und Gotzen 1994). Auch klinisch wurden damit sehr gute Ergebnisse erzielt (Baumgaertel et al. 1994; Kinast et al. 1989; Kregor et al. 2004; Krettek et al. 1996, 1998; Schütz et al. 2001; Thielemann et al. 1988; Weight und Collinge 2004).

12.6.2 Verfahrenswahl und Operationsplanung

Bei der Wahl des geeigneten Operationsverfahrens muss der Operateur eine Vielzahl von Faktoren in Betracht ziehen: Frakturtyp, Begleitverletzungen, Knochenqualität, Gesamtzustand des Patienten, eigene Erfahrung und die des Operationsteams, logistische Voraussetzungen und lokale Präferenzen. Bei der präoperativen Vorbereitung ist die Zeichnung ein unverzichtbarer Bestandteil zur Planung von Reposition, Implantatwahl und Implantatgröße sowie zum Verstehen der Frakturcharakteristik. Hier gilt es auch, eventuelle Schwierigkeiten zu antizipieren und Rückzugsmöglichkeiten und Alternativoperationen zu bedenken. Weiterhin muss präoperativ sichergestellt werden, dass die gewünschten Implantate (auch die der Alternativverfahren) vorhanden sind. Bei der Verfahrenswahl stehen extramedulläre und intramedulläre Implantate zur Auswahl, die zum Teil durch die Erfahrungen des Operateurs und durch klinikinterne Präferenzen beeinflusst werden (Tab. 12.2).

Extraartikuläre distale Femurfrakturen können extra- oder intramedullär versorgt werden. Bei beiden Verfahren wird vorzugsweise indirekt reponiert und minimal-invasiv stabilisiert. Bei der extramedullären Versorgung kommen winkelstabile Implantate (Kondylenplatte, DCS oder Fixateur interne) zur Anwendung. Bei der intramedullären Versorgung stehen die antegrade und die retrograde Marknagelung zur Verfügung. Partiell intraartikuläre Frakturen werden im Regelfall mit der Schraubenosteosynthese stabilisiert. Auch vollständig intraartikuläre Frakturen können extra- oder intramedullär stabilisiert werden. Für die Implantatwahl entscheidend ist hier die Verankerung im distalen Fragment. Bei höhergradiger Trümmerung und sehr kleinem distalen Fragment sind heute die „Locked Plates" das Implantat der Wahl.

12.6.2.1 Schraubenosteosynthese

Die isolierte Schraubenosteosynthese ist die bevorzugte Anwendung bei unikondylären Frakturen (B-Frakturen). Ein Nachteil der Schraubenosteosynthese ist, dass die Festigkeit in stark osteoporotischem Knochen möglicherweise nicht ausreichend ist, in diesen Fällen ist eine additive Osteosynthese mit einer Platte notwendig.

12.6.2.2 Plattenosteosynthese

Der Zugang zu den extraartikulären Frakturen erfolgt üblicherweise über einen lateralen oder kurzen lateralen Zugang. Die Reposition kann abhängig vom Frakturtyp entweder direkt oder indirekt erfolgen. Insbesondere bei komplexer multifragmentärer metaphysärer Trümmerfraktur kann der temporäre Einsatz eines Fixateur externe oder eines Distraktors zur korrekten axialen Ausrichtung und zur Kontrolle der Rotation erforderlich sein. Die Stabilisierung erfolgt bevorzugt mit winkelstabilen Implantaten, in Einzelfällen mit einer Winkelplatte oder DCS, heutzutage vornehmlich mit winkelstabilen Plattensystemen. Die nicht winkelstabile Kondylenabstützplatte kommt heute eigentlich nicht mehr zur Anwendung und wird auch in diesem Kapitel nicht mehr beschrieben. Nach osteosynthetischer Versorgung von distalen Femurfrakturen beträgt die Infektionsrate in der Literatur (Metaanalyse von 624 Frakturen) 6,4 %, die Rate der verzögerten Frakturheilungen 5,3 %, die Pseudarthroserate 3,4 % und das Implantatversagen 5,9 % (Bolhofner et al. 1996; Heinz und Vecsei 1993; Ketterl et al. 1997; Krettek et al. 1997a, 1998; Merchan et al. 1992; Mize 1989; Ostrum und Geel 1995; Sanders et al. 1989; Schmit-Neuerburg et al. 1989; Siliski et al. 1989; Yang et al. 1990; Zehntner et al. 1992).

95°-Winkelplatte

Die Kondylenplatte (95°-Winkelplatte) ist ein winkelstabiles Implantat, das aber heutzutage aufgrund neuerer Verfahren nur noch gelegentlich Anwendung findet. Indikationen für die Winkelplatte sind suprakondyläre Frakturen, eine additive Stabilisierung bei unikondylären Frakturen und einfache intraartikuläre Frakturen. In der Ära vor den neuen winkelstabilen Plattenverfahren war die Winkelplatte ein häufig genutztes Implantat, das sich durch eine hohe Primärstabilität auszeichnete. Durch den starren Verbund der Klinge mit dem Plattenschaft ist das korrekte Einbringen der Klinge in das Kondylenmassiv in allen Ebenen von großer Bedeutung, da die Lage des Implantats nicht mehr korrigiert werden kann. Weiterhin ist eine minimal-invasive Osteosynthese mit der Kondylenplatte nicht möglich, und der Zugang muss entsprechend der Länge des Implantats gewählt werden.

► Beim Einschlagen der Klinge muss einem vorher rekonstruierten Gelenkblock besondere Beachtung geschenkt werden, da besonders bei guter Knochenqualität dessen Sprengung möglich ist. Weiterhin ist die Indikation der Kondylenplatte bei Frakturen mit einem sehr kurzen distalen Fragment eingeschränkt.

In der Literatur betragen die Komplikationsraten mit der Kondylenplatte: Infektionsrate 11,2 %, Rate der verzögerten Knochenbruchheilung 10,4 %, Pseudarthrosenrate 7,1 % und Rate des Implantatversagens 3,2 % (Merchan et al. 1992; Yang et al. 1990).

DCS

Die Dynamische Kondylenschrauben (DCS) ist ebenso wie die Kondylenplatte ein winkelstabiles Implantat, auch die Indikationen entsprechen denen der Kondylenplatte. Vorteile der DCS gegenüber der Kondylenplatte sind:

- einfachere Implantatplatzierung, da die korrekte Positionierung der Schraube nur in der Frontal- und Transversalebene notwendig ist, nicht sagittal;
- die Sprengung eines rekonstruierten Kondylenmassivs ist durch das Aufbohren und Schrauben im Gegensatz zum Einschlagen von Meißel und Klinge bei der Kondylenplatte weniger wahrscheinlich;
- Möglichkeit der Anwendung von minimal-invasiven Techniken durch das zweigeteilte Implantatdesign.

Ein möglicher Nachteil gegenüber der Kondylenplatte ist der größere Verlust von Knochenmasse. Eine geringe Rotationsstabilität in der Sagittalebene konnte aber im Vergleich mit der Kondylenplatte nicht nachgewiesen werden (Harder et al. 1999). Die durchschnittliche Komplikationsrate bei der Osteosynthese mit der DCS beträgt: Infektionen 3,2 %, Pseudarthrose 5,7 % und die Rate des Implantatversagens 2,5 % (Ketterl et al. 1997; Sanders et al. 1989).

12.6.2.3 Fixateur interne („locked plates")

Interne Fixateure sind neue winkelstabile Systeme, die sich grundlegend von den konventionellen extramedullären winkelstabilen Systemen (95-Grad-Winkelplatteoder DCS) unterscheiden. Die Indikation für den Fixateur interne sehen wir bei allen distalen Femurfrakturen, ausgenommen sind lediglich Frakturen, die mit alleiniger Zugschraubenosteosynthese stabilisiert werden können. Der Vorteil des Fixateur interne ist die dauerhafte Winkelstabilität, die einen sekundären Repositionsverlust verhindert, die Erhaltung der kortikalen Perfusion und die Möglichkeit minimal-invasiver Operationstechnik.

Die Winkelstabilität bei den internen Fixateuren wird durch die passgenaue Gewindeverbindung zwischen Schraubenkopf und Plattenloch gewährleistet (Kregor et al. 2004; Zlowodzki et al. 2004). Diese kann auf unterschiedliche Weise hergestellt werden, sei es durch das Gewindedrängen beim Einbringen einer Schraube aus hartem Material in weicheres Plattenmaterial (z. B. TiFix) oder durch vorgeformte Gewinde in Schraubenkopf und Trägerloch (z. B. LISS). Mittlerweile sind auch Systeme entwickelt worden, die eine größere Variabilität der Schraubenplatzierung erlauben, was jedoch zu einer verminderten Winkelstabilität der einzelnen Schrauben-Platten-Verbindung führt.

Aufgrund der Winkelstabilität ändert sich die Kraftübertragung zwischen Knochen und Implantat. Bei der konventionellen Plattenosteosynthese wird die Stabilität am Platten-Knochen-Berührungspunkt durch die Reibungskraft erzeugt. Die Reibungskraft ist neben dem Reibungskoeffizienten von dem Anpressdruck der Platte abhängig, der durch die in axialer Richtung wirkende Schraubenkraft entsteht. So wird bei der konventionellen Plattenosteosynthese aus der longitudinalen Belastung eine Querbeanspruchung des Knochens und damit eine Beanspruchung der Schrauben auf axialen Auszug. Beim Fixateur interne übertragen die winkelstabilen Schrauben die Longitudinalkräfte als Scherkräfte auf den Knochen, ein Reibschluss ist nicht mehr notwendig und die kortikale Durchblutung bleibt ungestört. Durch dieses Konzept erfolgt eine Längsbeanspruchung des Knochens und das System wird nicht auf Auszug belastet (Tepic und Perren 1995). Die Haltekraft der Schrauben hängt von der Lastrichtung ab und ist bei Scherbelastung, wie sie beim Fixateur interne auftritt, am höchsten (Seebeck et al. 1999).

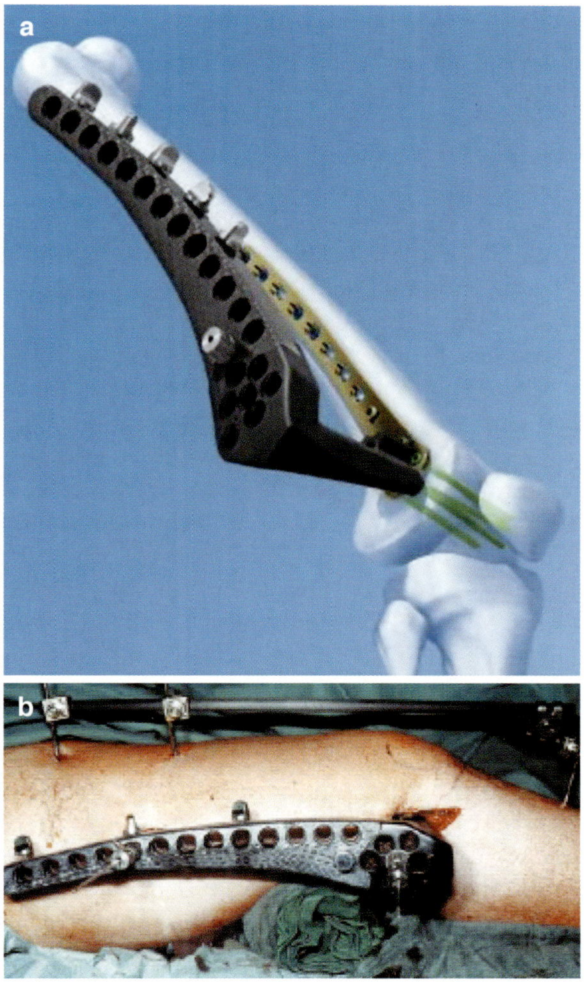

Abb. 12.6 **a** Winkelstabiles Plattensystem – „Locked Plate" (hier das LISS-System), **b** Intraoperatives Bild mit appliziertem Zielbügel am Implantat

Das LISS (Less Invasive Stabilization System) war das erste winkelstabile Plattensystem für den distalen Femur und besteht aus dem Grundträger, der entsprechend der Anatomie des distalen Femurs vorgeformt ist (Abb. 12.6a).

Mit Hilfe eines adaptierbaren Zielbügels kann das LISS minimal-invasiv implantiert werden. Der Zielbügel dient zugleich zusammen mit einem Trokarsystem als Zielvorrichtung zum perkutanen Einbringen der Kopfverriegelungsschrauben (Abb. 12.6b).

Bei der präoperativen Planung wird die Länge des Implantats festgelegt und auf Grund des biomechanischen Prinzips sollte eher ein längeres Implantat gewählt werden. Falls eine intraartikuläre Fraktur vorliegt, wird diese zunächst reponiert und mit unabhängigen Zugschrauben stabilisiert (z. B. 3,5-mm-Schrauben oder 6,5–mm-Spongiosaschrauben). Nach Reposition der extraartikulären Frakturkomponente wird die Platte am Kondylenmassiv und Schaft fixiert. Hierbei wird meistens das Prinzip der überbrückenden Osteosynthese verwandt. Die Länge der Kondylenschrauben wird intraoperativ mit Längenmesslehren bestimmt. Bei guter Knochenstruktur kann die Fixation am Schaft mit mono- oder bikortikalen Schrauben erfolgen. Liegt jedoch eine eher osteoporotischer Knochenstruktur vor, ist sicher eine bikortikale Schraubenverankerung zu empfehlen. Die durchschnittliche Infektionsrate bei der Verwendung von winkelstabilen Plattensystemen beträgt 3,3 % (Metaanalyse von 268 Frakturen), die Rate der verzögerten Knochenbruchheilungen und Pseudarthrosen 2,4 % und die Rate des Implantatversagens 5,9 % (Frank et al. 2000; Kregor et al. 2001, 2004; Lagana et al. 2000; Schandelmaier et al. 2001; Schütz et al. 2001; Weight und Collinge 2004). Dabei ist zu bedenken, dass die meisten Implantatversagen proximale Schraubenausrisse betrafen, die aufgrund der minimal-invasiven und nicht zentralen Platzierung des Implantats am Femurschaft auftraten.

12.6.2.4 Marknagel

Bei der Versorgung von distalen Femurfrakturen kommen antegrad und retrograd eingebrachte Nägel zur Anwendung. Ein Vorteil der Marknagelung liegt im Vergleich zur extramedullären Osteosynthese im biomechanischen Konzept eines Stützträgers in Hauptbelastungsachse. Ein weiterer Vorteil ist die weniger häufige Irritation des Tractus iliotibialis im Gegensatz zu extramedullären Implantaten. Die Materialeigenschaften des Nagels sind im Vergleich zur Kondylenplatte durch eine wesentlich höhere axiale Steifigkeit und Bruchlast bei vergleichbarer Biegesteifigkeit gekennzeichnet. Ein biomechanischer Nachteil ist die geringere Rotationsstabilität von Nägeln im Vergleich mit extramedullären winkelstabilen Implantaten. Diese geringe Rotationsstabilität scheint jedoch aufgrund der guten klinischen Erfahrung mit der intramedullären Stabilisierung bei proximalen Femurfrakturen und Femurschaftfrakturen für die postoperative Neutralisation von Torsionsbelastungen ausreichend zu sein (Grass et al. 2002). Da wegen der Rotationsstabilität in der Sagittalebene mindestens zwei distale Verriegelungen eingebracht werden müssen, ist konstruktionsbedingt bei den meisten distalen Verriegelungsnägeln die Stabilisierung einer Fraktur mit sehr kurzem distalen Fragment nicht möglich. Hier wurde versucht, mit einer geänderten geometrischen Anordnung der distalen Verriegelung das Indikationsspektrum zu erweitern (Ingman 2002).

Antegrade Technik

Die antegrade Marknagelung von distalen Femurfrakturen ist auf besondere Situationen beschränkt. Werden Standardimplantate benutzt, ist die Indikation auf extraartikuläre Frakturen begrenzt, bei denen die Frakturlinie mindestens 4–5 cm proximal der ehemaligen Epiphysenfuge liegt (Kolmert und Wulff 1982). Die Indikation zur antegraden Marknagelung wurde von einigen Autoren auf distale und intraartikuläre Frakturen erweitert (Dominguez et al. 1998; Leung et al. 1991). Dabei wird bei den intraartikulären Frakturen die Gelenkfläche rekonstruiert und offen oder perkutan mit Zugschrauben stabilisiert und anschließend der Nagel antegrad in Standardtechnik eingebracht. Dabei war es jedoch erforderlich, die Marknägelspitze zu kürzen, um eine distale Lage der Verriegelungsschrauben zu ermöglichen (Dominguez et al. 1998; Leung et al. 1991).

- ► Bei der antegraden Marknagelung ist die achsgerechte Ausrichtung und die sichere Stabilisierung des distalen Fragments problematisch.

Bei einer Analyse von 57 Fällen der antegraden Marknagelung distaler Femurfrakturen betrug die Infektionsrate 0 %, die verzögerte Knochenbruchheilung 3,5 %, die Pseudarthrosenrate 0 % und die Rate des Implantatversagens 3,5 % (Dominguez et al. 1998; Leung et al. 1991).

Retrograde Technik

Bei der intramedullären Versorgung distaler Femurfrakturen ist heute die retrograde Femurmarknagelung das Standardverfahren (van Raay et al. 1991). Für die retrograde Marknagelung stehen heute eine Vielzahl an verschiedenen Implantaten zur Verfügung, die sich im Material und in Design (insbesondere in den Verriegelungsoptionen) unterscheiden.

Die retrograde Marknagelung kann minimal-invasiv durchgeführt werden und erlaubt im Gegensatz zur antegraden Marknagelung die direkte Visualisierung der Gelenkfläche. Indikationen für die retrograde Marknagelung sind extraartikuläre distale Femurfrakturen und einfache (C1 oder C2) intraartikuläre Femurfrakturen, die eine zweifache distale Verriegelung erlauben. Ein Problem kann die Haltekraft der distalen Verriegelung sein, die bei osteoporotischem Knochen zu einer Auslockerung der distalen Verriegelung führen kann. Diese Auslockerung tritt in ca. 8 % der Fälle auf (Grass et al. 2002; Ito et al. 1998; Watanabe et al. 2002). Die Haltekraft der distalen Verriegelung kann aber durch eine geänderte geometrische Anordnung der Schrauben (Ingman 2002), durch die Einführung einer Spiralklinge und die distale winkelstabile Verklemmung (Grass et al. 2002; Ito et al. 2001) erhöht werden. Weitere Probleme der retrograden Femurmarknagelung können heterotope Ossifikationen (Lucas et al. 1993), Frakturen der Verriegelungsbolzen, adhäsionsbedingte Einschränkungen der Kniegelenksbeweglichkeit (Iannacone et al. 1994; Lucas et al. 1993), Schwellung des Kniegelenks (Leung et al. 1991; Lucas et al. 1993) und symptomatische, prominente distale Verriegelungsbolzen sein (Ingman 2002; Lucas et al. 1993; Walcher et al. 2000). Bei der Auswertung von 344 distalen Femurfrakturen, die mit der retrograden Marknagelung versorgt wurden, betrug die Infektionsrate 0,3 %, die Rate der verzögerten Frakturheilung 4,7 %, die Rate der Pseudarthrosen 2 % und die Rate des Implantatversagens 8,4 % (Danziger et al. 1995; Dunlop und Brenkel 1999; Grass et al. 2002; Gynning und Hansen 1999; Handolin et al. 2004; Iannacone et al. 1994; Ingman 2002; Janzing et al. 1998; Kumar et al. 2000; Lucas et al. 1993; Markmiller et al. 2004; Ostermann et al. 1996; Walcher et al. 2000; Watanabe et al. 2002). Rotationsfehlstellungen fanden sich in 8,3 % (Walcher et al. 2000) und Fehlstellungen in der Frontalebene in 3,2 % der Fälle. Die Ursachen des Implantatversagens sind meistens die Auslockerung der distalen Schrauben oder Schraubenbrüche.

12.6.2.5 Fixateur externe

Die definitive Behandlung einer distalen Femurfraktur mit einem Fixateur externe ist eine Ausnahme. Zumeist kommt der Fixateur zur primären Versorgung bei polytraumatisierten Patienten zur Anwendung, die eine aufwendige, definitive Osteosynthese nicht erlaubt. Weitere Gründe können die Komplexität der Fraktur oder schwere Weichteilschäden sein. Die Vorteile des Fixateurs sind das vergleichsweise geringe Operationstrauma, die kurze Operationszeit und die unproblematische Montage, die sogar im Einzelfall außerhalb von regulären Operationsräumen erfolgen kann. Ein Nachteil des Fixateurs ist, dass er im Regelfall nicht für eine definitive Osteosynthese genutzt werden kann. Ein weiterer Nachteil ist die Möglichkeit der Pintraktinfektion, die unter Umständen die sekundäre definitive osteosynthetische Versorgung verzögern kann. Die Anwendung des Fixateurs kann in ausschließlich femoraler Montagetechnik (selten) erfolgen oder als gelenküberbrückende Montage (transartikuläre externe Fixation, TEF). Bei ausschließlicher femoraler Stabilisierung müssen zwei Schanzschrauben im distalen Fragment verankert werden.

▶ **Cave:** Die Gefahr bei der Verwendung von Schanz-Schrauben im distalen femoralen Fragment ist, über eine Pintraktinfektion das spätere Operationsgebiet zu infizieren.

Bei der gelenksüberbrückenden Montage können die Schanz-Schrauben in sicherer Entfernung zur Fraktur eingebracht werden, und diese Stabilität ist in aller Regel für die Konditionierung der Weichteile und den Schutz von Gefäßrekonstruktionen ausreichend.

12.6.3 OP-Zeitpunkt, Vorbereitung, Management

Die Entscheidung, wann eine distale Femurfraktur operativ versorgt werden soll, ist von mehreren Faktoren abhängig. Wesentliche Entscheidungspunkte sind der begleitende Weichteilschaden, Gefäßverletzungen, der Gesamtzustand des Patienten, die Komplexität der Fraktur und die individuelle Logistik des Krankenhauses. Grundsätzlich sollte eher ein zweizeitiges Vorgehen geplant werden, je schwerwiegender die begleitenden Verletzungen sind, je komplexer die Fraktur bzw. je aufwendiger die Versorgung ist.

▶ Eine sofortige Intervention ist unstrittig bei offenen Frakturen, bei schweren geschlossenen Weichteilschäden und bei Vorliegen von begleitenden Gefäßverletzungen. Abhängig der lokalen Fraktur- und Weichteilsituation und des allgemeinen Zustands des Patienten kann ein zweizeitiges operatives Vor-

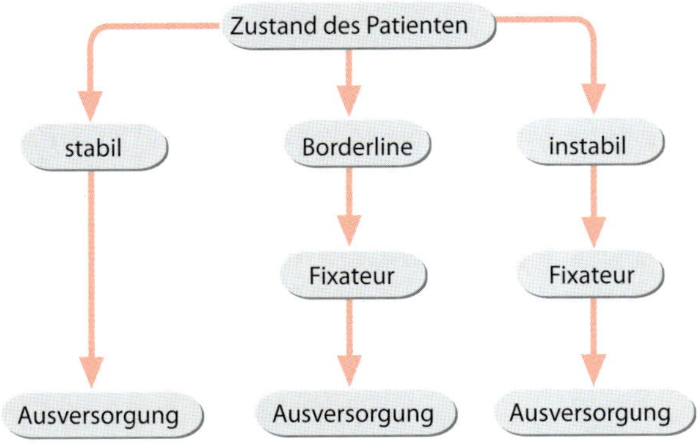

Abb. 12.7 Therapieempfehlungen bei der Behandlung von distalen Femurfrakturen abhängig vom Patientenzustand. (Nach Pape et al. 2002)

gehen mit initialer Fixateur-externe-Stabilisierung sinnvoll oder gar notwendig sein.

Beim Monotrauma ist bei extraartikulären und einfachen intraartikulären Frakturen die frühzeitige definitive Frakturversorgung anzustreben. Bei komplizierten intraartikulären Frakturen kann eine verzögerte Therapie aus logistischen Gründen und zu Gunsten einer detaillierteren Operationsplanung von Vorteil sein.

Beim polytraumatisierten Patienten ist eine frühzeitige Frakturstabilisierung von großer Wichtigkeit, um vor allem das Auftreten von pulmonalen Komplikationen (ARDS, Fettembolie) zu verringern (Bone et al. 1989; Johnson et al. 1985). Bei der primären Vorgehensweise beim schweren Polytrauma t wird heute das Konzept der „damage control orthopedics (DCO)“ angewendet (Abb. 12.7; Pape et al. 1999a, b, 2001). Ist eine primäre definitive Osteosynthese aufgrund des Allgemeinzustands des Patienten nicht möglich, hat sich in der Initialtherapie der Fixateur externe bewährt. Mit dem Fixateur externe kann eine grobe Frakturreposition und -stabilität erreicht werden und die Weichteile können sich konditionieren. Die Pflege des Patienten wird erleichtert und die Schmerzen werden durch die Stabilität im Frakturbereich reduziert. Klinisch konnte gezeigt werden, dass bei einer verzögerten sekundären definitiven Therapie die Komplikationsrate durch die Anlage eines Fixateur externe nicht erhöht wurde (Nowotarski et al. 2000; Scalea et al. 2000; Taeger et al. 2002). Bei der Wahl des Zeitpunkts der sekundären definitiven Therapie sollte aufgrund systeminflammatorischer Reaktionen der Zeitraum zwischen dem zweiten und vierten postoperativen Tag vermieden werden (Pape et al. 1999b, 2001).

12.6.4 Lagerung

Der Patient wird auf einem röntgendurchlässigen OP-Tisch gelagert, der eine Durchleuchtung bis zum proximalen Femurende erlaubt. Dies muss vor Beginn der Abdeckung überprüft werden. Das unverletzte Bein wird gestreckt gelagert (Abb. 12.8). Die verletzte Extremität wird bereits mit Hilfe des OP-Tisches im Knie ca. 30° flektiert. Durch Verwendung von weiteren Lagerungshilfen kann eine Kniegelenksbeugung von 60° erreicht werden, die die Reposition des distalen Fragments zum Schaft erleichtert. Diese Lagerung entspannt den Zug der Mm. gastrocnemii, die das distale Fragment retoflektieren. Dies kann durch Absenken der Unterschenkellagerung erreicht und durch das Unterlegen von sterilen Tüchern unter den distalen Femurschaft während des Repositionsmanövers unterstützt werden. Das verletzte Bein wird frei beweglich steril abgedeckt, ggf. sollte auch der Beckenkamm für eine mögliche Spongiosaentnahme frei bleiben. Das sterile Abdecken beider Beine kann beispielsweise bei Trümmerfrakturen hilfreich sein, um die Reposition von Beinlänge, Achse und vor allem Rotation intraoperativ kontrollieren zu können.

12.6.5 Zugangswege

12.6.5.1 Lateraler Zugang

Indikation. Suprakondyläre Femurfrakturen und einfache distale intraartikuläre Femurfrakturen. Dies ist der Standardzugang für die plattenosteosynthetische Versorgung distaler Femurfrakturen, der eine gute Übersicht von allen lateralen Strukturen des Kniegelenks ermöglicht. Der Zugang kann nach proximal zur Darstellung des Femurschafts und nach distal zur lateralen Einsicht auf die Kniegelenkfläche verlängert werden, was für einfache artikuläre Frakturen ausreichend sein kann. Früher wurde dieser Zugang bei komplexen intraartikulären Frakturen, wenn nötig, mit einer Osteotomie der Tuberositas tibiae verbunden (Mize et al. 1982; Olerud 1972). Dieses Vorgehen ist aber sehr invasiv und heute werden überwiegend für komplexe intraartikuläre Frakturen die parapatellaren Zugänge empfohlen. Im Vergleich mit den minimal-

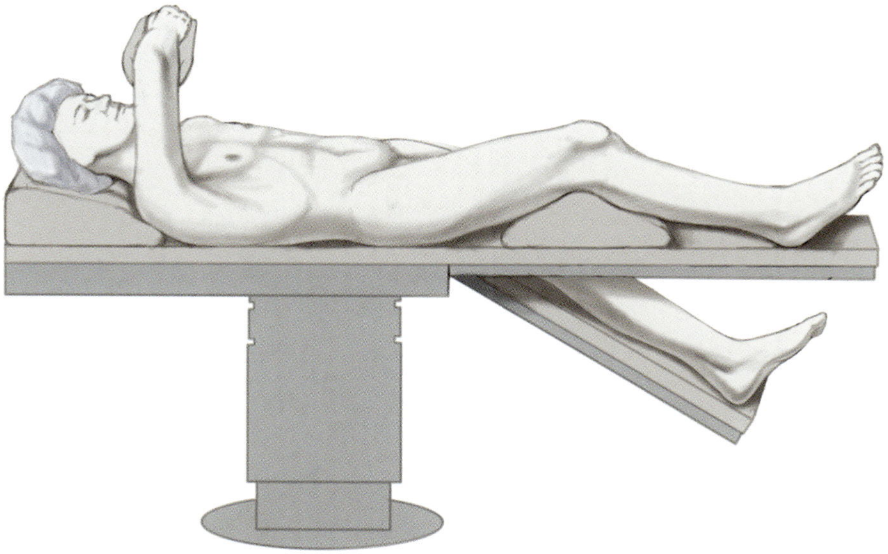

Abb. 12.8 Bei der präoperativen Lagerung wird das unverletzte Bein abgesenkt, um die radiologische Kontrolle im seitlichen Strahlengang zu ermöglichen. Durch die Flexion des Kniegelenks des verletzten Beins wird der Zug der Gastrocnemii antagonisiert und die Hyperextension des distalen Fragments aufgehoben

invasiven Techniken ist der laterale Zugang bei der Schonung der periostalen Durchblutung (Baumgaertel et al. 1994; Farouk et al. 1997, 1999; Krettek et al. 1997a) und bei der Bruchfestigkeit und Knochenheilung unterlegen (Bengner et al. 1990).

Vorgehen. Die Hautinzision verläuft am lateralen, distalen Femur und wird nach distal auf den lateralen Rand der Tuberositas tibia ausgerichtet. Der Tractus iliotibialis wird dargestellt und scharf in Faserrichtung parallel zur Inzision gespalten. Der Unterrand des M. vastus lateralis wird identifiziert und vorsichtig angehoben. Die Vv. perforantes müssen hierbei sicher ligiert werden. Zur Darstellung des Schafts wird der M. vastus lateralis mit einem stumpfen Hohmann-Haken nach ventral gedrängt. Hierbei ist auf die Abgänge der A. profunda femoralis zu achten, die ggf. ligiert werden müssen (Abb. 12.9a, b).

12.6.5.2 Kurzer lateraler Zugang/ anterolateraler Zugang

Indikation. Suprakondyläre Frakturen. Dieser Zugang entspricht dem distalen Anteil des lateralen Standardzugangs. Er wird vor allem bei den minimal-invasiven extramedullären Osteosynthesen verwendet (Abb. 12.10).

12.6.5.3 Transpatellarer Zugang (zur retrograden Marknagelung)

Indikation. Suprakondyläre Femurfrakturen und einfache distale intraartikuläre Femurfrakturen. Bei der retrograden Marknagelung distaler Femurfrakturen wird dieser Zugang gewählt. Die mediane Inzision verläuft distal der unteren Patellaspitze auf ca. 5 cm Länge durch das Lig. patellae. Für diesen Zugang muss das verletzte Bein zwischen 40° und 60° im Knie flektiert gelagert sein.

12.6.5.4 Anterolateraler parapatellarer Zugang

Indikationen. unikondyläre laterale Frakturen und distale intraartikuläre Femurfrakturen. Zur Versorgung intraartikulärer distaler Femurfrakturen bevorzugen wir den lateralen parapatellaren Zugang, über den gleichzeitig entweder eine eingeschobene laterale Plattenosteosynthese (MIPPO Technik) oder die retrograde Marknagelung durchgeführt werden kann (Abb. 12.11).

Vorgehen. Die Hautinzision beginnt mittig oberhalb der Patella und wird lateral parapatellar fast bis zur Tuberositas tibiae geführt. Die Spaltung des lateralen Retinakulums wird nach proximal zwischen der Quadrizepssehne und dem M. vastus lateralis verlängert. Nach distal erfolgt der Schnitt nach ventral parallel zur Patellasehne. Durch eine genügend lange Schnittführung kann die Patella nach medial gehalten werden, was eine gute Sicht auf beide Kondylen ermöglicht. Nachteil dieses Zugangs kann langfristig das Risiko eines femoropatellaren Hyperkompressionssyndroms sein.

12.6.5.5 Anteromedialer parapatellarer Zugang

Indikation. Isolierte Frakturen des medialen Kondylus.

Vorgehen. Der Hautschnitt wird hier mittig oberhalb der Patella begonnen und medial in kurzem

Abb. 12.9 Lateraler Zugang (siehe Text)

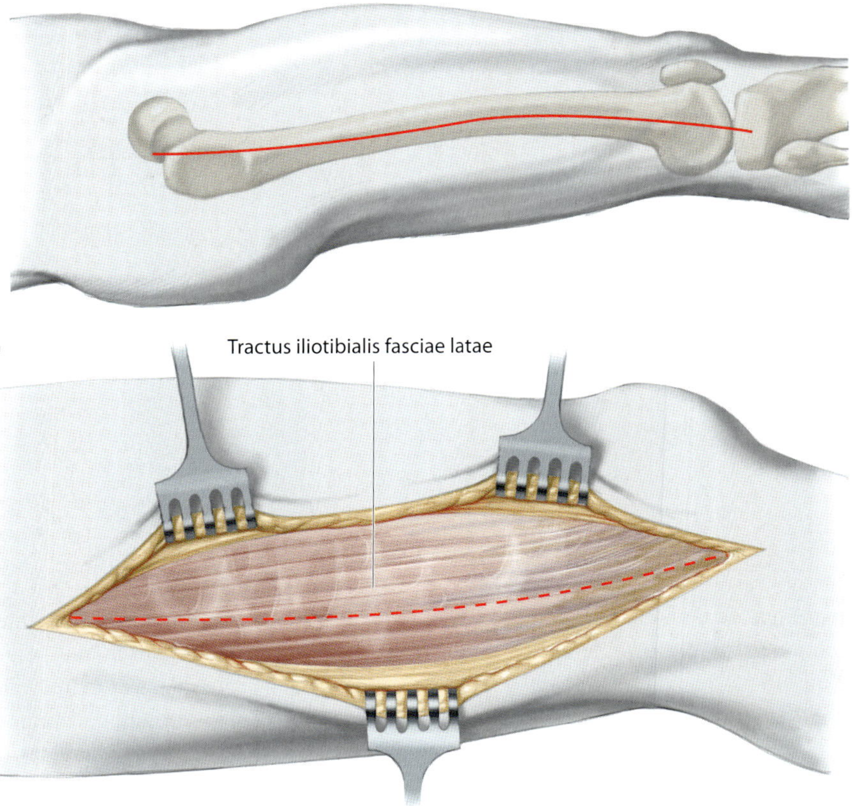

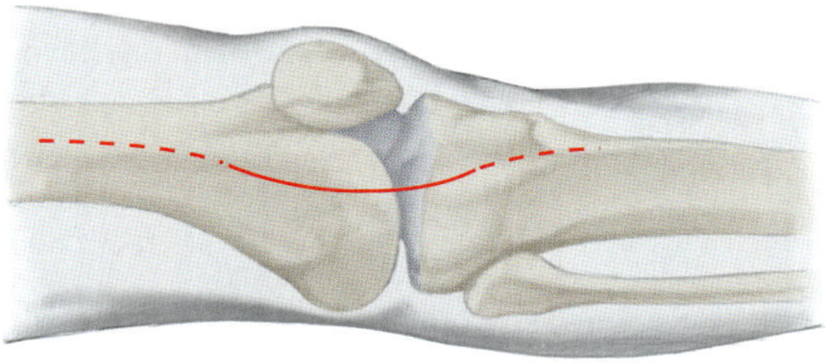

Abb. 12.10 Anterolateraler Zugang. Die Inzision verläuft parallel zum Lig. patellae und 1–2 cm vom lateralen Patellarand entfernt. Bei Bedarf kann dieser Zugang nach proximal (Verlaufsrichtung des Tractus iliotibialis) und distal erweitert werden

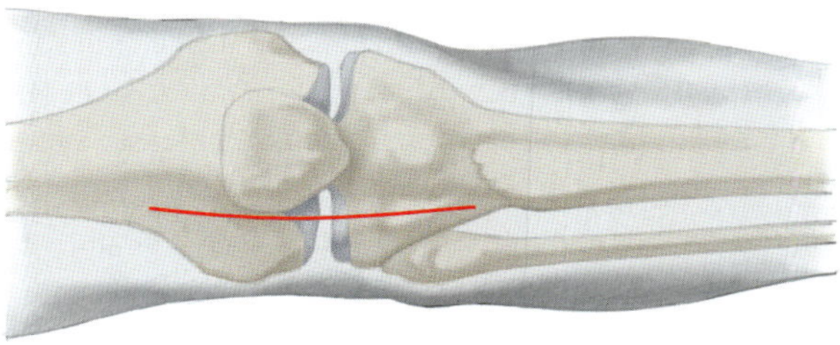

Abb. 12.11 Anterolateraler parapatellarer Zugang. Die Inzision verläuft auf 15–20 cm Länge eng über dem äußeren Patellardrittel und gibt einen guten Überblick bei der Versorgung intraartikulärer Frakturen. Im proximalen Anteil ist die Schnittführung zwischen den Muskeln des Rectus femoris und vastus lateralis ausgerichtet

Abstand um die Patella geführt. Nach distal wird die Schnittführung medial der Tuberositas tibiae geführt. Die Darstellung der Kniegelenkskapsel erfolgt proximal zwischen der Quadrizepssehne und dem M. vastus medialis, distal mit Ausrichtung auf die Tuberositas tibiae. Das Retinakulum wird nahe des Patellarandes gespalten, so dass eine Refixation aber noch gut möglich ist (Abb. 12.12).

12.6.5.6 Ausgedehnter Zugang mit Osteotomie der Tuberositas tibiae

Indikation. Die Indikationen für diese Zugänge sind unseres Erachtens sehr limitiert und ist im eigenen Vorgehen noch *nie* verwandt worden. Nur wenn keine adäquate Reposition oder Übersicht bei komplexen, intraartikulären Frakturen erreicht werden kann oder wenn gleichzeitig eine ipsilaterale, intraartikuläre

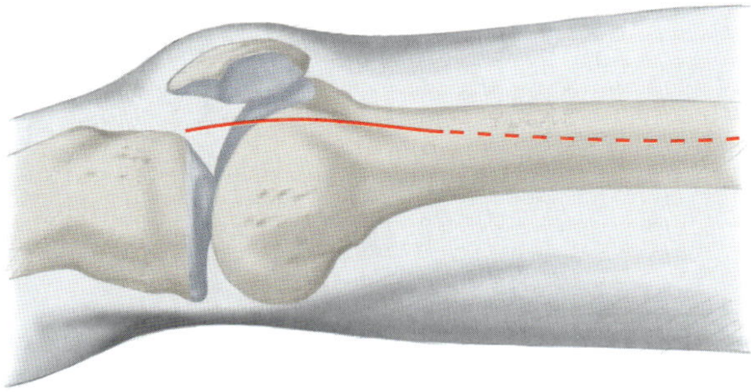

Abb. 12.12 Anteromedialer parapatellarer Zugang (siehe Text), dient zumeist zur Versorgung von medialen monokondylären Frakturen

Tibiaplateaufraktur vorliegt, kann unter Umständen die Tuberositasosteotomie notwendig sein. Ursprünglich wurde dieser Zugang als Y-Zugang vorgestellt, war aber mit einer hohen Infektionsrate von 26 % verbunden (Olerud 1972).

Vorgehen. Dieser erweiterte Zugang zum distalen Femur erfolgt über eine J-förmige laterale Schnittführung, die distal auf einen Punkt zwischen dem unteren Patellapol und der Tuberositas ausgerichtet ist. Von hier aus wird der Schnitt lateral entlang der Patellasehne verlängert. Gegebenenfalls kann die Hautinzision medial im Sinne eines Y-Zugangs erweitert werden. Das Retinakulum und die Gelenkkapsel werden parallel zum Hautschnitt gespalten. Die Osteotomie der Tuberositas tibiae ist auch über einen nach distal ventral erweiterten lateralen Standardzugang möglich, bei der die Inzision ca. 15 mm unterhalb des distalen Endes der Tuberositas zu liegen kommt (Mize et al. 1982). Bevor osteotomiert wird, empfiehlt es sich, zur späteren anatomischen Refixation bereits bikortikale Bohrungen (4,5-mm-Zugschraube) vorzunehmen. Nach der Osteotomie und der Ablösung des Hoffa-Fettkörpers wird der Patella-Sehnen-Knochenblock nach ventral-medial umgeschlagen und gibt nun die Übersicht über das Gelenk frei. Nach erfolgter Osteosynthese wird der Tuberositas-Knochenblock mit ein bis zwei bikortikalen Spongiosaschrauben refixiert.

12.6.6 Operationstechnik

Bei der Verwendung indirekter Repositions- und minimal-invasiver Osteosynthesetechniken ist die intraoperative Kontrolle der Achsen, Rotation und Länge besonders wichtig. Vor der Osteosynthese wird die extraartikuläre Fraktur zunächst indirekt reponiert (Baumgaertel und Gotzen 1994; Bolhofner et al. 1996). Neben Tuchrollen zum Ausgleich einer Ante- oder Rekurvationsfehlstellung erleichtern Fixateur externe, Distraktor oder Kirschner-Drähte als „joysticks" die Reposition. Die Kontrolle der Achse in der Frontalebene kann mit der Kabelmethode erfolgen (Krettek 1995). Hierzu wird mit Hilfe des Bildwandlers das Zentrum des Hüftkopfes und des Talus auf der Haut markiert. Zwischen den Markierungen wird dann ein strahlendichtes Kauter-Kabel gespannt, das die mechanische Tragachse repräsentiert. Das Kabel sollte sich dann im Bildwandler auf die Mitte des Kniegelenks projizieren.

Die Kontrolle der Rotation erfolgt klinisch und mit Hilfe des Bildwandlers. Zur Anwendung kommen der Konturvergleich mit dem kontralateralen Trochanter minor, das Kortikalissprungzeichen und das Durchmesserdifferenzzeichen, es kann aber auch die Femurtorsion direkt ausgemessen werden. Für den Konturenvergleich wird der Trochanter minor der Gegenseite präoperativ bei streng nach ventral ausgerichteter Patella in den Bildspeicher eingelesen. Intraoperativ wird dieser dann mit dem ipsilateralen Abbildungsmuster verglichen. Die Rotationsfehlstellung kann durch die charakteristische Änderung des Trochanters bestimmt werden. Hierbei erscheint der Trochanter minor der verletzten Seite im Vergleich mit der Gegenseite bei Außenrotationsfehlstellungen kleiner und bei Innenrotationsfehlstellungen größer. Auch durch unterschiedliche Kortikalisstärken (Kortikalissprungzeichen) und die quer-ovale Konfiguration des distalen Femurs (Durchmesserdifferenzzeichen) können Rotationsfehlstellungen mit dem Bildwandler diagnostiziert werden (Krettek 1995). Bei einer anderen Methode wird präoperativ die Antetorsion des unverletzten Femurs bestimmt (Grass et al. 2002). Die Kondylenebene wird exakt seitlich ausgerichtet und der Bildwandler über dem proximalen Femur so lange nach außen geschwenkt, bis die Femurachse und der Schenkelhals eine Gerade bilden. Der abgelesene Winkel am Röntgengerät ist der Torsionswinkel. Nach der preliminären Fixierung der Fraktur wird intraoperativ auf der verletzten Seite analog verfahren.

12.6.6.1 Schraubenosteosynthese

B1- und B2-Frakturen werden anatomisch reponiert und temporär mit Kirschner-Drähten fixiert. Danach werden sie mit 6,5-mm-Spongiosaschrauben oder

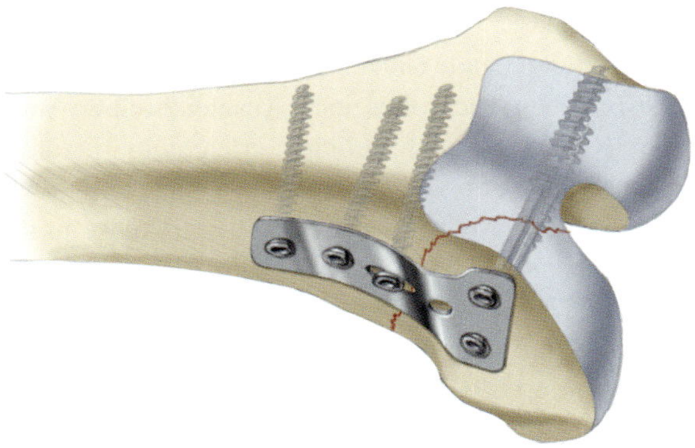

Abb. 12.13 Bei der Versorgung von unikondylären Frakturen (hier Fraktur vom Typ 33 B1) bei ausgeprägter Osteoporose kann es notwendig sein, eine additive Plattenosteosynthese durchzuführen, um eine sekundäre Sinterung bei schlechter Knochenstruktur zu verhindern

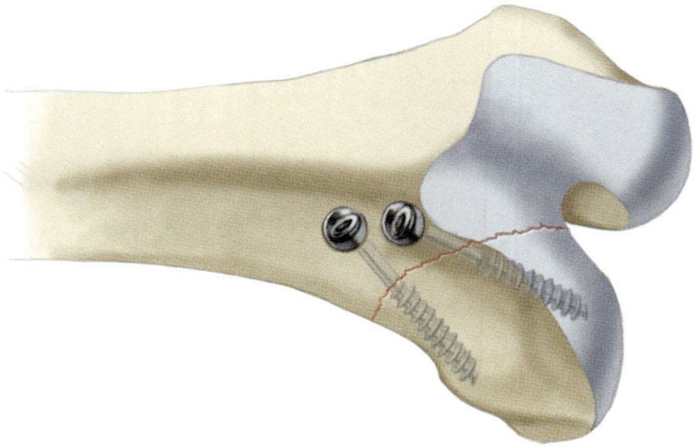

Abb. 12.14 Unikondyläre Fraktur vom Typ 33 B3.2, die Schraubenosteosynthese wird in a.p.-Richtung durchgeführt. Nach Möglichkeit sollen die Schraubenköpfe außerhalb der Gelenkfläche liegen

mit 3,5-mm-Kleinfragmentschrauben nach dem Zugschraubenprinzip stabilisiert. Bei osteoporotischem Knochen können Unterlegscheiben erforderlich sein oder bei nicht ausreichend stabiler Fixation eine supportive Osteosynthese notwendig werden (Abb. 12.13).

Bei dorsaler Kondylenabscherung, der „Hoffa"-Fraktur (B3.2 und B3.3), werden nach Wiederherstellung der Gelenkfläche Spongiosaschrauben in a.p.-Richtung eingesetzt (Abb. 12.14). Die Größe der Spongiosaschrauben wird in Abhängigkeit von der Größe der Fragmente gewählt. Das Einsetzen erfolgt so weit lateral oder medial wie möglich außerhalb der lasttragenden Zone des Gelenkknorpels. Falls die Schrauben im Gelenkknorpel zu liegen kommen, ist ein Versenken der Schraubenköpfe erforderlich. In einigen Fällen kann es von Vorteil sein, die dorsalen Kondylenabscherfrakturen mit direkt von dorsal eingesetzten Schrauben zu versorgen. Osteochondrale Frakturen werden ggf. mit biodegradierbaren Implantaten (z. B. Polypin) fixiert.

12.6.6.2 Fixateur externe

Bei der gelenkübergreifenden Montage wird der distale Oberschenkel proximal der Kniekehle mit einer Rolle unterpolstert. Das Kniegelenk muss später in 15° Flexion fixiert werden. In das Femur werden von ventrolateral zwei 5-mm-Schanz-Schrauben in genügendem Abstand zur Fraktur eingebracht. Bei der Platzierung der Schanz-Schrauben sollte die spätere Implantatlage (z. B. Platte) bedacht werden. In der Tibia werden ebenfalls zwei 5-mm-Schanz-Schrauben im genügendem Abstand zueinander im Schaftbereich platziert. Vorzugsweise werden die Schanz-Schrauben mit einer Drei-Rohr-Technik modular verbunden. Abhängig von der Fragmentgröße ist eine weitere Schanzschraube in das distale Femur einzubringen.

Diese Konfiguration erlaubt eine einfache Nachreposition der Fraktur und kann als indirekte Repositionshilfe bei einer späteren, definitiven Osteosynthese dienen (Abb. 12.15).

12.6.6.3 95-Grad-Winkelplatte

Zuerst wird die Insertionsstelle der Klinge geplant. Die Klinge sollte 1,5–2 cm proximal der distalen Gelenkfläche und in der Mitte der vorderen Hälfte des längsten sagittalen Durchmesser zu liegen kommen. Die sagittale Position ist durch die Verlängerung der Schaftachse vorgegeben. Die Insertionsstelle wird nun markiert. Bei intraartikulären Frakturen wird zuerst der Gelenkblock rekonstruiert, wobei die Zugschrauben etwas proximal und anterior oder posterior von dem späteren Klingenlager platziert werden sollten. Um die korrekte Richtung der Klinge zu bestimmen, werden temporäre Kirschner-Drähte benutzt. Ein Kirschner-Draht wird parallel zu der distalen Gelenkfläche (Kniegelenksachse) platziert und ein zweiter parallel zur anterioren Gelenkfläche der Femurkondylen (Abb. 12.16). Da die Femurkondylen in der Transversalansicht ein Trapez bilden und die a.p.-Ausdehnung des medialen Kondylus geringer ist, wird dieser Kirschner-Draht nach dorsal anguliert eingebracht. Ein dritter Kirschner-Draht, der in Klingenrichtung eingebracht werden soll wird nun distal des Klingenlagers parallel zum ersten Kirschner-Draht in der frontalen Ebene und parallel zum

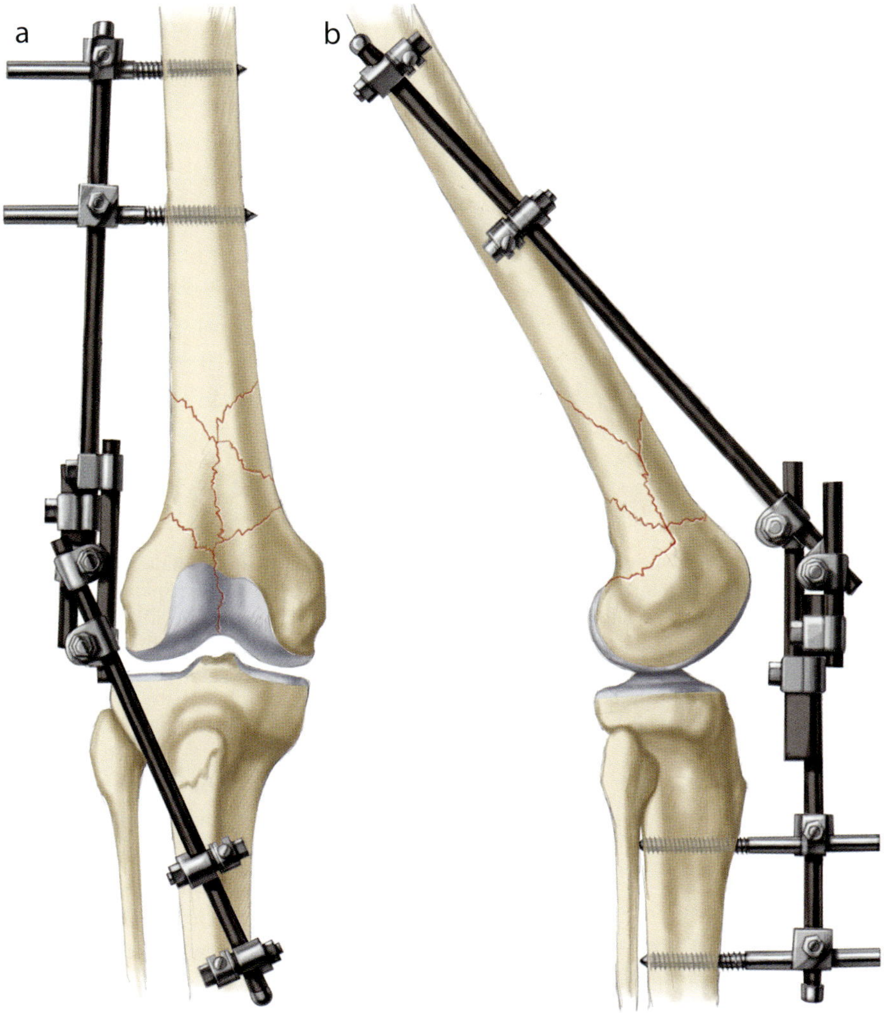

Abb. 12.15 Gelenküberbrückende Fixateur-externe-Montage am Kniegelenk. Falls sekundär eine Plattenosteosynthese geplant ist, sollten die Schanz-Schrauben mehr von ventral im Femurschaft platziert werden, so dass der Fixteur externe ggf. intraoperativ als Repositionshilfe belassen werden kann und nicht die Plattenlage beeinträchtigt

zweiten Kirschner-Draht in der transversalen Ebene inseriert. Die Lage des dritten Kirschner-Drahtes kann in der frontalen Ebene mit dem Zielbügel oder mit der Durchleuchtung kontrolliert werden. Die Durchleuchtungssicht ist auch analog zur Frick'schen Tunnelaufnahme durchzuführen, um eine Perforation in den Notch-Raum bzw. ein Abscheren der Insertion des hinteren Kreuzbandes zu vermeiden. Nachdem die ersten beiden Kirschner-Drähte entfernt sind, kann der Meißel eingeschlagen werden. Bei jungen Patienten mit sehr fester Knochenstruktur kann es notwendig sein, das Klingenlager mit dem 3,2- oder 4,5-mm-Bohrer vorzubohren. Der Meißel wird nun in zwei Ebenen parallel zum verbliebenen Kirschner-Draht bis zur präoperativ bestimmten Länge eingebracht. Durch das Ausrichten des Flügels der eingeschobenen Führungsplatte in Femurlängsachse wird die Rotation des Meißel festgelegt. Während des Einschlagens kann die Rotation des Meißels auch mit dem Schlitzhammer kontrolliert werden. Beim Einbringen der Klinge muss auf eine mögliche mediale Perforation geachtet werden. Da sich der Kondylenblock nach ventral um 35° verschmälert, kann unter Durchleuchtung in a.p.-Richtung der Eindruck eines zu kurz gewählten Meißels entstehen, da sich der breitere dorsale Kondylenanteil überlagert. Um die Kondylenplatte gut anzupassen, ist es manchmal notwendig, den proximalen Anteil über dem Klingenlager etwas anzuschrägen, dazu muss der Knochen auf ca. 0,5 cm Dicke osteotomiert werden. Nach dem Entfernen des Meißels wird die Klinge vorsichtig eingeschlagen. Danach werden ein oder zwei 6,5-mm-Spongiosaschrauben durch die distalen Plat-

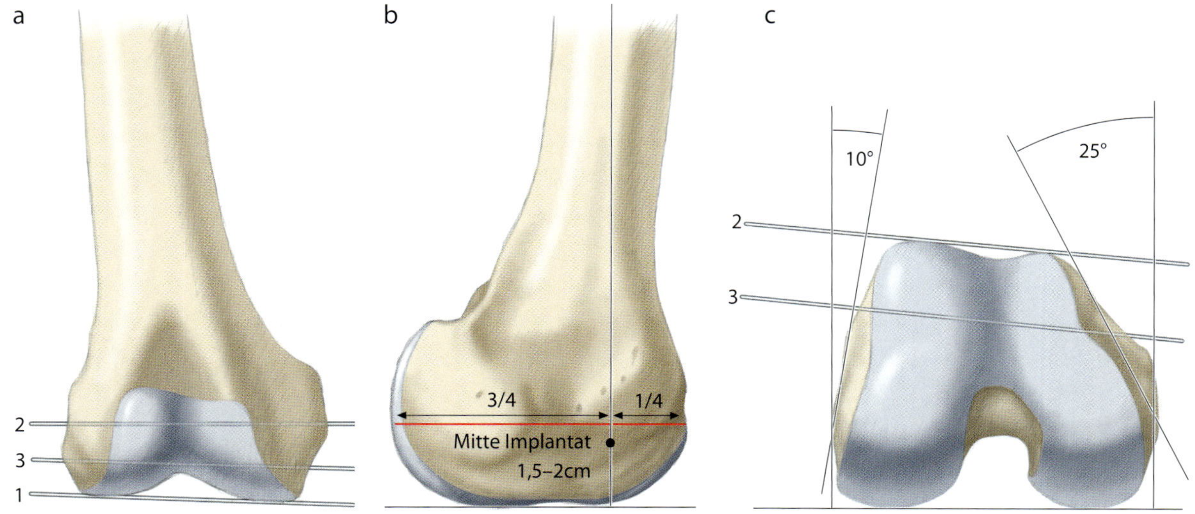

Abb. 12.16 **a** Frontalansicht des distalen Femurs. Der Kirschner-Draht (KD) Nummer 1 wird auf der unteren Gelenkfläche, Kirschner-Draht 2 entlang der vorderen Gelenkfläche platziert. Kirschner-Draht 3 gibt die Richtung des Implantats vor und liegt in der Frontalebene parallel zu KD Nummer 1. **b** Seitliche Ansicht des distalen Femurs: Der Mittelpunkt des Implantates liegt auf dem Schnittpunkt zwischen dem vorderen ¼ zu den hinteren ¾ des größten sagittalen Durchmessers. Der Insertionspunkt der Klinge muss 1,5–2 cm kranial der distalen Gelenkfläche liegen. **c** Ansicht von unten: Kirschner-Draht (KD) 3 liegt in der Transversalebene parallel zu KD 2, der über die ventrale Gelenkfläche geschoben wurde. Diese Inklination verhindert die ventrale Perforation der Klinge des kleineren medialen Kondylus

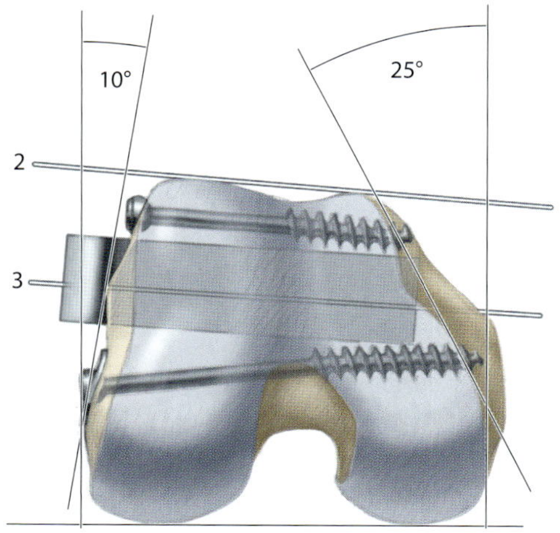

Abb. 12.17 Endgültige Lage der Klinge der Kondylenplatte. Die Klinge verläuft in zwei Ebenen parallel zu KD 3

tenlöcher in den Kondylenblock gesetzt (Abb. 12.17). Diese Schrauben erhöhen, ebenso wie die posterioren Zugschrauben bei artikulären Frakturen, die Stabilität des Konstruktes deutlich (Harder et al. 1999). Nun wird der proximale Anteil der Kondylenplatte am Schaft ausgerichtet und fixiert, nachdem Länge und Rotation des Schaftes kontrolliert wurden (Abb. 12.18).

12.6.6.4 Dynamische Kondylenschraube

Die Technik zur Bestimmung der Insertionsstelle entspricht der Beschreibung bei der Kondylenplatte. Der Unterschied besteht in der Höhe, der Abstand zur distalen Gelenkfläche beträgt 2 cm (s. auch Abb. 12.15). Bei der Planung des Insertionspunktes und des Winkels für die Schraube wird, wie bei der Kondylenplatte, der Führungsdraht parallel zu der distalen und vorderen Gelenksfläche der Kondylen ausgerichtet (Abb. 12.19). Obwohl man den Führungsdraht in der frontalen Ebene mit Hilfe des 85° Kondylenzielgeräts bei einfachen Frakturen ausrichten kann, wird die korrekte Position immer durch die Gelenkflächen vorgegeben. Dieser Gewinde-Kirschner-Draht wird nun bis an die mediale Gelenkfläche eingeführt. Der Messstab wird angelegt und die Länge bis zur medialen Kortikalis direkt abgelesen. Von dieser Länge werden nun 10 mm subtrahiert und das Ergebnis an dem Dreistufenbohrer eingestellt. Dem Aufbohren mit dem Dreistufenbohrer folgt bei sehr harter Spongiosa das Gewindeschneiden über eine kurze Zentrierhülse. Die endgültige Länge der Kondylenschraube misst 5 mm weniger als die Bohrtiefe. Nach dem Zusammensetzen des Einschraubinstrumentariums wird die Schraube in die lange Zentrierhülse über den Führungsdraht eingeschraubt. Bei osteoporotischem Knochen hingegen

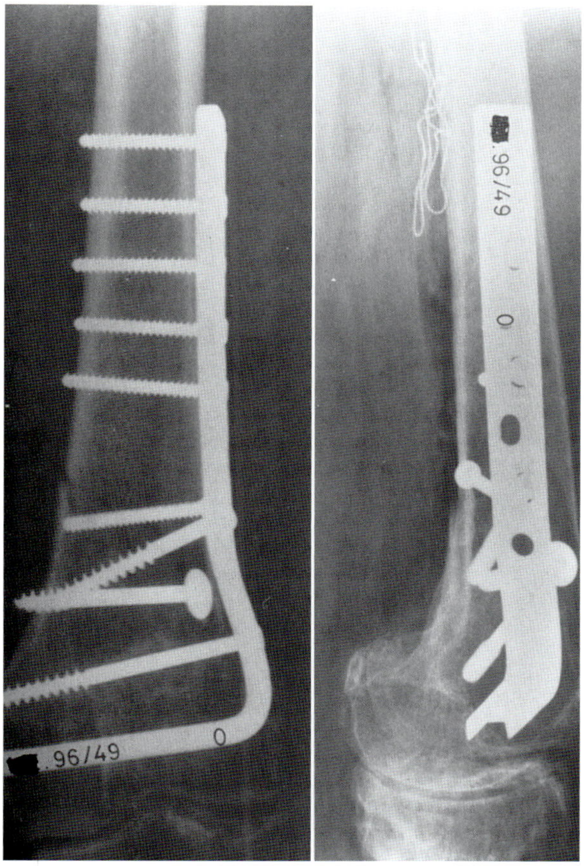

Abb. 12.18 Postoperatives Röntgenbild einer suprakondylären Femurfraktur versorgt mit einer 95-Grad-Winkelplatte und zusätzlicher Zugschraube

kann die Schraube 5 mm weiter eingeschraubt werden als gebohrt wurde, um eine bessere Verankerung zu erreichen. Der Einschraubvorgang wird mit dem Ausrichten der Nuten in Femurlängsachse abgeschlossen.

Nachdem die Platte am Femurschaft zu liegen gekommen ist, wird sie über das Schraubenende der Kondylenschraube geschoben. Nun werden Länge, Achse und Rotation wieder hergestellt und die Platte proximal präliminär fixiert. Jetzt erfolgt die endgültige Kontrolle der Reposition und das Besetzen der proximalen Plattenlöcher mit 3 bis 4 Schrauben ggf. über Stichinzisionen. Danach werden die beiden distalen Plattenlöcher mit großen Spongiosaschrauben besetzt, die entscheidend für die Rotationsstabilität in sagittaler Ebene sind. Falls es sich um eine artikuläre Fraktur handelt, muss darauf geachtet werden, dass der Gewindeanteil der Spongiosaschrauben nur im medialen Kondylus zu liegen kommt, um eine interfragmentäre Kompression zu ermöglichen. Falls nötig, kommt

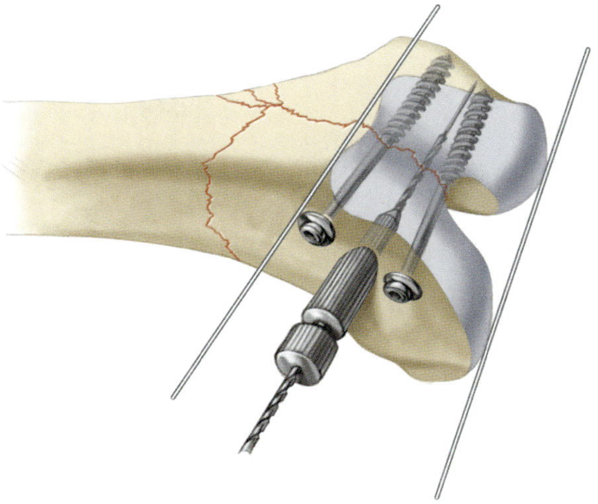

Abb. 12.19 Bohren des späteren Lagers der Kondylenschraube. Der Bohrer wird parallel zu den beiden liegenden Kirschner-Drähten ausgerichtet

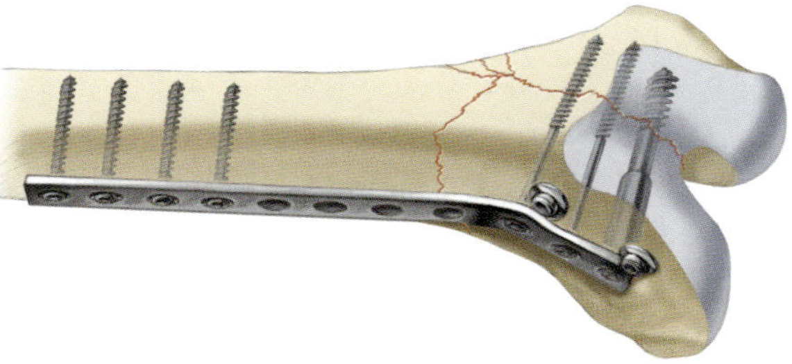

Abb. 12.20 Nach endgültiger Platzierung des DCS und Besetzen der 2 distalen Schraubenlöcher zur Erhöhung der Rotationsstabilität und zur interfragmentären Kompression.

noch die DCS-Kompressionsschraube zur Anwendung (Abb. 12.20 und 12.21).

12.6.6.5 Fixateur interne („locked plates"; Abb. 12.22)

Der Zugang ist auch bei der Versorgung mit einem Fixateur interne von der intraartikulären Frakturkomponente abhängig. Bei extraartikulären Frakturen kommt bei minimal-invasiver Technik der kurze laterale Zugang zur Anwendung, bei intraartikulären Frakturen wird in Abhängigkeit von der Komplexität der Fraktur der kurze laterale Zugang oder der anterolaterale parapatellare Zugang benutzt. Gerade bei der Verwendung von minimal-invasiver Operationstechnik hat sich die indirekte Reposition der extraartikulären Frakturkomponente immer mehr durchgesetzt. Hierbei können unterschiedliche Repositionshilfen (Fixateur

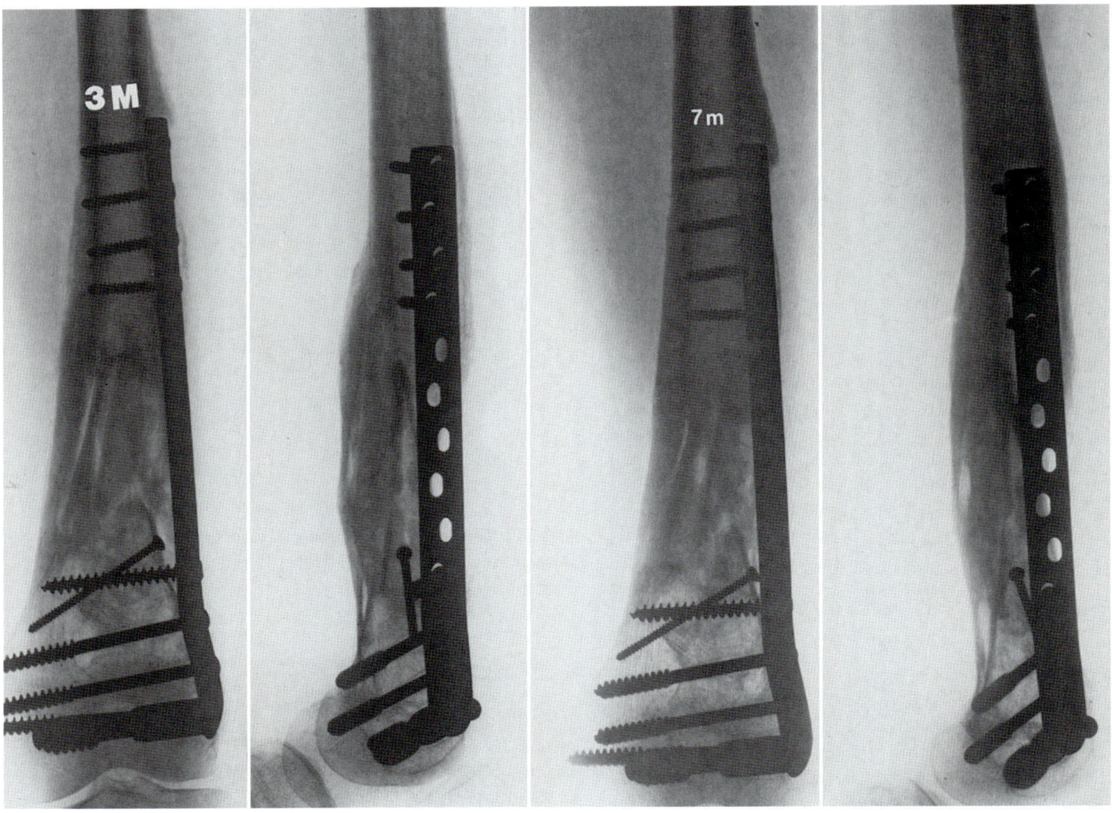

Abb. 12.21 Postoperatives Röntgenbild einer DCS-Osteosynthese in einer C2-Fraktur

externe, Kirschner-Drähte als „joysticks", Distraktor etc.) zur Anwendung kommen (Babst et al. 2001; Bellabarba et al. 2002, Schütz et al. 2005b).

Bei den meisten Locking-Plate-Systemen wird nach der Reposition die Platte retrograd mit dem Zielbügel unter dem M. vastus lateralis eingeschoben. Danach wird über eine Stichinzision das proximalen Plattenende mit dem Handgriff verbunden. Sehr wichtig ist nun die korrekte Ausrichtung des Kraftträgers proximal. Um die Schrauben sicher zu verankern, müssen sie zentral in den Schaft eingebracht werden.

Die anatomisch vorgeformten Platten unterstützen den Operateur, um in schwierigen Fraktursituationen eine gute Achsausrichtung zu erlangen. Bei normaler Anatomie sollten z. B. beim LISS-System die distalen Schrauben parallel zur Gelenkfläche im a.p.-Strahlengang zum liegen kommen. Diese Hilfestellung ermöglicht es, auch bei bestimmten metaphysären Trümmerfrakturen indirekt über das LISS-Implantat zu reponieren. Dabei ist bei der Locked Plate darauf zu achten, dass die Platte plan zur lateralen Wand des distalen Femur ausgerichtet ist, um möglichst wenig Weichteilirritationen durch das Implantat am Traktus zu erzeugen.

Es hat sich bewährt, dass die korrekte Lage des proximalen Plattenendes bei minimal-invasiver Applikation über einen kurzen offenen Zugang kontrolliert werden sollte. Nach Kontrolle der Achsen, Rotation und Länge werden die Schaftschrauben besetzt. Bei den meisten winkelstabilen Plattensystemen kann dies über einen Zielbügel und Trokare sicher perkutan erfolgen. Zum Schluss der Operation wird der Zielbügel entfernt und die korrekte Lage der minimal-invasiv eingebrachten Platte mit dem Bildwandler nochmals radiologisch verifiziert.

12.6.6.6 Marknagel

Technik

Antegrad. Die antegrade Marknagelung kommt bei extraartikulären Frakturen zur Anwendung, bei denen die Länge des distalen Fragmentes eine sichere distale Verriegelung noch erlaubt. Eine intraoperative Kürzung des Implantats sollte Ausnahmefällen vorbehalten bleiben (Iannacone et al. 1994; Leung et al.

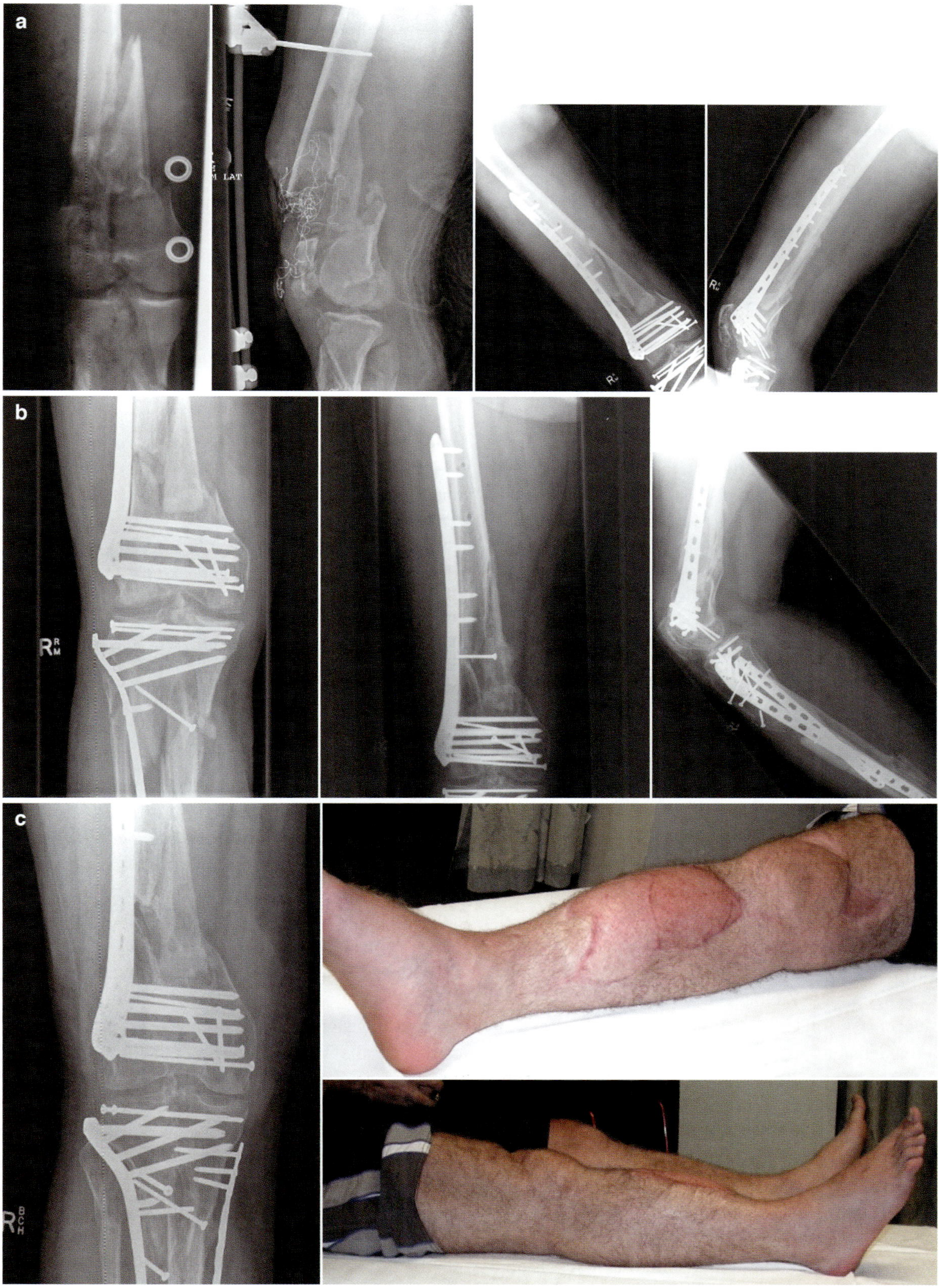

Abb. 12.22 **a** Versorgung einer IIIb offenen distalen, intraartikulären Femurfraktur mit begleitender intraartikulärer Tibiakopffraktur mit Fixateur intern (LISS). **b** Für die Reposition dieser komplexen Frakturen erweisen sich die vorgeformten, periartikulären Implantate als sehr hilfreich, da sie eine gute Orientierung geben (distale Schrauben sollen bei guter Lage des Implantates am Schaft parallel zur a.p.-Gelenksfläche zum liegen kommen). Aufgrund der unfallbedingten Knochenverluste wurden im Laufe der späteren Behandlung Spongiosaplastiken und kortikospongiose Späne zur Defektauffüllung verwandt. **c** Ausheilungsbild nach einem Jahr

1991). Weiterhin ist die distale Verriegelung problematisch, da bei distalen Femurfrakturen der Nagel keinen kortikalen Kontakt aufweist. Dadurch kommt es – im Gegensatz zu Femurschaftfrakturen – zu einer Hebelwirkung auf die proximalste distale Schraube, die einer vielfach höheren Belastung als im Schaftbereich ausgesetzt ist (Lin et al. 2001). Der Abstand zwischen Fraktur und distaler Verriegelung sollte – auch hier im Gegensatz zum Schaftbereich mit Nagel-Kortikalis-Kontakt – möglichst klein sein (Lin et al. 2001).

Retrograd. Bei der retrograden Implantationstechnik wird der Patient in Rückenlage auf einem strahlendurchlässigen Tisch gelagert. Das unverletzte Bein wird in einem Beinhalter mit 90° flektierter Hüfte gelagert, um die intraoperative Röntgenkontrolle zu ermöglichen. Das verletzte Bein wird im Kniegelenk ca. 60–80° flektiert und bis über den Trochanter major steril abgedeckt. Ein Beugedefizit im Kniegelenk von >60° oder eine Kniearthrodese sind somit eine Kontraindikation zur retrograden Marknagelung. Der Zugang richtet sich nach der Art der Verletzung. Bei extraartikulären Frakturen kann der Nagel arthroskopisch gestützt oder offen über einen ca. 5 cm langen medianen transpatellaren Zugang eingebracht werden. Mit dem Führungsdraht wird dann bildwandlergestützt der Insertionspunkt festgelegt. Dieser ist von der Nagelgeometrie abhängig, liegt aber zumeist medial-anterior der femoralen Insertion des hinteren Kreuzbandes. Über den Führungsdraht wird nun die Kortikalis der interkondylären „Notch" auf einer Strecke von 2 cm aufgebohrt, bei sehr engem Markraum wird auch diaphysär aufgebohrt. Danach wird der auf den Zielbügel montierte Nagel soweit eingebracht, dass das Nagelende 2 mm subchondral zu liegen kommt. Die korrekte Tiefe des Nagels wird anhand der Ringmarkierungen des Zielbügels verifiziert (Abb. 12.23). Zunächst erfolgt die distale Verriegelung. Bei einer ausgedehnten suprakondylären Trümmerzone oder sehr schlechter Knochenqualität kann eine spezielle distale Spiralklingenverriegelung zur Anwendung kommen. Danach erfolgt die endgültige Reposition unter Wiederherstellung von Länge und Achse und die proximale Verriegelung mit zwei Bolzen. Jetzt kann noch über die Kanülierung des Zielbügels die Verschlussschraube eingesetzt werden, die die distalste Verriegelung verklemmt und somit die Winkelstabilität herstellt und eine Lockerung dieser Verriegelung verhindert.

Bei den intraartikulären Frakturen wird vor der Nagelinsertion der Gelenkblock rekonstruiert, der Zugang richtet sich hier nach der Frakturmorphologie. Beim Platzieren der Zugschrauben muss die spätere Lage des Nagels beachtet werden. Die distale Verriegelung muss bei diesen Frakturen vorsichtig erfolgen, eventuell ist es notwendig, beim Einsetzen der Spiralklinge den Gelenkblock mit einer Repositionszange zu sichern (Grass et al. 2002).

12.6.7 Postoperative Behandlung

Die Entscheidung über die postoperative Therapie muss anhand der osteosynthetischen Versorgung und der Begleitverletzungen getroffen werden. Das maximale Bewegungsausmaß, die Art der Belastung und zusätzliche Maßnahmen (z. B. Notwendigkeit von Orthesen) müssen dokumentiert werden. Wichtig in der postoperativen Behandlung sind die antiödematöse Therapie, die medikamentöse und physikalische Thromboseprophylaxe und eine suffiziente Schmerztherapie, die die postoperative Rehabilitation erst ermöglicht.

Unmittelbar postoperativ wird die Extremität in einer Schaumstoffschiene in leichter Flexion im Hüft- und Kniegelenk gelagert. Die früher empfohlene Lagerung in einem Böhler-Braun-Rahmen mit 90° Hüft- und Knieflexion (Müller et al. 1991) ist heute durch den frühzeitigen Einsatz der elektrischen Motorschiene („continuous passive motion", CPM) überflüssig geworden. Der positive Einfluss der Bewegungsschiene auf die Knorpelheilung, das Bewegungsausmaß und die Schwellneigung ist bekannt (O'Driscoll et al. 1986). Die Anwendung der Motorschiene sollte so zeitig wie möglich, spätestens aber ab dem 2. postoperativen Tag erfolgen. Nach Möglichkeit sollte die Motorschiene bis zur Mobilisation des Patienten am 3. oder 4. Tag möglichst oft benutzt werden, danach intermittierend. Bei der Mobilisation des Patienten ist auf richtige Transfers, bei Einhaltung der vorgegebenen Belastung, und die Gangschulung zu achten. Postoperativ ist allen kooperativen Patienten die Abrollbewegung gestattet. Extraartikuläre Frakturen werden für 6–8 Wochen mit 15 kg teilbelastet, die Belastung wird dann entsprechend der knöchernen Konsolidierung gesteigert. Komplexere intraartikuläre Frakturen müssen teilweise länger als 12 Wochen teilbelastet werden mit anfangs nur Bodenkontaktbe-

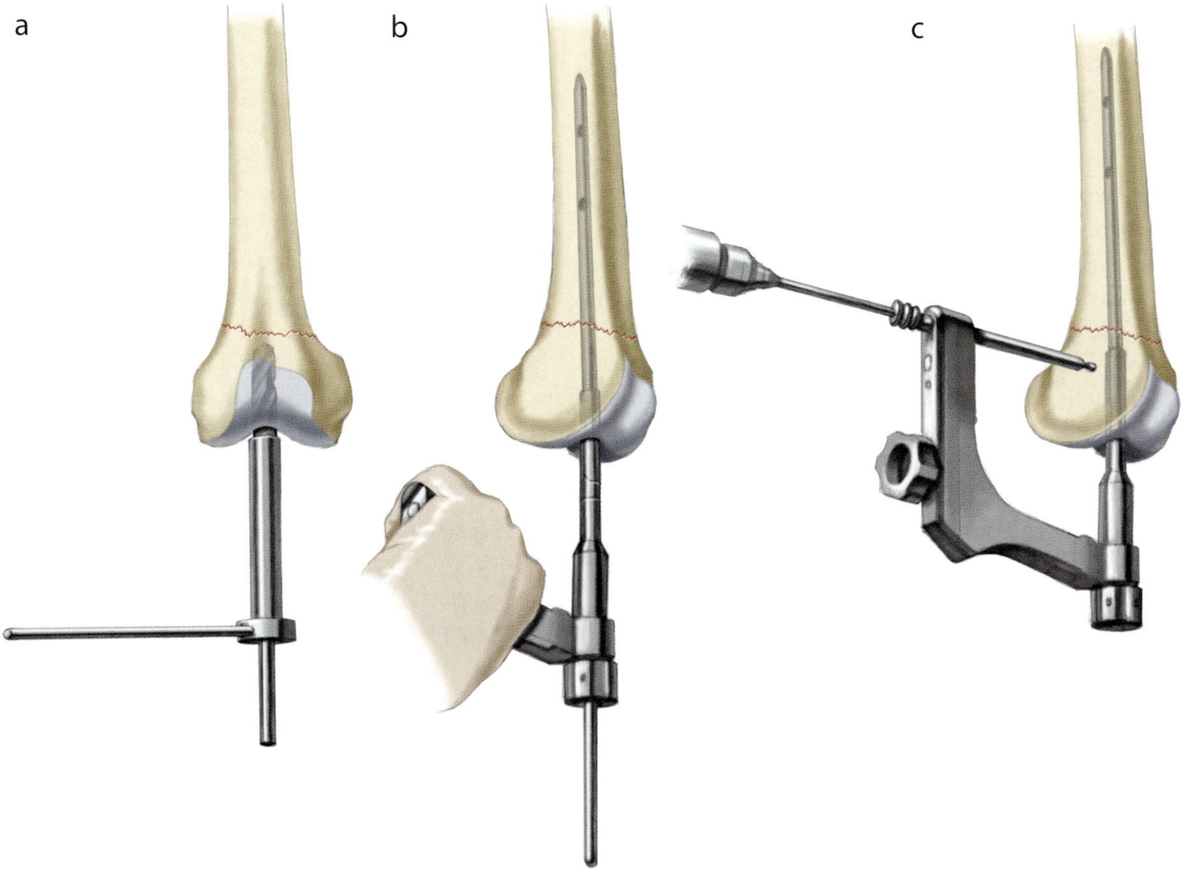

Abb. 12.23 Fixation einer einfachen distalen Femurfraktur (33-A) mit retrogradem Femurnagel (DFN). **a** Der Markraum wird ventral zur intrakondylären Notch eröffnet und über einen Kirschner-Draht aufgebohrt. **b** Der retrograde Femurmarknagel wird mit Hilfe des Zielbügels über dem Kirschner-Draht eingebracht. c Bohren der Löcher für die distale Verriegelungsschraube mit Hilfe des distalen Zielgeräts

lastung. Die Implantatentfernung sollte – wenn notwendig – nach sicherer Remodellierung frühestens nach 18 Monaten erfolgen.

12.6.8 Ergebnisse

Seit den siebziger Jahren mit der Einführung der operativen Versorgung entsprechend den AO-Prinzipien (Chiron et al. 1974; Olerud 1972; Schatzker et al. 1974; Wenzl et al. 1970) sind die Ergebnisse der osteosynthetischen Versorgung denen der konservativen Versorgung (Neer et al. 1967; Stewart et al. 1966)überlegen. Die Ergebnisse der operativen Therapie der distalen Femurfraktur sind von vielen Faktoren abhängig. Die Komplexität der Fraktur, die Begleitverletzungen, das Ausmaß der Gelenkbeteiligung, die Therapie in einem traumatologischen Zentrum, die Operationsdauer, die Erfahrung des Operateurs, das Repositionsergebnis und die Nachbehandlung sind sicher beeinflussende Faktoren.

12.6.8.1 Intraoperative Komplikationen

Intraoperative Komplikationen können Nerven- und Gefäßverletzungen umfassen. Mögliche Verletzungen vaskulärer und nervaler Strukturen in der Kniekehle können vor allem bei Frakturen in der Frontalebene auftreten, bei denen in a.p.-Richtung gebohrt werden muss. Bei der Platzierung von Implantaten (Schrauben, Klinge) in der Frontalebene müssen die ligamentären Strukturen in der Fossa intercondylaris geschont werden. Weitere Komplikationen sind intraoperative Fehlstellungen durch eine Fehlplatzierung der Implantate. Vor allem bei der Winkelplatte und der DCS ist die korrekte Lage der Klinge resp. der Schraube von größter Wichtigkeit. Der intraoperativen Kontrolle der Achsen und der Länge kommt besonders durch die minimal-invasive Osteosynthese und die indirekten Repositionstechniken eine besondere Bedeutung zu, da die direkte Visualisierung der Fraktur entfällt. Die oben beschriebenen Techniken zur Achskontrolle erfordern aber klinische Erfahrung. So wurden z. B. bei konventioneller Plattenosteosynthese mit Standardzugang in 5,3 % korrekturbedürftige Achsfehlstellungen im Gegensatz zu 26 % bei transartikulärer minimal-invasiver Technik gefunden (Krettek et al. 1998). Besteht postoperativ der Verdacht auf eine korrekturbedürftige Fehlstellung, ist eine frühzeitige Diagnostik (klinisch, sonographisch, konventionell radiologisch, Drehfehler-CT) indiziert. Als korrekturbedürftige Achsfehlstellungen gelten Fehlstellungen am Kniegelenk >5° Varus, >10° Valgus sowie >10° Innenrotation und >15° Außenrotation (Ruter und Kotter 1996). Die Rate der primären Spongiosaplastiken konnte mit den neueren Verfahren (retrograder Nagel und Fixateur interne) gesenkt werden, jedoch ist die Morbidität der Spongiosaentnahme weiter zu beachten. Die Inzidenz von größeren Komplikationen bei der Spongiosaentnahme liegt zwischen 0,7 % (Keller und Triplett 1987) und 25 % (Summers und Eisenstein 1989), die Inzidenz der chronischen, persistierenden Schmerzen an der Entnahmestelle liegt zwischen 2,8 und 17 % (Schnee et al. 1997).

12.6.8.2 Postoperative Komplikationen

Postoperative Komplikationen sind Wundheilungsstörungen, Infektionen, Pseudarthrosen, Fehlstellungen, Implantatversagen mit sekundärem Repositionsverlust und eine eingeschränkte Kniefunktion mit vermindertem Bewegungsumfang, Schmerzen und Instabilität.

Wundheilungsstörungen, Infektionen und Knochenbruchheilungsstörungen werden von verschiedenen Faktoren beeinflusst. Eine Abhängigkeit besteht – auch durch die iatrogene Perfusionsstörung – im Ausmaß des Weichteilschadens, in der Art des operativen Zugangs, der Reposition, der Implantatplatzierung („biologische Plattenosteosynthese") und im Implantat selbst.

Die Infektionsrate bei der Versorgung distaler Femurfrakturen beträgt in der neueren Literatur 3,9 % (Metaanalyse von 1293 Frakturen) (Danziger et al. 1995; Dominguez et al. 1998; Dunlop und Brenkel 1999; Grass et al. 2002; Gynning und Hansen 1999; Iannacone et al. 1994; Ingman 2002; Janzing et al. 1998; Kumar et al. 2000; Leung et al. 1991; Lucas et al. 1993; Ostermann et al. 1996; Seifert et al. 2003; Schütz et al. 2005a; Walcher et al. 2000; Watanabe et al. 2002). Die Infektionsrate variiert auch in Abhängigkeit von den einzelnen Implantaten von 0,3 % bei der retrograden Marknagelung bis 11,2 % bei der Kondylenplatte. Eine verzögerte Knochenbruchheilung tritt in durchschnittlich 5 % der Fälle auf, eine Pseudarthrose in 2,2 % der Fälle. Ein Implantatversagen ist hauptsächlich auf eine über längere Zeit insuffiziente Haltekraft konventioneller Schrauben zurückzuführen, sie beträgt durchschnittlich 6,4 %. Primäre Achsfehlstellungen in der Frontalebene (≥5°) sind in ca. 40 % zu beobachten (Krettek et al. 1997; Zehntner et al. 1992), Rotationsfehlstellungen (≥10°) in ca. 40 % (Krettek et al. 1997; Zehntner et al. 1992). Wird bei der postoperativen Kontrolle eine therapiebedürftige Achsfehlstellung diagnostiziert, so ist eine Revision in Abhängigkeit von der Frakturmorphologie, von der Beschaffenheit der Weichteile und den Begleitverletzungen sowie des Gesamtanspruchs des Patienten zu bedenken. Sekundäre Achsfehlstellungen sind vor allem auf Materialversagen zurückzuführen, dies betrifft besonders die nichtwinkelstabilen Implantate. Zögerliche Frakturkonsolidierung und Patienten mit ausgeprägter Osteoporose prädisponieren für ein Materialversagen. Häufig kommt es durch die medial liegende Tragachse zu einer Varusfehlstellung. Treten diese Fehlstellungen nicht unmittelbar postoperativ auf, sollte die sichere knöcherne Konsolidierung abgewartet und danach eine suprakondyläre Umstellungsosteotomie durchgeführt werden.

Eine Spätkomplikation der distalen Femurfraktur ist die Kniegelenksarthrose. Die Arthrose tritt bei extraartikulären Frakturen auf und ist zumeist auf primäre oder sekundäre Achsfehlstellungen zurückzuführen. Deswegen sind das Erkennen und die Therapie der Fehlstellungen von großer Wichtigkeit. Bei intraartikulären Frakturen ist die Arthrose von der Komplexizität der Fraktur, dem Knorpelschaden und dem Repositionsergebnis abhängig. Knieinstabilitäten können eine weitere Herausforderung darstellen, die Inzidenz wird mit bis zu 39 % angegeben (Schiedts et al. 1996; van Raay et al. 1991). Instabilitäten können durch Verletzungen des Kapsel-Band-Apparats bedingt sein oder auch durch Achsfehlstellungen. Laterale Instabilitäten können beispielsweise durch ein Extensionsdefizit entstehen, da die stabilisierende Wirkung der dorsalen Kniegelenkskapsel in Streckung entfällt.

Funktionelle Defizite sind häufig, besonders oft findet man Einschränkungen der Flexion und der Extension. Die bei Ganganalysen ermittelten Bewegungsausmaße bei Alltagsaktivitäten (beim Treppensteigen ist eine Flexion von 104° notwendig; Dominguez et al. 1998) sollten mindestens erreicht werden. Patienten mit einer Beugung von über 105° und voller Streckung haben die besten funktionellen Ergebnisse (Kregor et al. 2004; Ritter und Stringer 1979). Nach operativ versorgten distalen Femurfrakturen finden sich Extensionsdefizite (≥10°) in durchschnittlich 10–20 % der Fälle, in Einzelfällen aber in über 90 % (Merchan et al. 1992). Obwohl übereinstimmend über eine gute mittlere Flexion berichtet wird, sind Flexionsdefizite häufig. So beträgt der Anteil der Patienten mit maximaler Kniebeugung von 90° selbst in neueren Studien noch bis zu 30–40 % (Merchan et al. 1992; Moran et al. 1996; Schandelmaier et al. 2001). Bei einem die Kniefunktion einschränkenden Bewegungsausmaß sollten nach intensiver konservativer Therapie operative Möglichkeiten wie eine Mobilisation in Narkose oder eine arthroskopische Adhäsiolyse zur Anwendung kommen.

Literatur

Arneson TJ, Melton LJ, Lewallen DG, O'Fallon WM (1988) Epidemiology of diaphyseal and distal femoral fractures in Rochester, Minnesota, 1965–1984. Clin Orthop 234:188–194

Babst R, Hehli M, Regazzoni P (2001) LISS tractor. Combination of the „less invasive stabilization system" (LISS) with the AO distractor for distal femur and proximal tibial fractures. Unfallchirurg 104:530–535

Baumgaertel F, Gotzen L (1994) Die „biologische" Plattenosteosynthese von Mehrfragmentfrakturen des gelenknahen Femurs. Eine prospektive Studie. Unfallchirurg 97:78–84

Baumgaertel F, Perren SM, Rahn B (1994) Tierexperimentelle Untersuchungen zur „biologischen" Plattenosteosynthese von Mehrfragmentfrakturen des Femurs. Unfallchirurg 97:19–27

Bellabarba C, Ricci WM, Bolhofner BR (2002) Indirect reduction and plating of distal femoral nonunions. J Orthop Trauma 16:287–296

Bengner U, Ekbom T, Johnell O, Nilsson BE (1990) Incidence of femoral and tibial shaft fractures. Epidemiology 1950–1983 in Malmo, Sweden. Acta Orthop Scand 61:251–254

Bolhofner BR, Carmen B, Clifford P (1996) The results of open reduction and internal fixation of distal femur fractures using a biologic (indirect) reduction technique. J Orthop Trauma 10:372–377

Bone LB, Johnson KD, Weigelt J, Scheinberg R (1989) Early versus delayed stabilisation of fractures: a prospective randomized study. J Bone Joint Surg Am 71:336–340

Butt MS, Krikler SJ, Ali MS (1996) Displaced fractures of the distal femur in elderly patients. Operative versus non-operative treatment. J Bone Joint Surg Br 78:110–114

Chiron HS, Tremoulet J, Casey P, Muller M (1974) Fractures of the distal third of the femur treated by internal fixation. Clin Orthop 100:160–170

Daluga D, Lombardi AV Jr, Mallory TH, Vaughn BK (1991) Knee manipulation following total knee arthroplasty. Analysis of prognostic variables. J Arthroplasty 6:119–128

Danziger MB, Caucci D, Zecher SB, Segal D, Covall DJ (1995) Treatment of intercondylar and supracondylar distal femur fractures using the GSH supracondylar nail. Am J Orthop 24:684–690

Dominguez I, Moro RE, Pedro Moro JA, Cebrian Parra JL, Lopez-Duran SL (1998) Antegrade nailing for fractures of the distal femur. Clin Orthop 350:74–79

Dunlop DG, Brenkel IJ (1999) The supracondylar intramedullary nail in elderly patients with distal femoral fractures. Injury 30:475–484

Farouk O, Krettek C, Miclau T, Schandelmaier P, Guy P, Tscherne H (1997) Minimally invasive plate osteosynthesis and vascularity: preliminary results of a cadaver injection study. Injury 28(Suppl 1):A7–A12

Farouk O, Krettek C, Miclau T, Schandelmaier P, Guy P, Tscherne H (1999) Minimally invasive plate osteosynthesis: does percutaneous plating disrupt femoral blood supply less than the traditional technique? J Orthop Trauma 13:401–406

Frank O, Sutter PM, Regazzoni P (2000) Erste Erfahrungen mit dem Less Invasive Stabilization System (LISS) bei distalen Femurfrakturen. Swiss Surg 6(Suppl 1):28

Funovics PT, Vecsei V, Wozasek GE (2003) Mid- to long-term clinical findings in nailing of distal femoral fractures. J Surg Orthop Adv 12:218–224

Grass R, Biewener A, Rammelt S, Zwipp H (2002) Die retrograde Verriegelungsnagelosteosynthese distaler Femurfrakturen mit dem distalen Femurnagel DFN. Unfallchirurg 105:298–314

Gynning JB, Hansen D (1999) Treatment of distal femoral fractures with intramedullary supracondylar nails in elderly patients. Injury 30:43–46

Handolin L, Pajarinen J, Lindahl J, Hirvensalo E (2004) Retrograde intramedullary nailing in distal femoral fractures – results in a series of 46 consecutive operations. Injury 35:517–522

Harder Y, Martinet O, Barraud GE, Cordey J, Regazzoni P (1999) The mechanics of internal fixation of fractures of the distal femur: a comparison of the condylar screw (DCS) with the condylar plate (CP). Injury 30(Suppl 1):A31–A39

Healy WL, Brooker AF Jr (1983) Distal femoral fractures. Comparison of open and closed methods of treatment. Clin Orthop 174:166–171

Heinz T, Vecsei V (1993) Ergebnisse der operativen Behandlung von Frakturen des distalen Oberschenkels mit Gelenksbeteiligung. Akt Traumatol 23:111–115

Iannacone WM, Bennett FS, DeLong WG Jr, Born CT, Dalsey RM (1994) Initial experience with the treatment of supracondylar femoral fractures using the supracondylar intramedullary nail: a preliminary report. J Orthop Trauma 8:322–327

Ingman AM (2002) Retrograde intramedullary nailing of supracondylar femoral fractures: design and development of a new implant. Injury 33:707–712

Ito K, Grass R, Zwipp H (1998) Internal fixation of supracondylar femoral fractures: comparative biomechanical performance of the 95-degree blade plate and two retrograde nails. J Orthop Trauma 12:259–266
Ito K, Hungerbuhler R, Wahl D, Grass R (2001) Improved intramedullary nail interlocking in osteoporotic bone. J Orthop Trauma 15:192–196
Janzing HM, Vaes F, Van Damme G, Stockman B, Broos PL (1998) Treatment of distal femoral fractures in the elderly. Results with the retrograde intramedullary supracondylar nail. Unfallchirurgie 24:55–59
Jawadi AH, Letts M (2003) Injuries associated with fracture of the femur secondary to motor vehicle accidents in children. Am J Orthop 32:459–462
Johnson EE (1988) Combined direct and indirect reduction of comminuted four-part intraarticular T-type fractures of the distal femur. Clin Orthop 231:154–162
Johnson KD, Cadambi A, Seibert GB (1985) Incidence of adult respiratory distress syndrome in patients with multiple musculoskeletal injuries: effect of early operative stabilization of fractures. J Trauma 25:375–384
Keller EE, Triplett WW (1987) Iliac bone grafting: review of 160 consecutive cases. J Oral Maxillofac Surg 45:11–14
Ketterl R, Kostler W, Wittwer W, Stubinger B (1997) 5-Jahresergebnisse nach dia-/suprakondylären Femurfrakturen, versorgt mit dynamischer Kondylenschraube (DCS). Zentralbl Chir 122:1033–1039
Khalafi A, Curtiss S, Hazelwood S, Wolinsky P (2006) The effect of plate rotation on the stiffness of femoral LISS: a mechanical study. J Orthop Trauma 20:542–546
Kinast C, Bolhofner BR, Mast JW, Ganz R (1989) Subtrochanteric fractures of the femur. Results of treatment with the 95 degrees condylar blade-plate. Clin Orthop 238:122–130
Kolmert L, Wulff K (1982) Epidemiology and treatment of distal femoral fractures in adults. Acta Orthop Scand 53:957–962
Kregor PJ, Stannard J, Zlowodzki M, Cole PA, Alonso J (2001) Distal femoral fracture fixation utilizing the Less Invasive Stabilization System (L.I.S.S.): the technique and early results. Injury 32(Suppl 3):32–47
Kregor PJ, Stannard JA, Zlowodzki M, Cole PA (2004) Treatment of distal femur fractures using the less invasive stabilization system: surgical experience and early clinical results in 103 fractures. J Orthop Trauma 18:509–520
Krettek C (1995) Repositionstechnik: Oberschenkel. Hefte Unfallchirurg 249:891–897
Krettek C, Schandelmaier P, Tscherne H (1996) Distale Femurfrakturen. Transartikuläre Rekonstruktion, perkutane Plattenosteosynthese und retrograde Nagelung. Unfallchirurg 99:2–10
Krettek C, Schandelmaier P, Miclau T, Bertram R, Holmes W, Tscherne H (1997a) Transarticular joint reconstruction and indirect plate osteosynthesis for complex distal supracondylar femoral fractures. Injury 28(Suppl 1):A31–A41
Krettek C, Schandelmaier P, Miclau T, Tscherne H (1997b) Minimally invasive percutaneous plate osteosynthesis (MIPPO) using the DCS in proximal and distal femoral fractures. Injury 28(Suppl 1):A20–A30
Krettek C, Schandelmaier P, Richter M, Tscherne H (1998) Distale Femurfrakturen. Swiss Surg 263–278
Kumar A, Jasani V, Butt MS (2000) Management of distal femoral fractures in elderly patients using retrograde titanium supracondylar nails. Injury 31:169–173
Lagana S, Kübler N, Babst R (2000) Erste Erfahrungen mit dem Less invasive stabilising system (LISS) bei distalen Femurfrakturen. Swiss Surg 6(Suppl 1):27
Leung KS, Shen WY, So WS, Mui LT, Grosse A (1991) Interlocking intramedullary nailing for supracondylar and intercondylar fractures of the distal part of the femur. J Bone Joint Surg Am 73:332–340
Lin J, Lin SJ, Chen PQ, Yang SH (2001) Stress analysis of the distal locking screws for femoral interlocking nailing. J Orthop Res 19:57–63
Lucas SE, Seligson D, Henry SL (1993) Intramedullary supracondylar nailing of femoral fractures. A preliminary report of the GSH supracondylar nail. Clin Orthop 296:200–206
Markmiller M, Konrad G, Sudkamp N (2004) Femur-LISS and distal femoral nail for fixation of distal femoral fractures: are there differences in outcome and complications? Clin Orthop 426:252–257
Martinet O, Cordey J, Harder Y, Maier A, Buhler M, Barraud GE (2000) The epidemiology of fractures of the distal femur. Injury 31(Suppl 3):C62–C63
Merchan EC, Maestu PR, Blanco RP (1992) Blade-plating of closed displaced supracondylar fractures of the distal femur with the AO system. J Trauma 32:174–178
Mize RD (1989) Surgical management of complex fractures of the distal femur. Clin Orthop 240:77–86
Mize RD, Bucholz RW, Grogan DP (1982) Surgical treatment of displaced, comminuted fractures of the distal end of the femur. J Bone Joint Surg Am 64:871–879
Moran MC, Brick GW, Sledge CB, Dysart SH, Chien EP (1996) Supracondylar femoral fracture following total knee arthroplasty. Clin Orthop 324:196–209
Müller ME, Allgöwer M, Schneider R, Willenegger H (1992) Manual der Osteosynthese. Springer, Berlin
Müller M, Allgöwer M, Schneider R, Willenegger H (1991) Manual of internal fixation, 3. Aufl. Springer, Berlin
Neer CS, Grantham SA, Shelton ML (1967) Supracondylar fracture of the adult femur. A study of one hundred and ten cases. J Bone Joint Surg Am 49:591–613
Nowotarski PJ, Turen CH, Brumback RJ, Scarboro JM (2000) Conversion of external fixation to intramedullary nailing for fractures of the shaft of the femur in multiply injured patients. J Bone Joint Surg Am 82:781–788
O'Driscoll SW, Keeley FW, Salter RB (1986) The chondrogenic potential of free autogenous periosteal grafts for biological resurfacing of major full-thickness defects in joint surfaces under the influence of continuous passive motion. An experimental investigation in the rabbit. J Bone Joint Surg Am 68:1017–1035
Olerud S (1972) Operative treatment of supracondylar – condylar fractures of the femur. Technique and results in fifteen cases. J Bone Joint Surg Am 54:1015–1032
Ostermann PA, Hahn MP, Ekkernkamp A, David A, Muhr G (1996) Die retrograde Verriegelungsnagelung distaler Femurfrakturen mit dem GSH-Nagel. Chirurg 67:1135–1140
Ostrum RF, Geel C (1995) Indirect reduction and internal fixation of supracondylar femur fractures without bone graft. J Orthop Trauma 9:278–284

Paley D, Pfeil J (2000) Prinzipien der kniegelenknahen Defotmitätenkorrektur. Orthopäde 29:18–38

Pape H, Stalp M, Dahlweid M, Regel G, Tscherne H (1999a) Welche primäre Operationsdauer ist hinsichtlich eines „Borderline-Zustandes" polytraumatisierter Patienten vertretbar? Eine prospektive Evaluation anhand des Traumaregisters der DGU. Unfallchirurg 102:861–869

Pape H, Stalp M, Griensven M, Weinberg A, Dahlweit M, Tscherne H (1999b) Optimaler Zeitpunkt der Sekundäroperation bei Polytrauma. Eine Evaluation an 4314 Schwerverletzten. Chirurg 70:1287–1293

Pape HC, Griensven M van, Rice J, Gansslen A, Hildebrand F, Zech S, Winny M, Lichtinghagen R, Krettek C (2001) Major secondary surgery in blunt trauma patients and perioperative cytokine liberation: determination of the clinical relevance of biochemical markers. J Trauma 50:989–1000

Pape HC, Giannoudis P, Krettek C (2002) The timing of fracture treatment in polytrauma patients: relevance of damage control orthopedic surgery. Am J Surg 183:622–629

Regazzoni P, Leutenegger A, Ruedi T, Staehelin F (1986) Initial experiences with the dynamic condylar screw in distal femoral fractures. Helv Chir Acta 53:61–64

Ricci WM, Loftus T, Cox C, Borrelli J (2006) Locked plates combined with minimally invasive insertion technique for the treatment of periprosthetic supracondylar femur fractures above a total knee arthroplasty. J Orthop Trauma 20:190–196

Ritter MA, Stringer EA (1979) Predictive range of motion after total knee replacement. Clin Orthop 143:115–119

Ruter A, Kotter A (1996) Frakturen des distalen Femurs. Unfallchirurg 99:510–519

Sanders R, Regazzoni P, Ruedi TP (1989) Treatment of supracondylar-intracondylar fractures of the femur using the dynamic condylar screw. J Orthop Trauma 3:214–222

Scalea TM, Boswell SA, Scott JD, Mitchell KA, Kramer ME, Pollak AN (2000) External fixation as a bridge to intramedullary nailing for patients with multiple injuries and with femur fractures: damage control orthopedics. J Trauma 48:613–621

Schandelmaier P, Partenheimer A, Koenemann B, Grün OA, Krettek C (2001) Distal femoral fractures and LISS stabilization. Injury 32(Suppl 3):55–63

Schatzker J, Lambert DC (1979) Supracondylar fractures of the femur. Clin Orthop 138:77–83

Schatzker J, Horne G, Waddell J (1974) The Toronto experience with the supracondylar fracture of the femur, 1966–72. Injury 6:113–128

Schiedts D, Mukisi M, Bourger D (1996) Ipsilateral fractures of the femoral and tibial diaphyses. Rev Chir Orthop Reparatrice Appar Mot 82:535

Schmit-Neuerburg KP, Hanke J, Assenmacher S (1989) Osteosyntese der distalen Femurfraktur. Chirurg 60:711–722

Schnee CL, Freese A, Weil RJ, Marcotte PJ (1997) Analysis of harvest morbidity and radiographic outcome using autograft for anterior cervical fusion. Spine 22:2222–2227

Schütz M, Müller M, Krettek C, Höntzsch D, Regazzoni P, Ganz R, Haas N (2001) Minimally invasive fracture stabilization of distal femoral fractures with LISS: A prospective multicenter study. Results of a clinical study with special emphasis on difficult cases. Injury 32(Suppl 3):48–54

Schütz M, Müller M, Regazzoni P, Höntzsch D, Krettek C, van der Werken, Haas N (2005a) Use of the Less Invasive Stabilization System (LISS) in patients with distal femoral (AO33) fractures – a prospective multicenter study. Arch Orthop Trauma Surg 125:102–108

Schütz M, Schäfer M, Bail H, Wenda K, Haas N (2005b) New osteosynthesis techniques for the treatment of distal femoral fractures. Zentralbl Chir 130:307–313

Seebeck J, Lill C, Morlock MM, Schneider E (1999) Implantatverankerung in osteoporotischen Knochen mittels monokortikaler Schrauben. Trauma Berufskrankh 1:411–414

Seinsheimer F (1980) Fractures of the distal femur. Clin Orthop 153:169–179

Seifert J, Stengel D, Matthes G, Hinz P, Ekkernkamp A, Ostermann PA (2003) Retrograde fixation of distal femoral fractures: results using a new nail system. J Orthop Trauma 17:488–495

Siliski JM, Mahring M, Hofer HP (1989) Supracondylar-intercondylar fractures of the femur. Treatment by internal fixation. J Bone Joint Surg Am 71:95–104

Stewart MJ, Sisk TD, Wallce SL (1966) Fractures of the distal third of the femur. J Bone Joint Surg 148:784–780

Summers BN, Eisenstein SM (1989) Donor site pain from the ilium. A complication of lumbar spine fusion. J Bone Joint Surg Br 71:677–680

Taeger G, Ruchholtz S, Zettl R, Waydhas C, Nast-Kolb D (2002) Primärer Fixateur externe mit konsekutivem Verfahrenswechsel beim Polytrauma. Unfallchirurg 105:315–321

Tepic S, Perren SM (1995) The biomechanics of the PC-Fix internal fixator. Injury 26(Suppl 2):5–10

Thielemann FW, Blersch E, Holz U (1988) Die Plattenosteosynthese der Femurschaftfraktur unter Beachtung biologischer Gesichtspunkte. Unfallchirurg 91:389–394

Tscherne H, Oestern H, Trentz O (1977) Spätergebnisse der distalen Femurfraktur und ihre besonderen Probleme. Zentralbl Chir 102:897–904

Raay JJ van, Raaymakers EL, Dupree HW (1991) Knee ligament injuries combined with ipsilateral tibial and femoral diaphhyseal fractures: The „floating knee". Arch Orthop Trauma Surg 110:75–77

Walcher F, Frank J, Marzi I (2000) Retrograde nailing of distal femoral fracture – clear and potential indications. Eur J Trauma 26:155–168

Watanabe Y, Takai S, Yamashita F, Kusakabe T, Kim W, Hirasawa Y (2002) Second-generation intramedullary supracondylar nail for distal femoral fractures. Int Orthop 26:85–88

Weight M, Collinge C (2004) Early results of the less invasive stabilization system for mechanically unstable fractures of the distal femur (AO/OTA types A2, A3, C2, and C3). J Orthop Trauma 18:503–508

Wenzl H, Casey P, Herbert P, Belin J (1970) Die operative Behandlung der distalen Femurfraktur. AO Bull, Bern

Yang RS, Liu HC, Liu TK (1990) Supracondylar fractures of the femur. J Trauma 30:315–319

Zehntner MK, Marchesi DG, Burch H, Ganz R (1992) Alignment of supracondylar/intercondylar fractures of the femur after internal fixation by AO/ASIF technique. J Orthop Trauma 6:318–326

Zlowodzki M, Williamson S, Cole PA, Zardiackas LD, Kregor PJ (2004) Biomechanical evaluation of the less invasive stabilization system, angled blade plate, and retrograde intramedullary nail for the internal fixation of distalfemur fractures. J Orthop Trauma 18:494–502

Frakturen des distalen Femur im Kindesalter

13

P. Schmittenbecher

Inhalt

P. Schmittenbecher (✉)
Kinderchirurgische Klinik, Klinikum Karlsruhe gGmbH,
Moltkestr. 90, 76133 Karlsruhe, Deutschland
E-Mail: peter.schmittenbecher@klinikum-karlsruhe.de

13.1 Allgemeines

Distale metaphysäre Femurfrakturen sind im Kindesalter sehr selten, epiphysäre Frakturen stellen eine absolute Rarität dar. Femorale knöcherne Kollateralbandausrisse werden nur vereinzelt beobachtet und „flake fractures" werden im Zusammenhang mit Patellaluxationen beobachtet.

In diesem Skelettabschnitt sind nur 0,3 % aller Frakturen des Kindesalters zu erwarten. Sie betreffen eine Fuge resp. deren direkte Umgebung, die für 70 % des Femurlängenwachstums verantwortlich ist. Die Wachstumsrate beträgt 1 cm/Jahr (von Laer 2001; Tepper und Ireland 2003). Die Fuge schließt sich bei Mädchen erst im 14.–16., bei Buben im 16.–18. Lebensjahr.

Die Unfallursachen sind altersspezifisch. Bei Säuglingen steht der Sturz vom Wickeltisch im Vordergrund, daneben ist in dieser Gruppe vor allem bei metaphysären Kantenabbrüchen an Kindesmisshandlung zu denken (Arkader et al. 2007a). Bei Kleinkindern mit zerebralen Bewegungsstörungen treten distale Femurfrakturen im Rahmen krankengymnastischer Übungsbehandlung oder infolge der Inaktivitätsosteoporose (z. B. bei Spina bifida) auf (Parsch 1991), bei gesunden Kindern nach Stürzen am Spielplatz oder beim Fahrrad fahren. Bei Schulkindern rückt dann der Verkehrs- und der Sportunfall in den Vordergrund (Beaty und Kumar 1994).

In den jüngeren Altersgruppen überwiegen metaphysäre Stauchungsfrakturen, selten sind Biegungsfrakturen zu beobachten, während die Schulkinder vor allem Epiphyseolysen mit oder ohne metaphysären Keil zeigen.

▶ Zwei Drittel aller Frakturen am distalen Oberschenkel sind Epiphyseolysen. Alle diese Frakturen liegen

N. P. Haas, C. Krettek (Hrsg.), *Tscherne Unfallchirurgie*,
DOI 10.1007/978-3-540-68741-2_13, © Springer-Verlag Berlin Heidelberg 2012

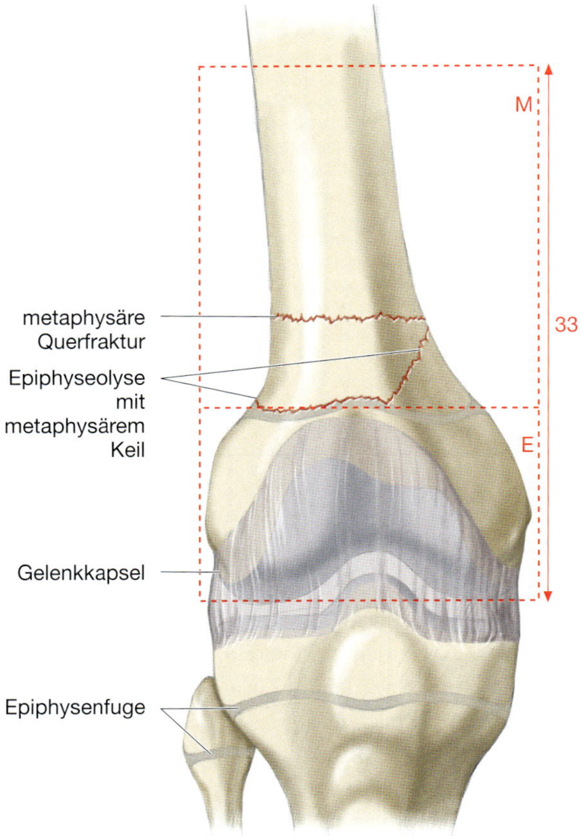

Abb. 13.1 Anatomische Beziehung der Gelenkkapsel zu den häufigsten distalen Femurfrakturen

extraartikulär (Beaty und Kumar 1994; Tepper und Ireland 2003; Abb. 13.1).

Die Klinik reicht von der reinen Schonhaltung über die schmerzhaft eingeschränkte Beweglichkeit bis hin zur ausgeprägten Instabilität mit frontaler oder sagittaler Fehlstellung. Bei starker Dislokation des distalen Fragments nach ventral ist eine neurovaskuläre Problematik zu bedenken und vor allem eine Durchblutungsstörung durch Kompression der A. poplitea an der dorsalen Kante des proximalen Fragments auszuschließen.

Epiphysäre (Salter-Harris-III-), epimetaphysäre (Salter-Harris-IV-) oder Übergangsfrakturen liegen innerhalb der Gelenkkapsel und gehen mit einem Hämarthros einher. Knöcherne Bandausrisse können epiphysär/intraartikulär oder metaphysär/extraartikulär auftreten, Flakes finden sich immer im Gelenk.

Zur Diagnostik ist die konventionelle Röntgenaufnahme des distalen Femur in zwei Ebenen ausreichend. Ein ggf. vorhandenes Hämarthros wird punktiert. Bei klinisch begründetem Verdacht auf intraartikuläre Begleitverletzungen oder bei ausgeprägtem Hämarthros ohne ausreichende radiologische Erklärung ist eine Kernspintomographie zu überlegen. Selten wird ein CT zur genauen Einschätzung und OP-Planung einer Übergangsfraktur benötigt. Dagegen dient das MR bei stattgehabtem Fehlwachstum der Abschätzung einer knöchernen Fugenbrücke (Sailhan et al. 2004).

13.2 Klassifikation

Die Frakturen sind der Region 33 nach der AO-Klassifikation zuzuordnen. Trümmerfrakturen werden kaum beobachtet. Nach der AO-Klassifikation der Frakturen im Kindesalter (Slongo et al. 2006) sind folgende Typen zu unterscheiden (Abb. 13.2):

- Extraartikuläre Frakturen
  - M 2 inkomplette Fraktur (Stauchung, Grünholz)
  - M 3 vollständige metaphysäre Fraktur
  - M 7 ligamentäre Avulsion
  - E 1/2 Epiphysenlösung ohne/mit metaphysärem Anteil
- Intraartikuläre Frakturen
  - E 3/4 Epiphysenfraktur ohne/mit metaphysärem Anteil
  - E 5/6 Übergangsfrakturen „two plane" oder „triplane"
  - E 7 knöcherner Bandausriss
  - E 8 „flake fracture"

13.3 Indikation

Metaphysäre Stauchungsfrakturen, die oft eine geringe Ante- oder Rekurvationstendenz zeigen, minimal dislozierte Biegungsbrüche sowie undislozierte Epiphysenlösungen oder -frakturen werden ausschließlich im Gipsverband ruhiggestellt.

Unterhalb von 20° Achsenfehler in der Metaphyse verbleibt bei Kindern <10 Jahren noch ein gewisser Entscheidungsspielraum, jede Fehlstellung über 20° bedarf jedoch definitiv der Reposition (Beaty und Kumar 1994).

Vor allem Varus- oder Valgusfehlstellungen korrigieren sich nicht und müssen exakt reponiert werden (Zionts 2002). Bei der Reposition ist streng auf die ausreichende Stabilität der Retention zu achten. Ist diese nicht absolut gewährleistet, ist wie bei den nicht retinierbaren Frakturen zu verfahren.

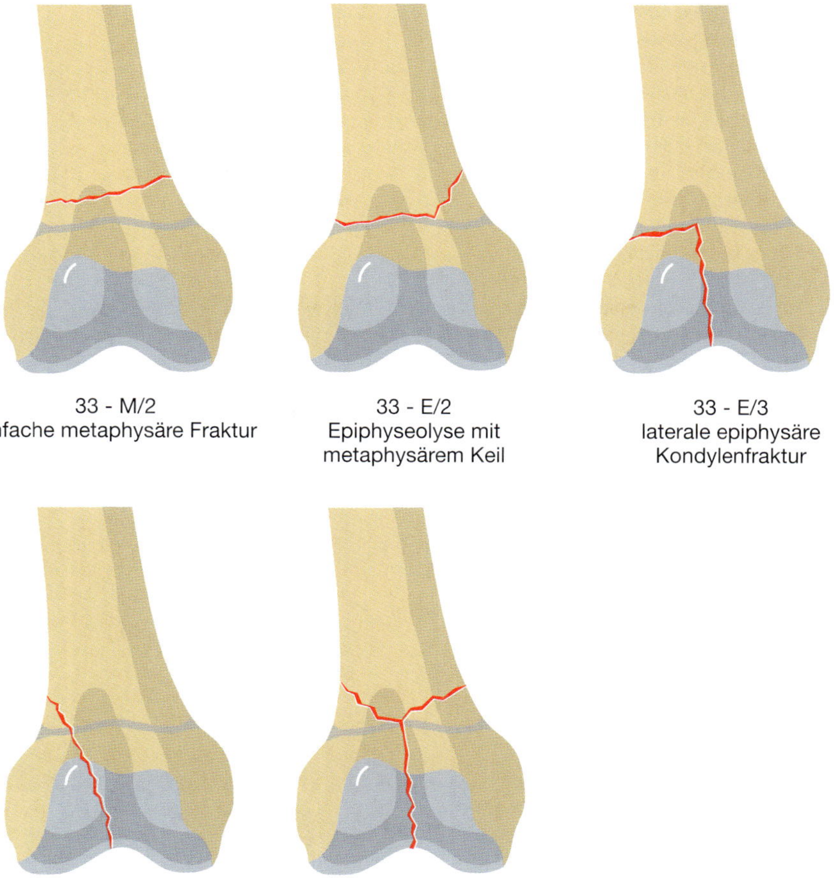

Abb. 13.2 Beispiele zur AO-Klassifikation der distalen Femurfrakturen im Kindesalter

▶ Die erste Intervention in Narkose sollte - wenn immer möglich - die definitive und einzige sein.

Nicht dislozierte knöcherne Bandausrisse werden – ggf. nach Punktion des Hämarthros – ebenfalls konservativ behandelt und im Gipstutor ruhiggestellt.

Reponible, aber instabile und/oder nicht retinierbare metaphysäre Frakturen oder Epiphysenlösungen stellen eine Indikation zur Kirschner-Draht-Osteosynthese dar. Epiphysenlösungen mit metaphysärem Keil können auch verschraubt werden. Nur selten wird die Retention, z. B. wegen komplexer Frakturmuster, auf diese Weise nicht ausreichend gelingen, sodass man auf einen epi- oder metadiaphysären Fixateur externe zurückgreifen muss. Die deszendierende intramedulläre Nagelung kann – wie im distalen Femurschaftbereich – gelegentlich am Übergang Diaphyse-Metaphyse angewandt werden (Abb. 13.3). Muss z. B. wegen eines Weichteilinterponats offen reponiert werden, kann im Einzelfall eine Plattenosteosynthese, heute vornehmlich in minimal-invasiver OP-Technik, sinnvoll sein (Abb. 13.4). Am Übergang zum Adoleszentenalter und bei geschlossenen Wachstumsfugen können die Osteosyntheseverfahren des Erwachsenen zur Anwendung kommen.

Dislozierte epiphysäre Frakturen oder Übergangsfrakturen werden nach subtiler offener Reposition und korrekter Wiederherstellung der Gelenkfläche mit Zugschrauben fixiert. Als disloziert werden hier alle Frakturen mit einem Frakturspalt von >2 mm im Bereich der Gelenkfläche bezeichnet.

Epi- oder metaphysäre dislozierte knöcherne Bandausrisse müssen operativ refixiert werden. Zum Teil kann dies mittels transperiostaler oder transossärer Naht erfolgen, zum Teil sind Kleinfragmentschrauben zu verwenden. Ligamentäre Instabilitäten können als Begleitverletzung der distalen Femurepiphysentraumen auftreten (Rettig und Brudet 1987). Flakes im

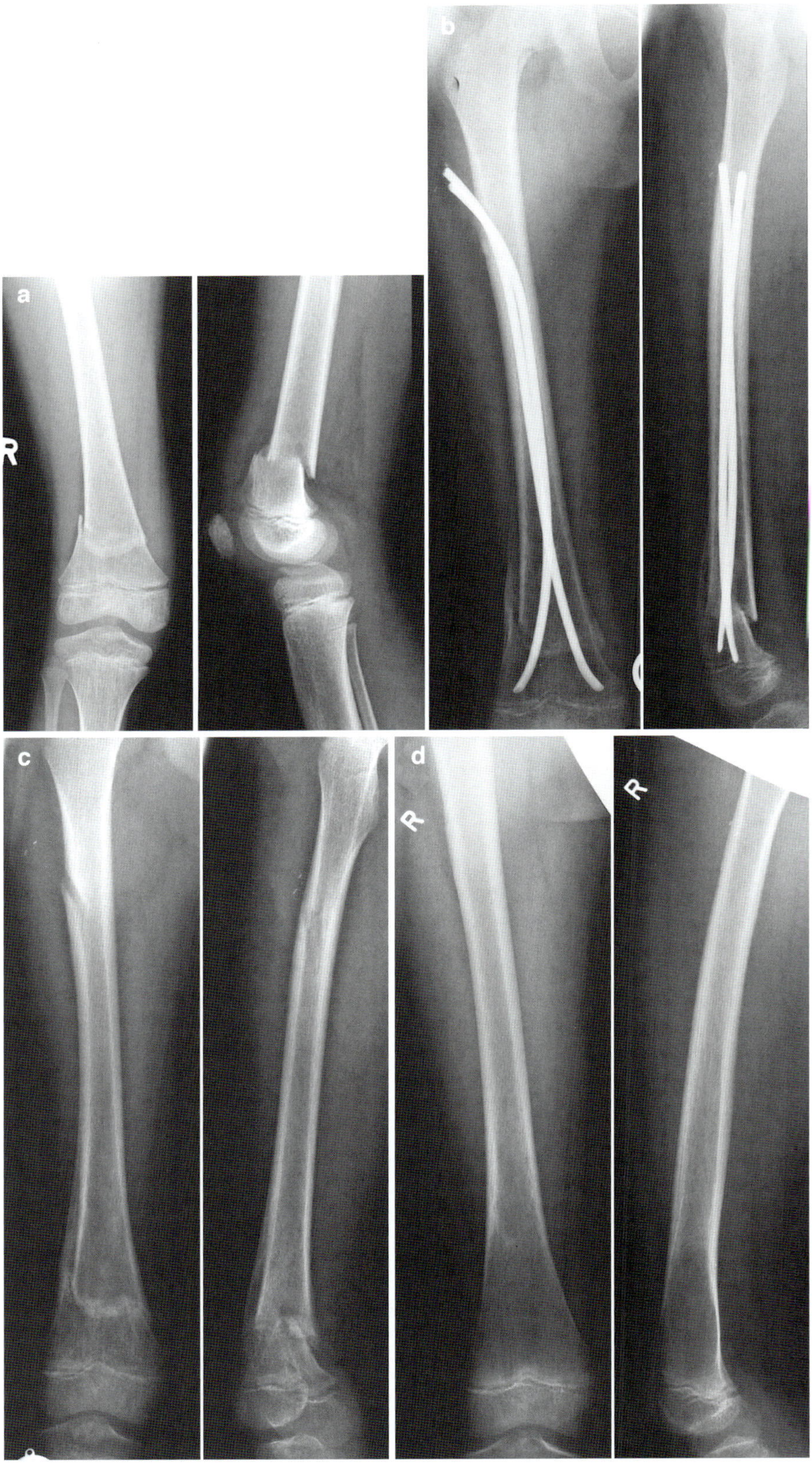

Abb. 13.3 Deszendierende intramedulläre Schienung einer metaphysären Femurfraktur, 9 Jahre alter Junge. **a** Dislokation ad latum, geringe Valgustendenz; **b** deszendierende intramedulläre Fixation zur gipsfreien Nachbehandlung; gute Kallusbildung nach 5 Wochen bei verbliebener Antekurvation; **c** Konsolidierung nach 3 Monaten und Metallentfernung; **d** vollständige Restitution nach 2 Jahren

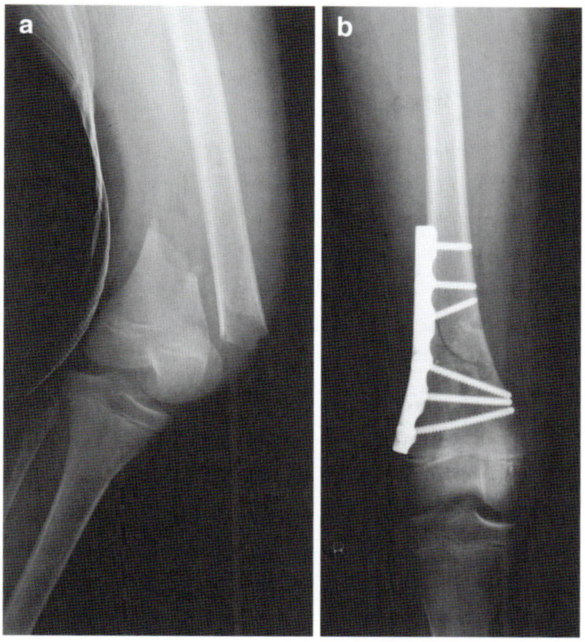

Abb. 13.4 Plattenosteosynthese einer distalen Femurfraktur am Übergang Diaphyse/Metaphyse, 12-jähriges Mädchen. **a** Vollständige Dislokation; **b** Plattenosteosynthese mit 6-Loch-LC-DCP

Rahmen von Patellaluxationen werden je nach Größe entfernt oder mittels resorbierbarer Pins refixiert, dies erfolgt in Abhängigkeit vom Vorgehen bzgl. der Patella offen oder mittels Arthroskopie.

13.4 Konservative Therapie

Die konservative Behandlung wird vor allem bei Kleinkindern eingesetzt. Undislozierte Frakturen werden im gespaltenen Oberschenkelgipsverband ruhiggestellt. Auf diese Weise sind zwar nicht – entsprechend der Grundregel – beide angrenzenden Gelenke eingeschlossen, doch führt dies nur in Ausnahmefällen (Missverhältnis Beinlänge:Umfang) zu unzureichender Fixation und macht dann die Anlage eines Beckengipses erforderlich (Zionts 2002). Nach einer Woche erfolgt die radiologische Stellungskontrolle. Zeigt die gipsfreie Röntgenaufnahme nach (3–)4 Wochen ausreichende Kallusüberbrückung, wird ein Gehgips angelegt oder die Fraktur ist zu diesem Zeitpunkt bereits konsolidiert und eine weitere Ruhigstellung erübrigt sich. Bei älteren Kindern wird nach weiteren 2–3 Wochen die Freigabe angestrebt (Abb. 13.5). Nicht dislozierte knöcherne Bandausrisse werden im Tutor für 3–4 Wochen immobilisiert.

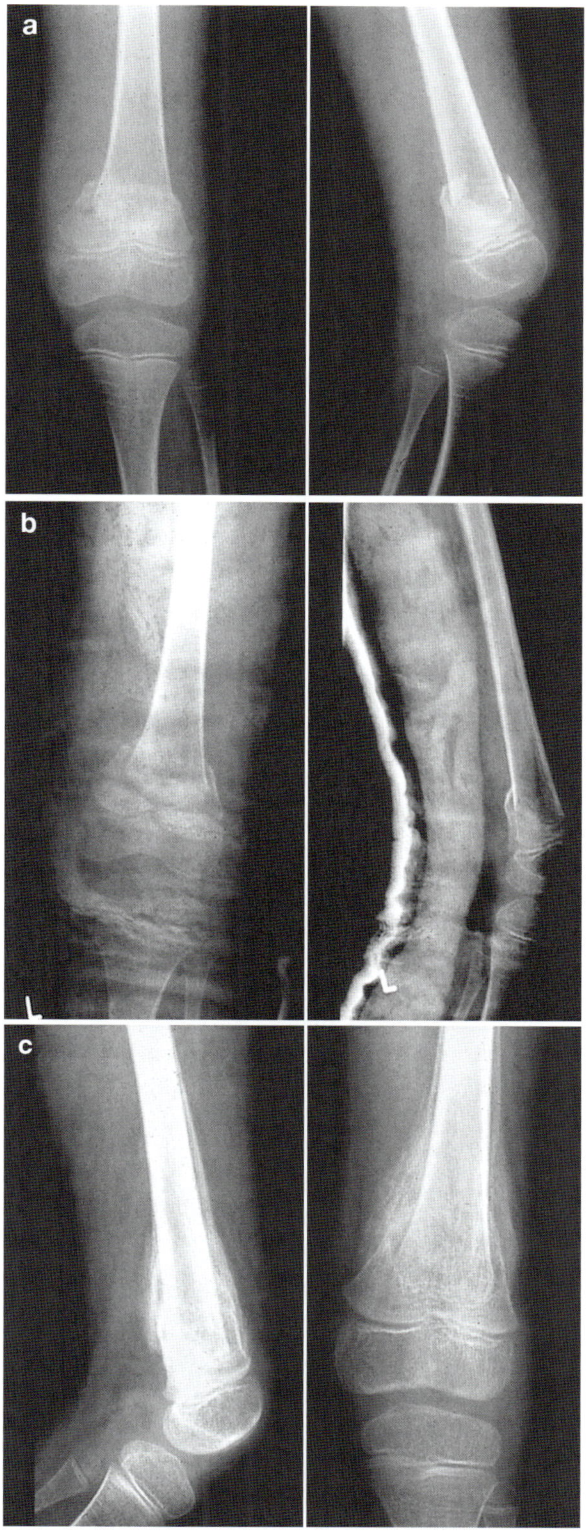

Abb. 13.5 Eingestauchte metaphysäre Femurfraktur bei spastischer Zerebralparese, 11-jähriger Junge. **a** Unfallbild ohne Achsdeviation; **b** unveränderte Stellung im Oberschenkelgipsverband; **c** gute Konsolidierung nach 5 Wochen

- Röntgenkontrollen: Tag 0 (nach Gipsanlage) – Tag 7 (Stellungskontrolle) – Tag 21/28 (gipsfrei, Konsolidierung?, Gehgips?) – Tag 35/42/49 (Konsolidierung, Freigabe)

Dislozierte metaphysäre Frakturen (M3) und dislozierte Epiphyseolysen (E1/2) müssen in Narkose reponiert werden. Bei den Biegungsbrüchen, die meist als Grünholzfrakturen imponieren, ist auf die Korrektur von Varus- oder Valgusfehler zu achten. Kommt es durch die einseitige periostale Zügelung zu der Tendenz, die ursprüngliche Fehlstellung wieder einzunehmen, und ist das Repositionsergebnis nicht suffizient zu halten, muss perkutan mit Kirschner-Drähten fixiert werden. Die Gipsbehandlung erfolgt wie bei den undislozierten Brüchen.

Vollständige metaphysäre Frakturen und Epiphyseolysen werden ebenfalls in Narkose reponiert, hier ist neben der exakten Achsenkorrektur in der frontalen Ebene auch auf den Ausgleich von Ante- oder Rekurvationsfehlern zu achten. Zusätzlich sind Rotationsfehler zu vermeiden, die Orientierung muss wegen der großen individuellen Unterschiede immer am gegenseitigen Bein erfolgen. Es ist wichtig zu überprüfen, ob die Frakturflächen ausreichend verhaken, um eine Redislokation weitgehend auszuschließen. Erst dann sollte der Gipsverband angelegt werden. Die weitere Ruhigstellung erfolgt wie bei den undislozierten Frakturen. Wenn die vorgenannten Maßnahmen unzureichend sind, ist die Indikation zur Osteosynthese in diesem Bereich großzügig zu stellen. Die Narkose muss auf jeden Fall zu einer suffizienten Frakturretention führen.

Die radiologischen Kontrollen erfolgen wie oben angeführt.

13.5 Operative Therapie

13.5.1 Kirschner-Draht-Osteosynthese

Bei reponiblen, aber nicht ausreichend retinierbaren metaphysären Frakturen und Epiphyseolysen wird – solange die offenen Wachstumsfugen andere Methoden ausschließen – eine perkutane Kirschner-Draht-Osteosynthese durchgeführt (Oberle et al. 2008). Die Kirschner-Drähte haben je nach Alter eine Stärke von 1,6–2,0 mm. Sie werden von den Kondylen aus schräg aufsteigend eingebracht, müssen sich proximal der Fraktur kreuzen und die Gegenkortikalis fassen. Abhängig vom Gewicht des Patienten und der Effektivität des ersten K-Draht-Paares kann ein zweites Paar gekreuzter Drähte sinnvoll sein (Abb. 13.6).

Eine technische Alternative stellt die deszendierende Platzierung der Drähte von der Metaphyse aus dar, die Drähte enden dann kurz vor der Gelenkfläche. Das hat den Nachteil, dass distal der Knochen nicht sicher vollständig gefasst wird, andererseits unterbleibt die Perforation der Gelenkkapsel. Eine weitere Alternative ist das aszendierende Einbringen der Drähte, die dann aber nach proximal „durchgezogen" werden, bis sie distal exakt am Knocheneintrittspunkt enden. So liegt der Draht nicht artikulär, hat aber den Knochen sicher vollständig gefasst.

Stark nach ventral dislozierte Epiphyseolysen lassen sich vorteilhaft in Bauchlage reponieren. Die Konstellation gleicht dann der bei der Reposition der suprakondylären Humerusfraktur.

Verhindert ein Weichteilinterponat die Reposition, ist eine Inzision notwendig; das Repositionshindernis wird mit einem Häkchen, dem Elevatorium oder einem Raspartorium entfernt, die Reposition vervollständigt und dann perkutan mit Kirschner-Drähten stabilisiert.

Die suffiziente und anatomisch exakte Fixation ist intraoperativ zu dokumentieren. Die Drähte werden gekürzt und subkutan versenkt. Dann erfolgt die Anlage eines aufgeschnittenen Oberschenkelgipsverbandes. Zeigt die gipsfreie Röntgenaufnahme nach vier Wochen ausreichende Kallusüberbrückung, werden die K-Drähte ambulant entfernt. Im Gehgips wird die vollständige Konsolidierung abgewartet, nach insgesamt 6–7 Wochen ist die Freigabe möglich.

- Röntgenkontrollen: Tag 0 (intraoperative Dokumentation) – Tag 28 (gipsfrei, Kallusüberbrückung?, Metallentfernung?, Gehgips?) – Tag 42/49 (Konsolidierung, Freigabe)

Bei Epiphyseolysen mit großem metaphysärem Fragment kann alternativ eine Zugschraubenosteosynthese (s. unten) in Betracht gezogen werden, bei metaphysären Querfrakturen eventuell eine deszendierende intramedulläre Nagelung (s. Abb. 13.3).

13.5.2 Zugschraubenosteosynthese

Die äußerst seltenen intraartikulären Frakturen (epiphysär, epimetaphysär oder Übergangsfrakturen,

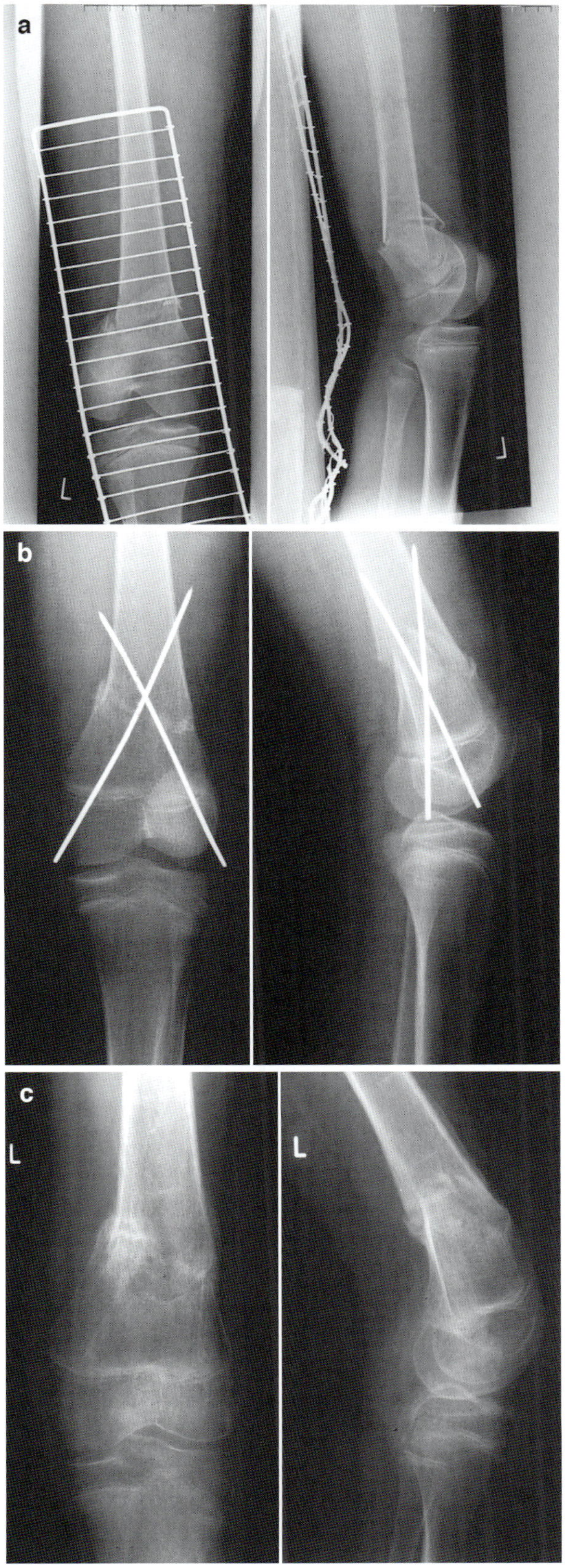

E 3–6), aber auch Epiphyseolysen mit großem metaphysärem Keil (E 2) bieten sich zur Zugschraubenosteosynthese an (Oberle et al. 2008). Über eine Inzision medial oder lateral wird nach Reposition ein Kirschner-Draht epi- und/oder metaphysär parallel zur Fuge eingebracht, anschließend wird die Fraktur mittels 3,5–4,5 mm kanülierter Schraube komprimiert (Abb. 13.7). Verhindert ein Interponat die Reposition oder die Kompression oder verbleibt in der Gelenkfläche eine Fragmentdistanz oder eine Stufe, muss weiter eröffnet, das Interponat beseitigt, dann reponiert und in gleicher Technik verschraubt werden.

Die Notwendigkeit zur Gipsruhigstellung ergibt sich aus der Stabilität der Verschraubung und dem Temperament des Patienten. Grundsätzlich sollte Übungsstabilität erreicht sein. Nach 4–5 Wochen beginnt die Belastung, die Metallentfernung erfolgt nach 2–3 Monaten.

Dislozierte knöcherne Bandausrisse werden offen refixiert, hierzu können Kleinfragmentschrauben oder resorbierbare Nähte zur Anwendung kommen. Ein Gipstutor ist für 3–4 Wochen erforderlich.

▶ Röntgenkontrollen: Tag 0 (intraoperativ) – Tag 28/35 (Kallusüberbrückung?, Belastungsbeginn) – Tag 42/49 (Konsolidierung, Freigabe, Planung der Metallentfernung)

13.5.3 Elastisch-stabile intramedulläre Nagelung

Metaphysäre Frakturen können auch mittels deszendierender intramedullärer Nagelung fixiert werden. Der Zugang erfolgt subtrochantär und nur von lateral, es werden zwei Kortikalisperforationen angelegt und die Nägel bis zur Fraktur vorgeschoben. Nach Reposition müssen die Nägel weit divergierend in der Epiphyse verankert werden, um ausreichende Fixation zu gewährleisten. Erfolgt dies abschließend und ohne

Abb. 13.6 Gekreuzte Kirschner-Drähte zur Adaptationsosteosynthese einer distalen Femurfraktur, 13 Jahre alter Junge. **a** Unfallbild mit deutlicher Rekurvation; **b** achsengerechte Fixation mit Kirschner-Drähten, Ruhigstellung mittels Scotch-Cast, Kontrolle nach 1 Woche; **c** gute Konsolidierung nach 8 Wochen, nach Metallentfernung

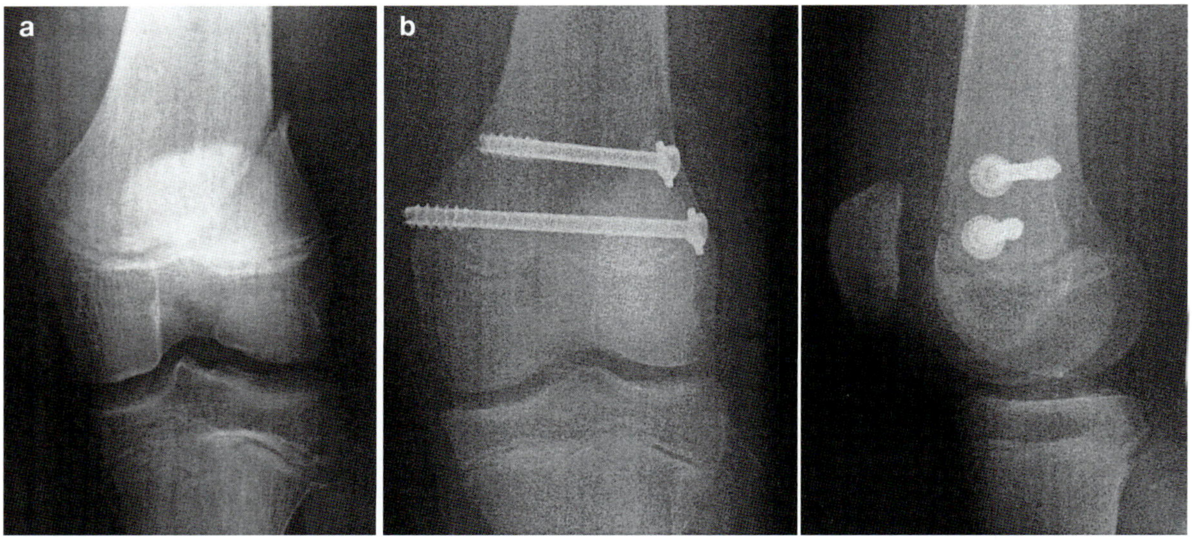

Abb. 13.7 Schraubenosteosynthese einer distalen Epiphyseolyse mit metaphysärem Keil, 16-jähriger Junge. **a** Unfallbild mit nur geringer Dislokation; **b** anatomisch exakte Zugschraubenosteosynthese

mehrfache Fugenperforation, ist keine Wachstumsstörung zu befürchten (s. Abb. 13.3).

13.5.4 Fixateur externe

In sehr seltenen Fällen können metaphysäre Mehrfragmentfrakturen nach achsengerechter Reposition nicht ausreichend durch die Kirschner-Drähte fixiert werden, oder begleitende Weichteilverletzungen machen die Gipsruhigstellung unmöglich. In diesen Fällen kann auf einen von lateral angelegten, epi- oder metadiaphysär platzierten Fixateur externe zurückgegriffen werden. Distal können zwei Schanzschrauben hintereinander mittels einer T-Backe platziert werden, wenn vertikal nicht genug Platz für zwei Schrauben vorhanden ist. Natürlich darf bei der epidiaphysären Montage keine Kompression erfolgen. Der besonderen fugenüberschreitenden Platzierung muss durch frühzeitige Abnahme bei Kallusüberbrückung und ggf. konservative Weiterbehandlung im Gips Rechnung getragen werden.

Alternativ kann eine K-Draht-Fixation vorübergehend durch einen „begrenzten" Fixateur (mit nur einer Schanzschraube pro Fragment) „ergänzt" werden, z. B. wenn die Weichteilproblematik im Vordergrund steht. Eine Alternative für extreme Sonderfälle bietet ein Ringfixateur (Sabharwal 2005).

- ▶ Röntgenkontrollen: Tag 0 (postoperativ) – Tag 21/28 (Fixateur-Abnahme?, Gips) – Tag 42/49 (Konsolidierung, Freigabe)

Bei offener Reposition und Patienten jenseits des 12. Lebensjahres kann die Plattenosteosynthese, heute natürlich vornehmlich in MIPO-Technik, gelegentlich erwogen werden (s. Abb. 13.4).

13.6 Nachbehandlung

Klein- und Vorschulkinder sind erst nach Anlage eines Gehgipses zu mobilisieren, die Mobilisation an Unterarmgehstützen ist nur bei älteren Kindern möglich. Entsprechend können die Kleinkinder nach wenigen Tagen in die häusliche Pflege entlassen werden. Schulkinder werden zuvor in das Gehen und Treppensteigen an Gehstützen eingeübt. Nach Gipsabnahme dürfen die Kinder über das Bewegungs- und Belastungsausmaß selbst bestimmen, eine klinische Kontrolle ist nach 2–3 Wochen sinnvoll. Das Gangbild hat sich dann meist noch nicht vollständig normalisiert. Ist die Beweglichkeit des Kniegelenks noch deutlich eingeschränkt, kann eine krankengymnastische Bewegungstherapie und Gehschulung hilfreich sein, die Indikation ist jedoch als relativ anzusehen und auch von der Geduld der Eltern abhängig. Grundsätzlich ist auch ohne Physiotherapie eine Restitutio ad integrum in wenigen Wochen zu erwarten.

Dies gilt in gleicher Weise für Frakturen nach Kirschner-Draht-Osteosynthese, hier wird der Ablauf lediglich durch die ambulante Metallentfernung nach etwa 4 Wochen variiert.

Nach Schraubenosteosynthese werden Kinder mit ergänzender Gipsruhigstellung wie die konservativ behandelten Patienten mobilisiert. Die gipsfreie Nachbehandlung betrifft nur ältere Schulkinder und Jugendliche, hier wird in Entlastung an Gehstützen mobilisiert, nach 4–5 Wochen und bei guter Kallusbildung darf wöchentlich von Sohlenkontakt über Teilbelastung (1/2 Körpergewicht) auf Vollbelastung gesteigert werden.

Die elastisch-stabile intramedulläre Nagelung bedarf keiner Ruhigstellung. Abhängig von der Stabilität der Verankerung und bei dem meist queren Frakturverlauf ist die primäre Teilbelastung erlaubt, nach 3–4 Wochen wird zur Vollbelastung übergegangen.

Bei einer Fixateuranlage liegen immer so komplexe Fraktursituationen oder aber Weichteilverletzungen vor, dass die Nachbehandlung und Mobilisation sehr individuell zu erfolgen hat.

Nach Bandverletzungen wird nach 3–4 Wochen der Gipstutor abgenommen, hier ist krankengymnastische Mobilisation ggf. sinnvoll, um die ängstlichen Kinder zu fördern und die forschen Patienten zu führen.

Alle Frakturen sollten bis zu 2 Jahre nach dem Trauma, bei dann noch vorhandenen Problemen oder aufgetretenen Wachstumsstörungen bis zum Wachstumsabschluss kontrolliert werden.

13.7 Ergebnisse

Die metaphysären Frakturen heilen in aller Regel komplikationslos, führen jedoch häufig zu einer stimulativen Wachstumsstörung mit z. T. vorzeitigem Fugenschluss und resultierender Beinlängendifferenz (Beck et al. 2001; Eid und Hafez 2002).

► Bei den Epiphyseolysen ist umstritten, ob die Ergebnisse in Relation zum Ausmaß der initialen Dislokation sowie zur Perfektion der Reposition und Retention stehen. Die häufigste Komplikation, die partielle oder vollständige posttraumatische Epiphyseodese, wird in bis zu 52 % der Fugenlösungen beobachtet, gute Resultate können bei dieser Verletzung entsprechend nur bei etwa 2/3 der Patienten erzielt werden. Nicht selten werden deutliche Beinverkürzungen und Achsenfehler beobachtet (Arkader et al. 2007b; Basener et al. 2009; Beaty und Kumar 1994; Beck et al. 2001; Eid und Hafez 2002; Tepper und Ireland 2003; Zionts 2002).

13.8 Komplikationen

Verbleibende Fehlstellungen werden im weiteren Wachstum kaum korrigiert, so dass grundsätzlich deren primäre Beseitigung anzustreben ist. Stimulative Wachstumsstörungen sind in diesem Skelettabschnitt häufig zu beobachten. Dagegen muss in etwa 20 % mit einem partiellen oder vollständigen Wachstumsstopp gerechnet werden, nach Epiphyseolysen liegt der Anteil sogar bei bis zu 52 %. Partielle Fugenverknöcherungen können zu einem Genu varum oder Genu valgum, zur Ante- oder Rekurvation führen. Der vollständige Fugenschluss resultiert in einer deutlichen Beinlängendifferenz.

Es ist zu bedenken, dass auch transepiphysäre Kirschner-Drähte lokale Knochenbrücken auslösen können (Boelitz et al. 1994). Das Fehlwachstum ist jedoch grundsätzlich durch die eine oder andere Osteosynthese nicht oder nicht besser zu verhindern, sollte aber v. a. durch unsachgemäße, zu große oder fugenüberschreitende Implantate nicht provoziert werden.

Längendifferenzen werden zunächst und so lange wie möglich durch Sohlenausgleich korrigiert, eine operative Korrektur ist bei >3 cm Differenz in Erwägung zu ziehen. Die mögliche Blockade der gegenseitigen Fuge wird meist abgelehnt. Dagegen können deutliche Achsenfehler auch zur Prävention einer langjährigen Fehlbelastung eine Korrekturosteotomie oder eine temporäre Epiphyseodese („eight plate") sinnvoll machen.

Durchblutungsprobleme sind nur nach massiven Dislokationen mit Gefäßkompression zu befürchten.

Literatur

Arkader A, Friedman JE, Warner WC, Wells L (2007a) Complete distal femoral metaphyseal fractures: a harbinger of child abuse before walking age. J Pediatr Orthop 27:751–753

Arkader A, Warner WC, Horn BD, Shaw RN, Wells L (2007b) Predicting the outcome of physeal fractures of the distal femur. J Pediatr Orthop 27:703–708

Basener CJ, Mehlman CT, Di Pasquale TG (2009) Growth disturbance after distal femoral growth plate fractures in children: a meta-analysis. J Orthop Trauma 23:663–667

Beaty JH, Kumar A (1994) Fractures about the knee in children. J Bone Joint Surg 76:1870

Beck A, Kinzl L, Rüter A, Strecker W (2001) Frakturen mit Beteiligung der distalen Femurepiphyse. Langzeitergebnisse nach Wachstumsabschluss bei primär operativer Versorgung. Unfallchirurg 104:611

Boelitz R, Dallek M, Meenen NM, Jungbluth KH (1994) Die Reaktion der Epiphysenfuge auf fugenkreuzende Bohrdrahtosteosynthesen. Unfallchirurgie 20:131

Eid AM, Hafez MA (2002) Traumatic injuries of the distal femoral epiphysis. Retrospective study on 151 cases. Injury 33:251

Laer L von (2001) Femur distal. In: Laer L von (Hrsg) Frakturen und Luxationen im Kindesalter, 4. Aufl. Thieme, Stuttgart, S 308–326

Oberle M, Bonetta M, Schlickewei W (2008) Surgical treatment of epiphysiolyses of the distal femur and the proximal tibia. Oper Orthop Traumatol 20:387–395

Parsch K (1991) Origin and treatment of fractures in spina bifida. Eur J Pediatr Surg 5:298–305

Rettig H, Brudet J (1987) Femoral fractures near the knee in the growth period. Akt Traumatol 17:60–64

Sabharwal S (2005) Role of Ilizarov external fixator in the management of proximal/distal metadiaphyseal pediatric femur fractures. J Orthop Trauma 19:563–569

Sailhan F, Chotel F, Guibal AL, Gollogly S, Adam P, Bérard J, Guibaud L (2004) Three-dimensional MR imaging in the assessment of physeal growth arrest. Eur Radiol 14:1600–1608

Slongo T, Audigé L, Schlickewei W, Clavert J-M, Hunter J (2006) Development and validation of the AO pediatric comprehensive classification of long bone fractures by the pediatric expert group of the AO foundation in collaboration with AO clinical investigation and documentation and the international association for pediatric traumatology. J Pediatr Orthop 26:43–49

Tepper KB, Ireland ML (2003) Fracture patterns and treatment in the skelettally immature knee. Instr Course Lect 52:667–676

Zionts LE (2002) Fractures around the knee in children. J Am Acad Orthop Surg 10:345

Tumorchirurgie des Femurs

14

Chirurgisches Management von primären malignen Tumoren und Metastasen des Femur

K.-D. Schaser und I. Melcher

Inhalt

K.-D. Schaser (✉)
Centrum für Muskuloskeletale Chirurgie, Charité – Universitätsmedizin Berlin, Augustenburger Platz 1, 13353 Berlin, Deutschland
E-Mail: klaus-dieter.schaser@charite.de

14.1 Allgemeines

Im Vergleich zu anderen peripheren Skelettabschnitten ist das Femur sowohl von primären und sekundären Tumormanifestationen der am häufigste betroffene lange Röhrenknochen. In einer Statistik Dahlins mit über 4200 gut- und bösartigen Knochentumoren entfallen allein knapp 1200 Fälle auf das Femur, gefolgt mit nur 547 Fällen an der Tibia (Dahlin 1978; Freyschmidt et al. 1998). So entwickeln sich 45 % aller Osteosarkome, 23 % aller Chondrosarkome und ca. 25 % aller Ewing-Sarkome im Femur. Zu unterschiedlichem Ausmaß befallen diese Tumoren dabei die proximalen oder distalen, meta-/diaphysären Femurabschnitte. Während beispielsweise beim Osteosarkom ca. 75 % in der distalen Metaphyse, 13 % am proximalen Ende und 12 % in der Diaphyse lokalisiert sind, besteht beim Chondrosarkom eine klare Prädeliktion der proximalen Meta-/Diaphyse mit fast zwei Drittel aller Fälle. Das Ewing-Sarkom des Femurs wird zumeist in den proximalen metaphysennahen Schaftabschnitten beobachtet (Campanacci 1999; Freyschmidt et al. 1998; Schajowicz 1994).

Gleichzeitig ist das Femur, insbesondere das proximale Ende mit seinen großen, gut durchbluteten spongiösen Räumen der am häufigsten von metastatischer Destruktion betroffene lange Röhrenknochen. Bedingt durch hohe biomechanische Beanspruchung der Schenkelhals- und per-/subtrochantären Region während der axialen, azetabulofemoralen Kraftübertragung ist das Femur ferner auch der lange Röhrenknochen mit der höchsten Rate pathologischer Frakturen (Jacofsky und Haidukewych 2004; Ward et al. 2000).

Während vor der Phase der neoadjuvanten Polychemotherapie die meisten Patienten mit großen Tumoren des distalen oder proximalen Femurs noch mit

N. P. Haas, C. Krettek (Hrsg.), *Tscherne Unfallchirurgie*,
DOI 10.1007/978-3-540-68741-2_14, © Springer-Verlag Berlin Heidelberg 2012

Amputation, Hüftgelenksexartikulation oder Hemipelvektomie behandelt wurden, stehen heute auch in Anbetracht zunehmender Überlebenszeiten von onkologischen Patienten eine Reihe extremitätenerhaltender Eingriffe zur Verfügung.

Individuelle und optimierte Behandlungskonzepte für tumoröse Veränderungen des Femurs hängen daher von einer Vielzahl von Faktoren ab:

1. *Tumorbiologie:* Typ und Dignität des Primärtumors, Grading des Primärtumors („high grade" oder „low grade"), Karzinommetastase (osteolytisch oder osteoblastisch), primär systemische Tumorentität (z. B. Plasmozytom);
2. *Krankheitsstadium und Prognose des Patienten:* primär metastasierter Tumor, Response des Primärtumors auf (neo-)adjuvante Therapien (Radiatio, Chemotherapie), solitäre oder multiple Manifestation bei Karzinommetastasen;
3. *Alter des Patienten:* Kind, junger, noch nicht ausgewachsener Patient, aktiver Patient, alter immobiler Patient;
4. *anatomische Lokalisation/Topographie der Läsion innerhalb des Femurs*: Diaphyse, proximale oder distale Metaphyse, Beteiligung der Epiphysen;
5. *Stadium des Tumors nach Enneking:* intra- oder extrakompartimentales Wachstum, Hüft-/Kniegelenksinvasion, Ausmaß des extraossären/paraossalen Tumoranteils, Ummauerung/Beteiligung von Gefäßen und Nerven, Nachweis von Skip-Metastasen;
6. vorliegende oder drohende *pathologische Fraktur;*
7. *patientenspezifische Gegebenheiten:* Zusatzerkrankungen (Osteoporose, Strahlenosteonekrose, inkorrekt durchgeführte Inzisionsbiopsien, Compliance, ethnische Herkunft/Zugehörigkeit zu einem Kulturkreis, die eine ablative Maßnahme nicht zulässt etc.).

Die Berücksichtigung dieser Faktoren determiniert die onkologische Rationale für die Durchführung (neo-)adjuvanter Therapieverfahren (Chemotherapie, Radiatio, Hyperthermie, Extremitätenperfusion etc.), die dann anzustrebende lokale Kontrolle, die benötigte Radikalität des chirurgischen Eingriffs und die Resektionsgrenzen (weit, marginal, intraläsional). Das Spektrum der chirurgischen Resektionsverfahren kann dabei von intraläsionaler Exkochleation (z. B. bei symptomatischen gutartigen Läsionen/tumorähnlichen Veränderungen), über intraläsionale Resektion kombiniert mit einem Adjuvans (z. B. Zement) bei aktiven benignen Läsionen oder Palliativeingriffen bei diffus metastasierten Patienten, bis hin zu weiten Resektionen bei aggressiven benignen Läsionen oder Low-/high-grade- Sarkomen und radikalen, kompartmentorientierenden Resektionen (z. B. bei Skip-Metastasen) reichen. Die jeweilige knöcherne Defektrekonstruktion kann biologisch (autologer freier oder vaskularisierter Knochentransfer, Knochenersatzstoffe, Distraktionsosteogenese, Segmenttransport) erfolgen oder aber tumorendoprothetisch (proximaler/distaler totaler Femurersatz, expandierbare „Wachstumsprothese", Diaphysenersatz) realisiert werden. Bei palliativen Stabilisierungen pathologischer Frakturen kommen normale Osteosynthesetechniken mit und ohne Zement als Marknagel- oder winkelstabile Plattenosteosynthesen zum Einsatz.

Auch heute kann bei schlechter Response auf neoadjuvante Chemotherapie, ausgedehntem extrakompartimentalem Tumorwachstum, Auftreten von Lokalrezidiven, onkologisch nicht sicher resektablen Läsionen mit evtl. Infiltration neurovaskulärer Strukturen in Abwägung der individuellen Situation die Amputation notwendig sein (Gebert et al. 2002; Schaser et al. 2004; Winkelmann 2005).

Generell dient die interdisziplinäre Entscheidungsfindung (Muskuloskeletale Tumor-/Sarkomkonferenz) als unabdingbare und individuelle Grundlage für das Timing und die tumorstadiengerechte Differentialindikation der verschiedenen onkochirurgischen Therapie- und Rekonstruktionsverfahren.

14.2 Klinische Symptomatik

Klinisch können osteogene Sarkome und Knochenmetastasen des Femurs eine längere Zeit stumm verlaufen. In Abhängigkeit von der Lokalisation am proximalen, diaphysären oder distalen Femur, des jeweiligen paraossalen Tumoranteils und der Beteiligung neurovaskulärer Strukturen werden diese unterschiedlich früh oder spät symptomatisch. Während Tumoren im diaphysären Anteil bei zirkumferent ausgeprägter Weichteildeckung verhältnismäßig spät klinisch symptomatisch werden, zeigen Tumoren im distalen Femur eher eine frühere, zumeist durch Kniegelenksbeschwerden gekennzeichnete, klinische Symptomatik.

Hauptmerkmal der klinischen Symptomatik ist der zunehmende, zumeist dumpfe, ziehende und belastungsunabhängige Schmerz. Obgleich diese Symptomatik häufig ohne bekanntes Trauma in der Anamnese einsetzt, werden nicht selten von den Patienten in der Anamnese liegende Bagatelltraumen mit dem Auftreten des Schmerzsymptomatik in Verbindung gebracht. Insbesondere der unklare, in Ruhe oder nachts auftretende Schmerz im Hüft-/Kniegelenk oder Oberschenkelbereich ist dabei suspekt. Tumormanifestationen im Bereich des proximalen Femurs fallen häufig durch Hüftgelenksbeschwerden auf. Mehr noch als Sarkome können Metastasen, insbesondere in der pertrochantären Region, aufgrund der hohen biomechanischen Beanspruchung während axialer Belastung in Form einer pathologischen Fraktur erstes Zeichen einer femoralen Tumormanifestation sein (Cole et al. 2000; Ortiz et al. 2005; Riccio et al. 2007). So erleiden ca. 12 % aller Patientinnen mit ossär metastasiertem Mammakarzinom eine pathologische Fraktur eines langen Röhrenknochens, darunter ist das Femur wiederum am häufigsten betroffen (Coleman 2006; Domchek et al. 2000).

Seltener werden auch tiefe Bein-/Beckenvenenthrombosen entweder paraneoplastisch oder aber durch tumorwachstumsbedingte, venöse Rückflussstörungen beobachtet. Bei Tumorlokalisation dorsalseitig und anatomischer Lagebeziehung zum N. ischiadicus können ischialgiforme Beschwerden Erstsymptome darstellen (Heit et al. 2002; Lee und Levine 2003; Toshihisa et al. 2004).

14.3 Diagnostik

14.3.1 Bildgebung

14.3.1.1 Konventionelles/digitales Röntgen

Für die bildgebende Diagnostik von Knochentumoren des Femurs wie auch an allen anderen anatomischen Lokalisationen steht das konventionelle Röntgenbild (Projektionsradiographie) in zwei Ebenen am Anfang aller anderen, ergänzenden Untersuchungs-(schnittbild-)verfahren (Freyschmidt et al. 1998; van Drünen und Freyschmidt 2002). Dabei bestimmt die Interaktion des zugrunde liegenden Tumors mit dem ortsständigen Knochen, die vor allem durch dessen Wachstumsgeschwindigkeit determiniert wird, die resultierende Röntgenmorphologie und das entsprechende Destruktionsmuster (Freyschmidt et al. 1998; Lodwick et al. 1980). So können auf der Basis des einfachen Röntgenbildes wesentlichen Informationen über die Aggressivität und spezifische Aussagemöglichkeiten zur Wachstumsgeschwindigkeit erhalten werden. Beispielsweise können in einem Röntgenbild einer tumorösen Läsion im proximalen Femur detaillierte Aussagen über die

- anatomische Lokalisation (epi-/meta-/diaphysär; zentral, exzentrisch, kortikal, paraossal),
- das Wachstumsmuster (geographisch, Mottenfraß- oder permeative Osteolysen),
- die Art der Periostreaktion (kontinuierlich, unterbrochen, Spiculae, Codman-Dreieck),
- Kortikalisbeteiligung (ausgedünnt, perforiert, verdickt),
- die Tumormatrix (Verkalkungen, Knochenneubildungsosteoid, sklerosiert)

getroffen werden. In der synoptischen Betrachtung dieser röntgenologischen Charakteristika, des zugrunde liegenden Patientenalters und der klinischen Symptomatik können dann eingrenzende, artdiagnostische Aussagen zur Entitäts- und Dignitätseinordnung getroffen werden. In Abhängigkeit dieser Befunde erfolgt dann der gezielte Einsatz von ergänzenden Untersuchungsverfahren.

14.3.1.2 Computertomographie/PET/PET-CT

Das CT erlaubt eine überlagerungsfreie Darstellung anatomischer Strukturen, v. a. hinsichtlich anatomischer Lage und Ausdehnung eines Knochenprozesses des Femurs. Mittels multiplanarer Bildrekonstruktionen in beliebigen Ebenen und der Möglichkeit der 3D-Darstellung können tumoröse Läsionen perfekt rekonstruiert werden. Mit Hilfe des Kontrastmittelaufnahmeverhaltens können zudem Informationen über die Durchblutungssituation erhalten werden. Darüber hinaus kann aufgrund der Dichteauflösung und -zuordnung eine Eingrenzung der Konsistenz (Fett, fibröses Gewebe, knöcherne Matrix) erfolgen. Auch kann eine noch bessere Darstellung von Matrixkalzifikationen, -mineralisationen und -verknöcherungen erreicht werden, die aufgrund der typischen Mineralisation oder Verkalkung mancher Tumoren oftmals von erheblichen diagnostischem Nutzen sein kann (Freyschmidt et al. 1998; van Drünen und Freyschmidt 2002). Insbesondere bei der Diagnostik von gelenknahen Läsionen (Hüftkopf, Schenkelhals) und Überlagerung durch beispielsweise Azetabulumsanteile erlaubt die CT einen erheblichen Zugewinn an Informationen. Eine besondere Rolle kommt ferner der CT-Untersuchung bei perkutanen Biopsien oder Thermoablationen (z. B.

Osteoidosteom) zu. Die Fusion der Bilddaten aus PET (F-18 FDG PET) und CT in einem PET-CT erlauben am Femur neben dem MRT zudem Aussagen über intramedulläre Tumorausbreitung und das Vorhandensein von Skip-Metastasen (Even-Sapir 2007). Ferner kann im Rahmen des Restagings auch die Reaktion auf eine Polychemotherapie eingeschätzt werden (Peterson 2007).

14.3.1.3 Magnetresonanztomographie (MRT)

Der Vorteil des MRT liegt in der hohen Weichteilkontrastauflösung und damit subtilen Differenzierung von Weichgewebsstrukturen. Am Femur kommt dem MRT eine entscheidende Rolle in der Erfassung der intraossären (Markraum-) und extraossären Tumorausdehnung zu. Auch die Erfassung von Skip-Läsionen (Tumormanifestationen ohne Verbindung zum Primärtumor innerhalb desselben Kompartiments) innerhalb des Femurmarkraums beispielsweise ist mit dem MRT sehr gut möglich (Freyschmidt et al. 1998; van Drünen und Freyschmidt 2002; Ludwig und Heindel 2005). Problematisch in der Beurteilung der Tumorausdehnung kann bei manchen Tumorentitäten das im MRT sehr stark hervortretende und vom primären Tumorgewebe manchmal nicht zu unterscheidende peritumorale Ödem sein. Gleichzeitig gehört das starke Ödem z. B. beim Osteoidosteom auch zum pathognomonischen magnetresonanztomographischen Erscheinungsbild und kann zur artdiagnostischen Beurteilung weiteren Aufschluss geben.

Eine wichtige Bedeutung kommt dem MRT auch für die Biopsieplanung zu. Magnetresonanztomographisch lassen sich sehr gut heterogene Binnenstrukturmuster nachweisen. Zahlreiche Tumorentitäten bestehen aus verschiedenen, im Grading zum Teil unterschiedlichen Gewebesubtypen (z. B. dedifferenzierte Chondrosarkome; Littrell et al. 2004). Für eine sinnvolle Biopsieplanung können somit intratumorale Nekrosen, flüssigkeitsgefüllte Zysten, sekundäre aneurysmatische Knochenzysten (AKZ), aber auch stark kontrastmittelaufnehmende Areale und peri-/paratumorale Ödeme sehr gut nachgewiesen und damit die Rate nichtrepräsentativer Biopsien reduziert werden (Freyschmidt et al. 1998; van Drünen und Freyschmidt 2002; Ludwig und Heindel 2005).

14.3.1.4 Skelettszintigraphie

Die Skelettszintigraphie mit 99m-Tc-MDP erlaubt Rückschlüsse auf Knochenstoffwechsel- und -umsatz. Dabei werden die radioaktiv markierten Phosphonate an das Hydroxylapatit der Knochenmatrix absorbiert. In Abhängigkeit von der Durchblutung, der osteoblastischen Aktivität und der Affinität des Tracers zum Tumorgewebe ergibt sich das Ausmaß der Anreicherung. Dabei lassen sich mit der Skelettszintigraphie jedoch kaum Art- und Dignitätsaussagen machen und das Ausmaß der Anreicherung korreliert nicht mit der Aggressivität der Läsion (Freyschmidt et al. 1998; van Drünen und Freyschmidt 2002; Franzius und Schober 2005). Obgleich das Osteosarkom mit seiner tumoreigenen Knochenmatrixbildung in der Regel (auch an extraossären Lokalisationen wie in der Lunge) stark anreichert, können auch entzündliche Prozesse (Osteomyelits) oder benigne Veränderungen (M. Paget, Osteoidosteom) starke Aktivitätssteigerungen aufweisen. Der Vorteil der Ganzkörperdiagnostik erlaubt jedoch das Screening von Skelettmetastasen, die Beurteilbarkeit des Therapieansprechens im Verlauf und das Erfassen von beispielsweise multifokalen/-zentrischen Osteosarkomen. Insbesondere für die frühzeitige Erfassung von metastatischen Destruktionen kann die Szintigraphie sehr nützlich sein. So zeigt sich ein szintigraphisches Korrelat bei Knochenmetastasen in der Regel 3–6 Monate vor erkennbaren Veränderungen im konventionellen Röntgenbild (O'Mara 1988). Im Femur von Kindern kann bei epi-/metaphysärer Tumorlokalisation die Beurteilbarkeit des Skelettszintigramms durch die physiologisch vermehrte Anreicherung in den Wachstumsfugen erschwert sein. Im Falle eines Osteoidosteoms des Femurs kann in der Skelettszintigraphie das sog. „double-density sign" als typisches und artdiagnostisch relativ sicheres Zeichen angesehen werden (Freyschmidt et al. 1998; van Drünen und Freyschmidt 2002; Franzius und Schober 2005).

14.3.1.5 Angiographie

Zur Einschätzung einer tumorösen Gefäßinfiltration, der Tumorvaskularisation vor einer Operation und zur Beurteilung des Therapieansprechens nach einer Chemotherapie kann die interventionelle Subtraktionsangiographie als von der CT- und MR-Angiographie abgelöst und überholt erachtet werden. Einen Stellenwert im Bereich des Oberschenkels besitzt sie jedoch noch in vereinzelten Fällen einer präoperativen Embolisierung zur Reduktion des intraoperativen Blutverlusts im Falle hypervaskularisierter Läsionen (Nierenzell-/Schilddrüsenkarzinommetastasen, Plasmozytome etc.; Hohenberger 1998; Ludwig und Heindel 2005; Shapeero und Vanel 2000; van Drünen und Freyschmidt 2002).

14.3.2 Bedeutung und Technik der Biopsie

Im Bereich des Femurs gelten die gleichen Grundregeln für die Biopsie muskuloskeletaler Tumoren wie an allen anderen Lokalisationen (Bancroft et al. 2007; Campanacci 1999; Freyschmidt et al. 1998; Mankin et al. 1982).

Am Anfang der Überlegungen zur Planung einer Biopsie muss unter Berücksichtigung der Anamnese, der klinischen Untersuchung, nach Vorliegen und Durchsicht aller notwendigen Ergebnisse der lokalen Bildgebungsuntersuchungen und ggf. Umfelddiagnostik entschieden werden, inwieweit überhaupt eine Biopsie notwendig ist. Manche gutartigen Tumoren („leave me alone lesions“), tumorähnliche Läsionen oder entzündliche Veränderungen sind bereits am einfachen Röntgenbild in zwei Ebenen zu diagnostizieren und bedürfen keiner histologischen Sicherung (Freyschmidt et al. 1998; Schaser et al. 2002; van Drünen und Freyschmidt 2002).

► Eine Biopsie ist indiziert bei Verdacht auf eine lokal aggressive benigne Läsion, einen malignen Knochen-/Weichteiltumor oder aber bei in der Bildgebung unklaren Läsionen.

Die Durchführung einer Biopsie bei malignen Knochen-/Weichteiltumorverdacht sollte immer in Kenntnis des potentiellen, definitiven chirurgischen Eingriffes (weite Resektion) erfolgen. Am besten aber sollte Biopsie und Resektion in einem tumororthopädischen Zentrum durch einen in muskuloskeletaler Tumorchirurgie erfahrenen und routinierten Operateur durchgeführt werden. Bestätigt wird diese Auffassung durch eine Umfrage der Musculoskeletal Tumor Society, die das Ergebnis erbrachte, dass nennenswerte Fehler in der Diagnosestellung von Knochen-/Weichteiltumoren bei in nicht weiter spezialisierten Einrichtungen durchgeführten Biopsien in bis zu 30 % beobachtet werden konnte. In entsprechenden Zentren mit Expertise in muskuloskeletaler Tumorchirurgie dagegen lag die Fehlerquote nur bei 9 % (Mankin et al. 2006).

Vor einer Biopsie sollten folgende Fragen geklärt werden:

1. Liegen alle Ergebnisse der lokalen Bildgebung vor? Eine Inzisionsbiopsie als auch perkutane, CT-gestützte Biopsieverfahren verändern das radiologische Erscheinungsbild des Tumors. So können bioptisch bedingte intratumorale Hämatome in einer späteren MR-Tomographie Nekrosen vortäuschen.
2. Besteht, basierend auf den Ergebnissen der bildgebenden Untersuchungsverfahren Klarheit darüber, welcher Anteil des Tumors zu bioptieren ist? Die Antwort auf diese Frage ist von zentraler Bedeutung, um nichtrepräsentative Biopsien nekrotischer oder gut differenzierter Areale zu verhindern und eine valide Aussage über Entität und zugrunde liegendes Grading zu bekommen. Bei vielen Tumoren reicht die Biopsie extraossärer Tumoranteile aus, eine zusätzliche Schwächung des Knochens ist nicht notwendig.
3. Welche Biopsiemethode ist zu wählen und welche anatomische Lage sollte der Biopsietrakt haben, um sicher repräsentatives Tumorgewebe in ausreichenden Mengen – ohne unnötige lokale Tumorzelldissemination und ohne Gefährdung der späteren Tumorresektion – zu gewinnen. Diese Planung setzt voraus dass der Biopsietrakt so gewählt ist, dass er beim Zugang während des späteren Eingriffes en bloc mit dem zugrunde liegenden Tumor und mit den gleichen Sicherheitsabständen reseziert werden kann.

Am Femur wie bei jedem anderen langen Röhrenknochen sind folgende Grundregeln dabei zu beachten und für die spätere Resektion und Gesamtprognose entscheidend:

- Die Biopsie muss entfernt von essentiellen Gefäß-/Nervenstrukturen (A./V. femoralis, N. ischiadicus, N. femoralis) erfolgen.
- Gleichzeitig sollte der kürzeste Weg zum Tumor gewählt werden und das Eröffnen anderer, nichtbetroffener Kompartimente (Muskellogen, Knie-/Hüftgelenk) vermieden werden. Eine Perforation des Septum intermuskulare laterale oder mediale durch die Biopsie (wertvolle anatomische Grenzschicht für die spätere Resektion!).
- Die Biopsie sollte das Zugangsgebiet der späteren Resektion berücksichtigen, um ein Belassen des Biopsietrakts im Verbund mit dem Resektat zu ermöglichen.

Tab. 14.1 Stadieneinteilung benigner Tumoren nach Enneking. (modifiziert nach Freyschmidt et al. 1998)

	I (inaktive Läsion)	II (aktive Läsion)	III (aggressive Läsion)
Grad	G0	G0	G0
Lokale Ausdehnung/ Metastasen	T0/M0	T0/M0	T1-2/M0-1
Klinischer Verlauf	Asymptomatisch, keine Progression Selbstheilung	Geringe Schmerzen, progressiv, Auftreibung/Deformierung des Kompartiments	Symptomatisch (deutlich Schmerzen, Spontanfraktur), hohe Rezidivrate
Szintigraphie	Negativ	Aktivität im Tumor	Aktivität auch jenseits der Tumorgrenzen
CT/MRT	Homogen, intakte und gut abgrenzbare Kapsel	Homogen, intakte aber dünne Begrenzung, expansiv	Inhomogen, unscharf begrenzt, extrakompartimentale Ausdehnung
Operation	Intrakapsulär	Marginal	Weit im Gesunden

Tab. 14.2 Stagingkriterien und Stadieneinteilung maligner Tumoren nach Enneking. (Mod. nach Freyschmidt et al. 1998)

Stadium	I		II		III	
	IA	IB	IIA	IIB	IIIA	IIIB
Grad	G1	G1	G2	G2	G1-2	G1-2
Lokalisation	T1	T2	T1	T2	T1	T2
Metastasen	M0		M0		M1	
Resektionsrand und Therapie	Weite Resektion		Radikale/weite Resektion mit effektivem Adjuvans	Radikale/weite Resektion ggf. Amputation/ Exartikulation effektivem Adjuvans	Thorakotomie (Metastasenresektion) plus weite Resektion oder Palliation	Thorakotomie (Metastasenresektion) plus weite Exartikulation oder Palliation

- Obwohl am Femur weniger relevant, sollten Biopsien auch nicht durch Muskelgruppen gelegt werden, die in Abschätzung des später entstehenden Resektionsdefekts dann zur plastischen Deckung benötigt werden.
- Möglichst longitudinale Schnittführung, Querinzisionen vermeiden.
- Wundrandnahe Ausleitung des Redondrains, da auch der Redonkanal als Tumorzell-kontaminiert angesehen und en bloc mitreseziert werden müssen.
- Subtile Blutstillung, um eine Tumorzelldissemination durch entstehende Hämatome und notwendige Revisionen zu vermeiden. Bei Eröffnungen des Markraums kann das ebenfalls in Längsrichtung angelegte Kortikalisfenster entweder durch den Knochendeckel selber oder aber durch Knochenzement oder Knochenwachs abgedichtet werden, um ein Herauslaufen flüssiger Tumormassen zu verhindern.
- Intraoperative Dokumentation mittels Bildwandler zur Bestätigung der richtigen Lokalisation der Biopsie.
- Sicherstellen, dass ausreichend, repräsentatives vitales Tumorgewebe erfasst wurde, um umfangreiche Untersuchungen (Paraffineinbettung, Frischgewebeasservierung, Immunhistochemie, molekularbiologische und zytogenetische Analysen etc.) zu ermöglichen. Notfalls Bestätigung durch intraoperative Schnellschnittdiagnostik.

▶ Eine falsch durchgeführte Biopsie führt nicht nur zu einer Verzögerung und Verfälschung der Diagnostik, sondern kann bei Nichtbeachtung der anstehenden Resektionsverfahren den Extremitätenerhalt gefährden und die Prognose des Patienten entscheiden verschlechtern. Bei malignem Knochen-/Weichteiltumorverdacht sollte daher die Verlegung in ein muskuloskeletales Tumorzentrum noch vor der Biopsie erfolgen.

14.4 Onkochirurgisches Staging-System

Für die Unterteilung der verschiedenen Stadien benigner (Tab. 14.1) und maligner Tumoren (Tab. 14.2) am Femur dienen in Analogie zu Klassifikation der Musculoskeletal Tumor Society (MSTS) die folgenden Kriterien (Enneking et al. 1980, Enneking 1983, Campanacci 1999):

- histologisches Grading,
- Radiologie und Klinik,
- extra-/intrakompartimentale Lokalisation,
- Vorliegen/Fehlen von Metastasen.

14.5 Metastasen im Femur

Metastatische Manifestationen im Knochen sind ca. 40-mal häufiger als primär maligne Knochentumoren. Die Inzidenz von Knochenmetastasen sowie die Rate pathologischer Frakturen ist bedingt durch die verbesserten Therapiemöglichkeiten und damit verbundenen gestiegenen Lebenserwartungen von Malignompatienten gegenwärtig stark zunehmend. Das Femur, insbesondere das proximale Femur ist der am häufigsten von Knochenmetastasen betroffenen lange Röhrenknochen (Ward et al. 2000). Obgleich jeder maligner Tumor das Potential für ossäre Metastasierung besitzt, werden doch ca. 80 % aller Knochenmetastasen durch fünf spezifische Tumorentitäten verursacht. So zeigen 50–85 % aller Prostata- und Mammakarzinome sowie 30–50 % aller Nierenzell-, Bronchial- und Schilddrüsenkarzinome in ihrem Verlauf Skelettmetastasen auf (Mercadante und Fulfaro 2007; Riccio et al. 2007; Sabo und Bernd 1998; Ward et al. 2000; Weber und O'Connor 2003; Weber et al. 2006). Typische Symptome für Skelettmetastasen des Femurs sind dumpfe, intermittierend ziehende Schmerzen, die in ihrer Intensität stetig zunehmen. Eine Schmerzzunahme unter Belastung kann hinweisend für eine drohende pathologische Fraktur sein (Jacofsky und Haidukewych 2004). Prinzipiell ist das Auftreten von Skelettmetastasen Zeichen eines disseminierten Tumorgeschehens. Dieses kann verschiedene Ausprägung aufweisen und von solitären pertrochantären Metastasen ohne weitere Organmanifestationen bis hin zu multipel ossären mit viszeralem/pulmonalem Befall variieren. Dementsprechend und unter Berücksichtigung der zu erwartenden Überlebenszeit, der Ausdehnung und Lokalisation (Femurkopf, Schenkelhals, per-/inter-/subtrochantär, diaphysär, Schaftregion) der metastatischen Destruktion unterscheiden sich die Behandlungsalgorithmen, chirurgischen Resektionsverfahren und Defektrekonstruktionen voneinander. Chirurgisches Behandlungsziel bei metastatischem Befall des Femurs ist die Wiederherstellung einer stabilen belastungsfähigen unteren Extremität. Obwohl in seltenen Fällen solitärer Spätmetastasen bestimmter radikal behandelter Primärtumorentitäten (z. B. Nierenzell-/Schilddrüsenkarzinom) eine weite En-bloc-Resektion mit nachfolgendem proximalen, distalen, diaphysen oder aber totalem Femurersatz indiziert sein kann, sollte angesichts der limitierten Überlebenszeit der schwer kranken Patienten das einfachste Verfahren mit maximal erreichbarer Tumorresektion und niedrigster Komplikations- und Revisionsrate eingesetzt werden. Auch sollten nur sichere Operationsverfahren, die in *einem* operativen Eingriff die Resektion und Rekonstruktion beinhalten (keine Zweiteingriffe!) und eine adäquate adjuvante Therapie erlauben, zur Anwendung kommen.

14.5.1 Solitäre Metastasen im Femur

Eine Femurbeteiligung im Rahmen solitärer Skelettmetastasierung ist sehr selten (ca. 5 %). In Abhängigkeit von der Biologie des zugrunde liegenden Primärtumors, der Länge des metastasenfreien Intervalls, dem Ausmaß des paraossalen Tumorsubstrats und der Beteiligung neurovaskulärer Strukturen kann dann eine weite Resektion mit endoprothetischen Ersatz oder aber biologischer Defektrekonstruktion indiziert sein. Nachfolgende Kriterien sollten dann jedoch im Vorfeld unbedingt abgeklärt und erfüllt sein:

- radikal (R0) behandelter Primärtumor,
- langes metastasenfreies Intervall,
- vorherige histologische Sicherung der solitären Metastase,
- Ausschluss anderer metastatischer Läsionen und Verifizierung der solitären Femurmetastase im CT, Skelettszintigramm und ggf. PET,
- Bestätigung der Indikation zur chirurgischen Therapie in der interdisziplinären Diskussion unter Berücksichtigung aller neo- und adjuvanten Therapieoptionen.

14.5.2 Femurkopf und Schenkelhalsregion

Metastastische Destruktionen in diesem Bereich werden in Hinsicht auf Belastungsfähigkeit und geringste Komplikationsrate am besten mittels endoprothetischem Ersatz behandelt (Abb. 14.1). Zumeist wird bei diffusem Skelettbefall und reduziertem Allgemeinzustand eine zementierte Hemiarthroplastie mittels bipolarer Duokopfendoprothese als ausreichend erachtet. Bei gleichzeitig vorliegenden fortgeschrittenen degenerativen Veränderungen im Hüftgelenk (Coxarthrose) ist ein totalendoprothetischer Ersatz besser geeignet. Sollten gelenkübergreifende, metastatische Destruktionen zu Beteiligung des Azetabulums geführt haben, muss eine entsprechende Pfannenrekonstruktion durch geeignete Implantate (Revisionssysteme, Sockelpfannen etc.) erfolgen. In der präoperativen

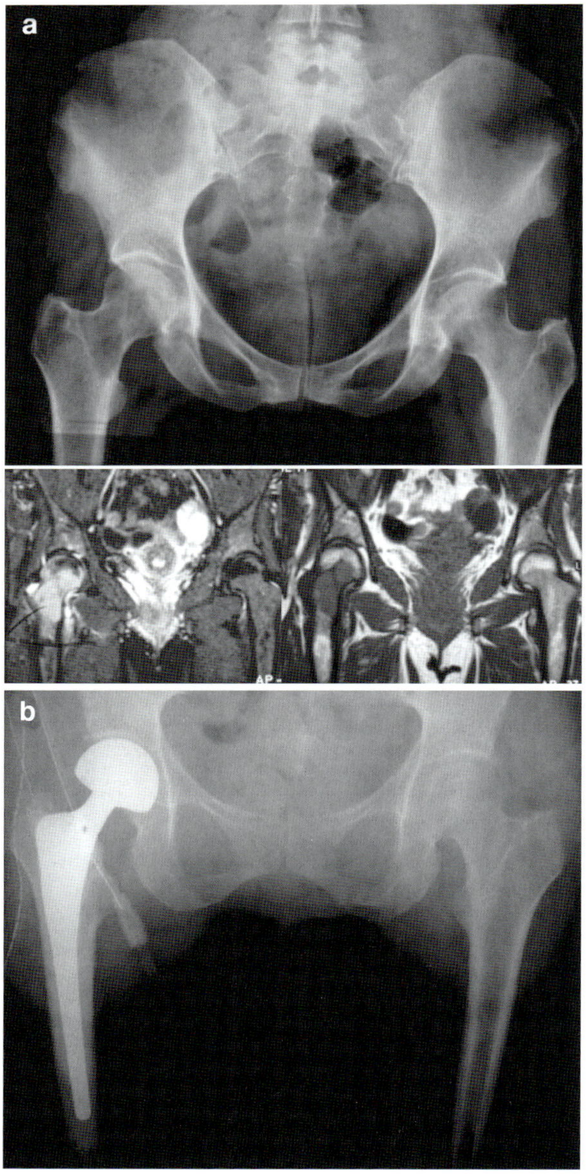

Abb. 14.1 Metastase Schenkelhals rechtes Femur: 44 Jahre alte Patientin mit diffus ossär/lymphogen metastasiertem Mammakarzinom und ausgedehnter Metastase pertrochantär/Schenkelhalsregion rechtes Femur. Z. n. Radiatio. **a** Präoperatives Röntgenübersichtsbild und MRT des Beckens. **b** Postoperatives Beckenübersichtsröntgenbild nach Resektion und zementierter Duokopfendoprothese

Bildgebung vor endoprothetischer Versorgung drohender oder manifester pathologischer, metastatisch bedingter Schenkelhals-/Hüftkopffrakturen sollte dabei zumindest in einer langen Röntgenaufnahme das gesamte Femur abgebildet werden. Dies ist einerseits zum Erkennen zusätzlicher ipsilateraler, diaphysärer Läsionen, zur Einschätzung der Markraumweite als auch zur Planung der Schaftgröße und -länge des zu verwendenden Prothesensystems wichtig.

Die Versorgung von drohenden oder manifesten pathologischen Frakturen im Bereich des Hüftkopfes und der Schenkelhalsregion mit offener/geschlossener Reposition und interner intra- oder extramedullärer Fixation hat im Vergleich zum endoprothetischen Ersatz in der klinischen Erfahrung zu schlechteren Resultaten geführt. Abgesehen von der geringeren Belastungsfähigkeit der Osteosynthese im Vergleich zur zementierten Prothese ist unabhängig von der zusätzlichen Knochenzement-(PMMA-)Applikation die Rate an Implantatversagen und Revisionen vergleichbar höher und insbesondere für Patienten mit stark reduzierter Lebenserwartung nicht zu empfehlen (Weber und O'Connor 2003; Weber et al. 2006). Insbesondere letzter Punkt wird bedeutsamer, wenn man die Daten größerer Studien mit nahezu 300 Patienten, die mittels zementierter Duokopfprothese aufgrund Femurkopf-/Schenkelhalsmetastasen behandelt wurden, berücksichtigt. Diesen Analysen zufolge überleben nur ca. 40 % der Patienten das erste Jahr nach der Operation (Schneiderbauer et al. 2004). Interessanterweise zeigten sich in multivariablen Regressionsmodellen weder das Alter oder der Body-Mass-Index der Patienten, noch das Auftreten von Komplikationen, der histologische Tumortyp oder der operative Zugang als prognostisch relevante Parameter. Als unabhängiger prädiktiv-prognostisch relevanter Faktor für das Überleben dieser endoprothetisch behandelten Tumorpatienten konnte lediglich das Zeitintervall von primärer Tumorerstdiagnose bis zum Zeitpunkt der operativen Metastasenbehandlung identifiziert werden (Schneiderbauer et al. 2004).

14.5.3 Per-/intertrochantäre Region

Ausgedehnte per-/intertrochantäre Osteolysen und pathologische Frakturen v. a. mit Ausdehnung in die Kalkar-/Schenkelhalsregion infolge metastatischer Destruktion werden ebenfalls am besten mittels endoprothetischem Ersatz behandelt. Resektionsdefekte bei solitären Läsionen oder aber ausgedehnten Metastasen mit größerem Weichteiltumorsubstrat können durch einen proximalen Femurersatz mit Tumorspezialendoprothesen rekonstruiert werden (Bickels et al. 2000; Eckardt et al. 2003). Diese Systeme sind aufgrund der geringeren Luxationstendenz zumeist mit bipolaren Duokopfkomponenten kombiniert und erlauben aufgrund spezieller Prothesendesigns und der Verwendung eines Anbindungsschlauchs (Gosheger et al. 2001) eine Reinsertion der pelviotrochantären Muskulatur und damit eine Wiederherstellung der Balance zwischen proximaler Traktion der Abduktoren und medialem Zug des M. iliopsoas. Kleinere metastatische Manifestationen/Osteolysen der Trochanterregion ohne pathologische Fraktur und ohne ausgedehnte Beteiligung der biomechanisch bedeutsamen Kalkarregion können auch durch intraläsionale Kürettage und nachfolgende Verbundosteosynthesen, vorzugsweise durch intramedulläre solide Verriegelungsmarknägel mit Recon-Verriegelung oder Spiralklingen in den Schenkelhals oder aber mit winkelstabilen Plattenfixateursysteme (LCP) stabilisiert werden.

14.5.4 Subtrochantäre Region

Zumeist werden für subtrochantäre Femurmetastasen zur Rekonstruktion intramedulläre Kraftträger in Form solider, dickerer Verriegelungsmarknägel mit oder ohne Verbund (Zement) verwendet. Voraussetzung hierfür ist ein ausreichend großes, nicht von tumoröser Destruktion betroffenes proximales Segment zur suffizienten proximalen Verriegelung des Marknagels. Aufgrund der im Rahmen des lokalen Progresses möglichen Ausbreitung der metastatischen Destruktion in die Schenkelhalsregion sollten einfache, zur Versorgung von diaphysären Frakturen übliche Standardnägel ohne Möglichkeit der protektiven Stabilisierung des Schenkelhalses nicht zum Einsatz kommen. Neuere Marknagelgenerationen mit dem weit risikoärmeren Eintrittspunkt an der Trochanterspitze anstelle der Fossa piriformis und multiplen proximalen Verriegelungsoptionen im Schenkelhals (Recon-Verriegelung oder Spiralklinge) sowie distal im Schaftbereich sind hierfür besser geeignet und zeigen zudem verbesserte Rotationsstabilität (Cole et al. 2000; Samsani et al. 2003; Ramakrishnan et al. 2004; Abb. 14.2). Verbundosteosynthesen und Defektfüllung nach Exkochleation mittels Zement können dabei die Rate von Implantat-

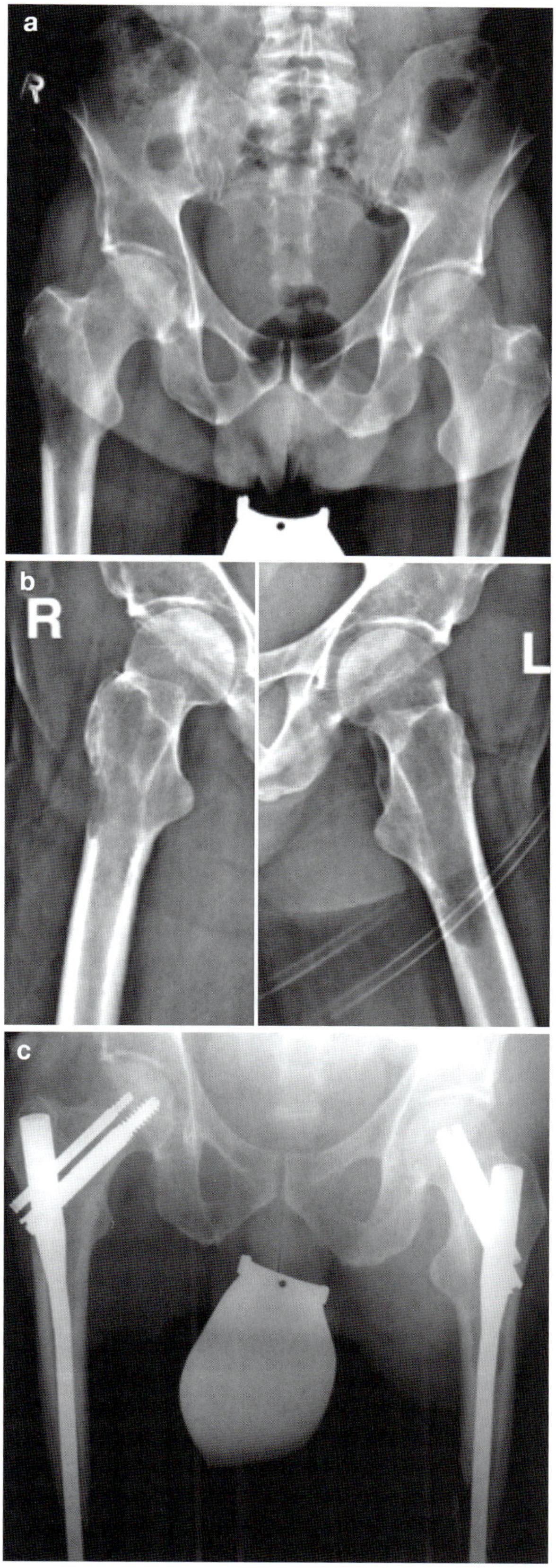

Abb. 14.2 Protektive Stabilisierung bei diffuser Skelettmetastasierung mit drohender pathologischer Fraktur. Beckenübersichtsbild (**a**) und axiale proximale Femuraufnahmen (**b**) eines 63-jährigen Patienten mit ossär und pulmonal diffus metastasierten Bronchialkarzinom und multiplen, stabilitätsgefährdenden und schmerzhaften osteolytischen Metastasen beide Femora. Protektive Stabilisierung mittels langem proximalen Femurmarknagel (PFN, Synthes®) mit Abstützung der Schenkelhalsregion beide Femora

versagen und den lokalen Tumorprogress reduzieren. Die zusätzliche Exkochleation und Zementauffüllung scheint dabei v. a. für Metastasenmanifestationen sinnvoll, die unter Radiatio/Chemotherapie progredient oder aber bekanntermaßen wenig sensibel für postoperative Radio- und/oder Chemotherapie sind (Weber und O'Connor 2003; Weber et al. 2006). Ausgedehnte subtrochantäre Osteolysen mit Beteiligung des gesamten proximalen Femurs, einschließlich der Trochanter- und Schenkelhalsregion bedürfen ebenfalls der Resektion und Rekonstruktion durch tumorendoprothetischen proximalen Femurersatz.

14.5.5 Femurdiaphyse

Vergleichbar zur subtrochantären Region sind femoral Defektrekonstruktionen nach diaphysärer Metastasenresektion die Domäne solider, dicker, antegrader Verriegelungsmarknägel mit zusätzlicher proximaler, transzervikaler Verriegelungsoption zur Protektion des Schenkelhalses. Die Indikationen zur Defektfüllung mit Knochenzement gleichen denen für die subtrochantäre Region. Im Falle von nach der Resektion/Kürettage resultierender segmentaler Defekte gibt es verschiedene Optionen zur Überbrückung. Bei kleinen Defekten kann eine Verkürzung des Femurs erfolgen, um somit Knochenkontakt zwischen proximalem und distalem Fragment zu erreichen. Größere Defekte können mittels Zementspacern um den liegenden Marknagel rekonstruiert werden. Alternativ können auch der Defektgröße angepasste Harmscages, wie sie für den Wirbelkörperersatz verwendet werden, die mit Zement oder homo-/autologer Spongiosa oder Knochenersatzstoffen gefüllt sind und durch die der Marknagel hindurchgeführt wird, als Spacer verwendet werden. Inzwischen sind auch endoprothetische Diaphysenersätze und modular zusammensetzbare Metallspacer, die kleine intramedulläre Verankerungen mit kleinen Schäften und zusätzlichen Verriegelungsoptionen haben, kommerziell erhältlich. Defektrekonstruktionen mittels freiem autologen vaskularisierten Knochentransfer oder auch allogenem Knochentransplantation (Strut-Grafts) sind den Rekonstruktionen nach solitären Metastasen oder primären Knochentumoren der Femurdiaphyse vorbehalten.

Retrograde Marknagelungen bei metastatischen Destruktionen des Femurschaftes sind kaum indiziert. Eine Protektion der Trochanter- und Schenkelhalsregion ist durch sie nicht möglich. Ferner wird das Kniegelenkskompartiment während der Insertion eröffnet, was aus onkochirurgischer Perspektive möglichst vermieden werden sollte. Eine Indikation ergibt sich allenfalls bei diaphysären Läsionen mit gleichzeitig fest sitzender Hüft-TEP. Hier ist jedoch an die hohe Stresskonzentration zwischen Prothesen- und Nagelspitze zu denken und ggf. die Verwendung einer perkutan eingeschobenen, winkelstabilen und langen, die Prothesenspitze überlappende Plattenosteosynthese zu erwägen.

14.5.6 Distales Femur

Bei intakter Gelenkfläche und noch ausreichend kondylärer/interkondylärer metaphysärer Knochensubstanz ist eine Kürettage mit nachfolgender Zementauffüllung mit oder ohne zusätzliche Stabilisierung durch vorzugsweise winkelstabile Plattenosteosynthesen (LISS, „less invasive stabilization system", Synthes) möglich. Bei osteolytischem Aufbrauch der gesamten distalen Femurmetaphyse oder aber Beteiligung großer Gelenkflächenanteile in den Hauptbelastungszonen der Kondylen ohne Möglichkeit der suffizienten Schraubenverankerung ist dann in Analogie zum Vorgehen am proximalen Femur ein distaler endoprothetischer Femurersatz erforderlich.

14.5.7 Pathologische Fraktur des Femurs

Pathologische Frakturen infolge metastatischer Destruktionen im Femur sind extrem schmerzhaft und mit beträchtlicher Einschränkung der Lebensqualität infolge schmerzhafter Immobilisierung assoziiert. Allein 50 % aller pathologischen Frakturen im proximalen Femur sind in der Schenkelhalsregion lokalisiert, gefolgt von 30 % subtrochantären und 20 % inter-/pertrochantären Frakturen (Sim 1992). Im Gegensatz zu traumatisch-induzierten, nichtpathologischen Frakturen zeigen pathologische Frakturen eine andere Charakteristik. Hier spiegelt sich die Tatsache wider, dass pathologische Frakturen nicht den typischen anatomischen Frakturformen folgen und Läsionen ligamentärer Strukturen weitaus seltener vorkommen als bei traumatischen Verletzungen. Im Gegensatz zu traumatischen Frakturen benötigen pathologische Frakturen eine ungleich längere Zeit, um zu heilen. Etwa 50 % aller pathologischen Frakturen zeigen aufgrund der Tumormassen im Frakturbereich, der postoperativ durchgeführten adjuvanten radiochemotherapeutischen Maßnahmen oder aber aufgrund der reduzierten Lebenserwartung der Patienten gar keine knöcherne Konsolidierung. Das gewählte Stabilisationsverfahren muss damit stabil genug sein, auch eine Non-/Delayed Union für die verbleibende Überlebenszeit stabil zu überbrücken und eine gleichzeitige Vollbelastung des Patienten zur Mobilisierung erlauben.

Pathologische Femurfrakturen, bedingt durch stabilitätsgefährdende Tumormanifestation, können direkte Folge einer eher seltenen benignen Läsion sein (M. Paget, Riesenzelltumor) oder aber sekundär bei malignen Läsionen auftreten. Pathologische Frakturen bei malignen Veränderungen wiederum können ihre Ursache in primär malignen Knochentumoren (Osteo-, Chondro- oder Ewing-Sarkom) haben oder – weitaus am häufigsten – als Konsequenz metastatischer Destruktionen, Plasmozytom- oder Lymphomlokalisationen am Femur entstehen.

So verschieden die Ursachen einer pathologischen Femurfraktur sein können, so unterschiedlich sind auch die entsprechenden Therapiealgorithmen.

▶ **Cave:** Die häufig vertretene Auffassung, dass die pathologische Fraktur sowieso stabilisiert werden muss, unabhängig von der zugrunde liegenden Ursache, ist falsch und kann im schlimmsten Fall zu Tumorzelldissemination, Gefährdung des Extremitätenerhalts und reduzierter Gesamtprognose führen.

So kann es im Falle einer Patientin mit anamnestisch lang bekanntem, aber kurativ behandeltem Mammakarzinom und pathologischer Fraktur infolge eines neu aufgetretenen primär malignen Knochentumors (z. B. Chondrosarkom) oder selbst auch bei solitärer Spätmetastase fatale Folgen haben, wenn einfach eine diffuse Skelettmetastasierung angenommen und eine intramedulläre Stabilisierung mittels intramedullären Marknagel, vielleicht noch in aufgebohrter Technik, durchgeführt wird (Jacofsky und Haidukewych 2004). Damit nehmen die initiale Diagnostik, die Anamneseerhebung und das präoperative Staging (Skelettszintigraphie, CT-Thorax/-abdomen etc.) wichtige Schlüsselpositionen in der Versorgung pathologischer Femurfrakturen ein. Notwendig ist daher eine Diagnose der Ursache der pathologischen Femurfraktur. Eine drohende oder manifeste pathologische Fraktur in einem/einer Patienten/-in mit solitärer Skelettläsion mit oder ohne Tumoranamnese sollte niemals ohne klare (histopathologische) Diagnosesicherung erfolgen. Diese Situation stellt eine diagnostische und therapeutische Herausforderung dar.

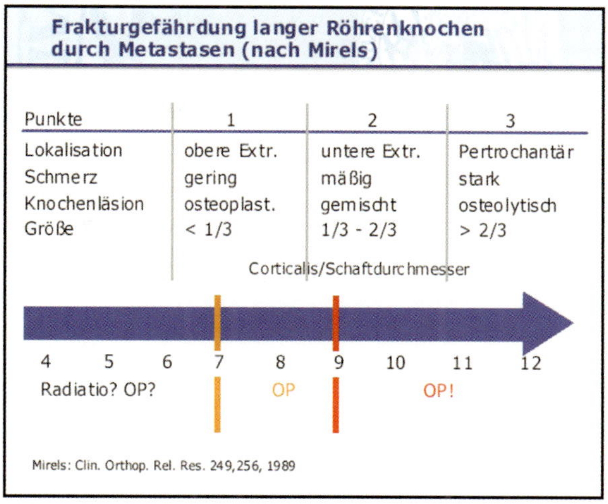

Abb. 14.3 Score nach Mirel et al. (1989) zur Abschätzung des Risikos einer pathologischen Fraktur

Komplett anders und erleichtert ist die Situation und Entscheidungsfindung bei Patienten mit bereits bekannter Skelettmetastasierung oder Metastasen in anderen Organsystemen infolge eines bereits vorbestehenden, fortgeschrittenen und gesicherten Tumorleidens mit einer (vielleicht sogar erneuten) pathologischen Fraktur.

Für die klinische Abschätzung des Frakturrisikos wurden verschiedene auf klinischen und radiologischen Parametern basierende Scores erstellt, die in der Entscheidungsfindung und Indikationsstellung einer prophylaktischen Stabilisierung herangezogen werden können. Bereits 1971 formulierten Beals et al., dass bei Patientinnen mit Mammakarzinom und Metastasen im Femur eine schmerzhafte osteolytische Destruktion mit über 2,5 cm Durchmesser in 58 % der Fälle zu einer Fraktur führte. Fidler (1973) konnte zeigen, dass weniger als 2,5 % der Patienten mit einer tumorös bedingten, weniger als 50 % der Kortikalis einnehmenden Osteolyse eine pathologische Fraktur erlitten. Sind allerdings über 75 % der Kortikalis betroffen, steigt die Inzidenz der pathologischen Fraktur auf über 80 % der Fälle an (Fidler 1973). Obgleich Mirel (1989) seine retrospektiven Untersuchungen an 78 bereits bestrahlten Knochen durchführte, ist der von ihm etablierte, auf klinischen, radiologischen und tumorbiologischen Parametern basierende 12-Punkte-Score am gebräuchlichsten (Abb. 14.3). Ab einer Punktezahl von 9 (entsprechend einem Frakturrisiko von 33 %) ist eine prophylaktische Stabilisierung dringend anzuraten,

Scores von 8 und 7 hatten dagegen ein pathologisches Frakturrisiko von 15 % und 4 %, wonach unter 7 Punkten typischerweise keine prophylaktische Osteosynthese indiziert ist (Abb. 14.3). Neuere Scores, v. a. für das Femur, weisen jedoch daraufhin, dass mit dem Mirel-Score das Frakturrisiko wahrscheinlich etwas überschätzt wird. In randomisierten Untersuchungen von van der Linden et al. (2004) konnte gezeigt werden, dass eine osteolytische Destruktion mit einer Längsausdehnung von über 30 mm und einem Befall der Kortikaliszirkumferenz von über 50 % signifikant prädiktiv für das Auftreten einer pathologischen Femurfraktur ist. Auch wenn diese Scores hilfreich sein können, ist die Indikation zur prophylaktischen Stabilisierung immer eine individuelle Entscheidung. Patienten, die starke Beschwerdezunahme bei Belastung bieten, aber in Ruhe kaum Schmerzen verspüren, oder auch Patienten mit erfolgloser Strahlentherapie profitieren eher von einer osteosynthetischen Stabilisierung. Dagegen sind Patienten mit unterschwelligem, bei Mobilisierung und Belastung nicht weiter zunehmendem Schmerzniveau geeignete Kandidaten für eine Strahlentherapie. Ist es jedoch absehbar, dass eine Stabilisierung/Osteosynthese auf jeden Fall perspektivisch notwendig wird, sollte diese aufgrund erhöhter Infekt-/Wundheilungsstörungsraten nach Radiatio vor der Strahlentherapie durchgeführt werden (Jacofsky und Haidukewych 2004).

14.5.7.1 Metastastisch bedingte pathologische Frakturen

Die Versorgung folgt hier den gleichen Kriterien und Empfehlungen wie zuvor für die verschiedenen anatomischen Lokalisationen empfohlen. Im Staging diagnostizierte solitäre Läsionen werden unter Berücksichtigung der o. g. Kriterien ggf. weiten Resektionen zugeführt und die resultierenden Defekte dann tumorendoprothetisch rekonstruiert.

14.5.7.2 Pathologische Fraktur infolge primärer Knochentumoren

Historisch betrachtet wurde das Auftreten einer pathologischen Fraktur bei osteogener Sarkommanifestation als Folge einer durch das Frakturhämatom und Markraumeröffnung bedingten Tumorzelldissemination als prognostisch schlecht erachtet. Daher hat man früher das Vorliegen einer pathologischen Fraktur beispielsweise beim Osteosarkom als Kontraindikation für einen extremitätenerhaltenden Eingriff angesehen (Krugluger et al. 1993; Simon 1988) und zumeist mit einer Amputation behandelt. Neuere Studien, die die lokale und systemische Kontrolle nach Resektion und Rekonstruktion mit der nach Amputation vergleichen, kommen jedoch zu differenzierteren Ergebnissen (Bacci et al. 2003; Natarajan et al. 2000; Ortiz et al. 2005; Scully et al. 1996, 2002). So zeigen sich bei Vorbehandlung entsprechender neoadjuvanter Polychemotherapieprotokolle keine Unterschiede in der Überlebensrate und dem Lokalrezidivrisiko (Bacci et al. 2003). Als prädiktive, prognostische relevante Faktoren für das Gesamtüberleben und die lokale Kontrolle konnten vielmehr das Ansprechen bzw. die Nekroserate auf neoadjuvante Polychemotherapie und das Erreichen tumorfreier Resektionsebenen identifiziert werden (Bacci et al. 2003; Natarajan et al. 2000; Ortiz et al. 2005; Scully et al. 1996, 2002). Während die Durchführung einer neoadjuvanten Polychemotherapie bei Sarkommanifestation mit pathologischer Fraktur an den oberen Extremitäten kein nennenswertes Problem darstellt, kann dieses an den axial belasteten unteren Extremitäten, insbesondere am Femur, ungleich schwieriger sein. Die zuweilen enorme Schmerzsymptomatik der immobilisierten Patienten kann die neoadjuvante Therapiefähigkeit manchmal in Frage stellen. Insbesondere pathologische proximale Femurfrakturen bei Sarkomen können aufgrund der stärkeren Schmerzen auch unter Extension und der erschwerten Immobilisationsoptionen/ Schienenruhigstellungsmöglichkeiten manchmal Grund für primäre chirurgische Intervention sein. In diesem Zusammenhang wird auch die verzögerte, postprimäre (nach Chemotherapie) Versorgung pathologischer Schenkelhalsfrakturen häufig mit dem Risiko einer avaskulären Hüftkopfnekrose in Verbindung gebracht.

Im Gegensatz zu traumatischen Frakturen, die durch Hochrasanztraumen geschehen, entstehen pathologische Frakturen zumeist anlässlich inadäquater Bagatelltraumen und gehen mit geringerer Dislokation und reduziertem Weichteilschaden einher. Dennoch besteht heute Konsensus darüber, dass im Falle eines nichtmetastasierten histologisch-gesicherten Sarkoms, das mit einer pathologischer Femurfraktur symptomatisch wird, in Abhängigkeit von dem Dislokationsausmaß, der begleitenden Schmerzsymptomatik, dem zugrunde liegenden Primärtumor, dem Gesamtzustande des Patienten etc. so schnell wie möglich eine neoadjuvante Polychemotherapie begonnen und eine bestmögliche temporäre Ruhigstellung in Schienen-, Cast- und Extensionsverbänden versucht werden soll (Bacci et al. 2003; Natarajan et al. 2000; Ortiz et al. 2005; Scully et al. 1996, 2002). Die chirurgische Lokaltherapie mit Resektion und Rekonstruktion erfolgen dann sekundär im Intervall. Hierbei ist in Abhängigkeit von Größe des paraossalen Tumorsubstrats, Ausdehnung und Lokalisation des Primärtumors sowie Skelettreife eine Resektion mit endoprothetischer (distaler/proximaler Femurersatz), biologischer Rekonstruktion (vaskulariusiertem Fibulatransfer) oder Umkehrplastik zu erwägen.

14.6 Primär maligne Tumoren des Femurs – Tumorstadium und Differentialindikationen zu Resektion und Rekonstruktion

Art und Ausmaß jeder Tumorresektion am Femur ist abhängig von:

- Zugrunde liegender Tumorbiologie (histopathologische Entität, Grading),
- der anatomischen Lokalisation/dem Wachstumsmuster des Tumors (extra-/intrakompartimental),
- der topographischen Lagebeziehung des Tumors zu neurovaskulären, muskulären Strukturen,
- dem Stadium der zugrunde liegen Tumorerkrankung (solitäre Läsion vs. metastasiert),
- dem Response des Tumors auf neoadjuvante Therapien bzw. Erfolg des „down-stagings" (im Falle von High-grade-Tumoren).

Unter Berücksichtigung dieser Punkte wird dann die Planung der Operation unter vorheriger Festlegung des erforderlichen und anzustrebenden Resektionsrandes (intraläsional, marginal, weit/radikal) vorgenommen. So kann das Resektionsausmaß beispielsweise zwischen minimal-invasiven, perkutanen Laser-/Thermoablationsverfahren (z. B. Osteoidosteom), intraläsionalen Kürettagen (z. B. Riesenzelltumoren), weiten Resektionen (High-grade-Tumore) und radikalen, extrakompartimentellen Resektionen (gesamtes Femurkompartiment, Segmentamputation/Umkehrplastik) bei ausgedehnten High-grade-Tumoren (z. B. mit Skip-Metastasen) differieren. Kann nach Resektion keine suffiziente Innervation/Durchblutung der Extremität, keine adäquate Weichteildeckung und ausreichende Gelenkstabilisierung durch Erhalt eines Mindestmaßes an kniegelenksumgreifender Muskulatur mehr gewährleistet werden, ist der Extremitätenerhalt weder funktionell noch aus Sicht der Lebensqualität des Patienten sinnvoll. In solchen Fällen muss dann die Arthrodese, Segmentresektion (Umkehrplastik) oder aber Ablatio erwogen werden (Gebert et al. 2002). Entscheidend ist das nach neoadjuvanter Vorbehandlung reevaluierte und zugrunde liegende Tumorstadium (Enneking et al. 1980) als Maßgabe für eine stadienadaptierte chirurgische Therapie (Tab. 14.2).

14.6.1 Intraläsionale Resektion mit/ohne Adjuvans bei benignen Läsionen

Die meisten benignen Läsionen und tumorähnlichen Läsionen am Femur sind oftmals Zufallsbefunde und bedürfen nicht in jedem Fall einer operativen Therapie. Viele der typischerweise am Femur auftretenden gutartigen Befunde sind im radiologischen Erscheinungsbild oftmals eindeutig und kommen nach Abschluss des Skelettwachstums komplett zum Stillstand. Hierzu zählen typischerweise das nichtossifizierende Knochenfibrom, die juvenile Knochenzyste und die fibröse Dysplasie. Eine histologische Sicherung, ja selbst eine radiologische Kontrolle ist oftmals aufgrund des selbstlimitierenden Verlaufs bei diesen Läsionen nicht notwendig („leave me alone lesions"; Schaser et al. 2002). Sollte in seltenen Fällen durch ausgedehnte Befunde eine Stabilitätsgefährdung (z. B. juvenile Knochenzysten der Schenkelhalsregion) oder aber eine pathologische Fraktur eintreten, ist dann entweder eine protektive Stabilisierung oder aber eine Rekonstruktion mit entsprechender Osteosynthese indiziert (Abb. 14.4). Insbesondere juvenile Knochenzysten zeigen nach pathologischer Fraktur durch die entsprechende Hämatomauffüllung eine spontane Heilung. Bei symptomatischen juvenilen Knochenzysten sollten zunächst minimal-invasive Techniken wie Kortikoid- oder Knochenmarkaspiratinjektionen durchgeführt werden, bevor ausgedehnte Resektion und Spongiosaauffüllungen mit entsprechender Zugangs- und Entnahmemorbidität und auch hoher Rezidivquote zur Anwendung kommen (Cho et al. 2007).

Aktive und lokal aggressive gutartige Läsionen (z. B. Riesenzelltumoren, aneurysmatische Knochenzysten, aggressive Osteoblastome etc.) erfordern aufgrund der erhöhten Rezidivrate nach intraläsionaler

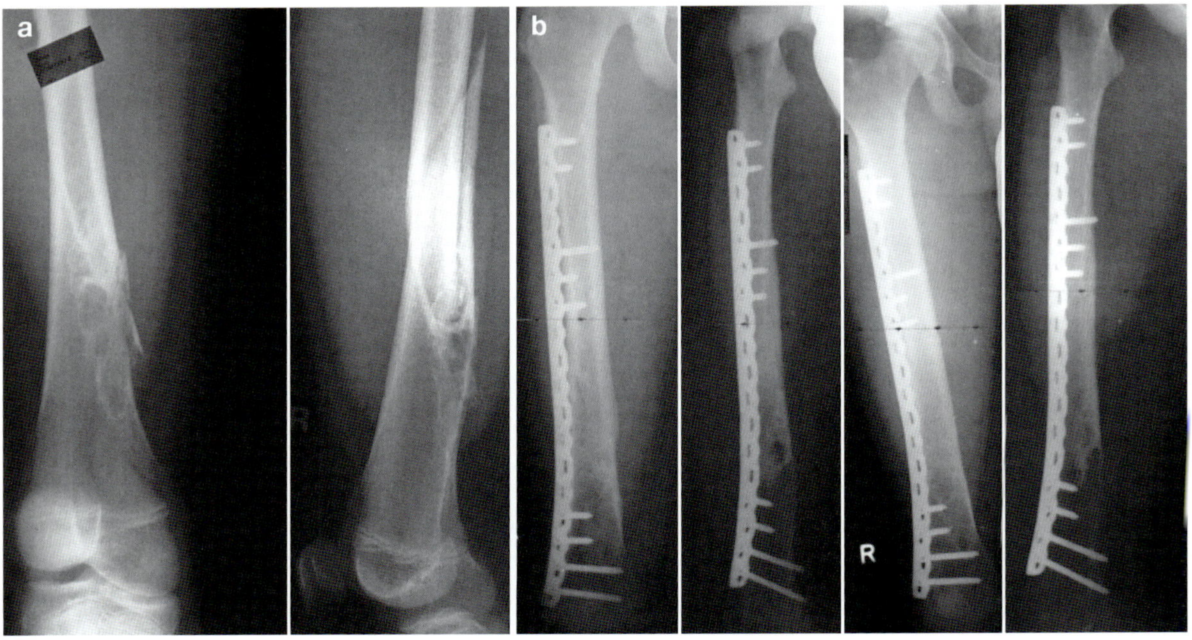

Abb. 14.4 Nichtossifizierendes Knochenfibrom mit pathologischer Fraktur: 13-jähriger Junge mit ausgedehntem nichtossifizierendem Knochenfibrom (NOF) mit dem typischen radiologischen Erscheinungsbild (exzentrisch und metaphysär gelegen, lobuliert und skleroserandig begrenzt) und dem für das NOF seltenen Komplikation einer pathologischen distalen Femurfraktur. **a** Präoperatives Röntgen-Unfallbild sowie **b** postoperativ Röntgenbild 2 Wochen und 12 Wochen nach geschlossener Reposition und Versorgung mit eingeschobener winkelstabiler Plattenosteosynthese

Resektion entweder eine marginale Resektion (in seltenen Fällen auch eine weite En-bloc-Exzision) oder aber die Kombination aus intraläsionaler Resektion mit einem Adjuvans. Ziel des Adjuvans ist dabei die Ausweitung des Resektionsrandes von intraläsional in quasi marginal. Am häufigsten kommt hierbei die lokale Zementauffüllung zur Anwendung (Schaser et al. 2002). Die lokale zytotoxische Wirkung der bei der exothermen Polymerisation entstehenden freien Radikale und die thermischen Effekte bewirken eine Zerstörung residualer Tumorzellen und die Nekrose umgebender Spongiosa. Zusätzliche Vorteile sind das Fehlen einer Entnahmemorbidität, die sofortige strukturelle Stabilität und damit Vollbelastbarkeit der Extremität sowie das sichere radiologische Erkennen eines Rezidivs an der Knochen-Zement-Grenze (Bini et al. 1995). Die Entfernung der Zementfüllung und der Ersatz durch autologe Spongiosa werden unserer Auffassung nach nur notwendig bei Patienten im Wachstumsalter. Frühzeitige Gonarthrosen wegen der knorpelnahen Zementapplikation konnten wir nicht beobachten.

14.6.2 Minimal-invasive Techniken

Neben der o. a. Injektion von Steroiden (z. B. Triamcinolon) oder Knochenmarkaspiraten in symptomatische juvenile Knochenzysten kann die CT- oder MRT-basierte perkutane Anbohrung und Thermo-/ Laser- oder Radiofrequenzablation als alternatives Verfahren (Gebauer et al. 2006) angegeben werden (Abb. 14.5) Aufgrund der insbesondere bei medullärem oder intraartikulärem Sitz der Läsion nicht vernachlässigbaren Morbidität der chirurgischen Resektionsverfahren (Zugang etc.) sind in der Vergangenheit alternative minimal-invasive Therapieverfahren evaluiert worden. Dabei sind neben CT-gestützter Punktion mit perkutaner Aufbohrung mit oder ohne nachfolgende intraläsionale Ethanolinstillation auch perkutane hochfrequente Ultraschallapplikation und laserinduzierte Photo-(thermo-)koagulation zum Einsatz gekommen (Abb. 14.5). Die verfahrensabhängigen Rezidivraten sind dabei vergleichbar und werden mit 0 % (Ward et al. 1993) bei CT-gestützter Aufbohrung, 6–7 % bei laserinduzierter Thermokoagulation (de Berg et al. 1995; Gangi et al. 1997, 1998) und 12 % bei Hochfrequenzultraschallapplikation angege-

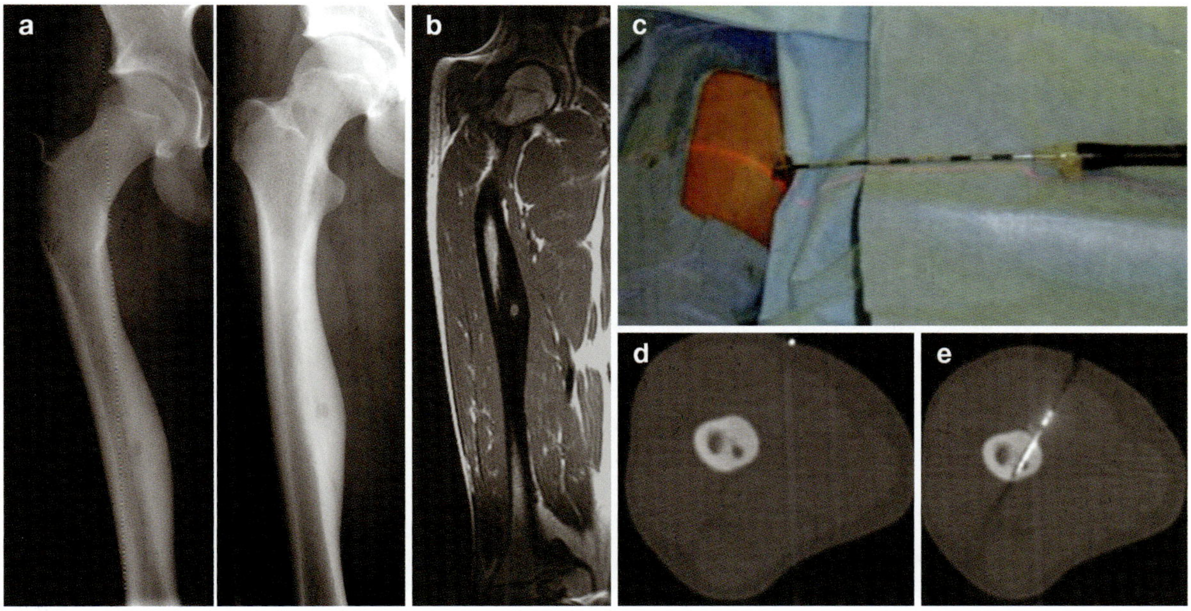

Abb. 14.5 Osteoidosteom Femur rechts: 19-jähriger Patient mit nachtsbetontem Schmerz im rechten Oberschenkel ohne Trauma und gutem Ansprechen auf NSAR-Schmerzpräparate. Röntgenbild (**a**) und MRT (**b**) des rechten Femurs mit typischem radiomorphologischem Erscheinungsbild des Osteoidosteoms mit zentralem Nidus und deutlicher perifokaler Sklerosezone. **c** CT-gestützte, perkutane Thermoablation mit entsprechendem Kathetersystem vor (**d**) und nach (**e**) Anbohrung

ben (Lindner et al. 2000). Lindner et al. (2000) konnten bei erneuter Hochfrequenzultraschallanwendung sogar 100 % Rezidivfreiheit erreichen. Welche Perspektive die MRT-gestützte, und damit strahlenfreie Laserablation für dieses Indikationsspektrum haben wird, werden künftige, vergleichende Studien zeigen müssen.

14.6.3 Weite Resektionen und tumorendoprothetische Rekonstruktionen

Aufgrund der besseren onkologischen Therapieoptionen und den kontinuierlich verbesserten Überlebenszeiten von Patienten mit Knochentumoren werden an Defektrekonstruktionen mittels tumorendoprothetischem Ersatz heute hohe Anforderungen in Hinsicht auf Standzeiten, Implantatversagen, Lockerungsverhalten und funktionelles Ergebnis gestellt. Am Femur wurden beispielsweise mit dem MUTARS®-system (Implantcast, Buxtehude, Germany) 5-Jahres-Standzeiten von 78 % für proximalen und 66 % für distalen Femurersatz angegeben (Gosheger et al. 2006). Moderne, heute verwendete Tumorendoprothesen sind zumeist modulare Prothesensysteme, die eine individuelle, intraoperative Anpassung an anatomische, lokalisations- und resektionsabhängige Faktoren erlauben (Winkelmann 2005). Die im Baukastensystem verfügbaren modularen Systeme erlauben dem Operateur eine stufenweise Adaptation an die aktuelle Rekonstruktionslänge und Rotation (Ante-/Retroversion) und erhöhen somit die intraoperative Flexibilität (Gebert et al. 2002). Die Implantatverankerung erfolgt fast immer intramedullär und spezielle Oberflächenstruktureigenschaften und Beschichtungen (Hydroxylapatit) sollen dabei die Osteointegration und somit die Langzeitstabilität der Prothesen verbessern.

Neben aseptischen Lockerungen im Verlauf stellen Protheseninfektionen das Hauptproblem dar. Die im Vergleich zu konventionellen Prothesen viel größeren Implantatoberflächen mit konsekutiv erhöhter intra- und postoperativer Keimbesiedelungsgefahr sind hierfür als Hauptgründe anzuführen. Je nach Lokalisation variieren diese Infektraten am Femur um die 11,7 % (distaler Femurersatz) bis 19,5 % (proximaler Femurersatz; Gosheger et al. 2006). Dabei scheinen tumorendoprothetische Rekonstruktionen nach extraartikulären Resektionen mit weitaus höheren Infektraten einherzugehen (Gosheger et al. 2006). Aus diesem Grund wurden zunächst tierexperimentell und inzwischen auch klinisch erfolgreich antibiotisch wirksame Silberbeschichtungen von Prothesenoberflächen vorgenommen. Infektraten konnten damit signifikant reduziert werden, ohne dass dabei toxische Silberionenkonzentrationen lokal oder systemisch messbar waren (Gosheger et al. 2004; Hardes et al. 2007). Zumeist werden Tumorendoprothesen zementfrei verankert. Zementierte Prothesen haben ihre Indikationen in Patienten mit absehbar reduzierter Prognose, bei alten Patienten mit Unfähigkeit zur temporären Teilbelastung oder in Patienten, bei denen die Resektion weit nach metaphysär reicht und eine diaphysäre Schaft-(Press-fit-)verankerung nicht mehr möglich ist (Gosheger et al. 2006).

14.6.3.1 Proximales Femur

Intra- und extraartikuläre proximale Femurrersektionen mit nachfolgendem tumorendoprothetischem Ersatz sind große Operationen, die einer detaillierten präoperativen Planung bedürfen (Kabukcuoglu et al. 1999). So muss die zu erwartende Defektstrecke und endoprothetisch zu überbrückende Defektzone am präoperativen MRT und CT ausgemessen werden. Der Anteil des extraossären Weichteiltumoranteils muss erfasst und unbedingte Berücksichtigung bei der Resektion finden. Ferner muss bei der Resektionsplanung die Lagebeziehung der femoralen Gefäße und der Nn. femoralis und ischiadicus zum Tumor beachtet werden. Die intraartikuläre/-kapsuläre Lage des Schenkelhalses und Hüftkopfes birgt bei proximalen Femurtumoren bzw. pathologischen Frakturen ferner die Gefahr der Tumorzelldissemination in das Hüftgelenk.

Bei intraartikulären Resektionen wird unter suffizientem Sicherheitsabstand zum Tumorsubstrat die Osteotomie der Femurmeta-/diaphyse und die Dissektion der umgebenden Weichteile durchgeführt (Sass et al. 2006). Die Rekonstruktion erfolgt dann optimalerweise durch bipolare Duokopfprothesensysteme mit nachfolgender Rekonstruktion der Gelenkkapsel. Dabei ist die Wiederherstellung der Balance zwischen proximaler Traktion durch die Abduktorenmuskulatur und medialem Zug des M. iliopsoas essentiell für die Gelenk-/Prothesenstabilität. Der Schonung und optimalen Refixation dieser Muskelgruppen kommt damit eine entscheidende prognostische Rolle für das funktionelle Ergebnis des rekonstruierten Hüftgelenks zu. Die problematische Weichteilrefixation und -integration war in der Vergangenheit auch Ursache für erhebliche Luxationsraten des proximalen Femurersatzes zwischen 4–37 % (Bickels et al. 2000). Als biologisch günstige Option der Luxationsprophylaxe und „Neokapselbildung“ hat sich die Verwendung des Trevira-Anbindungsschlauchs (Polyethylenterephtalat, Implantcast®, Buxtehude, Deutschland) erwiesen (Gosheger et al. 2001, 2006). Die Refixation der pelviotrochantären Muskulatur an dem entweder am Labrum oder aber mittels Ankern am Azetabulumrand befestigten Anbindungsschlauch erlaubt die o. a. Wiederherstellung der Balance zwischen medialem Psoaszug und proximaler Traktion durch die Abduktorenmuskaltur (Abb. 14.6). Winkelmann (2005) berichtet unter Verwendung des Anbindungsschlauchs und bipolarer Kopfsysteme über nicht mehr zu beobachtende Luxationen nach proximalem Femurersatz (Gosheger et al. 2001, 2006).

Die 5-Jahres-Standzeiten nach proximalem Femurersatz mittels dem auch von uns verwendeten MUTARS-System liegen Gosheger et al. (2006) zufolge bei 78 %. Menendez et al. (2006) berichten über 5- bis 10-Jahres-Standzeiten von 82 %. Die Luxationsrate konnte nach Verwendung von Duokopfsystemen und dem Trevira-Anbindungsschlauch auf unter 1–2 % reduziert werden (Bickels et al. 2000; Gosheger et al. 2006). Die aseptischen Lockerungsraten 10 Jahre nach totalem Femurersatz liegen entsprechenden Studien zufolge unter 8 % und die langfristigen funktionellen Resultate, gemessen mit etablierten Scores, sind akzeptabel (Unwin et al. 1996; Nakamura et al. 2000). Insgesamt scheint eine Korrelation zwischen adäquater Weichteildeckung/-reinsertion und Überlebenszeit der Prothese zu bestehen, was einmal mehr die enorme Bedeutung einer suffizienten Weichteilrekonstruktion unterstreicht (Horowitz et al. 1993).

Chirurgische Technik des proximalen Femurersatzes

Der Patient wird in Seitenlage gelagert und der Zugang erfolgt über eine lange posterolaterale Inzision. Durch Retraktion des M. gluteus erfolgt der Zugang zur retroglutealen Region, und die Exposition des N. ischiadicus, der A. profunda femoris, der kleinen Hüftrotatorenmuskulatur und der dorsalen Kapsel wird möglich. Je nach Tumorausdehnung werden die Ansätze der Abduktoren und des M. psoas medialseitig durchtrennt und mit dicken Haltefäden markiert. Das neurovaskuläre Bündel wird ventralseitig geschont und der Ansatz des M. vastus lateralis kann

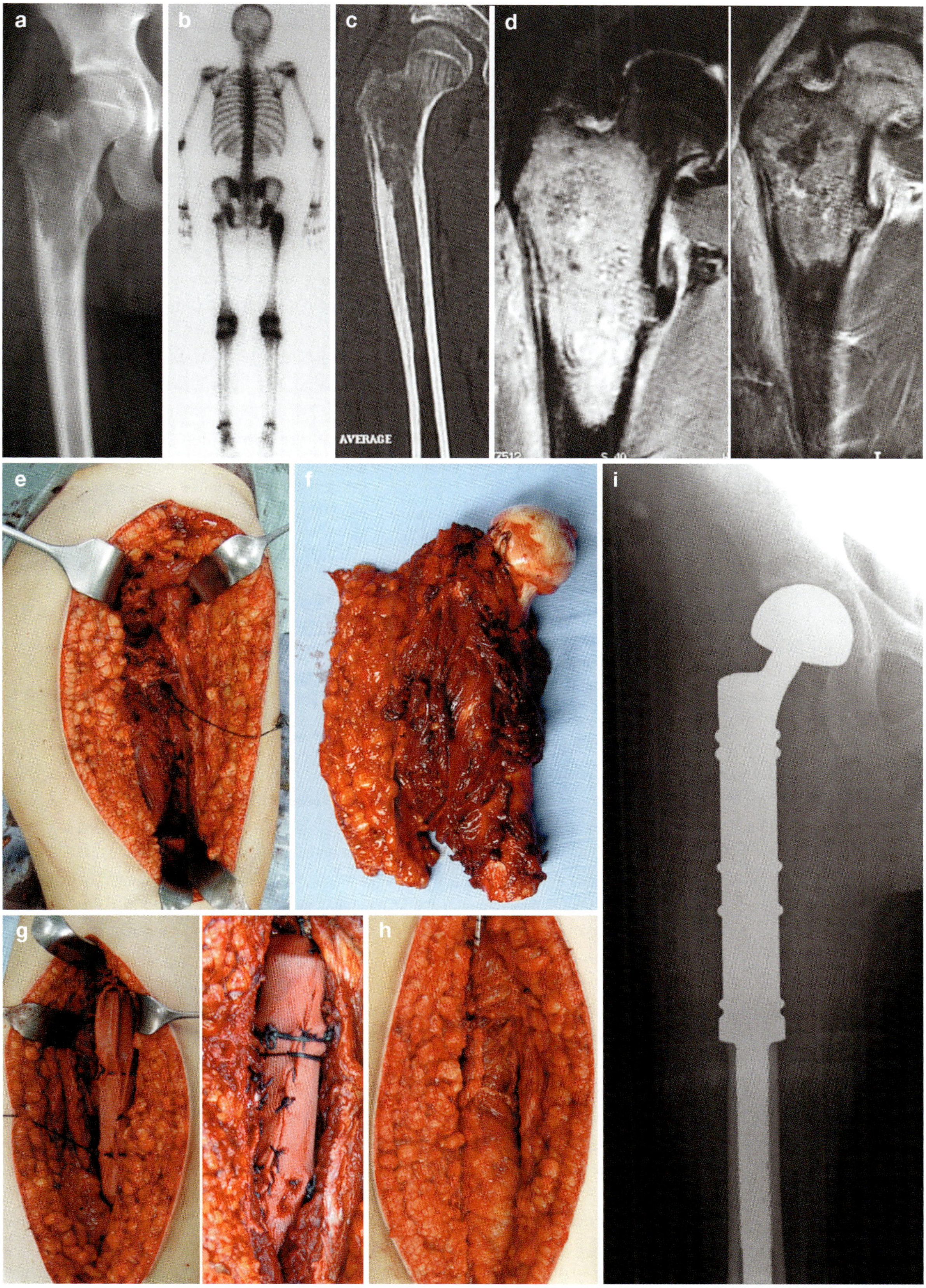

Abb. 14.6 Ewing-Sarkom proximales Femur rechts: Weite intraartikuläre Resektion eines Ewing-Sarkoms am proximalen Femur eines jungen Mädchens und Rekonstruktion mittels tumorendoprothetischen Ersatz, Z. n. neoadjuvanter Therapie. **a–d** Röntgen, Skelettszintigraphie, CT und MRT des proximalen Femur. **e** Intraoperativer Blick auf den Situs nach Resektion und **f** auf das chirurgische Präparat mit Biopsietrakt im Verbund und Resektionsrändern (R0), **g** Rekonstruktion der Weichteile mit Trevira-Anbindungsschlauch (Implantcast®, Buxtehude, Deutschland) durch **h** Refixation der Abduktoren (M. glutei), des M. iliopsoas und Anteilen des M. vastus lateralis. **i** Postoperatives Röntgenbild

je nach Tumorausdehnung abgetrennt werden. Dann erfolgt die Zuwendung zur Hüftgelenkskapsel. Je nach Ausbreitung des zugrunde liegenden Tumors kann eine intra- oder extraartikuläre Resektion erfolgen. Im Rahmen der zumeist durchgeführten intraartikulären Resektionen wird die Hüftgelenkskapsel durch einen anterioren longitudinalen und zirkulären Schnitt eröffnet, wobei ein residualer Saum des Labrums und Limbus des Azetabulums stehen bleibt, um eine spätere Refixation des Anbindungsschlauchs zu ermöglichen. Dann erfolgt die Osteotomie des Femurs distal unter Berücksichtigung eines suffizienten (2–3 cm) Resektionsabstands zum Tumor. Das Präparat wird nun mit einer Verbrügge-Zange nach lateral gehalten und medialseits werden die Ansätze der Adduktoren und residualen Vastusmuskulatur sowie – falls erforderlich – Äste der A. profunda femoris ligiert und durchtrennt.

Nach Resektion des proximalen Femurs erfolgt die Abgabe von Markraumpräparaten mit dem scharfen Löffel zur intraoperativen histopathologischen Verifikation der Resektionsränder im Schnellschnittverfahren. Je nach Prothesentyp erfolgt dann die Zurichtung des Schafts. Bei ausreichend diaphysärer Verankerung erfolgt die Schaftimplantation fast immer unzementiert. Bei ausgedehnten metadiaphysären Resektionen und nur noch geringer diaphysärer Verankerungsmöglichlichkeit muss die metaphysäre Schaftverankerung entweder zementiert oder aber über einen durch Schraubenmechanismus expandierbaren, dem trichterförmigen metaphysären Markraum sich anpassenden Schaft erfolgen. Bei der modularen Montage der proximalen Femurendoprothese muss eine genaue Wiederherstellung der Beinlänge erreicht werden. Hierbei ist der Höhenaufbau, der durch den Duokopf oder aber eine Schnapppfanne erreicht wird, mit zu beachten und einzuberechnen. Als Orientierung für die Anteversion kann nur die Linea aspera gelten. Dabei wird die Anteversion der Prothese ca. 10° zur Linea aspera ausgerichtet und im Schaft verankert. Eine vorsichtige intraoperative Prüfung der Innen- und Außenrotationsmöglichkeiten nach Reposition des Duokopfes in den anatomisch-physiologischen Bewegungsumfängen kann indirekt eine korrekte Anteversion bestätigen bzw. Möglichkeiten zur Korrektur geben. Im Anschluss erfolgen die Rekonstruktion des Weichteilmantels mit Verschluss der Hüftgelenkskapsel sowie die Refixation der Muskelansätze am Anbindungsschlauch mittels dicken nichtresorbierbaren Nahtmaterial in Einzelknopftechnik. Im Einzelnen werden die residualen kleinen Hüftgelenksrotatorenmuskeln an der Kapsel festgenäht, der M. iliopsoas wird medial an der Stelle des ehemaligen Trochanter minor reinseriert und die Abduktoren wie M. glutei etc. werden an der Außenseite des Anbindungsschlauchs befestigt. Der M. vastus lateralis wird zur Bedeckung der Prothese genutzt und ebenfalls dorsolateral im Verlauf der ehemaligen Linea aspera angenäht. Die Drainage der Wunde erfolgt über verschiedene in den einzelnen Schichten eingelegte dicke Redondrainagen.

Postoperatives Management

Um ein Einheilen der reinserierten Weichteile und Muskelansätze zu ermöglichen, muss eine mindestens 3-wöchige Immobilisation des Hüftgelenks in leichter Beugung erfolgen. Hierzu ist meist eine Bettruhe erforderlich. Ein adäquater Thromboseschutz ist essentiell, um immobilisationsbedingte Thrombembolien zu vermeiden. Intravenöse Antibiose wird bis zum Zug der Redondrainage 3–6 Tage postoperativ aufrechterhalten. Während dieser Zeit sollen isometrische Übungen der knie- und hüftgelenksumgreifenden Muskulatur durchgeführt werden. Eine Remobilisierung unter Teilbelastung kann nach 3–4 Wochen erfolgen, wobei aktive Abduktion und Beugung vorsichtig aufgenommen werden sollen und anfangs noch zu vermeiden sind.

14.6.3.2 Totales Femur

Resektionen des gesamten Kompartiments „Femur" können erforderlich werden, wenn sich metadiaphysäre Läsionen je nach Lokalisation so weit intraossär ausdehnen, dass sie das proximale oder distale Femurdrittel mitbefallen (Bickels et al. 2000; Winkelmann 2005). In Abhängigkeit vom paraossalen/extraossären Tumoranteil und dem resultierenden Knochendefekt kann auch ein partieller Erhalt der knöchernen metadiaphysären Region erwogen werden. Dabei wird durch den erhaltenen proximalen oder distalen Femuranteil ein intramedullärer Metallstab gesteckt, der die Hüft- und Knieprothese verbindet („Durchsteckprothese"). Der Vorteil dieser Methode besteht im Erhalt der physiologischen Knochen-/Weichteil-/Muskulaturverbindung im Bereich des aufgefädelten Knochenabschnitts, die z. B. am proximalen Femur den kompletten/partiellen Erhalt der Trochanterregion mit Insertion von Abduktoren/Rotatoren und medialem M. psoas erlaubt (Abb. 14.7). Die Anwendung eines wie beim totalen alloplastischen Femurersatz

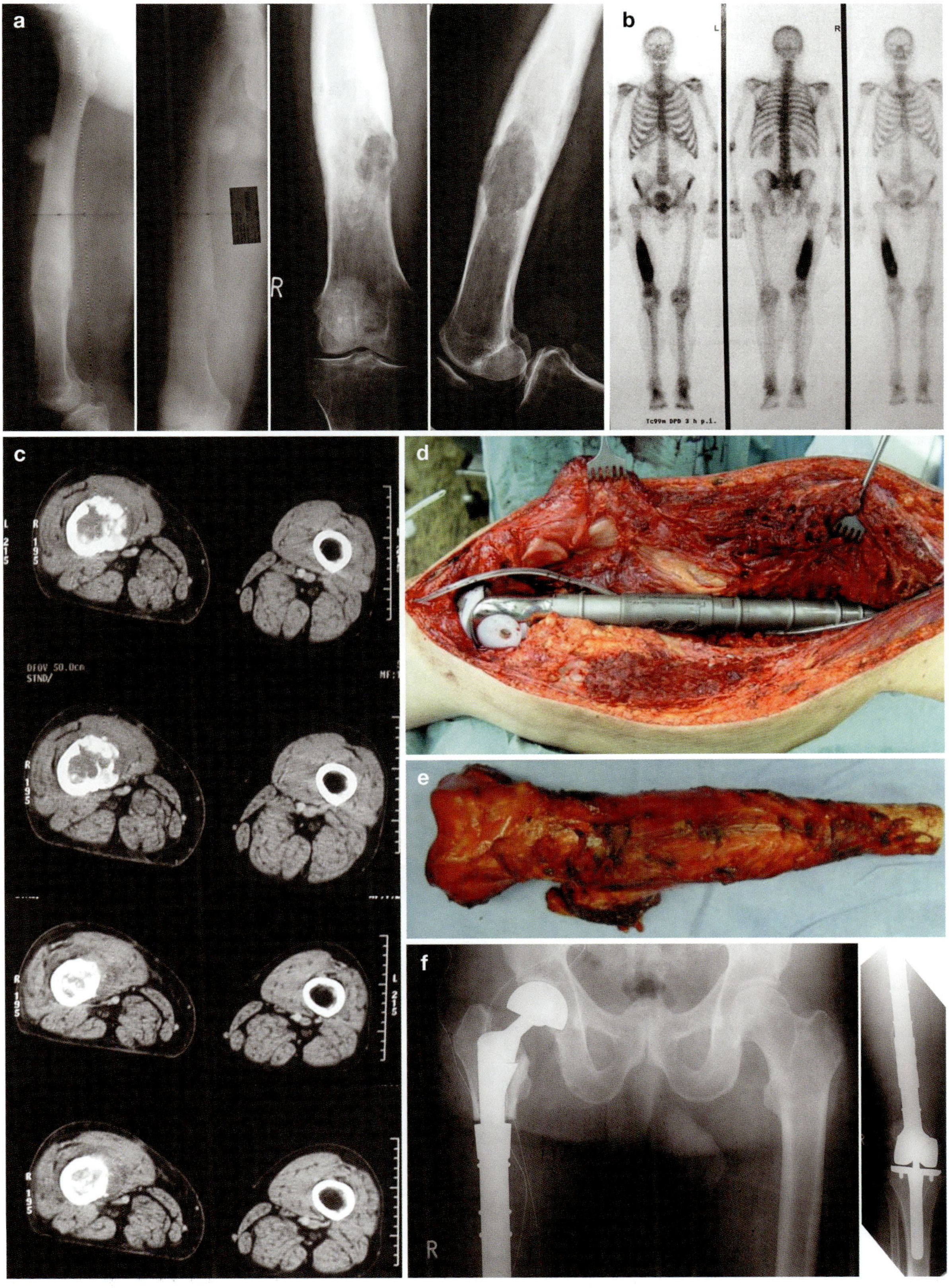

Abb. 14.7 Osteosarkom metadiaphysäres Femur rechts: 62-jähriger Patient mit ausgedehntem Osteosarkom distales Femur rechts. **a–c** Röntgen, Skelettszintigraphie und CT des rechten Femurs. **d** Z. n. Resektion und tumorendoprothetischem Ersatz mit Durchsteckprothese (MUTARS, Implantcast®, Buxtehude, Deutschland) und Duokopfkomponente. **e** Chirurgisches Präparat mit Biopsietrakt en bloc und Resektionsrändern (R0). **d** Postoperatives Röntgenbild

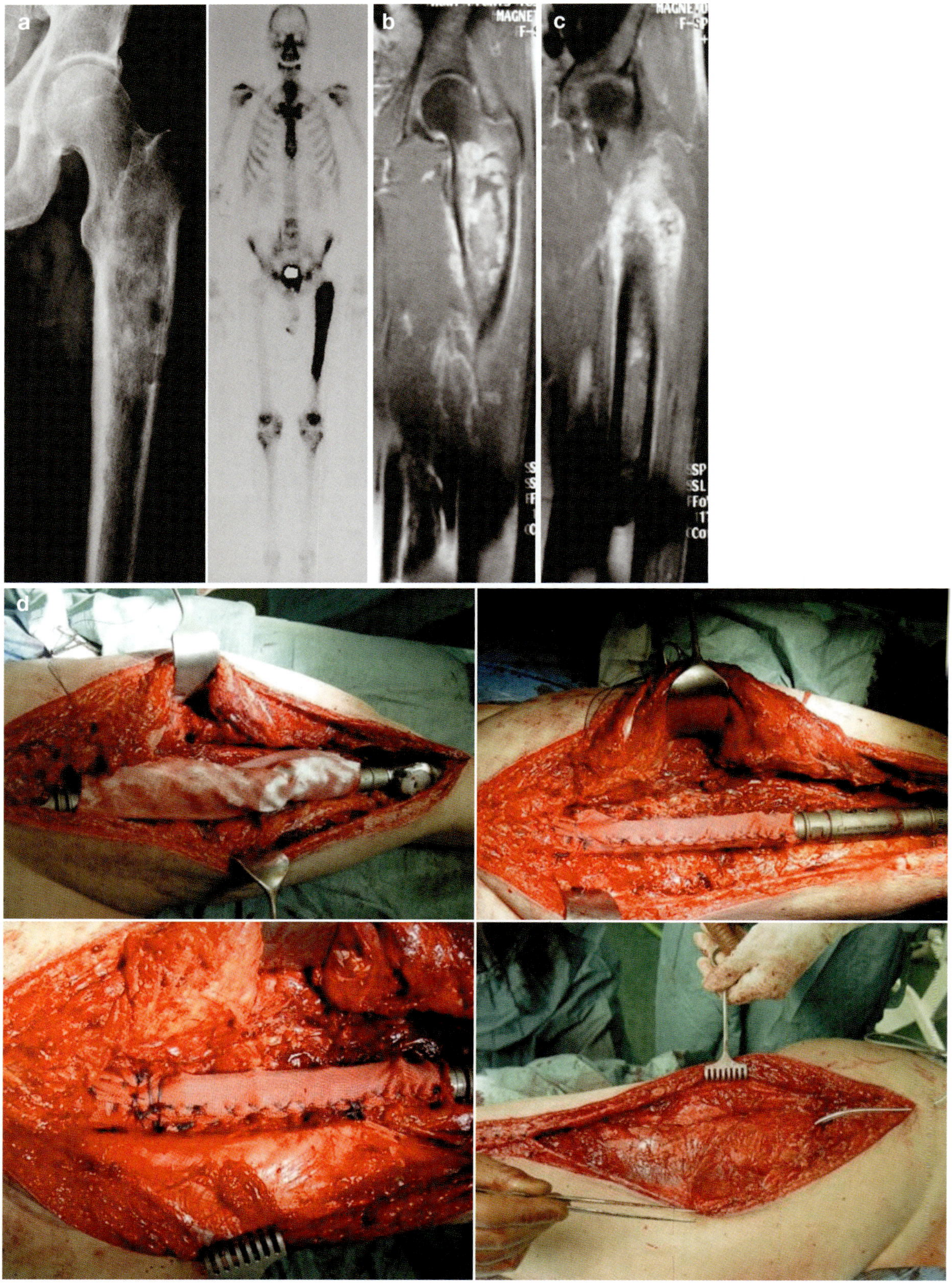

Abb. 14.8 Chondrosarkom Femur links und totaler Femurersatz: 52-jähriger Patient mit ausgedehntem Chondrosarkom metadiaphysäres Femur links. **a–c** Röntgen, Skelettszintigraphie und MRT des rechten Femurs zeigt eine Ausdehnung mit weit in das distale Femurdrittel und fehlender Möglichkeit des Erhalts des distalen Femurs und der Verankerung einer proximalen Schaftkomponenete. **d** Intraoperativer Situs nach weiter Resektion und tumorendoprothetischem totalen Femurersatz (MUTARS, Implantcast®, Buxtehude, Deutschland) und Duokopfkomponente sowie Weichteilrekonstruktion mit Anbindungsschlauch und Refixation der pelviotrochantären und kniegelenksumgreifenden Muskulatur. **e** Chirurgisches Präparat en bloc mit Biopsietrakt und Resektionsrändern (R0). **f** Postoperative linke Ganzbeinaufnahme in 2 Ebenen

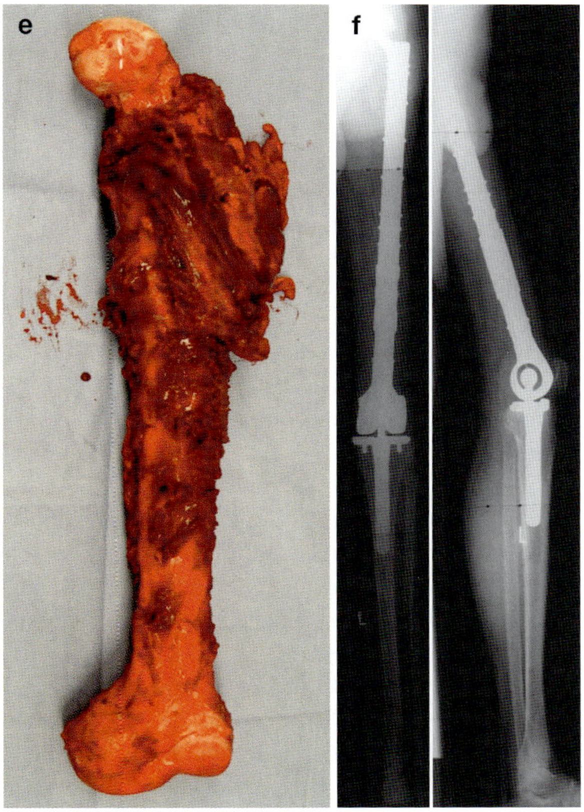

Abb. 14.8 (Fortsetzung)

verwendeten, synthetischen Anbindungsschlauchs ist dabei nicht oder selten notwendig. Eine für das Einwachsen/Vernarben der reinserierten Muskelansätze erforderliche Immobilisationsphase des Patienten kann damit umgangen und eine zügigere Rehabilitation des Patienten eingeleitet werden. Auch wird durch die im Vergleich zum klassischen totalen Femurersatz verringerte alloplastische Weichteilkontaktoberfläche bei der Durchsteckprothese eine geringere Komplikations- und Infektrate erwartet.

Ferner kann auch das Vorliegen von Skip-Metastasen konsequenterweise eine totale Femurresektion und entsprechenden Ersatz notwendig machen.

Die chirurgische Technik der totalen Femurresektion bzw. des Femurersatzes unterscheidet sich von der am proximalen Femur durch die Länge der Inzision, die nach distal weiter läuft und anteromedial in Richtung der Tuberositas tibia gezogen wird (Bickels et al. 2000; Winkelmann 2005). Bei der Resektion soll der M. biceps femoris möglichst geschont werden. Nach Arthrotomie des Kniegelenks werden die Kreuzbänder durchtrennt und die Menisken reseziert. Vergleichsweise zu einer Standardknieendoprothese wird dann ca. 1 cm subchondral senkrecht zur Kniegelenksachse die Tibia osteotomiert. Die Ankopplung des Schafts an das Kniegelenk erfolgt über ein kinematisches Rotationsgelenk (Abb. 14.8). Als anatomische Richtlinie kann nach totaler Femurresektion nur die Tuberosiatas tibiae gelten, um eine korrekte ca. 10°-Anteversion des Femurs zu erlangen. Ein Patellarückflächenersatz ist bei fehlender Arthrose des Patellofemoralgelenks unserer Erfahrung nach nicht standardmäßig erforderlich. Die gesamte Prothese wird analog zum proximalen Femurersatz mit einem Trevira-Anbindungsschlauch überzogen und die pelviotrochantären wie auch die kniegelenksumgreifenden Muskeln (Hamstrings, ischiokrurale Adduktoren, Vastusmuskulatur etc.) werden daran refixiert. Falls die Weichteildeckung nach distalen Tumormanifestationen/-resektionen ausgedehnter Weichteiltumoranteile um das Kniegelenk kritisch wird, kann zusätzlich ein medialer Musculus-gastrocnemius-Lappen-Transfer erwogen werden.

14.6.3.3 Distales Femur

Das distale Femur ist die häufigste Lokalisation von Osteosarkomen. Gleichzeitig macht die am Kniegelenk im Vergleich zum proximalen Femur geringere Weichteildeckung die plastische Rekonstruktion schwieriger. Auch bewirkt die tumorbedingte Resektion der primären und sekundären ligamentären Stabilisatoren am Kniegelenk (Kollateral-/Kreuzbänder, Patellarsehne, M. quadriceps etc.) eine Zunahme an Instabilität und vermehrten biomechanischen Stress für die endoprothetische Rekonstruktion. Obzwar direkte Invasionen von Sarkomen in das Kniegelenk selten sind, kann je nach Tumorausdehnung die Resektion auch hier extra- oder intraartikulär durchgeführt werden. Indikationen für extraartikuläre Kniegelenksresektionen sind zumeist inkorrekt durchgeführte Biopsien und konsekutive Kontamination des Gelenks, pathologische Frakturen, tumorzellkontaminierte Kniegelenksergüsse oder eine tumoröse Destruktion ligamentärer Strukturen.

Grundvoraussetzungen für eine distale Femurresektion sind:

- tumorfreie neurovaskuläre Strukturen (insbesondere in der Fossa poplitea),
- erreichbare weite Resektionen mit einer suffizienten Schicht von Weichteilen über dem tumorbefallenen Knochen,

- En-bloc-Resektion des Biopsietrakts im Hauptpräparat,
- Möglichkeit der adäquaten residualen Weichteildeckung und Rekonstruktion einer funktionsfähigen, kniegelenksumgreifenden Streck- und Beugemuskulatur.

Die Rekonstruktion erfolgt dann durch ein kinematisches Rotationsgelenk, das bei suffizienter Varus-/Valgusstabilität eine ausreichende Flexion, Extension und eine gewisse Rotation im Kniegelenk erlaubt (Gebert et al. 2002; Gosheger et al. 2006; Hillmann et al. 1999 Kawai et al. 1998, 1999; Winkelmann 2005). Breite Akzeptanz hat auch hier das MUTARS-System (Implantcast®, Buxtehude, Deutschland) gefunden, das diese Eigenschaften zusammen mit der Möglichkeit der Silberbeschichtung auch am distalen Femur zur verbesserten Infektionsprophylaxe bietet (Gosheger et al. 2006; Heisel et al. 2006). Insgesamt liegen die frühen Infekte sowie die aseptischen Lockerungskomplikationsraten nach distalem Femurersatz höher als nach proximalen Femurresektionen, wobei extra- im Vergleich zu intraartikulären Resektionen mit noch einmal vermehrten Früh- und Spätkomplikationen assoziiert sind. Die 5-Jahres-Standzeiten liegen dabei bei ca. 67 %. Die resultierende Funktion ist mit ca. 80 % der physiologischen Norm als gut anzusehen (Gosheger et al. 2006; Hillmann et al. 1999; Kawai et al. 1998, 1999).

Chirurgische Technik des distalen Femurersatzes

Der Zugang erfolgt bei dem in Rückenlage liegenden Patienten über eine lange mediale Inzision von der Mitte des Oberschenkels über parapatellar medial laufend zur Tuberositas tibiae ziehend. Die längs verlaufende Biopsiezugangsnarbe wird spindelförmig umschnitten und bleibt im Verbund mit dem Hauptpräparat. Dieser Zugang erlaubt eine gute Exposition der femoralen Gefäß-/Nervenbündel, der Fossa poplitea, des Streckapparates und des distalen Femurdrittels. Nach Durchtrennung der medialen ischiokruralen Muskulatur (Hamstrings), der Adduktorenmuskulatur und Mobilisierung der A. und V. femoralis superficialis wird das Intervall zwischen M. rectus femoris und M. vastus medialis aufgesucht und die M.-vastus-intermedius-Muskulatur dargestellt. Je nach Tumorausdehnung wird diese geschont oder aber als Sicherheitsschicht anteilig am distalen Femur belassen. Daraufhin folgen die Beugung des Kniegelenks und Eröffnung der Kniegelenkskapsel sowie komplette die Trennung derselben vom tibialen Ansatz, Durchtrennung der Kreuzbänder, Resektion der Menisken und Ablösen aller verbleibenden Muskelgruppen vom dorsalen Femur (beide Gastrocnemiusmuskelansätze, kurzer Ansatz des M. biceps femoris etc.). Im Anschluss daran erfolgt die proximale Femurosteotomie entsprechend den präoperativ ausgemessenen Sicherheitsabständen. Nach intraoperativer Schnellschnittuntersuchung des Markraumgewebes als proximaler Resektionsrand wird mit der Rekonstruktion begonnen.

▶ **Cave:** Während dieser Phase ist eine zu starke Distraktion oder Achsabknickung unbedingt zu vermeiden, um einen Traktionsschaden der Nerven/Gefäße zu verhindern.

Ferner erfolgt dann die standardmäßige tibiale Osteotomie (ca. 1 cm subchondral) und die Präparation des tibialen Markraums für die tibiale Schaftkomponente. Der femorale Markraum wird schrittweise aufgebohrt und für den jeweiligen Prothesentyp zugerichtet. Nach Insertion der femoralen Schaftkomponente wird das tibiale PE-Plateau befestigt und die Prothese konnektiert. Entscheidend für die Rotation ist die Ausrichtung der Prothese zur Linea aspera als intraoperativer Orientierungspunkt. In Streckung darf kein zu starker Zug auf die dorsal gelegenen neurovaskulären Strukturen kommen und die Streckung muss frei möglich sein. Modulare Prothesensysteme erlauben die feinstufige Einstellung der Rotation und die schrittweise Längenanpassung an die Defektgröße, wobei auch der Höhenaufbau durch das PE-Plateau mit einberechnet werden muss. Danach erfolgt die Weichteilrekonstruktion wobei der M. vastus medialis an den M.-rectus-femoris-Muskel genäht wird und ggf. Anteile der Hamstrings (M. sartorius etc.) genutzt werden können, um den resultierenden Defekt zu schließen und den Streckapparat zu augmentieren. Die Verwendung eines Anbindungsschlauchs ist hier nur selten nötig. In Abhängigkeit vom Defekt kann auch der mediale/laterale M. gastrocnemius transferiert werden.

14.6.3.4 Wachstumsprothesen

Nach Tumorresektion im Bereich des Femurs von Patienten im Wachstumsalter stellt die durch das kontinuierliche Skelettwachstum eintretende Beinlängendifferenz eine wesentliche funktionelle Einschränkung dar. Aus diesem Grunde wurden in der Vergangenheit mehrere serielle Operationen mit Prothesenwechsel zum Beinlängenausgleich notwendig, was nur unzureichend zu einer identischen Beinlänge führte und durch multiple Eingriffe erheblich komplikationsbehaftet war. Insbesondere durch die distale Femurepiphyse wird bei wachsenden Individuen (unter 14–16 Jahren) ungefähr 1 cm pro Jahr zum gesamten Skelettlängenwachstum beigetragen (Aguilar et al. 2005; Anderson et al. 1963; Pritchett 2001). Da eine konventionelle Endoprothese zu einem Wachstumsstopp in diesem Bereich führt, sind verschiedene Verfahren wie teleskopisch verlängerbare Prothesen (Cool et al. 1997; Futani et al. 2006; Kotz et al. 2000; Unwin und Walker 1996) oder Kallusdistraktion (González-Herranz et al. 1995; Tsuchiya et al. 2002) zur Anwendung gekommen, um diesem Problem entgegenzutreten. Initial wurden mechanische Konstruktionen zur Verlängerung entwickelt. Heute stehen elektromotorisch betriebene Verlängerungsmechanismen zur Verfügung. Dabei kann eine in situ verlängerbare Prothese sowohl direkt über eine teleskopische Distraktion ihres extramedullären Anteils zur Verlängerung beitragen (Abb. 14.9) oder aber mit einem verlängerbaren Nagel kombiniert werden, der schrittweise die zu einer biologischen Kallusdistraktion und damit wirklichen Knochenverlängerung führt (Baumgart et al. 2005). Die Revisionsraten, implantatassoziierte Probleme sowie septische und aseptische Lockerungen sind bei akzeptablem funktionellem Outcome vergleichsweise deutlich höher als bei nichtextendierbaren Endoprothesen (Futani et al. 2006; Schindler et al. 1997; Unwin und Walker 1996).

14.6.4 Weite Resektionen und biologische Rekonstruktionen

Biologische Rekonstruktionen von Resektionsdefekten durch auto-/homologe freie oder vaskularisierte Knochentransplantationen haben den wesentlichen Vorteil, dass sie bei erfolgreicher Integration eine belastbare und biologisch regenerationsfähige Dauerlösung darstellen. Revisionsoperationen bedingt durch Infektgefährdung, Implantatverschleiß und Fremdkörperreaktion sind vergleichsweise reduziert. Ferner haben biologische, insbesondere autologe Knochentransfers ein viel besseres Potential zur permanenten Weichteileinheilung und zeigen zudem Reaktionen auf biomechanische, physiologische Belastungen in Form von Hypertrophie (Winkelmann 2005). Bei jungen Patienten ist somit, sofern möglich, eine biologische Rekonstruktion anzustreben (Gebert et al. 2002; Winkelmann 2005).

14.6.4.1 Allografts

Über den Erfolg bei der Defektrekonstruktion mittels Allografts gibt es kontroverse Berichte. Während manche Autoren über den Tumorendoprothesen vergleichbare Überlebens- und Komplikationsraten berichten (Muscolo et al. 2004, 2005), sind allgemeinen Erfahrungen zufolge die Hauptprobleme der Allograftrekonstruktionen die hohen Komplikationsraten aufgrund mangelnder Osteointegration (Gebert et al. 2002; Winkelmann 2005). Die Rate von Ermüdungsbrüchen und Infekten ist nach wie vor hoch. Bei osteochondralen Allografttransplantationen (Knochen und Gelenkknorpel im Verbund) werden zudem auch frühe Arthroseentwicklung und Infraktionen berichtet (Berrey et al. 1990). Daher werden Spenderknochen zumeist nur noch als diaphysäres Allograft verwendet. Bessere Ergebnisse in Hinsicht auf Einheilung und Transplantatversagen lassen sich bei einer Kombination mit einem vaskularisierten Knochentransfer (Manteltransplantat) erreichen (Chang und Weber 2005; Hennen et al. 2002).

14.6.4.2 Autologe/vaskularisierte Knochentransfers

Für die Überbrückung einer Defektstrecke größer als 6 cm eignet sich am besten ein vaskularisierter Knochentransfer. Gefäßgestielte Fibulae (Bach et al. 2004; Chang und Weber 2005; Cordeiro et al. 1994; Duffy et al. 2000) oder kortikospongiöse Beckenkammtransplantate kommen hierbei am häufigsten zum Einsatz. Von den vaskularisierten Knochentransplantaten wird sich insbesondere während der postoperativ häufig einsetzenden Polychemotherapie und/oder Radiatioreduzierten Knochenheilung eine Verbesserung der Einheilung erwartet (Abb. 14.10). Für die diaphysäre Defektrekonstruktion am Femur hat sich der bilaterale vaskularisierte Fibulatransfer bewährt (Tunn et al. 2006) und bietet in Verbindung mit einer winkelstabilen Plattenosteosynthese eine zuverlässige und belastungsstabile Lösung (Abb. 14.11). Dennoch sind auch vaskularisierte Knochentransfers wie die gefäßgestielte Fibula nicht komplikationsfrei und zeigen zum Teil nicht unerhebliche Frakturraten. Diese haben jedoch dann die Fähigkeit zur biologischen Frakturheilung des Transplantats. Die mittleren knöchernen Einheilungsraten liegen zwischen 8 und 9 Monaten und scheinen unabhängig von der Transplantatlänge und einer zusätzlichen Spongiosaplastik zu sein (Chang und Weber 2005; Duffy et al. 2000).

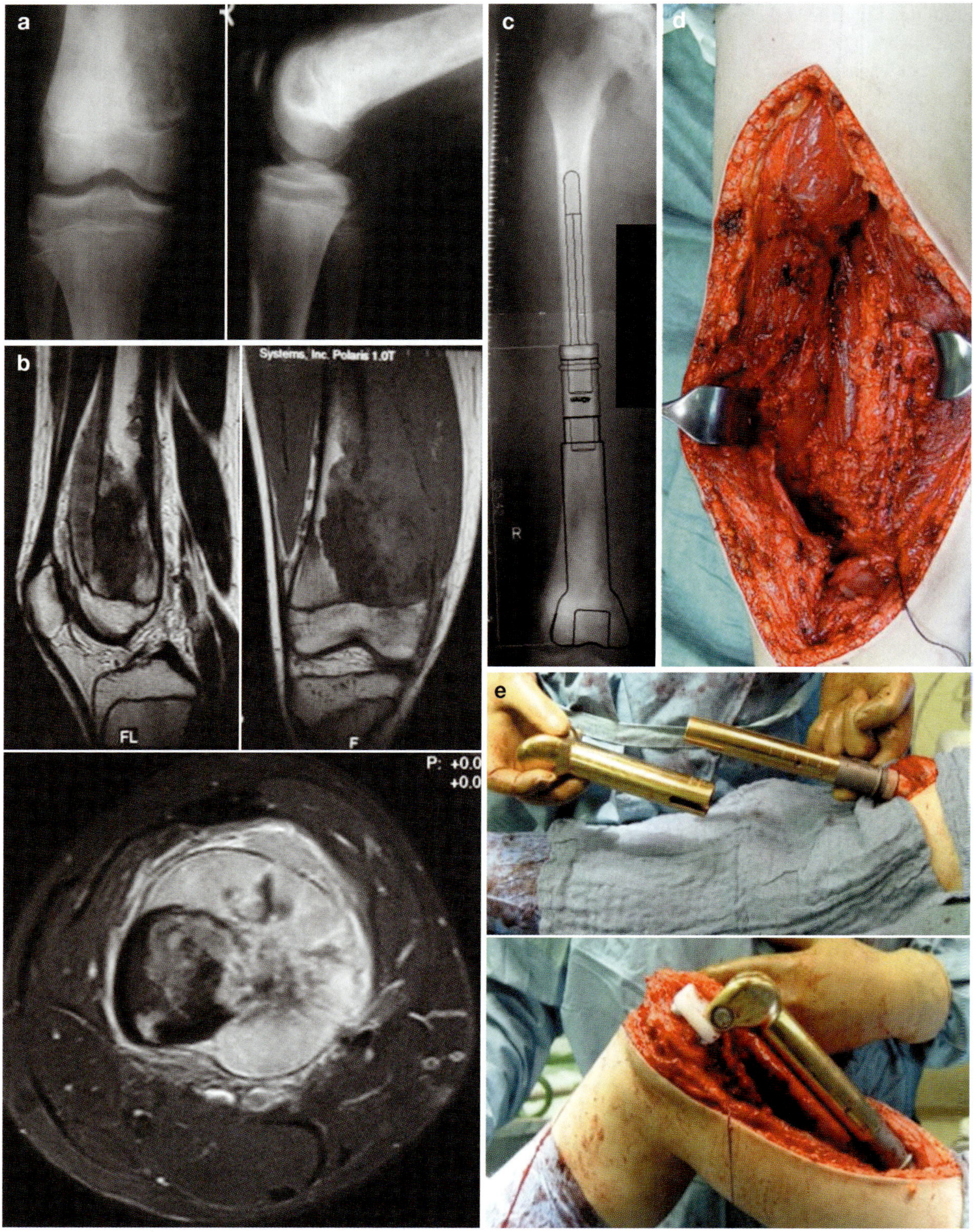

Abb. 14.9 Osteosarkom distales Femur und Wachstumsprothese: 15-jähriger Patient mit Osteosarkom distales Femur (Enneking-Stadium IIB). Z. n. neoadjuvanter Polychemotherapie. **a** Röntgen und **b** MRT des rechten Femurs. **c** Planung zur weiten Resektion und distalen Femurersatz mittels elektromotorisch betriebener, distrahierbarer Spezial-Tumor-„Wachstumsprothese" (MUTARS, Implantcast®, Buxtehude, Deutschland). **d** Intraoperativer Situs nach weiter Resektion und **e** Implantation der modularen Spezial-Tumor-„Wachstumsprothese". **f** Postoperatives Röntgenbild und **g** chirurgisches Präparat mit Resektionsgrenzen (R0)

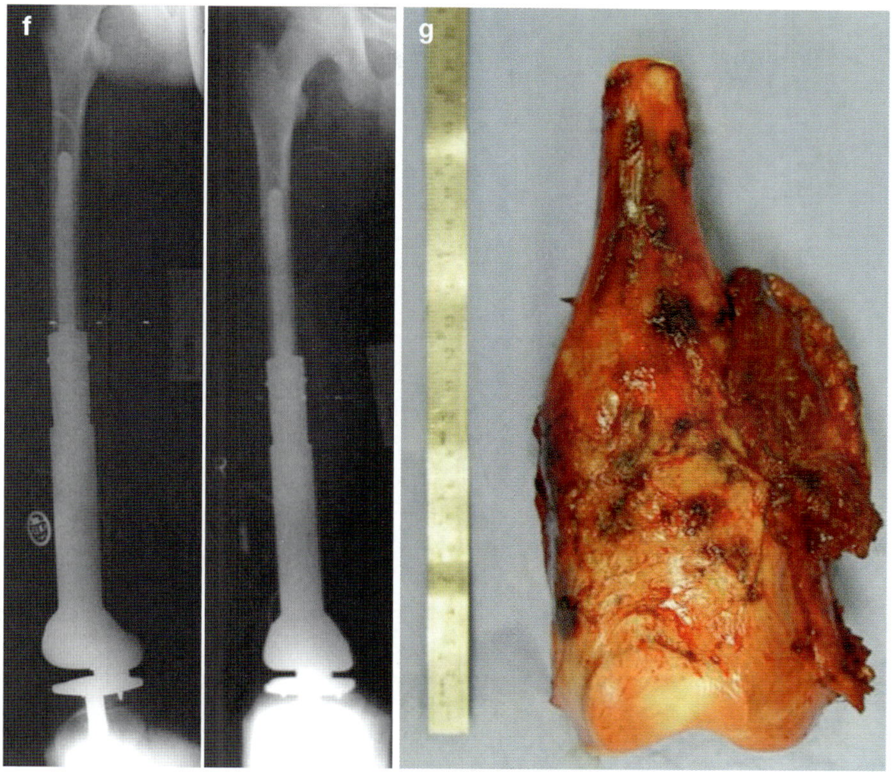

Abb. 14.9 (Fortsetzung)

14.6.4.3 Umkehrplastik

Von Salzer 1974 in die Tumorchirurgie eingeführt, hat die Umkehrplastik ihre Hauptindikation als Alternative zu einer Amputation bei Patienten, bei denen andere extremitätenerhaltende Verfahren (z. B. Tumorendoprothesen) aufgrund extensiver Tumorausdehnung, Skip-Metastasen, Kniegelenksbefall nicht mehr möglich sind bzw. eine unzureichende Weichteildeckung oder Muskelführung nach der Resektion resultieren würde. Weitere Indikationen bestehen bei sehr jungen Kindern mit malignen Knochentumoren des Femurs, bei denen die Implantation einer Wachstumsprothese aufgrund unzureichender Größenverhältnisse nicht möglich ist (Gebert et al. 2002; Heise und Minet-Sommer 1993; Hillmann et al. 1999; Kotz 1997, Winkelmann 2000, 2005). Grundvoraussetzung für alle Typen der Umkehrplastik ist ein im gesamten Oberschenkelverlauf nicht vom Tumor befallener N. ischiadicus, um eine ungestörte Sensomotorik der Unterschenkel- und Fuß-/Sprunggelenksregion zu ermöglichen.

Vom Prinzip her handelt es sich bei der Umkehrplastik um eine Segmentamputation des tumortragenden Knochenabschnitts (zumeist distales Femur mit Kniegelenk) im Verbund mit den Weichteilen (mit Ausnahme des tumorfreien N. ischiadicus) mit nachfolgender Replantation der um in der Längsachse 180° umgedrehten Gliedmaße (Abb. 14.12). Winkelmann (1996, 2005) hat aufgrund seiner Erfahrungen die Umkehrplastik systematisiert und in Abhängigkeit von der femoralen oder tibialen Tumorlokalisation und dem zu resezierenden Abschnitt in verschiedene Typen (AI, II und BI, II und III) eingeteilt.

Der Vorteil der Umkehrplastik liegt in der einmaligen Operation mit endgültigem Ergebnis. Die bekannten Nachteile endoprothetischer Rekonstruktionen mit gesteigerter Infektgefährdung, septischer/aseptischer Lockerungen, Verschleißerscheinungen, wiederholten Operationen zur Verlängerung etc. werden vermieden. Die Akzeptanz bei jungen Kindern ist trotz der kosmetischen Defizite erstaunlich hoch und die funktionellen Ergebnisse sind gegenüber Kindern mit Tumorendoprothesen sogar hinsichtlich des Aktivitätslevels deutlich besser (Hillmann et al. 1999). Die Fersenregion dient als sehr gute und in der späteren Prothese endbelastungsfähige Region. Ferner bleiben bei der Umkehrplastik (außer bei BIII nach Winkelmann)

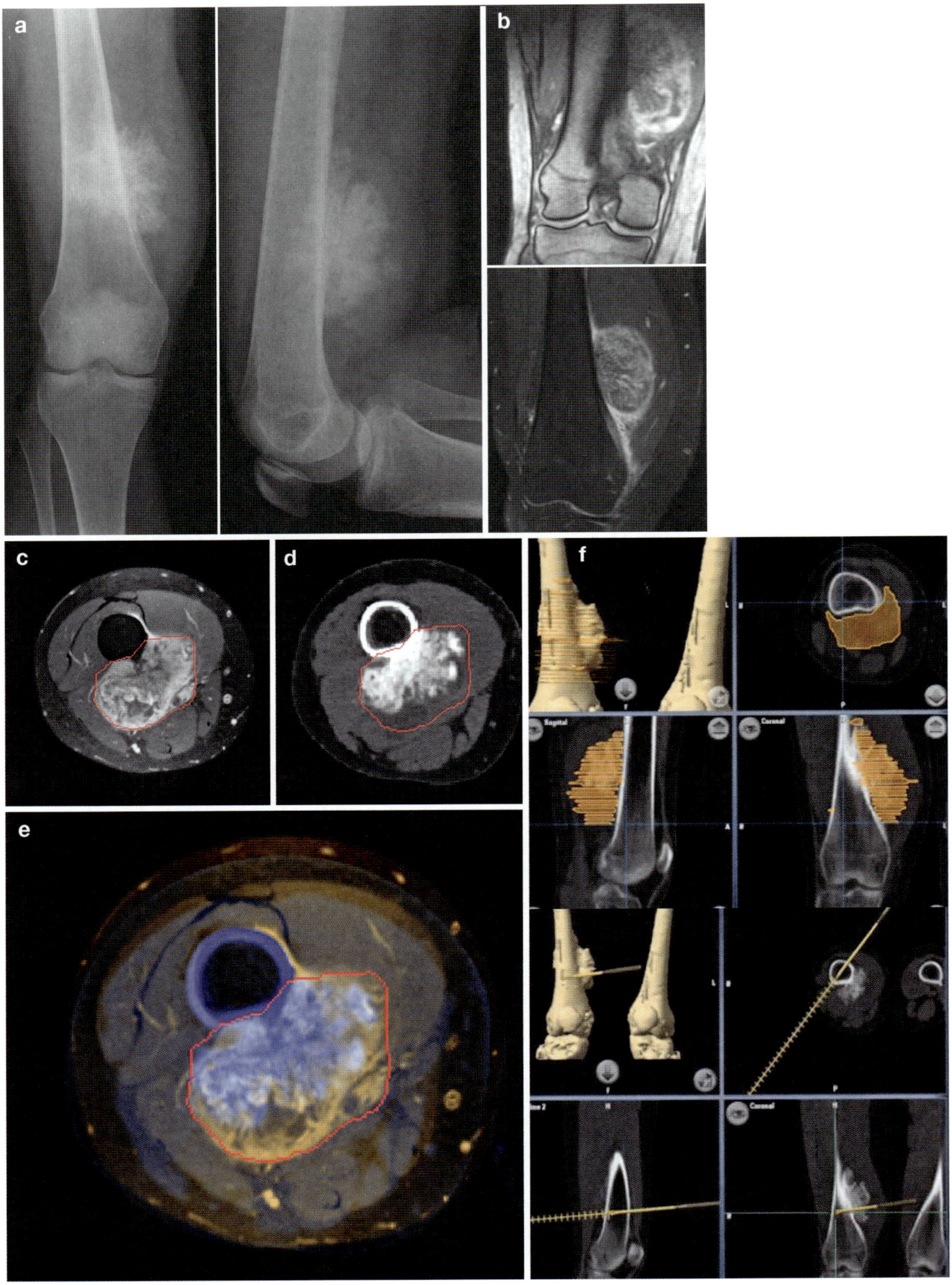

Abb. 14.10 Osteosarkom und navigierte weite Resektion: Low-grade, paraossales Osteosarkom distales Femur rechts. **a** Röntgenbild und (**b**) MRT distales Femur rechts mit paraossalem Osteosarkom (Enneking-Stadium IB), (**c**) CT- und (**d**) MRT-Datensatz wurden fusioniert (**e**) und die intraoperative 2D und 3D-Navigation (**f**) zur weiten Resektion unter tangentialer

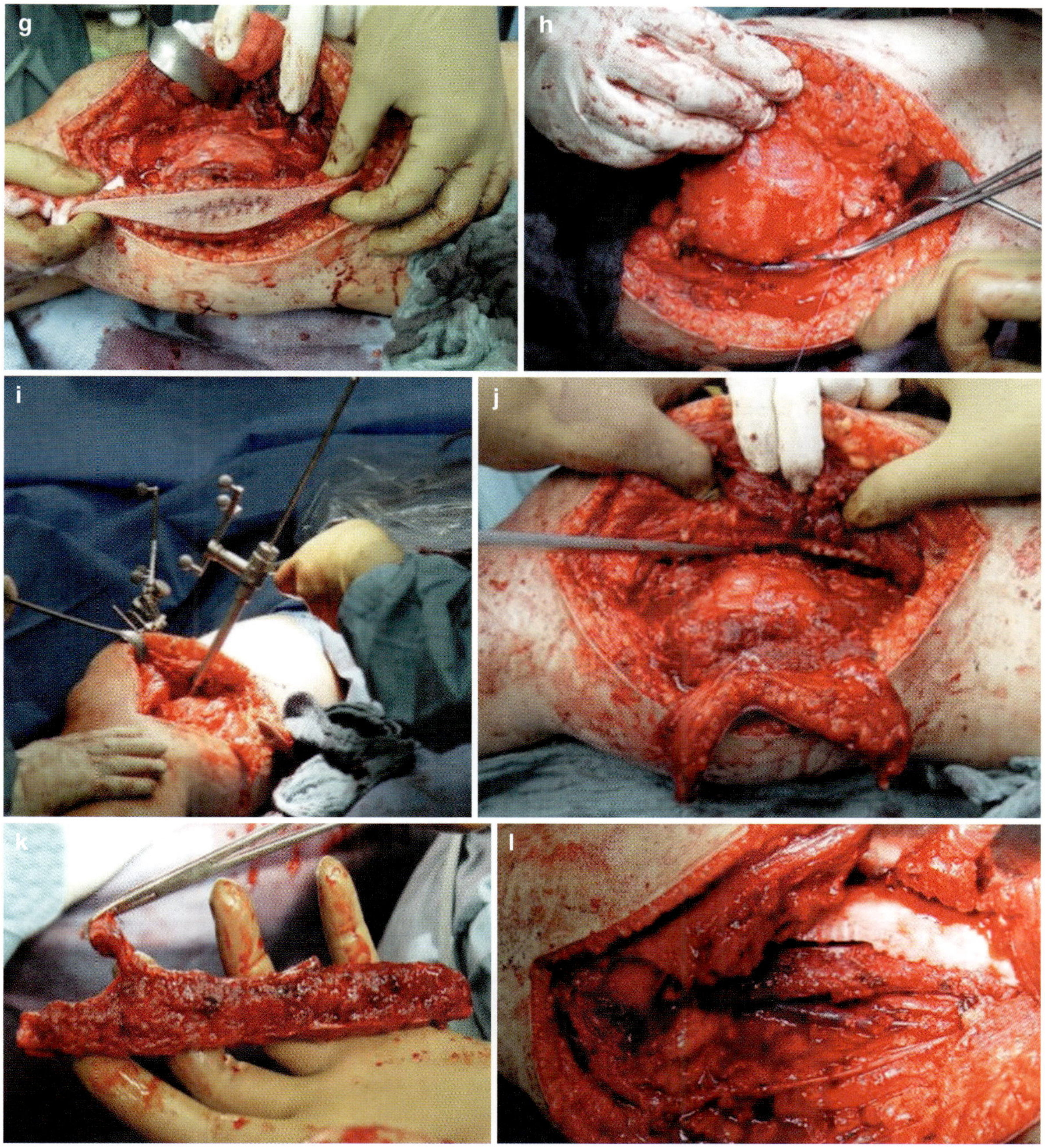

Abb. 14.10 (Fortsetzung) Mitnahme der medialen Kortikalis des distalen Femurs durchgeführt. Intraoperativer Situs mit En-bloc-Belassen der Inzisionsbiopsienarbe am Hauptpräparat (**g**) und nach Präparation der dorsomedial gelegenen femoralen Gefäße (**h**). Fixation der Referenzbasis und Markierung/Perforation der Resektionsebene mit navigiertem Bohrer (**i**) sowie Resektion mit navigiertem Meißel (**j**). Defektrekonstruktion mittels vaskularisiertem Fibulatransfer. Ipsilaterale Entnahme des vaskularisierten Fibulagraftes (**k**), Einpassung der Fibula in den Femurmarkraum (**l**) und Anastomosierung End-zu-Seit der Fibularisgefäße an die A./V. femoralis superficiales (**m**), Stabilisierung mit winkelstabilem Plattenfixateursystem LISS (**n**). **o** Chirurgisches Präparat mit Resektionsgrenzen (R0). **p** Postoperatives Röntgenbild

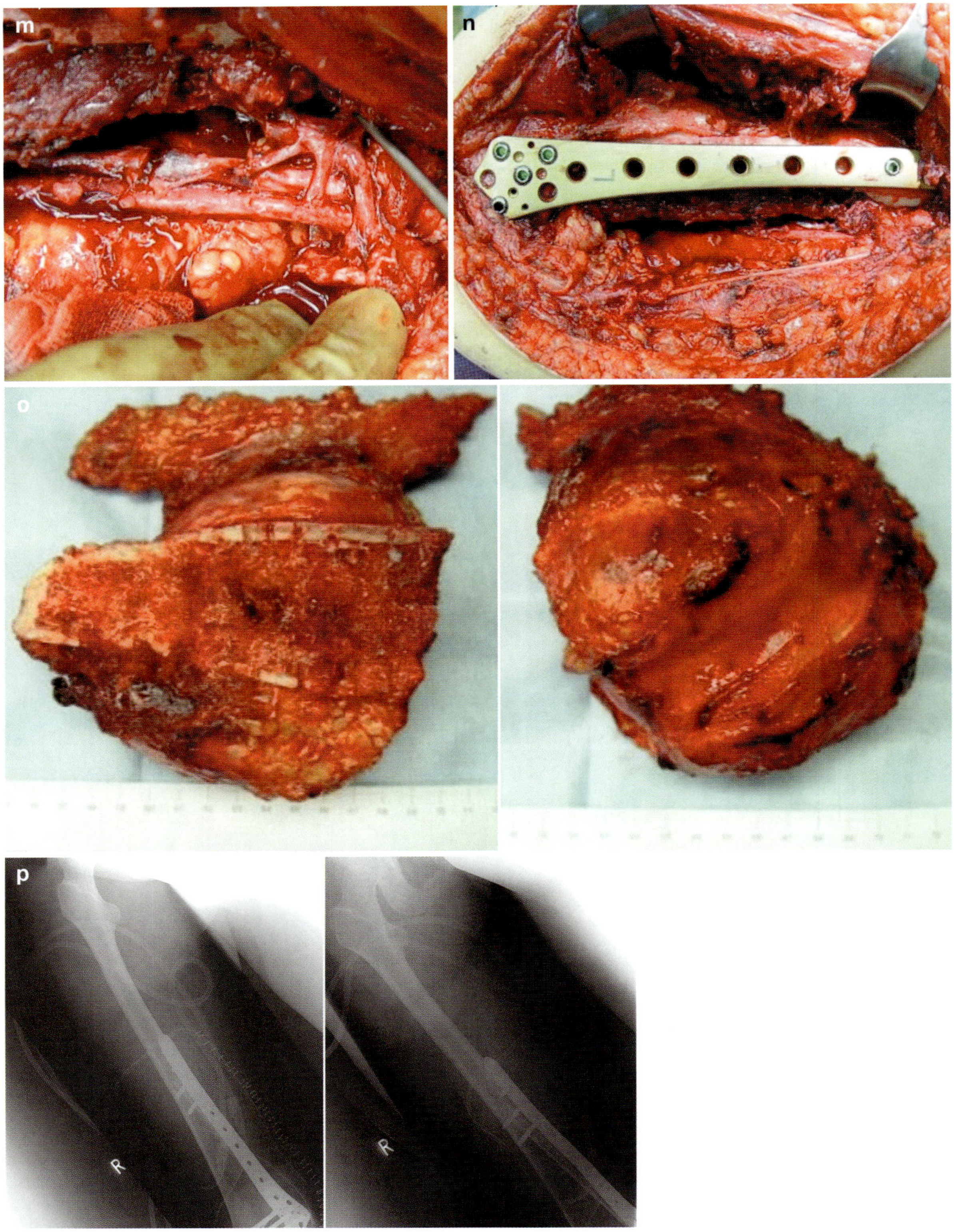

Abb. 14.10 (Fortsetzung)

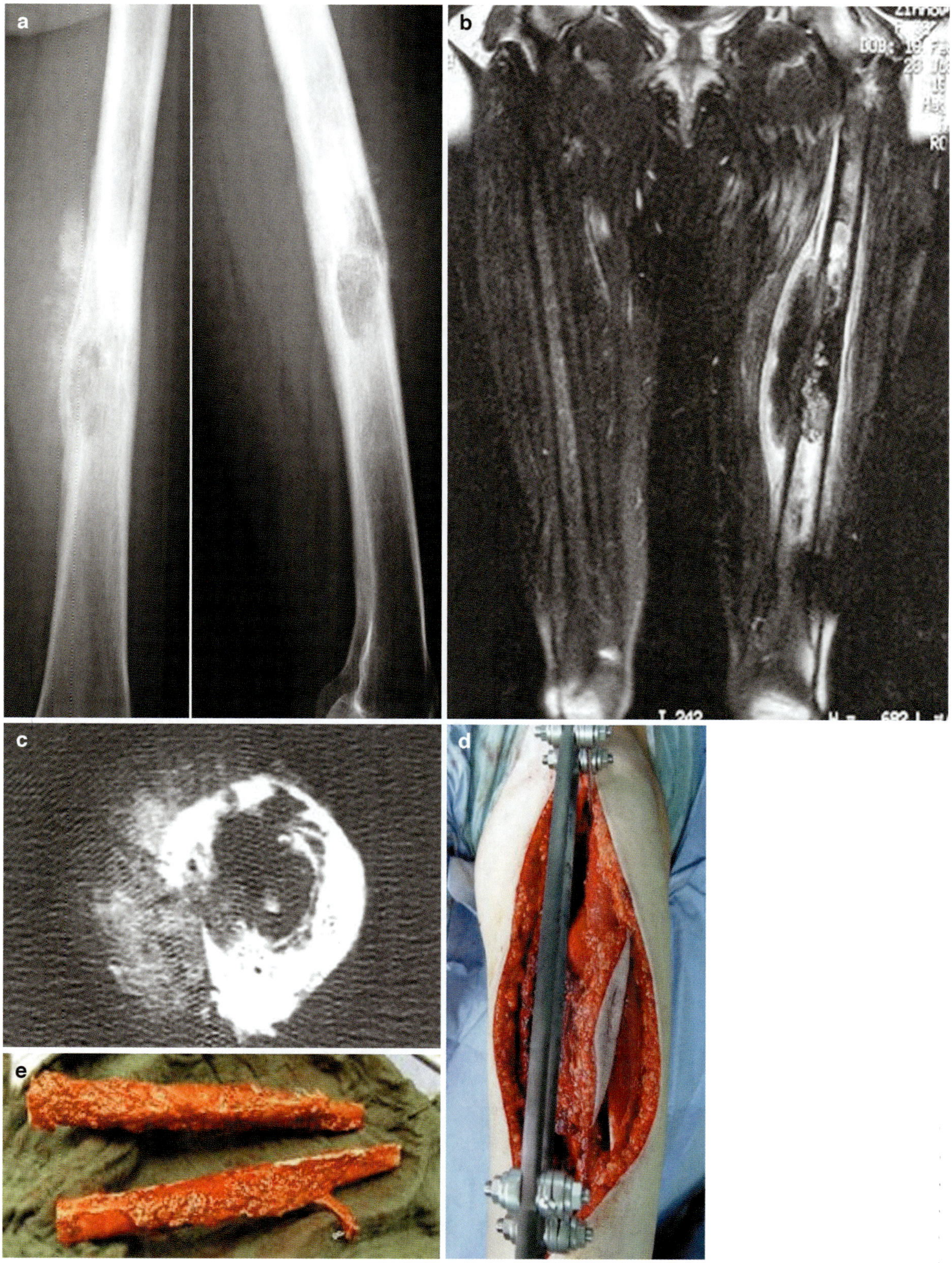

Abb. 14.11 Osteosarkom und Defektrekonstruktion mit bilateralem vaskularisiertem Fibulatransfer: 38-jährige Patientin mit diaphysärem Osteosarkom (Enneking-Stadium IIB). **a–c** Röntgen, MRT und CT des linken Femurs. **d** Weite Resektion und prophylaktische temporäre intraoperative Montage eines Fixateur externe zur Vermeidung von Rotations-/Längenfehlstellungen. Entnahme von vaskularisierten Fibulagrafts beidseits (**e**) und bilateraler vaskularisierter Transfer der Fibulae mit End-zu-

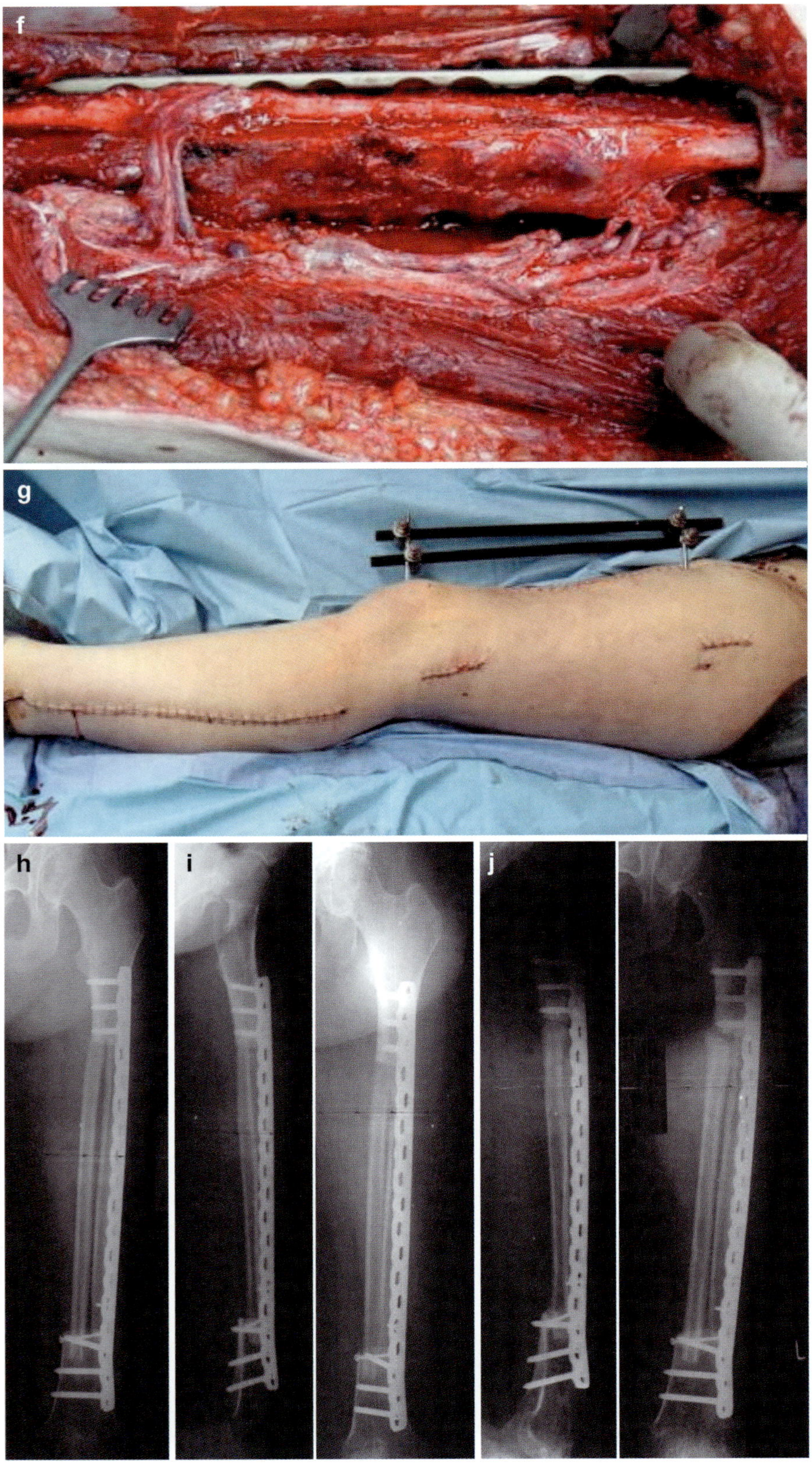

Abb. 14.11 (Fortsetzung) Seit-Anastomosierung an die proximale und distale A./V. femoralis superficialis, (**f**) Stabilisierung durch eingeschobene winkelstabile Plattenosteosynthese (4,5 mm LCP, Synthes®, Schweiz). **g** Situs nach Hautnaht. **h** Postoperative Röntgenbilder 3 Tage, (**i**) 6 Wochen und (**j**) 6 Monate nach Rekonstruktion

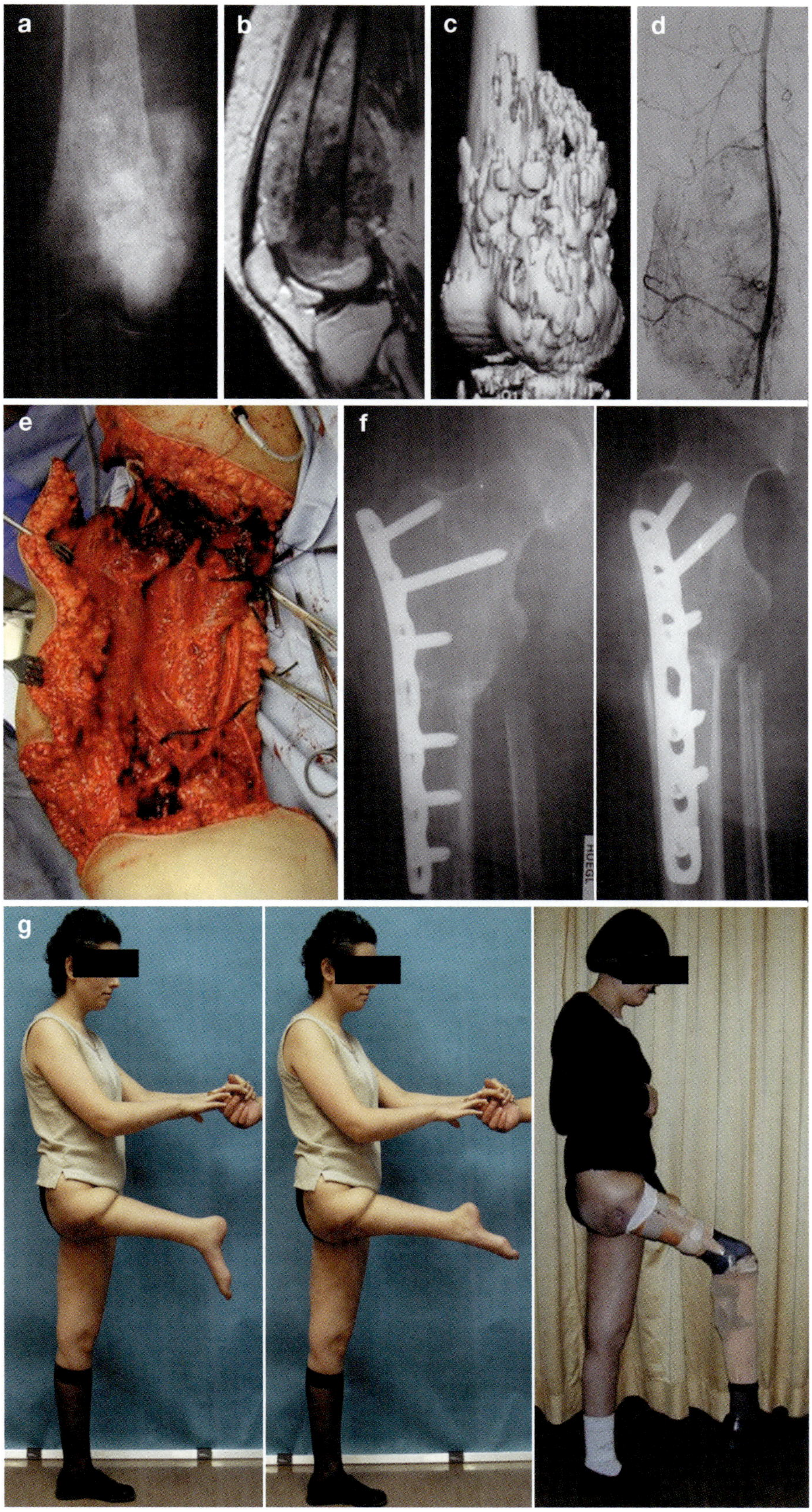

Abb. 14.12 Weite segmentale Resektion und Umkehrplastik: 27-jährige Patientin mit klassischem Osteosarkom (Enneking IIB) distales Femur und Gelenkinvasion. Weite segmentale Resektion und Umkehrplastik Typ AII nach Winkelmann. Z. n. neoadjuvanter Polychemotherapie (COSS-Studie). **a–d** Präoperatives Röntgenbild, MRT, 3D-CT-Angiographie distales Femur, **e** intraoperativer Situs nach Herauspräparation des N. ischiadicus und segmentaler Resektion der A. und V. femoralis. **f** Postoperatives Röntgenbild mit Osteosynthese von lateral durch winkelstabiles Plattenfixateursystem (LCP, Synthes®). **g** klinisches Funktionsbild ohne und mit Interimsprothese

zwei Wachstumsfugen erhalten, wodurch die ungedrehte Extremität noch mitwachsen kann. Dennoch wird empfohlen, die umgedrehte Extremität bei sehr jungen Kindern (unter 10 Jahren) ca. 5–10 cm länger zu rekonstruieren, um nach Skelettwachstumsabschluss ungefähren Gleichstand des gedrehten Sprunggelenks (Fersensohle) mit dem gegenseitigen Kniegelenk (Patella) zu erreichen (Heise und Minet-Sommer 1993; Winkelmann 1996, 2005).

Chirurgische Technik der Umkehrplastik

In Rückenlagerung des Patienten erfolgt das Anzeichnen der Resektionsebenen sowie die gegeneinander ca. 45° gekippten längsoval verlaufenden Hautschnitte. Dabei erfolgt die Inzision in der Weise, dass sowohl proximal als auch distal der Hautabschnitt dorsal länger wird. Damit können später Umfangsunterschiede zwischen Ober- und Unterschenkel ausgeglichen werden. Zunächst erfolgt über eine zusätzliche dorsale Längsinzision die Darstellung des N. ischiadicus und seiner Aufteilung in N. peroneus communis und N. tibialis. Daraufhin erfolgt die Darstellung und ansatznahe Durchtrennung der Gastrocnemiusköpfe und des M. soleus. Anschließend werden unter Schonung des N. peroneus das Fibulaköpfchen sowie die proximale Tibia dargestellt und osteotomiert. Bevor proximal oder distal die Gefäße geklemmt und durchtrennt werden, erfolgt die systemische Vollheparinisierung des Patienten, um eine periphere Thrombosierung während der Ischämiephase zu vermeiden. Distal werden dann die Gefäße in der Fossa poplitea dargestellt, mit geeigneten Gefäßklemmen geklemmt und ausreichend langen Stümpfen durchtrennt. Die Tibia wird auf Höhe des Pes-anserinus-Ansatzes osteotomiert (Heise und Minet-Sommer 1993; Kotz 1997; Winkelmann 1996, 2005).

Dann erfolgt im Bereich der proximalen Amputationsebene die Durchtrennung des M. quadriceps von lateral beginnend nach medial verlaufend. Unter dem M. sartorius werden die Gefäße dargestellt, ebenfalls geklemmt und durchtrennt. Medialseits wird dann die Präparation fortgeführt und die medialen Anteile der Adduktoren sowie die dorsomediale ischiokrurale Muskulatur werden durchtrennt. Äste der A. profunda femoris werden ebenfalls geklemmt und ligiert. Die Osteotomie kann proximal am Femur über eine Stufen- oder Z-Osteotomie senkrecht zur Schaftachse erfolgen. Hierfür können zuvor zwei Drähte als Orientierung distal und proximal zur späteren Orientierung kortikal verankert werden. Nach Osteotomie fällt das proximale Femur, bedingt durch Muskeltraktion der Abduktoren und Hüftrotatorenmuskeln, in Außenrotation, was bei der späteren Osteosynthese bedacht werden muss. Nach der Resektion des tumortragenden Segments ist der Unter- und Oberschenkel nur durch den intakten N. ischiadicus verbunden. Es erfolgt dann zunächst die Osteosynthese zumeist über eine laterale, vorzugsweise winkelstabile Plattenosteosynthese (Schaser et al. 2004). Hierfür erfolgt die 180°-Außenrotation der Gliedmaße um ihre Längsachse und die exakte Anpassung in Hinsicht auf Länge (Gleichstand der Fersensohle zur gegenseitigen Patella) und Rotation (Einpassung der Stufenosteotomie bzw. gleichgroße Innen- und Außenrotation). Daraufhin wird die Reanastomisierung der A./V. femoralis superficialis an die A./V. poplitea End-zu-End und eine Reperfusion des Beins durchgeführt. Der N. ischiadicus wird spannungsfrei medialseits ohne Knickung in die Weichteile gelegt und die Oberschenkelmuskeln werden an die des Unterschenkels refixiert. Im Einzelnen wird die Quadrizepsmukulatur an den M. triceps surae (Gastrocnemiusköpfe) genäht. Der M. biceps femoris wird per Naht mit dem M. tibialis anterior verbunden und es erfolgt die Naht von Muskeln des Pes anserinus an die M. peronei. Die Muskelansätze müssen dabei zum Teil verjüngt werden, um einen spannungsfreien Weichteil- und Hautverschluss zu ermöglichen. Von einer Fasziennaht ist aufgrund einer möglichen Kompression der Gefäße, insbesondere der Vene, und der Gefahr eines möglichen Kompartmentsyndroms bei eintretendem Reperfusionsödem abzusehen. Nach Abschwellung kann 10 Tage postoperativ eine Interimsprothese angepasst werden und passive sowie aktive physiotherapeutischen Bewegungsübungen beginnen (Heise und Minet-Sommer 1993, Kotz 1997; Schaser et al. 2004; Winkelmann 1996, 2005).

Literatur

Aguilar JA, Paley D, Paley J, Santpure S, Patel M, Bhave A, Herzenberg JE (2005) Clinical validation of the multiplier method for predicting limb length at maturity, part I. J Pediatr Orthop 25:186–191

Anderson M, Green WT, Messner MB (1963) Growth and predictions of growth in the lower extremities. J Bone Joint Surg Am 45:1–14

Bacci G, Ferrari S, Longhi A, Donati D, Manrin M, Giacomini S, Briccoli A, Forni C, Galetti S (2003) Non-metastatic osteosarcoma of the extremity with pathological fracture: local and systemic control by amputation or limb salvage after preoperative chemotherapy. Acta Orthop Scand 74:449–454

Bach AD, Kopp J, Stark GB, Horch RE (2004) The versatility of the free osteocutaneous fibula flap in the reconstruction of extremities after sarcoma resection. World J Surg Oncol 2:22

Bancroft LW, Peterson JJ, Kransdorf MJ, Berquist TH, O'Connor MI (2007) Compartmental anatomy relevant to biopsy planning. Semin Musculoskelet Radiol 11:16–27

Baumgart R, Hinterwimmer S, Krammer M, Muensterer O, Mutschler W (2005) The bioexpandable prosthesis: a new perspective after resection of malignant bone tumors in children. J Pediatr Hematol Oncol 27:452–455

Beals RK, Lawton GD, Snell WB (1971 Prophylactic internal fixation of the femur in metastatic breast cancer. Cancer 28:1350–1354

Berg JC de, Pattynama PM, Obermann WR, Bode PJ, Vielvoye GJ, Taminiau AH (1995) Percutaneous computed-tomography-guided thermocoagulation for osteoid osteomas. Lancet 346:350–351

Berrey BH Jr, Lord CF, Gebhardt MC, Mankin HJ (1990) Fractures of allografts. Frequency, treatment, and end-results. J Bone Joint Surg Am 72:825–833

Bickels J, Meller I, Henshaw RM, Malawer MM (2000) Reconstruction of hip stability after proximal and total femur resections. Clin Orthop Relat Res 375:218–230

Bini S, Gill K, Johnston JO (1995) Giant cell tumor of bone. Curettage and cement reconstruction. Clin Orthop 321:245–250

Campanacci M (1999) Bone and soft tissue tumors. Springer, Wien

Chang DW, Weber KL (2005) Use of a vascularized fibula bone flap and intercalary allograft for diaphyseal reconstruction after resection of primary extremity bone sarcomas. Plast Reconstr Surg 116:1918–1925

Cho HS, Oh JH, Kim HS, Kang HG, Lee SH (2007) Unicameral bone cysts: a comparison of injection of steroid and grafting with autologous bone marrow. J Bone Joint Surg Br 89:222–226

Cole AS, Hill GA, Theologis TN, Gibbons CL, Willett K (2000) Femoral nailing for metastatic disease of the femur: a comparison of reamed and unreamed femoral nailing. Injury 31:25–31

Coleman R (2006) Clinical features of metastatic bone disease and risk of skeletal morbidity. Clin Cancer Res 12:6243–6249

Cool WP CS, Grimer RJ, Tillman RM, Walker PS (1997) Growth after extendible endoprosthetic replacement of the distal femur. J Bone Joint Surg Br 79:938–942

Cordeiro PG, Neves RI, Hidalgo DA (1994) The role of free tissue transfer following oncologic resection in the lower extremity. Ann Plast Surg 33:9–16

Dahlin D (1978) Bone tumors. Thomas, Springfield

Domchek SM, Younger J, Finkelstein DM, Seiden, MV (2000) Predictors of skeletal complications in patients with metastatic breast carcinoma. Cancer 89:363–368

Drünen B van, Freyschmidt J (2002) Standardisiertes Vorgehen bei Knochentumorverdacht. Chirurg 73:1153–1161

Duffy GP, Wood MB, Rock MG, Sim FH (2000) Vascularized free fibular transfer combined with autografting for the management of fracture nonunions associated with radiation therapy. J Bone Joint Surg Am 82:544–554

Eckardt JJ, Kabo JM, Kelly CM, Ward WG Sr, Cannon CP (2003) Endoprosthetic reconstructions for bone metastases. Clin Orthop Relat Res 415(Suppl):S254–262

Enneking W (1983) Muskuloskeletal tumor surgery. Churchill Livingstone, New York

Enneking WF, Spanier SS, Goodman MA (1980) Current concepts review. The surgical staging of musculoskeletal sarcoma. J Bone Joint Surg Am 62:1027–1030

Even-Sapir E (2007) PET/CT in malignant bone disease. Semin Musculoskelet Radiol 11:312–321

Fidler M (1973) Prophylactic internal fixation of secondary neoplastic deposits in long bones. Br Med J 1:341–343

Franzius CSJ, Schober O (2005) Nuklearmedizinische Diagnostik bei Knochentumoren und tumorvortäuschenden Läsionen. In: Winkelmann W (Hrsg) Tumoren, tumorähnliche Erkrankungen. Thieme, Stuttgart, S 47–56

Freyschmidt J, Ostertag H, Jundt G (1998) Knochentumoren. Klinik, Radiologie, Pathologie. Springer, Berlin

Futani H, Minamizaki T, Nishimoto Y, Abe S, Yabe H, Ueda T (2006) Long-term follow-up after limb salvage in skeletally immature children with a primary malignant tumor of the distal end of the femur. J Bone Joint Surg Am 88:595–603

Gangi A, Dietemann JL, Gasser B, Mortazavi R, Brunner P, Mourou MY, Dosch JC, Durckel J, Marescaux J, Roy C (1997) Interstitial laser photocoagulation of osteoid osteomas with use of CT guidance. Radiology 203:843–848

Gangi A, Dietemann JL, Guth S, Vinclair L, Sibilia J, Mortazavi R, Steib JP, Roy C (1998) Percutaneous laser photocoagulation of spinal osteoid osteomas under CT guidance. Am J Neuroradiol 19:1955–1958

Gebauer B, Tunn PU, Gaffke G, Melcher I, Felix R, Stroszczynski C (2006) Osteoid osteoma: experience with laser- and radiofrequency-induced ablation. Cardiovasc Intervent Radiol 29:210–215

Gebert C, Hardes J, Hoffmann C, Winkelmann W, Gosheger G (2002) Chirurgische Therapieoptionen bei malignen Knochentumoren. Chirurg 73:1162–1169

González-Herranz P, Burgos-Flores J, Ocete-Guzmán JG, López-Mondejar JA, Amaya S (1995) The management of limb-length discrepancies in children after treatment of osteosarcoma and Ewing's sarcoma. J Pediatr Orthop 15:561–565

Gosheger G, Hillmann A, Lindner N, Rödl R, Hoffmann C, Bürger H, Winkelmann W (2001) Soft tissue reconstruction of Megaprosthesis using a Trevira tube. Clin Orthop 393:264–271

Gosheger G, Hardes J, Ahrens H, Streitburger A, Buerger H, Erren M, Gunsel A, Kemper FH, Winkelmann W, Von Eiff C (2004) Silver-coated megaendoprostheses in a rabbit model -- an analysis of the infection rate and toxicological side effects. Biomaterials 25:5547–5556

Gosheger G, Gebert C, Ahrens H, Streitbuerger A, Winkelmann W, Hardes J (2006) Endoprosthetic reconstruction in 250 patients with sarcoma. Clin Orthop Relat Res 450:164–171

Hardes J, Ahrens H, Gebert C, Streitbuerger A, Buerger H, Erren M, Gunsel A, Wedemeyer C, Saxler G, Winkelmann W, Gosheger G (2007) Lack of toxicological side-effects in silver-coated megaprostheses in humans. Biomaterials 28:2869–2875

Heise U, Minet-Sommer S (1993) The Borggreve rotation-plasty. A surgical method in therapy of malignant bone tumors and functional results. Z Orthop Ihre Grenzgeb 131:452–460
Heisel C, Kinkel S, Bernd L, Ewerbeck V (2006) Megaprostheses for the treatment of malignant bone tumours of the lower limbs. Int Orthop 30:452–457
Heit JA, O'Fallon WM, Petterson TM, Lohse CM, Silverstein MD, Mohr DN, Melton LJ 3rd (2002) Relative impact of risk factors for deep vein thrombosis and pulmonary embolism: a population-based study. Arch Intern Med 162:1245–1248
Hennen J, Sabo D, Martini AK, Bernd L (2002) Mantel transplant for defect reconstruction after resection of malignant bone tumors of the lower extremity. Unfallchirurg 105:120–127
Hillmann A, Hoffmann C, Gosheger G, Krakau H, Winkelmann W (1999) Malignant tumor of the distal part of the femur or the proximal part of the tibia: endoprosthetic replacement or rotationplasty. Functional outcome and quality-of-life measurements. J Bone Joint Surg Am 81:462–468
Hohenberger P (1998) Surgical technique and surgical-oncologic tactics in tumors of soft tissues and extremities with vascular involvements. Chirurg 69:19–27
Horowitz SM, Glasser DB, Lane JM, Healey JH (1993) Prosthetic and extremity survivorship after limb salvage for sarcoma. How long do the reconstructions last? Clin Orthop Relat Res 293:280–286
Jacofsky DJ, Haidukewych GJ (2004) Management of pathologic fractures of the proximal femur: state of the art. J Orthop Trauma 18:459–469
Kabukcuoglu Y, Grimer R, Tillman RM, Carter SR (1999) Endoprosthetic replacement for primary malignant tumors of the proximal femur. Clin Orthop Relat Res 358:8–14
Kawai A, Muschler GF, Lane JM, Otis JC, Healey JH (1998) Prosthetic knee replacement after resection of a malignant tumor of the distal part of the femur. Medium to long-term results. J Bone Joint Surg Am 80:636–647
Kawai A, Lin PP, Boland PJ, Athanasian EA, Healey JH (1999) Relationship between magnitude of resection, complication, and prosthetic survival after prosthetic knee reconstructions for distal femoral tumors. J Surg Oncol 70:109–115
Kotz R (1997) Rotationplasty. Semin Surg Oncol 13:34–40
Kotz RI, Windhager R, Dominkus M, Robioneck B, Müller-Daniels H (2000) A self-extending paediatric leg implant. Nature 406:143–144
Krugluger J, Gisinger B, Windhager R, Salzer-Kuntschik M, Kotz R (1993) Fracture in Osteosarcoma. J Bone Joint Surg Br 75B(Suppl 2):210
Lee AY, Levine MN (2003) Venous thromboembolism and cancer: risks and outcomes. Circulation 107:I17–21
Lindner N, Brinkschmidt C, Suddendorf A, Rodl R, Gosheger G, Winkelmann W (2000) Operative Rekonstruktionen der fibrosen Dysplasie des Knochens im Langzeitergebnis. Z Orthop Ihre Grenzgeb 138:152–158
Littrell LA WD, Wold LE, Bertoni F, Unni KK, White LM, Kandel R, Sundaram M (2004) Radiographic, CT, and MR imaging features of dedifferentiated chondrosarcomas: a retrospective review of 174 de novo cases. Radiographics 24:1397–1409
Lodwick GS, Wilson AJ, Farrell C, Virtama P, Dittrich F (1980) Determining growth rates of focal lesions of bone from radiographs. Radiology 134:577–583
Ludwig K, Heindel W (2005) Radiologische Diagnostik von Knochentumoren und tumorähnliche Läsionen. In: Winkelmann W (Hrsg) Tumoren, tumorähnliche Erkrankungen. Thieme, Stuttgart, S 19–42
Mankin HJ, Lange TA, Spanier SS (1982) The hazards of biopsy in patients with malignant primary bone and soft-tissue tumors. J Bone Joint Surg Am 64:1121–1127
Mankin HJ, Lange TA, Spanier SS (2006) The Classic: The hazards of biopsy in patients with malignant primary bone and soft-tissue tumors. Clin Orthop Relat Res 450:4–10
Menendez LR, Ahlmann ER, Kermani C, Gotha H (2006) Endoprosthetic reconstruction for neoplasms of the proximal femur. Clin Orthop Relat Res 450:46–51
Mercadante S, Fulfaro F (2007) Management of painful bone metastases. Curr Opin Oncol 19:308–314
Mirel H (1989) Metastatic disease in long bones: a proposed scoring system for diagnosing impending pathological fractures. Clin Orthop 249:256–264
Muscolo DL, Ayerza MA, Aponte-Tinao LA, Ranalletta M (2004) Partial epiphyseal preservation and intercalary allograft reconstruction in high-grade metaphyseal osteosarcoma of the knee. J Bone Joint Surg Am 86-A:2686–2693
Muscolo DL, Ayerza MA, Aponte-Tinao LA, Ranalletta M (2005) Use of distal femoral osteoarticular allografts in limb salvage surgery. J Bone Joint Surg Am 87:2449–2455
Nakamura S, Kusuzaki K, Murata H, Takeshita H, Hirata M, Hashiguchi S, Hirasawa Y (2000) More than 10 years of follow-up of two patients after total femur replacement for malignant bone tumor. Int Orthop 24:176–178
Natarajan MV, Govardhan RH, Williams S, Raja Gopal TS (2000) Limb salvage surgery for pathological fractures in osteosarcoma. Int Orthop 24:170–172
O'Mara R (1988) Bone scanningin osseous metastatic disease. JAMA 229:1915
Ortiz EJ, Isler MH, Navia JE, Canosa R (2005) Pathologic fractures in children. Clin Orthop Relat Res 432:116–126
Peterson J (2007) F-18 FDG-PET for detection of osseous metastatic disease and staging, restaging, and monitoring response to therapy of musculoskeletal tumors. Semin Musculoskelet Radiol 11:246–260
Pritchett J (2001) Comparison of methods for prediction of lower-extremity growth. J Bone Joint Surg Am 83:1108–1110
Ramakrishnan M, Prasad SS, Parkinson RW, Kaye JC (2004) Management of subtrochanteric femoral fractures and metastases using long proximal femoral nail. Injury 35:184–190
Riccio AI, Wodajo FM, Malawer M (2007) Metastatic carcinoma of the long bones. Am Fam Phys 76:1489–1494
Sabo D, Bernd L (1998) Operative Therapie von Skelettmetastasen der Extremitäten. Orthopäde 27:274–281
Samsani SR, Panikkar V, Georgiannos D, Calthorpe D (2003) Subtrochanteric metastatic lesions treated with the long gamma nail. Int Orthop 27:298–302
Sass M, Melcher I, Schaser KD, Stropahl G, Mittlmeier T (2006) Management problems in the diagnostic work-up and treatment of pathological fracture of the proximal femur. Clinical case report. Unfallchirurg 109:251–255
Schajowicz F (1994) Tumors and tumor-like lesions of bone and joints. Springer, Berlin
Schaser KD, Bail HJ, Haas NP, Melcher I (2002) Treatment concepts of benign bone tumors and tumor-like bone lesions. Chirurg 73:1181–1190

Schaser KD, Melcher I, Settmacher U, Haas NP (2004) The multidisciplinary approach to reconstructive surgery of the extremities-considerations for trauma and orthopedic surgery. Chirurg 75:399–410

Schindler OSCS, Briggs TW, Blunn GW (1997) Stanmore custom-made extendible distal femoral replacements. Clinical experience in children with primary malignant bone tumours. J Bone Joint Surg Br 79:927–937

Schneiderbauer MM, Knoch M von, Schleck CD, Harmsen WS, Sim FH, Scully SP (2004) Patient survival after hip arthroplasty for metastatic disease of the hip. J Bone Joint Surg Am 86-A:1684–1689

Scully SP, Temple HT, O'Keefe RJ, Mankin HJ, Gebhardt M (1996) The surgical management of patients with osteosarcoma who sustain a pathological fracture. Clin Orthop 324:227–232

Scully SP, Ghert MA, Zurakowski D, Thompson RC, Gebhardt MC (2002) Pathological fracture in osteosarcoma: prognostic importance and treatment implications. J Bone Joint Surg Am 84:49–57

Shapeero LG, Vanel D (2000) Imaging evaluation of the response of high-grade osteosarcoma and Ewing sarcoma to chemotherapy with emphasis on dynamic contrast-enhanced magnetic resonance imaging. Semin Musculoskelet Radiol 4:137–146

Sim F (1992) Metastatic bone disease of femur and pelvis. Instr Course Lect 41:317–327

Simon M (1988) Current concepts review: limb salvage for osteosarcoma. J Bone Joint Surg Am 70:307–310

Toshihisa O, Tsuchiya T, Toshihiko O (2004) Deep venous thrombosis during neoadjuvant chemotherapy in a patient with osteosarcoma: a case report. J Orthop Sci 9:182–185

Tsuchiya H, Abdel-Wanis ME, Sakurakichi K, Yamashiro T, Tomita K (2002) Osteosarcoma around the knee. Intraepiphyseal excision and biological reconstruction with distraction osteogenesis. J Bone Joint Surg Br 84:1162–1166

Tunn PU, Moesta TK, Delbrück H (2006) Bilateral fibula graft. Biological reconstruction following resection of malignant bone tumors. Chirurg 77:919–925

Unwin PS, Walker PS (1996) Extendible endoprostheses for the skeletally immature. Clin Orthop Relat Res 322:179–193

Unwin PS, Cannon SR, Grimer RJ, Kemp HB, Sneath RS, Walker PS (1996) Aseptic loosening in cemented custom-made prosthetic replacements for bone tumours of the lower limb. J Bone Joint Surg Br 78:5–13

Van der Linden YM, Dijkstra PD, Kroon HM, Lok JJ, Noordijk EM, Leer JW, Marijnen CA (2004) Comparative analysis of risk factors for pathological fracture with femoral metastases. J Bone Joint Surg Br 86:566–573

van Drünen B, Freyschmidt J (2002) Standardisiertes Vorgehen bei Knochentumorverdacht. Chirurg 73:1153–1161

Ward WG, Eckardt JJ, Shayestehfar S, Mirra J, Grogan T, Oppenheim W (1993) Osteoid osteoma diagnosis and management with low morbidity. Clin Orthop 291:229–235

Ward WG, Spang J, Howe D (2000) Metastatic disease of the femur. Surgical management. Orthop Clin North Am 31:633–645

Weber KL, O'Connor MI (2003) Operative treatment of long bone metastases: focus on the femur. Clin Orthop Relat Res 415:S276–278

Weber KL, Randall RL, Grossman S, Parvizi J (2006) Management of lower-extremity bone metastasis. J Bone Joint Surg Am 88(Suppl 4):11–19

Winkelmann W (1996) Rotationplasty. Orthop Clin North Am 27:503–523

Winkelmann WW (2000) Type-B-IIIa hip rotationplasty: an alternative operation for the treatment of malignant tumors of the femur in early childhood. J Bone Joint Surg Am 82:814–828

Winkelmann W (2005) Tumoren, tumorähnliche Erkrankungen. Thieme, Stuttgart

Hüftgelenk und Femur: Periprothetische Frakturen

15

R. Reindl und J. Schatzker

Inhalt

R. Reindl (✉)
McGill University Health Centre, 1650 Cedar Avenue,
H3G 1A4 Montreal, Quebec, Canada
E-Mail: rudy.reindl@gmail.com

15.1 Allgemeines

15.1.1 Femur

Die periprothetische Femurfraktur ist in der primären Hüftendoprothetik eine eher seltene Komplikation. Das intraoperative Frakturrisiko liegt bei weniger als 1 % für zementierte Implantate und bei 3–20 % für unzementierte Implantate (Fitzgerald et al. 1988; Schwartz et al. 1989; Stuchin 1990). Postoperative periprothetische Frakturen sind, mit insgesamt weniger als 1 % Häufigkeit gar noch seltener (Blatter et al. 1989; Moran et al. 1996; Zuber et al. 1990). Berry (1999) fasste die Epidemiologie der periprothetischen Frakturen wie folgt zusammen (s. auch Tab. 15.1): 0,3 % von insgesamt 20.859 zementierten und 5,4 % von insgesamt 3121 zementfreien Hüftprothesen wiesen eine intraoperative Femurfraktur auf. Dagegen muss bei 4 % aller Reoperationen mit einer periprothetischen Fraktur gerechnet werden (Berry 1999; Kavanagh 1992). Aufgrund der steigenden Inzidenz von Endoprothesen nimmt auch die Anzahl der Revisionsfälle zu, die oft komplexere operative Behandlungen erfordern. Es wird deshalb zunehmend wichtiger, die risikoreichen Patienten früh zu erkennen, um potentiell den Problemen vorbeugen zu können. Patienten mit osteoporotischem oder pathologischem Knochen, wie oft im Zusammenhang mit Morbus Paget beobachtet, rheumatischen Krankheiten oder als Nebenwirkung von Glukokortikoiden, sind besonders gefährdet (Duncan und Masri 1995; Scott et al. 1975). Zusätzlich ist bekannt, dass die Inzidenz periprothetischer Femurfrakturen in der Revisionschirurgie erhöht ist, wobei es durchschnittlich in 3,5–6,3 % der zementierten und 16,3–20,9 % der zementfreien Prothesenwechsel zu

N. P. Haas, C. Krettek (Hrsg.), *Tscherne Unfallchirurgie,*
DOI 10.1007/978-3-540-68741-2_15, © Springer-Verlag Berlin Heidelberg 2012

Tab. 15.1 Periprothetische Frakturen bei Hüfttotalendoprothesen. (Berry 1999)

	N	Frakturen	%
Primärprothese, intraoperativ	23.980	238	1,0
– mit PMMA Zement	20.859	68	0,3
– ohne PMMA Zement	3121	170	5,4
Revisionsprothese, intraoperativ	6349	497	7,8
– mit PMMA Zement	4813	175	3,6
– ohne PMMA Zement	1536	322	20,9
Primärprothese, postoperativ	23.980	262	1,1
Revisionsprothese, postoperativ	6349	252	4,0
Total	30.329	1249	4,1

Tab. 15.2 Periprothetische Frakturen bei Knietotalendoprothesen. (Berry 1999)

	N	Frakturen	%
Primärprothese, intraoperativ	16.906	23	0,1
Revisionsprothese, intraoperativ	2904	24	0,8
Primärprothese, postoperative	16906	161	0,9
Revisionsprothese, postoperative	2904	48	1,6
Total	19.810	256	1,3

einer Fraktur kommen kann (Berry 1999; Christensen et al. 1989).

Die periprothetische Femurfraktur nach primärer Knieprothese ist ein relativ seltenes Ereignis. Es muss nur gerade bei durchschnittlich 0,5–5,5 % aller Knieprothesen mit einer Fraktur gerechnet werden (Tab. 15.2; Berry 1999; Aaron und Scott 1987; Booth 1995; Culp et al. 1987; Figgie et al. 1990; McLaren et al. 1994; Merkel und Johnson 1968; Sisto et al. 1985). Die Ätiologie ist häufig auf die schlechte Knochenqualität zurückzuführen, denn oft ereignen sich diese Frakturen anlässlich von Bagatelltraumen. Eine höhere Frakturinzidenz ist bei Patienten mit neurologischen Krankheiten wie Myesthenia gravis, M. Parkinson, Ataxie, Epilepsie oder zervikaler Myelopathie festgestellt worden (Tab. 15.3; Culp et al. 1987). Wie bei der Hüfte, so ist auch beim Knie die Revisionschirurgie mit einem erhöhten Frakturrisiko verbunden (Figgie et al. 1990). Technische Fehler können leicht zu periprothetischen Frakturen führen. Mehrere Studien erwähnen einen Kausalzusammenhang zwischen dem Einkerben des vorderen femoralen Kortex, und dem Entstehen einer suprakondylären Femurfraktur (Aaron und Scott 1987; Culp et al. 1987; Figgie et al. 1990).

Um die oft katastrophale Komplikation anlässlich eines Hüft- oder Knieprothesenersatzes zu verhindern, ist es wichtig, dass immer ein präoperativer Plan aufgestellt wird. Dazu gehört auch das Einzeichnen aller Gelenkskomponenten zwecks deren korrekten Größenabschätzung. Die meisten intraoperativen Frakturen des Femurs entstehen entweder beim Raspeln oder beim Einbringen der Prothese (Fitzgerald et al. 1988; Schwartz et al. 1989; Mallory et al. 1989). Das Vorbereiten des Prothesenbettes soll, vor allem bei zementfreien Prothesen, mit größter Sorgfalt durchgeführt werden. Eine Varuspräparation soll strikt vermieden werden. Kortikale Perforationen in der Form vorbestehender Schraubenlöcher oder nach unbeabsichtigter Durchbohrung sind schon längst als Ursache intra- und postoperativer Frakturen bekannt, sowohl bei der Hüft als auch bei der Knieendoprothese (Scott et al. 1975; Beals und Tower 1996; McElfresh und Conventry 1974; Missakian und Rand 1993; Talab et al. 1979). Manipulationen des Beines, wie beispielsweise anlässlich der chirurgischen Hüftluxation, sollten ohne forcierte Gewalt und mit genügend Vorsicht ausgeführt werden. Dies gilt umso mehr, wenn ein kortikaler Defekt vermutet wird. Plattenmaterial früherer Operationen sollte möglichst erst nach der Manipulation ent-

Tab. 15.3 Ätiologie von intraoperativen und postoperativen periprothetischen Femurfrakturen nach Knietotalprothesen

Osteoporose	Primäre nach Glukokortikoiden
	Postmenopausale
Osteopenia	Rheumatische Krankheiten
	Osteomalazia
	Morbus Paget
	Osteopetrose
	Osteogenesis imperfecta
	Thalassämia
Neurologische Erkrankung	Morbus Parkinson
	Neuropathische Arthropathie
	Poliomyelitis
	Myasthenia gravis
	Epilepsie
	Ataxia
Vorherige Hüftoperationen	Stresskräfte im kortikalen Knochen
	Schraubenlöcher
	Osteosyntheseplatten
	Osteotomien
	Revisionsoperationen
	Gelockerte Prothese
	Oseolyse
	Kortikale Perforation
	Zementfreie Prothese

fernt werden. Bei einer Protrusio acetabuli kann die chirurgische Hüftluxation erschwert sein. Die Schenkelhalsosteotomie kann in diesen Fällen auch einmal vor der Luxation ausgeführt werden. Um kortikale Sprengungen zu vermeiden, ist es bei porotischem oder pathologischem Knochen oft empfehlenswert, eine zementierte Prothese zu verwenden. Dies gilt sowohl für Hüft- als auch für Knieprothesen.

Die femorale Komponente der Knieprothese darf nicht zu klein gewählt werden. Es könnten sonst Einkerbungen im suprakondylären Bereich entstehen, die die mechanische Stabilität der Prothese beeinträchtigen (Aaron und Scott 1987; Culp et al. 1987; Figgie et al. 1990).

Man kann natürlich nicht alle periprothetischen Frakturen vermeiden, aber es ist durchaus möglich, diejenigen Patienten, die zu einer periprothetischen Fraktur neigen, im Vorfeld zu erkennen und die Anzahl katastrophaler Komplikationen in dieser Gruppe durch besondere Wachsamkeit zu vermindern (Haddad et al. 1999). Entsteht jedoch trotz aller Vorsichtsmaßnahmen eine periprothetische Fraktur, sollte diese von einem erfahrenen Chirurgen weiterbehandelt werden.

Um dem Patienten die bestmögliche Gelenksfunktion zurückzugeben, muss eine Behandlung die folgenden fünf Zielsetzungen beinhalten:

- Frakturheilung,
- Prothesenerhaltung ohne Lockerung, Infekt oder andere Komplikationen,
- Wiederherstellung normaler Kräfte im Gelenk,
- Erhaltung der mechanischen Achsen der Prothese und
- die volle Erhaltung der Gelenksbeweglichkeit.

Obwohl es im Ausnahmefall möglich ist, alle oben genannten Ziele durch konservative Behandlung zu erreichen, so ist trotzdem das operative Verfahren in der Regel besser dazu geeignet (Blatter et al. 1989; Moran et al. 1996; McLaren et al. 1994; Adolphson et al. 1987; Bethea et al. 1982).

15.1.2 Azetabulum

Periprothetische Femurfrakturen sind eingehend untersucht und studiert worden, wohingegen man in azetabulären Komponenten auftretende Frakturen bisher weniger genau betrachtet hat. Letztgenannte Frakturen sind zwar relativ selten, ihre Konsequenzen jedoch weitreichend. Werden diese Frakturen außer Acht gelassen, so ist die Prognose hinsichtlich der Langzeithaltbarkeit der Prothese sehr schlecht.

Tab. 15.4 Klassifikation von Azetabulumdefekten

Typ I: Segmentale Defekte	Peripher
	Superior
	Anterior
	Posterior
Typ II: Aushöhlungen	Peripher
	Superior
	Anterior
	Posterior
Typ III: Kombinierte Defekte	Columna anterior
	Columna posterior
Typ IV: Beckendiskontinuität	A. Aushöhlung (Typ II) oder geringfügiger bis mäßiger segmentaler Typ-I-Defekt
	B. Großer segmentaler Typ-I-Defekt oder kombinierter Typ-III-Defekt
	C. Beckenbestrahlung mit oder ohne Aushöhlung oder Segmentverlust
Typ V: Arthrodese	

Aufgrund des vermehrten Einsatzes von Press-Fit-Komponenten wird zudem möglicherweise eine höhere Inzidenz von Azetabulumfrakturen zu verzeichnen sein.

Kadaverstudien haben gezeigt, dass bis zu 20 % aller Azetabula, die um 2 mm weniger ausgefräst wurden, während des Anpassens der azetabulären Komponente eine Fraktur erleiden (Garcia-Cimbrelo et al. 1992). Am häufigsten handelt es sich dabei um Frakturen der anterioren oder posterioren Wand, die auf einfachen Röntgenaufnahmen eventuell nicht zu erkennen sind und wahrscheinlich geringere klinische Bedeutung haben als die selteneren Beckenpfeilerfrakturen.

Um periprothetische Frakturen des Azetabulums zu vermeiden, sollte die Press-Fit-Komponente auf 1 mm im Falle eines porösen Knochenzustandes und auf 2 mm bei guter Knochenqualität beschränkt werden (Callaghan et al. 1999). Die meisten intraoperativ vorkommenden Frakturen können während des initialen Prozederes erfolgreich behoben werden.

Die Behandlung von später auftretenden Frakturen gestaltet sich als wesentlich schwieriger. Frakturen, die sich infolge großen Knochenverlustes in der Azetabulum-Region ereignen (Type IVB; Tab. 15.4), erfordern oftmals umfangreiche wiederherstellende Maßnahmen unter Verwendung von prothetischen Elementen oder massiven Allografts.

Dieses Spezialgebiet sprengt jedoch den Rahmen dieses Kapitels und soll hier nicht weiter ausgeführt werden.

15.2 Diagnostik

15.2.1 Femur

Bei postoperativen periprothetischen Frakturen kann die Diagnose anamnestisch, durch gründliche Untersuchung und mittels konventioneller Röntgenaufnahmen rasch gesichert werden. Falls eine intraoperative Fraktur verpasst wurde oder falls der Knochen sehr porotisch oder gar pathologisch verändert ist, ist die Diagnose oft nicht eindeutig zu stellen. Klinisch beklagt sich der Patient dann über Schmerzen im Bereich der Fraktur, wobei der Schmerz einer proximalen Fraktur oft in den Kniebereich projiziert wird. Radiologisch ist die Fraktur normalerweise gut erkennbar. Die Prothese kann fest oder gelockert sein. Eindeutige Lockerungszeichen sind eine veränderte Prothesenstellung oder aber eine Fraktur im periprothetischen Zementmantel oder gar der Prothese selbst. Wenn die Lockerung der Prothese mit konventionellen Röntgenbildern nicht belegbar ist, jedoch der Frakturverdacht fortbesteht, so kann eine sagittale oder koronale, konventionelle Tomographie zur Klärung hilfreich sein. Bei periprothetischen Frakturen sollten unbedingt axiale Aufnahmen angefertigt werden. Die Frakturlokalisierung, die Knochenqualität, das verwendete Prothesenmodell sowie die Reststabilität der Prothese bestimmen das optimale Vorgehen und damit auch die präoperative Planung. CT- und MRI-Untersuchungen sind in der Regel nicht hilfreich, da Artefakte wegen der metallischen Prothese die Bildqualität erheblich beeinträchtigen.

15.2.2 Azetabulum

Patienten, die eine Azetabulumfraktur erlitten haben, beklagen in der Regel Schmerzen in der Leistengegend unter Belastung. Sehr hilfreich für die Diagnosestellung kann unter Umständen eine Knochenszintigraphie sein, in der eine lineare Anreicherung auf eine Fraktur hinweist, die auf einer einfachen Röntgenaufnahme oftmals nicht zu sehen ist. Standard-a.p.- sowie Schrägaufnahmen sind am besten geeignet, Frakturen der Azetabulumwände sowie der Beckenpfeiler aufzudecken.

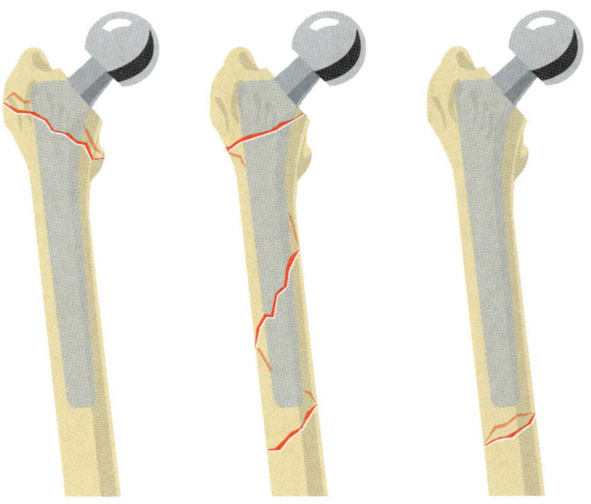

Abb. 15.1 Einteilung periprothetischer Frakturen nach Johansson et al. (1981): Typ-1-Frakturen sind beschränkt auf den intertrochantären Bereich. Typ-2-Frakturen können die Prothese überragen. Typ-3-Frakturen verlaufen außerhalb des Prothesenschafts

15.3 Klassifikationen

15.3.1 Periprothetische Frakturen des Femurs

Für periprothetische Frakturen der Hüfte existieren in der Literatur mehrere Klassifikationen, aber keine wird favorisiert. Die meisten Klassifikationen beschränken sich auf die Frakturlokalisierung. Johansson et al. hatten 1981 eine einfache, dreiteilige Einteilung vorgeschlagen (Abb. 15.1). Typ-1-Frakturen beginnen danach im proximalen Femurbereich, laufen aber nicht nach distal aus. Typ 2 sind ähnlich Typ-1-Frakturen, aber der Frakturspalt überragt die Prothesenspitze. In Typ-3-Frakturen verläuft der gesamte Frakturspalt distal des Prothesenschaftes. Bethea et al. (1982) beschrieben eine Einteilung nach Frakturtyp. Typ A sind danach einfache Frakturen, beschränkt auf das Prothesenende. Typ B sind spiralförmige Frakturen und Typ C Trümmerfrakturen, beide sind entlang der Prothese lokalisiert.

Die neueste Klassifikation der AAOS umfasst sechs Typen (D'Antonio et al. 1993). Typ-1-Frakturen sind

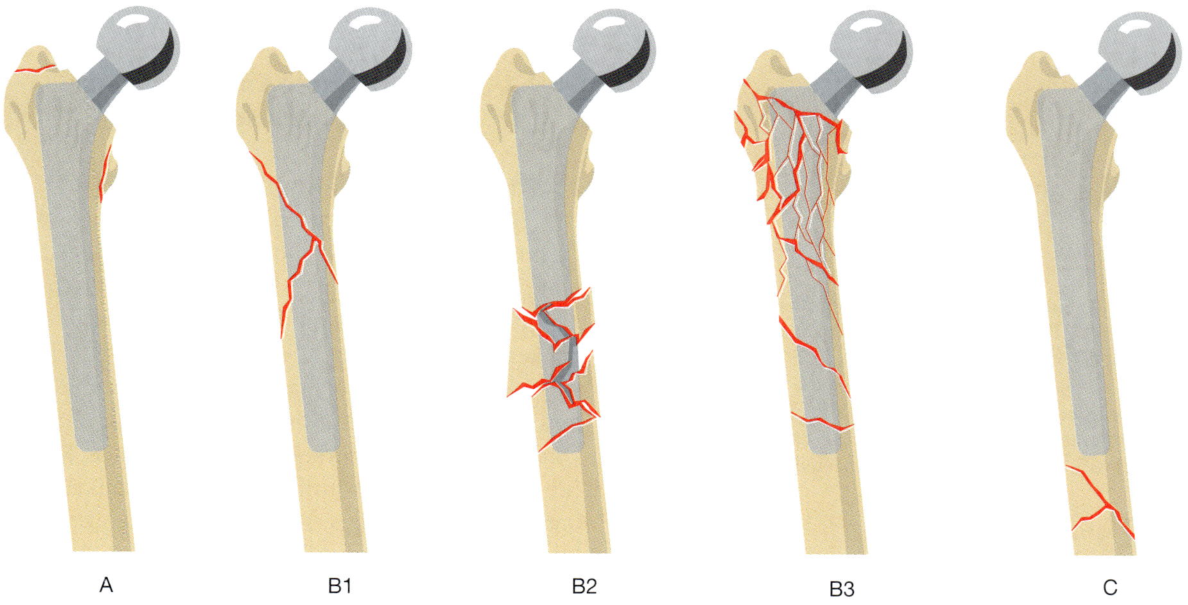

Abb. 15.2 Einteilung periprothetischer Frakturen nach Duncan und Masri (1995; Vancouver-Klassifikation): Abrissfrakturen des Trochanters sind als Typ A eingeteilt. Typ-B-Frakturen sind dreifach unterteilt, nämlich in solche mit noch festem Prothesesitz (B1), mit bereits gelockerter Prothese (B2) und schließlich für Frakturen im Zusammenhang mit schlechter Knochenqualität und Struktur (B3). Frakturen außerhalb der Prothese werden als Typ-C-Frakturen bezeichnet

danach unvollständige Frakturen proximal des Trochanter minor. Wenn die Fraktur bis zum Trochanter minor ausläuft, wird sie als Typ 2 bezeichnet, wenn sie distal des Trochanter minor ausläuft als Typ 3. Typ-4-Frakturen entstehen im Bereich der Prothesenspitze und sind unterteilt in Spiralfrakturen (4A) oder Transversfrakturen (4B). Typ 5 sind Trümmerfrakturen im distalen Bereich und schließlich Typ-6-Frakturen verlaufen noch weiter nach distal aus oder befinden sich sogar außerhalb des Prothesenschaftes.

Eine nützliche Klassifikation sollte letztendlich nicht nur eine anatomische Beschreibung beinhalten, sondern auch den Entscheid zur optimalen Behandlungswahl und Prognose unterstützen. Eine solche Klassifikation ist beispielsweise jene von Duncan und Masri (Abb. 15.2; Duncan und Masri 1995). Sie berücksichtigt die Anatomie, den Frakturverlauf, die Stabilität der Prothese und die Knochenqualität. Typ A sind zum größten Teil Abrissfrakturen des Trochanter major oder minor, die Prothese sitzt aber fest. Diese Frakturen sind harmlos und können meistens konservativ behandelt werden. Typ-B-Frakturen sind unterteilt in drei Untergruppen: Periprothetische Frakturen mit festem Implantat, mit gelockertem Implantat oder solche mit schlechter Knochenqualität. Auch dies wird regelhaft operativ angegangen. Wenn die Fraktur distal zur Prothese ausläuft, wird sie als Typ C bezeichnet.

15.3.2 Periprothetische Frakturen des Azetabulums

Zum jetzigen Zeitpunkt existiert keine allgemein akzeptierte Klassifikation von periprothetischen Azetabulumfrakturen.

Peterson und Lewellen (1996) beschreiben zwei Typen: In Typ-1-Frakturen ist die azetabuläre Komponente noch gut verankert. Typ-2-Frakturen weisen eine Lockerung der azetabulären Komponente auf. Des Weiteren wird durch Osteolyse entstandener azetabulärer Knochensubstanzverlust in Abhängigkeit der Beteiligung von Azetabulumwand und Beckenpfeiler in 5 Gruppen eingeteilt (Tab. 15.4; Berry et al. 1999).

15.3.3 Periprothetische Frakturen am Knie

Da die meisten Knieprothesen im Grunde genommen nur einen Oberflächenersatz darstellen, wird die Einteilung suprakondylärer Femurfrakturen nach Neer et al. (1967) auch für periprothetische Frakturen angewendet. Typ-1-Frakturen verlaufen extraartikulär, sind weniger als 5 mm disloziert und weisen weniger als 5° Fehlstellung auf. Typ-2-Frakturen verlaufen ebenfalls außerhalb des Gelenks, sind aber mit einer Dis-

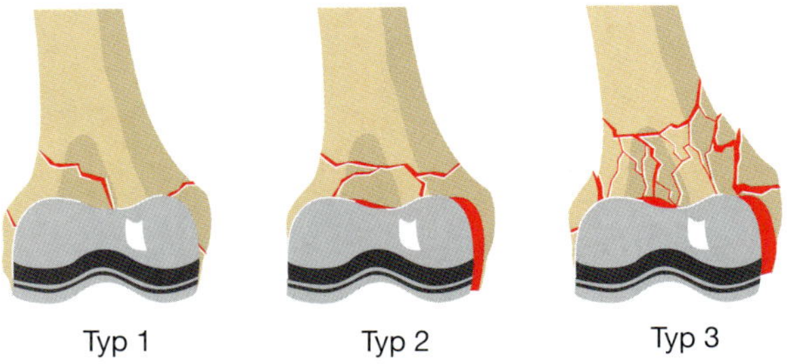

Abb. 15.3 Einteilung periprothetischer Frakturen nach Neer et al. (1967): Typ-1-Frakturen sind extraartikulär, sind weniger als 5 mm disloziert und haben weniger als 5° Fehlstellung. Typ-2-Frakturen verlaufen ebenfalls außerhalb des Gelenks, sind aber mit größerer Dislokation und/oder Fehlstellung verbunden. Wenn eine hochgradige Zertrümmerung oder Dislokation vorliegt, so wird die Fraktur als Typ 3 eingeteilt

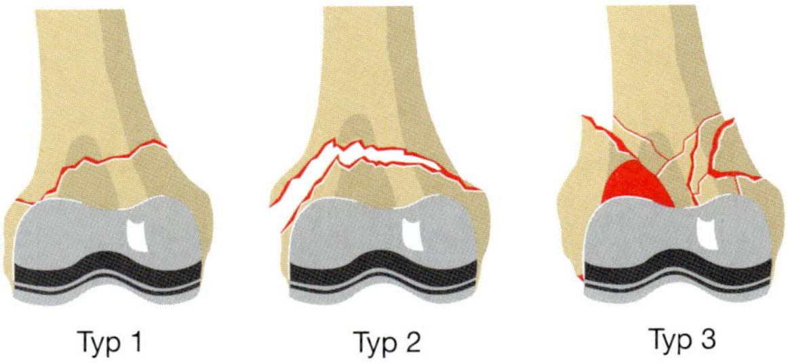

Abb. 15.4 Einteilung periprothetischer Frakturen nach Rorabeck: Typ-1-Frakturen sind undisloziert mit festsitzender Prothese. In Typ-2-Frakturen ist die Fraktur disloziert, die Prothese sitzt aber noch fest. Wenn die Prothese gelockert ist, wird die Fraktur als Typ 3 bezeichnet

lokation von mehr als 5 mm oder einer Fehlstellung von mehr als 5° verbunden. Falls eine hochgradige Zertrümmerung oder Dislokationen vorliegen, wird die Fraktur als Typ 3 eingeteilt (Abb. 15.3). Nach Neer sind periprothetische Frakturen solche, die weniger als 7,5 cm von der Gelenkoberfläche entfernt verlaufen. In der neuesten Literatur ist diese Distanz nun aber mit 15 cm angegeben (Booth 1995; Zehtner und Ganz 1993). Je näher die Fraktur zur Gelenkoberfläche ist, desto schwieriger wird dessen operative Behandlung (Booth 1995). In den letzten Jahren hat sich die Einteilung nach Rorabeck und Taylor (1999) durchsetzen können, weil sie ebenfalls die Prothesenstabilität mitberücksichtigt. Typ-1-Frakturen sind undisloziert und die Prothese sitzt noch fest. Typ-2-Frakturen sind disloziert bei immer noch fester Prothese, Typ-3-Frakturen schließlich haben eine gelockerte Prothese (Abb. 15.4).

15.4 Indikationen und Verfahrenswahl

15.4.1 Frakturen nach Einsetzen einer Hüftendoprothese

15.4.1.1 Femorale Komponente (Abb. 15.5)

Die Behandlungsziele nach einer periprothetischen Fraktur sind, wenn immer möglich, die Prothesenerhaltung, die Wiederherstellung der mechanischen Achsen, die Frakturheilung und die Erhaltung der Hüftbeweglichkeit. Nur falls diese Ziele erreicht werden, kann man ein gutes Behandlungsergebnis erwarten. Meistens ist die Operation unvermeidbar, da sonst nur eine konservative Extensionsbehandlung mit hohem Risiko für mehrere, oft lebensgefährliche Komplikationen und einem erwartungsgemäß schlechteren Behandlungsergebnis in Frage käme (Adolphson et al. 1987; Johansson et al. 1981; Mont und Maar 1994). Ausgenommen sind Typ-A-Frakturen, die in der Regel sofort teilbelastbar sind und nach 2–3 Wochen schmerzlos voll belastet werden können. Falls eine Typ-A-Fraktur intraoperativ ersichtlich wird, beispielsweise beim Raspeln des femoralen Kanals oder beim Einschlagen der Prothese, ist eine Cerclage des proximalen Femurs empfohlen, um einer Frakturspaltpropagation vorzubeugen (Incavo et al. 1991). Bei Risikopatienten kann durch die prophylaktische Cerclage möglicherweise eine proximale Femurfraktur verhindert werden (Herzwurm et al. 1992). Wird eine kortikale Perforation intraoperativ festgestellt, soll eine lange Prothese gewählt werden, die den Defekt überbrücken kann (Kavanagh 1992; McElfresh und Conventry 1974; Bethea et al. 1982). Je nach Größe des Defekts soll dieser allenfalls mit Spongiosaknochen gefüllt werden, um so das Femur längerfristig besser zu stabilisieren. Experimentelle Untersuchungen haben ergeben, dass 80 % der Femurbruchfestigkeit wiederhergestellt werden kann, falls die Prothese den Defekt um mindestens zwei Femurdurchmesser überragt (Larson et al. 1991; Mihalko et al. 1992).

Ungefähr 80 % aller periprothetischen Frakturen sind vom Typ B (Beals und Tower 1996; Partridge und Evans 1982). Bei Typ-B1-Frakturen, wo die Prothese noch fest im proximalen Segment verankert ist, muss die Fraktur ebenfalls überbrückt werden. Die Prothesenentfernung kann vermieden werden, wenn eine Plattenosteosynthese ausgeführt wird (Beals und Tower 1996; Kavanagh 1992). Anstatt Schrauben wer-

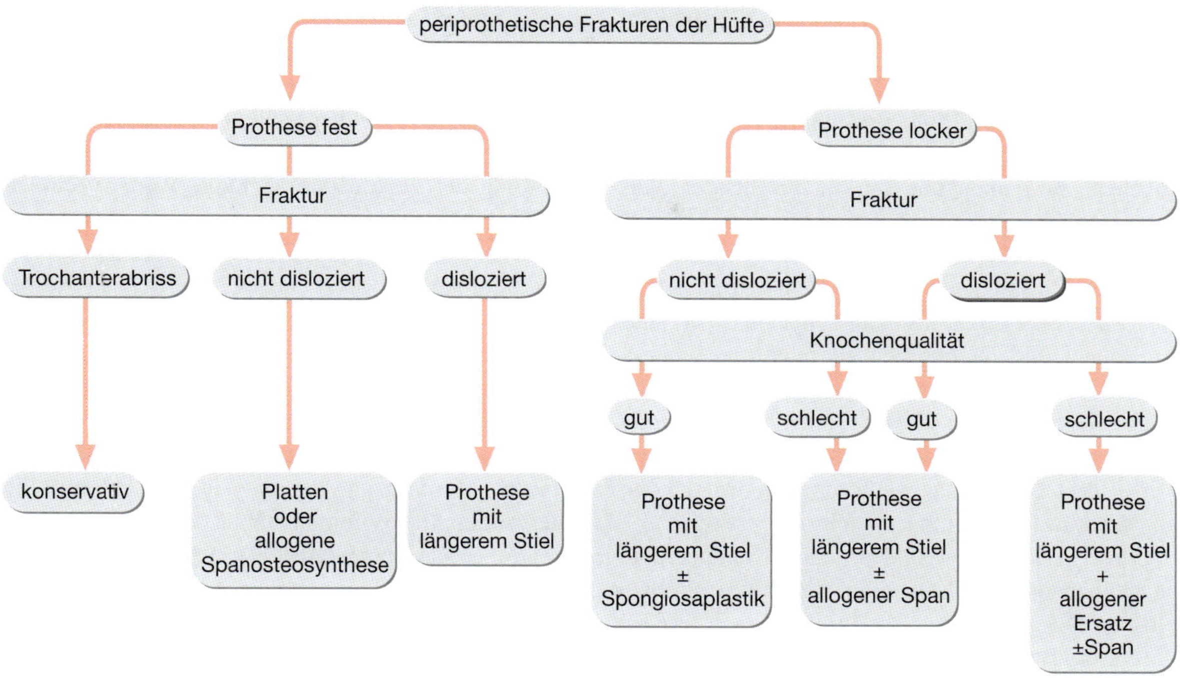

Abb. 15.5 Periprothetische Femurfrakturen der Hüfte

den proximal entweder Kabel, Drähte oder Ringe für die Befestigung der Platte verwendet (Montijo et al. 1989; Ogden und Rendall 1978; Wang et al. 1985; Zenni et al. 1988). Distal wird die Platte routinemäßig mit Schrauben befestigt. Die Platte kann auch durch allogene, kortikale Tibia- oder Fibulaspäne ersetzt werden, die mit Cerclagen am Femur befestigt werden (Emerson et al. 1992). Knochenspäne haben den Vorteil, dass unter Umständen der durch Osteolyse zerstörte Knochen wieder aufgebaut wird. Die Späne sind nach durchschnittlich 8,4 Monaten eingewachsen und die Fraktur verheilt (Emerson et al. 1992). Eine einfache Cerclage hat sich in der Praxis nicht bewährt und wird deshalb nicht weiter empfohlen (Partridge und Evans 1982).

Eine weitere Möglichkeit ist der Prothesenwechsel, unter Wahl eines Modells mit langem, frakturüberbrückendem Schaft. Der Prothesenwechsel sollte aber nur dann ins Auge gefasst werden, wenn der Patient schon vor dem Frakturereignis über Beschwerden, begründet durch eine Prothesenfehlstellung oder eine verschlissene Komponente, klagte. Bei der Entfernung einer gut verankerten Prothese kann es sonst zu erheblichem Knochenverlust kommen und so die Operation unnötig erschwert werden. Leider haben bis zu 75 % aller periprothetischen Hüftfrakturen radiologische Lockerungszeichen und sind daher nach Duncan und Masri (1995) als Typ B2 zu klassifizieren. Wenn die Prothese bereits im proximalen Segment gelockert ist, so ist ein Ersatz der femoralen Komponente erste Wahl (Garcia-Cimbrelo et al. 1992; Jensen et al. 1990; Nolan et al. 1975). Ähnlich wie bei femoralen Defekten muss auch eine Fraktur mit einer langen Prothese überbrückt werden. Um Pseudarthrosen zu vermeiden, soll die Fraktur zusätzlich mit spongiösem Knochen unterfüttert werden. Einige Autoren empfehlen sogar kortikale, strukturelle Knochenspäne, die die Fraktur zusätzlich stabilisieren (Chandler und Penenberg 1989; Emerson et al. 1992). Die gewählte Prothese soll eine distale Verankerung ermöglichen, sei es durch Verklemmen der Prothese, eine raue Oberflächenbeschichtung oder Verwendung von Zement (Lewallen und Berry 1998; Schenk und Wehril 1989; Zuber et al. 1990).

Bei Typ-B3-Frakturen ist die proximale Verankerung erschwert oder manchmal gar unmöglich, da das proximale Femur zum großen Teil strukturell nicht mehr vorhanden ist. Die erfolgreiche Behandlung dieser problematischen Frakturen beruht auf dem Wiederaufbau des verloren gegangenen Knochens und der Stabilisierung der Fraktur durch den intramedullären Prothesenschaft. Eine Stabilisierung mittels Osteosyntheseplatten oder allogener Knochenspäne ist manchmal notwendig. In Ausnahmefällen ist das ganze proximale Femur mit einem allogenen Transplantat zu ersetzen, wobei die Prothese in den Fremdknochen einzementiert wird (Duncan und Masri 1995). Das stufenosteotomierte Transplantat, zusammen mit dem intramedullären Prothesenstiel, wird mittels einer Cerclage zusammengehalten. Der verbleibende eigene Knochen, zusammen mit den entsprechenden Muskelansätzen, wird dann am Fremdknochen befestigt. Wenn die Stabilität der Osteosynthese nicht ausreicht, ist es unter Umständen nötig, die Fraktur zusätzlich mit einer Platte oder einem kortikalen Span und Cerclagen vor Beuge- und Drehkräften zu schützen (Emerson et al. 1992; Chandler und Penenberg 1989). Als letzte Möglichkeit kann bei älteren Patienten eine modulare Tumorprothese eingesetzt werden (Lewallen und Berry 1998). Die permanente Refixation der Abduktoren ist bei dieser Technik jedoch problematisch.

Typ-C-Verletzungen sind prinzipiell Femurfrakturen und haben als solche wenig zu tun mit der Prothese selbst, vorausgesetzt, dass die Prothese noch festsitzt. Wie für die Behandlung von B1-Frakturen eignet sich hier die Plattenosteosynthese mit proximaler Cerclagenbefestigung. Je nach Frakturverlauf ist ein winkelstabiles Implantat, wie beispielsweise die DCS-Platte (Synthes), die Winkelplatte (Synthes) oder der interne Fixateur (z. B. LISS – Synthes), am besten dazu geeignet, die Fraktur zu stabilisieren. Die DCS-Platte sowie die Winkelplatte haben sich längst als ausgezeichnete Implantate zur Versorgung solcher Frakturen behauptet. Die DCS-Platte kann durch einen kleinen Hautschnitt im suprakondylären Bereich perkutan eingeschoben und fluoroskopisch durch Stichinzisionen am Femur festgeschraubt werden. Beim LISS-Fixateur wird die Befestigung durch einen mitgelieferten Zielbügel erleichtert, der auch eine Limitierung des offenen Zugangs erlaubt. Bei B1-Frakturen muss darauf geachtet werden, dass das gewählte Implantat die Prothesenspitze um einige Zentimeter überragt, damit lokale Stresskonzentrationen vermieden werden.

▶ **Cave:** Ein retrograder Marknagel ist aus diesen Erwägungen nicht zu empfehlen, da es hierbei zu hohen Stresskonzentrationen zwischen Prothese und Nagelende kommen kann, mit entsprechend erhöhtem Frakturrisiko.

15.4.1.2 Azetabuläre Komponente

Die Vorgehensweise und das Behandlungskonzept hängen von der genauen Ätiologie einer um die Prothese herum aufgetretenen Azetabulumfraktur ab. Prinzipiell muss im Falle einer intraoperativ entstandenen Fraktur in derselben Sitzung die azetabuläre Komponente mit bikortikalen Schrauben versorgt werden. Ist ein Pfeiler gebrochen, sollte eine Platte zur Überbrückung der Frakturlinie angefügt werden. Handelt es sich um eine postoperativ entstandene Fraktur und ist die azetabuläre Komponente gut verankert (Typ 1), so ist ein konservativer Therapieversuch bzw. eine Belastungseinschränkung für 6–8 Wochen anzuraten. Man muss jedoch erwähnen, dass in solchen Fällen die Gefahr eines vorzeitigen Versagens der Prothese deutlich erhöht ist (Peterson und Lewallen 1996). Typ-2-Frakturen mit Lockerung der azetabulären Komponente erfordern im Allgemeinen eine chirurgische Intervention. In bestimmten Fällen, wenn z. B. der hintere Pfeiler nur minimal disloziert ist, ist zunächst eine 6- bis 8-wöchige konservative Behandlung zu empfehlen. In dieser Zeit, in der dem Patienten jegliche Gewichtsbelastung verboten ist, heilt die Pfeilerfraktur aus, was die anschließende Revision wesentlich vereinfacht. Das genaue Prozedere hängt sehr vom Knochenzustand des Patienten bzw. davon ab, ob sich um das Implantat eine Osteolyse zeigt. In traumatisch entstandenen zentralen Dislokationen der azetabulären Komponente sind die Pfeiler oft nicht mitbetroffen. Diese Verletzungen können behoben werden durch Unterfütterung des medialen Defekts mit Knochenspan und Einbringen einer größeren Hüftpfanne mit entsprechender Schraubenfixation. Diese Methode kann ebenfalls angewandt werden, wenn zusätzlich eine Dislokation des hinteren Pfeilers oder eine Querfraktur mit einer gelockerten azetabulären Komponente vergesellschaftet ist. In diesem Fall sollte zuerst eine Platte zur Refixation des hinteren Pfeilers angefügt werden. Wenn die Verlagerung der azetabulären Komponente mit gravierender Osteolyse oder Knochenverlust verbunden ist, so ist es meistens unerlässlich, das Azetabulum mittels einer Pfannendachschale zu rekonstruieren, die proximal an das Os ilium und distal an das Os ischii angebracht wird und so den Defekt überbrückt. Eventuell vorhandene Lücken werden durch Knochentransplantate aufgefüllt; optimalerweise wird die Pfannendachschale durch die eigene Knochenstruktur des Patienten gestützt. Ist dies nicht möglich, so sollte der hintere obere Teil des Pfannendachs mit strukturierten Knochenblöcken substituiert werden. Schließlich wird dann die azetabuläre Komponente in den Ring einzementiert.

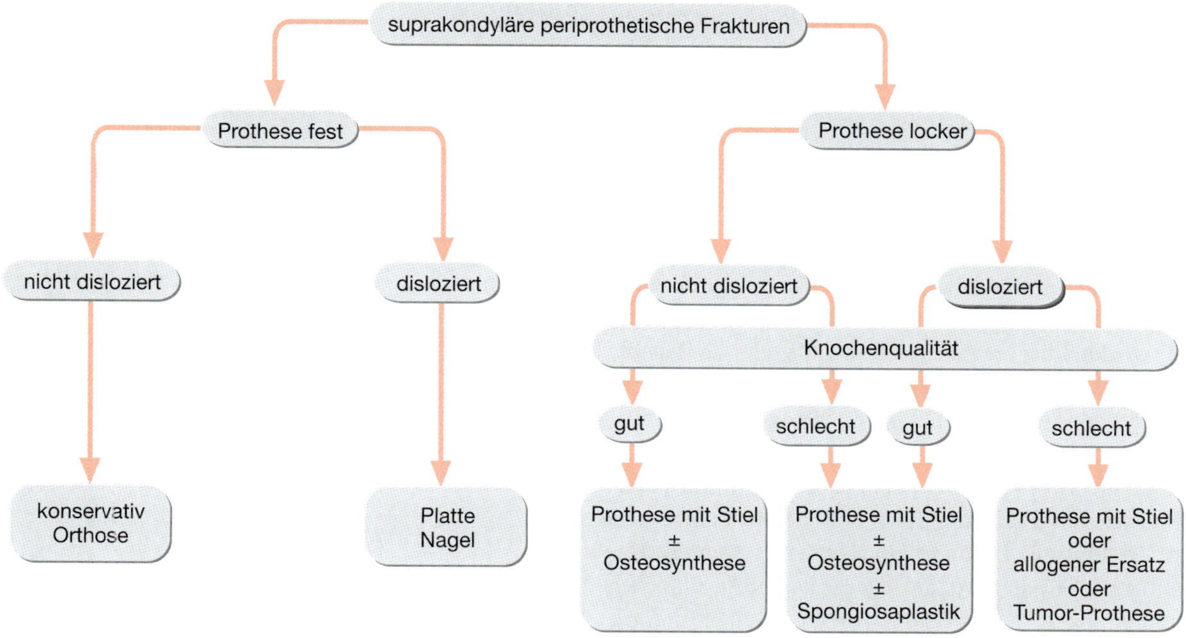

Abb. 15.6 Periprothetische Femurfrakturen des Knies

15.4.2 Frakturen nach Einsetzen einer Knieprothese (Abb. 15.6)

Intraoperative Frakturen bei Knieprothesenersatz sind selten und zum größten Teil mechanisch stabil. Die Versorgung ist in der Regel nicht sehr kompliziert Der Patient kann ein unbeschränktes Rehabilitationsprogramm betreiben. Probleme treten bei porotischem Knochen auf, vor allem bei Patienten mit rheumatischen Krankheiten (Aaron und Scott 1987; Merkel und Johnson 1968).

▶ Wenn das hintere Kreuzband entfernt und eine Prothese mit einem femoralen Kasten verwendet wird, so muss darauf geachtet werden, dass die Kondylen noch durch eine ordentliche Knochenbrücke mit dem Femur verbunden sind. Dies ist besonders bei kleineren Patienten wichtig, da der Kasten hier einen verhältnismäßig größeren Anteil des Femurs in Anspruch nimmt.

Kommt es trotzdem zu einer Fraktur, so reicht oft nur eine Schraube, um die Kondyle wieder zu befestigen. Eine femorale Komponente mit intramedullärem Stiel ist nur dann notwendig, wenn der Knochen sehr porotisch ist und dadurch die Stabilität der Prothese gefährdet scheint.

Da die femorale Komponente im Wesentlichen ein Oberflächenersatz ist, können die meisten Typ-A- und -B-Frakturen wie gewöhnliche Femurfrakturen behandelt werden. Typ-A-Frakturen sind in der Regel stabil und werden mit einer Orthese behandelt, die Beugung erlaubt, aber gleichzeitig die Fraktur stabilisiert (Culp et al. 1987; Merkel und Johnson 1968; Nielsen et al. 1988). Die Beinbelastung ist erst nach sechs Wochen erlaubt (Insall und Haas 1993).

Typ-A- und -B-Frakturen, die nicht zur konservativen Behandlung geeignet sind, werden operativ behandelt. Konventionelle mediale oder laterale Plattenosteosynthesen haben sich gut bewährt. Moderne Osteosyntheseverfahren erlauben eine Stabilisierung mittels eingeschobener Platten oder unter Verwendung des LISS-Fixateurs, um so den Weichteilschaden zu vermindern. Mehrere Hersteller bieten suprakondyläre Marknägel an, die sich für die Behandlung periprothetischer Frakturen gut eignen (Jabczenski und Crawford 1995; Murrell und Nunley 1995; Rolston et al. 1995). Das retrograde Marknagelverfahren ist aber für femorale Kastenkomponenten oft nicht möglich. Ein von proximal eingebrachter Femurmarknagel kann dann anstelle des retrograden Nagels benutzt werden. Voraussetzung dafür ist, dass die Fraktur mindestens 8 cm vom Gelenk entfernt liegt (Hanks et al. 1989).

Ein Prothesenersatz ist im Grunde genommen auf Typ-C-Frakturen mit gelockerter Prothese beschränkt. In diesen Fällen sollen ein fester Prothesensitz und Frakturstabilität angestrebt werden. Hierzu sind Prothesen mit einem intramedullären Stiel am besten geeignet, da sie eine stabile Verankerung der Prothese im proximalen Markraum erlauben (Figgie et al. 1990; Insall und Haas 1993). Der Knochenersatz des distalen Femurs durch ein halbes allogenes Femur wurde in der Literatur beschrieben (Candler und Danylchuck 1996). Es wird hierbei entweder der mediale oder der laterale Anteil durch Fremdknochen ersetzt. Wong und Gross (1999) empfehlen den allogenen distalen Femurersatz, wobei der Stiel der Prothese im allogenen Knochen festzementiert wird. Der Eigenknochen soll mit seinen Muskel- und Bänderansätzen über den Knochenersatz gelegt und mit Drähten daran befestigt werden. Das allogene Femur wird mit der Zeit in Eigenknochen umgewandelt. Nachteilig bei dieser Technik sind die hohen Kosten, das Infektionsrisiko, bedingt durch den Fremdknochen, sowie der erforderlich große operative Zugang. Ist der Knochen durch Trümmerzonenbildung, Tumor oder einen anderen pathologischen Prozess verloren gegangen, der Patient aber nicht für einen allogenen Knochenersatz geeignet, so muss das gesamte distale Femur durch modulare Revisionsprothesenkomponenten oder durch eine Tumorprothese ersetzt werden.

15.5 Operationstechniken

15.5.1 Plattenosteosynthesen

15.5.1.1 Periprothetische Frakturen der Hüfte (Abb. 15.7)

Die Plattenosteosynthese des proximalen Femurs erfolgt lateral. Der Patient wird dazu in Seitenlage oder Rückenlage gebracht. Der Hautschnitt verläuft in der Narbe des ursprünglichen Zugangs. In der Regel wird der M. vastus lateralis nach vorne abgeschoben, um so das Femur offen freizulegen. Das Abschieben der Muskulatur soll grundsätzlich auf das Minimum beschränkt bleiben, damit die Durchblutung des Knochens nicht weiter gefährdet wird. Die Fraktur wird schrittweise dargestellt, oft kann durch den Frakturspalt der Prothesenschaft inspiziert werden. Falls Letzteres möglich ist, so kann die Stabilität der Prothese ohne Darstellung des proximalen Frakturbereichs

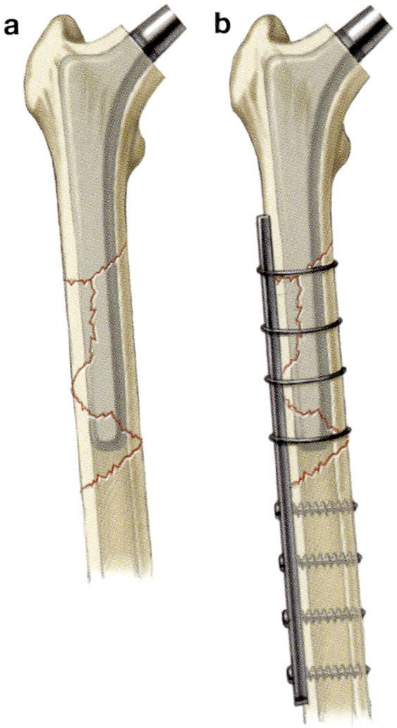

Abb. 15.7 Plattenosteosynthese periprothetischer Frakturen der Hüfte: Die Prothese ist, trotz der Fraktur, noch fest im proximalen Femur verankert. Die Fraktur wird mit einer Platte überbrückt, die proximal fixiert wird mit Cerclagedrähten und distal mit vier Schrauben. Die Platte kann allenfalls durch einen kortikalen Tibia- oder Fibulaspan ersetzt werden

überprüft werden. Die Platte wird proximal mittels Drähten oder Stahlkabeln, distal mittels Schrauben befestigt. Für die distale Plattenfixation sollen mindestens acht kortikale Verankerungspunkte (vier bikortikale Schrauben) angestrebt werden.

15.5.1.2 Periprothetische Frakturen des Knies (Abb. 15.8)

Der Patient wird auf dem Rücken oder auf der Seite gelagert. Ähnlich wie bei der Hüfte wird auch beim Knie ein lateraler Zugang bevorzugt. Der Tractus iliotibialis wird gespalten und M. vastus lateralis wird, um die Fraktur darzustellen, nach vorne abgeschoben. Winkelstabile Implantate, wie beispielsweise eine 95°-Winkelplatte oder eine DCS-Platte, sind zur Versorgung periprothetischer Frakturen gut geeignet. Der optimale suprakondyläre Eintrittspunkt der Winkelplatte oder Schraube liegt 1,5–2,0 cm proximal der Gelenkoberfläche. Die Winkelplatte gewährt eine bessere Rotationsstabilität des suprakondylären Fragments und ist deshalb bei Trümmerfrakturen oder schlechter Knochenqualität einer DCS überlegen.

Eine kombinierte mediale und laterale Plattenosteosynthese erfolgt mit dem Patienten in Rückenlage. Der operative Zugang erfolgt durch die normalerweise parapatelläre Hautnarbe der ersten Operation. Die Quadrizepsmuskulatur wird durch deren Mitte gespal-

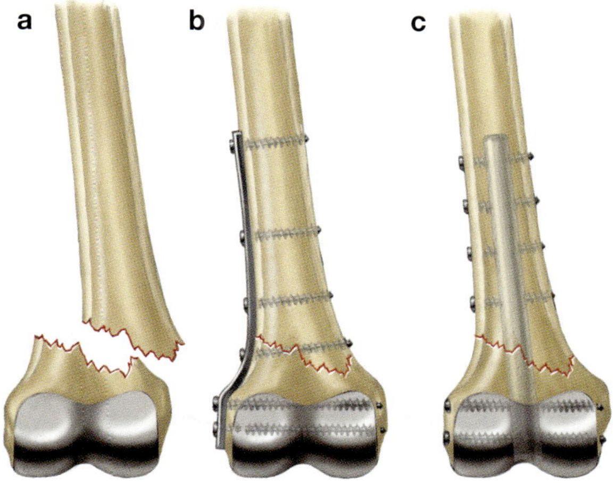

Abb. 15.8 Platten- und Marknagelosteosynthese periprothetischer Frakturen des Knies: Die Prothese sitzt noch fest, aber die Fraktur ist disloziert (**a**). Die Fraktur kann entweder mit einem winkelstabilen Implantat (**b**) oder einem Marknagel (**c**) versorgt werden

ten und so die Femurfraktur dargestellt. Der gewählte Zugang erlaubt, alle nachfolgenden Osteosynthesen durchzuführen. Sowohl für die mediale wie für die laterale Seite sollen spezielle Kondylenplatten verwendet werden. Beide Platten sollen durch mindestens sechs Verankerungspunkte (drei bikortikale Schrauben) im proximalen Segment fixiert werden. Die Technik erlaubt selbst bei erheblichem Knochenverlust eine gute Frakturstabilität. Durch den gewählten Zugang kann zudem eine Spongiosaplastik eingebracht werden.

Eingeschobene Platten, MIPPO (minimal-invasive Plattenosteosynthese) oder die Verwendung des LISS-Fixateurs wurden in den letzten Jahren als alternative Behandlungsmethoden suprakonylärer Frakturen angeboten und werden in einigen Zentren auch bei periprothetischen Frakturen eingesetzt. Je nach Frakturverlauf können bei MIPPO entweder eine einfache LC-DCP oder aber eine DCS verwendet werden. Das laterale Femur wird hierzu durch einen 5–7 cm langen Hautschnitt im lateralen suprapatellären Bereich dargestellt. Die Kompressionsschraube der DCS kann fluoroskopisch eingesetzt werden. Der Eintrittspunkt ist, wie bei einer Winkelplatte, 1,5–2,0 cm proximal und posterior der Gelenkoberfläche anzusetzen Die Platte ist unter dem M. vastus lateralis entlang dem Femur einzuschieben und, unter Kontrolle des Bildverstärkers, durch mehrere Stichinzisionen festzuschrauben. Ein LISS-Fixateur wird durch denselben Zugang eingebracht. Dessen Befestigungsschrauben greifen unikortikal und sind winkelstabil zur Platte. Sie verankern den Fixateur mühelos im kortikalen Knochen. Durch das LISS-Verfahren werden die Weichteile geschont und die Durchblutung des Knochens wird nicht weiter beeinträchtigt.

15.5.2 Marknagelungen (Abb. 15.8)

Der Marknagel wird durch das distale Femur eingebracht. Diese Technik wird bei extrem distalen periprothetischen Hüftfrakturen (Typ C) oder bei suprakondylären Frakturen bei noch gut verankerter Knieprothese (Typ 2) verwendet.

Der Patient ist in Rückenlage. Das Kniegelenk wird entweder durch das Ligamentum patellae oder einen kurzen medialen peripatellären Zugang eröffnet. Der Nageleintrittspunkt liegt unmittelbar vor dem femoralen Ansatz des hinteren Kreuzbandes. Die Eintrittsstelle kann fluoroskopisch oder offen dargestellt werden. Der femorale Markraum wird eröffnet und aufgebohrt. Die Länge des Nagels muss so gewählt werden, dass dieser die Fraktur um mindestens zwei femorale Durchmesser überragt. Die distale Verriegelung erfolgt mittels Verriegelungsansatz. Um spätere Kniebeschwerden zu vermeiden, muss der Nagel bis unter die Gelenkoberfläche eingeschlagen werden. Wenn der Nagel für distale Femurfrakturen bei liegenden Hüftimplantaten verwendet wird, so muss darauf geachtet werden, dass der Abstand zwischen Nagelspitze und Hüftprothesenspitze mindestens zwei femorale Durchmesser beträgt. Hohe Stresskräfte im Bereich zwischen den beiden Implantaten mit erhöhtem Refrakturrisiko sind sonst die Folge.

15.5.3 Prothesenwechsel

15.5.3.1 Periprothetische Frakturen der Hüfte (Abb. 15.9)

Eine präoperative Planung ist unentbehrlich. Das genaue implantierte Prothesenmodell muss identifiziert werden, da der Prothesenkopf unterschiedliche Durchmesser aufweisen kann. Falls die azetabuläre Komponente abgerieben oder gelockert ist, so muss auch diese teilweise oder vollständig ersetzt werden. Extraktionsinstrumente sollen auf jeden Fall für die Operation bereitgestellt werden.

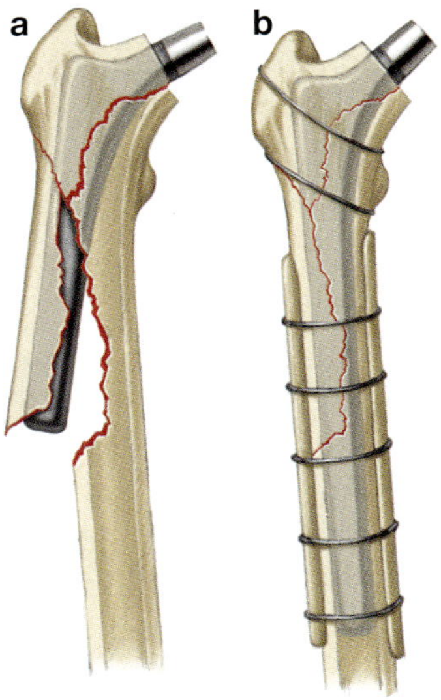

Abb. 15.9 Prothesenersatz nach periprothetischer Fraktur der Hüfte: Die Prothese hat sich durch die Fraktur gelockert (**a**). Eine Osteotomie des Trochanter major erleichtert den operativen Gelenkszugang und die Entfernung der Prothese. Eine lange Prothese, die die Fraktur um mindestens zwei Femurdurchmesser überragt, stabilisiert die Fraktur. Zusätzliche kortikale Späne, die mit Cerclagen befestigt werden, schützen die Fraktur vor Torsionskräften (**b**)

Je nach gewünschtem Zugang erfolgt die Operation entweder in Rücken- oder Seitenlage des Patienten. Um die Prothese zu entfernen, wird in der Regel wieder der ursprüngliche Zugang gewählt. Die Fraktur muss immer ganz dargestellt werden. Die Hüfte wird vorsichtig luxiert, wobei die Fraktur genau beobachtet werden muss, um eine unbeabsichtigte Ausdehnung der Fraktur zu verhindern. Die Luxation sollte gewaltlos durchgeführt werden können. Ist dies nicht möglich, muss der Trochanter major zuerst osteotomiert werden, um so den Zugang zum Gelenk zu erleichtern. Die lockere Prothese kann sodann mühelos entfernt werden. Bei zementierten Prothesen kann der verbleibende Zement durch den Frakturspalt entfernt werden. Das distale Mark des Femurs wird dann aufgebohrt und die neue Prothese darin verankert. Zu diesem Zweck werden oft beschichtete Prothesen oder aber solche, die sich im distalen Markraum verklemmen, eingesetzt. Zementierte Prothesen haben sich weniger bewährt (Katz et al. 1995; Amstutz et al. 1982; Callaghan et al. 1985; Franzen et al. 1992). Mit Draht- oder Kabelcerclagen werden abschließend der Trochanter und das proximale Femur wieder an der Prothese befestigt. Bei schlechter Knochenqualität können zusätzlich allogene Knochenspäne oder Platten unter die Cerclage eingebracht werden.

15.5.3.2 Periprothetische Frakturen des Azetabulums

Der Patient wird in die Seitenlage gebracht; die betroffene Seite zeigt nach oben. Im Allgemeinen erfolgt die Revision über den Zugang des ursprünglichen Eingriffs. Ein isolierter Zugang zum Azetabulum kann leider oft erschwert sein durch erhebliche Narbenbildung. Es ist größte Vorsicht geboten, um eine Verletzung des N. ischiadicus und der A. glutealis superior, die beide am hinteren Pfeiler entlang laufen, zu vermeiden. Die femorale Komponente kann unter Umständen ein Hindernis sein für die erforderliche Freilegung bzw. Darstellung des Operationsfeldes für die Rekonstruktion. In solchen Fällen kann eine trochantäre Umstellung notwendig sein. Je nachdem, wie komplex die Rekonstruktion ausfallen muss, kann dieses Prozedere von einer Verschiebeosteotomie bis hin zu einer kompletten Abtrennung des Trochanters reichen (Blackley und Rorabeck 2000; Engh et al. 1999; McGrory et al. 1996; Masterson et al. 1998). Es ist möglich, den Zugang Y-förmig zu erweitern, um die vorderen und oberen Anteile des Azetabulums erreichen zu können (Stiehl et al. 2000). Die Präparierung des Zwischenraums entlang des M. gluteus medius und M. rectus femoris erlaubt die Freilegung des Trochanter major und des posterioren prothetischen Elements des Femurs.

15.5.3.3 Periprothetische Frakturen des Knies (Abb. 15.10)

Wie beim Hüftprothesenersatz ist auch beim Knie die Operationsplanung äußerst wichtig. Femorale und tibiale Komponenten müssen letztendlich zusammenpassen. Da manche älteren Prothesenmodelle nicht mehr hergestellt werden, kann es vorkommen, dass notgedrungen beide Komponenten ersetzt werden müssen.

Die Operation wird in Rückenlage vorgenommen. Der operative Zugang erfolgt durch die Hautnarbe des ursprünglichen Zugangs, der meistens medial und parapatellär verläuft. Die gelockerte Prothese wird entfernt. Bei einfachen Frakturen und guter Knochenqualität genügt oft eine Schraubenosteosynthese, bevor eine gestielte Prothese eingesetzt wird. Bei ausgedehntem Knochenverlust oder Zertrümmerung wird die Verwendung von Metalleinlagen entlang der Prothese, von PMMA-Knochenzement oder von Spongio-

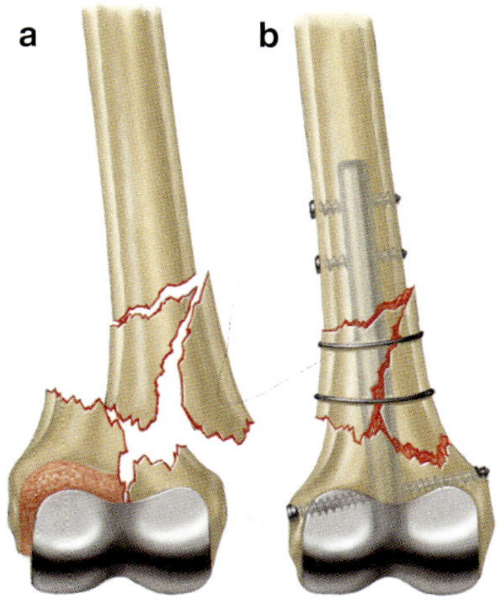

Abb. 15.10 Prothesenersatz nach periprothetischen Frakturen des Knies: Der suprakondyläre Knochen ist zertrümmert, die Prothese locker und das Femur verkürzt. (**a**) Eine gestielte Prothese ist im Femur verankert und die Trümmerfragmente sind mittels Drahtcerclage und Schraubenosteosynthese stabilisiert (**b**)

saknochen notwendig, um so den Defekt auszufüllen. Bei großen Trümmerzonen wird manchmal Fremdknochen benötigt oder ein distaler femoraler Prothesenersatz ist angebracht.

15.5.4 Spezialtechniken

15.5.4.1 Allogener Knochenersatz nach periprothetischer Hüftfraktur (Schenk und Wehril 1989; Abb. 15.11)

Der Patient wird seitlich gelagert und der Hautschnitt erfolgt entlang der Narbe des ursprünglichen Zugangs. Ein transtrochantärer Zugang wird bevorzugt, da dieser die beste Übersicht über das Gelenk verspricht. Das proximale Femur wird dargestellt und der M. vastus lateralis soweit als notwendig vom Knochen abgeschoben, um die Fraktur gut darzustellen. Die gelockerte Prothese, zusammen mit dem übrig gebliebenen Knochenzement, wird dann entfernt. Das proximale Femur wird bis hin zum distalen gesunden Knochen in der Sagittalebene gespalten. Im distalen Femurschaftbereich wird dann eine Stufenosteotomie durchgeführt. Die Länge der Stufe soll mindestens 2 cm betragen. Die Prothese wird danach probatorisch ins Femur eingesetzt, um so besser die Länge des benötigten allogenen Knochenstücks abschätzen zu können. Eine entsprechende Stufenosteotomie

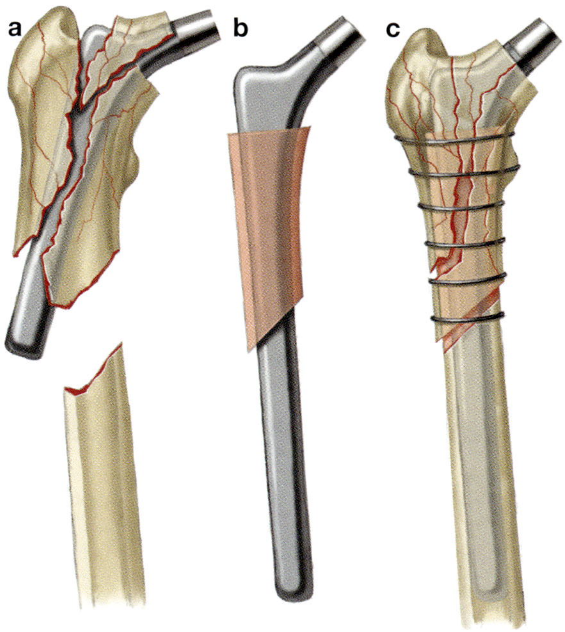

Abb. 15.11 Prothesenersatz und allogener Knochenersatz bei schlechter Knochenqualität und nach periprothetischer Fraktur der Hüfte: Die proximale Knochenstruktur ist durch Osteolyse geschwächt und muss wieder aufgebaut werden (**a**). Das proximale Femur ist über die die gesamte Implantatlänge in der sagittalen Ebene gespalten und die lockere Prothese entfernt. Der allogene Knochenersatz wird dann unter angemessener Kürzung, einer Stufenosteotomie und mittels Aufbohrung aufgearbeitet. Eine lange Prothese ist ins allogene Knochenimplantat einzementiert (**b**). Das gespaltene proximale Femur ist auf das allogene Knochenimplantat aufgelegt und mittels Cerclagen befestigt (**c**). Die Stufenosteotomie, zusammen mit dem intramedullären Prothesenschaft und der Cerclage, stabilisieren die Fraktur

und Markraumaufbohrung wird anschließend auch im allogenen Knochenstück durchgeführt. Mittels PMMA-Knochenzement wird die Prothese im allogenen Segment fixiert. Der überragende Prothesenstiel wird ins autologe Femur eingesetzt, und die Stufenosteotomie zwischen dem allogenen und autogenen Knochen mit Cerclagen stabilisiert. In der Regel bietet der intramedulläre Prothesenstiel, zusammen mit den Cerclagen der Stufenosteotomie, ausreichende Stabilität. Im Zweifelsfall kann die Osteotomie mit einer zusätzlichen Platte oder kortikospongiösen Knochenspänen verstärkt werden. Das gespaltene proximale Femur sowie der Trochanter major werden schließlich mit Drähten am allogenen Knochensegment befestigt. Danach wird die Wunde verschlossen.

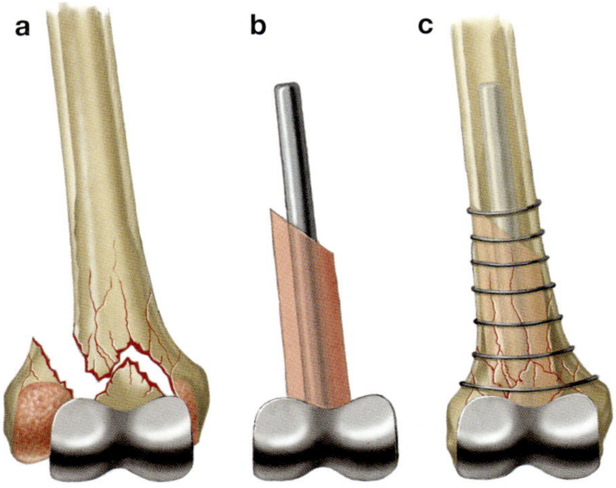

Abb. 15.12 Prothesenersatz und allogener Knochenersatz nach periprothetischer Fraktur des Knies bei schlechter Knochenqualität: Eine Trümmerfraktur, entstanden aufgrund des geschwächten suprakondylären Knochens, ist verantwortlich für die Prothesenlockerung (**a**). Eine gestielte Prothese ist in solchen Fällen unentbehrlich. Der allogene Knochenersatz wird bearbeitet und die Prothese mit Knochenzement ins allogene Stück einzementiert (**b**). Eine aufeinander abgestimmte Stufenosteotomie im allogenen Knochenimplantat und im gesunden Femur stabilisiert die Fraktur. Die femoralen Kondylen, mitsamt deren Muskel- und Bänderansätzen, sind am allogenen Implantat mit Cerclagen befestigt. Die Stufenosteotomie wird mittels einer Drahtcerclage stabilisiert (**c**)

15.5.4.2 Allogener Knochenersatz nach periprothetischer Kniefraktur (Talab et al. 1979; Abb. 15.12)

Die Operation erfolgt in Rückenlage. Das Femur wird durch einen anterioren Zugang entlang der Narbe des ursprünglichen Zugangs dargestellt. Wie bei der Hüfte wird zuerst die gelockerte bisherige Prothese entfernt. Das Femur wird in der sagittalen Ebene bis zum gesunden Knochen hin gespalten, die Muskel- und Bänderansätze bleiben dabei erhalten. Eine Stufenosteotomie wird vorbereitet und die gestielte Prothese vorläufig eingesetzt, sodass die Länge des allogenen Knochensegments abgeschätzt werden kann. Eine passende Stufenosteotomie wird dann auch im allogenen Knochenstück durchgeführt und der Prothesenstiel ist darin einzuzementieren. Der überragende Prothesenstiel wird sodann ins Femur eingeschoben und mit Drahtcerclagen über die vorbereitete Stufenosteotomie stabilisiert. Der Eigenknochen mit seinen Muskel- und Bänderansätzen wird ebenfalls mit Drähten befestigt. Der Wundverschluss schließlich erfolgt standardmäßig.

15.6 Nachbehandlung

Knochen-, Implantatstabilität und chirurgische Behandlungstechnik bestimmen die Nachbehandlung periprothetischer Frakturen. Krankengymnastik ist vor allem nach Knieoperationen sehr wichtig und sollte deshalb nicht verzögert werden. Die Motorschiene leistet sowohl nach Hüft- als auch nach Knieoperationen gute Dienste. Bei einfachen Frakturen, die nur mittels Plattenosteosynthesen oder Marknagelungen behandelt wurden, wird eine Teilbelastung nach sechs Wochen angestrebt. Wurden aber Knochenspäne verwendet, so soll die Teilbelastung des Beins erst später erlaubt werden. Erlaubte Belastungssteigerungen hängen vom radiologischen Fraktur- und Knochenheilungsverlauf ab. Nach komplizierten chirurgischen Verfahren, vor allem aber nach allogenem Knochenersatz, kann die Extremität in der Regel erst nach drei Monaten belastet werden.

15.7 Ergebnisse

15.7.1 Periprothetische Fraktur der Hüfte

15.7.1.1 Femorale Komponente

Für prognostische Zwecke muss unterschieden werden zwischen Femurfrakturen proximal (im Trochanter-minor-Bereich) oder distal der Prothese (Typ A oder Typ C; Duncan und Masri 1995) sowie Frakturen im Bereich der Prothese selbst (Typ B). Die Ergebnisse der ersten Gruppe (proximal oder distal der Prothese) sind normalerweise sehr gut, es kann mit einer Restitutio ad integrum gerechnet werden. Die Ergebnisse der Typ-B-Frakturen sind leider enttäuschend. Auch bei neuesten Studien finden sich in über 50 % schlechte Endresultate (Beals und Tower 1996; Lewallen und Berry 1998).

Die Klassifikation nach Beals und Tower (1996) bezeichnet die verheilte Fraktur mit einer stabilen Prothese als ausgezeichnetes Resultat, ein stabiles Implantat mit nur geringem Einsinken oder minimaler Fehlstellung der Prothese noch als gutes Resultat. Nur Implantate mit Lockerung, Pseudoarthrose, Infekt, Fehlstellung oder Refraktur werden als schlechtes Resultat bezeichnet. Danach hatten von 93 behandelten Patienten mit Typ-B-Frakturen nur gerade 32 % „ausgezeichnete Resultate", 16 % hatten „gute Resultate", und 52 % „schlechte Resultate". Lewallen und

Berry (1998) konnten die enttäuschenden Ergebnisse nach Behandlung von Typ-B-Frakturen nur bestätigen. Von 97 nachbehandelten periprothetischen Hüftfrakturen fanden sich langfristig nur in der Hälfte der Fälle radiographisch stabile Implantate. 20 % der Patienten mit gelockerter Prothese hatten keine oder nur wenig Schmerzen, 33 % aber klagten über starke Schmerzen. Die Pseudoarthrosenrate war mit 15 % sehr hoch.

15.7.1.2 Azetabuläre Komponente

Der erfolgreiche Ausgang einer chirurgischen Behandlung von Azetabulumfrakturen variiert und hängt sehr von der Komplexität des Frakturverlaufs sowie von der Knochenqualität ab.

Die Literatur beschreibt nur eine geringe Anzahl an Fallbeispielserien, die zudem schwierig zu interpretieren sind. Sharkey et al. (1999) stellten in 10 von 13 intraoperativ aufgetretenen Frakturen eine Heilung fest, wovon jedoch vier Patienten nach zwei Jahren lockere Komponenten aufwiesen. Peterson und Lewallen (1996) zeigten auf, dass in 6 von den 8 Fällen mit radiologisch nachgewiesenen stabilen azetabulären Komponenten durch konservative Therapiemaßnahmen eine Heilung erfolgte. Vier der Patienten, deren Fraktur ausgeheilt war, mussten letztendlich jedoch operiert werden, da sich die Prothese frühzeitig gelockert hatte. Bei der letzten Nachuntersuchung zeigten sich bei allen 10 Patienten gute Ergebnisse.

Die Autoren kommen zu dem Schluss, dass bei den meisten Azetabulumfrakturen eine chirurgische Intervention hinsichtlich des Langzeitergebnisses am erfolgversprechendsten ist (Peterson und Lewallen 1996).

15.7.2 Periprothetische Fraktur des Knies

Nur wenige Studien untersuchten die Langzeitergebnisse nach periprothetischen Frakturen am Knie. Chen et al. (1994) fanden eine Komplikationsrate um die 30 % nach Behandlung periprothetischer Frakturen. Nach operativer Versorgung endeten 12 % in einer Pseudoarthrose, 13 % aller versorgten Frakturen benötigen einen weiteren chirurgischen Eingriff zwecks Ausbehandlung eines Infekts oder gar zur Arthrodesierung des Gelenks.

Durchschnittlich muss nach operativer Versorgung dieser Frakturen mit 7° Bewegungsumfangsverlust im Mittel gerechnet werden (Sisto et al. 1985). Zehtner und Ganz (1993) berichteten über die operative Nachbehandlung von insgesamt neun periprothetischen Kniefrakturen und fanden durchschnittlich 5° Valgusfehlstellung, und 97° aktive Flexion im Kniegelenk. Moran et al. 1996 fanden, verglichen mit der konservativen Behandlung, einen statistisch signifikanten Vorteil für die operative Versorgung, sowohl hinsichtlich postoperativer Mobilität als auch des funktionellem Gesamtergebnisses.

Acknowledgement Für ihre Mitarbeit bedanken wir uns bei T. Steffen und C. Hümmer.

Literatur

Aaron RK, Scott R (1987) Supracondylar fracture of the femur after total knee arthroplasty. Clin Orthop 219:136–139

Adolphson P, Jonsson U, Kalen R (1987) Fractures of the ipsilateral femur after total hip arthroplasty. Arch Orthop Trauma Surg 106:353–357

Amstutz HC, Ma SM, Jinnah RH, Mai L (1982) Revision of aseptic loose total hip arthroplasties. Clin Orthop 170:21–33

Beals RK, Tower SS (1996) Periprosthetic fractures of the femur: an analysis of 93 fractures. Clin Orthop 327:238–246

Berry DJ (1999) Epidemiology. Hip and knee. Orthop Clin North Am 30:183–190

Berry DJ, Lewallen DG, Hanssen AD, Cabanela ME (1999) Pelvic discontinuity in revision total hip arthroplasty. J Bone Joint Surg Am 81:1692–1702

Bethea JS III, De Andrade JR, Flemming LL, Lindenbaum SD, Welch RB (1982) Proximal femoral fractures following total hip arthroplasty. Clin Orthop 170:95–106

Blackley HR, Rorabeck CH (2000) Extensile exposures for revision hip arthroplasty. Clin Orthop 381:77–87

Blatter G, Fiechter T, Magrel F (1989) Peri-prosthesis fractures in total hip endoprostheses. Orthopäde 18:545–551

Booth RE Jr (1995) Supracondylar fractures: all or nothing. Orthopedics 18:921–922

Callaghan JJ, Salvati EA, Pellicci PM, Wilson PD Jr, Ranawat CS (1985) Results of revision for mechanical failure after cemented total hip replacement, 1979 to 1982. A two to five-year follow-up. J Bone Joint Surg Am 67:1074–1085

Callaghan JJ, Kim YS, Pederson DR, Brown TD (1999) Periprosthetic fractures of the acetabulum. Orthop Clin North Am 30:221–234

Candler HP, Danylchuck K (1996) Treatment of distal femoral fractures proximal to a total knee replacement or distal to the stem of a total hip replacement in osteopenic patients. Proceedings of the American Academy of Orthopedic Surgeons 63rd Annual Meeting. American Academy of Orthopedic Surgeons, Atlanta Rosemont, S 421

Chandler HP, Penenberg BL (1989) Femoral reconstruction. In: Chandler HP, Penenberg BL (Hrsg) Bone stock deficiency in total hip replacement: classification and management. Salck, Thorofare (NJ), S 103–164

Chen F, Mont MA, Bachner RS (1994) Management of ipsilateral supracondylar femur fractures following total knee arthroplasty. J Arthroplasty 5:521–526

Christensen CM, Seger BM, Schultz RB (1989) Management of intra-operative femur fractures associated with revision hip arthroplasty. Clin Orthop 248:177–180

Culp RW, Schmidt RG, Hanks G et al (1987) Supracondylar fracture of the femur following prosthetic knee arthroplasty. Clin Orthop 222:212–222

D'Antonio J, McCarthy JC, Bargar WL et al (1993) Classification of femoral abnormalities in total hip arthroplasty. Clin Orthop 296:133–139

Duncan CP, Masri BA (1995) Fractures of the femur after hip replacement. In: Jackson D (Hrsg) Instructional course lectures 44. American Academy of Orthhopedic Surgeons, Rosemont (IL), S 293–304

Emerson RH, Malinin TI, Cuellar AD, Head WC, Peters PC (1992) Cortical strut allografts in the reconstruction of the femur in revision total hip arthroplasty: a basic science and clinical study. Clin Orthop 285:35–44

Engh CA Jr, McAuley JP, Engh C Sr (1999) Surgical approaches for revision total hip replacement surgery: the anterior trochanteric slide and the extended conventional osteotomy. Instr Course Lect 48:3–8

Figgie MP, Goldberg VM, Figgie HE 3rd, Sobel M (1990) The results of treatment of supracondylar fracture above total knee arthroplasty. J Arthroplasty 5:267–276

Fitzgerald RH Brindley GW, Kavanagh BF (1988) The uncemented total hip arthroplasty: intra-operative femoral fractures. Clin Orthop 235:61–66

Franzen H, Mjoberg B, Onnerfalt R (1992) Early loosening of femoral components after cemented revision. A roentgen stereophotogrammetric study. J Bone Joint Surg Br 74:721–724

Garcia-Cimbrelo E, Munuera L, Gil Garay E (1992) Femoral shaft fractures after cemented total hip arthroplasty. Int Orthop 16:97–100

Haddad FS, Masri BA, Duncan CP (1999) The prevention of Periprosthetic fractures in total hip and knee arthroplasty. Orthop Clin North Am 30:191–207

Hanks GA, Mathews HH, Routson GW, Loughran TP (1989) Supracondylar fracture of the femur following total knee arthroplasty. J Arthroplasty 4:289–292

Herzwurm PJ, Wash J, Pettine KA, Ebert FR (1992) Prophylactic cerclage: a method of preventing femur fracture in uncemented total hip arthroplasty. Orthopedics 15:143–146

Incavo SJ, DiFazio F, Wilder D, Howe JG, Pope M (1991) Longitudinal crack propagation in bone around femoral prosthesis. Clin Orthop 272:175–180

Insall JN, Haas SB (1993) Complications of total knee arthroplasty. In: Insall JN, Scott WN et al (Hrsg) Surgery of the knee, 2. Aufl, Bd 2. Churchill Livingstone, New York, S 891–934

Jabczenski FF, Crawford M (1995) Retrograde intramedullary nailing of supracondylar femur fractures above total knee arthroplasty. A preliminary report of four cases. J Arthroplasty 10:95–101

Jensen TT, Overgaard S, Mossing NB (1990) Partridge Cerclene system for femoral fractures in osteoporotic bones with ipsilateral hemi/total arthroplasty. J Arthroplasty 5:123–126

Johansson JE, McBroom R, Barrington TW, Hunter GA (1981) Fracture of the ipsilateral femur in patients with total hip replacement. J Bone Joint Surg Am 63:1435–1442

Katz RP, Callaghan JJ, Sullivan PM, Johnston RC (1995) Results of cemented femoral revision total hip arthroplasty using improved cementing techniques. Clin Orthop 319:178–183

Kavanagh BF (1992) Femoral fractures associated with total hip arthroplasty. Orthop Clin North Am 2:249–257

Larson JE, Chao EY, Fitzgerald RH (1991) Bypassing femoral cotical defects with cemented intramedulary stems. J Orthop Res 9:414–421

Lewallen DG, Berry DJ (1998) Periprosthetic fracture of the femur after total hip arthroplasty: treatment and results to date. Instructional Course Lectures 47. American Academy of Orthopedic Surgeons, Rosemont (IL), S 243–249

Mallory TH, Kraus TJ, Vaughn BK (1989) Intraoperative femoral fractures associated with cementless total hip arthroplasty. Orthopedics 12:231–239

Masterson EL, Masri BA, Duncan CP (1998) Surgical approaches in revision hip replacement. J Am Acad Orthop Surg 6:84–92

McElfresh EC, Conventry MB (1974) Femoral and pelvic fractures after total hip arthroplasty. J Bone Joint Surg Am 56:483–492

McGrory BJ, Bal BS, Harris WH (1996) Trochanteric osteotomy for total hip arthroplasty: six variations and indications for their use. J Am Acad Orthop Surg 4:258–267

McLaren AC, Dupont JA, Schroeber DC (1994) Open reduction internal fixation of supracondylar fractures above total knee arthroplasty using the intramedulary supracondylar rod. Clin Orthop 302:194–198

Merkel KD, Johnson EW (1968) Supracondylar fracture of the femur after total knee arthroplasty. J Bone Joint Surg Am 68:29–43

Mihalko WM, Beaudoin AJ, Cardea JA, Krause WR (1992) Finite- element modelling of femoral shaft fracture fixation techniques post total hip arthroplasty. J Biomech 25:469–476

Missakian ML, Rand JA (1993) Fractures of the femoral shaft adjacent to long stem femoral components of total hip arthroplasty: report of seven cases. Orthopedics 16:149–152

Mont MA, Maar DC (1994) Fractures of the ipsilateral femur after hip arthroplasty. A statistical analysis of outcome based on 487 patients. J Arthroplasty 5:511–519

Montijo H, Ebert FR, Lennox DA (1989) Treatment of proximal femur fractures associated with total hip arthroplasty. J Arthroplasty 4:115–123

Moran MC, Brick GW, Sledge CB (1996) Supracondylar femoral fracture following total knee arthroplasty. Clin Orthop 324:196–209

Murrell GA, Nunley JA (1995) Interlocked supracondylar intramedullary nails for supracondylar fractures after total knee arthroplasty. A new treatment method. J Arthroplasty 10:37–42

Neer C, Grantham SA, Shelton ML (1967) Supracondylar fractures of the adult femur. A study of one hundred and ten cases. J Bone Joint Surg Am 49:591–613

Nielsen BF, Petersen VS, Varmarken JE (1988) Fracture of the femur after knee arthroplasty. Acta Orthop Scand 59:155–157

Nolan DR, Fitzgerald RH, Beckengaugh RD, Coventry MB (1975) Complications of total hip arthroplasty treated by reoperation. J Bone Joint Surg Am 57:977

Ogden WS, Rendall J (1978) Fractures beneath hip prosthesis: a special indication for parham bands and plating. Orthop Trans 2:70

Partridge AJ, Evans PE (1982) The treatment of the fractures of the shaft of the femur using nylon cerclage. J Bone Joint Surg Br 64:210–214
Peterson CA, Lewallen DG (1996) Periprosthetic fracture of the acetabulum after total hip arthroplasty. J Bone Joint Surg Am 78:1206–1213
Rolston LR, Christ DJ, Halpern A, O'Connor PL, Ryan TG, Uggen WM (1995) Treatment of supracondylar fractures of the femur proximal to a total knee arthroplasty. A report of four cases. J Bone Joint Surg Am 77:924–931
Rorabeck CH, Taylor JW (1999) Classification of periprosthetic fractures complicating total knee arthroplasty. Orthop Clin North Am 30:209–214
Schenk RK, Wehril U (1989) Reaction of bone to a cement free SL femoral stem used in revision arthroplasty. Orthopäde 18:454–462
Schwartz JT, Mayer JG, Engh CA (1989) Femoral fracture during non cemented total hip arthroplasty. J Bone Joint Surg Am 71:1153–1142
Scott RD, Turner RH, Leitzes SM, Aufranc OE (1975) Femoral fractures in conjunction with total hip replacement. J Bone Joint Surg Am 57:494–501
Sharkey PF, Hozack WJ, Callaghan JJ et al (1999) Acetabular fracture associated with cementless acetabular component insertion: a report of 13 cases. J Arthroplasty 14:426–431
Sisto DJ, Lachiewicz PF, Insall JN (1985) Treatment of supracondylar fractures following prosthetic arthroplasty of the knee. Clin Orthop 196:265–272
Stiehl JB, Saluja R, Diener T (2000) Reconstruction of major column defects and pelvic discontinuity in revision total hip arthroplasty. J Arthroplasty 15:849–857
Stuchin SA (1990) Femoral shaft fracture in porous and press-fit total hip arthroplasty. Orthop Rev 19:153–159
Talab YA, States JD, Evarts CM (1979) Femoral shaft perforation: a complication of total hip reconstruction. Clin Orhtop 142:158–165
Wang GJ, Miler TO, Stamp WG (1985) Femoral fracture following hip arthroplasty: brief note on treatment. J Bone Joint Surg Am 67:956–958
Wong P, Gross AE (1999) The use of structural allograft for treating periprosthetic fractures about the hip and the knee. Orthop Clin North Am 30:259–264
Zehtner MK, Ganz R (1993) Internal fixation of supracondylar fractures after condylar total knee arthroplasty. Clin Orthop 293:219–224
Zenni EJ, Pomeroy DL, Caudle RJ (1988) Ogden plate and other fixations for fractures complicating femoral endoprostheses. Clin Orthop 231:83–90
Zuber K, Koch P, Lustenberger A, Ganz R (1990) Femoral fractures following total hip prosthesis. Unfallchirurg 93:467–472

Hüftgelenk und Femur: Amputationen

16

T. Mittlmeier und K.-D. Schaser

Inhalt

T. Mittlmeier (✉)
Abt. für Unfall- und Wiederherstellungschirurgie, Chirurgische Klinik und Poliklinik, Universität Rostock, Schillingallee 35, 18055 Rostock, Deutschland
E-Mail: thomas.mittlmeier@med.uni-rostock.de

16.1 Allgemeines

Eine Amputation sollte als erster Baustein in der Rehabilitation des Patienten erachtet werden, bei dem eine anderweitige Extremitäten erhaltende funktionelle Rekonstruktion nicht in Frage kommt (Pinzur et al. 2007). Die frühe und enge Zusammenarbeit mit dem für die Prothesenversorgung kompetenten Orthopädiemechaniker, den Physiotherapeuten der Klinik und die Aufnahme einer Gangschulung sowie einer für den jeweiligen Patienten geeigneten frühestmöglichen postoperativen Rehabilitation sind essentielle Bausteine für den Erfolg, also die Option, den Betroffenen wieder auf die „Beine" und nicht in den Rollstuhl oder zu den permanenten Gehhilfen zu bringen.

Grundsätzlich kann bei der Entscheidungsfindung zur Amputation die Regel gelten, dass das funktionelle Resultat umso günstiger ist, je distaler das Amputationsniveau liegt. Natürlich wird der Operateur diese Regel so an die individuelle Situation anpassen müssen, dass möglichst eine funktionelle residuale Extremität entsteht. Die überkommene Einteilung der Stumpflängen in wertvolle, wertlose oder hinderliche „prothesengerechte" Sektionen ist in keiner Weise mehr für den Alltag brauchbar, da orthopädietechnisch heute sämtliche Stumpflängen sich prothetisch versorgen lassen, wenn die Voraussetzungen, also das Resultat des chirurgischen Eingriffs, stimmen (Baumgartner und Greitemann 2007; Baumgartner und Botta 2008; Hohmann und Uhlig 2005). Das bedeutet, dass Fragen der optimalen Weichteildeckung, der idealerweise *endständigen* Belastungsfähigkeit des Stumpfes, der präsumtiven aktiven Bewegungsfunktion des Restglieds durch die verbleibende Muskulatur, Optionen der muskulären Refixation sowie die jeweiligen

N. P. Haas, C. Krettek (Hrsg.), *Tscherne Unfallchirurgie*,
DOI 10.1007/978-3-540-68741-2_16, © Springer-Verlag Berlin Heidelberg 2012

Begleiterkrankungen im Rahmen der präoperativen Entscheidungsfindung erörtert werden müssen.

Selbst der beste Amputationsstumpf kann nicht die einzigartige Situation der Lastaufnahme eines normalen Fußes ersetzen (Pinzur et al. 2007). Der Fuß bietet mit seinen multiplen Artikulationen eine einzigartige Dämpfungsfunktion während der Phase des Fersenkontakts, eine stabile Plattform während der Standphase und eine an den jeweiligen Untergrund anpassungsfähige und stabile Auflage während der Abstoßphase. Baumgartner und Botta (2008) sprechen bei der Schaffung endbelastungsfähiger Stümpfe von der Schaffung einer „Ersatzsohle". Fehlt die Endbelastung, so entwickelt sich eine Inaktivitätsosteoporose mit erhöhtem Frakturrisiko, eine Minderdurchblutung (die Endbelastung verringert sie), eine reduzierte Propriozeption und bei Amputationen im Wachstumsalter ein stärkerer Wachstumsrückstand, da die mechanische axiale Stimulation der Wachstumsfugen fehlt (vgl. Tab. 16.1).

Während der Knieexartikulationsstumpf und seine Modifikation der transkondylären Amputation üblicherweise endbelastungsfähig und somit günstig für die prothetische Versorgung ist (vgl. Tab. 16.1), kann die Lastübertragung nach transfemoraler Amputation nur über eine entsprechende köcherförmige Fassung des verbleibenden Weichteilmantels, ergänzt um eine Unterstützung oder Umfassung von Beckenstrukturen, erfolgen. Der entsprechende Schaftsitz variiert mit der Qualität dieses Weichteilmantels; Schwankungen des jeweiligen Körpergewichts und tagesabhängige Änderungen des Stumpfvolumens etwa durch Ödembildungen und Störungen der Mikrozirkulation können neben lokalen Weichteilproblemen das regelmäßige Tragen einer Prothese verunmöglichen. Ultrakurze femorale Stümpfe, Hüftexartikulationen und weitere noch proximaler ansetzende Amputationsniveaus hinterlassen regelhaft einen in seiner Bewegungsfähigkeit und seiner Lebensqualität hochgradig beschränkten Patienten, so dass es das Ziel der präoperativen Indikationsstellung sein muss, je nach Indikation zur Operation auch über weitere sinnvolle chirurgische Alternativen nachzudenken, selbst wenn sie dem jeweiligen Operateur nicht so geläufig sind (z. B. Umdrehplastik nach Borggreve-Van Nes-Winkelmann, Umkippplastik nach Sauerbruch-Ochsner-Baumgartner, mikrochirurgische Sonderlösungen (Baumgartner und Botta 2008; Erdmann et al. 2002).

Tab. 16.1 Transgenikuläre versus transfemorale Amputation. (Mod. nach Baumgartner und Botta 2008)

	Knieexartikulation	Oberschenkelamputation
OP-Technik		
Wundfläche	Klein	Groß
Hautdurchtrennung	Ja	Ja
Muskeldurchtrennung	Gering	Viel
Knochendurchtrennung	Keine	Femurschaft
Komplikationen		
Nachblutung	Selten	Häufig
Exostosenbildung	Keine	Häufig
Infektrisiko	Gering	Hoch
Dekubitusrisiko	Groß	Gering
Stumpf		
Form	Birnenförmig	Konisch
Endbelastbarkeit	Ja	Allenfalls partiell
Propriozeption	Gut	Weniger günstig
Muskelgleichgewicht	Erhalten	Prinzipiell gestört
Wachstum	Erhalten	Gestört
Hüftbeweglichkeit	Erhalten	Beeinträchtigt
Beugekontraktur (Hüfte)	Keine	Risiko steigt mit kürzer werdendem Stumpf
Inaktivitätsosteoporose Femur	Keine	Immer
Sekundäre Formänderung Knochen	Keine	Häufig
Prothese		
Schaft	Weichwandschaft, Liner	Hart
Abstützung Becken	Nein	Ja
Kniepassteile	Polyzentrisch	Mono- und polyzentrisch
Sportfähigkeit	Vorhanden	Stark limitiert
Beidseitige Amputation		
Gehfähigkeit ohne Prothesen	Möglich	Unmöglich

16.2 Knieexartikulation (transgenikuläre Amputation)

16.2.1 Prinzipielles

Der direkte Vergleich der Knieexartikulation mit der Oberschenkelamputation fällt derart zugunsten der Knieexartikulation aus (Tab. 16.1), dass bei sämtlichen Indikationen grundsätzlich eine Knieexartikulation zu bevorzugen ist. Selbst bei einem Verschluss beider Femoralarterien ist eine Knieexartikulation durchführbar und verspricht ein günstigeres Outcome (Baumgartner und Botta 2008). Dies gilt jedoch nicht bei gleichzeitigem Verschluss der tiefen Venen: In dieser Situation ist eine transfemorale Amputation in Oberschenkelmitte zu bevorzugen (Baumgartner und Botta 2008). Üblicherweise bedeckt nur die genuine Haut des proximalen Unterschenkels die Femurkondylen, wobei Techniken mit Erhalt der proximalen Gastrocnemiusmuskulatur zur Bedeckung der Kondylen beschrieben sind (Klaes und Eigler 1985).

Entsprechend der physiologischen Funktion des Kniegelenks überträgt das distale Femurende sämtliche axiale Belastungen auf das Tibiaplateau; eine Amputation im Kniegelenk mit der Lastübertragung über beide Femurkondylen ist somit voll endbelastbar, wenn die entsprechenden prothetischen Voraussetzungen geschaffen werden (Baumgartner und Botta 2008). Dies macht gleichermaßen deutlich, dass es nicht notwendig bzw. sogar abträglich ist, die Patella nach distal zu fixieren. Wird die Patella mit dem Femur arthrodesiert, so wird unnötiges Konfliktpotential geschaffen (Risiken der Pseudarthrose oder implantatspezifische Komplikationen) und die mögliche Kontaktfläche des distalen Femurs verkleinert sich (Baumgartner und Botta 2008). Ähnliches droht bei der Vereinigung des Ligamentum patellae mit den posterioren Kreuzbandanteilen bzw. den proximalen Gastrocnemiussehnen in der Absicht, ein funktionelles Gleichgewicht zwischen Beugern und Streckern herzustellen. Die Kniescheiben ist zudem zum einen nicht endbelastbar, zum anderen akzentuiert diese Maßnahme die Überlänge des Exartikulationsstumpfes, was insbesondere beim Sitzen störend zur Geltung kommt (Baumgartner und Botta 2008). Ist der Reservestreckapparat erhalten, ist davon auszugehen, dass die Patella ohne refixierende Maßnahmen sich um kaum mehr als 1 cm nach proximal retrahiert. Eine Resektion der Patella ist nur dann zu erwägen, wenn der spannungsfreie Weichteilverschluss dies erforderlich macht.

16.2.2 Indikationen

16.2.2.1 Arterielle Verschlusskrankheit

Die arterielle Verschlusskrankheit macht heute mehr als 75 % aller Amputationen im Bereich der unteren Extremitäten aus (Seiler und Stirnemann 1995). Die bekannten erheblichen Probleme in der Rehabilitation der meist Betroffenen von höherem Alter nach Oberschenkelamputation lehren, dass es sich „lohnt" eine Exartikulation im Kniegelenk anzustreben, selbst wenn das Risiko einer Nachoperation droht. Baumgartner akzeptiert eine Reoperationsrate von 30 % bei unilateralen und von 50 % bei bilateralen Amputationen (Baumgartner und Botta 2008). Reste von Gefäßprothesen sind möglichst vollständig zu entfernen, insbesondere wenn eine Infektsituation vorliegt. Auch Beugekontrakturen von Hüfte und Kniegelenk stellen keine Kontraindikation zur Knieexartikulation dar, da das Release des Lig. patellae die Beugekontraktur der Hüfte mildert (Baumgartner und Botta 2008).

16.2.2.2 Therapierefraktäre Infektsituationen

Anderweitig nicht beherrschbare chronische Infekte nach mehrfachem Knietotalendoprothesenwechseln oder einer kniegelenknahen Osteosynthese – etwa auch bei akuter Exazerbation mit Sepsis – können nach radikalem Debridement des verbleibendem distalen Femurs und Erhalt zumindest der transkondylären Ebene eine endbelastungsfähige Situation mit Erhalt der Oberschenkelmuskulatur schaffen (vgl. Abb. 16.2). Als gangbare Alternative ist eine Umkippplastik nach Sauerbruch, modifiziert nach Ochsner und Baumgartner, denkbar (Baumgartner und Botta 2008), wobei unter Erhalt der Poplitealgefäße die um 180° in der Frontalebene gekippte Tibia mit dem Restfemur osteosynthetisch verbunden wird und somit analoge biomechanische Voraussetzungen für eine prothetische Versorgung wie bei der typischen Knieexartikulation vorliegen (McDonald et al. 2001). Hiermit lassen sich auch vorbestehende Oberschenkellängenverkürzungen egalisieren (Baumgartner und Botta 2008).

16.2.2.3 Posttraumatische Defektsituation

Schwere Weichteildefektsituationen am gesamten Unterschenkel insbesondere bei neurovaskulärer Verletzung und Beteiligung des Kniegelenks (Luxationsverletzung) können es ratsam erscheinen lassen, eine primäre oder frühsekundäre Exartikulation im Kniegelenk anzustreben. Bei Kindern ist es besonders wichtig, die distale Wachstumsfuge des Femurs zu erhalten (vgl. Abb. 16.2), da sie für ca. 70 % des Femurlängenwachstums verantwortlich ist (Baumgartner und Botta 2008).

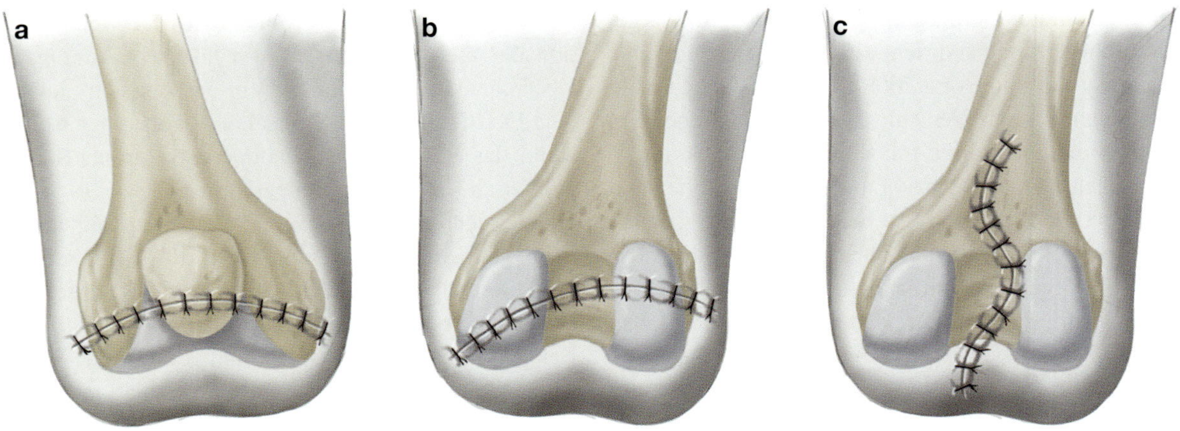

Abb. 16.1 Lappenbildung und konsekutiver Hautverschluss bei der Knieexartikulation (a und b bilden horizontale Lappen). **a** Der hintere Weichteillappen ist länger als der vordere, somit liegt die Naht außerhalb der Belastungszone (empfohlene Technik, da die dorsale Haut stabiler als die ventrale ist). **b** Der vordere Lappen ist länger als der hintere; die Naht liegt ebenfalls außerhalb der Belastungszone am Stumpfende. **c** Sagittale Lappenbildung; der Hautverschluss liegt ebenfalls dorsal in der Kondylenregion außerhalb der Stumpfbelastung

16.2.2.4 Tumore

Maligne Tumore im Schienbeinkopfbereich, die nicht extremitätenerhaltend anzugehen sind, können eine Indikation zur Knieexartikulation darstellen. Alternativ kommt hier eine Umdrehplastik Typ AII nach Winkelmann in Frage, wobei das um 180° gedrehte Sprunggelenk die Funktion des Knies übernimmt (Hillmann et al. 1999).

16.2.2.5 Angeborene Fehlbildungen und Systemerkrankungen

Können angeborene transversale Fehlbildungen wie Peromelien funktionelle Knieexartikulationen darstellen, so ist bei longitudinalen Fehlbildungen wie der Tibia- oder Fibulaaplasie die Knieexartikulation als Radikallösung denkbar (Baumgartner und Botta 2008). Die vorbestehende Deformität eines Kniegelenks ist kein Handicap für die Durchführung einer Knieexartikulation (Baumgartner und Botta 2008).

16.2.3 OP-Technik

Der Patient wird typischerweise in Rückenlage (mit einem Polster unter dem gleichseitigen Gesäß) und mit beweglichem Hüft- und Kniegelenk gelagert. Das Anbringen einer Blutsperre ist optional.

Das Anzeichnen der Schnittführung ist unerlässlich, da die Hautlappen dazu neigen, sich zu retrahieren und somit den spannungsfreien Weichteilverschluss (typischerweise nur Vollhaut!) gefährden. Man benötigt also längere Hauptlappen als angenommen (Baumgartner und Botta 2008). Die Lappenbildung ist in gleicher Weise in Längs- und in Querrichtung möglich (Abb. 16.1); hier wird die lokale Weichteil- und Durchblutungssituation die günstigere Variante diktieren. Zu beachten ist, dass die posteriore Haut belastbarer als die anteriore ist. Wenn möglich, sollte es vermieden werden, dass die Naht in die Belastungszone unter den Kondylen gerät. Nach Durchtrennung von Haut und Subkutis gibt die Durchtrennung des Lig. patellae ansatznahe den Weg der weiteren Präparation auf der Ebene des Tibiaplateaus frei. Hierzu kann das Lig. patellae vorzugsweise temporär angeschlungen und hochgehalten werden (Abb. 16.2 und 16.3). Unter ständigem Zug am Unterschenkel im Sinne der vorderen Schublade spannt sich der Kapselbandapparat an, was die schrittweise Durchtrennung der Strukturen von ventral nach dorsal entlang der Führung des Tibiaplateaus erleichtert. Baumgartner empfiehlt, bei unbeeinträchtigter Perfusion die Menisken mit ihren proximalseitigen Verbindungen zu Kapsel und Bandapparat stehenzulassen, da hierdurch die Kontaktfläche des Femurs vergrößert wird (Baumgartner und Botta 2008). Dies gilt wegen der fragwürdigen Perfusion dieser Strukturen mit der drohenden Nekrosenbildung nicht für den Gefäßpatienten. Der femorale Gelenkknorpel wird in jedem Fall unberührt belassen, da er eine Barriere gegen Infekte bildet; die Kreuzbänder werden reseziert. Eine Synovektomie ist nur

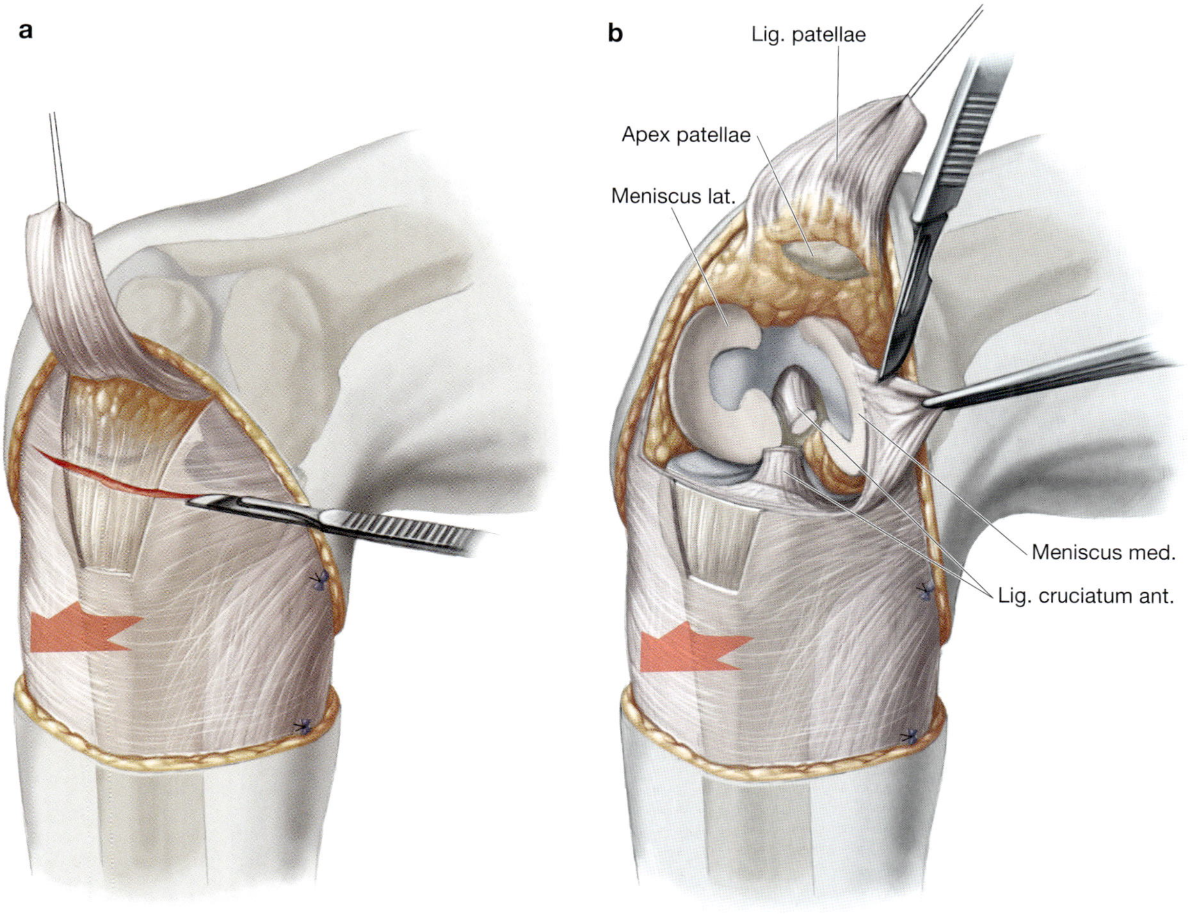

Abb. 16.2 Präparationsschnitte bei der Knieexartikulation. **a** Zirkuläre Hautinzision 8–10 cm unterhalb der Kniegelenksebene, quere Durchtrennung des Lig. patellae und temporäres Anschlingen, um die Patella anheben zu können. Transversale Inzision der ventralen Kapsel auf Höhe des Tibiaplateaus. **b** Konsekutive Durchtrennung der Seiten- und Kreuzbänder unter Zug am Unterschenkel nach ventral („vordere Schublade"). Die Menisken (und der zugehörige Bandapparat) können in situ belassen werden, wenn sie bei guter regionaler Perfusion intakt sind. **c** Präparation und Einzelversorgung der Poplitealgefäße und des N. tibialis bzw. N. peronaeus, die ca. 5 cm proximal der Gefäße abgesetzt werden. **d** Blick auf den Stumpf vor Resektion des Lig.-patellae-Rests (die Patellarsehne wird nicht regelhaft mit den Stümpfen des hinteren Kreuzbands vereinigt), Kürzen der Gastrocnemiusmuskeln, abschließend Hochschlagen des dorsalen Haut-Subkutis-Lappens zur Deckung und zum Hautverschluss

bei einer manifesten Synovialitis erforderlich. Eine Naht zwischen dem Lig. patellae und den Kreuzbändern ist im Regelfall entbehrlich und birgt unnötige Risiken (s. oben). Nach Durchtrennung der dorsalen Kapsel können die dorsal davon gelegenen Gefäß- und Nervenstrukturen identifiziert und präpariert werden. Arteria und Vena poplitea werden einzeln auf der Präparationsebene proximalwärts mit Durchstechungsligaturen versorgt und durchtrennt, die Nn. tibialis et peronaeus sollten ca. 5 cm proximal der Exartikulationsebene glatt mit dem Skalpell durchtrennt, der N. tibialis soll wegen seines Begleitgefäßes gesondert ligiert werden. Die Gastrocnemiusköpfe werden entweder ansatznahe am Femur abgelöst oder in Abhängigkeit von der regionalen Durchblutungssituation unter Erhalt eines kurzen 3–4 cm langen Restes durchtrennt. Nur in besonderen Situationen sollte der Rest der Gastrocnemiusmuskulatur länger belassen werden (vgl. Abb. 16.3b; Baumgartner und Botta 2008; Bowker et al. 2000; Klaes und Eigler 1985), da der belassene Muskel zur Stumpfverlängerung beiträgt und wenig funktionelle Vorteile bietet (Baumgartner und Botta 2008). Das Lig. patellae wird am Unterrand der Patella reseziert; die Patella wird regelhaft belassen,

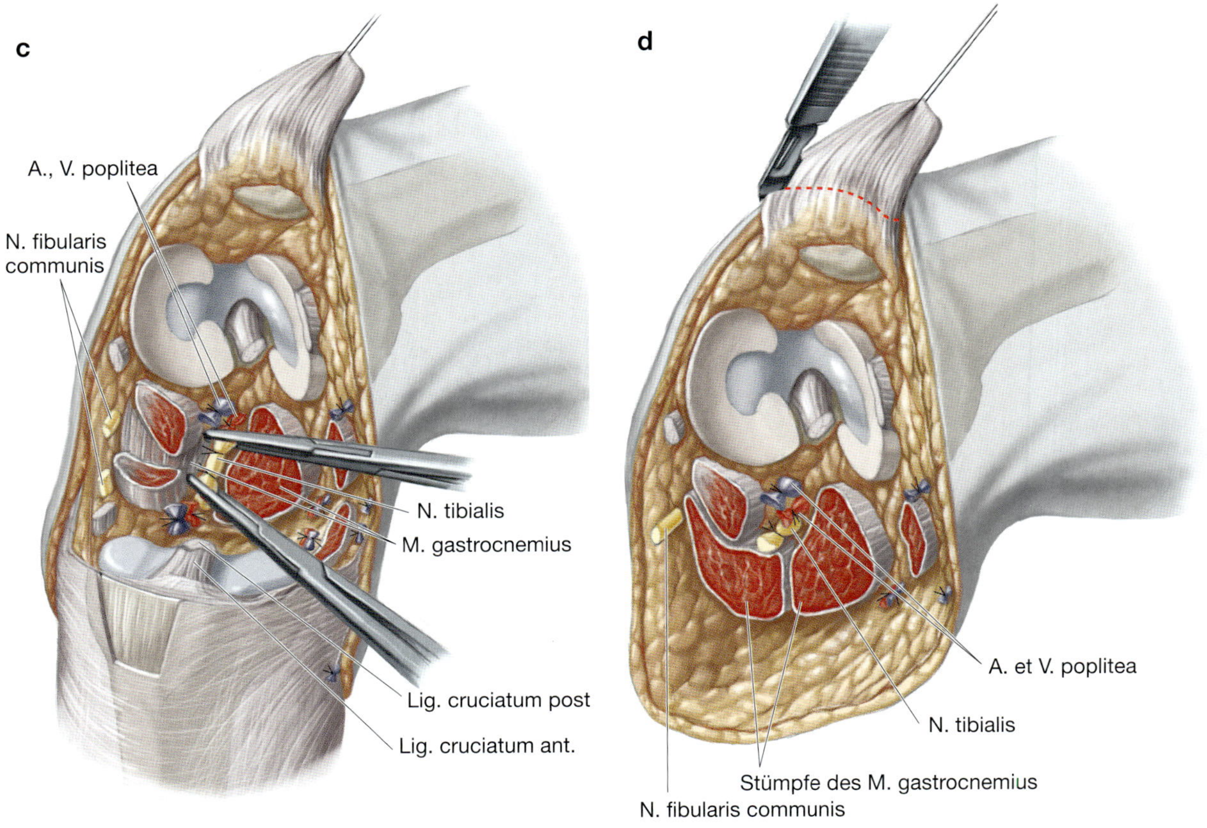

Abb. 16.2 (Fortsetzung)

da ihre Form die rotationssichere Prothesenversorgung unterstützt. Eine Ausnahmesituation ist bei gefährdetem Wundverschluss zur Reduzierung der Weichteilspannung gegeben.

Unter Einbringung zweier Redondrainagen wird ein spannungsfreier Verschluss der Hautlappen mit Einzelknopfrückstichnähten vorgenommen. Der Stumpf ist typischerweise somit nur mit Vollhaut bedeckt. Eine Fixation des Wundverbandes mit Klebepflastern, die unter Spannung aufgebracht werden, ist entbehrlich, da hierdurch die Hautlappen unter Spannung geraten können. Ein elastischer Stumpfverband unter Vermeidung zu strammer Wickelung genügt, um auch die die Naht bedeckenden Verbandkompressen in Position zu halten.

16.2.3.1 Transkondyläre Femuramputation

Reicht die Weichteildeckung nicht aus, besteht die Möglichkeit, einen spannungsfreien Weichteilverschluss dadurch zu ermöglichen, dass die Amputationsebene quer zur Beinachse transkondylär gelegt wird und die überstehenden Knochenkanten abgerundet werden. Bei Infekt oder partieller Nekrose nach Knieexartikulation kann die transfemorale Nachresektion oftmals das funktionelle Resultat retten, da das Muskelgleichgewicht – im Gegensatz zur transfemoralen Amputation – erhalten bleibt (Seiler und Stirnemann 1995). Das Rehabilitationsergebnis lässt sich durchaus mit jenem nach Unterschenkelamputation vergleichen (Seiler und Stirnemann 1995).

16.2.3.2 Sondersituationen/Salvageverfahren

Ist das distale Femur intakt, besteht kein Grund, etwa bei fehlendem Weichteilmantel oder bei einer Trümmerzone im Schaftbereich, die Amputationsebene weit nach proximal – etwa durch die Frakturebene – zu legen. Eine Verkürzungsosteotomie mit Osteosynthese (interne Lage der Implantate besser als Fixateur externe) und entsprechende Weichteilmobilisation können effektiv helfen, die Femurlänge und die günstige Form des Exartikulationsstumpfes zu erhalten (Baumgartner und Botta 2008).

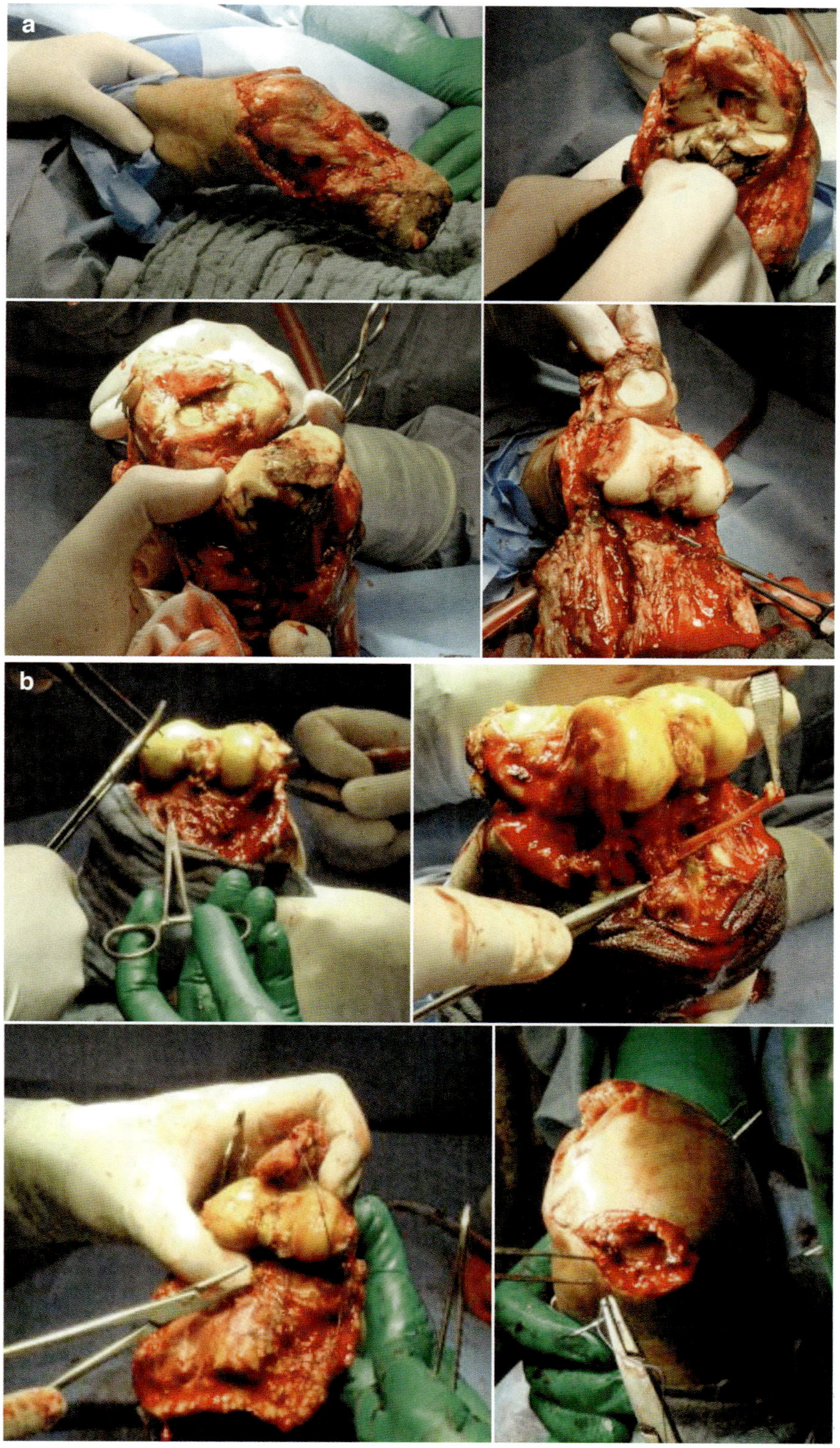

Abb. 16.3 Knieexartikulation – Fallbeispiel. 6-jähriger Junge nach Meningokokkensepsis, Waterhouse-Friedrichsen-Syndrom, und septischem Schock. Unter Hochdosiskatecholamintherapie waren beidseits massive Unterschenkelnekrosen aufgetreten. Nach beidseitiger Unterschenkelamputation bestehen weiterhin Nekrosen bis auf Kniehöhe mit Indikation zur beidseitigen Knieexartikulation. Abgebildet ist hier nur das Vorgehen auf der rechten Seite. **a** Fischmaulförmige Umschneidung der Weichteilnekrosen, Präparation auf Kniegelenkspalthöhe unter Hochklappen der Patella am Lig. patellae, Resektion der Menisken und des Bandapparats. **b** Aufsuchen, Präparation und proximale Durchstechungsligatur der Poplitealgefäße. Der N. ischiadicus wird mobilisiert und deutlich weiter proximal als die Gefäße abgesetzt und mit einer Durchstechungsligatur versorgt. Zudem wird ein intraneuraler Schmerzkatheter eingelegt. Nach Ausdünnen und Nachresektion der Gastrocnemiusmuskulatur wird der dorsale Haut-Subkutis-Lappen zugerichtet und nach ventral geklappt. **c** Situation bei Eingriffsende

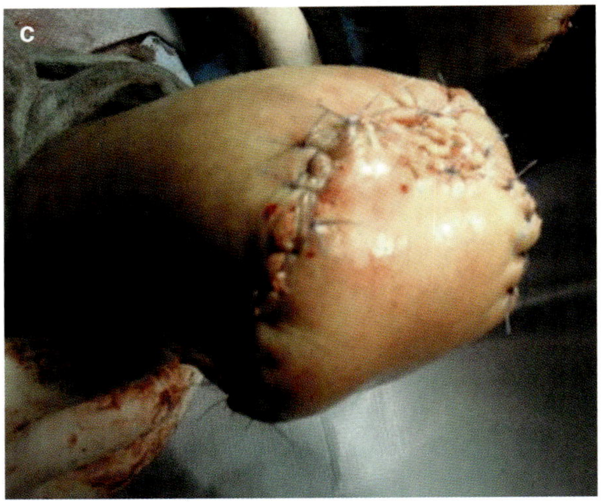

Abb. 16.3 (Fortsetzung)

Analog kann eine Umkippplastik des Unterschenkels, wie sie zunächst von Sauerbruch inauguriert und durch P.E. Ochsner und R. Baumgartner modifiziert wurde, durch Umkippen der Tibia um 180° zum Ersatz eines zerstörten oder tumortragenden Femurs unter Erhalt der Poplitealgefäße mit Osteosynthese im proximalen oder mittleren Femurschaftbereich Femurlänge zurückgewinnen und unter Zurichten der Weichteile somit die gleichen Voraussetzungen wie eine „klassische“ Knieexartikulation schaffen (Baumgartner und Botta 2008; McDonald et al. 2001). Das Kippen in der Frontalebene statt in der Sagittalen wie bei Sauerbruch ist von Vorteil, da die Poplitealgefäße hier weniger Gefahr laufen, unter Kompression zu geraten und die ventralen meist unversehrten Weichteile mit den Gefäßen verschont werden.

Zudem kann eine gestielte Muskellappenplastik (Gastrocnemius) des Femurs als Salvage bei ansonsten intraktablem Infekt (z. B. nach infizierter Knie-TEP) helfen, die Femurlänge zu erhalten (Baumgartner und Botta 2008).

16.2.4 Prothesenversorgung

Die Kondylen und die nicht gesondert fixierte Patella bilden eine dreieckförmige Stumpfgeometrie, die sich günstig auf die Rotationsstabilität der Prothese auswirkt. Eine Abstützung am Tuber ossis ischii erübrigt sich (Baumgartner und Greitemann 2007; Baumgartner und Botta 2008; Hohmann und Uhlig 2005).

Bei der Abformung des endbelasteten Knieexartikulationsstumpfes ist die Übertragung der exakten Form der Femurkondylen und hier insbesondere des Oberrandes sowie der Fossa von Relevanz, wobei die Abformung im Liegen wegen der Entspannung der Muskulatur gegenüber der Abformung im Stehen zu bevorzugen ist. Bei der Erstellung des Gipspositivs ist der Verteilung der Muskulatur Rechnung zu tragen, um zum einen eine exakte Umhüllung, zu anderen den Platz für die Kontraktion der Muskulatur zu gewährleisten. Eine Weichwandstumpfbettung mit längsovalem Querschnitt wandelt die birnenförmige Stumpfform durch Ausgleich der Hinterschneidungen in eine konische Außenform um; dieser Weichwandschaft bildet eine funktionelle Einheit mit dem Gießharzschaft (Baumgartner und Greitemann 2007; Baumgartner und Botta 2008; Hohmann und Uhlig 2005; Näder und Näder 2000) und macht bei korrekter Zurichtung eine weitere Verriegelung durch Fenster, Klappen, Gurte, Knöpfe entbehrlich (Baumgartner und Botta 2008; Kapp 1999). Gegebenenfalls ist es erforderlich, den Weichwandschaft ventral zu schlitzen.

Durch die Länge des Stumpfes können nur spezielle Kniegelenkspassteile mit geringer Bauhöhe und -breite zum Einsatz kommen, sonst resultiert im Sitzen eine deutliche Überlänge der versorgten Extremität mit entsprechenden Beschränkungen. Der Drehpunkt der polyzentrischen Gelenke liegt nahe der anatomischen Drehachse (Näder und Näder 2000).

Auch eine Linerversorgung ist praktikabel, wobei PU-Liner sich anbieten (Baumgartner und Greitemann 2007; Baumgartner und Botta 2008; Hohmann und Uhlig 2005). Besonders geeignet sind proximale Dichtlippen und ein Einzug mittels Kordelzugsystem wobei regelhaft Femurüberlängen resultieren (Baumgartner und Greitemann 2007; Baumgartner und Botta 2008; Hohmann und Uhlig 2005).

16.3 Oberschenkelamputation im Schaftbereich

16.3.1 Prinzipielles

Patienten mit transfemoraler Amputation benötigen beim Gehen selbst auf ebenem Grund einen um 65 % höheren Energieaufwand als Gesunde (Pinzur et al. 2007). Auch ein langer Oberschenkelstumpf ist funktionell jeder Amputation im Kniebereich unterlegen.

Dementsprechend ist es hochgradig unwahrscheinlich, dass ein beidseitig auf Oberschenkelhöhe amputierter (Gefäß-)Patient selbständig prothesen- und gehfähig wird (Baumgartner und Botta 2008). Der Einfluss auf die Lebensqualität auch beim Patienten, der nicht aufgrund einer Gefäßerkrankung auf Oberschenkelhöhe amputiert wurde, ist erheblich: Sämtliche Kriterien des SF-36 liegen signifikant unter den Werten eines alters- und geschlechtskorrigierten Vergleichskollektiv Gesunder (Hagberg und Brånemark 2001). Stumpfprobleme finden sich bei mehr als 60 % aller Patienten, Schmerzen im Stumpfbereich bei jedem zweiten und erhebliche Einschränkungen bei der Gehleistung bei über 60 %; Hagberg und Brånemark 2001).

Infolge der Desinsertion des M. adductor magnus am Tuberculum adductorium und der distalen Linea aspera überwiegen oftmals die Hüftabduktoren und führen zu einer Änderung der mechanischen Beinachse im ungünstigen Sinn. Der Verlust des M. adductor magnus kommt einer Schwächung der Femuradduktion um bis zu 70 % gleich (Gottschalk 1999). Zudem kommt es zu einem Überwiegen der Hüftbeuger gegenüber den Kniebeugern und dem Glutaeus maximus. Die Muskelungleichgewichte führen häufig zu einer Tendenz zu Abduktion, Flexion und Außenrotation des Stumpfes (Baumgartner und Greitemann 2007; Baumgartner und Botta 2008; Hohmann und Uhlig 2005). Diesem Effekt wirkt auch eine myoplastische Stumpfbildung – also die Nahtvereinigung der Extensoren und Flexoren über dem Knochenende – nicht entgegen. Eine ungehinderte Retraktion der Adduktoren verschlechtert die Weichteilpolsterung des Stumpfendes, die zudem durch eine allgemeine Reduktion der Muskelmasse zum Zeitpunkt der Amputation sowie die unzureichende Fixierung und Atrophie der verbleibenden Muskeln akzentuiert wird (Gottschalk 1999). Das Ausmaß der Atrophie korreliert mit der Stumpflänge. Mit der residualen Stumpflänge korreliert auch die Gangasymmetrie, und die Seitneigung des Rumpfes steht in Zusammenhang mit der Atrophie der das Hüftgelenk stabilisierendem Muskulatur (Jaegers et al. 1995). Der Erhalt und die Refixation des M. adductor magnus und der Hamstringssehnen (also von Mm. biceps femoris, semitendinosus und semimembranosus) via Myodese am lateralen Kortex des Restfemurs, ist eine valide Option, dem entgegenzuwirken, so nicht andere Gründe (z. B. eine zweifelhafte Vaskularität) dagegen sprechen. Somit lässt sich eine Abduktionsfehlstellung – neben der typischen Außenrotations- und Extensionsfehlstellung des Stumpfes – effektiv vermeiden (Gottschalk 1999).

16.3.2 Indikationen

Unabhängig von der Ätiologie ist die Indikation zur Amputation auf Oberschenkelhöhe erst dann gegeben, wenn keine sinnvolle Möglichkeit besteht, auf Kniehöhe oder transkondylär zu amputieren, bzw. andere Gründe, etwa onkologische Erfordernisse, vorliegen (Baumgartner und Botta 2008).

Das Kollektiv der Oberschenkelamputierten mit schwerer Grunderkrankung (z. B. Diabetes mellitus) und erheblichen Risikofaktoren stellt oftmals eine Patientengruppe ohne gute alternative Behandlungsoptionen dar (van Houtum et al. 1998).

16.3.3 OP-Technik

Planung der Amputationshöhe: Auch am Oberschenkel gilt das Prinzip, dass wir nicht ohne Not erhaltungsfähige Stumpflänge „opfern“ sollten. Bereits in der präoperativen Planung sollten bei aktiven Patienten alternativ zweifelsohne auch aufwendige Techniken erwogen werden, die eine funktionelle Situation analog zu einer Knieexartikulation schaffen können (Fuchs et al. 2001; Werner et al. 2006). Auch bei sekundären Rekonstruktionen können prinzipiell mikrochirurgische Lösungsoptionen erwogen werden (Erdmann et al. 2002). Mangelnde Weichteildeckung beim Patienten mit arterieller Verschlusskrankheit kann allerdings einen triftigen Grund darstellen, einen kürzeren als den theoretisch längst möglichen und somit einen gut mit Weichteilen bedeckten Stumpf zu wählen.

Der Patient wird typischerweise in Rückenlage (mit einem Polster unter dem gleichseitigen Gesäß) gelagert, das ganze Bein samt Hüfte frei beweglich gelagert und abgedeckt. Eine Blutsperre ist insbesondere bei kürzerer Stumpfbildung hinderlich und erschwert die Mobilisation der Nerven sowie der Muskulatur zur Stumpfdeckung.

Das Anzeichnen der Schnittführung und somit der geplanten Bildung der Haut-Muskel-Lappen ist unbedingt zu empfehlen, da das Verhältnis von Länge und Breite der Haut-Muskel-Lappen für die Heilung und die Qualität des Stumpfes relevant sind (Abb. 16.4a).

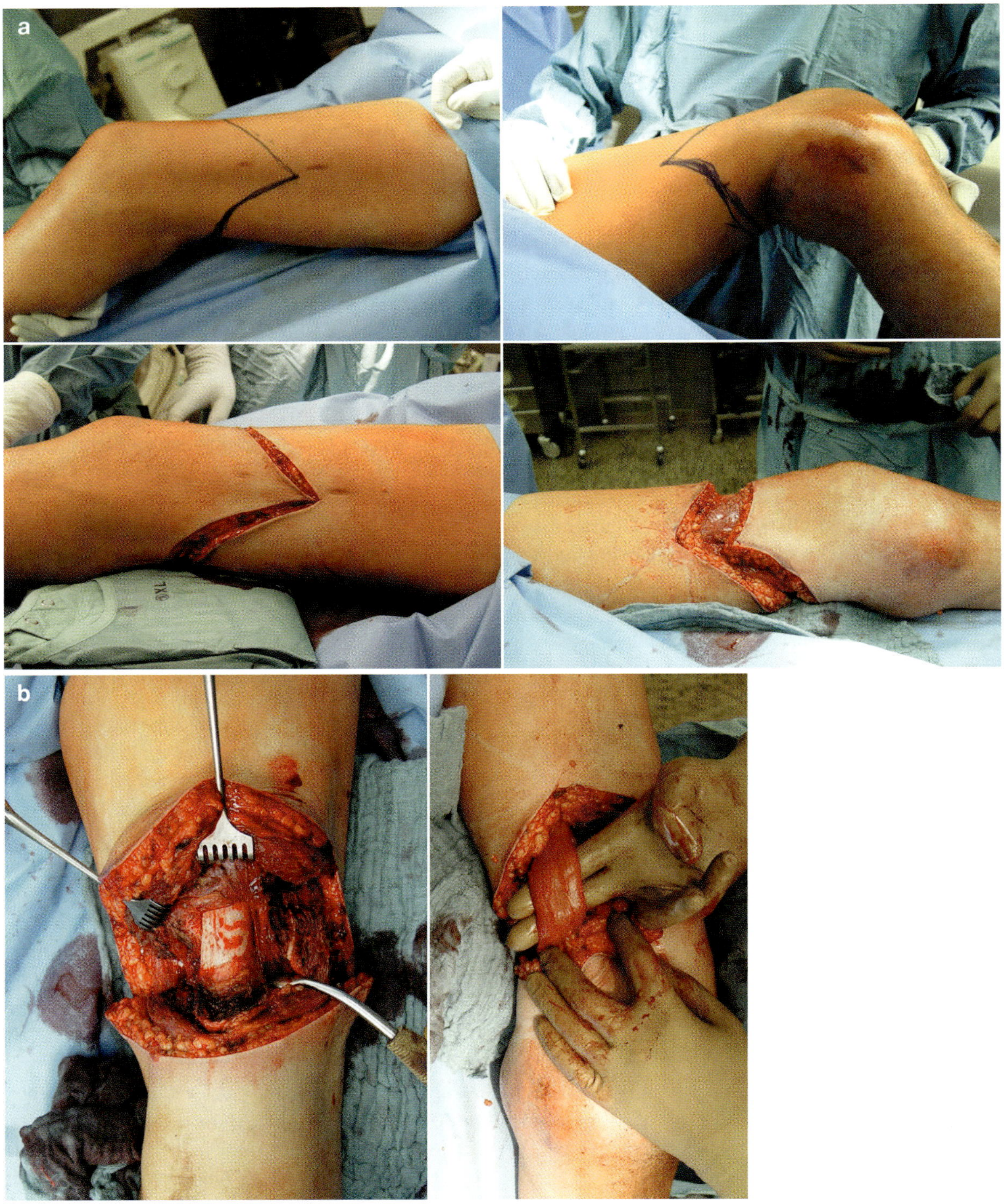

Abb. 16.4 Oberschenkelamputation – Fallbeispiel. 21-jähriger Mann mit lokalem extraossärem Osteosarkomrezidiv; Z. n. weiter Resektion und proximalem Tibiaersatz mittels Tumorspezialendoprothese, Progress des Rezidivs ohne Fernmetastasierung. **a** Einzeichnung der fischmaulförmigen Schnittführung am distalen Oberschenkel, wobei der dorsale Lappen länger gewählt wurde. Durchtrennung und Ligatur der V. saphena magna nach zirkulärer Präparation von Haut und Subkutis. Inzision der oberflächlichen Faszie mit dem Messer. **b** Durchtrennung der einzelnen Anteile des M. quadriceps mit dem Elektrokauter, Identifikation des M. sartorius als Leitmuskel für die Femoralgefäße. **c** Durchtrennung des M. sartorius, Darstellung der superfizialen Femoralgefäße und Durchtrennung einzeln zwischen doppelten Overholt-Klemmen Durchstechungsligatur nach proximal mit 3-0-Prolene, nach distal einfache Ligatur mit Vicryl 3-0. Durchtrennung und Elektrokoagulation des mit den Gefäßen laufenden N. saphenus. Festlegung und Markierung der Osteotomiehöhe nach BV-Durchleuchtung (femoraler Prothesenstiel). Es folgt die Durchtrennung auch des M. adductor magnus. **d** Osteotomie des Femurs mit der oszillierenden Säge. Nach Abklappen des Femurs erfolgt die glatte Durchtrennung der dorsalen Muskulatur einschließlich des N. ischiadicus mit

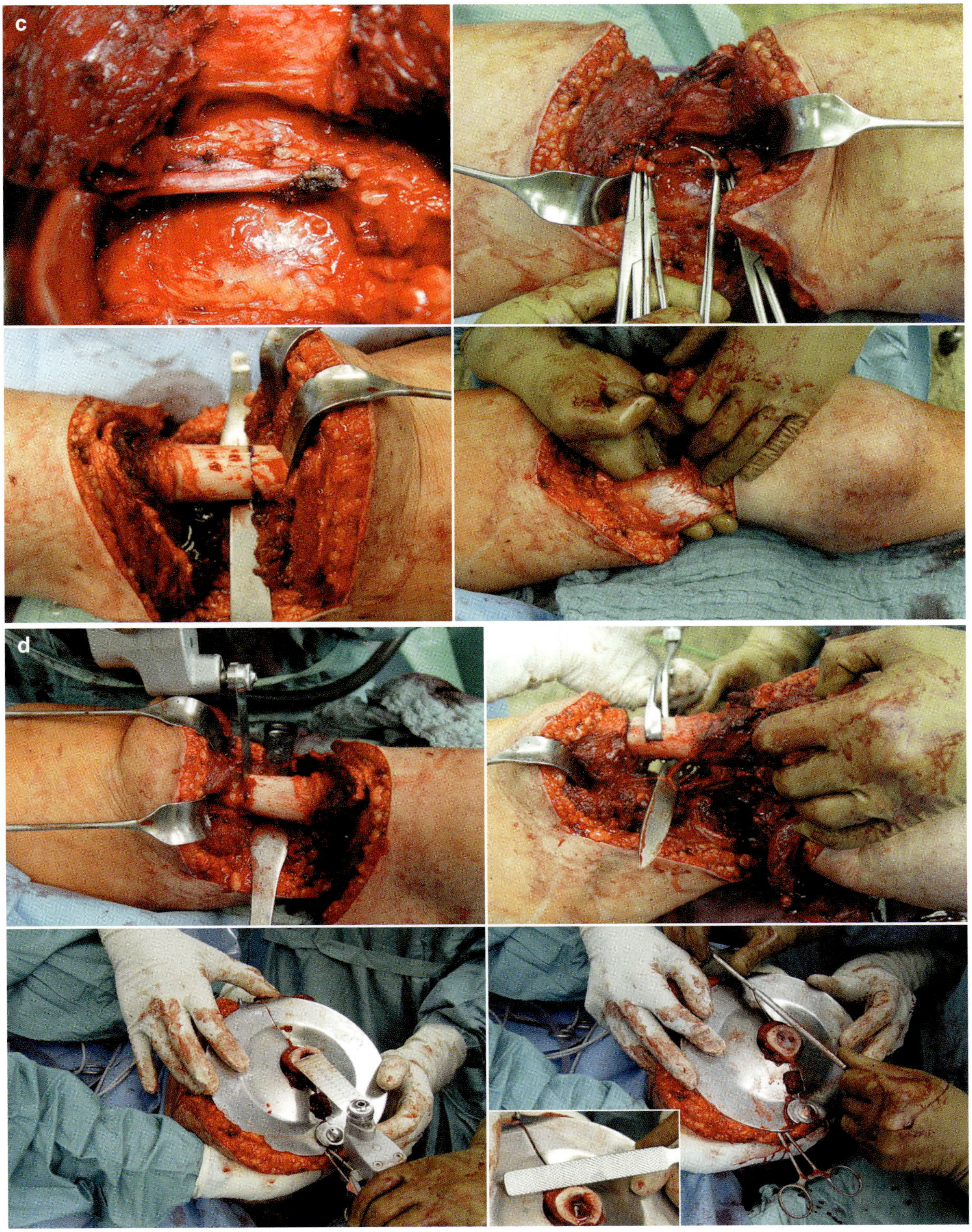

Abb. 16.4 (Fortsetzung) dem Amputationsmesser. Die Femurstumpfkanten werden tangential mit der oszillierenden Säge angeschrägt und die entstandenen Knochengrate mit der Feile zur Weichteilprotektion geglättet. **e** Der N. ischiadicus wird nachgekürzt und nach bipolarer Koagulation der Faszikel wird ein intraneuraler Katheter zur kontinuierlichen Applikation von Naropin eingelegt und perkutan ausgeleitet. Zum Weichteilverschluss wird zunächst mit der Vereinigung der tiefen Schichten der Antagonisten im Sinne der Myoplastik begonnen. **f** Dann werden zwei Silikonablaufdrainagen (z. B. Robinson-Drains) eingelegt, die Myoplastik komplettiert und die oberflächlichen Faszien ebenfalls mit Naht verschlossen. Nach subdermalen Einzelknopfnähten erfolgt der Hautverschluss in Einzelknopfrückstichnähten

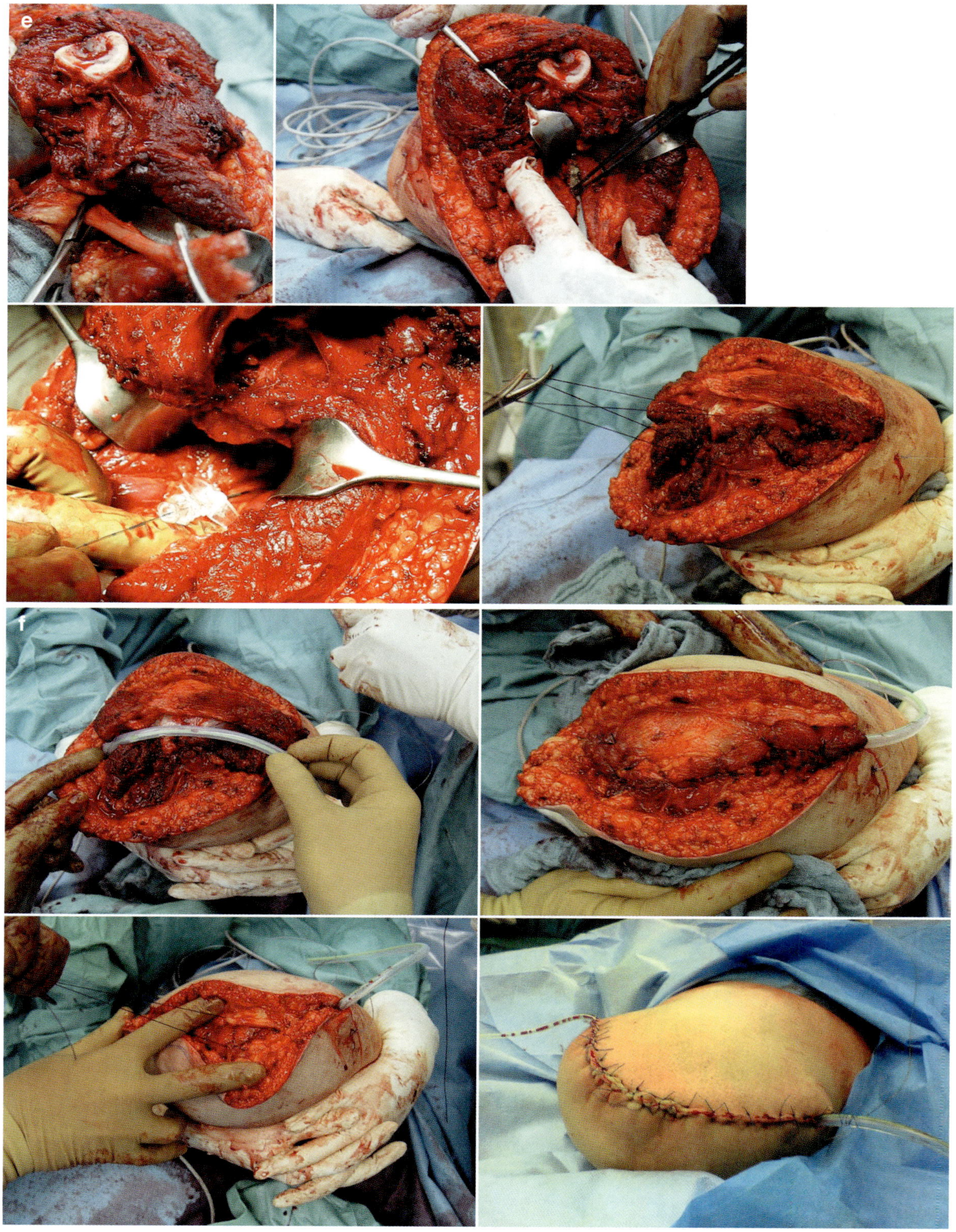

Abb. 16.4 (Fortsetzung)

Ein Verhältnis von Länge zu Breite von 1:1 wird angeraten (Baumgartner und Botta 2008). Die Lappenbildung in der Frontalebene ist aufgrund der anatomischen Muskelverteilung (Vorderlappen M. quadriceps, Hinterlappen: Flexoren und Adduktoren) gegenüber der sagittalen Lappenbildung zu bevorzugen. Eine asymmetrische Lappenbildung, um ggf. die Naht und die Narbe aus der Belastungszone zu bringen, ist prinzipiell möglich, erschwert aber oftmals den faltenfreien Hautverschluss. Eine wesentlicher Grund für ein derartiges Vorgehen können vorbestehende Narben sein, die in die Schnittführung einbezogen werden sollten.

In einem ersten Schritt sollen Haut und Subkutis zirkulär entlang der eingezeichneten Linien durchtrennt werden. Die schrittweise Durchtrennung von Faszien und Muskeln von außen nach innen zunächst am Vorderlappen ist übersichtlicher und ermöglicht eine Blutstillung größerer Muskelgefäße während der Präparation. Demgegenüber besteht auch die Option, in der klassischen Durchstichmethode nach Malgaigne von innen nach außen mit einem scharfen Amputationsmesser die Muskulatur zu durchtrennen, was einen glatten Schnittrand der Muskulatur und eine schnellere Durchtrennung der Muskulatur bewirkt. Die Blutstillung kann dann nach einer mehrminütigen Kompression konsekutiv vorgenommen werden. Bei letzterer Methode ist es wichtig, nicht Muskulatur und umgebende Gewebe zu dissezieren und das Verfahren auf die Durchtrennung der Muskulatur zu limitieren, da bei einzeitiger Durchtrennung von Muskulatur und Haut schräge Hautlappen mit dem Risiko der Hautnekrose entstehen (Baumgartner und Botta 2008). Die Femoralgefäße werden bei beiden Vorgehensweisen erst in einem nächsten Schritt identifiziert, wobei der M. sartorius als Leitmuskel den Weg weist (Abb. 16.4c). Arterie und Vene sollen gesondert versorgt werden; jeweils eine Durchstechungsligatur proximalseitig sichert ein Abrutschen der Ligatur, nach distal genügt eine Klemme bzw. sind einfache Ligaturen ausreichend. Während eine komplett verschlossene Arterie eine Ligatur erübrigen kann, ist eine frisch verschlossene Vene ein Indiz, dass die Amputationslinie proximalwärts verschoben werden sollte, um einen gesicherten venösen Abfluss aus den Lappen zu gewährleisten (Baumgartner und Botta 2008).

Das Femur wird typischerweise 2 cm proximal der Basis der Hautlappen durchtrennt. Hierzu wird eine zirkuläre Inzision des Periosts mit dem Messer vorgenommen, das Periost nach distal einige wenige Millimeter abgeschoben und die quere Durchtrennung des Knochens mit der oszillierenden Säge unter ständiger Kühlung des Sägeblatts oder alternativ mit der Giglisäge vorgenommen (Abb. 16.4d). Auf einen Schutz der umgebenden Weichteile mit breiten stumpfen Haken ist zu achten (Abb. 16.4d). Das Amputat kann nun nach dorsal umgeklappt werden und die dorsale Muskulatur wird mit dem Amputationsmesser durchtrennt, wobei die Schneidrichtung auf das distale Ende des Hinterlappens zielt. Eine Blutstillung schließt sich an; Blutungen resultieren aus den Ästen der A. femoralis profunda und der Begleitarterie des N. ischiadicus, die präliminär mit einem Klemmchen versorgt werden können.

Der Femurstumpf wird schließlich mit der oszillierenden Säge nachbearbeitet und die Kanten werden entsprechend gebrochen (Abb. 16.4d), danach können verbleibende knöcherne Grate mit der Handfeile entschärft werden (Abb. 16.4d).

Der N. ischiadicus sollte ca. 5 cm oberhalb des knöchernen Stumpfendes abgesetzt werden (Abb. 16.4e). Eine mechanische Irritation des Nerven durch heftigen Zug bei der Präparation oder eine Quetschung des Nervenstumpfes sind zu vermeiden. Einer oftmals geübten intraneuralen Injektion des Nerven vor der Absetzung mit einem Lokalanästhetikum ist die temporäre Platzierung eines dünnlumigen Katheters zur kontinuierlichen Applikation eines lang wirksamen Lokalanästhetikums überlegen (Engelhardt et al. 2007). Aufgrund der relativ großkalibrigen Begleitarterie des N. ischiadicus sollte in jedem Fall eine Durchstechungsligatur des Nerven vor der Absetzung erfolgen.

In Anlehnung an die Technik von Dederich und Weiss werden nun die Antagonisten jeweils miteinander über dem knöchernen Stumpfende durch Nähte vereinigt (Myoplastik). Üblicherweise werden zwei großlumige tiefe Drainagen eingelegt. Besondere mechanische Bedeutung kommt der Adaptation der oberflächlichen Faszie zu (Abb. 16.4f). Beim Gefäßpatienten mit kritischer Durchblutungssituation kann auch vollständig auf die Muskelrefixation verzichtet werden, um einer Nekrosebildung entgegenzuwirken.

Alternativ bleibt die Option, bei regelhafter lokaler Durchblutung die Muskulatur mittels transossärer Nähte über Bohrungen (Durchmesser 2 mm) am Femur zu refixieren (Myodese).

Hierbei werden die jeweiligen Muskeln gruppenweise über vorgelegte Schlingen, die aus Perfusionsgründen nicht die gesamten Muskeln packen, derart fixiert, dass das Knotenmaterial intraossär zu liegen kommt. Dazu werden die Nähte zunächst allesamt vorgelegt und erst dann geknotet. Hierbei ist darauf zu achten, dass die Nähte in Extension und leichter Adduktion des Femurs geknotet werden (Baumgartner und Botta 2008). Typischerweise bedeckt der Quadrizeps das Stumpfende. Die oberflächliche Nahtschicht erfasst auch bei dieser Technik die oberflächlichen Faszien. Eine nochmalige Zurichtung der Hautlappen kann nun erfolgen, um einer Bildung von „Abnähern" oder einer quadratischen Stumpfform entgegenzuwirken. Unterschiedliche Längen beider Lappen lassen sich durch jeweiliges Halbieren der Gesamtstrecke durch Einzelnähte oder einige temporär vorgelegte Nähte gut verteilen. Bei vulnerablen Weichteilen können durchgreifende Matratzen- oder Entlastungsnähte für eine mechanisch sichere Adaptation der Weichteillappen sorgen (Baumgartner und Botta 2008).

Die Technik nach Gottschalk beinhaltet die Bildung asymmetrischer sagittal ausgerichteter Weichteillappen mit Überlänge des medialen Lappens, um eine transossäre Refixation des M. adductor magnus über Bohrkanäle am lateralen Kortex zu ermöglichen, wobei das Stumpfende in maximale Adduktion gebracht wird und zusätzliche anteriore und posteriore Nähte ein Abgleiten der Muskels vom knöchernen Femurende verhindern sollen (Abb. 16.5; Gottschalk 1999). Der M. quadriceps wird anschließend als oberflächliche Schicht über den M. adductor magnus gezogen und über weitere Bohrkanäle am posterioren Kortex unter Streckung im Hüftgelenk – zur Vermeidung einer Flexionskontraktur – fixiert. Die weitere posteriore Muskulatur wird an die Rückfläche des M. adductor magnus genäht, Faszia lata und die mediale Faszie werden ebenfalls miteinander vernäht. Auch bei Gefäßpatienten werden mittlerweile nach Myodese reliable Resultate berichtet (Konduru und Jain 2007), wenngleich die Datenlage zu Studien hinsichtlich der prothetischen Rehabilitation von Gefäßpatienten unbefriedigend ist (Cumming et al. 2006).

Da die Originaltechnik von Gottschalk eine Stumpfbildung am distalen Femur 12–14 cm oberhalb der Kondylenebene bedeutet, hinterfragt Baumgartner, ob nicht eine Knieexartikulation oder eine transkondyläre Resektion fallweise eine gangbare Alternative darstellt (Baumgartner und Botta 2008).

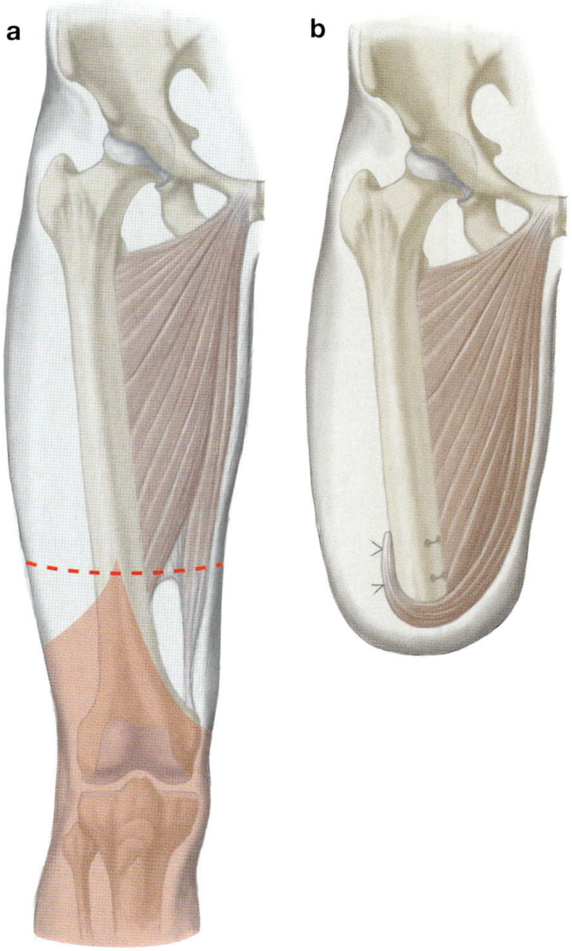

Abb. 16.5 Adduktor-magnus-Technik nach Gottschalk. **a** Planung Weichteillappen und Knochenresektion. **b** Schema der transossären Refixation des M. adductor magnus

16.3.4 Prothesenversorgung

Die ungünstigen anatomischen und biomechanischen Voraussetzungen der transfemoralen Amputation, insbesondere die geringe Endbelastbarkeit des Stumpfes, machen es erforderlich, mit der Prothese zum einen die Kraftübertragung auf die gesamte Kontaktfläche zu erweitern und zum anderen die Kraftübertragung vom Becken auf den Schaft zu minimieren (Baumgartner und Greitemann 2007; Baumgartner und Botta 2008; Hohmann und Uhlig 2005). Modularprothesen sowie computergestützt individuell gestaltete und gefertigte Schaftbettungen können den Orthopädietechniker heute bei dieser Aufgabe wesentlich unterstützen. Der Schaftquerschnitt der Prothese muss grundsätzlich von proximal nach distal ohne Hinterschneidungen kleiner werden, sonst resultieren unweigerlich Störungen der Vaskularität und des Lymphabflusses bzw. eine Kompromittierung der Muskulatur.

Für die Erstversorgung und Frühmobilisation stehen auch sog. Interimsprothesen zur Verfügung, wobei die Wundheilung und Weichteilqualität und somit auch die Indikation zur Amputation und der Mobilitätsgrad des Patienten darüber entscheiden, ob der betroffene Patient den Nutzen aus einer vorläufigen Versorgung bis zur definitiven Versorgung ziehen kann (Näder und Näder 2000).

Der klassische und weit verbreitete Schaft war lange der querovale Schaft, der das Sitzbein unterstützt und einen ventralen Gegenhalt (Frontalpelotte) erforderlich macht. Die Verdrängung der Muskulatur durch den Tubersitz und dessen exzentrische Lage hinter dem Hüftgelenk mit beckenkippender Wirkung sind eigentlich unerwünscht und können auch beim gefäßgesunden Patienten langfristig zu relevanten Weichteilproblemen führen. Generell bevorzugt wird deshalb heute die längsovale Schaftform, die das Sitzbein umgreift und keine Verdrängung der Muskulatur in mediolateraler Richtung, kein Auftreten beckenvorkippender Momente, keine Verdrängung der am Tuber ansetzenden Muskulatur und keine Kompression der Femoralgefäße auf Leistenhöhe induziert (Baumgartner und Greitemann 2007; Baumgartner und Botta 2008; Hohmann und Uhlig 2005; Näder und Näder 2000). Weiterentwicklungen wie der MAS-Schaft können durch verbesserten Kontakt zum gesamten Stumpf und Verzicht auf die Einbeziehung der hüftübergreifenden Muskulatur eine exaktere Steuerung der Prothese gewährleisten und kommen bei nachgewiesen verringerter Muskelatrophie und stabileren Stumpfverhältnissen v. a. jüngeren und aktiven Oberschenkelamputierten zugute (Baumgartner und Greitemann 2007; Baumgartner und Botta 2008; Hohmann und Uhlig 2005).

Für Vollkontaktschäfte ist am Stumpfende ein Ventil erforderlich, das die Luft austreten lässt (Baumgartner und Greitemann 2007; Baumgartner und Botta 2008; Hohmann und Uhlig 2005; Kapp 1999). Das Ventilloch dient zudem auch noch zum Herausziehen der Anziehhilfe (etwa einer elastischen Binde oder eines Anziehstrumpfs). Ziel ist ein Vollkontakt ohne Unterdruck (Baumgartner und Greitemann 2007; Baumgartner und Botta 2008). Eine Hohlraumbildung im Schaft kann Anlass für lokale Weichteilprobleme sein.

Moderne Anziehtechniken ermöglichen mittlerweile auch ein Anlegen der Prothese im Sitzen (Näder und Näder 2000). Analog zur Unterschenkelversorgung sind zunehmend Liner-Techniken auch nach Oberschenkelamputation verbreitet, die Vorteile bei kurzen Stümpfen, bei Stümpfen mit problematischer Weichteilsituation und älteren Patienten mit Problemen beim Anziehen der Prothese und geringem Mobilitätsgrad bieten (Baumgartner und Greitemann 2007; Baumgartner und Botta 2008; Hohmann und Uhlig 2005).

Bei kurzen Stümpfen mit Abspreiz- und Beugekontraktur und somit Problemen bei der Streckung der Hüfte beim Gehen und zusätzlicher Beugelimitierung, die beim Sitzen stört, kann eine Modular-Kippschaftprothese mit einem sperrbaren Gelenk unter dem Schaftboden die Lebensqualität erheblich verbessern helfen, da hiermit eine gute passive Beugung über 90° und ein Ankleiden mit gestrecktem Knie möglich wird (Baumgartner und Greitemann 2007; Baumgartner und Botta 2008; Hohmann und Uhlig 2005; Näder und Näder 2000). Für den rotationssicheren Sitz von Prothesen bei ultrakurzen Stümpfen stehen weitere additive Hilfsmittel zur Verankerung zur Verfügung (Kapp 1999).

Kniegelenke und Prothesenadapter können je nach Mobilitätsgrad auf die Bedürfnisse, aber auch die Möglichkeiten des jeweiligen Patienten abgestimmt werden, wobei beim geriatrischen Patienten überwiegend Module zum Einsatz kommen, die auf Sicherheit und Komfort abgestimmt sind (Näder und Näder 2000). Entsprechende Passteile mit hydraulischer oder elektronisch geregelter Stand- und Schwungphasensteuerung, die teilweise erheblich kostenintensiv sind und v. a. für hochgradig mobile und aktive Patienten in Frage kommen, sollen heute im Ganglabor vor der definitiven Verordnung getestet und justiert werden (Näder und Näder 2000).

16.4 Hüftexartikulation und hüftnahe Oberschenkelamputation

16.4.1 Prinzipielles

Der Anteil an den Amputationen der unteren Extremität beträgt bei der Hüftexartikulation lediglich 1–2 %. Die funktionellen Resultate sind erwiesenermaßen derart dürftig (Jain et al. 2005) und werden lediglich von noch ausgedehnteren Eingriffen wie der äußeren Hemipelvektomie übertroffen (Masterson et al. 1998), dass vor der Indikationsstellung zur Hüftexartikulation gangbare Alternativen wie die weiter distal gelegene transfemorale Amputation, die Umkehrplastik nach Borggreve-Van-Nes-Winkelmann und weitere seltener zum Einsatz kommende Optionen sorgfältig geprüft werden sollten (Baumgartner und Botta 2008; Fuchs et al. 2001; Kotz 1997; McDonald et al. 2001; Winkelmann 2000). Baumgartner weist explizit darauf hin, dass auch im Hüft- und Beckenbereich um jeden Zentimeter gerungen werden sollte, weniger wegen der Prothesenversorgung als aufgrund des Erhalts von Sitzfläche und Stabilität (Baumgartner und Botta 2008). Bei der Hauptindikationsgruppe der Tumore geben selbstverständlich onkologische und nicht funktionelle Kriterien den Ausschlag für das Resektionsausmaß.

16.4.2 Indikation

Bei den Indikationen zur Hüftexartikulation stehen Tumore (50 %) und traumatische Ursachen wie Kompressions- und Ausrissverletzungen (20 %) weit an der Spitze; gerade bei den traumatischen Indikationen ist durch das Ausmaß des primären Weichteilschadens oftmals ein entsprechendes Vorgehen schon unfallbedingt „vorgezeichnet“. Patienten mit arterieller Verschlusskrankheit machen kaum 25 % des Gesamtkollektivs aus (Baumgartner und Botta 2008). Gelegentliche Indikationen sind schwere tiefe Infektionen im Hüft- und Beckenbereich mit akuter Lebensbedrohung, etwa bei der nekrotisierenden Fasziitis, beim Gasbrand oder ausgedehnten Dekubitalgeschwüren beim Querschnittspatienten (Baumgartner und Botta 2008).

16.4.3 OP-Technik

Ziel des Eingriffs ist wiederum ein voll endbelastungsfähiger und somit prothetisch zu versorgender Stumpf (Baumgartner und Botta 2008). Wenn irgendwie möglich, bietet ein dorsaler Weichteillappen mit dem nach ventral zu schlagenden M. glutaeus maximus wesentliche Vorteile gegenüber einer ventralen oder medialen Lappenbildung, da die Narbe außerhalb der Belastungszone zu liegen kommt.

Der Eingriff sollte unter erweitertem anästhesiologischem Monitoring aufgrund der Blutungsgefährdung durchgeführt werden. Günstiger als die Rückenlage mit gleichseitig angehobenem Becken durch ein Lagerungskissen ist die primäre 45°-Schräglagerung wie bei der Hemipelvektomie (Abb. 16.6).

Der Hautschnitt sollte eingezeichnet werden; die Schnittführung läuft ventral parallel zum Leistenband knapp distal der Spina iliaca anterior zum Tuberculum pubicum ziehend, der dorsale Schnitt läuft zunächst nach lateral über die Trochanter-major-Region, folgt dem Unterrand des M. glutaeus maximus und trifft medial auf den ventralen Schnitt. Nach zirkulärer Präparation von Haut und Subkutis werden zunächst das femorale Gefäßbündel sowie der N. femoralis dargestellt. Arteria und Vena femoralis werden proximalwärts mit jeweils gesonderten Durchstechungsligaturen versorgt, der Nerv sollte knapp oberhalb des Leistenbandes abgesetzt werden. Die laterale, ventrale und mediale Muskulatur wird nun knapp unterhalb des Leistenbandes am besten mit dem Elektromesser schrittweise durchtrennt, Psoassehne und pelvitrochantäre Muskulatur werden möglichst ansatznah im sehnigen Anteil analog von den Trochanteren abgesetzt und nach Ablösen der Pars reflexa des M. rectus femoris wird die ventrale Hüftkapsel dargestellt. Die schrittweise Präparation erleichtert das Auffinden der Internagefäßäste und der konsekutiven Blutstillung. Die Gelenkkapsel wird T-förmig inzidiert und die Hüfte nach ventral luxiert, wobei der Zug am Schenkelhals mit einem Haken sowie die Außenrotation des Beines den Vorgang erleichtert.

Unter Abklappen des Beines nach dorsal können nun die dorsalen Weichteile in Richtung der Schnittplanung mit dem Amputationsmesser durchtrennt werden. Nach entsprechender Blutstillung wird der N. ischiadicus bis zur geplanten Absetzungshöhe oberhalb der Azetabulumhöhe präpariert, ohne wesentlichen Zug auszuüben. Die Durchtrennung erfolgt am besten mit dem Skalpell nach proximalseitiger Durchstechungsligatur. Ein temporärer intraneuraler Katheter zur perioperativen Schmerztherapie kann eingelegt und transkutan ausgeleitet werden (Abb. 16.6a).

▶ **Cave:** Eine Entknorpelung des Azetabulums ist unnötig und fördert die Blutungsneigung sowie das Infektionsrisiko.

Der Hinterlappen kann nun entsprechend zugerichtet werden.

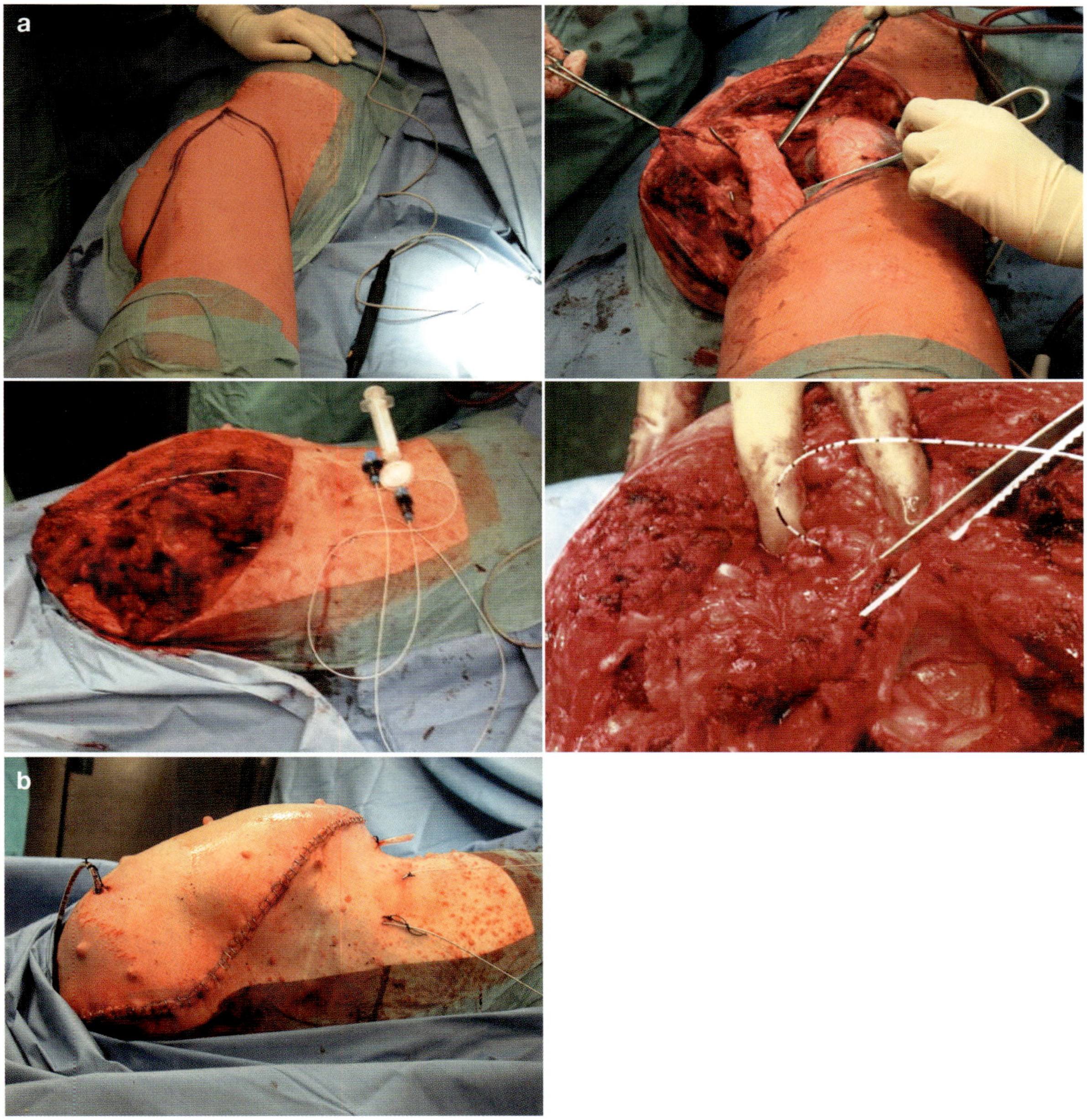

Abb. 16.6 Hüftexartikulation – Fallbeispiel; 51-jähriger Mann mit M. Recklinghausen und Neurofibrosarkom des Oberschenkels. **a** Halbschräge Lagerung (betroffene Beckenseite angehoben) und Einzeichnen der Schnittführung (langer Hinterlappen zum Vorklappen nach ventral); Eröffnen des Hüftgelenks von ventral mit konsekutiver Luxation der Hüfte nach ventral, wobei die Exartikulation unter Formation des Hinterlappens mit dem Amputationsmesser komplettiert wird. Präparation des mächtig vergrößerten N. ischiadicus und Kürzung proximal des Azetabulums; Einlage je eines intraneuralen Schmerzkatheters zur postoperativen Schmerztherapie in den Stumpf des N. ischiadicus und des N. femoralis. **b** Situs nach spannungsfreiem Wundverschluss (Seitlage)

Nach Blutstillung und Einlage zweier tiefer Drainagen erfolgt der definitive Weichteilverschluss unter Vermeidung einer Taschenbildung, wobei die Glutäalfaszie mit dem Leistenband vereinigt werden sollte. Nach der Naht von Haut und Subkutis in Einzelknopfnahttechnik oder mittels Hautklammern sollte ein flächig komprimierender Verband mit breiten elastischen Binden angelegt werden, um den schweren hinteren Lappen zu entlasten und eine Nachblutung zu vermeiden.

16.4.4 Prothesenversorgung

Bei Hüftexartikulationen ist die Stumpffläche zügig endbelastbar. Voraussetzung ist, dass die Narbe außerhalb der Belastungszone zu liegen kommt und der M. glutaeus maximus die Sitzfläche bildet (Baumgartner und Botta 2008). Für Halt und Führung der Prothese ist ein Beckenkorb erforderlich, wobei bereits das Gipsnegativ unter Belastung abgeformt werden kann (Näder und Näder 2000).

Relevant für den Halt der Prothese sind eine gute mediale Führung des Tubers, ein adaptierter Gegenhalt beider Beckenkämme und ein Vollkontakt der Weichteile mit Berücksichtigung der Entlastung von Os pubis und Schambeinast (Baumgartner und Botta 2008). Für den Tragekomfort des Beckenkorbs gilt es, die Bauhöhe der Konstruktion nicht weiter als nötig auszudehnen, da ansonsten mit der Kompromittierung von Verdauung und Atmung zu rechnen ist.

Entscheidend für die Mobilität des Patienten ist u. a. das Gewicht der prothetischen Versorgung; Carbon-Gießharz-Technik für den Beckenkorb und Modularprothesen mit Titan- und Aluminiumpassteilen sind heute dementsprechend weiter verbreitet als herkömmliche Konstruktionen in Schalenbauweise (Näder und Näder 2000). Das Hüftgelenk kommt dabei ventral der Belastungslinie, das Kniegelenk mehr oder weniger stark hinter dieser zu liegen, wobei ein weiterer Aspekt ist, eine Medialisierung des Drehzentrums der Hüfte zu vermeiden und die Symmetriebedingungen der Beinachsen zu beachten (Baumgartner und Greitemann 2007; Baumgartner und Botta 2008; Hohmann und Uhlig 2005). Eine Ausnahme hinsichtlich der Positionierung des Kniegelenks ergibt sich bei Verwendung eines elektronisch gesteuerten Kniegelenks (z. B. C-Leg), das den Kraftaufwand bei der Induktion eines Schritts verringert und die Gefahr, bei plötzlichen Hindernissen zu stürzen, minimiert.

16.5 Umkehrplastik

16.5.1 Prinzipielles

Bei der Umkehrplastik ersetzt entweder das obere Sprunggelenk durch den um 180° in der Längsachse gedrehten Fuß das Kniegelenk oder das analog gedrehte Kniegelenk das entsprechende Hüftgelenk. Die Umkehrplastik stellt eine gute Alternative zur hohen Oberschenkelamputation oder zur Hüftexartikulation dar. Die Besonderheit liegt – abgesehen von der optischen Auffälligkeit – darin, dass sich die betroffenen Patienten nicht amputiert fühlen; Sensibilität und Motorik bleiben erhalten, ein Phantomschmerz tritt nach Umkehrplastik nicht auf. Funktionell ist der Patient nach korrekt durchgeführter Umkehrplastik oftmals Unterschenkelamputierten überlegen (Baumgartner und Botta 2008; Gottsauner-Wolf et al. 1991; Hagberg und Brånemark 2001; Kotz 1997; Winkelmann 2000).

16.5.2 Indikation

Ursprünglich wurde die Technik bei angeborenen Fehlbildungen bzw. als Salvage nach tuberkulöser Gelenkdestruktion angegeben (Kotz 1997). Heute stellen das Hauptklientel Tumorpatienten mit ausgedehnten kniegelenksnahen Tumoren und Tumoren des Femurs, bei denen aus verschiedenen Gründen eine weite Resektion und die Implantation einer Tumorendoprothese nicht in Frage kommt (Kotz 1997; Winkelmann 2000). Kommt eine expandierbare Tumorprothese nicht in Frage, so stellen Kinder mit noch erheblichem Wachstumspotential eine Indikationsgruppe dar. Die Plastizität der kindlichen Gewebe mit schrittweisem belegten Remodeling des in die Hüftpfanne eingestellten Tibiakopfes in Richtung eines Hüftkopfes (Typ BIIIA, Abb. 16.7) untermauert das biologische Potential der Umkehrplastik (Winkelmann 2000).

Zudem besteht die Indikation zur Umkehrplastik nach kniegelenksnaher posttraumatischer Defekt-Infekt-Situation als Alternative zur Amputation (Krettek et al. 1997). Entsprechend der Besonderheit des auffälligen Aspekts mit nach hinten gedrehtem Fuß (was bei angelegter Prothese nicht erkennbar wird) ist präoperativ auch die Psyche des Patienten als Kofaktor zu berücksichtigen. Der präoperative Kontakt mit einem Patienten mit erfolgreicher Umkehrplastik kann hierbei hilfreich sein.

16.5.3 OP-Technik

In Abhängigkeit von der Indikation ist eine umfängliche präoperative bildgebende Diagnostik erforderlich; eine Angiographie ist insbesondere bei Tumorpatienten indiziert, um über die Beziehung der Hauptgefäße zum Tumor, deren Erhalt oder die Notwendigkeit zur segmentalen Resektion entscheiden zu können (Kotz

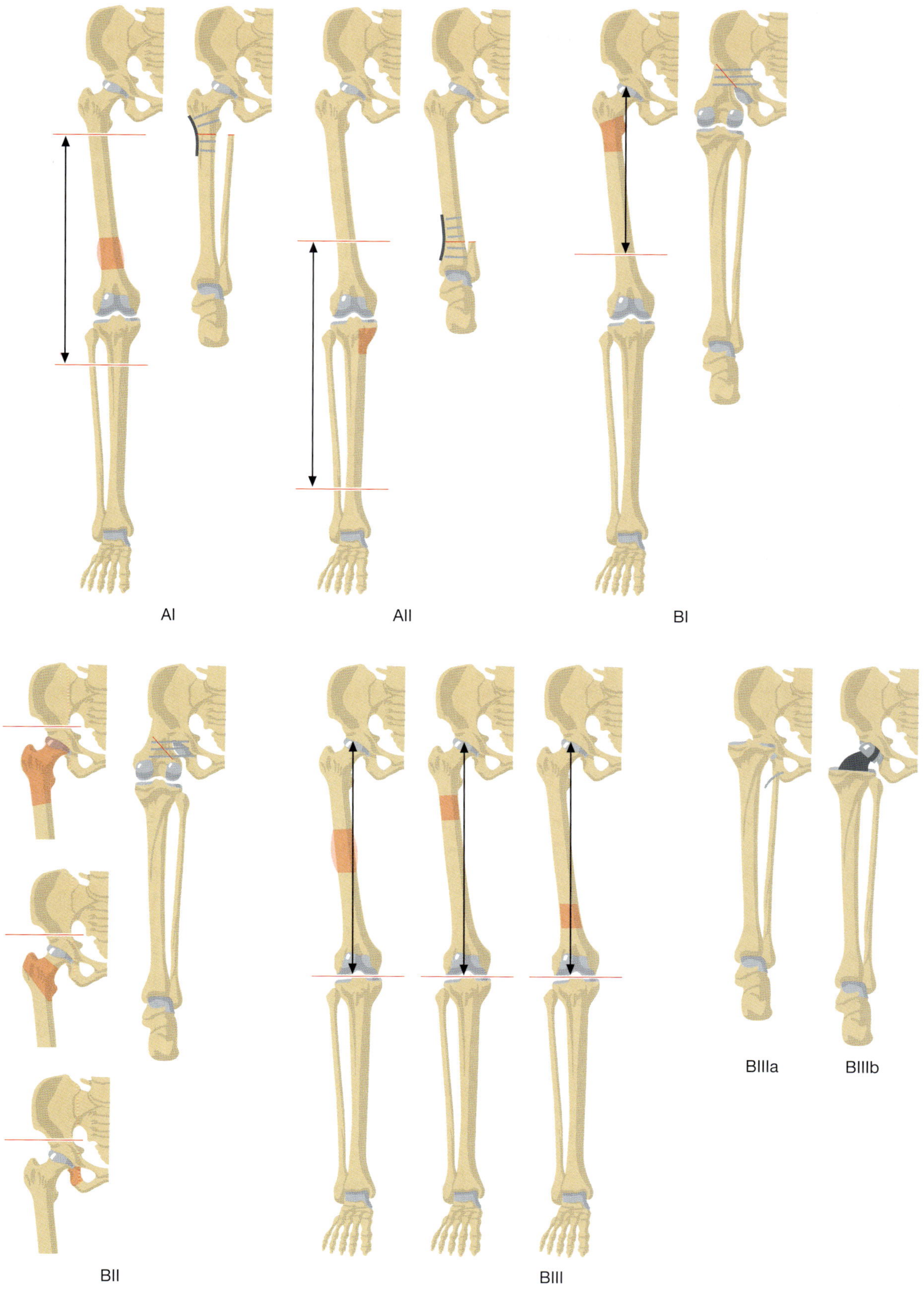

Abb. 16.7 Klassifikation und Prinzipien (Schema) der Umkehrplastiken nach W. Winkelmann. (Mod. nach Baumgartner und Botta 2008)

1997). Im Allgemeinen werden heute die Hauptgefäße durchtrennt und in der endgültigen Position gefäßchirurgisch wieder rekonstruiert. Der N. ischiadicus stellt intraoperativ das einzige Gewebekontinuum dar.

Hier liegt auch das für die Größe des Eingriffs vergleichsweise geringe Risikopotential begründet: Gefäßkomplikationen, die im Extremfall zur Amputation führen können, Nervenlähmungen des N. ischiadicus und des N. peronaeus nehmen mit Wundheilungsstörungen und Infektionen das Gros der Komplikationen nach Umkehrplastik ein (Gottsauner-Wolf et al. 1991; Kotz 1997; Winkelmann 2000).

Für den funktionellen Erfolg der Umkehrplastik entscheidend ist die korrekte Positionierung des Sprunggelenks, das beim Erwachsenen auf der operierten Seite etwa 4 cm oberhalb des Kniegelenkspalts der kontralateralen Seite zu liegen kommen soll, damit die Bewegungsachsen beider Gelenke auf gleicher Höhe stehen (Kotz 1997). Überlängen sind bei Kindern in Abhängigkeit vom Wachstumspotential einzuplanen, da die distale Tibiaepiphyse ein geringeres Wachstumspotential als die distale Femurepiphyse aufweist (Kotz 1997). Auch eine Außenrotation des Fußes um ca. 5° ist einzuplanen, um die Supination des Rückfußes auszugleichen (Baumgartner und Botta 2008). Eine Innenrotation des Fußes ist funktionell ungünstig und kann mit der Prothese nicht ausgeglichen werden.

Vor dem Eingriff ist das erforderliche Ausmaß der Resektion zu bestimmen und dementsprechend sind die Markierungen der Hautinzisionen anzulegen. Bei den Typen AI und AII kann proximal der Inzisionen eine Blutleerenmanschette angelegt werden, die intraoperativ temporär geöffnet wird (Kotz 1997). Es ist ratsam, die Inzisionen proximalwärts ovalär von proximal-ventral nach distal-dorsal und distalwärts von distal-ventral nach proximal-dorsal zu neigen, damit nach der 180°-Drehung die entsprechenden diagonalen Schnittränder zusammenpassen. Unterschenkelseitig wird von dorsal der N. peronaeus subfaszial dargestellt und nach proximal verfolgt, auch der N. tibialis wird dargestellt und entwickelt ebenso wie der N. ischiadicus, das Fibulaköpfchen wird osteotomiert und die Poplitealgefäße werden dargestellt und markiert. Seitenäste werden ligiert. Der Pes anserinus wird abgetrennt, die Gastrocnemiusköpfe präpariert und der Soleus zunächst stumpf disseziert, sodass die Wadenmuskulatur mit bedeckender Faszie als funktionelle Einheit erhalten bleibt. Proximal erfolgt nach der Präparation der Quadrizepsanteile die Darstellung der superfiziellen Femoralgefäße, die ebenfalls markiert werden; die Profundagefäße werden bei der weiteren Präparation nach medial-dorsal dargestellt und ligiert.

Vor den Osteotomien sind 2 kräftige, exakt parallel ausgerichtete K-Drähte in den Femur proximal der geplanten Osteotomie und in der Tibia distalseitig einzubringen, wobei danach beide Knochen exakt senkrecht zur Schaftachse durchtrennt werden. Danach erfolgen das Abklemmen der Hauptgefäße und die Durchtrennung unter Erhalt der Maximallänge. Eine Z- oder treppenförmige Osteotomie medialseitig an beiden Knochen ermöglicht nach der Außenrotation des Unterschenkels um 180° eine Verzahnung von Femur und Tibia, wobei das Gefäßnervenbündel medial zu liegen kommt. Die Osteosynthese kann mit einer Standardplatte unter Kompression der Osteotomie erfolgen (z. B. 8-Loch-LCDCP). Die Gefäße werden reanastomosiert, also die A. femoralis superficialis und A. poplitea sowie die V. femoralis superficialis und V. poplitea. Der N. ischiadicus wird distal der Gefäßanastomosen spannungsfrei in die Weichteile platziert, wobei ca. 20 cm der überschüssigen Nervenlänge durch die 180°-Drehung „verbraucht" werden. Daraufhin werden die entsprechenden Muskelgruppen rekonstruiert: Die Quadrizepsmuskulatur wird mit dem M. triceps surae vereinigt, der M. biceps femoris mit dem M. tibialis anterior und der Pes anserinus mit der Peronaealmuskulatur, wobei eine überschüssige Muskellänge eingekürzt wird. Gegebenenfalls ist eine Längsschnitterweiterung an der ventralen Tibia nötig, die nun in dorsaler Position den korrespondierenden dorsalen Weichteillappen des Femurs aufnimmt. Üblicherweise werden zwei Drainagen (eine tiefe und eine oberflächliche) eingelegt. Auch die Haut wird ohne Überschussbildung unter leichter Spannung korrespondierend verschlossen.

Aktive und passive Bewegungsübungen können schon unmittelbar postoperativ aufgenommen werden; die Anpassung einer Interimsprothese kann bei gesicherter Wundheilung und bei progredienter Durchbauung nach 3–4 Wochen mit spezifischen Konstruktionsmerkmalen zur Vermeidung von Scherkräften auf die Osteosynthese begonnen werden.

16.5.4 Prothesenversorgung

Die Prothese besteht üblicherweise aus einem Fußschaft und einer Oberschenkelhülse (Baumgartner und

Greitemann 2007; Baumgartner und Botta 2008; Hohmann und Uhlig 2005). Der Oberschenkel ist zwangsläufig in die Montage einzubeziehen. Bis zur Fertigung der definitiven Prothese kann eine Passformkontrolle über entsprechende Probeschäfte gewonnen werden. Insbesondere muss die exakte Position des mechanischen Drehpunkts des „neuen Kniegelenks" während dieser Testphase ermittelt werden.

► **Cave:** Die üblichen Regeln zur Positionierung von Fußgelenken können hier nicht angewandt werden, da der Fuß sich in einer Spitzfußstellung befindet. Ein individuell festzulegender Extensions- und Flexionsanschlag soll den Schutz vor Verletzungen im Fall eines Sturzes (Frakturen!) gewährleisten.

Bei der Erstellung des Gipsabdrucks ist die Positionierung der Ferse entscheidend. Die Einbettung des Fußes stellt zudem das Hauptproblem dar und hat das Ziel, dass die Hauptlast über den Kalkaneus transportiert wird. Die Ferse wird üblicherweise steigbügelförmig umgriffen, der Fußrücken dient hier als Gegenlager. Die Malleolen müssen von Druck frei gelagert und der Vorfuß sollte relativ flach gehalten werden, damit die Schwungphase besser angesteuert werden kann.

Die Einbettung des Oberschenkels zielt darauf ab, die Weichteile bis knapp unterhalb der Glutäalfalte einzufassen und einen möglichst langen Hebel zu gewährleisten. Zum Längenausgleich dienen entsprechende Passteile, die auf den Mobilitätsgrad des Patienten abgestimmt werden.

Für die definitive Prothese und ein kosmetisch ansprechendes Resultat ist es entscheidend, dass der Fuß in der Wade verschwindet, so dass der ursprüngliche Fuß wie ein Knie und der echte Unterschenkel wie ein Oberschenkel aussieht und ein unauffälliger Übergang zum Körper hin gewährleistet wird, auch mit der Möglichkeit enge Kleidungsstücke tragen zu können. Für die meist sehr aktiven Patienten steht für den Schwimmsport auch die Option einer Badeprothese zur Verfügung, die in Schalenbauweise erstellt wird.

Literatur

Baumgartner R, Botta R (2008) Amputation und Prothesenversorgung, 3. Aufl. Thieme, Stuttgart

Baumgartner R, Greitemann B (2007) Grundkurs Technische Orthopädie, 2. Aufl. Thieme, Stuttgart

Bowker JH, San Giovanni TP, Pinzur MS (2000) North American experience with knee disarticulation with use of a posterior myofasciocutaneous flap. J Bone Joint Surg 82-A:1571–1574

Cumming JC, Barr S, Howe TE (2006) Prosthetic rehabilitation for older dysvascular people following a unilateral transfemoral amputation. Cochrane Database Syst Rev 4:CD005260

Engelhardt L, Schaser KD, Fritzsche T, Birnbaum J, Spies CD, Volk T (2007) Intraneural catheter placement for postoperative pain therapy in an amputee. Acta Anaesthesiol Scand 51:131

Erdmann D, Sundin BM, Yasui K, Wong MS, Levin LS (2002) Microsurgical free flap transfer to amputation sites: indications and results. Ann Plast Surg 48:167–172

Fuchs B, Davis AM, Under JS, Bell RS, Masri BA, Isler M, Turcotte R, Rock MG (2001) Sciatic nerve resection in the thigh: a functional evaluation. Clin Orthop Relat Res 382:34–41

Gottsauner-Wolf F, Kotz R, Knahr K, Kristen H, Ritschl P, Salzer M (1991) Rotationplasty for limb salvage in the treatment of malignant tumors at the knee. A follow-up study of seventy patients. J Bone Joint Surg 73-A:1365–1375

Gottschalk F (1999) Transfemoral amputation. Clin Orthop Relat Res 361:15–22

Hagberg K, Brånemark R (2001) Consequences of non-vascular trans-femoral amputation: a survey of quality of life, prosthetic use and problems. Prosthet Orthot Int 25:186–194

Hillmann H, Hoffmann C, Gosheger G, Krakau H, Winkelmann W (1999) Malignant tumor of the distal part of the femur or the proximal part of the tibia: endoprosthetic replacement or rotationplasty. Functional outcome and quality-of-life measurements. J Bone Joint Surg 81-A:462–468

Hohmann D, Uhlig R (2005) Orthopädische Technik, 9. Aufl. Thieme, Stuttgart

Houtum WH van, Lavery LA, Armstrong DG (1998) Risk factors for above-knee amputations in diabetes mellitus. South Med J 91:643–648

Jaegers SMHJ, Arendzen JH, Jongh HJ de (1995) Changes in hip muscles after above-knee amputation. Clin Orthop Relat Res 319:276–284

Jain R, Grimer RJ, Carter SR, Tillman RM, Abudu AA (2005) Outcome after disarticulation of the hip for sarcomas. Eur J Surg Oncol 31:1025–1028

Kapp S (1999) Suspension systems for prostheses. Clin Orthop Relat Res 361:55–62

Klaes W, Eigler FW (1985) Eine neue Technik der transgenikulären Amputation. Chirurg 56:735–740

Konduru S, Jain AS (2007) Trans-femoral amputation in elderly dysvascular patients: reliable results with a technique of myodesis. Prosthet Orthot Int 31:45–50

Kotz R (1997) Rotationsplasty. Semin Surg Oncol 13:34–40

Krettek C, Lewis DA, Miclau R, Schandelmaier P, Lobenhoffer P, Tscherne H (1997) Rotationplasty for the treatment of severe bone loss and infection of the distal end of the femur. A case report. J Bone Joint Surg [Am] 79:771–774

Masterson EL, Davis AM, Wunder JS, Bell RS (1998) Hindquarter amputation for pelvic tumors. The importance of patient selection. Clin Orthop Relat Res 350:187–194

McDonald DJ, Scott SM, Eckardt JJ (2001) Tibial turn-up for long distal femoral bone loss. Clin Orthop Relat Res 383:214–220

Näder M, Näder HG (2000) Otto-Bock-Prothesen-Kompendium, 3. Aufl. Schiele & Schön, Berlin
Pinzur MS, Gottschalk FA, Guedes S de, Pinto MA, Smith DG (2007) Controversies in lower-extremity amputation. J Bone Joint Surg Am 89:1118–1127
Seiler S, Stirnemann P (1995) Die transgenikuläre Amputation mit spezieller Berücksichtigung der partiellen Femurkondylennachresektion. VASA 24:368–372
Werner CM, Exner GU, Dumont CE (2006) Free vascularized osteocutaneous filet flap for covering that permitted sensitive terminal weight-bearing by a thigh stump after transfemoral amputation. Scand J Plast Reconstr Surg Hand Surg 40:315–317
Winkelmann WW (2000) Type-B-IIIa hip rotationplasty: an alternative operation for the treatment of malignant tumors of the femur in early childhood. J Bone Joint Surg 82-A:814–828

Sachverzeichnis

N. P. Haas, C. Krettek (Hrsg.), *Tscherne Unfallchirurgie,*
DOI 10.1007/978-3-540-68741-2, © Springer-Verlag Berlin Heidelberg 2012

G

H

S

T

Printing: Ten Brink, Meppel, The Netherlands
Binding: Stürtz, Würzburg, Germany